D1729547

M. Engelhardt, B. Hintermann, B. Segesser (Hrsg.)

GOTS-Manual Sporttraumatologie

Martin Engelhardt
Beat Hintermann
Bernhard Segesser
(Herausgeber)

GOTS-Manual
Sporttraumatologie

mit Beiträgen von W. Alt, P. D. Asmussen, A. Baltzer, F. Beuker, R. Biedert, M. Braun, T. Clerici, K. Dann, M. Dingerkus, B. Dörr, H. Eberspächer, A. Engel, M. Engelhardt, J. Freiwald, T. Gasser, H. Gaulrapp, J. Gerlach, H. Gläser, M. Goertzen, A. Gollhofer, R. Graf, K.-H. Graff, W. Groher, P. Habermeyer, A. Halbsguth, D. Hämel, W. Heipertz, T. Henke, H.-D. Hermann, B. Hintermann, F. Hoch, T. Hochholzer, P. Holzach, H. Hörterer, W. Hubmann, M. Huonker, C. Huyer, S. Jägemann, V. Jägemann, P. Jenoure, W. Jenrich, R. Johner, J. Klein, R. Kluger, O. Knüsel, W. Koller, H. Krahl, H. Kratzer, R. Krause, K.-H. Kristen, M. Krüger-Franke, A. Kugler, H. P. Kutschera, F. Lauterbach, K. Lehmann, M. Lehmann, W. Lemme, T. Leonhard, H. Lohrer, S. Maibaum, J. Mitternacht, S. Mortier, E. O. Münch, H. Münker, T. Murrisch, G. Neumann, H.-G. Pieper, G. Quack, C. Radas, E. Reifschneider, I. Reuter, G. Ring, M. Ritsch, B. Rosemeyer, C. Ryf, P. Schaff, C. Schlegel, D. Schnell, C. Schönle, G. Schumacher, B. Segesser, P. Soklic, K. Steinbach, K. Steinbrück, H. H. Trouillier, C. Tschauner, N. Vollmann, R. Weinstabl, S. Wentz, K. Wilhelm, L. Zichner, M. Zimmer und H. Zschau

Verlag Hans Huber
Bern · Göttingen · Toronto · Seattle

Die Deutsche Bibliothek – CIP-Einheitsaufnahme

Gesellschaft für Orthopädisch-Traumatologische Sportmedizin :
GOTS-Manual Sporttraumatologie /
Gesellschaft für Orthopädisch-Traumatologische Sportmedizin
Deutschland/Österreich/Schweiz (GOTS).
Martin M. Engelhardt … (Hrsg.). Mit Beitr. von W. Alt … –
Bern ; Göttingen ; Toronto ; Seattle : Huber, 1997
  ISBN 3-456-82792-X
NE: Engelhardt, Martin [Hrsg.]; HST

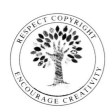

© 1997 Verlag Hans Huber, Bern
Satz und Druck: Konkordia Druck GmbH, Bühl
Printed in Germany
Umschlag: Fußballbild Peter Küchler, Sportfotograf, Freiburg

Inhalt

Geleitwort (B. Rosemeyer) 8

Vorwort (M. Engelhardt) 9

Geschichte der Sportmedizin (M. Engelhardt) 11

1. Ätiologie und Epidemiologie von Sportverletzungen und Fehlbelastungsfolgen

Begriffsdefinitionen (M. Engelhardt) 17
Epidemiologie (K. Steinbrück) 19
Psychologie der Sportverletzungen (H. Eberspächer und H.-D. Hermann) 30

2. Diagnostische Verfahren

Klinische und funktionelle Untersuchung (B. Hintermann) 37
Bildgebende Verfahren: Röntgen, Computertomographie und Magnetresonanztomographie
   (A. Halbsguth) 39
Sonographie (C. Tschauner und R. Graf) 51
Arthroskopie (M. Krüger-Franke) 56
Biomechanik (P. Schaff und J. Mitternacht) 64

3. Sportverletzungen und Fehlbelastungsfolgen einzelner Körperregionen

Ohr und Gesichtsschädel (C. Schlegel) 79
Augen (D. Schnell) 81
Wirbelsäule (B. Rosemeyer und M. Krüger-Franke) 86
Schulter, AC- und Sternoklavikulargelenk (M. Lehmann und P. Habermeyer) 91
Oberarm, Ellenbogen und Unterarm (H.-G. Pieper, C. Radas und S. Maibaum) 104
Hand und Finger (K. Wilhelm) 108
Hüfte und Becken (R. Weinstabl) 113
Leiste (B. Segesser) 118
Kniegelenk: Kapsel-Bandverletzungen (M. Engelhardt, J. Freiwald, T. Leonhard und K. Dann) 124
Kniegelenk: Fehlbelastungsfolgen (B. Segesser) 134
Unterschenkel und Achillessehne (B. Segesser) 140
OSG, USG und Fuß (B. Hintermann) 148
Abdomen (T. Clerici, P. Holzach, C. Ryf und P. Soklic) 150
Urogenitaltrakt (K. Lehmann und T. Gasser) 155
Muskulatur (M. Engelhardt, J. Freiwald und I. Reuter) 161
Bänder und Sehnen (H. Krahl, M. Braun, S. Maibaum und G. Quack) 170
Streßreaktionen (K.-H. Graff) 177

4. Sporttraumatologische Probleme verschiedener Altersstufen

Jugendliche: Apophysen- und Epiphysenverletzungen (H. Krahl, C. Radas und H.-G. Pieper) 185
Senioren: Alterungsvorgänge, Verletzungen und Fehlbelastungsfolgen
    (H. Hörterer, E. O. Münch und T. Murrisch) 192
Senioren: Sport und Arthrose (L. Zichner und M. Engelhardt) 195
Senioren: Sport und Endoprothese (H. Hörterer, E. O. Münch und N. Vollmann) 198

5. Sportartspezifische Traumatologie

5.1 Ausdauersportarten 205
Laufen (B. Hintermann) 207
Mountainbike (H. Gaulrapp) 209
Rudern (E. Reifschneider) 214
Schwimmen (K. Steinbach) 218
Skilanglauf (B. Hintermann) 223
Triathlon (M. Engelhardt, S. Mortier und J. Freiwald) 226

5.2 Schnellkraftsportarten 231
Bob- und Schlittensport (W. Hubmann) 233
Gewichtheben (B. Dörr) 238
Leichtathletik und Mehrkampf (S. Wentz) 243
Skisprunglauf (B. Hintermann) 248

5.3 Kampfsportarten 251
Asiatische Kampfsportarten (H. P. Kutschera) 253
Boxen (W. Lemme) 258
Fechten (F. Hoch) 267
Ringen (V. Jägemann und S. Jägemann) 272

5.4 Sportspielarten mit Gegnerkontakt 281
American Football (A. Baltzer und M. Goertzen) 283
Basketball (J. Klein) 291
Eishockey (C. Huyer und D. Hämel) 295
Fußball (R. Biedert) 298
Handball (H. Münker, J. Gerlach, T. Henke und H. Gläser) 303
Hockey (W. Koller) 309
Rugby (G. Schumacher) 312
Wasserball (W. Groher) 317

5.5 Sportspielarten ohne Gegnerkontakt 319
Badminton (R. Kluger, K.-H. Kristen und A. Engel) 321
Baseball (H.-G. Pieper, M. Braun und C. Radas) 324
Squash (K. Wilhelm) 329
Tennis (H. Krahl, S. Maibaum und M. Braun) 331
Tischtennis (H. Zschau) 336
Volleyball (A. Kugler) 340

5.6 Technisch-akrobatische Sportarten 343
Eiskunstlauf (R. Johner) 345
Klassischer Ballett-Tanz (M. Goertzen) 349
Kunstturnen (H. Lohrer und W. Alt) 356
Snowboard (K. Dann, K.-H. Kristen und G. Ring) 364
Wasserspringen (W. Groher) 369

5.7 Sonstige Sportarten	371
Alpiner Skisport (E. O. Münch)	373
Bodybuilding (M. Ritsch)	378
Gleitschirm- und Drachenfliegen (M. Krüger-Franke)	385
Golf (B. Rosemeyer und M. Dingerkus)	389
Motorsport (B. Rosemeyer)	393
Reiten (W. Heipertz)	397
Schießen (F. Lauterbach und H. Kratzer)	401
Segeln (C. Schönle)	403
Sportklettern (T. Hochholzer und R. Krause)	409
Sporttauchen (H.-H. Trouillier)	414
Behindertensport (M. Huonker und M. Zimmer)	418

6. Begleitmaßnahmen

Ernährung (G. Neumann)	427
Kryo-, Wärme- und Elektrotherapie (O. Knüsel)	433
Reizstromtherapie (W. Jenrich)	437
Physiotherapie (J. Freiwald und M. Engelhardt)	441
Stretching (J. Freiwald und M. Engelhardt)	448
Das Medikament in der Traumatologie (P. Jenoure)	455
Funktionelle Verbände, Tapes, Bandagen (P. D. Asmussen)	457
Sportschuhe (B. Segesser)	465
Orthesen (H. Lohrer, W. Alt und A. Gollhofer)	473
Sportbekleidung (F. Beuker)	483
Autorenverzeichnis	489

Geleitwort

Seit Bestehen der GOTS, der Gesellschaft für orthopädisch-traumatologische Sportmedizin, haben sich in dieser Gesellschaft fast alle deutschsprachigen sportorthopädisch und sporttraumatologisch tätigen Ärzte zusammengeschlossen. Wir haben mit der GOTS ein Forum geschaffen für Ärzte, Physiotherapeuten, Sporttherapeuten, Sportler, Sportpsychologen und Trainer. Sie profitieren voneinander und motivieren sich gegenseitig.

Die Entwicklung aller Aspekte der Sportmedizin ist direkt gekoppelt mit einem Anstieg unseres theoretischen und praktischen sportmedizinischen Wissens. Dieses muß einerseits auf einer breiten Basis stehen, auf der anderen Seite aber so spezifisch sein, daß dem Arzt möglichst viele sportartbezogene Fakten bekannt sind. Dabei hat jede Sportart ihre besonderen Probleme, die der Sportler, der Trainer und natürlich auch der Sportarzt kennen muß, um Verletzungen und Schäden vom Sportler abzuwenden, ohne dabei dessen Leistungsfähigkeit zu schmälern.

Im Breitensport nimmt der Sporttreibende den fundierten ärztlichen Rat gerne an. Im Leistungssport und noch mehr im absoluten Spitzensport ist es heute aufgrund des großen Zuschauer- und Medieninteresses und aufgrund der Tatsache, daß mit Spitzensport viel Geld verdient werden kann, für den Arzt schwieriger geworden.

Im Spitzensport werden in fast allen Sportarten Leistungen gezeigt, die noch vor zehn Jahren nicht für möglich gehalten wurden. Der Sportler, der durch extremen Trainingsaufwand und viele persönliche Entbehrungen in diesen kleinen Bereich des absoluten Spitzensports vorgedrungen ist, möchte natürlich fast um jeden Preis solange wie möglich darin verbleiben. Das Dilemma, das sich hier häufig für den Sportarzt ergibt, ist offensichtlich. Er kann es für den Sportler und für sich selbst nur einigermaßen befriedigend lösen, wenn er über profundes sportmedizinisches Wissen verfügt.

In der Regel soll Sport Spaß machen und zu einer Verbesserung der Lebensqualität führen. Abgesehen von den mit bestimmten Sportarten gekoppelten und gewünschten Risiken sollte das Sporttreiben keine ernsthafte gesundheitliche Gefährdung enthalten. Daß dieses Postulat gelegentlich – nicht nur im Spitzensport, sondern auch im Wachstumsalter – mißachtet wird, sehen wir in der GOTS mit Besorgnis. Wir werden versuchen, Auswüchse in diesen Bereichen zu verhindern.

Wichtig ist – und das haben wir erkannt –, daß wir alle, die mit Sportlern zu tun haben, viel voneinander lernen können. Dieser Teil der Sportmedizin ist noch in den Anfängen. Er wird in der Zukunft sicher noch an Bedeutung gewinnen.

Die bisherigen Anregungen der GOTS lagen in unseren Kongressen, unserer Zeitschrift, wissenschaftlichen Preisen und in Reisestipendien. Sie werden heute ergänzt durch die erste Auflage des GOTS-Manuals. Wir werden es regelmäßig aktualisieren. Es soll vorhandene sportmedizinische Kenntnisse vermitteln und dazu anregen, daß wir uns mit schwierigen und ungelösten Problemen wissenschaftlich und praktisch auseinandersetzen. Wir sind alle angesprochen, uns an den Dialogen zu beteiligen.

Die Wissensbestände der Sportmedizin und der Trainingslehre müssen noch größere Verbreitung finden, damit möglichst viele der Sporttreibenden ihrem Sport mit Freude nachgehen können, ihre individuell optimale Leistung erzielen und das Risiko von Verletzungen und Überlastungsschäden gering halten. Die heute hoch entwickelten konservativen und operativen Therapiemöglichkeiten von Sportverletzungen und Sportschäden müssen bekannt sein, damit, wenn ein Unfall oder ein Überlastungsschaden eintritt, durch eine kompetente Behandlung möglichst wenig oder keine Früh- und Dauerschäden eintreten.

Ich danke Herrn Dr. Segesser und Herrn Dr. Hintermann für ihren großen Einsatz bei der Planung des Buches, Herrn Dr. Engelhardt zusätzlich für die umfangreiche herausgeberische Bearbeitung.

Ganz besonders danke ich allen, die uns ihr Wissen im GOTS-Manual zur Verfügung gestellt haben. Ich hoffe, daß nicht nur wir davon profitieren, sondern auch die Sportler und die Patienten, für die wir alle arbeiten.

Prof. Dr. Bernd Rosemeyer
Präsident der GOTS

Vorwort

In Deutschland treiben über 20 Millionen Bürger Sport. Neben dem Hochleistungssport und dem Sporttreiben zur individuellen Selbstbestätigung oder aus Spaß an der körperlichen Bewegung wird der Sport heute von der Medizin zielgerichtet zur Vorbeugung von Krankheiten, als Sporttherapie nach Unfällen und Operationen sowie im Rahmen der Rehabilitation nach zahlreichen Erkrankungen eingesetzt.

Da Sporttreiben nicht nur Freude bereitet und Leistungszuwachs bringt, sondern auch das Risiko der Fehlbelastung und Verletzung in sich birgt, ist es erforderlich, den im Sport Tätigen hierzu einige Erkenntnisse näher zu bringen.

Obgleich Deutschland als das Mutterland der internationalen Sportmedizin gilt, hat sie hier nicht die ihr gebührende Förderung und Unterstützung erfahren. Die Sportmedizin ist weder Bestandteil der Approbationsordnung für Mediziner, noch gibt es einen Facharzt für Sportmedizin.

Auch für den in der Sportmedizin Erfahrenen ist es kaum noch möglich, das gesamte Wissen dieses Fachgebietes in den verschiedenen Bereichen zu übersehen. Ärzte und Trainer haben für ihre Entscheidungen unter Trainings- und Wettkampfbedingungen nur wenige Indizien und stehen unter Zeitdruck. Aus wenigen Informationen müssen sie Entscheidungen zur weiteren Belastbarkeit, Belastungsumstellung oder zum Belastungsabbruch treffen.

Anliegen der GOTS ist es, in knapper Form gesicherte Wissensbestände auf dem sportorthopädisch-traumatologischen Gebiet zu vermitteln, die uns für die Ausbildung und Wissensvervollkommnung notwendig erscheinen. Mit dem GOTS-Manual der Sporttraumatologie wollen wir auch Fachärzte anderer Disziplinen, Sporttherapeuten, Physiotherapeuten, Trainer und Sportler ansprechen.

Das GOTS-Manual gilt uns als Ausgangswerk und soll in unregelmäßigen zeitlichen Abständen ergänzt und weiter verbessert werden. Wir sind daher für Anregungen, Ergänzungen und Verbesserungsvorschläge dankbar!

Unser Dank gilt den Autoren, die neben ihren beruflichen Verpflichtungen die Beiträge in ihrer Freizeit erstellt haben. Bei der Realisierung des Buches erhielten wir besondere Unterstützung durch Herrn Prof. Dr. Bernd Rosemeyer und Herrn Dr. Michael Krüger-Franke. Die Zusammenarbeit mit dem Huber Verlag unter Leitung von Herrn Jürg Flury gestaltete sich reibungslos.

Mein besonderer Dank gilt dem Wissenschaftsbüro des Verbandes Physikalische Therapie mit Frau Sabine Letuwnik-Freiwald sowie Herrn Dr. Jürgen Freiwald, die bei der Texterfassung und Verarbeitung entscheidend mitgewirkt haben!

Dr. med. Martin Engelhardt

Geschichte der Sportmedizin

M. Engelhardt

«Körperliches Training stellt die einzige, der Medizin bekannte Maßnahme dar, welche in naturwissenschaftlich gesicherter Weise in der Lage ist, altersbedingten Leistungsverlusten sowohl des kardiopulmonalen Systems als auch der Skelettmuskulatur entgegen zu wirken... Sportmedizin schlägt eine Brücke zwischen Funktion und Struktur, zwischen Geist und Körper. Sie betrachtet den ganzen Menschen in seinem sozialen Dasein und in seiner Umwelt als ein Stück psycho-somatisch-sozialer Medizin.»
Prof. Dr. med. Dr. h.c. Wildor Hollmann
Präsident des Deutschen Sportärztebundes

Bereits in alten chinesischen (2800 v. u. Z.) und indischen Schriften (1800 v. u. Z.) finden sich Aufzeichnungen über die Gymnastik. Hippokrates (460–377 v. u. Z.) schrieb über den gesundheitsfördernden Wert der täglich durchgeführten Gymnastik, während Galen (131–200 n. Chr.) die Gymnastik für präventive und therapeutische Maßnahmen einführte (z. B. zur Behandlung von Brustkorbverformungen durch gezielte Rumpf- und Atemübungen).

Im 18. Jahrhundert wurde der Nutzen der Körperübungen für die Gesundheit neu entdeckt. Daraufhin kam es im 19. Jahrhundert für die Sportmedizin zu bedeutenden Erfindungen, zumeist auf dem leistungsphysiologischen Gebiet. Umfangreiche sportmedizinische Publikationen bezeugen die gewachsene Bedeutung des Fachgebietes.

Die Wiedereinführung der Olympischen Spiele 1896 förderte die interdisziplinäre Erforschung der Auswirkungen der Belastung durch den Sport. Deutschland wurde in der Folgezeit zum Mutterland der heutigen Sportmedizin. Als erstes umfassendes Lehrbuch der Sportmedizin gilt ein 1910 von dem Berliner Weissbein herausgegebenes zweibändiges Werk. Auf der 1. Internationalen Hygieneausstellung in Dresden wurden 1911 in einem sportmedizinischen Laboratorium Untersuchungen an Sportlern durchgeführt. Der Erfolg dieser Ausstellung führte 1912 zur Durchführung des ersten Sportärztekongresses in Oberhof. Auf der Veranstaltung wurde mit dem «Deutschen Reichskomitee für die wissenschaftliche Erforschung des Sportes und der Leibesübungen» auch der erste Sportärztebund gegründet.

Nachdem noch 1913 in Berlin der Begriff «Sportarzt» eingeführt wurde, kam es nach dem Ersten Weltkrieg 1920 zur Gründung der «Deutschen Hochschule für Leibesübungen» in Berlin. Die beiden ersten Rektoren waren mit Bier und Sauerbruch (1932) bekannte Chirurgen. 1924 wurde der zweite Deutsche Sportärztekongreß organisiert, es kam zur Gründung des «Deutschen Ärztebundes zur Förderung der Leibesübungen» und der Herausgabe der ersten sportmedizinischen Zeitschrift der Welt.

Unter deutschem Einfluß gründeten 1928 11 Nationen während der Olympischen Winterspiele in St. Moritz die Internationale Gesellschaft für Sportmedizin, die später in Fédération Internationale de Médicine Sportive (F.I.M.S.) umbenannt wurde. Im gleichen Jahr richteten die Universitäten Hamburg und Leipzig die ersten sportmedizinischen Dozenturen ein, die mit Knoll und Arnold besetzt wurden. In den folgenden Jahren wurden sportärztliche Landesverbände gegründet, sportmedizinische Beratungsstellen eingerichtet und Sportärztekurse abgehalten. Bis 1933 zählte der Deutsche Sportärztebund über 3000 Mitglieder.

Nach Beendigung des Zweiten Weltkrieges wurde am 14. Oktober 1950 in Hannover die Wiedergründung des Deutschen Sportärztebundes vollzogen (zunächst mit 500 Mitgliedern). Dem ersten Präsidenten, Heiss aus Stuttgart, folgten 1960 die bekannten Mediziner Reindell aus Freiburg und 1984 Hollmann aus Köln. Von 1950 an wurde die sportmedizinische Zeitschrift zunächst unter dem Namen «Sportarzt», später «Sportarzt und Sportmedizin» und heute «Deutsche Zeitschrift für Sportmedizin» wiederverlegt.

In der sowjetischen Besatzungszone wurden bereits 1947 erste sportärztliche Ambulanzen eingerichtet. Mit der Gründung der Deutschen Hochschule für Körperkultur am 22. Oktober 1950 in Leipzig entstand auch eine Abteilung Sportmedizin. 1953 erfolgte auf Initiative von Bürger die offizielle Gründung der Arbeitsgemeinschaft Sportmedizin, die 1956 in Medizinisch-Wissenschaftliche Gesellschaft der Sportmedizin der DDR umbenannt wurde. Zum ersten Präsidenten wurde Arno Arnold gewählt. 1961 erschien erstmals die Fachzeitschrift «Medizin und Sport» (heute vereinigt und weitergeführt mit der Zeitschrift «TW Sport und Medizin»).

Der hohe gesellschaftliche Stellenwert der Sportmedizin in der DDR deutete sich 1963 mit der Einführung des Facharztes für Sportmedizin an. Die vierjährige Facharztausbildung führte zur Ausbildung von 850 Sportmedizinern auf hohem Niveau. Zur flächendeckenden sportmedizinischen Betreuung wurde in den folgenden Jahren der Sportmedizinische Dienst der DDR in über 20 Orten aufgebaut. Dort waren 1800 Mitarbeiter beschäftigt. Die sportmedizinische Forschung wurde weitgehend zentral im Forschungsinstitut für Körperkultur und Sport (FKS) mit 650 Mitarbeitern in Leipzig durchgeführt.

Die nicht adäquate Berücksichtigung der Orthopäden und Traumatologen innerhalb des Deutschen Sportärz-

Tabelle 1: Deklaration von Lissabon: Ethische Richtlinien für Ärzte in der Sportmedizin (Beschluß der 34. Generalversammlung des Weltärztebundes (Lissabon 1981)

Der Weltärztebund hat die folgenden ethischen Richtlinien für Ärzte niedergelegt, deren Anwendung er empfiehlt, um den Bedürfnissen der Sportler zu entsprechen und den besonderen Umständen Rechnung zu tragen, unter denen ärztliche Hilfe und gesundheitliche Beratung gewährt werden.
1. Der Arzt, dem die Betreuung von Sportlern anvertraut ist, hat die ethische Verantwortung, mit der außergewöhnlichen physischen und seelischen Belastung vertraut zu sein, die der Leistungssport den Ausübenden auferlegt.
2. Handelt es sich bei dem Sportler um ein Kind oder einen Jugendlichen, muß der Arzt zuerst das Entwicklungsstadium berücksichtigen.
3. Handelt es sich bei dem Ausübenden um einen Berufssportler, der mit dieser Tätigkeit seinen Lebensunterhalt verdient, sollte der Arzt die geltenden arbeitsmedizinischen Vorschriften kennen und beachten.
4. Der Arzt sollte sich allen Methoden widersetzen, die nicht in Einklang mit der ärztlichen Ethik stehen oder für den Sportler, der sie anwendet, schädliche Folgen haben können, insbesondere
   - Verfahren, die die Zusammensetzung des Blutes oder die biochemischen Vorgänge künstlich verändern,
   - die Anwendung von Medikamenten oder anderen Substanzen, gleich welcher Art sie sind oder auf welchem Wege sie in den Körper gelangen, einschließlich von Stimulantien oder Sedativa, die auf das Zentralnervensystem einwirken, oder Verfahren, die künstlich die Reflexe verändern,
   - induzierte Veränderungen des Willens oder der allgemeinen Geisteshaltung,
   - Verfahren, die den Schmerz oder andere Schutzsymptome aussetzen, damit der Sportler an Wettkämpfen teilnehmen kann, auch wenn Verletzungen oder andere Störungen vorhanden sind, die eine Teilnahme nicht geraten erscheinen lassen,
   - Maßnahmen, die eine künstliche Änderung alters- und geschlechtsbedingter Merkmale herbeiführen,
   - die Teilnahme am Training oder an Wettkämpfen, die mit der Erhaltung des Wohlbefindens, der Gesundheit oder der Sicherheit des Betreuten nicht in Einklang zu bringen ist.
5. Der Arzt soll den Sportler und die für ihn Verantwortlichen und andere betroffene Personen über die Folgen der von ihm abgelehnten Methoden aufklären, vor ihrer Anwendung warnen und die Unterstützung anderer Ärzte und Organisationen suchen, die dem gleichen Ziel dienen. Er soll den Sportler vor allem vor Druck von außen schützen, mit dem dieser zu solchen Methoden gezwungen wird, und er soll bei der Beobachtung zu ihrer Vermeidung mitwirken.
6. Der Sportarzt hat die Pflicht, seine objektive Stellungnahme zur Eignung oder Nichteignung eines Sportlers klar und eindeutig abzugeben und über sein Gesamturteil keinen Zweifel zu lassen.
7. Bei sportlichen Wettkämpfen oder berufssportlichen Veranstaltungen hat der Arzt die Pflicht zu entscheiden, ob der Sportler auf der Sportstätte bleiben bzw. wieder an den Spielen teilnehmen kann. Diese Entscheidung kann nicht an andere Personen delegiert werden. In Abwesenheit des Arztes haben diese Personen sich ganz strikt an die von ihm gegebenen Anweisungen zu halten. Dabei haben Gesundheit und Sicherheit des Sportlers immer den Vorrang vor dem Ergebnis des Kampfes oder dem Ausgang des Spiels.
8. Zur Erfüllung seiner ethischen Verpflichtungen muß der Sportarzt dafür Sorge tragen, daß seine Autorität anerkannt und gewahrt wird, insbesondere wenn die Gesundheit, die Sicherheit und die berechtigten Interessen des Sportlers unmittelbar betroffen sind; denn sie haben den absoluten Vorrang vor den Interessen Dritter.
9. Der Sportarzt sollte versuchen, den Hausarzt des Patienten über Behandlungen, die er durchgeführt hat, umfassend zu unterrichten. Falls erforderlich, sollte er mit diesem zusammenarbeiten, um sicherzustellen, daß der Sportler sich nicht auf Kosten seiner Gesundheit überbeansprucht und nicht zu schädlichen Mitteln greift, um seine Leistung zu steigern.
10. In der Sportmedizin gilt wie in allen anderen Disziplinen der Medizin die Schweigepflicht. Das Recht auf Geheimhaltung der ärztlichen Verrichtungen am Sportler muß gewahrt werden, ganz besonders im Falle von Berufssportlern.
11. Der Sportarzt darf keinen Vertrag eingehen, der ihn verpflichtet, besondere Therapieformen ausschließlich bei einem ganz bestimmten Sportler oder bei einer ganz bestimmten Gruppe von Sportlern anzuwenden.
12. Ausländische Sportärzte, die eine Mannschaft in ein anderes Land begleiten, sollten in der Ausübung ihrer Pflicht nicht behindert werden.
13. Sportärzte sollten bei der Festlegung sportlicher Regeln mitwirken.

tebundes führte 1986 zur Gründung der GOTS (Gesellschaft für orthopädisch-traumatologische Sportmedizin). In ihr schlossen sich deutschsprachige Sportmediziner aus Deutschland, Österreich und der Schweiz zusammen. Zunächst wurden nur Orthopäden und Unfallchirurgen mit überdurchschnittlichen sportmedizinischen Aktivitäten aufgenommen. Später folgten auch Kollegen aus anderen Fachgebieten (Biomechaniker, Physiotherapeuten und Sporttherapeuten). Die GOTS vertritt die nationalen und internationalen Interessen der sportorthopädisch-traumatologisch Tätigen, richtet einen wissenschaftlichen Jahreskongreß aus, gibt die Zeitschrift «Sportorthopädie/Sporttraumatologie» heraus und fördert den sportmedizinischen Nachwuchs durch die Vergabe von internationalen Fellowships und Wissenschaftspreisen. Die GOTS arbeitet eng mit der Deutschen Gesellschaft für Orthopädie und Traumatologie zusammen und versucht durch die Förderung der Sportmedizin, den gesellschaftlichen Stellenwert des Faches zu verbessern.

Am 16. Februar 1991 kam es in Frankfurt am Main zum Beitritt der Gesellschaft für Sportmedizin der DDR in den Deutschen Sportärztebund, der heute etwa 11 000 Ärzte umfaßt. Der Deutsche Sportärztebund besteht aus 18 Landesverbänden, deren Delegierte sich zweimal jährlich treffen.

1. Ätiologie und Epidemiologie von Sportverletzungen und Fehlbelastungsfolgen

Begriffsdefinitionen

M. Engelhardt

Sportverletzungen

Ein Unfall wird als ein plötzliches Ereignis angesehen. Für den Sport gilt, daß alle Verletzungen, die akut während des Sporttreibens (Wettkampf oder Training) auftreten, als Sportverletzungen zu bezeichnen sind. Die Ursachen von Sportverletzungen sind vielfältig und in den einzelnen Sportartengruppen häufig unterschiedlich.

Fehlbelastungsfolgen

Die Grenze der sportlichen Leistungsfähigkeit wird heute in vielen Sportarten durch die Belastbarkeit des Binde- und Stützgewebes bestimmt. Nach Franke besteht die wesentliche Ursache von Fehlbeanspruchungen in dem «Mißverhältnis zwischen der individuell möglichen Belastbarkeit des Binde- und Stützgewebes und der tatsächlich erfolgenden Belastung durch Training und Wettkampf». Diese Fehlbeanspruchungen, auch Fehlbelastung oder Überlastung genannt, machen sich als chronisch einwirkende Mikrotraumen auf das Stütz- und Bindegewebe bemerkbar. Der Sportler nimmt sie zunächst als Muskelschmerzen, Reizung an den Sehnenansätzen oder Gelenkschmerzen wahr. Die Funktionsbehinderung von Muskel, Sehne oder Gelenk ist häufig reversibel. Werden die Fehlbelastungen nicht behoben, so kann es zu irreversiblen Struktur- und Funktionsstörungen, dem Sport- oder Überlastungsschaden kommen.

Epidemiologie

K. Steinbrück

Die Zahl der Sporttreibenden in Deutschland wird auf 40 Millionen geschätzt. 1995 waren im Deutschen Sportbund über 25 895 000 (etwa 30% unserer Bevölkerung) organisiert (4). Fußballspieler stehen mit über 5,7 Millionen an der Spitze, gefolgt von 4,6 Millionen im Deutschen Turnerbund, 2,3 Millionen Tennisspielern und 1,5 Millionen Schützen (Tab. 1). Die Gesamtzahl der Skiläufer wird auf sechs bis sieben Millionen geschätzt, die der freizeitmäßigen Jogger, Radfahrer, Skateboarder, Inlineskater, Beach- und Streetball, Triathleten und Fitneß-Sporttreibenden auf über 15 Millionen.

Der Sport hat in unserer modernen, von zunehmender Freizeit geprägten Gesellschaft eine immer größere Bedeutung. Sport ist ein wesentlicher Faktor sowohl für Physis und Psyche des einzelnen als auch für Gesundheitswesen, Wirtschaft, Politik, Wissenschaft, Ethik und Kunst im Staat (3). Sport beinhaltet auch Modetrends wie Jogging- und Walkingwelle, Bodybuilding, Aerobic, Stretching, Break- und Jazzdance, Fitneßwelle oder Trecking-Tourismus, Snowboarder (4,5 Millionen 1995), Inlineskater sowie neuere «Risikosportarten», z. B. Gleitschirmfliegen, Fallschirmspringen, Mountainbike und Freeclimbing.

Tabelle 1: Mitglieder im Deutschen Sportbund nach Sportarten (Gesamt-Mitgliederzahl 1995: 25 895 756)

	Sportart	Männlich in Tausend	Weiblich in Tausend	Gesamt in Tausend	Prozent
1	Fußball	5 063	612	5 675	23,3
2	Turnen	1 408	3 196	4 604	18,9
3	Tennis	1 385	948	2 333	9,6
4	Schützen	1 212	328	1 540	6,3
5	Leichtathletik	451	380	831	3,4
6	Handball	539	287	826	3,4
7	Tischtennis	576	174	750	3,1
8	Reiten	235	445	680	2,8
9	Skifahren	388	292	680	2,8
10	Schwimmen	318	313	631	2,6
11	Sportfischen	596	19	615	2,5
12	DLRG	306	232	538	2,2
13	Volleyball	243	219	462	1,9
14	Kegeln	192	84	276	1,1
15	Judo	193	82	275	1,1
16	Tanzen	99	148	247	1,0
17	Behindertensport	141	103	244	1,0
18	Golf	131	94	225	0,9
19	Badminton	128	87	215	0,9
20	Segeln	147	43	190	0,8
⋮					
56	Skibob	1,6	0,8	2,3	
	Gesamt	15 133	8 523	24 349	

Nach einer Studie von EMNID sind die am häufigsten betriebenen und beliebtesten Sportdisziplinen Schwimmen, Radfahren, Jogging, Fußball, Tennis, Wandern, Gymnastik, Kegeln und Skilaufen. Kann schon der Freizeitsportler bei über 150 freien Tagen im Jahr und immer kürzerer Arbeitszeit in zunehmender Intensität Sport treiben, so finden wir heute beim Hochleistungssportler extreme zeitliche und körperliche Belastungen. Das olympische Ideal «Citius – Altius – Fortius», seiner ursprünglichen Bedeutung nach: «Olympischer Geist, Olympisches Ideal» – ist heute vielfach gewinnbezogenes, leistungsbestimmtes, muskuläres «Handeln unter Einsatz von Gesundheit und Moral» (21). Waren früher die olympischen Sommer- und Winterspiele sowie die Weltmeisterschaften die wichtigsten Großsportereignisse, auf welche die Athleten über Jahre hintrainierten, so haben wir heute in vielen Sportarten einen «professionellen Zirkus» – seien es die ATP-Tennisturniere, die Golf-Masters und Cups, die zahlreichen Fußball- und Soccerpokale (Bundesliga, Pokale, WM, EM, Hallenturniere), die Leichtathletik-Festivals oder die Turnpokale. Die Regenerationszeiten zwischen den Wettkämpfen sind immer kürzer, Verletzungen werden ungenügend auskuriert und Doping ist trotz aller internationaler Kontrollmaßnahmen weiterhin für den Sport eine Gefahr. Die über 100000 in der FIMS (Federation International de Medicine du Sports) weltweit organisierten Sportärzte haben somit eine große Verantwortung.

Mellerowicz (29) hat die Schäden durch zivilisationsbedingten Bewegungsmangel auf über 50 Milliarden DM veranschlagt, wogegen die durch Sportunfälle und deren Folgen verursachten Kosten mit 5 Milliarden, also nur auf $1/10$ geschätzt wurden. Die Kosten für die Behandlung von Sportunfällen belaufen sich für die Krankenversicherungen auf knapp 2 Milliarden Mark jährlich, das sind 1 Prozent der Gesamtausgaben der Kassen (12). Man schätzt die Zahl der jährlichen Sportunfälle, die eine ärztliche Versorgung zur Folge haben, in Deutschland auf etwa 1,5 Millionen bzw. auf über 20 Prozent der Gesamtunfälle. Die Todesfälle beim Sport machen etwa 2 Prozent aller tödlichen Unfälle aus. Die Zunahme typischer sportartspezifischer Veränderungen ist besonders auffällig. Weit über 100 Begriffe sind bekannt. Beispiele sind das «Blumenkohlohr» des Ringers (Abb.1), Golfer- und Tennisellenbogen, Werferschulter, Pferdekuß des Fußballers, Jogger's Knie oder penile frostbite (Peniserfrierung) nach Dauerlauf (43).

Die steigende Zahl der Sportunfälle muß in Relation zur großen Zahl der Sporttreibenden und zur Vielzahl neuer Disziplinen gesehen werden. Während kurz nach der Jahrhundertwende Förster (7) 1910 in Wien nur 1 Prozent aller Unfälle auf den Sport bezog, gab Johansen 1955 in Norwegen bereits 8 Prozent als Sportunfälle an. Größere epidemiologische Studien stammen von Wössner 1966, Heiß 1971, Groh 1975, Biener 1978, Hess 1983, Pfister / Pförringer 1985, Steinbrück 1987, Kurock 1988 und Segesser 1994 u.a. (1, 14, 16, 18, 24, 25, 34, 35, 39, 41, 42, 45). Neuere Studien befassen sich vorwiegend mit einzelnen Sportdisziplinen (5, 6, 8, 10, 15, 17, 19, 26, 27, 33, 38, 40, 44).

Insgesamt sind epidemiologische Studien sowie ein Vergleich des Verletzungsrisikos in den einzelnen Sportarten mit Zurückhaltung zu betrachten. Sie sind abhängig von der Intensität des Sporttreibens (z.B. Stunden, km oder kg pro Tag), aber auch von den Bezugsgrößen. In manchen Disziplinen ist die Zahl der im Verein Organisierten prozentual sehr hoch (Schützen, Ringer, Fechter, Judokas), womit eine gute Auswertbarkeit gegeben ist. In anderen Disziplinen wie Jogging oder Walking, Aerobic, Radfahren oder Skilanglauf haben wir hingegen nur sehr vage Angaben. So schätzt man die Zahl der Alpinen Skiläufer auf fünf bis sieben Millionen, von denen nur 680000 registriert sind. Die Anzahl der Unfälle mit ärztlicher Behandlung taxiert man auf jährlich 100000, von denen etwa 10 Prozent im Krankenhaus

Tabelle 2: Gesamtzahl der Sportverletzten in insgesamt 64 Disziplinen (13 296 Sportler mit 15 212 Verletzungen, Sportklinik Stuttgart)

	Sportart	Anzahl	Prozent	Prozent organ. Sportler i.d. Region
1	Fußball	4910	36,9	23,3
2	Skilauf	1263	9,5	5,6
3	Handball	1060	7,9	5,3
4	Volleyball	741	5,6	1,7
5	Leichtathletik	732	5,5	4,7
6	Turnen (+ Schule)	724	5,4	24,6
7	Basketball	609	4,6	0,5
8	Tennis	596	4,5	11,4
9	Sportstudenten	234	1,8	
10	Trimm-Dich	219	1,7	
11	Reiten	215	1,6	2,4
12	Rugby	186	1,4	0,03
13	Judo	182	1,4	0,8
14	Schwimmen	165	1,2	2,1
15	Radsport	136	1,0	0,9
16	Gymnastik	119	0,9	
17	Rodeln	110	0,8	
18	Ringen	107	0,8	0,8
19	Karate	87	0,6	0,3
20	Tanzsport	86	0,6	0,5
21	Schlittschuhlauf	85	0,6	0,2
22	Rollschuhlauf	77	0,6	0,08
23	Trampolin	73	0,5	
24	Kegeln	71	0,5	1,2
25	Tischtennis	66	0,5	3,9
26	Hockey	59	0,4	0,2
27	Badminton	44	0,3	0,3
28	Squash	38	0,3	0,1
29	Skilanglauf	36	0,3	
30	Bergsteigen	34	0,3	
⋮				
64	Yoga	1	–	–

stationär behandelt werden (2, 9, 11, 28, 31, 37). Epidemiologische Studien müssen aber auch regional und klinikspezifisch gesehen werden. Des weiteren ist es ein Unterschied, ob Statistiken in der Praxis eines Physiotherapeuten, beim Allgemein- oder Sportmediziner, in einer überregionalen Sportambulanz oder Klinik erfolgen oder von Versicherungen erstellt werden. Aufgrund der unterschiedlichen Datenerhebung (auch verschiedene Ein- bzw. Ausschlußkriterien) sind die meisten Studienergebnisse untereinander nicht vergleichbar.

Eigene Untersuchung

Über einen 15jährigen Zeitraum wurde systematisch und unmittelbar das Patientengut der sportorthopädischen Ambulanz aktuell dokumentiert und analysiert. Es wurden 13 296 Sportler mit insgesamt 15 212 Verletzungen bzw. Fehlbelastungsfolgen und Überlastungsschäden registriert. Hieraus ergeben sich detaillierte Einblicke in das Sportunfallgeschehen. Diese regelmäßige aktuelle Dokumentation und Auswertung nach gleicher Codierung erbringt wegen der großen Zahl auch wesentlich genauere Werte als anonyme Meldungen, retrospektive Auswertungen oder Statistiken von Versicherungsgesellschaften. Auch eine bessere Abgrenzung zwischen ambulant und stationär behandelten Patienten ist möglich. Die Erfahrungen werden ergänzt aus den orthopädischen Tauglichkeitsuntersuchungen von über 4000 Hochleistungssportlern (1974 bis 1994).

Sportarten

Eine Auswertung der 13 296 verletzten Sportler in insgesamt 64 Disziplinen ergibt eine deutliche Dominanz der Fußballspieler mit 4910 (36,9 %). Alpine Skiläufer (1263 = 9,5 %), Handballer (1060 = 7,9 %) und Volleyballer (741 = 5,6 %) folgen mit weitem Abstand. Die weitere Reihung der 30 wichtigsten Disziplinen ergibt sich aus Tabelle 2. In den letzten Jahren kamen noch Unfälle durch neuere Sportdisziplinen wie Snowboard (Abb. 3) (13, 32, 44), Mountainbike, Gleitschirmfliegen (23), Triathlon (5, 6, 30), Modernes Fitneßtraining (36), Beach-Volleyball, Skateboard und Inline Skating, Wandklettern oder Mountain-Climbing (20) hinzu. Eine Klassifizierung in Freizeit- und Leistungssport wird selten vorgenommen. Unfallgeschehen, die nicht einer bestimmten Disziplin zugeordnet werden können (z. B. Warmlaufen, Aufwärmgymnastik), werden nicht gewer-

Tabelle 3: Verletzungsfaktor = Relation zwischen der Zahl der in der Sportambulanz behandelten Verletzten und der in der Einzugsregion organisierten Sportler (Sportklinik Stuttgart)

Sportart	Prozent aller verletzten Sportler	Prozent aller gemeldeten Sportler	Verletzungsfaktor
Rugby	1,4	0,04	35,0
Basketball	4,6	0,5	9,2
Volleyball	5,6	1,8	3,1
Squash	0,3	0,1	2,9
Eissport	0,7	0,2	2,9
Hockey	0,4	0,2	2,2
Gewichtheben	0,2	0,1	1,9
Karate	0,6	0,4	1,8
Judo	1,4	0,8	1,7
Luftsportarten	0,2	0,1	1,7
Handball	7,9	5,0	1,6
Fußball	37,0	24,8	1,5
Skilaufen	9,5	6,4	1,5
Leichtathletik gesamt	5,5	4,4	1,2
Radsport	1,0	0,9	1,1
Badminton	0,3	0,3	1,0
⋮			
Reiten	1,6	2,6	0,6
Schwimmen	1,2	2,1	0,6
Fechten	0,1	0,1	0,6
Tennis	4,5	11,0	0,4
Golf	0,03	0,2	0,1

Verletzungsfaktor = $\dfrac{\text{Sportverletzte in Prozent}}{\text{organis. Sportler in Prozent}}$

tet. Von Interesse ist die Bewertung des Verletzungsrisikos in den einzelnen Sportarten. Man kann dabei entweder auf die im Einzugsgebiet der Klinik aktiven Sportler, auf die zeitliche Dauer der Sportausübung, auf die zurückgelegte Distanz oder die Leistung Bezug nehmen. Im vorliegenden Fall haben wir einen «Verletzungsfaktor» gewählt, bei dem wir die Relation zwischen den in der Klinik behandelten Verletzten und der in der Region in den einzelnen Disziplinen organisierten, aktiv Sporttreibenden errechnen. Dabei zeigt sich eine deutliche Verschiebung zwischen der absoluten Häufigkeit und dieser relativen (Tab. 3).

Altersverteilung

Die Altersverteilung zeigt bei den 13 296 Verletzten eine deutliche Dominanz der Gruppe der 20- bis 30jährigen (5483 = 41,2 %). In dieser Altersklasse ist die Zahl der verletzten Sportstudenten, Surfer, Boxer, Squashspieler und Fallschirmspringer besonders groß. Es folgen die 10- bis 19jährigen mit 4378 Fällen (32,9 %). In dieser Gruppe finden wir als typische Sportarten Rollschuhlaufen, Skateboard, Turnen, Trampolinspringen, Leichtathletik, Schwimmen, Rodeln und Snowboard. Bei den 30- bis 40jährigen (1983 = 14,9 %) sind es vor allem die Tennis- und Squashspieler, Bergsteiger, Gymnastiktreibenden, Rugbyspieler, Kegler und Reiter. Unter den über 50jährigen sind die Tennisspieler, Reiter, Trimm-Dich-Sportler, Kegler und Skilangläufer gefährdet. 225 Verletzte (1,7 %) waren unter 10 Jahren. Die ursächlichen Sportarten waren hier Rodeln, Rollschuhlaufen, Turnen, Radfahren, Schulsport, Judo, Skilaufen und Fußballspiel.

Bei Kindern ist die Fraktur mit 44 Prozent die häufigste Diagnose. Großer Bewegungsdrang, unvorsichtiges Verhalten, mangelndes Gefühl für Gefahr und Geschwindigkeit einerseits sowie verminderte Knochenfestigkeit und geringerer Muskelmantel andererseits sind hierfür Ursachen. In den Altersgruppen von 18 bis 50 Jahren überwiegt hingegen die «Distorsion». Hier sind vor allem forcierte Bewegungsabläufe ursächlich zu nennen. In höherem Alter, mit abnehmender Knochenfestigkeit, ist wieder ein deutliches Ansteigen der Frakturen zu beobachten. Kontinuierlich steigt die Zahl der Muskel-Sehnenverletzungen ab dem 20. Lebensjahr an (Abb. 4).

In den einzelnen Altersgruppen ist auch die Verteilung auf die Körperregionen von Interesse. Bei Kindern sind vor allem die oberen Extremitäten und hier Unterarm und Finger gefährdet, gefolgt von Unterschenkel- und Kniegelenksläsionen. Bei 4825 Verletzungen der 10- bis 19jährigen ist mit 60,9 Prozent schon ein deutliches Überwiegen der unteren Extremität mit den Schwerpunkten Knie- und Sprunggelenk zu erkennen. Diese Tendenz finden wir mit 74,7 Prozent noch verstärkt bei den 20- bis 29jährigen. Nach dem 30. Lebens-

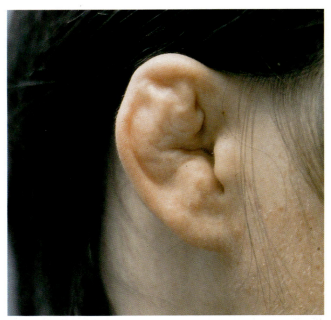

Abbildung 1: Blumenkohlohr bei einem 17jährigen Ringer (Folge eines Othämatoms).

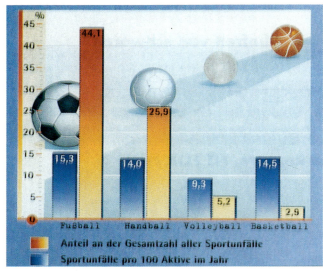

Abbildung 2: Verletzungsträchtige Ballsportarten (75 % aller Verletzungen).

jahr ist das Sprunggelenk seltener verletzt. Bei den über 60jährigen steigt wieder rasch die Zahl der Verletzungen der oberen Extremität an, während insbesondere Kniegelenksverletzungen seltener sind. Frakturen des Sprunggelenkes werden häufiger.

Geschlechtsverteilung

10 179 (76,5 %) der Verletzten sind männlich mit einem Durchschnittsalter von 25 Jahren. Dies ist ein deutlich höherer Prozentsatz als der Anteil im DSB mit 62,9 Prozent (Abb. 5). Ursächlich für das höhere Verletzungsrisiko beim Mann ist einerseits die größere Zahl an Kampfsportarten und gefährdenden Disziplinen wie Rugby, Ringen, Judo oder Fußball. Auch sind ein größerer körperlicher Einsatz und die dabei auftretende höhere kinetische Energie weitere Gründe. Frauen sind vor allem in der Gymnastik, beim Reiten, Tanzen, Rollschuhlaufen und Turnen gefährdet (Tab. 4).

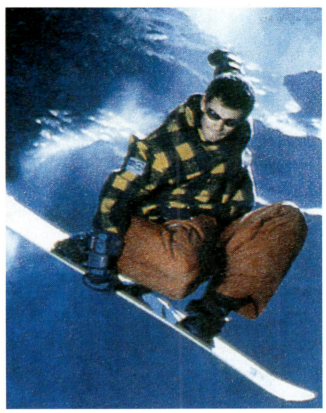

Abbildung 3: Snowboarding – eine moderne Sportdisziplin.

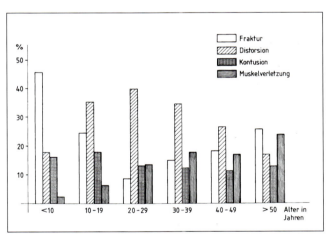

Abbildung 4: Typische Sportverletzungen in einzelnen Altersgruppen.

Tabelle 4: Prozentuale geschlechtsbezogene Zuordnungen der Disziplinen (Sportklinik Stuttgart)

Sportart	Anzahl	Prozent
Männer	*10 179*	
Boxen	22	100,0
Motorsport	21	100,0
Skateboard	11	100,0
Rugby	185	99,5
Fußball	4 779	97,3
Ringen	104	97,2
Gewichtheben	31	96,9
Karate	78	89,7
Tischtennis	59	89,4
Rudern	16	88,9
Judo	144	79,1
Trimm-Dich	169	77,2
Tennis	438	73,5
Leichtathletik	539	73,4
Schwimmen	119	72,1
⋮		
Skilauf	673	53,3
Reiten	78	36,3
Frauen	*3 127*	
Gymnastik	85	71,4
Reiten	137	63,7
Tanzen	53	61,6
Rollschuhlauf	46	59,7
Turnen	254	52,9
Schlittschuhlauf	43	50,6
Schulsport	111	48,9
Skilauf	590	46,7
Volleyball	334	45,1

24 1. Ätiologie und Epidemiologie von Sportverletzungen und Fehlbelastungsfolgen

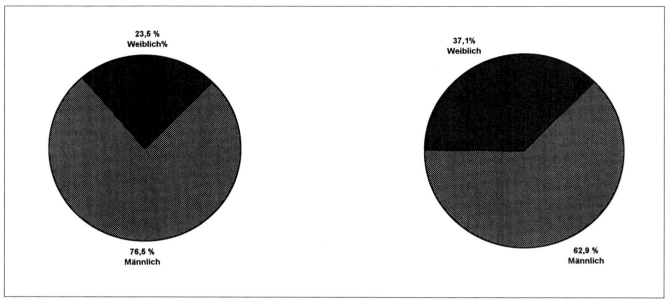

Abbildung 5: Verteilungsmuster männlich-weiblich bei 13 296 Sportverletzten in der Sportklinik Stuttgart (links) und bei den im DSB Organisierten (rechts).

Körperregionen

Die Verteilung auf die verschiedenen Körperregionen ist in Abbildung 6 dargestellt.

Kopfverletzte fanden sich mit 233 Fällen (1,5 %) in unserer orthopädisch-sporttraumatologischen Klinikambulanz verhältnismäßig selten. Diese Verletzungen traten beim Fußballspielen, Rodeln, Schwimmen, Judo und Rugby auf.

An den oberen Extremitäten konnten 3469 (22,8 %) Verletzungen beobachtet werden. 21,8 Prozent betrafen die Schulterregion, insbesondere bei den Disziplinen Ringen, Judo, Rugby, Radfahren und Reiten. Der Ellenbogen wies 9,2 Prozent der Läsionen auf (Tennis, Ringen, Leichtathletik und Wurfdisziplinen). Das Handgelenk hatte 587 (16,9 %) Traumata, vor allem bei den Disziplinen Schlittschuh- und Rollschuhlaufen. Am stärksten gefährdet sind die Finger mit 1164 (33,5 %) Verletzungen, in allen Ballsportarten wie Kegeln, Volleyball, Handball, Basketball, aber auch beim Skilaufen (Skidaumen) (Tab. 5).

Die Wirbelsäule ist im Breitensportbereich mit 717 (4,7 %) Fällen relativ wenig betroffen. Es handelt sich zum einen um Überlastungsschäden beim Kraft- und Hanteltraining sowie in Sportarten mit extremer Beweglichkeit. Zum anderen beobachteten wir Stürze beim Wasser- und Trampolinspringen oder Reiten. Beim Rudern und Kanufahren können stärkere Muskelverspannungen auftreten. Verletzungen im Bereich der Wirbelsäule sind Folge stereotyper Bewegungsabläufe in der Leichtathletik, aber auch bei Ballsportarten wie Tennis und Golf. Während Tennisspieler häufiger eine akute Lumbago haben, klagen Surfer über Lumbalgien infol-

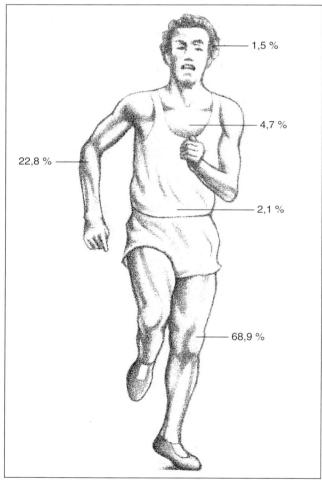

Abbildung 6: Verteilung der 15 212 Sportverletzungen auf die Körperregionen.

Tabelle 5: Häufigkeit von Verletzungen der oberen Extremitäten in einzelnen Sportdisziplinen (gesamt 3469 Verletzungen = 27,8 %)

73,3 %	Rollschuh
49,3 %	Kegeln
44,9 %	Ringen
40,0 %	Reiten
39,9 %	Turnen, Schulsport
39,1 %	Handball
37,5 %	Volleyball
37,5 %	Radsport
37,4 %	Judo
37,3 %	Rodeln

Tabelle 6: Häufigkeit von Verletzungen der Wirbelsäule in einzelnen Sportdisziplinen (gesamt 717 Verletzungen = 4,7 %)

42,1 %	Speerwurf
39,0 %	Gewichtheben
31,6 %	Schwimmen
30,0 %	Rudern
22,5 %	Trampolin
21,6 %	Sportstudenten
17,8 %	Reiten
13,2 %	Gymnastik

Tabelle 7: Häufigkeit von Verletzungen der unteren Extremitäten in einzelnen Sportdisziplinen (gesamt 8851 Verletzungen = 66,6 %)

84,2 %	Squash
83,1 %	Leichtathletik
83,1 %	Langlauf
81,4 %	Tanzen
79,5 %	Badminton
75,6 %	Gymnastik
74,8 %	Fußball
74,0 %	Skilauf
71,2 %	Tischtennis
71,2 %	Hockey
68,5 %	Basketball
67,8 %	Tennis

Tabelle 8: Häufigkeit von Verletzungen und Überlastungsschäden des Kniegelenks in einzelnen Sportdisziplinen (gesamt 4939 Verletzungen = 33,4 %)

58,2 %	Skilauf
40,0 %	Rudern
38,5 %	Squash
38,1 %	Badminton
37,0 %	Leicht-Sprung
36,8 %	Schlittschuhlauf
36,3 %	Judo

ge langanhaltender Fehlhaltungen (Tab. 6). An Diagnosen sahen wir Überlastungsbeschwerden bei Deformierungen (z. B. Spondylolyse, Olisthese) (Abb. 7), Lumbalgien, Muskelzerrungen, Prellungen oder Frakturen.

Die unteren Extremitäten waren mit 10 181 Läsionen (68,9 %) weitaus führend. In Sportarten wie Squash, Leichtathletik, Tanzen, Badminton, Gymnastik, Fußball, Skilaufen, Tischtennis und Hockey werden in über 70 Prozent die Beine verletzt (Tab. 7). In den letzten Jahren kam es zu einer deutlichen Zunahme der Kniegelenksläsionen (Tab. 8). Ein Grund hierfür war die hohe Zahl von isolierten Kreuzbandrissen, vor allem beim Skilaufen. Als Ursachen sind Änderungen in Ausrüstung (Hochschaftstiefel – sogenannte Sicherheitsbindung) und Fahrtechnik als sportartspezifische Momente sowie subtilere diagnostische Verfahren wie MRI oder Arthroskopie anzuführen. Beim Alpinen Skilauf ist durch bessere Unfallprophylaxe jedoch wieder ein Absinken zu beobachten. In Kampfsportarten wie Judo und Rugby finden sich wie bei den Rückschlagspielen hohe Verletzungsraten am Kniegelenk. In Sportdisziplinen mit umfangreichem Kraft- und Hanteltraining sowie starker Sprungbelastung sind Knieschmerzen (Patellaspitzensyndrom, anterior knee pain) häufig. Diese Fehlbelastungsfolgen sind vor allem in den Sprungdisziplinen der Leichtathletik, bei Ruderern, Schlittschuhläufern, Radfahrern, Gewichthebern (Abb. 8) und bei Läufern zu finden.

Das Sprunggelenk wies 3067 (20,1 %) Verletzungen auf (Tab. 9). Supinationstraumen mit Verletzungen des Kapsel-Bandapparates sind ursächlich dafür verantwortlich. Als spezielle Disziplinen sind Badminton, Volleyball, Basketball, Trampolinspringen, Squash, Tennis und Fußball zu nennen.

9764 (64,2 %) aller Verletzungen und Fehlbelastungsfolgen fanden wir an den großen Gelenken (Kniegelenk 4939 = 50,6 %, Sprunggelenk 3067 = 31,4 %, Handgelenk 587 = 6 %, Ellenbogengelenk 320 = 3,3 %, Schultergelenk 758 = 7,8 % und Hüftgelenk 93 = 1 % aus) (Abb. 9).

Tabelle 9: Häufigkeit von Verletzungen des Sprunggelenks in einzelnen Sportdisziplinen (gesamt 3067 Verletzungen = 20,1 %)

49,9 %	Badminton
39,9 %	Volleyball
39,0 %	Basketball
31,2 %	Trampolin
28,2 %	Squash
28,0 %	Tanzen
26,9 %	Trimm Dich
24,0 %	Tennis
23,3 %	Fußball

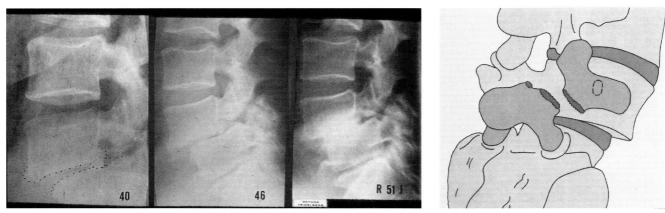

Abbildung 7: a. Entwicklung einer Olisthese mit Stabilisierung bei einem Deutschen Meister im Speerwerfen. b. Schema der Spaltbildung in der Interartikulärportion des Wirbelbogens.

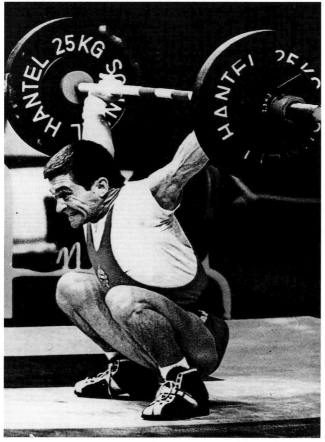

Abbildung 8: Gewichtheber mit Extrembelastung des Kniegelenks.

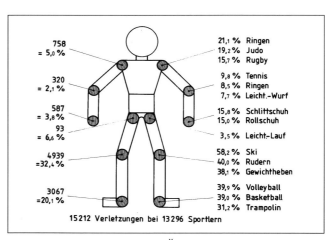

Abbildung 9: Verletzungen und Überlastungsschäden an großen Gelenken (insgesamt 9764 = 64,2%), sportartspezifische Häufungen.

Diagnosen

Bei der Erstdiagnose wurde 5013 mal (32,9%) der unspezifische Begriff einer «Distorsion» angegeben. Da es sich hierbei um ambulante, klinische Erstdiagnosen handelt, sind darin zahlreiche Bänderrisse und Meniskusläsionen enthalten. Schwere Verletzungen, wie Frakturen, Luxationen und primäre Bänder- bzw. Meniskusrisse wurden 5110 mal (33,6%) beobachtet. Die genaue Aufteilung beinhaltet 2241 Frakturen (14,7%) vor allem an Unterarm und Fingern, gefolgt von Unterschenkel und Sprunggelenk. 300 Luxationen (2%) betrafen besonders das Schultergelenk, aber auch Patella, Finger- und Ellenbogengelenk. 2569 mal (16,9%) waren Bänderrisse überwiegend am Knie (60%) und in 33 Prozent am Sprunggelenk zu beobachten (Abb. 10).

913 Sehnenläsionen (6,0%) und 666 (4,4%) Muskeltraumatisierungen sowie 1909 mal (12,6%) Kontusionen konnten beobachtet werden. Die weiteren Diagnosen sind Hautwunden (320 = 2,1%), angeborene oder erworbene Deformitäten (406 = 2,6%) sowie die unter der Gruppe «Sonstige» zusammengefaßten Knorpel- und Schleimhautschäden (763 = 5%) oder auch Lumbalgien (116 = 0,8%).

Bei der Auswertung ist zu berücksichtigen, daß durch die Zweit- und Drittdiagnosen insgesamt 15212 Verletzungen bei 13296 Sportlern registriert wurden. Insbesondere am Kniegelenk ist durch die Mehrfachverletzungen die Zahl der Bänder- sowie Meniskusläsionen im Vergleich zu den Hauptdiagnosen um etwa 5 Prozent zu hoch. Diese Werte gehen prozentual auch in die hohe Zahl der Kniegelenksverletzungen ein, während es sich am Sprunggelenk meist um Einzeldiagnosen handelt.

Setzt man die Diagnosen mit den verletzten Körperregionen in Relation, so ergeben sich Frakturen mit 52,6 Prozent vorrangig an den oberen Extremitäten und hier besonders an Unterarm und Fingern. Luxationen kommen am häufigsten an der Schulter (37%) sowie an den Fingern (20%) vor. Bänderrisse beobachten wir in 93,8 Prozent an den Beinen, bedingt vor allem durch die komplexen Verletzungen am Kniegelenk mit 60 Prozent, gefolgt vom Sprunggelenk mit 33 Prozent. Auch die sogenannte «Distorsion» ist mit 80,5 Prozent vorrangig an der unteren Extremität lokalisiert, wohingegen sich Kontusionen auf die untere Extremität mit 50,2 und auf die obere mit 32,5 Prozent verteilen. Bei Muskel-Sehnenverletzungen ist eine eindeutige Dominanz der unteren Extremität (70,3%) gegeben. Dafür sind zum einen die Zerrungen der Oberschenkelstrecker und der Wadenmuskulatur, zum anderen die Insertionstendopathie und der Sehnenriß am Lig. patellae sowie die Achillessehnenruptur verantwortlich.

Zusammenfassend finden wir an den einzelnen Körperregionen recht typische Diagnosen: Am Kopf sind es vor allem Platzwunden und Kontusionen. An den oberen Extremitäten beobachten wir Frakturen, besonders am Unterarm und an den Fingern, gefolgt von Distorsionen der Handgelenke und Finger sowie Kontusionen an Schulter, Ellenbogen und Hand. An den Rippen kommt es zu Prellungen und Frakturen, am Becken zu Kontusionen und Abrißfrakturen. Die unteren Extremitäten zeigen mit fast 40 Prozent einen hohen Grad an Distorsionen. Im einzelnen sehen wir am Oberschenkel insbesondere Muskel- und Sehnenverletzungen, am Kniegelenk die bekannten Distorsionen, Bänderrisse und Meniskusläsionen. Am Unterschenkel gibt es neben den Frakturen Wadenmuskelrisse sowie Prellungen und Achillessehnenrupturen. Am Sprunggelenk dominieren eindeutig Distorsionen und Bänderrisse.

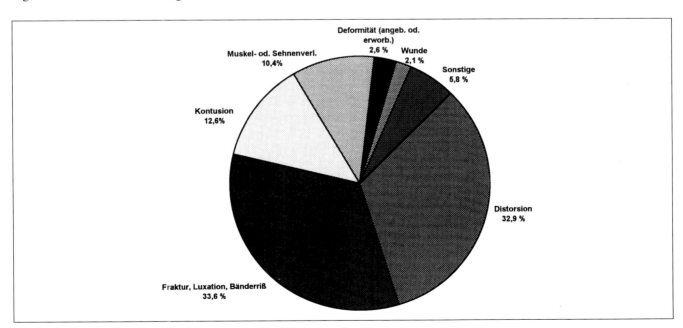

Abbildung 10: Diagnosen der 15212 Verletzungen bei 13296 Sportlern.

Stationäre Behandlung

Von den 13 296 Sportlern wurden insgesamt 2027 Patienten (15,2%) stationär behandelt.

Sportarten und Verletzungsmuster

In den einzelnen Disziplinen findet man ganz typische Verletzungslokalisationen (siehe Kapitel: Sportartspezifische Traumatologie). Die Analyse der Läsionen ergibt wichtige Hinweise zur Ätiologie und zeigt Möglichkeiten der Unfall- und Verletzungsprophylaxe auf. Die aus dem Hochleistungssport gewonnenen Parameter erbringen für den im Breitensport Aktiven weitere präventive und kurative Hinweise. Der Sportmediziner muß außer der Diagnostik und Behandlung der Verletzungen auch die sportartspezifischen Fehlbelastungsfolgen, die sich meist aus den Bewegungsabläufen und den Belastungsverhältnissen in den einzelnen Disziplinen ergeben, beachten.

Ursachen von Verletzungen sowie Möglichkeiten der Prophylaxe

Der Sportler hat 90 Prozent seiner Probleme am Haltungs- und Bewegungsapparat (22). Es ist daher für den Orthopäden und Sportmediziner eine wichtige Aufgabe, neben der Therapie und Rehabilitation vor allem auch prophylaktische Möglichkeiten zu erarbeiten. Diese ergeben sich schon vielfach aus einer Analyse der Ursachen der Verletzungen.

Läsionen können bereits im Rahmen der Vorbereitung auftreten. Es ist daher auf ein ausreichendes Aufwärmen und Beweglichkeitstraining besonderer Wert zu legen. Weiterhin ist eine gute Kondition Voraussetzung für eine gute Koordination. Beim Wettkampf ist auf die Einhaltung der sportlichen Regeln und auf Fairneß zu achten. Vor allem bei Kampfsportarten und beim Ballspiel mit starkem körperlichen Einsatz finden wir naturgemäß häufig Verletzungen. Mit zunehmender Spieldauer ist auch die Kondition von Bedeutung. In Phasen der Ermüdung kann es leicht zu Störungen der Koordination und damit zum Teil zu schweren Verletzungen kommen (Tab. 10). An objektiven Unfallursachen sind Mängel in Ausrüstung und bei Sportanlagen, Witterungsfaktoren und organisatorische Mängel zu nennen (Tab. 11). Jede Sportart hat außerdem ihre ganz spezifischen Risiken. Aus diesen ursächlichen Faktoren lassen sich entsprechende prophylaktische Maßnahmen ableiten (Tab. 12).

Tabelle 10: Subjektive Unfallursachen

1. Vorbereitung ungenügend
   a) mangelhafte Technik
   b) unzureichendes Aufwärmen ↘
             Koordination gestört
   c) schlechte Kondition ↗
2. Regelverstöße, Disziplinlosigkeit
3. Unüberlegtes Handeln
   Mangelhafte Kenntnisse der Risiken
4. Unzureichende Erholungsphasen
   a) Übermüdung ↘
            Koordination gestört
   b) Überlastung ↗
5. Übertraining, Psyche
6. Infekte
7. Nicht ausgeheilte Verletzungen

Tabelle 11: Objektive Unfallursachen

1. Mängel der
   - Kleidung
   - Ausrüstung
   - Sportgeräte
   - Sportstätte
2. Witterungsfaktoren
   - Nässe
   - Kälte
   - Frost
3. Unzulänglichkeit von Gegner oder Partner
   - Regelverstoß
   - Hilfestellung
4. Organisatorische Mängel
5. Sportartspezifische Risiken
   - unphysiologischer Bewegungsablauf

Tabelle 12: Prophylaxe von Sportschäden

1. Erkennen und Behandlung von Sportverletzungen
2. Ausgleichsport
3. Regenerative Phasen
4. Reduktion des Verletzungsrisikos
   - Ausrüstung
   - Sportanlagen
5. Steuerung der Belastungsintensität
   - Trainingsumfang
   - Sporttechnik
   - Sportgerät
6. Beendigung des Hochleistungstrainings bei Sportschäden
7. Behandlung von lokalen oder allgemeinen Körperinfekten

Literatur

1. Biener, K., Fasler, S.: Sportunfälle, Epidemiologie und Prävention. Bern–Stuttgart–Wien, Huber, 1978.
2. Bochdansky, B. et al.: Verletzungen und Überlastungssyndrome beim Skifahren. Praktische Sport-Traumatologie und Sportmedizin 1994; 1:11–16.
3. Cotta, H.: Sport treiben! Gesund bleiben! Ein medizinisches Handbuch. München–Zürich, Piper, 1988.
4. Deutscher Sportbund: Bestandserhebung. Gesamtmitgliederzahl des Deutschen Sportbundes 1994.
5. Engelhardt, M.: Verletzungsarten und Verletzungshäufigkeiten ausgewählter Ausdauer- und Mehrkampfsportarten. In: Liesen, H. (Hrsg.): Regulations- und Repairmechanismen. Köln, Deutscher Ärzteverlag, 1994, S.460–463.
6. Engelhardt, M.: Verletzungen und Fehlbelastungen beim Triathlon. 9. Intern. Triathlon Symposium Kiel 1994. Hamburg, Czwalina, 1995, 69–81.
7. Förster, S.: Unfallstatistik und Unfallverhütung im Sportbetrieb. Der Samariter 1910; I:16.
8. Gambaretti, R., Berlusconie, M., Lanzanzi, A.: La traumatologia da scherma: studio della patologia tipica della disciplina in rapporto all'evoluzione del gesto atletico. Journal Sports Traumatol rel Res 1992; 14:139–147.
9. Geyer, M., Beyer, M.: Skisportverletzungen: Analyse aus einem deutschen Skigebiet. Sportverletzung – Sportschaden 1989; 3:143–148.
10. Gibbs, N.: Injuries in professional rugby league. The American Journal of Sports Medicine 1993; 21:696–700.
11. Gläser, H., Hauser, W.: Alpine Skiunfälle und Verletzungen. Schriftenreihe des Deutschen Skiverbandes 1985; 14, SIS.
12. Gläser, H. et al.: Zur Kostenbelastung im Gesundheitswesen durch Sportunfälle: Deutsche Zeitschrift für Sportmedizin 1994; 45, Sonderdruck:317–321.
13. Gorschewsky, O., Goertzen, M., Zollinger, H.: Snowboardverletzungen. Deutsche Zeitschrift für Sportmedizin 1994; 45:109–112.
14. Groh, H., Groh, P.: Sportverletzungen – Sportschäden. München, Luitpold-Werke, 1975.
15. Häring, M.: Sportspezifische Verletzungen der oberen Extremität. Deutsche Zeitschrift für Sportmedizin 1978; 9:235.
16. Heiß, F.: Unfallverhütung beim Sport. In: Praxis der Leibeserziehung. Bd. 57. Schorndorf, Hoffmann, 1971.
17. Henke, T., Gläser, H., deMarées, H.: Zur Epidemiologie und Prävention von Verletzungen im Fußball. Deutsche Zeitschrift für Sportmedizin 1994; 45:450–464.
18. Hess, H.: Sportverletzungen. 3. Aufl., München, Luitpold-Werke, 1983.
19. Hipp, E. et al.: Verletzungsstatistik der deutschen Eishockeynationalmannschaften – prospektive 10-Jahres-Studie. Analyse von über 500 Länderspielen. Sportorthopädie-Sporttraumatologie 1995; 11:220–224.
20. Hochholzer, T., Krause, R., Heuk, A.: Nervenkompressionssyndrome bei Sportkletterern. Sportverletzung – Sportschaden 1993; 7:84–87.
21. Hollmann, W.: 100 Jahre Sportmedizin. Fortschr. Med. 1986; 101:1660.
22. Krahl, H., Steinbrück, K.: Traumatologie des Sport. In: Cotta, H., Krahl, H., Steinbrück, K. (Hrsg.): Die Belastungstoleranz des Bewegungsapparates. Stuttgart, Thieme, 1980, S.166–173.
23. Krüger-Franke, M., Pförringer, W.: Verletzungen beim Gleitschirmsegeln. Eine GOTS-Sammelstudie. Sportverletzung – Sportschaden 1991; 5:1–4.
24. Kurock, W., Sennrich, T.: Beitrag zur Epidemiologie der Sportverletzung. Deutsche Zeitschrift für Sportmedizin 1988; 39:136–142.
25. Kvist, M., Jervinen, M.: Zur Epidemiologie von Sportverletzungen und Fehlbelastungsfolgen. Medizin und Sport 1980; 20:375.
26. Latella, F. et al.: Le lesioni nel calcio. Epidemiologia e meccanismi. Journal Sports Traumatol rel Res 1992; 14:107–117.
27. Leidinger, A., Gast, W., Pförringer, W.: Traumatologie im Hallenhandballsport. Sportverletzung – Sportschaden 1990; 4:65–68.
28. Matter, P.: Wintersportverletzungen. Festvortrag GOTS. München, 1995.
29. Mellerowicz, H.: Round table-Diskussion: Sport – Gesundheit oder Risiko. Deutscher Sportärztekongreß. Berlin, 1984.
30. Migliorini, S.: Gli infortuni da sovraccarico funzionale nel triathlon. Studio epidemiologico nei triatleti della squadra nazionale italiana negli anni 87/90. Journal Sports Traumatol rel Res 1991; 13:197–206.
31. Molinari, M., Bertoldi, L., Zucco, P.: Epidemiological aspects of skiing injuries in children under 15. A four-year review. Journal Sports Traumatol rel Res 1994; 16:39–45.
32. Öttl, G. et al.: Snowboard-fahren. Praktische Sport-Traumatologie und Sportmedizin 1994; 1:2–8.
33. Pfeifer, J.P., Gast, W., Pförringer, W.: Traumatologie und Sportschaden im Basketballsport. Sportverletzung – Sportschaden 1992; 6:91–100.
34. Pfister, A., Pförringer, W., Rosemeyer, B.: Epidemiologie von Sportverletzungen. Deutsche Zeitschrift für Sportmedizin 1985; 10:293.
35. Pühringer, A.: Betrachtung zur Epidemiologie der Sportunfälle. Hefte für Unfallheilkunde 1978; 130:31.
36. Ralph, K. et al.: Injuries in recreational adult fitness activities. The American Journal of Sports Medicine 1993; 21:461–467.
37. Scherer, M.A., Ascherl, R., Lechner, F.: Zur Aussagekraft epidemiologischer Studien über Verletzungen beim Skisport. Sportverletzung – Sportschaden 1992; 150–155.
38. Schwendtner, P., Gaulrapp, H., Pförringer, W.: Verletzungen im Fußballsport. Praktische Sport-Traumatologie und Sportmedizin 1994; 3:97–104.
39. Segesser, B.: Praxis-Klinik für Orthopädie und Traumatologie, Basel–Rennbahn, Jahresbericht 1994.
40. Siewers, M., Zellmann, J.: Verletzungsprofil beim Funboard-Windsurfen. Untere Extremitäten am häufigsten betroffen. TW Sport und Medizin 1994; 6:242–247.
41. Steinbrück, K.: Sportverletzungen an Knie- und Sprunggelenken. Frankfurt–Zürich, pmi, 1985.
42. Thümmler, M., Stäudel, H.: Prozentuale Verteilung von Erkrankungen und Verletzungen bei Sportlern. Medizin und Sport 1981; 21:75.
43. Thürauf, J.: Freizeitkrankheiten und freizeittypische Unfälle. Deutsches Ärzteblatt 1985; 60:588.
44. Wambacher, M., Benedetto, K.P., Gabl, M., Wischatta, R.: Verletzungsmuster beim Snowboarden. Sportorthopädie – Sporttraumatologie 1995; 11:230–234.
45. Wössner, V.: Über Sportverletzungen. Inaugural-Dissertation, Tübingen, 1966.

Psychologie der Sportverletzungen

H. Eberspächer und H.-D. Hermann

Sportverletzungen, die eine mehrwöchige Unterbrechung der sportlichen Aktivitäten zur Folge haben, bedeuten für die meisten Sportler einen erheblichen Einschnitt in den gewohnten Lebensrhythmus. Eine aus medizinischer Sicht schließlich vollendete Rehabilitation ist dann selten gleichbedeutend mit unmittelbarer, hundertprozentiger Leistungsfähigkeit. Auffallend ist bei langzeitverletzten Athleten (Rehabilitationszeit >4 Wochen), daß in vielen Fällen der ursprüngliche Leistungsstand trotz der wiederhergestellten körperlichen Voraussetzungen nur schwer und erst nach längerer Wiedereinstiegszeit erreicht wird (9). Fragt man Trainer, Sportler oder auch Mediziner, woran dies liege, so erhält man in der Regel die Antwort, daß die Psyche, «der Kopf» noch nicht wieder mitspiele. Das anberaumte Aufbautraining bringt nur langsam die gewünschten Fortschritte, im schlechtesten Fall wird der Sport sogar ganz aufgegeben. Diese Entwicklungen können kaum überraschen, denn häufig wird ausschließlich versucht, verletzte Sportler mit rein medizinischen, physiotherapeutischen und trainingswissenschaftlichen Maßnahmen möglichst schnell zu ihrer physischen Topform zurückzuführen, ohne sich mit der individuellen psychischen Beanspruchung und deren Folgen für die Genesung auseinanderzusetzen. So kann es zu erheblichen Differenzen zwischen physischen und psychischen Leistungsvoraussetzungen bei der Re-Integration in den «sportlichen Alltag» kommen. Die Bedeutsamkeit somatischer Faktoren beziehungsweise medizinischer Versorgung soll hier nicht in Frage gestellt werden, gleichwohl aber die einseitige Vorgehensweise. Es wird zwar häufig davon gesprochen und es ist in vielen Publikationen nachzulesen (z.B. 7), wie wichtig die Psyche für die Genesung und die Leistungserbringung sei, in der Praxis wird dies jedoch gleichzeitig ignoriert – es werden kaum aktive Maßnahmen zur psychischen Rehabilitation ergriffen.

Eine besondere Problematik ergibt sich in der Verletzungsphase bei vielen leistungsorientierten Sportlern: Da sie ihr Selbstbewußtsein verstärkt über ihre (körperliche) Leistung(sfähigkeit) definieren, haben sie nach überstandener Verletzung die doppelte Schwierigkeit, unter vermindertem Selbstwertgefühl sportliche Leistungen zu erbringen, denen sie sich ohnehin noch nicht gewachsen fühlen. Gerade wenn die Erwartungen zu hoch gesteckt sind, können sich Selbstzweifel verstärken, die erhoffte Leistung bleibt – oftmals für lange Zeit – aus. Ebenso problematisch ist es, wenn die eigene Ungeduld und/oder das fordernde Umfeld von verletzten Sportlern verlangt, um beinahe jeden Preis möglichst schnell wieder dabeizusein. Eine umfassende Rehabilitation ist praktisch unmöglich, das Risiko einer Wiederverletzung oder die Gefahr eines späteren Schadens steigt.

Zur effektiven Rehabilitation ist keine klinische Sportpsychologie nötig, sondern interdisziplinäre Zusammenarbeit. Neben den betroffenen Sportlern können und sollen auch die behandelnden Mediziner und Physiotherapeuten, die Trainer sowie das soziale Umfeld das sportpsychologische Know-how umsetzen und dabei ihren spezifischen Teil beitragen. Definiert man die darin integrierte Aufgabe für Psychologen, so kann sie als «Identifikation und Behebung rehabilitationshemmender sowie Initiierung und Unterstützung rehabilitationsfördernder psycho-sozialer Faktoren im Rahmen interdisziplinärer Rehabilitationsbemühungen» bezeichnet werden (10).

Belastungsreaktionen verletzter Sportler

Im Rahmen mehrerer Studien befragten Hermann und Eberspächer (9) insgesamt 59 männliche und weibliche Leistungssportler aus 10 verschiedenen Sportarten nach Beendigung ihrer Rehabilitation (Dauer mindestens 4 Wochen) zu ihrem psychischen Befinden in der Zeit

Abbildung 1: Belastungsreaktionen von Sportlern mit einer Rehabilitationszeit von mindestens vier Wochen (N = 59, nach 9).

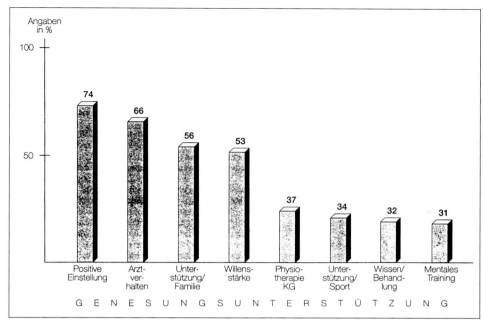

zwischen Verletzungseintritt und der Wiederaufnahme des sportartspezifischen Trainings. Abbildung 1 stellt im Überblick die mittels qualitativer Inhaltsanalyse (18) ermittelten Kategorien dar.

Nach diesen Untersuchungen beeinträchtigt insbesondere die Sorge um die weitere körperliche Unversehrtheit (97%) das Befinden der Athleten in dieser Rehabilitationsphase. Aber auch die Angst, die Karriere könne beendet sein (37%), das Vertrauen des Trainers ginge verloren oder die Struktur im Team verändere sich zu den eigenen Ungunsten (soziale Angst, 41%), beschäftigt die Rehabilitanden. Über die Hälfte der Befragten (53%) berichtete von Gefühlen der Niedergeschlagenheit und der Ungeduld. Hinzu kommen Aussagen, die auf psychosomatische Unruhe (61%), auf Hilflosigkeit (27%) und auf Gefühle der Einsamkeit (20%) schließen lassen. Motivationsprobleme drücken sich insbesondere durch Zweifel am Sinn des Leistungssports aus (36%), hauptsächlich jüngere Athleten berichten von aufgetretenem Ärger (47%).

Diese Ergebnisse werden durch Untersuchungen mehrerer Studien aus dem amerikanischen Sprachraum gestützt (19, 11, 23, 24, 25, 26). Weitere Validität erfährt die Studie durch die Aussagen von 9 befragten Sportmedizinern, die im Hochleistungssport tätig sind (11). Auf die Frage, welche Probleme ihrer Beobachtung nach bei Athleten in einer längerfristigen Rehabilitationszeit auftreten, werden am häufigsten der Umgang mit Ängsten, Ungeduld und Langeweile genannt. Nach den ärztlichen Einschätzungen sind zudem Selbstzweifel, Zweifel am Sinn des Leistungssports, Einsamkeit und Orientierungslosigkeit bei verletzten Athleten zu verzeichnen.

Intervenierende Faktoren

Art und Ausmaß der psychischen Beanspruchungen, die verletzte Athleten in längerfristigen Rehabilitationsprozessen erfahren, werden von vielerlei Faktoren beeinflußt (Abb. 2). Unter Berücksichtigung verschiedener Modelle zum Streßgeschehen (13, 15, 16, 17), die das theoretische Fundament zur Forschung von Belastungsreaktionen darstellen, können diese Faktoren entweder in der Persönlichkeit des Rehabilitanden oder in den situativen Bedingungen begründet liegen.

Zu den personenbedingten Faktoren zählen Persönlichkeitsmerkmale, der Status und der individuelle Stel-

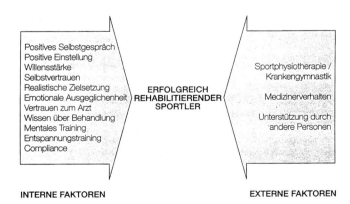

Abbildung 2: Bedeutsame intervenierende Faktoren der Belastungsreaktion von Sportlern in der Rehabilitationsphase (mod. nach 9).

lenwert des Sports, die Verletzungsvorerfahrungen und das Alter des Rehabilitanden. Zudem wird die hohe Bedeutung der Schmerztoleranz angeführt (9). Mehrere Publikationen (21) belegen, daß in der Persönlichkeitsstruktur der verletzten Athleten der Schlüssel zum Verständnis ihres Verhaltens in der Rehabilitation liegt. So darf zum Beispiel davon ausgegangen werden, daß Personen mit generell hoher Ängstlichkeit und mit nur wenig ausgeprägten unterstützenden Streßbewältigungsstrategien (z. B. positive Selbstinstruktionen) stärkere negative emotionale Reaktionen zeigen (8). Auch das Persönlichkeitsmerkmal «Risikobereitschaft» ist als intervenierender Faktor von besonderer Bedeutung, da Verletzungen als Folge eines freiwillig übernommenen Risikos problemloser akzeptiert werden (9).

Unabhängig vom existentiellen Status des Sports (Beruf oder Freizeitvergnügen) kann für das Auftreten negativer psychischer Reaktionen in der Rehabilitationszeit auch der individuelle Stellenwert des Sports im Leben der Betroffenen mitverantwortlich sein. So erleben sich jene Personen durch eine Verletzung in ihrem Selbstwertgefühl gefährdet, die ihre Selbstbestätigung vornehmlich aus sportlichen Erfolgen und aus der damit verbundenen sozialen Anerkennung ziehen (2, 9).

Das Alter der Sportler ist vor allem dann zu beachten, wenn es sich um leistungsorientierte Sportler mit absehbarem Karriereende handelt.

Zu den situativen intervenierenden Faktoren werden die Schwere der Verletzung, die Ursachenzuschreibung, die Sportart und der Saisonzeitpunkt gerechnet.

Die Schwere der Verletzung ist der bedeutendste beeinflussende Faktor der Belastungsreaktion. Aus psychologischer Sicht kann sie aus der Rehabilitationsdauer und der Möglichkeit einer vollständigen Wiedererlangung der sportlichen Leistungsfähigkeit abgeleitet werden. Daß die Dauer der Rehabilitation erheblichen Einfluß auf psychische Reaktionen verletzter Athleten hat, belegen kontrollgruppengestützte Untersuchungsreihen aus der Mayo Clinic in Rochester (Minnesota, USA) (22, 23) mit über 120 Athleten. Zu Beginn der Rehabilitation wurden erhöhte Frustrations-, Depressions- und Ärgerwerte mit dem Profile of Mood Status (POMS 20) gemessen. Jedoch nur die 23 am schwersten verletzten Athleten zeigten noch bis einen Monat nach dem Eintritt der Verletzung signifikant erhöhte Depression, Ärger und Anspannung.

Die individuelle Ursachenzuschreibung für den Eintritt der Verletzung spielt ebenfalls eine wichtige Rolle bei den emotionalen Reaktionen in der Rehabilitation. Die Reaktionen sind davon abhängig, ob die Verletzungsursache bekannt oder unbekannt und ob sie selbst- oder fremdverschuldet ist. In der Praxis ist oftmals zu beobachten, daß das Wissen um die Ursache und den eigenen Anteil daran zu weniger starken psychischen Reaktionen führt, da ein Gefühl der Kontrolle und der Eigenverantwortlichkeit bei den Verletzten bestehen bleibt (9).

Neben der Sportart wird auch der Einfluß des Saisonzeitpunkts diskutiert. Immerhin treten 27 Prozent aller Sportverletzungen unmittelbar vor einem wichtigen sportlichen Ereignis auf (14).

Erfolgreich rehabilitierende Sportler

Aus der Metaanalyse mehrerer Untersuchungen (3, 9, 12, 26) zu den Einstellungen und Verhaltensweisen von Sportlern in der Rehabilitation können die übereinstimmenden Merkmale erfolgreich rehabilitierender Sportler in einer Übersicht dargestellt werden (Abb. 3). An dieser Stelle soll eine erfolgreiche Rehabilitation als Synonym für eine vergleichsweise schnelle, komplikationsfreie Rekonvaleszenz stehen.

Wissenschaftliche Untersuchungen und praktische Erfahrungen belegen eindrucksvoll die rehabilitationsförderliche Wirkung positiver psychischer und sozialer Bedingungen. Abbildung 3 unterscheidet zwischen internen und externen Merkmalen. Die Mehrzahl liegt bei den Faktoren, die die Rehabilitanden selbst zu verantworten haben. Hierzu zählen jene Faktoren, die von den Betroffenen selbst initiiert werden müssen, wie beispielsweise das Mentale Training (4, 5). Auch äußere Einflüsse wie Sportphysiotherapie, Medizinerverhalten und soziale Unterstützung tragen maßgeblich zur effektiven psychophysischen Rehabilitation bei.

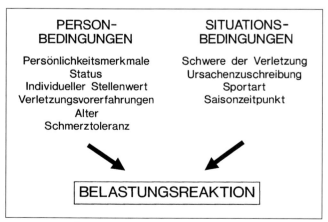

Abbildung 3: Übersicht der Merkmale erfolgreich rehabilitierender Sportler (9).

Psychische Rehabilitation nach Sportverletzungen

In Ergänzung zu rein körperlichen Rehabilitationsmaßnahmen dient die psychische Rehabilitation nach Sportverletzungen der Optimierung von Handlungsvoraussetzungen zur Wiedererlangung der sportlichen Leistungsfähigkeit. Die psychische Rehabilitation wird somit zu einem Teil des aktiven Aufbautrainings.

Aus Übersichtlichkeitsgründen und zur Strukturierung des Prozesses haben Hermann und Eberspächer (9, 11) dem Verlauf der psychischen Rehabilitation vier Phasen zugeordnet, die sich zeitlich am physischen Rehabilitationsfortschritt orientieren. Abbildung 4 stellt die Akutphase als kurze Zeit unmittelbar um den Verletzungseintritt oder den operativen Eingriff dar. Sie geht überlappend in die Phase der Rehabilitationsvorbereitung und -findung über. In direktem Anschluß setzt parallel mit den ersten (sportartunspezifischen) Trainingsinhalten die Phase der sportlichen Rehabilitation ein, die so lange andauert, bis das – zunächst reduzierte – sportartspezifische Training in höherem Umfang wieder aufgenommen werden kann. Übergangslos beschließt die Phase der Vorbereitung auf den Wettkampftag mit dem ersten Wettkampf (dem ersten Spiel) in der Regel die Rehabilitation. Werden sogenannte «Aufbauwettkämpfe» einbezogen, so verlängert sich der psychische Rehabilitationsprozeß bis zum ersten bedeutsamen Wettkampf.

Hermann und Eberspächer (9) legen einen umfassenden praxisnahen Leitfaden für ein psychologisches Aufbautraining und die begleitenden Maßnahmen unter interdisziplinären Gesichtspunkten vor.

Die einzelnen psychologischen Trainingsformen und Maßnahmen finden interdisziplinär abgestimmt unter Berücksichtigung des individuellen Genesungsfortschritts statt. Sie beinhalten neben diagnostischen Maßnahmen und realistischen Zielsetzungen unter anderem die Einübung und Durchführung des Mentalen Trainings, der Selbstgesprächsregulation und der Aktivationsregulation. Nach der Wiederaufnahme des Trainings werden zur Stützung des Selbstvertrauens und der Kompetenzerwartung (1) zusätzliche wettkampfnahe Trainingsformen eingesetzt. Darüber hinaus wird die soziale Unterstützung von seiten der Familie, der Freunde und des sportlichen Umfelds gezielt gefördert.

Sportmedizin und psychische Rehabilitation

In der Zusammenarbeit mit verletzten und ehemals verletzten Athleten wird immer wieder deutlich, welche herausragende Stellung Mediziner (und Physiotherapeuten) auch für die psychische Befindlichkeit der Rekonvaleszenten haben. Das ist insbesondere dann der Fall, wenn zur fachlichen Kompetenz auch zwischenmenschliches Vertrauen hinzukommt.

Psychologische Aufgaben der Mediziner betreffen in erster Linie die Beziehungsebene. Ist eine fachpsychologische Mitarbeit nicht vorgesehen, so fallen auch das Erkennen und die Prävention psychischer Problemlagen in den Arbeitsbereich. Das bedeutet, daß Mediziner im Rahmen der Rehabilitation Maßnahmen zum Vertrauensaufbau, zu einer ersten und begleitenden (Grob-) Diagnostik psychischer Befindlichkeiten und Entwick-

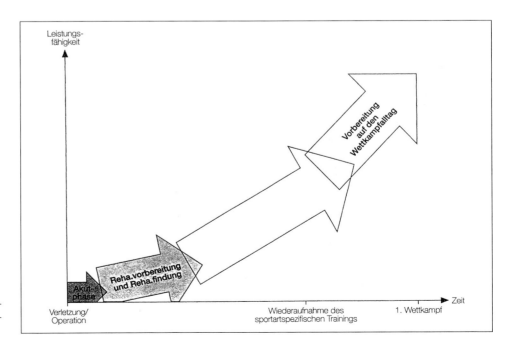

Abbildung 4: Phasen der psychischen Rehabilitation nach Sportverletzungen (9).

lungen, zur Initiative und Unterstützung des psychologischen Aufbautrainings und zur interdisziplinären Zusammenarbeit ergreifen sollten.

Eine interdisziplinäre Sicht- und Vorgehensweise, die neben der physischen auch die psychische Rehabilitation mit in Betracht zieht, ermöglicht eine effektivere Rehabilitation und verbessert die Voraussetzungen zur Wiedererlangung der vollen psychophysischen Leistungsfähigkeit.

Literatur

1 Bandura, A.: Self-efficacy: Toward a unifying theory of behavioral change. Psychological Review 1977; 84:191–215.
2 Chan, C.S., Grossman, H.Y.: Psychological effects of running loss on consistant runners. Perceptual and Motor Skills 1988; 66:875–883.
3 Duda, J.L., Smart, A.E., Tappe, M.K.: Predictors of adherence in the rehabilitation of athletic injuries: An application of personal investment theory. Journal of Sport & Exercise Psychology 1989; 11:367–381.
4 Eberspächer, H.: Sportpsychologie. 5. Aufl., Reinbek bei Hamburg, Rowohlt, 1993.
5 Eberspächer, H.: Mentale Trainingsformen in der Praxis. 3. Aufl., Oberhaching, Sportinform., 1993.
6 Eberspächer, H. (Hrsg.): Handlexikon Sportwissenschaft. 2. Aufl., Reinbek bei Hamburg, Rowohlt, 1992.
7 Freiwald, J.: Prävention und Rehabilitation im Sport. Reinbek bei Hamburg, Rowohlt, 1989.
8 Hermann, H.-D.: Interdisziplinäre psychische Rehabilitation. In: Voll, J. (Hrsg.): Handbuch Sporttraumatologie, Sportorthopädie. Heidelberg–Leipzig, Barth, 1995, S.160–171.
9 Hermann, H.-D., Eberspächer, H.: Psychologisches Aufbautraining nach Sportverletzungen. München–Wien–Zürich, BLV, 1994.
10 Hermann, H.-D., Eberspächer, H.: Psychische Rehabilitation nach Verletzungen im Leistungssport. Ein Aufgabenfeld für Sportpsychologen. In: Alfermann, D., Scheid, V. (Hrsg.): Psychologische Aspekte von Sport und Bewegung in Prävention und Rehabilitation. Köln, bps, 1994, S.202–206.
11 Hermann, H.-D., Eberspächer, H.: Psychische Rehabilitation nach Sportverletzungen. In: Nitsch, J.R., Seiler, R. (Hrsg.): Bewegung und Sport: Psychologische Grundlagen und Wirkungen. Bd. 4: Gesundheitssport – Bewegungstherapie. Sankt Augustin, Academia, 1994, S.170–176.
12 Ievleva, L., Orlick, T.: Mental links to enhanced healing: An exploratory analysis. The Sport Psychologist 1991; 4:25–40.
13 Janke, W., Wolfgramm, J.: Biopsychologie von Streß und emotionalen Reaktionen: Ansätze interdisziplinärer Kooperation von Psychologie, Biologie und Medizin. In: Debus, G., Erdmann, G., Kallus, K.W. (Hrsg.): Biopsychologie von Streß und emotionalen Reaktionen. Göttingen-Bern-Toronto-Seattle, Hogrefe, 1995, pp.293–345.
14 Kerr, G., Minden, H.: Psychological factors related to the occurence of athletic injuries. Journal of Sport & Exercise Psychology 1988; 10:167–173.
15 Lazarus, R.S.: Emotion and adaption. New York, Oxford University Press, 1991.
16 Lazarus, R.S., Folkman, S.: Transactional theory and research on emotions and coping. European Journal of Personality 1987; 1:141–169.
17 Lazarus, R.S., Folkman, S.: Stress, appraisal, and coping. New York–Heidelberg–Berlin, Springer, 1984.
18 Mayring, P.: Einführung in die qualitative Sozialforschung. München, Psychologie Verlagsunion, 1990.
19 McDonald, S.A., Hardy, C.J.: Affective reponse patterns of the injured athlete: An exploratory analysis. The Sport Psychologist, 1990; 4:261–274.
20 McNair, D., Lorr, M., Droppelman, L.: Profile of mood states manual. San Diego, Educational and Industrial Testing Services, 1971.
21 Nideffer, R.M.: The injured athlete: Psychological factors in treatment. Orthopedic Clinics of North America 1983; 14:373–385.
22 Smith, A.M. et al.: The emotional responses of athletes to injury. Mayo Clinic Proceedings 1990; 65:38–50.
23 Smith, A.M., Scott, S.G., Wiese, D.M.: The psychological effects of sports injuries: Coping. Sports Medicine 1990; 9:352–369.
24 Weiss, M.R., Troxel, R.K.: Psychology of the injured athlete. Athletic Training 1986; 21:104–109.
25 Wiese, D.M., Weiss, M.R.: Psychological rehabilitation and physical injury: Implications for the sports medicine team. The Sport Psychologist 1987; 1:318–330.
26 Wiese, D.M., Weiss, M.L., Yukelson, D.P.: Sport psychology in the training room: A survey of athletic trainers. The Sport Psychologist 1991; 5:15–24.

2. Diagnostische Verfahren

Klinische und funktionelle Untersuchung

B. Hintermann

Die klinische Untersuchung stellt heute, wo sich bildgebende Diagnostik und andere Verfahren mit großer Rasanz ausbreiten, mehr denn je die Grundlage jeder Diagnostik und medizinischer Behandlung dar. Die Fähigkeit, eine klinische Untersuchung zielgerichtet und mit Erfolg durchzuführen, kann nur durch Übung erworben werden. Die Interpretation und Wertung der erhobenen Befunde setzt wiederum Erfahrung voraus. Eine genaue Diagnose zu stellen gelingt schließlich nur dem, der diese Diagnose kennt. («Man kann keine Diagnose stellen, die man nicht kennt».)

Dieser Abschnitt kann nur eine grobe Übersicht über die klinische und funktionelle Untersuchung vermitteln und erhebt keinen Anspruch auf Vollständigkeit.

Gang der klinischen Untersuchung

Vor jeder Untersuchung steht die Befragung des Patienten (Anamnese).

Inspektion

Die Inspektion sollte immer im Seitenvergleich erfolgen. Auf folgendes ist zu achten:

- Besteht eine Schwellung? Ist sie diffus oder lokalisiert?
- Besteht eine Hautverletzung? Ist sie oberflächlich oder tief? Kommuniziert sie mit einem Gelenk?
- Besteht eine Hautverfärbung? Handelt es sich um ein Hämatom, eine Rötung, Blässe?
- Besteht eine Fehlstellung? Handelt es sich um eine Verkürzung, eine Verlängerung, eine Achsenfehlstellung oder eine Torsion?

Palpation

- Besteht eine Überwärmung? Ist sie diffus oder lokalisiert?
- Besteht ein Druckschmerz? Ist er diffus oder lokalisiert?
- Besteht ein Erguß? Ist er diffus oder begrenzt?
- Besteht eine Kontinuitätsunterbrechung, z.B. Delle oder Lücke?

Beweglichkeitsprüfung

- Besteht eine Bewegungseinschränkung? Betrifft sie die Flexion-Extension, die Innen-Außenrotation, die Ab-Adduktion oder die Pronation-Supination?
- Besteht eine Kontraktur? Sind die Bänder und/oder Muskeln betroffen?
- Besteht eine atypische Beweglichkeit, z.B eine Instabilität oder Fehlstellung?

Spezielle Tests

- Stabilitätsprüfungen: seitliche Instabilität, vordere-hintere Instabilität (Schublade) und Rotationsinstabilität.
- Schmerzprovokationstests.
- Prüfung von Meniskuszeichen.
- Muskelfunktionstests.
- Prüfung gezielter Muskelfunktionen wie Supraspinatus, Subscapularis, Triceps surae und Tibialis posterior.
- Muskelkraft. Sie ist folgendermaßen definiert:
  0 keine Kraft.
  1 Muskelaktion und/oder -flimmern sichtbar, reicht für Auslösung einer Gelenkbewegung nicht.
  2 Kontraktion schwach, kann aber Gelenkbewegung auslösen.

3 Kontraktion schwach, kann aber eine Bewegung gegen die Schwerkraft auslösen.
4 Stärke ist unvollständig, reicht aber gegen Schwerkraft und zusätzlichen Widerstand aus.
5 normale Muskelkraft.

– Neurologische Untersuchung:
S0 kein Gefühl.
S1 Tiefenschmerz empfunden.
S2 Oberflächenschmerz und taktiles Sensibilitätsempfinden.
S3 Oberflächenschmerz und taktile Sensibilität empfunden, aber keine Abwehrreaktion.
S3 + 2-Punkte-Diskrimination kehrt zurück.
S4 normales Gefühl.

Röntgenuntersuchung

Je nach klinischem Bild können folgende Untersuchungen indiziert sein: Standardröntgen, a-p (anterior-posterior), seitlich, Zusatzröntgen schräg, axial, Funktionsaufnahmen, Standardröntgen unter Streß (talar tilt, Talus-Vorschub, seitliche Aufklappbarkeit Knie), Kontrastmitteluntersuchungen (Arthrographie) oder eine Fistulographie.

Weiterführende Diagnostik

– Ultraschall (Weichteilverletzungen, Flüssigkeitsansammlungen)
– Tomographie (konventionell) (Gelenkimpression, Achsenabweichung)
– Computertomographie (CT) (Knochenverletzungen, Knochenveränderungen)
– Magnet-Resonanz-Tomographie (MRT) (Weichteilverletzungen, Flüssigkeitsansammlungen, Durchblutungsstörungen [Nekrosen])
– Szintigraphie (Stoffwechselstörungen, Aktivitätsherde, okkulte Prozesse)
– Arthroskopie (intraartikuläre Pathologien, Funktionsstörungen [dynamische Untersuchung])
– Labortests (Entzündungsparameter [BSG, CRP, Lc diff], Umbaustörungen [Ca, P, alk Pase], Stoffwechselstörungen [Harnsäure, Zucker], Hormonstörungen [Schilddrüse, Nebenniere, Geschlechtsorgane, Hypophyse], Serologie [atypische Entzündungen, systemische Affektionen])

Bildgebende Verfahren: Röntgen, Computertomographie und Magnetresonanztomographie

A. Halbsguth

Durch die Schnittbild-Verfahren Ultraschall (US), Computertomographie (CT) und Magnetresonanztomographie (MRT) hat die bis dahin im wesentlichen vom Röntgen geprägte Diagnostik von Sportverletzungen wichtige Fortschritte erzielt. Begleitet wird diese wünschenswerte Entwicklung vom Dilemma einer zunehmenden diagnostischen Überschneidung dieser Modalitäten. Eine effiziente, d. h. vom Bemühen um Patientenschonung einerseits und von ökonomischer Sorgfalt andererseits geprägte Diagnostik sucht das therapiequalifizierende Ergebnis auf dem Wege geringster Redundanz. Starre Stufendiagnostik kann dieser Forderung oft nicht gerecht werden. Bei gegebener Indikation zur CT oder MRT kann auf die Röntgendiagnostik im Einzelfall verzichtet werden. Dieses Abweichen von der regulären Abfolge ist gerechtfertigt, wenn die aufwendigeren Verfahren von vornherein unverzichtbar sind und ihr diagnostisches Resultat die Klinik erschöpfend erklärt.

Dennoch gilt als grobe Faustregel, deren Feinabstimmung der Lage des Einzelfalles vorbehalten bleiben muß: Röntgen und Ultraschall in der Eingangsdiagnostik, MRT als weiterführende Methode, z. B. zur Optimierung der binnenstrukturellen Analyse von Weichteilen oder zur Planung operativer Maßnahmen. Als Domäne der CT sind Aufgabenstellungen anzusehen, bei denen geometrische Präzision die Güte der diagnostischen Aussage definiert.

Röntgen

Im Röntgen kommt der Skelettanalyse und der gezielten Suche nach Absprengungen, Grünholzfrakturen, Fissuren und Frakturen Primärbedeutung zu. Insbesondere in der Akutphase hat die detaillierte Beurteilung der begleitenden Weichteilsilhouetten nahezu gleichwertigen Rang. Nicht selten sind schon hier differentialdiagnostische Hinweise möglich, ob eine Band-/Kapselruptur oder ein extraartikulärer Weichteilschaden vorliegt (1, 2) (Abb. 1). Nicht minder bedeutsam sind die Funktions- und Streßaufnahmen, wobei der Aspekt des Seitenvergleichs betont werden muß.

Computertomographie – Magnetresonanztomographie

Der CT wird zu Recht die starre Abbildungsebene vorgeworfen. Durch Sekundärschnitt- oder 3-D-Rekonstruktionen kann diesem Mangel jedoch oft recht gut abgeholfen werden. Viel zu wenig werden die Möglichkeiten unterschiedlicher Lagerung genutzt. Ziel sollte es sein, die betroffene Gliedmaße möglichst allein im kleinsten Sichtfeld (field of view, FOV) mit optimaler Matrix darzustellen. Des weiteren sollte große Mühe darauf verwandt werden, die therapeutisch bedeutsamste Ausdehnung der Läsion (nicht unbedingt ihre größte!) der Abbildungsebene des CT-Schnittes anzugleichen (Abb. 2).

Alle Aufgabenstellungen, bei denen geometrische Präzision konstituierendes Merkmal des diagnostischen

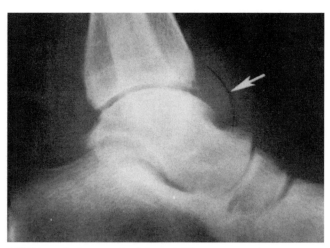

Abbildung 1: Sprunggelenk lateral. Eine zart angedeutete Hypodensie (Pfeilmarkierung) kennzeichnet die Lage der aufgewölbten Gelenkkapsel. Dieses Verhalten zeigt den intraglenoidalen Erguß bei erhaltener Kontinuität der Kapselstrukturen (1).

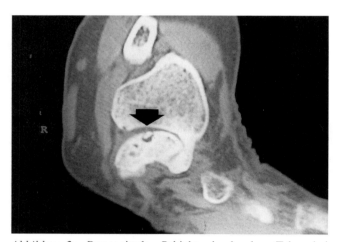

Abbildung 2: Parasagittale Schicht durch den Talus bei Osteochondrosis dissecans (OD). In dieser Ebene kann der Bezug des Dissekates zum Knorpel besser evaluiert werden als auf dem Wege der Transversalschicht (ggfs. mit Sekundärschnittrekonstruktion). Auch wenn die Primärdiagnostik der OD und ihrer Knorpelrelation mit der MRT heute sehr einfach gelingt, sind die reparativen, vorwiegend durch Sklerosierung bestimmten Vorgänge differenzierter durch die CT zu beschreiben.

Wertes ist (Winkelbestimmungen, Distanzmessungen, Planung individueller Prothesen usw.), sind, soweit die klassische Röntgenaufnahme nicht ausreicht, Domäne der CT. Die MRT zeigt hier Defizite, die auf die unterschiedlichen Vorgänge der Datenakquisition zurückzuführen sind. Anders als bei CT und Röntgen werden bei der MRT die Signale zur Bilderzeugung vom untersuchten Objekt selbst ausgesendet. Die Präzision dieses Sendevorganges determiniert die Bildgüte. Ein belebtes Organ mit seinen Bewegungen, Fluß-, Pulsations- und Diffusionsphänomenen kann diese wesensfremde Funktion allenfalls mit mäßiger Näherung erfüllen.

Die für die CT skizzierten Forderungen hinsichtlich FOV und Matrix gelten auch bei der MRT. Die Abbildungsebene ist frei wählbar. Es ist sorgfältig darauf zu achten, daß die Ebenenwahl die anatomisch bedeutsamste Nachbarschaftsbeziehung optimal darstellt. Der Seitenvergleich schützt nicht immer vor einer Mißdeutung durch Partialvolumeneffekte, angefangen von einer intraligamentären Läsion bis hin zur Fehldeutung einer Diskontinuität, so daß auch in der MRT die spezifisch angulierte Sekundärschnittrekonstruktion nicht außer acht gelassen werden sollte. Gerade in dieser Hinsicht haben sich sog. 3-D-Akquisitionstechniken bewährt. Wird das untersuchte Organ sonst in Schichten gleicher Stärke abgebildet, erfolgt hier gewissermaßen eine Erfassung im Rechner in Form einer Volumenmatrix (ihre Elemente werden Voxel im Gegensatz zum Pixel des 2-D-Bildes genannt). Während die klassischen Schichtbildtechniken immer unter dem Diktat des Zusammenhanges zwischen Signalhub und Schichtdicke stehen, gilt dieses bei den 3-D-Sequenzen nicht. Hier wird die feinere Matrix und damit die dünnere Schicht nur durch die Präzision der Steuerung des Magnetfeldes einerseits und durch Steigerung des Rechenaufwandes andererseits definiert. Sobald diese Voxelmatrix erst einmal vorliegt, stellt die Wahl der gewünschten Abbildungsebene oder einer wie immer definierten 3-D-Oberflächenrekonstruktion nur noch einen mathematischen Prozeß dar. Datenakquisitionen sind dazu nicht mehr erforderlich.

Funktionsdiagnostik mit Hilfe der MRT bleibt bislang beschränkt auf Funktionsstudien mit geringem Bewegungsausschlag, limitiert durch den Magneten und durch den technischen sowie zeitlichen Aufwand. Von speziellen Fragestellungen abgesehen, steht dieser meist in unangemessenem Verhältnis zu jenem der Röntgendiagnostik. Streßdiagnostik befindet sich im MRT im frühen Entwicklungsstadium. Zum einen, weil die apparativen Voraussetzungen mit dem erforderlichen magnetisch inerten Verhalten fehlen. Zum anderen sind Aufnahmen mit ausreichender geometrischer Auflösung an Akquisitionszeiten gebunden, die deutlich über denen des Röntgens liegen. Zum dritten ergibt sich eine weitere beträchtliche Aufwandssteigerung bei Narkosebedarf, da das entsprechende Gerät die magnetischen Besonderheiten der MRT berücksichtigen muß.

Dagegen erweist sich die MR-Arthrographie als sehr leistungsfähig. Sei es auf dem Wege intraartikulärer Applikation von physiologischer Kochsalzlösung, sei es als verdünnte Gadolinium-DTPA-Lösung. Die sonst bei Fehlen eines Ergusses kaum faßbaren Teilrupturen der Kapselstrukturen und Gelenklippen werden auf diesem Wege sehr viel sensitiver erfaßt.

Wirbelsäule

Frakturen, traumatischer Prolaps, Wurzelausrisse und makrotraumatische Veränderungen des Myelons werden in diesem Kapitel ausgespart, da hierzu eine umfangreiche Literatur vorliegt. Zwei Aspekte, die erst durch die MRT unmittelbarer Bildgebung zugänglich wurden, seien jedoch gesondert erwähnt: die Verletzung des Lig.interspinosum und die Muskel- resp. Muskelfaserruptur in der paravertebralen Muskulatur. Grobe Zerreißungen sind funktions-, manchmal sogar primärdiagnostisch durch die sekundäre Fehlhaltung zu erkennen. Feinere Rupturen blieben im Röntgen jedoch meist stumm und sind dem US oft nur schlecht zugänglich, während das begleitende Hämatom (Serom) im MRT die Diagnose zu stellen hilft. Trotz dieser Beispiele sei darauf hingewiesen, daß auch durchaus beträchtliche Schleudertraumen mit deutlichen klinischen Befunden, sei es im Sinne posttraumatischer Haltungsstörungen, sei es im Sinne von Blockaden oder Schmerzsyndromen im MR stumm bleiben können, während sie im Röntgen funktionsdiagnostisch unverkennbar sind.

Schulter

Die MRT ohne arthrographische Kontrastierung vermag schon zahlreiche Verletzungen und Schädigungen zu erkennen: durch chronische Überlastung hervorgerufene Manschettenruptur oder Teilruptur, Labrumverletzung, Impingement, Deformität des Acromion, Verlagerung und Läsion der Bizeps- und Subscapularissehne. Teilrupturen und Avulsionen ohne Dislokation können dem Nachweis entgehen. Beim akuten Trauma mit Ergußbildung fungiert dieser als natürliches Kontrastmittel. Da Ergußansammlungen im Schultergelenk jedoch oft schnell und vollständig resorbiert werden, sollte bei einem die Klinik nicht erklärenden MR-Ergebnis konsequent auf die arthrographische Kontrastierung zurückgegriffen werden. Da die eingebrachte Flüssigkeit – im einfachsten Falle physiologische NaCl-Lösung – die Rupturflächen benetzt, werden diese auch bei Aneinanderlagerung gut erfaßt.

Die Indikation zur Nativ-CT kann auf Fragen der Knochentraumatologie begrenzt werden. Röntgen-, CT-

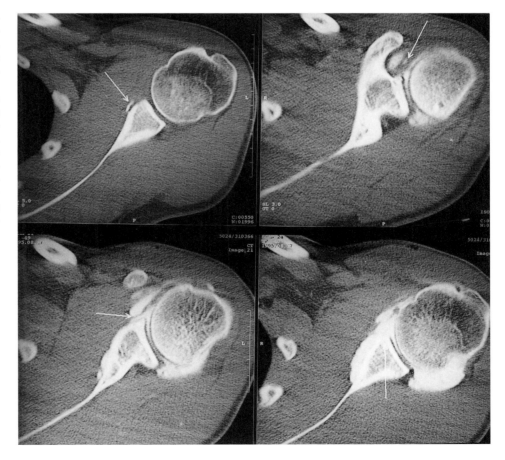

Abbildung 3: Linkes oberes Segment: Axiale CT vor arthrographischer Kontrastierung. Kleine, schalige Absprengung am glenoidalen Kapselansatz (Pfeilmarkierung). Rechtes oberes Segment: Arthro-CT nach Schulterluxation mit flachem Hill-Sachs-Defekt loco typico, winzige Längsscherung des Lig. glenohumorale sup. (Pfeilmarkierung). Linkes unteres Segment: Schädigung der Subscapularissehne mit fokaler Verjüngung. Rechtes unteres Segment: Ausgedehnte Ablederung des Labrum anterius (Pfeilmarkierung).

(CTA) und MR-Arthrographie (MRA) stehen in Konkurrenz: Impingement gerade auch im Zusammenhang mit der Form des Acromion (3), Alterationen des M.supraspinatus, des M.subscapularis und der Rotatorenmanschette sind im MRT sensitiver zu sehen, in der Diagnostik labraler Veränderungen besteht Methodenäquivalenz zwischen CTA und MRA; für SLAP-lesion (superior labrum, anterior, posterior)(4), Hill-Sachs-Fraktur und ältere knöcherne Absprengungen sehen wir Vorteile für die CT, ohne diese Annahme statistisch untersucht zu haben oder Belege aus der Literatur angeben zu können.

Abbildung 3 zeigt das CT-Arthrogramm eines Snow-Boarders, der sich eine Luxation des Schultergelenkes zuzog. Hierbei kam es zu einer traumatischen Abscherung des Kapselansatzes am Glenoid mit kleiner, schaliger Absprengung (Pfeilmarkierung). Des weiteren zeigt sich eine breite Ablederung des Labrum glenoidale anterius. Die weitere Pfeilmarkierung deutet auf eine winzige Scherverletzung im Lig.glenohumerale superius.

Die Interpretation der Binnenstrukturen, insbesondere der Labra, setzt die Kenntnis ihrer normalen Varianz voraus. Die Arbeit von Loredo et al. (5), die MR-Befund und Präparat vergleichen, stellt eine wichtige Verständnisgrundlage dar. Die Signalbinnentextur von Labra, Disci und Menisci ist zurückhaltend zu interpretieren. In diesem Zusammenhang sei auf die offene Kontroverse zwischen Tottenham, Miller (6), Miller und Sugimoto (7) hingewiesen. Bei der Diagnostik der Rotatorenmanschette (8) muß auch der sog. magic-angle-effekt als mögliche Ursache einer Fehldeutung erwähnt werden (9): Bandstrukturen, die in einem Winkel von etwa 55° zum magnetischen Hauptfeld geneigt verlaufen, zeigen nicht selten eine fokale Signalsteigerung. Timins (10) hat eindrucksvolle Beispiele dieses Effektes im Präparat-MR vorgestellt. Manche Kontroverse zwischen MRT und arthroskopischem Befund resultiert aus einer zu leichtfertigen, pathoanatomischen Deutung durch die MRT. Die Arthroskopie muß sich jedoch bewußt bleiben, daß sie nur Oberflächen und nicht – oder allenfalls sehr begrenzt – den Binnenraum dieser Strukturen analysieren kann.

Daß die MRT gerade auch in der Akutphase exzellente Sensitivität im Nachweis von Knochentraumen (Kopffraktur, Tub.majus-Fraktur, «knöcherne» Bankartläsion, bone bruise) besitzt, darf nicht außer acht gelassen werden. Emig et al. (11) haben die Stärke von Kapsel und Synovia mit Hilfe der MRT im Rahmen adhäsiver Capsulitis bestimmt. Ausgehend von einer kritischen Grenze von 4 mm soll eine akzeptable Sensitivität und eine ausgezeichnete Spezifität gegeben sein. Die Menge der Synovialflüssigkeit erbrachte keine signifikanten Unterschiede.

Abbildung 4 zeigt MR-Arthrogramme verschiedener Grade einer Schädigung bis zur Ruptur der Rotatorenmanschette.

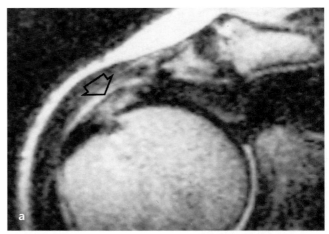

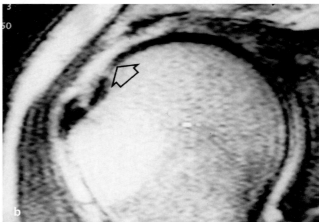

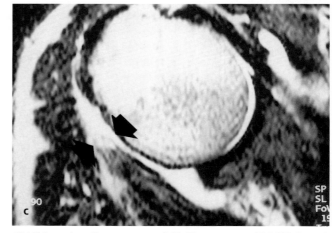

Abbildung 4: a. Paracoronares MR-Tomogramm (T-2-Wichtung) bei schwerer chronifizierter Schädigung der Rotatorenmanschette. Infolge myxoider Verquellung der Faserstrukturen kommt dieser Manschettenanteil verdickt und mit gesteigertem Signal zur Abbildung. b. Paracoronare Schicht durch das Schultergelenk in T-2-Wichtung bei kompletter Ruptur der Rotatorenmanschette (sog. Kopfglatze) mit Retraktion des M. supraspinatus, Hochstand des Kopfes und Sekundärarthrose. c. Transversale Schicht in T-2-Wichtung mit Darstellung der Manschettenruptur, wobei auf die Beteiligung der Infraspinatusanteile zu achten ist.

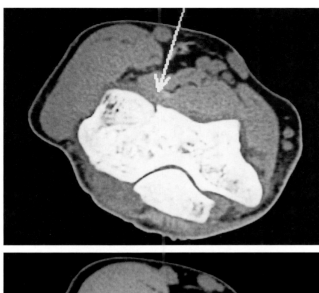

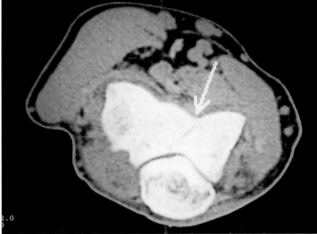

Abbildung 5: Frakturlinie (Pfeilmarkierung) durch das Capitellum radiale humeri und die Trochlea.

Ellbogengelenk

Abbildung 5 stellt den CT-Befund eines Ellbogengelenkes bei Zustand nach Sturz mit unkontrollierter Abstützung durch die Hand dar. Während das Röntgenbild einschließlich klassischer Tomographie keine wesentlichen pathologischen Veränderungen zeigte, wird in der CT die ausgedehnte transtrochleare Fraktur deutlich.

Die früher geübte Praxis radiologisch okkulte Frakturen durch eine Spätaufnahme zu objektivieren, sollte bei klinisch dringendem Verdacht zugunsten der MR aufgegeben werden, da sie in der Akutphase exzellente, auch die CT übetreffende Sensitivität bis hin zum bone bruise aufweist. Ho (12) hat eine instruktive Zusammenstellung sport- und berufsbezogener Schäden im Ellbogengelenk und seiner benachbarten Strukturen vorgelegt. Kapsel- und Sehnenrupturen sind ebenso wie die Nervenkompressionssyndrome Domäne der MRT. Patten (13) hat in einem pictorial essay die MR-Manifestatio-

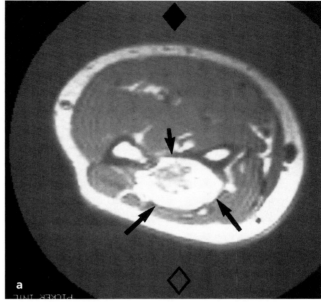

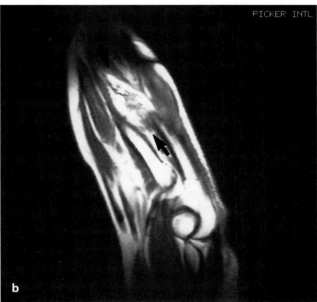

Abbildung 6: Transversale (a) und sagittale (b) MRT durch den proximalen Unterarm. Eine ovaläre inhomogene, überwiegend hypertense Struktur mit glatten Konturen (Pfeilmarkierung) zwischen den Extensoren gelegen, entspricht einem chronischen Hämatom. Der Druck des Hämatoms auf den R. profundus des N. radialis führte zur Funktionseinbuße (geschlossene Raute: volar, offene Raute: dorsal).

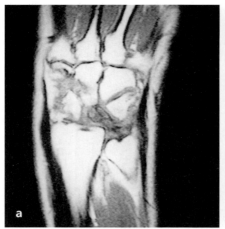 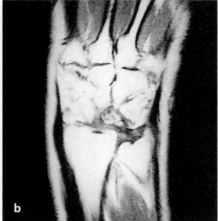 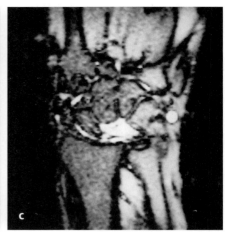

Abbildung 7: a. Dorsovolare MRT, nativ, T-1-gewichtet durch die Handwurzel bei Zustand nach operativer Behandlung einer Lunatumnekrose. Das Lunatum kommt als schmächtiges signalgemindertes Gebilde zur Abbildung. b. Dorsovolare MRT, gleiche Scan-Parameter, jedoch nach Gabe von Gd-DTPA. Die randständigen, vitalen Reste zeigen ein zart saumförmiges Signalenhancement. c. Gleiche Schicht in T-2-gewichteter TSE-Sequenz. Die nekrotisierten Anteile demarkieren sich bei gesteigertem Flüssigkeitsgehalt (Ödem, Kolliquation) mit sehr hoher Signalgebung.

nen der Überlastungssyndrome zusammengestellt. Sein Hinweis auf Pseudodefekte im Knorpelüberzug des Olekranon und des dorsalen Capitellum muß als möglicher Pitfall beachtet werden.

Während die klassische Epicondylitis eine klinische Blickdiagnose darstellt, mag in diagnostisch weniger eindeutigen Situationen oder bei therapierefraktärem Verlauf die MRT indiziert sein (14). Abbildung 6 zeigt die MR-Untersuchung eines Unterarmes. Nach Stockschlag auf die Streckseite des Unterarmes entwickelte sich eine zunehmende Parese der vom R. profundus des N. radialis versorgten Muskulatur. Ein Hämatom, als klassisch signalreiche ovaläre Struktur dargestellt, konnte als Ursache einer nervalen Kompression identifiziert werden.

Handgelenk

Durch Fortschritte in der Spulentechnik und erweiterte Möglichkeiten adäquater Sequenzparameter hat die MRT zunehmende Bedeutung in der Diagnostik der Handwurzel gewonnen. Eine übersichtliche Zusammenstellung mr-tomographischer Darstellung der capsulären und intercarpalen Bandstrukturen stammt von Timins (15). Auch hier seien die exzellenten diagnostischen Möglichkeiten ossärer Traumatologie in der Akutphase durch die MR herausgestellt. Der unerreichte Objektumfang dieser Methode erlaubt die simultane Analyse von Knochen, Knorpel- und Bandstrukturen (16, 17). Diese Synopse verleiht der MR ihre didaktische Einzigartigkeit. Durch den Einsatz von Gd-DTPA kann nach Einsatz autologer Implantate die Frage ihrer Vitalität beantwortet werden (Abb. 7).

Ossär reparative Vorgänge sind, bedingt durch die sklerosierende Prägung des Vorganges oft im CT differenzierter zu beurteilen, da Sklerosierung untrennbar mit einer Abnahme an mobilen Protonen verbunden ist. Diese sind aber Grundlage jeglicher MR-Aussage.

Hüftgelenk

Avaskuläre Nekrose (AVN) und Perthes seien nur am Rande gestreift, da ihr ct- und mr-morphologisches Substrat als bekannt vorausgesetzt werden dürfen. Auch hier sei angemerkt, daß reparative Stadien der AVN im CT, wiederum bedingt durch die Sklerosierung, differenzierter beurteilt werden können. Die Coxarthrose, insbesondere die Planung eines prothetischen Ersatzes, bleibt wegen der eingangs diskutierten Mängel der MRT in der geometrischen Präzision Domäne der CT. Reizzustände, Muskelfaserrisse und Insertionstendoostosen, insbesondere in der exazerbierten Phase, sind mit der MRT gut darstellbar. Abbildung 8 zeigt einen Patienten, der eine Zerrung (Strain) des proximalen Rectusansatzes erlitt.

Die verschiedenen Grade des Strain sind meist schon anamnestisch eindeutig zu fassen und durch den klinischen Befund in ihrer Schwere recht klar definiert. Bei versteckten Muskeln kann die Abklärung dieser Frage jedoch durchaus auf die diagnostische Hilfe durch die MRT angewiesen sein (18).

Die Muskelkontusion wird selten den Einsatz aufwendiger Methoden erfordern. Anamnese, klinischer (Tast-)Befund und ggfs. US sollten zur definitiven Diagnose ausreichen (1).

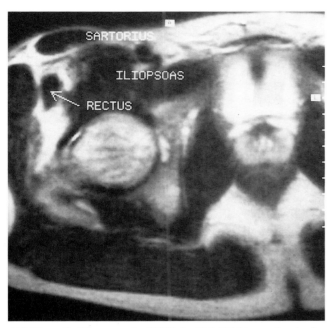

Abbildung 8: Transversale MRT in T-2-Wichtung durch das Becken. Signalsteigerung an der Lateralkontur der pelvinen Insertion des M. rectus femoris als Ausdruck einer Zerrung. Die Lazeration einiger Muskelfasern und die hämoseromatöse Imbibierung der peri- und intermysialen Bindegewebsstrukturen bildet die Grundlage der Signalsteigerung.

Bei der Suche nach diesen Veränderungen sollten auch die korrespondierenden Gefäßstrukturen in die Analyse miteinbezogen werden, da Phlebitiden nach Überlastung auftreten können (Abb. 9). Ihre Beschwerdesymptomatik kann durchaus einer Muskelzerrung gleichen.

Kniegelenk

Die MR-Diagnostik dieses Gelenkes nimmt heute in der täglichen Routine und in der MR-Literatur einen hohen Stellenwert ein. Meniskus-, Kreuz- und Seitenbanddiagnostik dürfen heute als etabliert gelten. Als Regel – durchaus mit individuellem Abstimmungsbedarf – hat sich etabliert: Arthroskopie als Primärmethode, wenn die Klinik schon auf operative Maßnahmen weist, die im gleichen Arbeitsgang erledigt werden können; MRT primär dann, wenn operative Konsequenzen fraglich sind, wenn die unmittelbar glenoidale Kausalität eines Schmerzsyndromes nicht sicher ist. Die Baker-Zyste (Abb. 10) kann in aller Regel mit der US einfach und abschließend diagnostiziert werden.

Eine Problemzone der MR-Diagnostik bleibt die Knorpelanalyse, auch wenn hier durch Einführung bestimmter Sequenzen, die den Knorpel signalreich, die Gelenkflüssigkeit signalarm darstellen und das Signal des Fettgewebes unterdrücken (19), beträchtliche Fortschritte erreicht wurden.

Immer wieder gilt es, die Sensitivität der MRT für ossäre Verletzungen herauszustellen. Abbildung 11 zeigt eine radiologisch okkulte Fraktur des Tibiakopfes.

Erneut sei betont, daß heute die Empfehlung, eine mögliche okkulte Fraktur durch Zuwarten mit Röntgenkontrolle nach einigen Tagen nachzuweisen, als unzeitgemäß und unter therapeutischem Aspekt als kaum vertretbar kritisiert werden muß.

Die Diagnostik postoperativer Zustände bedeutet eine Herausforderung für die MRT, der sie sich nur mit detaillierter Kenntnis des operativen Procedere stellen sollte. Die postoperative Fibrose nach vorderer Kreuzbandplastik imponiert als oväläre unscharfe Signalminderung (Cyclops formation [20]) und wird in Beziehung zu Bewegungshemmungen, meist i. S. der Streckhemmung, gesetzt. Abbildung 12 zeigt beispielhaft eine derartige Fibrose (20).

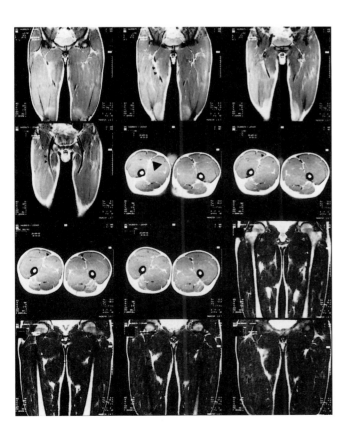

Abbildung 9: Zusammenstellung der wichtigsten coronaren und transversalen Schichten durch die Oberschenkelregion eines Patienten, der nach Lauftraining über Schmerzen an der Medialseite des Oberschenkels rechts klagte. Die Dreiecksmarkierung weist auf die fehlende Signalminderung (flow void) der V. femoralis (vgl. kontralaterale Seite): Offensichtlich kam es im Zuge einer Überlastungsmyositis zur Begleitphlebitis mit Thrombose der V. femoralis.

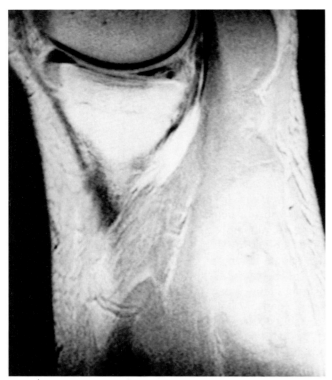

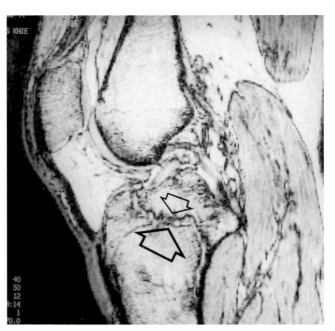

Abbildung 11: Sagittale MRT (T-1-gew. Gradientenecho) durch den Tibiakopf mit klassischer Tibiakopffraktur, die radiologisch okkult geblieben war.

Abbildung 10: Sagittale, protonendichte-gewichtete Spinechostudie durch das Kniegelenk. Eine Signalintensivierung im Hinterhorn des Meniskus entspricht einer Ruptur. Eine große, intermediär hypertense Struktur im Projektionsgebiet des M. gastrocnemius entspricht einer rupturierten Baker-Zyste.

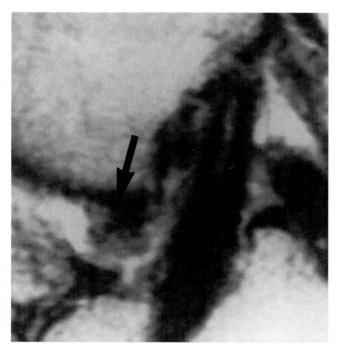

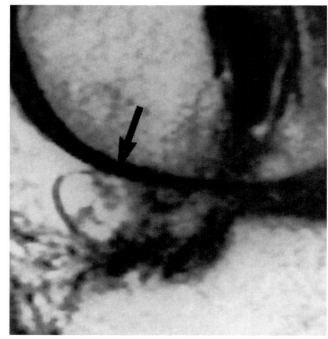

Abbildung 12: Beispiele einer MR-Darstellung einer postoperativen Fibrose nach vorderer Kreuzbandplastik und sekundärer Beugehemmung (Cyclops formation) (20).

Chronische Überlastung des Lig. patellae z.B. bei sprungbetonten Sportarten kann analog zu den geschilderten Veränderungen beim Rotatoren-Manschetten-Schaden zur myxoiden Faserquellung und zur Insertionstendopathie des Lig. patellae führen, zum sog. jumper's knee (Abb. 13).

Die Ruptur von Quadrizepssehne und Lig. patellae bietet keine diagnostischen Probleme. Von den periglenoidalen Bursae hat die des Pes anserinus Bedeutung erlangt, da sie im chronischen Reizzstand als Pes-anserinus-Zyste anschwellen kann.

Sprunggelenk und Fuß

Ob akute, radiologisch okkulte Frakturen, bone bruise, flake fracture oder die Frage der Bandruptur die Indikation bestimmen, die MRT hat die höchste Sensitivität und durch ihren Objektumfang nicht selten auch die höchste Spezifität. Angesichts der komplexen Lage und Verlaufsrichtung der Bandstrukturen (Abb. 14) kann die Bedeutung einer anatomisch adäquaten Schichtführung nicht hoch genug veranschlagt werden.

Chronische Tendopathie und drohende Ruptur der Achillessehne sind mit der US einwandfrei zu diagnostizieren. Zusammen mit der recht charakteristischen klinischen Symptomatik werden aufwendigere diagnostische Methoden selten erforderlich. Reizzustände oder Teilrupturen der Peroneus-, Flexoren- und Tibialissehnen sind dagegen wegen des komplexen Verlaufs dieser Sehnen im MRT oft besser zu erfassen, wobei auch hier auf eine individuell optimierte Schichtpositionierung zu achten ist (Abb. 15).

Das Tarsaltunnelsyndrom wird am elegantesten auf dem Wege der MRT abgeklärt: Reizzustände des Sinus tarsi zeigen sich in schlechter Abgrenzbarkeit des Lig. talocalcaneare und in fremdgeweblicher Infiltration, die einem entzündlichen Pannus entsprechen dürfte.

Das Morton-Neurinom tritt gerne bei Golf-Sportlern auf. Es entspricht meist einem sanduhrförmigen Gebilde, das typischerweise zwischen 4. und 5. Metatarsale gelegen ist. In seiner Gewebestruktur dominiert nicht selten der fibromatöse Anteil derart, daß er histopathologisch als Fibrom oder in Vernarbung übergehendes Entzündungsgewebe mißdeutet werden kann. Abbildung 16 zeigt eine derartige Fremdgewebsformation im CT, bei der alle anamnestischen und klinischen Daten auf ein Morton-Neurinom hinweisen, bei dem aber histopathologisch nur ein in Fibrose übergehendes Entzündungsgewebe festgestellt wurde; eine gleichartige Formation ist in Abbildung 17 im MRT dargestellt.

In der Diagnostik des Kompartmentsyndroms (Abb. 18) und der Myolyse (1) liefert die MRT überzeugende Resultate. Gelegentlich kann auch bei unklarer klinischer Symptomatik bei der Muskelzerrung des M. gastrocnemius (Abb. 19) auf die MRT zurückgegriffen werden. Der transfasciale Prolaps wird im klassischen

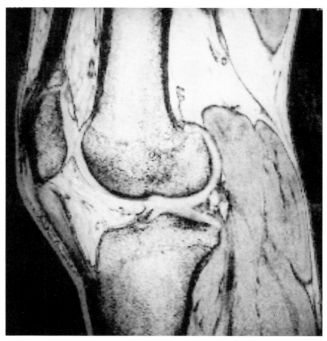

Abbildung 13: Sagittale T-1-Gradientenechoschicht durch das Kniegelenk. Infrapatellare Auftreibung und Signalintensivierung des Lig. patellae i.S. myxoider Faserquellung: sog. jumper's knee.

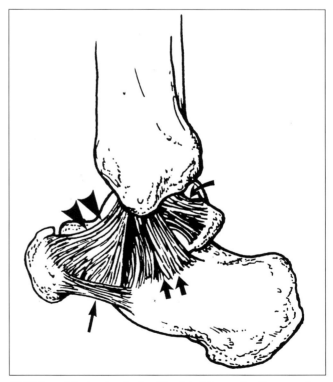

Abbildung 14: Anatomie der Bandstrukturen des Sprunggelenkes. Pfeil: ATAF (anterior talofibular ligament). Kleine Pfeilspitzen: PTAF (posterior talofibular ligament). Große Pfeilspitze: CF (calacaneofibular ligament) (18).

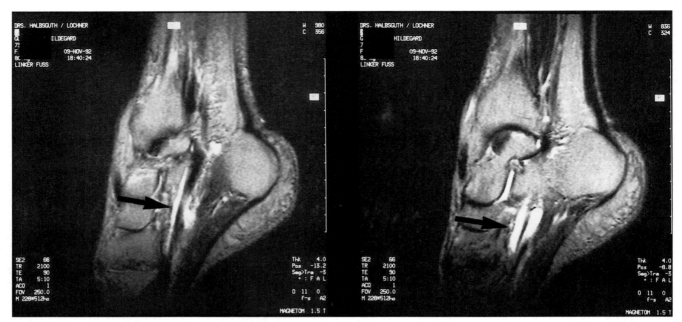

Abbildung 15: Sagittale T-2-gewichtete Schicht durch den Fuß. Erhöhtes Signal als Ausdruck peritendinöser Ergußansammlung im Sehnenfach des M. flexor hallucis longus.

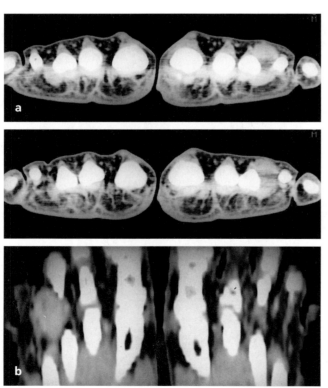

Abbildung 16: a. Axiale CT der Vorfußregion: Sanduhrförmige Fremdgewebsformation zwischen den Köpfchen der Metatarsalia 3 und 4 gelegen. b. Dorsoplantare Sekundärschnittrekonstruktion. Vom Aspekt ist die Formation gut auf ein Morton-Neurinom zu beziehen. Histopathologisch unspezifische Pannusformation.

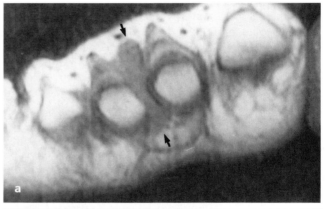

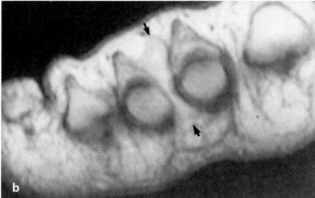

Abbildung 17: Axiale MRT der Vorfußregion. Eine gleichartige sanduhrförmige Gewebeformation (Pfeilmarkierung) findet sich zwischen den Köpfchen von Metatarsale 2 und 3 (Histologie nicht bekannt). a. Nativschicht. b. Nach Gabe von Gd-DTPA.

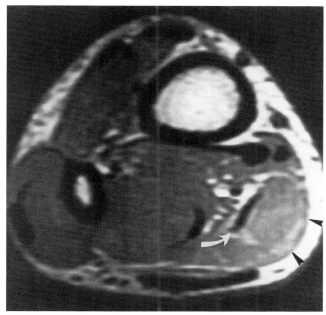

Abbildung 18: Kompartmentsyndrom. Transversale T-2-gewichtete Schicht durch den Unterschenkel. Erhöhtes Signal des M. gastrocnemius (Dreiecksmarkierung) durch ödematöse Durchtränkung im Zuge einer überlastungsbedingten Kompression des Muskelbauches in seiner fascialen Umhüllung.

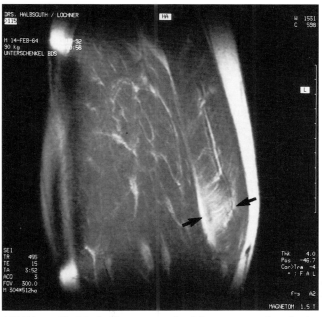

Abbildung 19: Muskelfaserruptur des M. gastrocnemius. In der coronaren Darstellung kommt das sekundäre regionale, paraaponeurotische Hämatoserom mit hohem Signal zur Abbildung.

klinischen Kontext kaum der Bildgebung bedürfen. Bei Fortbestand diagnostischer Unsicherheit ist jedoch die Indikation zur MRT gegeben. Diese kann auf dem Wege der Signalhomologie zum unveränderten Muskel bei verschiedenen Meßsequenzen die Diagnose sichern.

Schlußbemerkung

Die vorliegende Darstellung kann das Thema nur in groben Umrissen anhand ausgewählter Beispiele beleuchten. Unverkennbar zeigt sich die zunehmende Bedeutung der MRT. Technische Weiterentwicklungen aller ihrer Komponenten, angefangen vom Miniaturgerät (small part scanner) über Spulenoptimierung und Verbesserung der Meßsequenzen verleihen der MRT eine enorme Entwicklungsdynamik. Zusammen mit den nur ahnungsweise erkennbaren Möglichkeiten der Spektroskopie deutet sich hier ein diagnostisches Panorama an, dessen Aussagebreite und -tiefe heute nicht einmal ansatzweise abzuschätzen ist. Damit geht einher, daß jeder Versuch, die jeweiligen Indikationsbereiche der diskutierten Methoden abzugrenzen, nur vorläufigen Charakter haben kann. Dank der Freiheit von ionisierender Strahlung ist damit zu rechnen, daß bei Minderung der ökonomischen Differenzen eine weitere Schwerpunktverlagerung in Richtung MRT eintreten wird.

Literatur

1. Kricun, M.E. (ed.), Berquist, T.: Imaging of sports injuries. Gaithersburg, Maryland, Aspen, 1992, p.177, Abb. 8–14.
2. Olson, R.W.: Ankle Arthrography. In: McDowell Anderson, T. (ed.): Symposion on arthrography. The radiologic clinics of North America 1981; 19:257 ff.
3. Peh, W. et al.: Acromial arch shape: assessment with mr imaging. Radiology 1995; 195:501–505.
4. Hunter, J.C.: SLAP lesions of the glenoid labrum: CT arthrographic and arthroscopic correlation. Radiology 1992; 184:513–518.
5. Loredo, R. et al.: Glenoid labrum: MR imaging with histologic correlation. Radiology 1995; 196:33–41.
6. Totterman, S., Miller, R.: Triangular fibrocartilage complex: normal appearance on coronal three-dimensional gradient-recalled-echo mr images. Radiology 1995; 195:521–527.
7. Miller, R., Tottermann, S.: Triangular fibrocartilage in asymptomatic subjects: Investigation of abnormal mr signal intensity. Radiology 1995; 196:22–23. Sugimoto, H. et al.: Reply. Radiology 1995; 196:23.
8. Reinus, W. et al.: MR diagnosis of rotator cuff tears of the shoulder: Value of using t2-weighted fat-saturated images. AJR 1995; 164:1451–1455.
9. Qinn, S. et al.: Rotator cuff tendon tears: evaluation with fat-suppressed mr imaging with arthrographic correlation in 100 patients. Radiology 1995; 195:497–501.
10. Timins, M.E. et al.: Increased signal in the normal supraspinatus tendon on mr imaging: diagnostic pitfall caused by the magic angle effect. AJR 1995; 164:109–114.

11 Emig, E. et al.: Adhesive capsulitis of the shoulder: mr diagnosis. AJR 1995; 164:1457–1459.
12 Ho, C.: Sports and occupational injuries of the elbow: MR imaging findings. AJR 1995; 164:1465–1471.
13 Patten, R.M.: Overuse syndromes and injuries involving the elbow: MR imaging findings. AJR 1995; 164:1205–1211.
14 Potter, H.G. et al.: Lateral epicondylitis: Correlation of mr imaging, surgical, and histopathologic findings. Radiology 1995; 196:43–46.
15 Timins, M. et al.: MR imaging of the major carpal stabilizing ligaments: normal anatomy and clinical examples. Radiographics 1995; 15:575–587.
16 Shih, C. et al.: Chronically stressed wrists in adolescent gymnasts: mr imaging appearance. Radiology 1995; 195:855–859.
17 Chang, C. et al.: Wrist injuries in adolescent gymnasts of a chinese opera school. Radiology 1995; 195:861–864.
18 Deutsch, A.L., Mink, J.H., Kerr, R.: MRI of the foot and ankle. In: Mink, J.H. (ed.): Muscle injuries. New York, Raven, 1992.
19 Disler, D. et al.: Detection of knee hyaline cartilage defects using fat-suppressed three-dimensional spoiled gradient echo MR-imaging: Comparison with standard MR-imaging and correlation with arthroscopy. AJR 1995; 165:377–382.
20 Recht, M. et al.: Localized anterior arthrofibrosis (cyclops lesion) after reconstruction of anterior cruciate ligament: MR imaging findings. AJR 1995; 165:383–385.

Sonographie

C. Tschauner und R. Graf

Die Ultraschalldiagnostik am Stütz- und Bewegungsorgan wird heute vielfach als eine «erweiterte klinische Untersuchung» betrachtet (5, 20). Kein anderes bildgebendes Verfahren ist so leicht verfügbar und so kostengünstig bei gleich hohem Informationsgehalt. Deshalb kann die Sonographie nicht nur die klinische Information erweitern und bildgebend dokumentieren, sondern in manchen Fällen auch das Nativröntgen ersetzen (5).

Gerätetechnische Voraussetzungen

Alle derzeit auf dem Markt befindlichen Geräte der mittleren Preisklasse sind grundsätzlich für den Einsatz am Stütz- und Bewegungsorgan geeignet, wenn die wahlweise Anschlußmöglichkeit eines 7,5-MHz oder 5-MHz-Linear-Schallkopfes gegeben ist. Nur in Ausnahmefällen wird ein hochauflösender Sektor-Schallkopf (vor allem zur Meniskusdiagnostik) benötigt. Eine alphanumerische Tastatur zur Dateneingabe sowie Meßeinrichtungen für Distanzen, Flächen, Volumen und Winkel für Vergleiche bzw. Verlaufskontrollen sind hilfreich. Als Dokumentationsmedien kommen Multiformatkameras (Röntgenfilmfolien) und Thermoprinter (Rollen kunststoffbeschichteten Papiers) zum Routineeinsatz; die Anschlußmöglichkeit des Ultraschallgerätes an ein PC-System mit Drucker wird in Zukunft immer mehr genutzt werden. Bei manchen Untersuchungssituationen (extrem magere Patienten, unregelmäßige Körperoberfläche, sehr oberflächliche Strukturen) ist die Verwendung einer Vorlaufstrecke (Gelkissen) hilfreich.

Bildkriterien

Gesamtverstärkung und Tiefenausgleich sollen so justiert werden, daß ein über die gesamte Fläche gleichmäßig helles und kontrastreiches Echomuster entsteht. Bestimmte Grundeinstellungen für verschiedene anatomische Regionen oder klinische Fragestellungen sind heute in der Menüsteuerung der meisten Geräte einfach abzuspeichern und abzurufen. Grundsätzlich kann man zwei Extreme der Bildverarbeitung unterscheiden.

Bei der «Konturdarstellung» ermöglichen harte Kontraste und Grauwertstufenunterdrückung die Hervorhebung von Konturen (z.B. Knochen) oder Distanzen. Deshalb wird diese Darstellungsweise zur Beurteilung von Instabilitäten oder Achsabweichungen bevorzugt. In vielen Fällen ist jedoch ein an Grauwertabstufungen reiches Bild erwünscht.

Dieses wird durch eine «Weichteildarstellung» erreicht. Klassische Beispiele dieser Geräteabstimmung sind die Pathologie der Rotatorenmanschette am Schultergelenk und die Muskelsonographie (5, 20).

Nomenklatur

Grundsätzlich sollte eine klare und einheitliche Nomenklatur bei der Befundbeschreibung verwendet werden (Tab. 1) (21).

Wo immer möglich, sollten objektivierbare Messungen (Distanzen, Flächen, Volumen, Winkel usw.) die

Tabelle 1: Nomenklatur zur Befundbeschreibung

Grundtextur:	homogen	inhomogen
	fein	grob
Echogenität:	niedrig (echoarm/-frei)	hoch (echoreich)
Strukturen:	Tubuläre Strukturen (Gefäße)	
	Linien und Bänder (Septen)	
Areale:	echofrei (Cysten)	
	echogen (Verkalkungen, ...)	

grundsätzlich subjektiven deskriptiven Beschreibungen ergänzen und absichern.

Die Dokumentation sollte nach Möglichkeit immer in den in der Literatur genau definierten «Standardschnittebenen» (5, 7, 8, 17) erfolgen, um klare anatomische Zuordnungen und nachvollziehbare Befunde auch für den sonographisch nicht so versierten Sportarzt zu erleichtern.

Die sonographische Darstellung folgender anatomischer Strukturen bzw. pathologischer Befunde ist heute klinische Routine (5, 20):

- Flüssigkeit (Blut, Erguß, Eiter usw.) stellt sich als echoarmes bis echofreies Areal dar; nur wenn die Flüssigkeit sehr fibrinreich («eingedickt») ist, stellt sie sich etwas echoreicher dar; grundsätzlich ist aber eine histologische Artdiagnose (Blut, Eiter, Transsudat, Exsudat usw.) allein mit Hilfe des sonographischen Echostrukturbildes nicht möglich!
- Weichteilgewebe (Muskeln, Sehnen, Gelenkkapseln, Bänder usw.): je nach anatomischer Anordnung der echoreichen kollagenfaserigen Mikrostrukturen entstehen verschiedene echographische Strukturmuster: Muskelbäuche stellen sich je nach Schnittrichtung (quer, schräg, längs) und Kontraktionszustand (erschlafft, kontrahiert) als verschieden stark echogene Areale dar, umgeben von einer echogenen Linie (Faszie) (Abb. 1). Intakte Sehnen sind durch die regelmäßige Anordnung der parallel laufenden Kollagenfasern kaum zu verwechseln (13).
- Knorpelstrukturen: Faserknorpel oder degenerativ geschädigter Hyalinknorpel stellt sich echoreich dar; intakter hyaliner Gelenkknorpel ist echofrei.
- Instabilitäten (Distanzen, Achsabweichungen): Unterbrechungen von Knochenkonturen, Achsknickungen (z.B. Frakturen) sowie Distanzänderungen unter Streß («Aufklappbarkeit» von Gelenken) lassen sich sonographisch reproduzierbar dokumentieren, wenn die Standardschnittebenen eingehalten werden oder zumindest klar identifizierbare Landmarken erkennbar sind.

Befundbeispiele

Intraartikuläre (Reiz)Ergüsse und traumatische Gelenkseinblutungen: sind am Knie bereits klinisch gut erkennbar, sollten aber aus forensischen Gründen und zur Verlaufskontrolle (Punktionsindikation, Punktionserfolg) sonographisch dokumentiert und vermessen werden. An Schulter (3, 6, 9, 14) und Hüfte (5, 20) ist die Sonographie das Verfahren der Wahl zur intraartikulären Ergußdiagnostik. Am kindlichen Ellbogengelenk (10) gelingt neben der Ergußdiagnostik auch noch eine Darstellung der knorpelig präformierten Gelenksanteile und damit ein Frakturnachweis bzw. Frakturausschluß sowie der Nachweis/Ausschluß einer Radiusköpfchenluxation.

Muskelfaserrisse und intramuskuläre Hämatome stellen sich sonographisch als echoarme unregelmäßig begrenzte Areale in der mäßig echoreichen regelmäßigen Muskelstruktur (Abb. 1) dar.

Areale einer Myositis ossificans (besonders am Oberschenkel bei Kontaktsportarten) sind echoreicher als die Umgebung und werfen bei zunehmender Verkalkung regelrechte «Schallschatten» auf die dahinter liegenden gesunden Muskelareale. Deshalb ist eine sonographi-

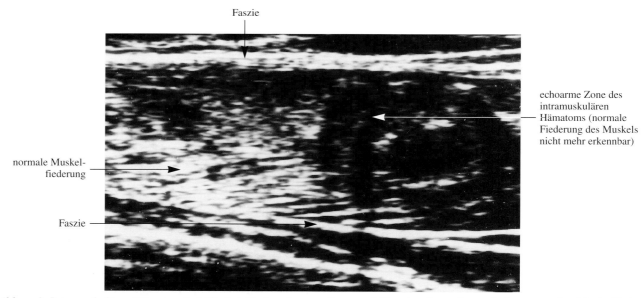

Abbildung 1: Intramuskuläres Hämatom bei Muskelriß als echoarme Zone und Unterbrechung der typischen normalen Muskelfiederung.

sche Verlaufskontrolle der «Reifung» der Ossifikationsherde möglich.

An der Knochenoberfläche kommen auch diskrete subperiostale Hämatome durch Abhebung des echoreichen Periostes von der harten Knochenkontur deutlich zur Darstellung. Ebenso kann ein Frakturhämatom und die Kallusreifung qualitativ sonographisch dokumentiert werden. Eine quantitative Beurteilung der Kallusstabilität und des Remodellings steht knapp vor der klinischen Einsatzbereitschaft.

Am Fuß sind neben einer akuten Dekompensation der Querwölbung (posttraumatischer Spreizfuß) auch Streßfrakturen der Mittelfußknochen durch Umbauvorgänge und periostale Reaktionen sonographisch gut erkennbar (19).

Die im Sport so häufig auftretenden Reiz-Bursitiden können an fast allen klassischen Lokalisationen sonographisch dargestellt und der Therapieerfolg von Punktionen oder Infiltrationen beobachtet werden (Abb. 2).

Nicht nur in der Sporttraumatologie ist die Rotatorenmanschette (3, 5, 9, 20) eine Domäne der sonographischen Diagnostik. Wenn man sich unter Berücksichtigung der klinischen Untersuchung an harte Strukturkriterien (Konturunterbrechungen, Kalibersprünge) (Abb. 3) hält, werden zusätzliche vielfach teurere oder invasivere Untersuchungsverfahren (MRI, Arthrographie) zur Diagnosesicherung und Indikationsstellung nur noch in wenigen Ausnahmefällen benötigt.

Auch die bildgebende Dokumentation von inkompletten und kompletten Sehnenrissen (Bizeps, Quadri-

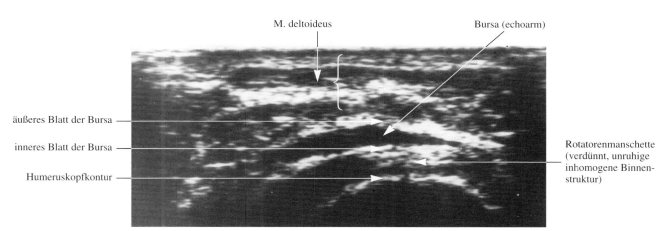

Abbildung 2: Bursitis subacromialis in der Hedtmann-1-Untersuchungsposition. Die echoarme Zone, die diese (degenerativ veränderte und etwas verschmälerte) Rotatorenmanschette bedeckt, entspricht der flüssigkeitsgefüllten Bursa subdeltoidea.

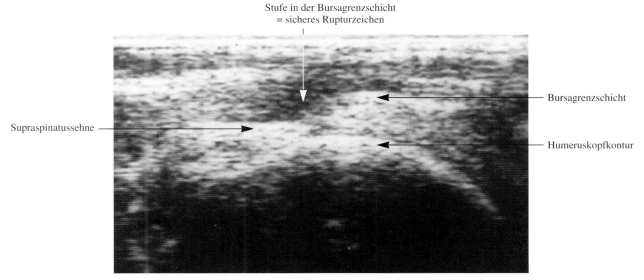

Abbildung 3: Rotatorenmanschettenruptur in der Hedtmann-1-Untersuchungsposition mit mäßig innenrotiertem Arm: Der Kalibersprung der Supraspinatussehne mit Unterbrechung und Stufe in der Bursalinie sind eindeutig sichtbar.

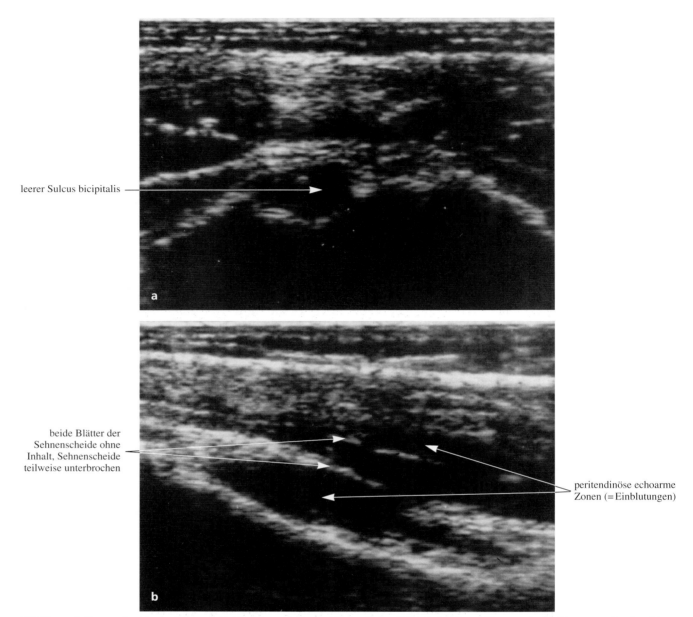

Abbildung 4: Ruptur der langen Bizepssehne im Querschnitt durch den Sulcus bicipitalis (a) und Längsschnitt (b) am proximalen Oberarm. Die leere Sehnenscheide und die durch Risse in der Sehnenscheide entstandenen peritendinösen Hämatome (= echoarme Areale um die unterbrochenen beiden Blätter der leeren Sehnenscheide) sind im Längsschnitt (b) gut erkennbar; im Querschnitt (a) ist der osteofibröse Kanal der Bizepssehne auch bei orthogradem Schalleintritt «leer».

ceps, Lig. patellae, Achilles) ist ein klassisches Einsatzgebiet der Sonographie. Die Strukturunruhe und Kaliberschwankungen bei inkompletten sowie die oft im echoarmen Hämatom flottierenden echoreichen Sehnenstümpfe und die «leere» Sehnenscheide bei kompletten Rupturen (Abb. 4) sind gut erkennbar.

Verkalkungen sind nicht nur bei der Myositis ossificans, sondern auch im Ansatzbereich der Supraspinatussehne als «Tendinitis calcarea» durch das typische «Schallschatten»-Muster gut darstellbar.

Besonders eindrucksvoll kann der klinische Verlauf der besonders bei Wurf- und Überkopfsportarten so häufigen Bursitis subacromialis (subdeltoidea) (Abb. 2) und der als Ventilmechanismus bei Flake-Frakturen oder chronischen Gelenksknorpel- und Meniskusläsionen in der Kniekehle auftretenden Bursa poplitea sog. «Baker-Cyste» sonographisch verfolgt werden.

Problematisch in bezug auf Fehlinterpretationen und Artefaktanfälligkeit möchten wir derzeit noch die Meniskus- und Kreuzbandsonographie (1, 2, 4, 12) einstufen. Auch wenn einige hochspezialisierte Autoren hier bereits über große eigene Erfahrungen berichten (18), kann unserer Ansicht nach der routinemäßige breite Einsatz in jeder Sportsprechstunde oder Klinikambulanz noch nicht empfohlen werden. In diesem Bereich sind das MRI diagnostisch und die Arthroskopie diagnostisch und therapeutisch im Routineeinsatz in Hinblick auf Sensitivität und Spezifität sicher noch überlegen.

Sehr gut können dagegen freie Gelenkskörper und Knorpelflakes (z.B. nach Patellaluxationen) sonographisch dargestellt werden.

Die sonographische Instabilitätsdiagnostik verfügt heute über verschiedene standardisierte Methoden, die Aufklappbarkeit («Skidaumen», Rupturen der Kollateralbänder) oder die «Schubladen»phänomene (Kreuzbandinstabilitäten) reproduzierbar zu dokumentieren.

Wertung der klinischen Relevanz und Ausblick

Die Sonographie kann als «erweiterte klinische Untersuchung» verstanden und gehandhabt werden. Dabei wird versucht, auf klare klinische Fragestellungen eine klare bildgebende Anwort (Erguß ja oder nein, Ruptur ja oder nein; Defekt wieviel Millimeter groß, wieviel Grad aufklappbar, usw.) zu erhalten. Die Sonographie kann bei manchen Indikationen (z.B. Rotatorenmanschette) strahlen- und kostensparend sein, bzw. nichtinvasiv andere Untersuchungsmethoden (Röntgen, Arthrographie, MRI) ersetzen (11). Die Sonographie ist die am leichtesten und kostengünstigsten verfügbare Methode einer forensisch gültigen bildgebenden Befunddokumentation.

Unter dem Einfluß kontinuierlicher technischer Fortschritte (z.B. 3-D-Darstellung sonographischer Volumenbilder) wird in Zukunft die Bedeutung der Sonographie noch weiter zunehmen. Für unsere eigene sporttraumatologische Tätigkeit ist der Schallkopf aus der Ambulanz nicht mehr wegzudenken.

Literatur

1 Casser, H.R. et al.: Analyse möglicher Fehlerquellen in der Meniskussonographie anhand sonoanatomischer Untersuchungen. Orthopädische Praxis 1990; 26:813–8.
2 Casser, H.R., Füsting, M., Tenbrock, F.: Experimentelle Untersuchungen zur Meniskussonographie. Z. Orthop. 1991, 129:94–103.
3 Frank, W., Eyb, R.: Die Sonographie in der Orthopädie. Wien–New York, Springer, 1988.
4 Füsting, M., Casser, H.R.: Dynamische Untersuchungstechnik in der Meniskussonographie. Sportverl. Sportschad. 1991, 5:27–36.
5 Graf, R., Schuler, P.: Sonographie am Stütz- und Bewegungsapparat bei Erwachsenen und Kindern. 2. Aufl., Weinheim, Chapman & Hall, 1995.
6 Hedtmann, A.: Degenerative Schultererkrankungen. Stuttgart, Enke, 1990.
7 Hinzmann, J., Kupatz, P.: Standardebenen der Sonographie des Bewegungsapparates. Stuttgart, Hippokrates, 1992.
8 Jerosch, J., Marquardt, M.: Sonographie des Bewegungsapparates. Zülpich, Biermann, 1993.
9 Katthagen, B.D.: Schultersonographie. Stuttgart, Thieme, 1988.
10 Kosuwon, W. et al: Ultrasonography of the Pulled Elbow. JBJS (Br) 1993; 75-B: 421–2.
11 Mahaisavariya, B., Laupattarakasem, W.: Ultrasound or Image Intensifier for Closed Femoral Nailing. JBJS (Br) 1993; 75-B:66–8.
12 Malzer, U. et al.: Ultraschallartefakte bei der Meniskussonographie. Ultraschall Klin. Prax. 1989; 4:171–6.
13 Möllenhoff, G. et al.: Sonographisch kontrollierte konservativ-funktionelle Behandlung von Achillessehnenrupturen. Orthop. Praxis 1994; 30: 495–499.
14 O'Keeffe, D., Mamtora, H.: Ultrasound in Clinical Orthopaedics. JBJS (Br) 1992; 74-B:488–94.
15 Peterson, L., Renström, P.: Verletzungen im Sport. 2. Aufl., Köln, Deutscher Ärzteverlag, 1987.
16 Pförringer, W., Rosemeyer, B., Bär, H.W.: Sport – Trauma und Belastung. Erlangen, Perimed, 1985.
17 Sell, S., König, S.: Ultraschallstandardebenen: Stütz- und Bewegungsorgane. Stuttgart–New York, Thieme, 1992.
18 Sohn, C., Casser, H.R.: Meniskussonographie. Berlin–Heidelberg, Springer, 1988.
19 Tschauner, C.: Sonoanatomie und sonographische Vermessung der queren Fußwölbung. Orthopäde 1993; 22:323–32.
20 van Holsbeeck, M., Introcaso, J.H.: Musculosceletal Ultrasound. St. Louis, Mosby, 1991.
21 Weitzel, D.: Pädiatrische Ultraschalldiagnostik. Berlin–Heidelberg, Springer, 1981.

Arthroskopie

M. Krüger-Franke

Unter «Arthroskopie» versteht man die Untersuchung eines Gelenkes mit Hilfe einer Optik über kleine Inzisionen ohne große Gelenkeröffnung. In den zwanziger Jahren hatten der Schweizer Bircher und der Japaner Takagi erste Kniegelenksarthroskopien mit Endoskop bzw. Zystoskop durchgeführt und damit das Zeitalter der «minimal invasiven Chirurgie» begonnen.

1931 beschrieb Burman erfolgreiche Arthroskopien des Schulter-, Ellenbogen-, Hand-, Hüft-, Knie- und oberen Sprunggelenkes an der Leiche (3). Das erste Standardwerk für die Arthroskopie des Kniegelenkes wurde 1957 von Watanabe publiziert. Die Arthroskopie ist der bedeutendste Fortschritt in der Diagnostik und in der Therapie akuter Gelenkverletzungen und chronischer Gelenkerkrankungen der letzten Jahrzehnte. Durch die Entwicklung neuer nicht-invasiver diagnostischer Verfahren wie der Kernspintomographie ist eine rein «diagnostische» Arthroskopie nur noch in Einzelfällen indiziert.

Instrumentelle Ausstattung

Je nachdem, welches Gelenk arthroskopiert werden soll, sind unterschiedliche Anforderungen an die instrumentelle Ausstattung zu stellen. Zur Arthroskopieeinheit selbst gehört eine Kaltlichtquelle mit Verbindungskabel zur Optik, ein Spülsystem für Flüssigkeit oder Gas, eventuell mit einer Rollenpumpe kombiniert, ein Bildschirm und eine Dokumentationseinheit mit Videorecorder und Printer. Zusätzlich ist bei vielen Eingriffen ein motorgetriebenes Shaverinstrumentarium hilfreich, das mit einem Sauger kombiniert über einen Fußschalter bedient wird.

Zur Anwendung kommen Winkeloptiken von 0°, 30°, 70° und 120° mit verschiedenen Durchmessern zwischen 1,9 und 4,0 mm, je nach Gelenk.

Hinsichtlich der Verwendung einer pneumatischen Blutsperre, der Art der Anästhesie und der Art des Arthroskopiemediums herrscht keine einheitliche Meinung. In jedem Fall ist es jedoch hilfreich, das zu arthroskopierende Gelenk zu entfalten, um so die Übersicht zu verbessern und die Gefahr neurovaskulärer Läsionen zu minimieren. Bei der Durchführung arthroskopischer Operationen werden diverse Instrumente verwendet, zur Resektion oder Glättung einsehbarer Strukturen, zur Entfernung von Gelenkkörpern oder zur Entnahme von Probeexzisionen aus Geweben, meistens der Synovialis. Die Entwicklung arthroskopisch rekonstruktiver Eingriffe hat zu einer starken Zunahme der angebotenen und angewendeten Spezialinstrumente geführt.

Schultergelenk

Durch die Verbesserung der bildgebenden Verfahren und der Kenntnis der eigentlichen patho-anatomischen Ursachen einiger Verletzungen und Erkrankungen (z. B. Schulterinstabilität) wurden zunehmend an dieser Pathologie orientierte Operationsverfahren entwickelt, die in steigender Zahl auch arthroskopisch ausgeführt werden. So wurden durch die arthroskopische Diagnostik z. B. die SLAP-Läsionen des Labrum glenoidale und des Bizepssehnenankers erstmals beschrieben (20) (Abb. 1). Allerdings muß jeder Operateur, der Schultergelenke arthroskopisch operiert, auch die offenen Operationen beherrschen, um im Einzelfall das Vorgehen individuell der Situation anpassen zu können. Auch vor offenen Operationen ist eine diagnostische Arthroskopie zu empfehlen. Die Indikationen zur Arthroskopie des Schultergelenkes sind in Tabelle 1 aufgelistet.

Ausrüstung und operative Technik

Die Arthroskopie des Schultergelenkes kann in Seitenlage und in der sog. «beach chair position» durchgeführt werden. In Seitenlage benötigt man einen Armhalter, in der sitzenden Position neben den entsprechenden Zusatzteilen am Operationstisch eine Vorrichtung zur Extension des Armes am Ellenbogen. In beiden Positionen werden zwischen 4 und 7 kg Gewicht zur Distraktion angelegt. Die Standardzugänge zur Schulterarthroskopie sind in Tabelle 2 angegeben. Vor Beginn der Arthro-

Tabelle 1: Indikationen zur Arthroskopie des Schultergelenkes

- Instabilität akut/chronisch
- SLAP-Läsionen
- Frakturen und osteochondrale Läsionen
- Rotatorenmanschettenrupturen
- Läsionen der langen Bizepssehne
- Synoviale Erkrankungen
- Freie und sessile Gelenkkörper
- Adhäsive Kapsulitis
- Bursitis subacromialis
- Tendinitis calcarea
- Impingement Syndrom

Tabelle 2: Zugangswege für die Arthroskopie des Schultergelenkes

Glenohumerale Zugänge	
dorsal superior	2 cm medial / 2 cm kaudal der dorsalen Acromionkante
ventral	zwischen Bizepssehne und Oberrand der Subscapularissehne
kranial	ventral kranial durch die Sehne des M. supraspinatus
Subacromiale Zugänge	
anterolateral	ventrale laterale Acromionkante
posterolateral	dorsale laterale Acromionkante
ventromedial	ventral des AC-Gelenkes

Tabelle 3: Indikationen zur Arthroskopie des Ellenbogengelenkes

- Freie Gelenkkörper
- Osteochondrosis dissecans (M. Panner)
- Synoviale Erkrankungen
- Verwachsungen mit Bewegungseinschränkung
- Radiusköpfchenfrakturen
- Unklare Gelenkbeschwerden

Tabelle 4: Zugangswege für die Arthroskopie des Ellenbogengelenkes

anterolateral	3 cm distal / 2 cm ventral Epicondylus radialis humeri
anteromedial	2 cm distal / 2 cm ventral Epicondylus ulnaris humeri
posterolateral proximal	3 cm kranial Olecranon / lateral der Sehne des M. trizeps brachii
posterolateral distal	Olecranonspitze / 3 cm radial
posterior zentral	3 cm kranial Olecranon / durch die Sehne des M. trizeps brachii

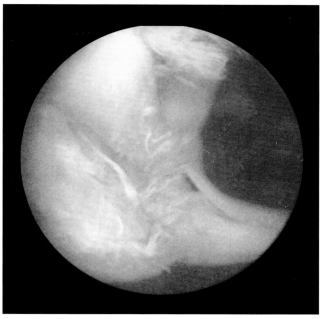

Abbildung 1: Alte SLAP-Läsion IV. Grades bei einem Patienten mit einer anterioren Schultergelenksinstabilität rechts.

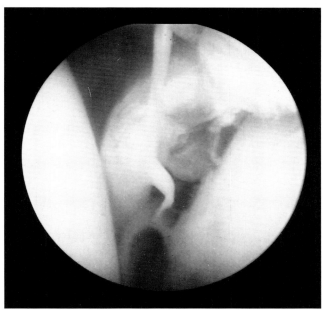

Abbildung 2: Ablösung des ventralen Labrum glenoidale im Rahmen einer akuten anterior-inferioren Schultergelenksluxation.

skopie ist es hilfreich, die wichtigsten anatomischen Strukturen mit einem Spezialstift zu markieren und das Gelenk mit dem verwendeten Arthroskopiemedium zu füllen. Dann wird über den dorsalen Standardzugang der Trokar eingebracht und die Arthroskopie begonnen. Der Instrumentenzugang wird ventral (Tab. 2) unter Sicht mit einem Wechselstab gelegt. Dann können das gesamte Glenohumeralgelenk inspiziert und mit dem Tasthäckchen alle Strukturen auch palpatorisch geprüft werden. Dies geschieht auch über einen Wechsel der Zugänge zur Inspektion der dorsalen Anteile des Gelenkes. Anschließend kann bei entsprechender Fragestellung eine subacromiale Spiegelung durchgeführt werden, indem über den dorsalen Zugang der stumpfe Trokar subacromial plaziert wird. Nach der Inspektion und palpatorischen Prüfung des Glenohumeralgelenkes, der Inspektion der Bursa subacromialis und der Rotatorenmanschette kann dann eine entsprechende arthroskopische oder offene Operation durchgeführt werden, z. B. bei einer frischen Labrumablösung (Abb. 2) im Rahmen einer anterioren Schultergelenksinstabilität die arthroskopische Labrumrefixation.

Ellenbogengelenk

Die Arthroskopie des Ellenbogengelenks ist von geringer Bedeutung (7). Dies liegt zum einen an den anatomischen Gegebenheiten (13, 16) des Gelenkes mit straffer knöcherner und ligamentärer Führung, zum anderen an der doch relativ geringen Indikationsbreite (1) (Tab. 3). Am Ellenbogengelenk ist die Gefahr neurovaskulärer Komplikationen größer als an Schulter- oder Kniegelenk, weshalb anatomische Kenntnisse und operative Erfahrung unabdingbar sind (1, 2, 7, 13).

Ausrüstung und operative Technik

Die Ellenbogengelenksarthroskopie kann in Rückenlage des Patienten mit 90 Grad abduziertem Arm im Schultergelenk und 90 Grad gebeugtem Ellenbogengelenk im Armhalter oder in Bauchlage des Patienten ebenfalls mit 90 Grad Beugung im Ellenbogengelenk durchgeführt werden. Es werden die 4-mm-30°-Winkeloptik und die Standardinstrumente verwendet. Die Zugänge sind in Tabelle 4 angegeben. Zunächst wird das Gelenk mit dem entsprechenden Arthroskopiemedium zur Distension gefüllt und anschließend über den anterolateralen oder anteromedialen Zugang der Trokar in das Gelenk eingebracht. Der jeweils andere Zugang wird unter Sicht in der Wissinger-Technik oder durch Markieren mit einer Kanüle von außen gelegt. Die Arthroskopie beginnt im ventralen Gelenkanteil, wo Knorpelläsionen, freie Gelenkkörper (Abb. 3) oder synoviale Veränderungen gesehen werden können. Bei entsprechender Pathologie muß das posteriore Kompartment über einen

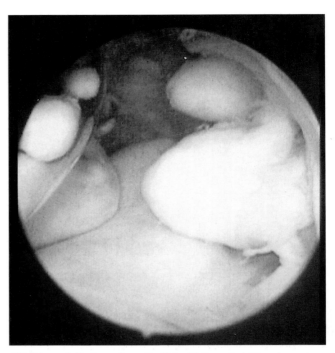

Abbildung 3: Freie und sessile Gelenkkörper bei Chondromatose des Ellenbogengelenkes.

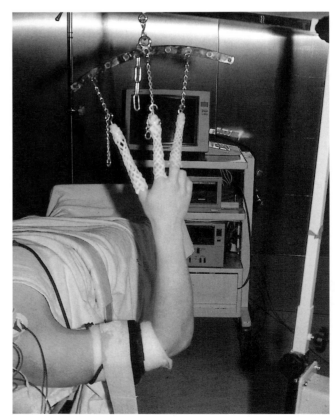

Abbildung 4: Lagerung und Extensionsvorrichtung im «Mädchenfänger» bei einer Handgelenksarthroskopie.

posterolateralen distalen und proximalen oder zentralen posterioren Zugang inspiziert werden. Die entsprechenden arthroskopischen Operationen können dann in den jeweiligen Gelenkabschnitten ausgeführt werden.

Handgelenk

Die Arthroskopie des Handgelenkes findet eine zunehmende Verbreitung, da trotz Verbesserung der bildgebenden Verfahren gerade am Handgelenk eine nicht unerhebliche Zahl von Patienten über chronische, ätiologisch nicht zu klärende Handgelenksschmerzen klagt (9, 21). In den letzten Jahren nimmt auch die Zahl operativer Arthroskopien ständig zu (9, 21), wenngleich längerfristige Resultate dieser Operationen noch nicht vorliegen. Die Indikationen zur Arthroskopie des Handgelenkes sind in Tabelle 5 angegeben. Die in der Literatur beschriebenen Komplikationen umfassen iatrogene Knorpelschäden aufgrund der anatomischen Enge im Gelenk sowie Gefäß-, Nerven- und Sehnenverletzungen (9).

Tabelle 5: Indikationen zur Arthroskopie des Handgelenkes

- Freie Gelenkkörper
- Synoviale Erkrankungen
- Knorpelveränderungen traumatisch und degenerativ
- Discusläsionen
- Frakturen von Radius und proximalen Karpalia
- Unklare therapieresistente Handgelenksbeschwerden

Ausrüstung und operative Technik

Das Grundinstrumentarium umfaßt neben einem 30°-Nadelarthroskop mit 2,7 mm Außendurchmesser vor allem Tasthaken, Faßzangen und diverse Schneidegeräte sowie einen Mini-Shaver. Die Operation erfolgt in Rückenlage des Patienten mit 90 Grad abduziertem und 90 Grad im Ellenbogengelenk gebeugtem Arm, der in einem «Mädchenfänger» oder einer ähnlichen Haltevorrichtung aufgehängt ist und mit 2 bis 4 kg distrahiert wird (Abb. 4). Die Standardzugänge sind in Tabelle 6 angegeben. Es handelt sich dabei nur um dorsale Portale, die in seltenen Fällen erforderlichen volaren Zugänge sollten nur von erfahrenen Handgelenksarthroskopeuren verwendet werden (12). Die Markierung anatomischer Strukturen mit einem Stift ist präoperativ sinnvoll, um die Zugänge exakt plazieren zu können. Man beginnt meist über den dorsoradialen Zugang mit der Inspektion von radial-volar nach ulnar-volar unter palpatorischer Prüfung des Discus articularis sowie der Knorpelverhältnisse an Radius und Karpalia. Anschließend werden die streckseitigen Abschnitte inspiziert und untersucht, nachdem das Arthroskop etwas

Tabelle 6: Zugangswege für die Arthroskopie des Handgelenkes

1–2, radial	zwischen 1. und 2. Strecksehnenfach
3–4, dorsoradial	zwischen 3. und 4. Strecksehnenfach
4–5, dorsoulnar	zwischen 4. und 5. Strecksehnenfach
6 R, ulnar	radial des 6. Strecksehnenfachs
6 U, ulnar	ulnar des 6. Strecksehnenfachs

Tabelle 7: Indikationen zur Arthroskopie des Hüftgelenkes

- Gelenkkörper
- Osteochondrale Läsionen
- Synoviale Erkrankungen
- Läsionen des Labrum acetabulare
- Hämatogene Coxitis

Tabelle 8: Zugangswege für die Arthroskopie des Hüftgelenkes

ventrolateral	ventral des Trochanter major
dorsolateral	dorsal des Trochanter major
anterolateral	Schnittpunkt zwischen Linie von Spina iliaca anterior superior mit Linie durch die Symphysenebene

zurückgezogen wurde. Die Untersuchung der Interkarpalgelenke und des distalen Radioulnargelenkes können sich dann anschließen (9, 12, 21).

Hüftgelenk

Die Arthroskopie des Hüftgelenkes wird nur selten durchgeführt, da sie aufgrund der anatomischen Gegebenheiten des Hüftgelenkes in der Indikation sehr eingeschränkt ist (Tab. 7). Dennoch werden über gute Erfolge dieses Eingriffs bei geeigneter Indikation berichtet (5, 11), wenngleich die Hüftgelenksarthroskopie technisch und instrumentell sehr anspruchsvoll ist (5, 6, 11, 14).

Ausrüstung und operative Technik

Zur Hüftgelenksarthroskopie werden gelegentlich überlange Optiken und Instrumente benötigt. Zusätzlich sind ein Extensionstisch und ein Röntgenbildverstärker erforderlich, um die Distraktion des Gelenkes und die Zugangswege kontrollieren zu können (Abb. 5). Der Patient wird auf dem Rücken auf dem Extensionstisch gelagert und der Gelenkspalt durch die Distraktion mit 300 bis 500 N auf 8 bis 12 mm erweitert (4). Anschließend werden die anatomischen Strukturen auf die Haut aufgezeichnet und die Standardzugänge gelegt (Tab. 8), nachdem das Gelenk mit einer Spinalnadel punktiert und mit etwa 30 ml des jeweiligen Arthroskopiemediums aufgefüllt wurde. Der Zugang kann entweder über

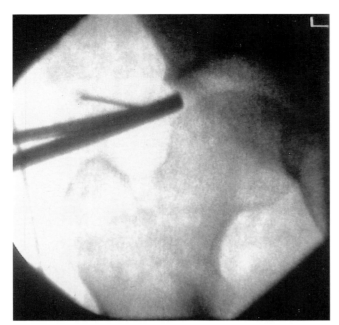

Abbildung 5: Röntgenbildverstärkeraufnahme einer Hüftgelenksarthroskopie zur Kontrolle des Instrumentenzugangs.

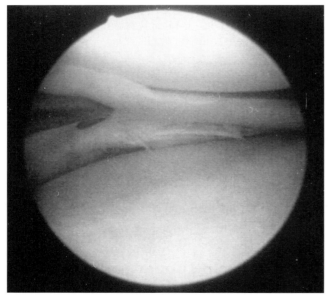

Abbildung 6: Innenmeniskushinterhornlängsriß nicht transmural an der Unterfläche.

ein spezielles Teleskopkanülensystem (11) oder nach Hautinzision unter Bildverstärkerkontrolle mit dem stumpfen und spitzen Trokar gelegt werden. Bei der arthroskopischen Diagnostik und bei allen Eingriffen stellt die ansatznahe Kapselregion am Schenkelhals eine Schwachstelle dar, da sie ventral wie dorsal schlecht eingesehen werden kann (11). Hier muß bei entsprechender Pathologie auf eine Hüftgelenksarthrotomie zurückgegriffen werden.

Kniegelenk

Am Kniegelenk beginnt jeder Operateur seine ersten Erfahrungen in der Arthroskopie zu sammeln. Inzwischen können eine Vielzahl von Operationen arthroskopisch durchgeführt werden, neben den Standardeingriffen der Meniskus- und Knorpelchirurgie (Abb. 6 und 7) auch die Kreuzbandeingriffe, die Operationen am Halteapparat der Patella, an der Synovialis und bei unkomplizierten Gelenkfrakturen der Tibia (10, 14, 15, 18, 19). Dennoch müssen die Grundregeln streng beachtet werden und die Indikation (Tab. 9) zur Arthroskopie immer durch einen erfahrenen Operateur gestellt oder bestätigt werden. Eine Vielzahl unbefriedigender Resultate nach Kniegelenksarthroskopien ist auf eine falsche Indikation oder auf unwidersprochene unrealistische Erwartungen des Patienten, insbesondere bei degenerativ geschädigten Gelenken, zurückzuführen.

Tabelle 9: Indikationen zur Arthroskopie des Kniegelenkes

- Hämarthros
- Meniskusläsion
- chondrale und osteochondrale Fraktur
- Patellaluxation
- Kreuzbandruptur
- Osteochondrosis dissecans
- Chondromalazie
- Meniskusläsion
- Plicasyndrom
- Synoviale Erkrankungen
- Gelenkfrakturen von Femur, Tibia und Patella

Ausrüstung und operative Technik

Neben den Standardinstrumenten mit 4-mm-30°- und 70°-Optiken benötigt man zur Kniegelenksarthroskopie einen Beinhalter sowie einen Operationstisch mit abklappbarem Beinteil, da die Operation am hängenden Bein durchgeführt wird. Die Lagerung des Patienten erfolgt auf dem Rücken. Die Operation kann in jeder Form der Narkose vorgenommen werden, empfehlenswert ist insbesondere beim unerfahrenen Operateur eine Intubations- oder Regionalanästhesie. Die Standardzugänge sind in Tabelle 10 dargestellt. Bei der Anlage

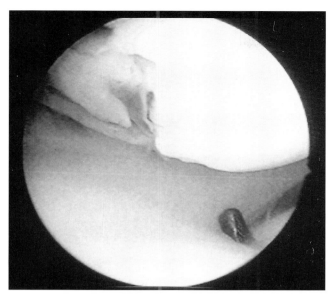

Abbildung 7: Akute traumatische Knorpelläsion des lateralen Femurkondylus bei einer frischen vorderen Kreuzbandruptur.

Tabelle 10: Zugangswege für die Arthroskopie des Kniegelenkes

zentral	1 cm kranial Tibiaplateau zentral transligamentär
parazentral medial	medial des Randes des Lig. patellae in Gelenkspalthöhe
parazentral lateral	lateral des Randes des Lig. patellae in Gelenkspalthöhe
anteromedial	ca. 4 cm medial des zentralen Zugangs in Gelenkspalthöhe
anterolateral	ca. 4 cm lateral des zentralen Zugangs in Gelenkspalthöhe
superomedial	ca. 2 cm kranial des Patellaoberrandes medial der Sehne des M. quadrizeps femoris
superolateral	ca. 2 cm kranial des Patellaoberrandes lateral der Sehne des M. quadrizeps femoris
posteromedial	dorsal des Innenbandes in Gelenkspalthöhe
posterolateral	dorsal des Außenbandes, ventral der Sehne des M. bizeps femoris in Gelenkspalthöhe

Tabelle 11: Indikationen zur Arthroskopie des oberen Sprunggelenkes

- Akute osteochondrale Läsionen
- Osteochondrosis dissecans
- Freie Gelenkkörper
- Synoviale Erkrankungen
- Posttraumatische Schmerzzustände
- Bewegungseinschränkungen

der beiden dorsalen Zugänge muß medial dorsal des Innenbandes und lateral ventral der Sehne des M. biceps femoris und dorsal des lateralen Kollateralbandes eingegangen werden, um die Gefahr neuro-vaskulärer Komplikationen zu minimieren. Bei jeder Arthroskopie eines Kniegelenkes sollte man einen standardisierten Untersuchungsgang durch das Gelenk einhalten, wobei es ohne Bedeutung ist, ob man den anterolateralen oder zentralen Zugang für die Optik benutzt. Der Gang durch das Gelenk beginnt in den oberen Rezessus und retropatellar unter Prüfung der Knorpelverhältnisse an Patella und Trochlea femoris und der dynamischen Prüfung der Patellaeinstellung in ihr Gleitlager. Anschließend wird das mediale Kompartment von ventral untersucht und dann die Optik nach dorsal in den posteromedialen Rezessus vorgeschoben. Dort wird die 30°-Optik gegen eine 70°-Optik ausgetauscht und dieses dorsale Kompartment inspiziert. Beim Zurückziehen des Arthroskops kann dann durch Blick nach kranial nochmals die Patellarückfläche eingesehen und zusätzlich palpatorisch überprüft werden. Danach wird wieder die 30°-Winkeloptik eingesetzt und interkondylär das vordere und hintere Kreuzband sowie eine eventuelle Plica infrapatellaris in 60 bis 90 Grad Kniegelenksflexion dargestellt. Anschließend Schwenken ins laterale Kompartment, indem eine «Viererposition» des Beines eingenommen wird. Im lateralen Kompartment werden wie medial die Knorpel- und Meniskusstrukturen palpatorisch überprüft und zusätzlich die Popliteussehne und der dazugehörige Hiatus im Außenmeniskus dargestellt. Im Anschluß daran können die erforderlichen arthroskopischen Operationen ausgeführt werden.

Oberes Sprunggelenk

Die Arthroskopie des oberen Sprunggelenkes ist zur Diagnostik und Therapie pathologischer Veränderungen sehr gut geeignet und hat aus diesen Gründen bereits eine weite Verbreitung gefunden. Die Indikationen umfassen traumatische, chronische und degenerative Veränderungen (Tab. 11) des Gelenkes. Das operative Vorgehen bei vielen Erkrankungen hat sich durch die Einführung der Arthroskopie des oberen Sprunggelenkes verändert. Die Therapie der Ostechondrosis dissecans tali (Abb. 8) ist ein Beispiel dafür (14, 17). Dennoch stellt das Gelenk aufgrund seiner anatomischen Gegebenheiten, insbesondere bei der Übersicht in den Bereichen zwischen Malleolus medialis und Talus sowie zwischen Malleolus lateralis und Talus und den dorsalen Abschnitten, hohe technische Anforderungen an den Operateur.

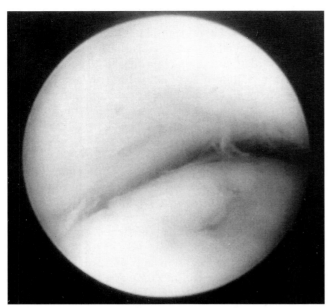

Abbildung 8: Osteochondrosis dissecans tali mit Knorpeldefekt an der medialen Talusschulter.

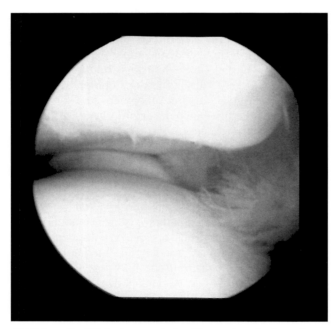

Abbildung 9: Blick ins ventrale Kompartment des oberen Sprunggelenkes mit Sicht auf die tibio-talare Gelenkfläche und die Innenseite der Fibula.

Ausrüstung und operative Technik

Neben dem Grundinstrumentarium mit einer 4-mm-30°-Winkeloptik benötigt man einen Minishaver zur Glättung osteochondraler Läsionen und zur häufig durchgeführten partiellen oder totalen Synovialektomie. Die Lagerung des Patienten erfolgt auf dem Rücken, das Bein kann am Unterschenkel in einem Beinhalter fixiert werden. Zur besseren Sicht in den dorsalen Gelenkabschnitten wurden verschiedene einfache unilaterale Fixateure und Distraktoren entwickelt, die sowohl medial in Tibia und Talus als auch lateral in Tibia und Calcaneus temporär eingebracht werden können (8, 14). Diese mechanische Distraktion ist jedoch nicht in jedem Fall erforderlich. Die Arthroskopie kann über einen anterolateralen oder anteromedialen (Tab. 12) Zugang begonnen werden. In jedem Fall sollte das Gelenk vorher mit dem jeweiligen Arthroskopiemedium über diesen Zugang aufgefüllt werden. Danach erfolgt wie an allen Gelenken eine Hautinzision und ein stumpfes Vorgehen bis auf die Gelenkkapsel, in Neutralstellung des Gelenkes zum Schutz der Knorpelflächen des Talus. Der gegenüberliegende Zugang wird dann unter Sicht gelegt. So gelingt die vollständige Inspektion des ventralen (Abb. 9), anteromedialen und anterolateralen Gelenkanteils durch Wechsel der Instrumenten- und Optikzugänge. Zur Inspektion der tibio-talaren Gelenkfläche muß dann manuell oder durch die erwähnten Distraktionsvorrichtungen der Gelenkspalt erweitert werden. Die dorsalen Abschnitte müssen, sofern dies erforderlich ist, über separate dorsale Zugänge (Tab. 12) inspiziert werden.

Hierbei sind der zentrale transachilläre und der posteromediale Zugang nur in Ausnahmefällen anzulegen, da sie die Gefahr von Gefäß-Nervenläsionen und postoperativen Achillessehnenbeschwerden beinhalten. Im Anschluß an die diagnostische Arthroskopie kann dann die jeweils erforderliche arthroskopische oder offene Operation durchgeführt werden.

Tabelle 12: Zugangswege für die Arthroskopie des oberen Sprunggelenkes

anteromedial	Medial der Sehne des M. tibialis in Gelenkspalthöhe
anterolateral	Lateral der Extensorensehnen in Gelenkspalthöhe
posterolateral	Zwischen Rand der Achillessehne und den Peronealsehnen in Höhe des Gelenkspaltes
posterozentral	Zentral transachillär in Gelenkspalthöhe

Literatur

1 Andrews, J. R., McKenzie, P. J.: Arthroscopic surgical treatment of elbow pathology. In: Mc Ginty, J. B. (ed.): Operative Arthroscopy. New York, Raven, 1991, pp.595–604.
2 Barthel, T., Jäger, A., Würstle, R.: Ergebnisse der arthroskopischen Chirurgie des Ellenbogengelenkes. Arthroskopie 1994; 7:34–38.
3 Burman, M. S.: Arthroscopy or direct visualization of joints. J Bone Jt Surg 1931; 4-B:669–695.
4 Eriksson, E., Arvidsson, J., Arvidsson, H.: Diagnostic and operative arthroscopy of the hip. Orthopaedics 1986; 9:169–17.
5 Glick, J. M.: Hip arthroscopy. In: McGinty, J. B. (ed.): Operative Arthroscopy. New York, Raven, 1991, pp.663–676.
6 Gondolph-Zink, B.: Aktueller Stand der diagnostischen und operativen Hüftarthroskopie. Orthopäde 1982; 21:249–256.
7 Gruber, J. et al.: Technik und Komplikation der Ellenbogengelenksarthroskopie. Arthroskopie 1994; 7:18–24.
8 Guhl, J. F.: Ankle Arthroscopy. Special Equipment, operating room set-up and technique. In: McGinty, J. B. (ed.): Operative Arthroscopy. New York, Raven, 1991, pp.703–712.
9 Hempfling, H.: Die Arthroskopie des Handgelenkes. In: Hempfling, H. (Hrsg.): Die Arthroskopie am Handgelenk. Stuttgart, Wissenschaftliche Verlagsgesellschaft, 1992, pp.63–100.
10 Hertel, P., Bernard, M.: Arthroskopie und Patellaluxation. Arthroskopie 1993; 6:242–248.
11 Hoppert, M., Hagena, F. W.: Operative Arthroskopie des Hüftgelenkes. Arthroskopie 1994; 7:47–50.
12 Jantea, C. L. et al.: Palmar approaches/portals for arthroscopy of the wrist. Arthroskopie 1994; 7:225–231.
13 Jerosch, J. et al.: Arthroskopie des Ellenbogengelenkes. Indikationen, Ursachen von neurologischen Komplikationen, Prävention. Arthroskopie 1994; 7:25–33.
14 Kohn, D.: Arthroskopie. In: Bauer, R., Kerschbaumer, F., Poisel, S. (Hrsg.): Orthopädische Operationslehre, Becken und untere Extremität, Teil 2. Stuttgart, Thieme, 1995, S.419–468.
15 Krüger-Franke, M. et al.: Arthroskopisch assistierte Osteosynthese proximaler Tibiagelenkfrakturen. Technik und Ergebnisse. Arthroskopie 1995; 8:35–37.
16 Lutz, M. et al.: Makroskopische und arthroskopische Anatomie des Ellenbogengelenkes. Arthroskopie 1994; 7: 2–5.
17 Parisien, J. S.: Arthroscopic surgery in osteocartilagineous lesions of the ankle. In: McGinty, J. B. (ed.): Operative Arthroscopy. New York, Raven, 1991, pp.727–741.
18 Rosenberg, T. D., Tearse, D. S., Kolowich, P. A.: Synovectomy of the knee. In: McGinty, J. B. (ed.): Operative Arthroscopy. New York, Raven, 1991, pp.373–380.
19 Schäfer, R. K., Jackson, D. W.: Arthroscopic management of the cruciate ligaments. In: McGinty, J. B. (ed.): Operative Arthroscopy. New York, Raven, 1991, pp.389–416.
20 Snyder, S. J., Rames, R. D., Wolbert, E.: Labral Lesions. In: McGinty, J. B. (ed.): Operative Arthroscopy. New York, Raven, 1991, pp.491–499.
21 Whipple, T. L.: Arthroscopy of the wrist: Introduction and Indications. In: McGinty, J. B. (ed.): Operative Arthroscopy. New York, Raven, 1991, pp.605–606.

Biomechanik

P. Schaff und J. Mitternacht

Die *Biomechanik* wendet physikalische Gleichungen und Formalismen der Mechanik auf biologische Systeme an. Wegen der Komplexheit aller Organismen und aller Vorgänge im lebendigen Teil der Welt sind dabei aber fast immer sehr grobe Vereinfachungen – Modellbildungen – notwendig. Dennoch sind häufig zutreffende und aussagekräftige Beschreibungen möglich. Man muß sich aber der Beschränktheit des Modells bewußt bleiben.

Die *Mechanik*, die Lehre von den Bewegungen der Körper und den Kräften (Kirchhoff), ist Ausgangspunkt und einer der Grundpfeiler der physikalischen Beschreibung der Natur. Sie kann in zwei Teile untergliedert werden, die Kinematik und die Kinetik.

Die *Kinematik* beschreibt die Lage und Lageänderungen (Bewegungen) von Körpern im Raum, sie kann deshalb als Geometrie von Lagebeziehungen und Bewegungen aufgefaßt werden. Bewegung heißt Änderung der Position im Raum im Verlauf der Zeit. Raum und Zeit bekommen hierbei den Charakter einer Bühne, auf der sich alle Vorgänge abspielen. Dabei ist die Absolutheit der Zeit noch stärker und autonomer als die des Raumes. Die Bewegungen sind vor allem Bewegungen der Körper relativ zueinander, erst Beschleunigungen sind absolut. Die Zeit ist dagegen immer für alle Körper gleich und völlig unabhängig von den Vorgängen. Die Absolutheit von Raum und Zeit verliert sich in der modernen Physik auf eine dem Alltagsverständnis nicht ganz leicht zugängliche Weise, allerdings ohne einschneidende Auswirkungen auf alltägliche Vorgänge. Raum und Zeit mischen sich und behalten nur noch gemeinsam ihre reelle Existenz.

In der *Kinetik* wird der Zusammenhang zwischen Kräften und Bewegungen untersucht (Kräfte als Ursache von Bewegungen). Die hier beschriebenen kinetischen Größen (Kräfte, Momente, Impulse, kinetische Energie usw.) hängen alle über den inneren Parameter Masse (m) der Körper mit der Kinematik zusammen.

Fundament der Mechanik sind die Newtonschen Gesetze oder Axiome, von denen sämtliche weiteren Beziehungen der Mechanik abgeleitet werden können:

– *Trägheitsprinzip:* Ohne äußere Krafteinwirkung verharrt ein Körper im Zustand der Ruhe oder geradlinig gleichförmiger Bewegung (Erstes Newtonsches Gesetz). Ursache jeder Bewegungsänderung ist das Wirken von Kräften.
– *Grundgleichung der Dynamik:* $\vec{F} = m \cdot \vec{a}$ (Zweites Newtonsches Gesetz). Die Änderung des Bewegungszustandes eines Körpers, d. h. dessen Beschleunigung $\vec{a}$, ist der äußeren Kraft $\vec{F}$ proportional. Die Trägheit eines Körpers wird verursacht von seiner Masse m.
– *Actio = reactio:* Jede Kraft $\vec{F}$ besitzt eine Gegenkraft $\vec{F}'$ (Reaktionskraft) von gleichem Betrag, aber entgegengesetzter Richtung (Drittes Newtonsches Gesetz). Körper bewegen sich gerade so im Raum, daß Kräfte und Gegenkräfte genau im Gleichgewicht sind und sich gegenseitig kompensieren.

Der Begriff «Kraft» ist einer der wichtigsten in der Physik. Die Mechanik liefert keine klare Vorstellung vom Wesen der Kraft, sondern definiert die Kraft nur über ihre Wirkung als das, was eine Bewegungsänderung verursacht (Grundgleichung der Dynamik). Eine sehr viel klarere Vorstellung von den Kräften hat die moderne Physik aus der Elementarteilchenphysik gewonnen. Kräfte (anziehend oder abstoßend) entstehen zwischen geladenen Teilchen durch Austausch von (virtuellen) kraftvermittelnden Teilchen. Es gibt vier Kräfte: die Gravitationsanziehung, deren Größe von der «Gravitationsladung» (Masse) der Körper abhängt, die elektromagnetische Kraft, abhängig von der elektrischen Ladung der Körper und zwei weitere Kräfte, die nur für den Bestand des Atomkerns von Bedeutung sind (die chromodynamische Kraft zwischen den Quarks des Atomkerns und die schwache Kraft, die einige radioaktive Zerfälle verursacht).

Leider hilft diese sehr konkrete Vorstellung von den Kräften zur Beschreibung der Alltagswelt nicht weiter. Prallt z. B. ein Ball gegen eine Wand, ließe sich dessen Bewegung theoretisch aus der abstoßenden elektromagnetischen Wechselwirkung der Elektronenhüllen aller Atome der Balloberfläche mit denen der Wand ableiten.

Die resultierende makroskopische Kraft setzt sich aus den mikroskopischen Wechselwirkungskräften aller beteiligten Teilchen zusammen. Praktisch ist ein solches Vorgehen natürlich völlig ausgeschlossen.

Handhabbar ist dagegen der Umgang mit den resultierenden makroskopischen Kräften nach den Regeln der Newton'schen Mechanik, leider mit einem gewissen Verlust an konkreter Vorstellung vom Wesen der Kraft.

Bewegungsänderungen und Kräfte hängen also eng zusammen. Zum Verständnis der Größe «Kraft» ist daher die Beschreibung der Bewegung von Körpern hilfreich.

Die Biomechanik versucht eine Beschreibung des Menschen und der Wechselwirkung des Menschen und seiner Umwelt mit Methoden und Begriffen der Mechanik. Diese biomechanische Beschreibung erhebt nicht den Anspruch der Vollständigkeit.

Um Mißverständnisse zu vermeiden, sei hier klargestellt: Die Physik beschreibt den Menschen, d. h. genaugenommen Teilbereiche der Realität des Menschen, nach mechanischen Prinzipien, erklärt ihn aber damit nicht zu einer ausschließlich mechanisch arbeitenden Maschine. Die Anwendung mechanischer Methoden eines Ingenieurs darf nicht mit der Einführung eines mechanistischen Weltbildes – der Mensch als zwar kompliziertes, aber automatisch ablaufendes Uhrwerk – mißverstanden werden.

Ergänzt wird das physikalische Modell des Menschen in den letzten Jahren durch ganz neue Gebiete der Physik und anderer Wissenschaften. Hier seien nur Begriffe genannt, wie nichtlineare dynamische Vorgänge, komplexe Adaptations- und Rückkopplungsprozesse, Feedback, selbstregulierende Systeme, Regelungstechniken, neuronale Netze und die ganze, neu entstehende Theorie der komplexen Informationsverarbeitung.

Die Biomechanik betrachtet vor allem auch das Innere des Menschen. Sie stellt die Frage nach inneren Reaktionen auf bestimmte äußere Bedingungen, z.B. welche Kräfte entstehen im Kniegelenk bei der Landung eines Skiläufers. Sie sucht und entwickelt geeignete mathematische und mechanische Modelle, um bestimmte Funktionen des menschlichen Körpers beschreiben oder sogar nachbilden zu können (insbesondere z.B. Teile des Bewegungsapparates). Am weitesten fortgeschritten sind noch als einigermaßen einfach zu bezeichnende Modelle das Muskel- und Skelettsystem. Dabei wird eines der Kernprobleme der Biomechanik deutlich: aus ethischen Gründen können keine Messungen im Innern des lebenden Menschen gemacht werden, also z.B. Zugkraftbestimmungen an einem Muskel oder Beschleunigungsmessungen direkt auf dem Knochen. Deshalb spielt die Modellierung in der Biomechanik eine übergeordnete Rolle. Es können immer nur Teile eines Ablaufs, von denen mit Hilfe des Modells auf das Ganze geschlossen werden muß, gemessen werden. Unumgänglich ist dabei eine Kombination von Methoden der Medizin, der Physik und der Ingenieurwissenschaften.

Messungen kinematischer Größen mit der Bewegungsanalyse

Die Standardmethode der Bewegungsuntersuchung ist die Film- bzw. Videobewegungsanalyse (Debrunner). Zur Vermessung der Bewegung von Körperpunkten im Raum beklebt man die Punkte mit Markern, deren Koordinaten $\vec{r} = (r_x, r_y, r_z) = (x, y, z)$ aus den Film- bzw. Videobildern ausgemessen – digitalisiert – werden. Zur Messung von dreidimensionalen Raumkoordinaten werden mindestens zwei synchronisierte Kameras mit unterschiedlicher Blickrichtung auf das Untersuchungsobjekt benötigt. Aus den beiden zweidimensionalen digitalisierten Datensätzen lassen sich mit Hilfe einer DLT (Direct Linear Transformation) dreidimensionale Raumkoordinaten berechnen. Aus den Markerkoordinaten, also den Bewegungsbahnen der Körperpunkte im Raum, können weitere kinematische Parameter wie Winkel (z.B. Gelenkwinkel), Drehungen und Rotationsachsen, Segmentlängen usw. berechnet werden. Durch Ableitung der Raumkoordinaten nach der Zeit erhält man die Geschwindigkeit $\vec{v} = (v_x, v_y, v_z)$ der Marker, durch zweifache zeitliche Ableitung der Koordinaten die Beschleunigung $\vec{a} = (a_x, a_y, a_z)$. Film- und Videobewegungsanalysesysteme ermitteln also zunächst die rein statischen geometrischen Parameter, die Messung von Bewegungsgrößen erfordert bereits zusätzliche mathematische Operationen an den Meßdaten.

Die Bewegungsgleichung (1) beschreibt den Zusammenhang von Kinematik und Kinetik:

$$\vec{F} = m \cdot \vec{a} \qquad (1)$$

Die Kraft $\vec{F}$ ist Ursache für die Wirkung $\vec{a}$.

Auf jeden Körper wirkt in vertikaler Richtung die Schwerkraft der Erde ein und verursacht die Gewichtskraft $\vec{G}$ des Körpers (2):

$$\vec{G} = m \cdot \vec{g} \qquad (2)$$

Ein sich nicht bewegender Körper ist deshalb noch nicht frei von Kräften, zwei äußere Kräfte können sich gerade gegenseitig kompensieren (z.B. Gewichtskraft eines Körpers und Abstützkraft der Unterlage). In biologischen Systemen gibt es außerdem immer eine große Zahl innerer Kräfte, z.B. durch Muskelzüge, Sehnen unter Spannung usw., die sich zum Teil oder ganz gegenseitig kompensieren können und deshalb nicht nach außen in Erscheinung treten.

Ableitung kinetischer Größen aus Messungen mit der Bewegungsanalyse

Bei bekannter Massenverteilung des Untersuchungsobjekts lassen sich auch aus der Film- bzw. Videobewegungsanalyse weitere kinematische Parameter, wie z. B. Koordinaten von Teilschwerpunkten der Körpersegmente und des Gesamtschwerpunkts berechnen, oder nach (1) und (2) Kräfte auf Körperteile und Kräfte und Momente in Gelenken, also kinetische Parameter. Bei jeder numerischen Ableitung der Markerkoordinaten verstärken sich aber alle Meßfehler erheblich. Deshalb führt die Ermittlung von kinetischen Parametern aus gemessenen kinematischen Parametern meist nicht zum Ziel. Genauere Ergebnisse dieser Parameter lassen nur direkte Meßverfahren zu.

Außer der Messung kinematischer Parameter ermöglichen Film- bzw. Videobewegungsanalysesysteme meist die Darstellung der digitalisierten Objekte als Strichfiguren. Von Bedeutung ist dabei insbesondere die Möglichkeit, die Darstellung beliebig im Raum zu drehen, so daß die Bewegung der Strichfigur aus allen denkbaren und anders nicht zugänglichen Perspektiven und Blickrichtungen (z. B. auch von unten oder oben) betrachtet werden kann.

Standard-Video-Bewegungsanalysesysteme sind allerdings auf die normale PAL-Bildaufnahmefrequenz von 25 Hz beschränkt. Die 25 Bilder je Sekunde setzen sich aus zwei Halbbildern zusammen, die, um die bestmögliche Zeitauflösung von $1/50$ Sekunden zu erhalten, von Videobewegungsanalysesystemen zumeist getrennt ausgewertet werden.

Das Video-Bewegungsanalysesystem Peak

Das Peak-Video-Bewegungsanalysesystem ermöglicht es, Positionen und Bewegungen von Objektpunkten im Raum zu vermessen. Dazu werden Bildsequenzen vom Videoband als Graustufenbilder in einen digitalen Speicher im Rechner eingelesen und zwischengespeichert. Aus diesen digitalisierten Videobildern werden zuerst die räumlichen Bildschirmpositionen (x- und y-Koordinaten in Pixelspalten bzw. -reihen) der Marker ausgelesen. Durch die einmalige Aufnahme und Digitalisierung eines Maßstabs bekannter Länge in der Bewegungsebene des Läufers wird ein Umrechnungsfaktor zur Skalierung aller Daten in metrische Einheiten bestimmt. Die Auswertesoftware kann aus den Rohdaten bzw. den metrisch skalierten Daten unter anderem folgende weitere Parameter berechnen:

- Geschwindigkeiten und Beschleunigungen der digitalisierten Punkte
- Gelenkwinkel, die durch drei Punkte definiert sind
- Schnittwinkel zweier Geraden (durch je zwei Punkte definiert)
- Winkel zur Horizontalen und Vertikalen bzw. zu den Koordinatenachsen
- zu allen Winkeln Winkelgeschwindigkeiten und Winkelbeschleunigungen

Wird mit mindestens zwei Kameras aus verschiedenen Blickwinkeln gefilmt, können aus den Rohdaten auch dreidimensionale Ortskoordinaten gewonnen werden. Das ist dann nicht unbedingt erforderlich, wenn die zu analysierende Bewegung genau genug in einer Ebene stattfindet. Der Kamerablick wird dazu möglichst genau senkrecht auf die Bewegungsebene ausgerichtet, damit sich keine parallaktischen Meßfehler ergeben. Auch wird die Kamera möglichst weit vom Objekt entfernt gestellt und der Bildausschnitt mit dem Kamera-Zoom gewählt.

Bei einer dreidimensionalen Videoanalyse steigt der Auswerteaufwand auf ein mehrfaches an. Die Notwendigkeit einer dreidimensionalen Analyse sollte deshalb wohl überlegt werden. Bei Bewegungen, die weitgehend in einer Ebene stattfinden, unterscheiden sich die gewonnenen Daten zwischen 2-D- und 3-D-Analyse nur wenig. Bei nur kleinen Abweichungen der digitalisierten Punkte aus der Bewegungsebene sind die parallaktischen Folgefehler in den Meßdaten sehr klein. Auf der anderen Seite bringt die 3-D-Analyse selbst zusätzliche Fehlerquellen in die Messungen. Ursachen sind z. B. Fehler beim Digitalisieren des Kalibrierungs-Cubus, zeitlich nicht genau zusammenpassende Videosequenzen, wenn die Kameras nicht genlockbar sind usw. So liefert die 2-D-Analyse bei vielen Bewegungsabläufen und günstig gewählten Aufnahmebedingungen sogar exaktere Meßergebnisse als die viel aufwendigere 3-D-Analyse.

Die räumliche Auflösung des Systems hängt von den Randbedingungen des Versuchsaufbaus ab, von den Aufnahmebedingungen beim Filmen usw. Prinzipiell beschränkt wird sie von der begrenzten Anzahl Zeilen im Videobild (etwa 300 Zeilen im Halbbild). Es sind verschiedene Methoden im Peak-System integriert, um diese Beschränkung der Auflösung zu umgehen. Bei guten Aufnahmebedingungen läßt sich die Auflösung der Ortsmessung eines Markers auf etwa $1/1000$ der Bildabmessungen optimieren. Der Bildausschnitt sollte so gewählt werden, daß die Versuchsperson bzw. das zu untersuchende Objekt bildfüllend zu sehen ist (Abb. 6). Der Objektbereich ist im Beispiel etwa 1,5 Meter. Die Auflösung des Systems beträgt also etwa ± 1,5 mm.

Die Beschränkung des Systems auf 50 Bilder pro Sekunde Zeitauflösung ist bei vielen Versuchen wesentlich problematischer als die Begrenzung der räumlichen Auflösung oder die möglichen räumlichen Meßungenauigkeiten. Oft kommt es darauf an, besondere Situationen, zum Beispiel den Aufsetzvorgang der Ferse auf den Boden, im zeitlichen Verlauf gut aufzulösen. Bei den hohen Geschwindigkeiten, mit denen beim Laufen das Bein bewegt wird, ist hier möglicherweise das Video-Bewegungsanalysesystem überfordert. Bei einer Laufgeschwindigkeit von 3 m/sec sind die typischen Distanzen, die ein Körperpunkt zwischen zwei Videobildern zurücklegt, im Bereich von 6 cm. Es ist also damit zu rechnen, daß der Aufsetzvorgang der Ferse zeitlich zwischen zwei Videobilder fällt. Dieses Problem kann dadurch etwas entschärft werden, daß sehr viele Schrittzyklen analysiert und gemeinsam ausgewertet werden.

Abbildung 1 zeigt schematisch den für die Video-Bewegungsanalyse relevanten Teil eines Versuchaufbaus. Analysiert wird nur die Bewegung des rechten, der Kamera zugewandten Beins, in der Darstellung als Polygonzug zwischen Zehenspitzen, Knöchel, Ferse, Knie und Hüfte wiedergegeben.

An den genannten Gelenkpunkten, am Hüftgelenk, am Drehpunkt des Kniegelenks, am Außenknöchel, an der Ferse und im Ballenbereich des rechten Beins sind retroreflektierende Marker angebracht, deren Bewegung im Raum vom Video-Bewegungsanalysesystem erfaßt werden kann. Mit dieser Wahl der Markerpunkte können die Winkelbewegungen im Fußbereich, d.h. z.B. die Deformationen des Fußes beim Auftreten ausgewertet werden. Die Abbildung 1 zeigt ein Videobild eines Versuchs auf einem Laufband. Die Messung der Bewegungen von Gelenkpunkten usw. im Raum und deren Geschwindigkeiten und Beschleunigungen ermöglichen Markerpunkte (die hellen Kreisflächen in der Abbildung), die an den entsprechenden Positionen auf dem Läufer angebracht sind (auf Hüfte, Knie, Knöchel, Ferse und Ballen). Die Videoaufnahmen wurden nur relativ schwach belichtet, um den Kontrast der retroreflektierenden Marker zur Umgebung für die automatische Markererkennung des Video-Bewegungsanalysesystems zu verstärken.

Mit Beschleunigungsaufnehmern können Beschleunigungen $\vec{a}$ auch direkt gemessen werden. Nach (1) stehen dazu die Kräfte $\vec{F}$ in Beziehung. Die Massenverteilung des Objekts muß dazu aber weiter bekannt sein.

Von der Bewegung zur Kraftbestimmung, die Kistler-Kraftmeßplatte

Als Kräfte werden nach (1) und (2) diejenigen Größen bezeichnet, die den Bewegungszustand eines Körpers ändern, d.h., die ihn beschleunigen.

Kräfte lassen sich unmittelbar messen. Eine Standardmessung in der Biomechanik ist z.B. die Bestimmung der Bodenreaktionskräfte und -momente beim Gehen auf Kraftmeßplattformen, z.B. Kistler-Kraftmeßplatten.

Zur Verdeutlichung der Definition der Koordinatenachsen der Kraftmeßplatte dient Abbildung 2. In den graphischen Darstellungen der Meßdaten werden oft nicht die von der Versuchsperson eingebrachten Kräfte dargestellt, sondern die Bodenreaktionskräfte (Vorzeichen beachten).

Kraftmeßplatten werden zumeist ebenerdig fest im Boden eingebaut und sind deshalb nur dazu geeignet, einzelne Schritte zu vermessen. Aufgenommene Meßkurven sollten deshalb immer unter gewissem Vorbehalt angesichts der Variabilität des menschlichen Ganges gesehen werden.

Ein typischer Schritt auf einer Kraftmeßplattform ergibt etwa folgendes Kräftediagramm:

Beim Gehen über die Kraftmeßplatte hat die Vertikalkraft Fy zwei Maxima. Das erste entsteht durch den Impact beim Aufsetzen der Ferse, das zweite beim Abrollen und Abdrücken mit dem Vorfuß. Von den beiden horizontalen Kraftkomponenten ist die Horizontalkraft Fx in bzw. entgegen der Bewegungsrichtung. Beim Aufsetzen der Ferse entsteht eine Schubkraft auf die Platte

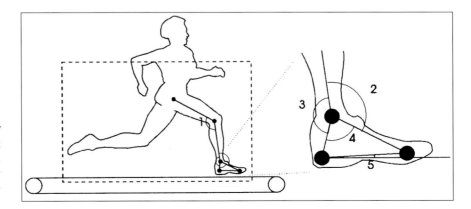

Abbildung 1: Eine Versuchsperson auf dem Laufband, gestrichelt: Bildausschnitt der Videoaufnahmen. 1: Kniewinkel, 2, 3: Sprunggelenks-Extensions-/Flexionswinkel, 4: Fußgewölbe-Absenkwinkel, 5: Klappwinkel des Fußes zur Lauffläche.

68 2. Diagnostische Verfahren

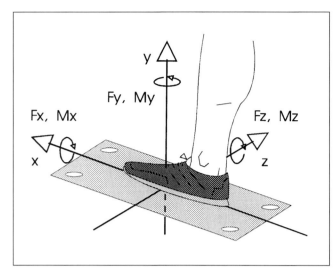

Abbildung 2: Achsendefinition der Kistler-Platte.

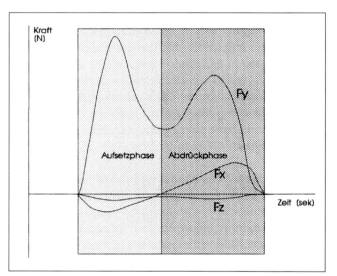

Abbildung 3: Verlauf der Bodenreaktionskräfte bei einem Schritt, Definition der Schrittphasen.

nach vorne (bzw. als Bodenreaktionskraft eine bremsende Kraft auf den Läufer nach hinten, in negativer x-Richtung), der Läufer wird abgebremst. Beim Abstoßen mit dem Vorfuß am Ende der Abrollphase drückt der Läufer den Fuß nach hinten, um seine Bewegung in dieser Schrittphase wieder zu beschleunigen. Es ist also durchaus angemessen, den Schritt anhand dieser Scherkraftkomponente in zwei Phasen einzuteilen, die Aufsetz- und die Abdrückphase. Die zweite Horizontalkraftkomponente quer zur Bewegungsrichtung hat ein viel weniger typisches Aussehen und ist normalerweise auch sehr viel kleiner. Diese Kraft beinhaltet hauptsächlich Korrekturkräfte des Läufers, um sein Gleichgewicht zu bewahren und um die Bewegungsrichtung zu bestimmen. Im Idealfall einer stabilen Gangbewegung wird sie nahezu null. Meist ist sie nach lateral gerichtet, die Bodenreaktionskraft also negativ, nach medial. Ursache dafür ist das Hin- und Herpendeln des Schwerpunktes des Läufers. In der Standphase des rechten Beins befindet sich der Schwerpunkt rechts von seiner mittleren Lage und muß nach medial beschleunigt werden. Die Kraft Fy in vertikaler Richtung wird durch das Körpergewicht der Versuchsperson erzeugt. Die Maximalwerte liegen im Moment des Auftretens etwas über dem Körpergewicht. Minimum und Maximum der Horizontalkraft Fx haben immer einen ähnlichen Betrag. Das Minimum entspricht der maximalen Bremskraft beim Auftreten, das Maximum der maximalen Abdrückkraft am Ende der Schrittphase. Die Teilflächen unter den beiden Bereichen der Kraftkurve (Bremsstoß und Beschleunigungsstoß) müssen etwa gleich groß sein, um einen stabilen Gang zu gewährleisten.

Drehmomente

So wie Kräfte die Bewegung eines Körpers ändern, ändern Drehmomente (oder kurz: Momente) Drehbewegungen des Körpers. Momente $\vec{M}$ sind über einen Hebelarm $\vec{r}$ angreifende Kräfte $\vec{F}$.

$$\vec{M} = \vec{r} \times \vec{F} \qquad (3)$$

Das Symbol x in (3) heißt Kreuzprodukt zweier Vektoren. Dabei kommt zum Ausdruck, daß die Kraft senkrecht am Hebel angreifen muß, um ein Moment zu erzeugen.

Die vom Läufer auf die Kraftmeßplatte eingebrachten Momente M beziehen sich auf das Koordinatensystem der Kraftmeßplatte, beispielsweise auf den Mittelpunkt der Platte. Die Kurvenverläufe der Momente hängen also davon ab, wo auf der Platte die Versuchsperson auftritt und müssen deshalb erst in ein fußbezogenes Koordinatensystem umgerechnet werden. Ausnahme bildet das freie vertikale Moment, das sich auf den Kraftangriffspunkt bezieht.

Abbildung 4: Ganglinie (aus B. Nigg, Biomechanics of running shoes).

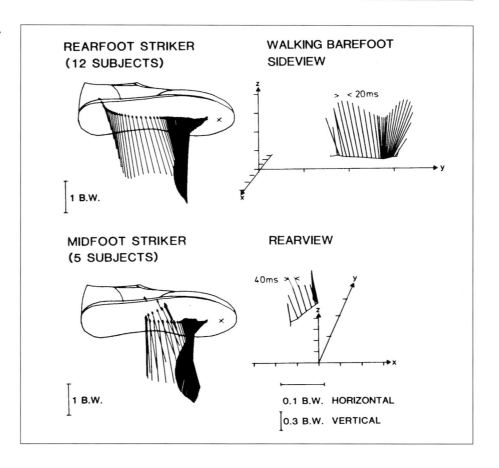

Die Meßkurven von Kraftmeßplatten sind nur eingeschränkt aussagekräftig, da es sich nur um Einzelschrittanalysen handelt und es sich kaum vermeiden läßt, daß der Läufer «zielt», um die Platte zu treffen. Dadurch überlagern sich den Kurven unkontrolliert willkürlich bedingte Anteile.

In Abbildung 3 sind die drei Komponenten des Bodenreaktionskraftvektors einzeln über die Zeit aufgetragen. Die Dynamik der Bewegung wird anschaulicher in der Abbildung 4, in der der Bodenreaktionskraftvektor in gleichen Zeitabständen von 20 Millisekunden wiederholt am jeweiligen Kraftangriffspunkt angetragen wird. Es wird deutlicher, daß der Kraftvektor im Verlauf des Schrittes komplizierte Bewegungen und Rotationen im Raum ausführt. Nur in einer derartigen Darstellung wird die Wanderung des Kraftangriffspunktes vom Auftrittspunkt zu Beginn des Schrittes bis zum Abstoßpunkt am Ende des Schrittes sichtbar (die sogenannte Ganglinie). In der Länge der Vektoren ist die absolute Größe der Kraft kodiert.

Von der Bodenreaktionskraft zum Druck

Der Bodenkontakt beim Laufen erfolgt natürlich nicht punktuell, sondern über eine gewisse Fläche der Fuß- bzw. Schuhsohle. Die gesamte Bodenreaktionskraft verteilt sich über diese Fläche. Denkt man sich die Auflagefläche aufgeteilt in kleine Flächensegmente, so trifft auf jedes dieser Segmente ein kleiner Teil der gesamten Bodenreaktionskraft. Der vorher erwähnte Kraftangriffspunkt ist einfach der Schwerpunkt aller Teilkräfte. Der Wert der vertikalen Komponente F_y pro Flächenelement wird als Druck p bezeichnet (4, 5). Die Verteilung des Drucks, also des Kraftflusses durch die Fläche, kann mit Druckverteilungsmeßsystemen sichtbaregmacht werden.

Den Zusammenhang zwischen der Kraft $\vec{F}$ und der ungerichteten skalaren Größe Druck p beschreibt die Formel (4):

$$p = \frac{1}{|\vec{a}|} \vec{F} \times \vec{e}_a \qquad (4)$$

a ist dabei das Flächenelement, auf das die Kraft $\vec{F}$ wirkt, $\vec{e}_a$ ist der Richtungsvektor des Flächenelements.

Der Druck auf eine Fläche ist nur abhängig von der Kraftkomponente vertikal zu dieser Fläche. Den Zusammenhang zwischen Vertikalkraft (F_y) und Druck (p) beschreibt (5):

$$p = \frac{F_y}{a} \qquad (5)$$

Durch Aufsummierung aller Teilkräfte F_y auf alle Teilflächen a z. B. der Fußsohle erhält man wieder die Gesamtkraft senkrecht zur Fußsohle, also die vertikale Komponente der Bodenreaktionskraft. Vereinfachend kann man sich dabei zunutze machen, daß die Fußsohle sich beim Laufen nicht übermäßig deformiert, sondern weitgehend eine plane Fläche bleibt. In bestimmten Phasen des Schrittes reicht die Betrachtung von Teilflächen der Fußsohle, z. B. des Fersenbereichs beim Auftreten aus. Scherkräfte können mit der Druckverteilungsmessung im Gegensatz zu Kraftmeßplatten allerdings grundsätzlich nicht erfaßt werden.

Die Druckverteilungsmessungen können mit Boden-Plattformen oder auch mit Einlegesohlen im Schuh durchgeführt werden. Räumliche und zeitliche Auflösung des Meßsystems müssen an die Aufgabenstellung angepaßt sein.

Folgende Meßparameter werden als diagnostisch relevant beurteilt und untersucht:

– Kontaktzeit des Fußes
– Kontaktfläche
– Maximale Druckwerte
– Druck-Zeit-Integral
– Kraft im Verhältnis zum Körpergewicht.

Die EMED-SF-Plattform

Die EMED-SF-Plattform ist das Standardinstrument zur Messung und Analyse der Druckverteilung unter der Fußsohle. Der Patient geht barfuß über die Plattform. Diese ist mit 2000 Sensoren (2 Sensoren pro cm^2) ausgestattet und mißt mit einer Aufnahmefrequenz von 70 Druckverteilungsbildern pro Sekunde. Die Sensoren arbeiten nach einem kapazitiven Meßprinzip, das eine bessere Linearität aufweist als resistive Sensoren, die ebenfalls häufig angewendet werden. Eine Meßelektronik registriert den dynamischen Abrollvorgang. Auf dem Monitor erscheint ein Fußabdruck mit farbig kodierter Darstellung der Druckwerte und der bei der Beschreibung der Bodenreaktionskraftplatten schon erwähnten Ganglinie, die den Verlauf des Kraftangriffspunktes markiert. Zusätzlich werden aus den einzelnen Druckwerten der Maximaldruck, die Maximalkraft und die Auftrittsfläche für den gesamten Fuß und Vor- und Rückfuß bestimmt und als Zahlenwerte sowie in einem Zeitverlaufsdiagramm dargestellt (Abb. 5–7).

Die Methode dient vielfältigen diagnostischen Zwecken. In der Inneren Medizin (diabetischer Fuß, rheumatischer Fuß), in der Plastischen Chirurgie (Deckungsplastiken, Transplantate) und vor allem in der Orthopädie (Sichelfuß, Klumpfuß usw.) können damit Fehlstellungen, Fehlbelastungen und Fehlfunktionen der Füße beim Gehen sichtbar gemacht werden. Der Behandlungsverlauf kann damit dokumentiert und kontrolliert werden.

Die EMED-SF-Plattform ist eines der räumlich hochauflösendsten Geräte und deshalb besonders zu den ge-

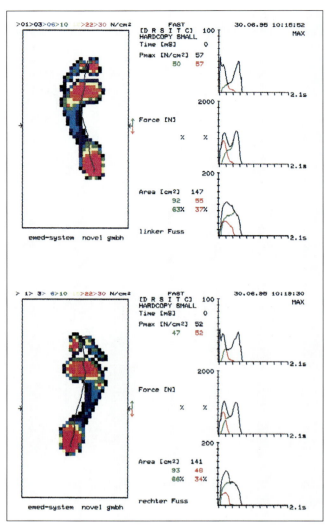

Abbildung 5: EMED-Messung. Normalperson, Alter zum Untersuchungszeitpunkt 36 Jahre, männlich, Gewicht 78 kg, Körpergröße 178 cm, Konfektionsgröße Schuhe 42.

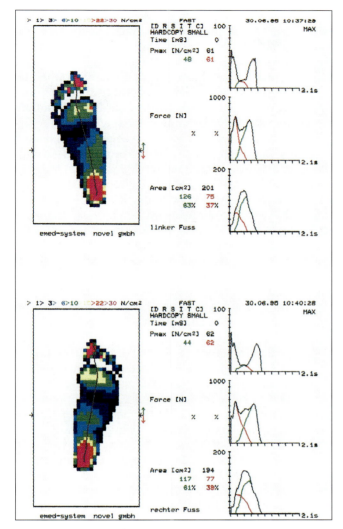

Abbildung 6: EMED-Messung. Patient 1, Alter zum Untersuchungszeitpunkt 14 Jahre, männlich, Gewicht 53 kg, Körpergröße 170 cm, Konfektionsgröße Schuhe 42. Plattfuß beidseits.

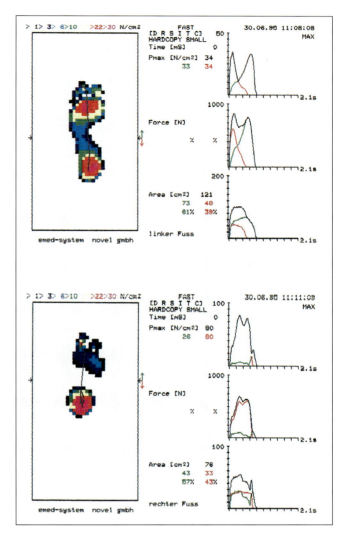

Abbildung 7: EMED-Messung. Patient 2, Alter zum Untersuchungszeitpunkt 16 Jahre, weiblich, Gewicht 78 kg, Körpergröße 178 cm, Konfektionsgröße Schuhe 42. Deformierung des rechten Fußes in Folge einer Kinderlähmung.

nannten diagnostischen Zwecken geeignet. Die Einschränkung des Systems besteht in der ausschließlichen Meßmöglichkeit beim Barfußgehen. Praxisrelevanter ist aber häufig die Messung der Druckverteilung im Schuh, z.B. zur Kontrolle der Wirksamkeit einer Einlagenversorgung. Für diese Zwecke gibt es Systeme mit Druckverteilungsmeßsohlen, die in den Schuh eingelegt werden können (Micro-EMED, Parotec-System, Fast-SCAN usw.). Die räumliche Auflösung dieser Sohlen ist zumeist geringer oder die Systeme haben Linearitätsprobleme. Sie sind aber für die Optimierung der individuellen Einlagenversorgung in Verbindung mit den Schuhen ausreichend.

Das Parotec-System

Das System besteht aus Einlegesohlen, die in Bereichen, die besonders exponierten Stellen der Fußsohle entsprechen, mit Drucksensoren versehen sind. Die beiden Druckmeßsohlen für den linken und rechten Fuß enthalten jeweils 16 derartige integrierte Hydro-Meßzellen. Die eigentlichen Drucksensoren sind piezoresistive Sensoren in den Hydrozellen. Die Größe und Anordnung der einzelnen Hydrozellen sind dabei auf die Größe des entsprechenden Fußsohlenareals abgestimmt.

Die Sensoren sind über Kabel mit einem Controller verbunden, der Meßdaten auf einer eingesteckten Memory-card abspeichern kann. Die Daten werden dann später über eine Kabelverbindung auf einen Rechner übertragen. Der Meßablauf wird von einem Mikroprozessor gesteuert, der im Controller eingebaut ist. Die zeitliche Auflösung der Sensoren liegt bei 1000 Hz. Bei den hier dargestellten Versuchen wurden die Sensorsignale mit einer Meßfrequenz von 250 Hz aufgenommen. Der Meßbereich der Drucksensoren ist an die beim Laufen an der Fußsohle auftretenden Druckwerte (bis etwa 65 N/cm^2) angepaßt. Auflösung und Reproduzierbarkeit der Druckmessungen liegen bei etwa 1 Prozent des Meßbereichs der Sensoren, also unter 1 N/cm^2, und damit deutlich innerhalb der Schritt-Variabilität des menschlichen Ganges von etwa 5 Prozent. Die maximale Meßzeit hängt von der Größe der memory-card ab. Bei den dargestellten Versuchen wurde eine 512 kByte große card verwendet. Die maximale Meßzeit ist dann 32 Sekunden. Damit kann eine genügend große Zahl an Schritten in einer Sequenz aufgenommen werden.

Die Abbildung 8 zeigt maßstäblich die Lage der Drucksensoren der Druckmeßsohlen, projiziert auf das Fußskelett.

Die Software der Parotec-Druckverteilungsmeßsohlen analysiert die aufgenommenen Daten und berechnet außer den über die Schritte gemittelten Druckspitzen verschiedene weitere Parameter wie Kraftverläufe, Bodenkontaktzeiten, Gaitline usw.

Abbildung 9 zeigt ein Beispiel einer graphischen Darstellung der gemittelten Druckmaxima, wie sie von der Parotec-Software ausgegeben wird. Unterschiedlich hohe Druckwerte werden als unterschiedlich große Quadrate am Ort des Sensors dargestellt. Zu den ersten fünf Schritten wird auch die Ganglinie eingezeichnet. Die Graphik enthält außerdem die Tabelle der über die Schritte gemittelten Maximaldruckwerte aller Sensoren sowie die Anzahl der analysierten Schritte und mittlere Bodenkontaktzeiten. In diesem Beispiel trug die Versuchsperson rechts und links unterschiedliche Schuhe.

Zu den Schrittphasen (Aufritt-, Abstütz- und Abstoßphase) werden auch Kraftverlaufslinien der Bodenreaktionskraft (allerdings nur für Einzelschritte) dargestellt (Abb. 10). Es werden jeweils die Kräfte eines linken und eines rechten Schrittes zum Vergleich nebeneinander dargestellt. Die Einzelkurve mit dem sehr frühzeitigen Maximum enspricht der Auftrittskraft, die Kurve, die zunächst bei sehr kleinen Werten bleibt und ihr Maximum als letzte hat, ist die Abstoßkraft, die Kurve dazwischen die Abstützkraft und die einhüllende Kurve ist die Summe aus diesen dreien, die Gesamtkraft. Die Werte sind in Newton zu verstehen, hier aber noch nicht zutreffend skaliert.

Bei der Interpretation dieser Kurven und insbesondere auch beim Vergleich eines linken und eines rechten Schrittes ist aber immer zu berücksichtigen, daß die Einzelschritte einer relativ großen Variabilität unterliegen. Ein Vergleich ist erst bei Betrachtung der Kurven mehrerer Schritte und der Berücksichtigung ihrer Variabilität zulässig.

Mit den folgenden Diagrammen zur Bewegungsanalyse, Kraft- und Druckverteilungsmessung sollen die theoretischen Grundlagen verdeutlicht werden.

Von nicht unerheblicher Bedeutung ist die Frage der natürlichen Variabilität der ermittelten Parameter.

Die Meßtechnik zur optimalen Erfassung von Bewegungsabläufen wird laufend verfeinert (Abb. 11–16). Die gelieferten Daten werden immer differenzierter und präziser. Werden solche Messungen beim Menschen eingesetzt, kommt damit die nicht zu unterschätzende natürliche Variabilität aller Bewegungsabläufe beim Menschen ins Spiel, die alle Meßergebnisse relativiert. Bei der Analyse von Messungen einzelner Bewegungsmuster ist es nötig, ihre Variabilität zu kennen und sie bei der Beurteilung der Meßergebnisse zu berücksichtigen. Fehlinterpretationen bei der Beurteilung einer Einzelmessung könnten die Folge sein, wenn diese zufällig gerade im Randbereich des Variabilitätsspektrums einer Person liegt.

Meßergebnisse, die aufgrund eines einzelnen Meßvorgangs ermittelt werden, können daher nur unter Vorbehalt, als für eine Person repräsentativ bewertet werden. Die Alternative dazu ist, ausreichend viele der zu untersuchenden Bewegungsabläufe aufzunehmen und statistisch zu analysieren. Die Sicherheit, bei der Mittelwertbildung den tatsächlichen mittleren Parameterwerten der Versuchsperson nahezukommen, steigt mit der Anzahl der Einzelversuche.

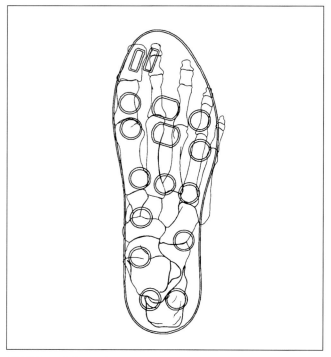

Abbildung 8: Lage der Drucksensoren der Druckmeßsohlen projiziert auf das Fußskelett.

Abbildung 9: Beispiel einer graphischen Darstellung der gemittelten Druckmaxima.

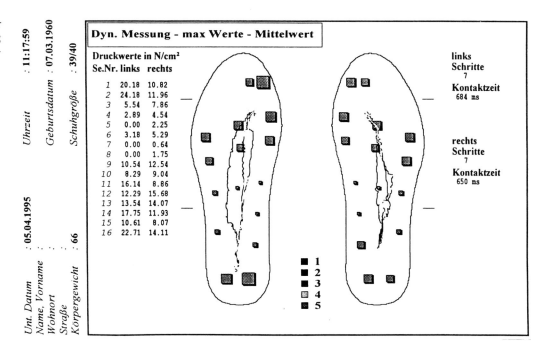

Abbildung 10: Die Kraftverläufe der Schrittphasen.

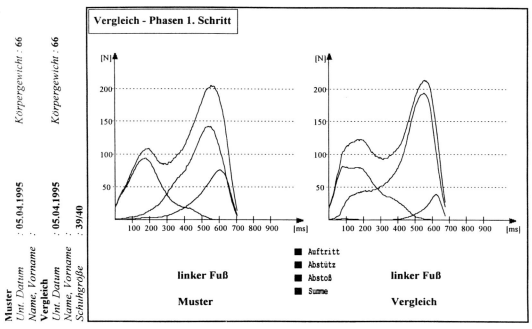

EMG

Äußeren Kräften stehen in einem biomechanischen System innere Kräfte z.B. in Form von Muskelkräften und Zugspannungen von Sehnen und Bändern gegenüber. Typischerweise gibt es zu jedem Muskel einen Gegenspielermuskel, deren Kräfte sich bei gleichzeitiger Aktivität gegenseitig kompensieren und nicht nach außen hin in Erscheinung treten würden.

Dabei sind diese im Inneren des Menschen wirkenden Kräfte oft die wesentlich interessanteren. Sie sind es nämlich, die eine Schädigung verursachen, wenn z.B. eine Sehne unter zu große Spannung gerät oder Bänder in Gelenken reißen.

Eine direkte Messung solcher Kräfte ist nur invasiv möglich und verbietet sich deshalb am Menschen. Es besteht aber die Möglichkeit, eine aktive Spannung eines Muskels über das bis nach außen meßbare elektrische Muster der muskelaktivierenden Nerven, von sogenannten EMG(Elektromyographie)-Signalen, von der Hautoberfläche aufzunehmen.

Die gemessenen EMG-Signale sind sehr anwendungsabhängig. Der Zusammenhang Signal–Kraft ist in keiner Weise linear.

74   2. Diagnostische Verfahren

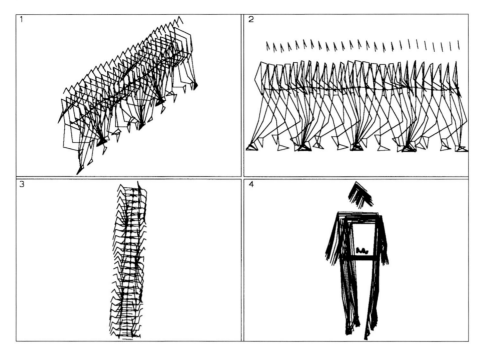

Abbildung 11: Bewegungsanalyse eines Ganges, unterschiedliche Perspektiven.

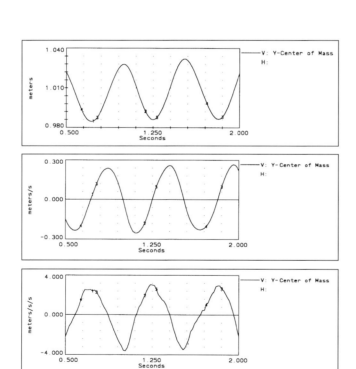

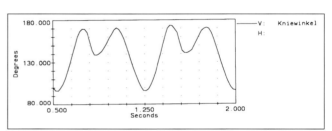

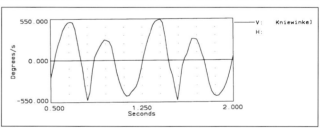

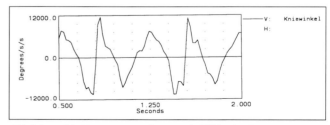

Abbildung 12: Analyse der Schwerpunktsbewegung aus Abbildung 9. Von oben nach unten: Auf- und Abbewegung des Körperschwerpunkts beim Gehen (etwa $1^1/_2$ Schritte), Auf- und Abgeschwindigkeit [m/Sekunde] (zeitliche Ableitung der ersten Kurve), Auf- und Abbeschleunigung [m/Sekunde^2] (zweifache zeitliche Ableitung der ersten Kurve).

Abbildung 13: Parameteranalysen mit Hilfe der Bewegungsanalyse, Beispiel Kniegelenkswinkel eines Joggers. Von oben nach unten: Zwei Doppelschritte eines Läufers (Laufbandversuch), Laufgeschwindigkeit etwa 2,5 Meter/Sekunde, Verlauf des Kniegelenkwinkels [°], 1. Ableitung der Winkelkurve – Kniegelenk-Winkelgeschwindigkeit [°/Sekunde], 2. Ableitung der Winkelkurve – Kniegelenk-Winkelbeschleunigung [°/Sekunde^2], die Winkelbeschleunigung ist dem Drehmoment auf das Gelenk proportional.

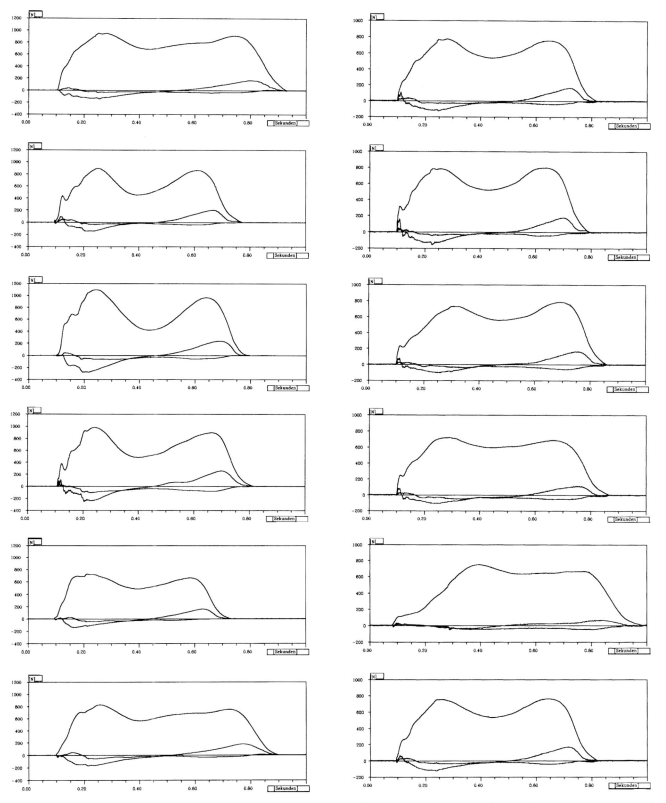

Abbildung 14: Bodenreaktionskraftdiagramme mehrerer Personen beim Gehen. Die Kraftkurven sind für jede Person typisch und reproduzieren sich hochgradig. Sie unterscheiden sich individuell wie Fingerabdrücke.

Abbildung 15: Bodenreaktionskraftkurven zu diagnostischen Zwecken. Unterschiedliches Schuhwerk, oder wie in diesem Beispiel unterschiedliche Sprunggelenkorthesen, beeinflussen den Verlauf der Bodenreaktionskraftkurven einer Person (oder eben nicht, wenn sich die Orthesen in ihrer Wirkung nicht unterscheiden).

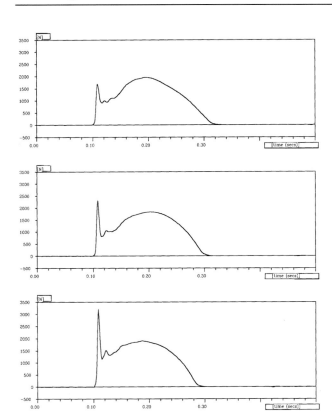

Abbildung 16: Vertikalkomponente der Bodenreaktionskraft eines Barfußjoggers. Die Laufgeschwindigkeit nimmt von oben nach unten stark zu. Die für das Barfußlaufen typische Initialzacke zu Beginn des Auftretens steigt proportional zur Laufgeschwindigkeit an. Diese Initialzacke tritt nicht auf bei Benutzung von Schuhen mit weicher, stark dämpfender Sohle (was aber nicht ausschließlich von Vorteil sein muß).

3. Sportverletzungen und Fehlbelastungsfolgen einzelner Körperregionen

Ohr und Gesichtsschädel

C. Schlegel

Ohr

Äußeres Ohr

Ohrmuschelverletzungen treten häufig bei Kampfsportarten mit Körperkontakt auf. Oft findet sich, neben Weichteil- und Knorpelverletzungen, nur ein Othämatom ohne äußerliche Hautverletzung. Rezidivierende und unbehandelte Othämatome führen, z. B. bei Boxern oder Ringern, zu einer deformierten Ohrmuschel, dem «Schwinger»- oder «Kohlblattohr».

Gehörgangsfrakturen treten direkt im Rahmen einer Felsenbeinfraktur oder indirekt bei einer Kiefergelenksfraktur auf. Häufig ist bei letzterer Verletzung nur eine Kontusionsmarke am Kinn sichtbar.

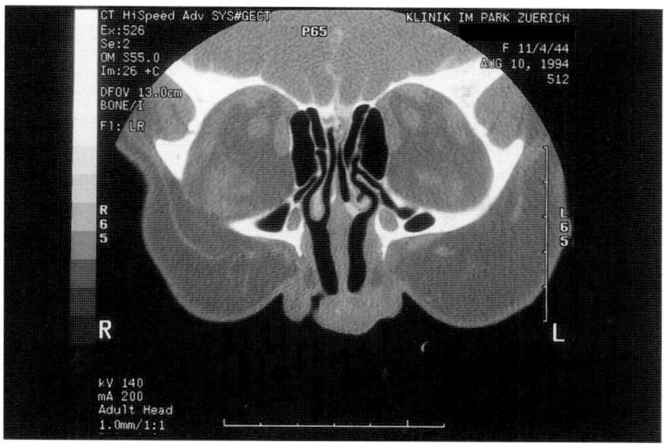

Mittelohr

Ein direkter Schlag auf das Ohr, z. B. durch einen Ball, führt durch den Lufteinschluß im äußeren Gehörgang zu einer traumatischen Trommelfellperforation. Je nach Stärke des Traumas kann dabei auch eine Gehörknöchelchenluxation auftreten. In diesem Zusammenhang ist auch das Barotrauma des Mittelohres und, bei Stapesluxation und Auftreten einer Perilymphfistel, des Innenohres zu erwähnen.

Viele neuere Sportarten (Gleitschirmfliegen, Snow board u. a. m.) führen zu einer deutlichen Zunahme der Schädelbasisfrakturen. Eine Felsenbeinlängsfraktur führt zu einer Schalleitungsschwerhörigkeit. Fazialisverletzungen müssen dabei gesucht werden. Beim klinischen Verdacht einer persistierenden Otoliquorrhoe muß dieser objektiviert werden mittels Nachweis von β2-Transferrin sowie Darstellung der Liquorfistel in der hochauflösenden Computertomographie mit intrathekaler Kontrastmittelgabe.

Abbildung 1: Rhinoliquorrhoe bei Frontobasisfraktur mit Dehiszenz im Ethmoiddach links (koronare CT mit Kontrastmittelgabe).

Innenohr

Eine Felsenbeinquerfraktur äußert sich mit einer sensoneurinalen Schwerhörigkeit sowie einem Spontannystagmus bei Labyrinthausfall. Fazialisverletzungen und Otoliquorrhoe können damit ebenfalls kombiniert sein. Im Rahmen eines Schädelhirntraumas allgemein kann zudem eine Contusio labyrinthi mit entsprechender sensoneurinaler Schwerhörigkeit und peripher-vestibulärer Funktionsstörung auftreten.

Gesichtsschädel

Äußerliche Verletzungen

Bei Weichteilverletzungen im Gesicht ist insbesondere auf Fazialisverletzungen zu achten, damit diese primär versorgt werden können. Sensibilitätsstörungen im Trigeminusbereich können dabei ebenfalls auftreten, deuten jedoch indirekt oft auf Frakturen im Mittelgesichtsbereich hin.

Mittelgesicht

Mittelgesichtsfrakturen treten an erster Stelle bei Mannschaftssportarten (Eishockey, Fußball, Handball usw.) sowie bei Kampfsportarten auf. Die zentralen Mittelgesichtsfrakturen reichen von der unkomplizierten geschlossenen und nicht dislozierten Nasenfraktur bis zur komplexen Mittelgesichtsfraktur mit Beteiligung der Frontobasis (Tab. 1). Neben der genauen äußerlichen Inspektion und Palpation ist bei allen die Nasenhaupt- und Nasennebenhöhlen betreffenden Frakturen eine endoskopische Beurteilung durch einen Rhinologen gefordert, damit ein Septumhämatom, eine Septumfraktur oder eine Rhinoliquorrhoe nicht übersehen werden. Konventionelle Röntgenaufnahmen werden bei allen eine unkomplizierte Nasenfraktur übersteigenden Verletzungen mit einer Computertomographie in koronarer Schnittführung ergänzt. Besteht der Verdacht auf Rhinoliquorrhoe bei einer Frontobasisfraktur, kann der Nachweis von β2-Transferrin im Nasensekret von diagnostischer Hilfe sein. Die Liquorfistel selbst kann in der hochauflösenden Computertomographie mit intrathekaler Kontrastmittelgabe oder mit der Nasenendoskopie mit gleichzeitiger intrathekaler Gabe von Fluorescin lokalisiert werden (Abb. 1).

Die lateralen Mittelgesichtsfrakturen betreffen das Jochbein, den Jochbogen und die Orbita. Eine isolierte Orbitabodenfraktur («blow out fracture») tritt z.B. bei einem Aufprall eines Tennisballes auf den Bulbus auf (Abb. 2).

Unterkiefer

Unterkieferfrakturen treten hauptsächlich nach einem direkten Trauma (Schlag/Sturz) auf. Hauptsymptom sind in erster Linie die gehemmte Mundöffnung und die gestörte Occlusion.

Mundhöhle

Neben Zahnverletzungen treten im Mundbereich Bißverletzungen der Zunge nach Stürzen auf. Stöcke (z.B. Eishockey) können zu Pfählungsverletzungen im Gaumenbereich führen.

Halsweichteile

Neben oberflächlichen Verletzungen und Verletzungen der Halsgefäße können auch caudale Hirnnerven und Nerven des Plexus cervicalis und brachialis betroffen sein. Nach Läsionen des N.accessorius, vagus (N.recurrens) und phrenicus sind zu suchen. Gefürchtet sind zudem Intimaläsionen der A.carotis nach Schlagtrauma (z.B. Karate).

Tabelle 1: Einteilung der Mittelgesichtsfrakturen

zentrale
- Nasenfrakturen (ohne/mit Septumfraktur)
- Naso-ethmoidale Frakturen
- Naso-ethmoido-frontale Frakturen
- Le Fort Frakturen I – III

laterale:
- Orbitafrakturen (isoliert/kombiniert)
- Jochbeinfrakturen
- Jochbogenfrakturen

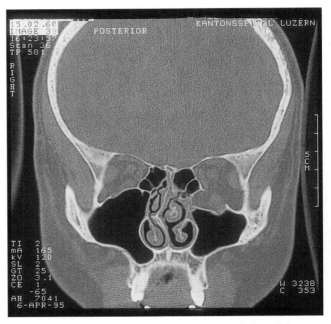

Abbildung 2: Dislozierte, isolierte Orbitabodenfraktur (blow out fracture) links (koronare CT der Nasennebenhöhlen).

Larynxtrümmerfrakturen können sofort zu einem dramatischen Zustandsbild mit Erstickungsgefahr führen, welches eine Notkoniotomie oder -tracheotomie notwendig macht. Bei Larynxkontusionen ist zu beachten, daß auch noch Stunden später eine obstruierende endolaryngeale Schwellung auftreten kann.

Literatur

1 Cox, J.N. et al.: Full-contact et aneurysme dissequant de l'artère carotide interne thrombosée avec ramolissement cerebral. Schweiz. Med. Wochenschrift 1986; 116:1687–1692.

2 Dedo, H.H. et al.: Laryngeal reconstruction in acute and chronic injuries. Otolaryngol Clin N Amer 1983; 16:373–389.

3 Donald, P.J.: The management of soft tissue trauma to face and neck. In: Paparella, M.M. et al. (eds.): Otolaryngology. Vol. IV, 3rd ed., Philadelphia, Saunders, 1991.

4 Fisch, U.: Management of intratemporal facial nerve injuries. J Laryngol Otol 1980; 94:129–134.

5 Oberascher, G.: Otoliquorrhoe-Rhinoliquorrhoe. Laryngol. Rhinol. Otol. 1988; 67:379–385.

6 Rowe, N.L., Williams, J.L.: Maxillofacial Injuries. Edinburgh, Churchill Livingstone, 1985.

Augen

D. Schnell

Epidemiologie

Etwa 3 Prozent aller Augenverletzungen entstehen bei sportlicher Betätigung (32, 48, 57, 58). Der Anteil der Augenverletzungen an der Gesamtanzahl der Sportverletzungen beträgt jedoch lediglich 1 Prozent. Pro 100 000 Sporttreibende ereignen sich je nach Sportart zwischen 6 und 26 Augenverletzungen (13, 51), wobei zwei Drittel der Verletzungen als leicht, ein Drittel der Augenverletzungen jedoch als mittelschwer bis schwer einzustufen sind (10, 22, 24, 31, 50) (Tab. 1). Der Anteil der stationären Klinikbehandlungen liegt bei etwa 25 Prozent. 10 Prozent der sich im Sport ereignenden Augenverletzungen führen zu Erblindungen (12, 39, 42, 43, 46).

60 bis 70 Prozent der Sportverletzungen am Auge ereignen sich in Sportarten, bei denen ein Gegenstand bewegt wird (Ball, Puck). In Relation zur Zahl der Sporttreibenden steht die Sportart Squash an der Spitze der Verletzungshäufigkeit (15, 17, 23, 28) (Tab. 2).

Die Häufigkeit der Augenverletzungen richtet sich nach den in den verschiedenen Ländern betriebenen Sportarten. Erschreckend ist, daß in einigen Ländern, z. B. Schweden, über 20 Prozent aller perforierenden Verletzungen sportbedingt sind.

Die kleinen Bälle und Pucks verursachen die meisten Augenverletzungen. Die häufigeren Verletzungen ergeben sich dadurch, daß die kleineren Gegenstände mit höherer Geschwindigkeit und häufig auch aus näherer Entfernung geschossen werden als große Bälle. Die großen Bälle treffen meist das Auge ebenso zielsicher und passen sich schon bei geringer Beschleunigung im Aufprall durch Verformung der Gesichtsstruktur an. Entscheidend für die Verletzungshäufigkeit und Inten-

Tabelle 1: Augenverletzungen beim Sport (eigene über 17 Jahre geführte Sportunfallstatistik)

Augenprellungen	52,1%
Fremdkörperverletzungen	17,7%
Infektionen oder Reizungen	12,5%
Strahlen-, chemische und physikalische Einwirkungen	11,9%
Schnitt- und Spießungsverletzungen	5,8%

Tabelle 2: Häufigkeit der Augenverletzungen in Abhängigkeit von der Sportausübung

Reihenfolge der Sportarten	Häufigkeit der Augenverletzungen prozentual Sportausübungstendenz	Ungefähre Häufigkeit der Sportausübung (Hochrechnung)
1. Squash	0,153%	7 200
2. Eishockey	0,130%	11 100
3. Tennis	0,085%	71 400
4. Feldhockey	0,084%	21 300
5. Boxen	0,082%	14 700
6. Basketball	0,050%	47 500
7. Volleyball	0,033%	111 500
8. Handball	0,010%	160 000
9. Fußball	0,006%	1 216 600
10. Reiten	0,005%	320 000
11. Turnen und Gymnastik	0,003%	436 600
12. Sonstige	0,035%	430 000
gesamt	0,010%	307 900

sität ist der Quotient zwischen der Ballgeschwindigkeit und dem Schußabstand. Beim Squashball liegt der Quotient zwischen 30 und 100 (180 bis 300 km/h bei 3 bis 6 m Abstand), beim Fußball jedoch nur um 2 bis 10 (40 bis 100 km/h bei einer Schußentfernung von 10 bis 20 m) (50, 51).

Verletzungen (Tab. 1)

Kleine elastische Hohlbälle (Tennis-, Tischtennis-, Squashball) und kleine fast unelastische Vollbälle (Badminton-, Baseball-, Golf-, Criquetball, Puck) verursachen wegen der guten elastischen Aufhängung des Augapfels meist Verletzungen der vorderen Abschnitte (bis zur Augenlinse).

Verletzungen des Auges mit kleineren Bällen (z. B. mit Squashball) verlaufen in mehreren Phasen (8, 27):

- Kompressionsphase: Das Auge wird sagittal verkürzt, dafür äquatorial verbreitert.
- Dekompressionsphase: Der Ball wird durch Eigen- und Augen-Elastik zurückgeschleudert, das Auge vergrößert sich äquatorial auf 128 Prozent seiner ursprünglichen Größe, es wird birnenförmig.
- Überdehnungsphase: Sagittal vergrößert sich der Bulbus auf 112 Prozent seiner Ursprungsgröße. Er wird ellipsoid.
- Oszillationsphase: Das Auge oszilliert in Gänze. Im Auge kommt es zu entsprechenden Veränderungen, wie Rissen, Dislokationen, Blutungen und Ödemen.

Größere luftgefüllte Hohlbälle (Fuß-, Volley-, Basket-, Handball) schädigen vorwiegend die hinteren Augenabschnitte (Kammerwinkel, Regenbogenhaut, Netz-, Aderhaut, Sehnerv), die zu 78 Prozent operativ versorgt werden müssen (55).

Der Pathomechanismus verläuft in drei Phasen:

- Durch die Kompression der Augenregion und des Auges (die durch Vollbälle entsprechend ihrer Masse intensiver erfolgt) kommt es zu einer Verbreiterung unter Längenabnahme des Augapfels mit den verschiedensten Verletzungen von Lidern, Binde-, Hornhaut, Iris, Ziliarkörper.
- In der zweiten Phase des Rückpralles entsteht eine Sogwirkung, in der es zu einer Mengenzunahme des Auges (sagittal) kommt. Es entsteht ein Unterdruck zwischen Linse, Iris-Ziliarkörper-Rückfläche und vorderer Glaskörper-Grenzmembran einerseits und zwischen Linse, Iris-Ziliarkörper-Rückfläche sowie peripheren Netzhaut-Anteilen andererseits, was zu Linsen-(Sub-)Luxationen, peripheren Netzhaut-Abrissen der Ora und angrenzender Bereiche, zu Gefäßrissen und damit Blutungen führen kann.
- In der dritten Phase entsteht ein Sog zwischen hinterer Glaskörper-Grenzmembran und Netzhaut, so daß das Berlin-Ödem, intraretinale Blutungen, zentrale und periphere Netzhautlöcher entstehen.

Die Augenverletzungen reichen von leichten Lidschürfungen über schwere Augenlinsenlösungen (Linsenluxationen) bis zu Aderhaut-, Sehnervenschädigungen und Netzhautablösungen. Auch Augenmuskellähmungen und Brüche der Augenhöhle (Blow-out-Frakturen) treten auf. Bei den Fremdkörperverletzungen sind vor allem das Lid sowie die Binde- und Hornhaut betroffen. Tiefer ins Auge eindringende Fremdkörper kommen dagegen nur selten vor.

Bakterielle und virusbedingte (vorwiegend Herpes) Entzündungen entstehen häufig auf dem Boden einer immunologisch geschwächten Abwehrlage. Zu physikalischen und chemischen Einwirkungen kommt es in erster Linie durch ultraviolette Strahlen, Chlor, Kälte oder durch die Kontaktlinsen (35, 47, 52).

Ungeeignete Brillengestelle, zerberstende Brillengläser und Baumzweige können Schnitt- und Spießungsverletzungen hervorrufen. Diese Verletzungen sind durch Sportbrillen vermeidbar.

Die schwerste Verletzung (Berstung des Augapfels) wird durch harte Gegenstände hervorgerufen.

Sportartspezifische Besonderheiten

Badminton

Der Federball erreicht Geschwindigkeiten von über 200 km/h. Durch die rasche Abbremsung treten selten schwerwiegende Augenverletzungen auf. Beim Doppel stellt der Schläger des Mitspielers eine Gefahr dar (26, 34).

Baseball

In den USA werden jährlich 2,4 Millionen Augenverletzungen gemeldet, davon 4,2 Prozent bei sportlicher Betätigung. 18 Prozent von diesen verursacht das Baseballspiel, welches damit die meisten Augenunfälle aller Sportarten aufweist. Während im Amateurbereich schwerere Verletzungen auftreten, herrschen bei den Profis die leichteren Verletzungen vor.

Boxen

Im Boxen stehen die Kontusionen im Vordergrund. Enzenauer (9) berichtet, daß in New York von 401 Boxern 22, also 5 Prozent stationär aufgenommen werden mußten, einer erblindete (= 0,25 %) durch eine Bulbus-Ruptur.

Da es neben dem «Knock out» das Ziel des Boxens ist, durch Haut-Verletzungen die Kampfunfähigkeit des Gegners herbeizuführen, stehen das leicht verletzbare Augenlid sowie die Augenbraue neben dem Kinn ganz im Mittelpunkt des Gegner-Interesses. Oft wird durch das Lid hindurch das Auge mitverletzt. Daher verwundert es nicht, daß Giovannazzo (14) in New York bei 66 Prozent, Wedrich (56) in Wien bei 76 Prozent asymptomatischer Boxer Augenverletzungen in der Anamnese fand, von denen 58 Prozent Folgen in Form von Veränderungen des Visus, des Kammerwinkels, der Linse, der Macula oder Netzhaut aufwiesen.

Einige Autoren (3, 33) berichten von hohen Prozentzahlen an zum Teil ungewöhnlichen Netzhautveränderungen. In unserer Statistik stehen die Augenverletzungen im Boxen im Vergleich zur Häufigkeit der Sportausübung an vierter Stelle.

Bungee Jumping

Der freie Fall über 50 bis 90 m läßt bei vielen eine starke Euphorie mit Schmerzschwellenerhöhung (durch Cortisonspiegel-Anstieg) aufkommen, interessanterweise ohne jegliche Endorphin-Ausschüttung (30).

Je größer die Höhen, desto mehr droht die Gefahr von Augenkomplikationen, zum einen durch Linsen-, Ziliar-, Glas-Körper- und Netzhaut-Problematik, zum zweiten durch Venen-Überdruck im Kopf. Die klappenlosen Halsvenen geben beim freien Fall kopfüber den Druck des venösen Systems weiter an das Auge (und das Gehirn).

Beim relativ abrupten Abbremsen des freien Falles und in der nachfolgenden Rück-Beschleunigung nach oben erhöht sich der Druck stark, was oft intra- und präretinale Blutungen hervorruft (19, 36).

Liegen diese oder die ebenfalls beobachteten Cotton-Wool-Herde zentral, so führt dies zu temporären oder permanenten Visus-Minderungen, im Extremfall kann es zur Erblindung kommen (4, 7, 16, 54).

Criquet

Diese im Bereich des früheren britischen Empire verbreitete Sportart kann zu schweren Verletzungen, wie Berstungen des Augapfels und Netzhautablösungen führen (6, 21).

In Neuseeland stellen Unfälle dieser Sportart 30 Prozent aller Sport-Augenverletzungen, die eines Klinikaufenthaltes bedürfen (1).

Eishockey

Die kleine Hartgummischeibe ist ebenso gefährlich wie der Schläger. Schwerere und schwerste Verletzungen aller Augenabschnitte können von beiden ausgehen, und zwar sowohl für Spieler als auch Zuschauer (37). In Deutschland ist nur bei Jugendlichen Gesichtsschutz verbindlich vorgeschrieben. Erwachsene Spieler tragen, außer dem Torwart, selten Gesichts- oder Augenschutz, was eine zunehmende Zahl an Augenverletzungen hervorruft.

Fußball

Beim Fußball führt der Kampfcharakter zu zahlreichen Verletzungen der Augenregion. Die Netzhaut ist besonders gefährdet. Kopfbälle können durch starke Erschütterungen von Glaskörper und Netzhaut ebenfalls Schäden im Auge auslösen. Die Augenverletzungen werden durch den Ball sowie den Ellenbogen, Hand, Finger, Kopf, Bein oder Fuß des Gegners verursacht (53).

Golf

Schläger-Verletzungen sind beim Golf selten, Ball-Unfälle, die sowohl Mitspieler wie auch Zuschauer widerfahren können, prellen und verätzen durch Explosion der flüssigkeitsgefüllten Bälle oft die Augenregion (11, 38).

Hockey

Obwohl der Ball weit unter Augenhöhe am Boden gespielt werden muß, wird nicht selten das Auge eines Mit- oder Gegenspielers getroffen. Der unelastische Ball verursacht Verletzungen des vorderen und mittleren Augenabschnittes. Der Schläger kann schwere Augenprellungen bis hin zu Einbrüchen der Augenhöhle in die Kieferhöhle (Blow-out-Frakturen) verursachen (40, 41).

Squash

Das Spiel der Gegner auf engstem Raum, der über 220 km/h schnelle Ball und der Wettkampfcharakter des Spiels führen zu der hohen Anzahl von Augenverletzungen. Entscheidend ist die Spielstärke, die Härte des Balles und die Aggressivität der Spieler. 50 Prozent der Squash-Unfälle betreffen den Kopf und davon wiederum die Hälfte die Augenregion.

Die nützlichen Schutzbrillen werden kaum angeboten und selten getragen (2, 44).

Surfen

Die meisten Augenverletzungen erleiden durch den Surfer übersehene Schwimmer. Selten verletzen Brett, Schwert, Mast, Baum oder Segel den Surfer beim Sturz selbst (5, 29).

Tauchen

Bindehautblutungen bei Barotraumen der Augen durch fehlenden Druckausgleich in der Taucherbrille zählen zu den ungefährlicheren Augenverletzungen. Implosionen durch beim Tauchen getragene Kunstaugen führen zu teilweise schweren Schnittverletzungen der Augenhöhle und Lider (18, 49).

Bei Dekompressionsunfällen (Caisson-Krankheit) können ausperlende Stickstoffbläschen die Augen schädigen (20, 45).

Bei Tauchern, die im Laufe ihres Taucherlebens Dekompressionsunfälle erlitten hatten, konnten in 50 Prozent Gefäßveränderungen (Verschlüsse) sowie Netzhautschädigungen in Peripherie und Zentrum bis zur Erblindung festgestellt werden.

Besonders gefährlich ist das Tauchen bei bestehenden Netzhautveränderungen und Grünem-Star-Patienten mit engem Kammerwinkel oder Gesichtsfeldausfällen. Nach Operationen von Grauem und Grünem Star sowie anderen Eingriffen im Auge können beim Ab- und Auftauchen durch Druckveränderungen Schäden entstehen.

Bei fortgeschrittenen Zuckererkrankungen (proliferative diabetische Retinopathie), Durchblutungsstörungen (Maculopathien), Gefäßveränderungen (Angiopathien) darf nicht getaucht werden (25)!

Tennis

Augenverletzungen beim Tennis sind selten. Das Doppelspiel ist deutlich gefährlicher als das Einzel. Doppelspieler sollten Augenschutz tragen.

Wintersportarten

Durch das weit verbreitete Tragen von Skibrillen sind die direkten Verletzungen der Augen im Skisport selten geworden. Häufiger dagegen treten nach Stürzen Blutungen und Netzhautablösungen auf. Beim Eiskunstlauf gibt es außer durch Finger, Arm und Ellenbogen verursachte leichte Prellungen kaum direkte Augenverletzungen.

Prophylaxe

90 Prozent aller Augenverletzungen im Sport wären durch Gesichts- oder Augenschutz vermeidbar. Ein Augenschutz ist insbesondere für die Sportarten Squash und Eishockey, jedoch auch für Baseball sowie Badminton und Tennis-Doppelspieler zu fordern.

Auch die Qualität der Gesichts- und Augenschutzmasken ist wichtig. So erlauben noch immer die meisten auf dem Markt angebotenen Squash-Augenmasken dem Ball oder Schläger den Zugang zum Auge.

Literatur

1 Aburn, N.: Eye Injuries in indoor cricket at Wellington Hospital: a survey January 1987 to June 1989. New Zealand Med. J. 103 (1990) 898, 454–456
2 Ballance, C.: Ocular injuries in squash competitors. Nursing standard 6 (1992) 39, 25–27
3 Carter, J.B., Parke, D.W. 2d.: Unusual retinal tears in an amateur boxer. Archives of ophthalmol. 105 (1987) 8, 1138
4 Chan, J.: Ophthalmic complications after bungee jumping. Brit. J. of ophthalmol. 78 (1994) 3, 239
5 Colin, J., Fily, J., Bonissent, J.F.: Accidents oculaires de la planche à voile. Presse medicale 13 (1984) 4, 224
6 Coroneo, M.T.: An eye for cricket. Ocular injuries in indoor cricketers. Med. J. of Australia 142 (1985) 8, 469–471
7 David, D.B., Mears, T., Quinlan, M.P.: Ocular complications associated with bungee jumping. Brit. J. of ophthalmol. 78 (1994) 3, 234–235
8 Delori, F., Pomerantzeff, O., Cox, M.S.: Deformation of the globe under high-speed impact: Its relation to contusion injuries. Invest. ophthalmol. 8 (1969) 290
9 Enzenauer, R.W., Mauldin, W.M.: Boxing-related ocular injuries in the United States Army, 1980 to 1985. Southern Med. J. 82 (1989) 5, 547–549
10 Erie, J.C.: Eye injuries. The physician and sportsmedicine. 19 (1991) 11, 108–122
11 Farley, K.G.: Ocular trauma resulting from the explosive rupture of a liquid center golf ball. J. of the American optometric association 56 (1985) 4, 310–314
12 Fong, L.P.: Sports-related eye injuries. Med. J. of Australia. 160 (1994) 12, 743–747
13 Genovese, M.T., Lenzo, N.P., Lim, R.K., Morkel, D.R., Jamrozik, K.D.: Eye injuries among pennant squash players and their attitudes towards protective eyewear. Med. J. of Australia 153 (1990) 11, 12, 655–658
14 Giovinazzo, V.J., Yannuzzi, L.A., Sorenson, J.A., Delrowe, D.J., Cambell, E.A.: The ocular complications of boxing. Ophthalmol. 94 (1987) 6, 587–596
15 Gregory, P.T.: Sussex Eye Hospital sports injuries. Brit. J. of ophthalmol. 70 (1986) 0, 748–750
16 Habib, N.E., Malik, T.Y.: Visual loss from bungee jumping. Lancet 343 (1994) 8895, 487
17 Harada, T., Hirano, K., Ishii, M., Ichikawa, H.: Bilan sur 164 cas de traumatismes oculaires dus à certains sports. J. Franc. d. ophthalmol. 8 (1985) 6, 7, 455–458
18 Isenberg, S.J., Diamant, A.: Scuba diving after enucleation. American J. of Ophthalmol. 100 (1985) 4, 616–617
19 Jain, B.K., Talbot, E.M.: Bungee jumping and intraocular haemorrhage. Brit. J. of ophthalmol. 78 (1994) 3, 236–237

20 James, P. B.: Ocular fundus lesions in divers. Lancet 1 (1989) 8640, 731–732
21 Jones, N. P., Tullo, A. B.: Severe eye injuries in cricket. Brit. J. of sports medicine 20 (1986) 4, 178–179
22 Jones, N. P.: Eye injuries in sport: an increasing problem. British J. of Sports Medicine 21 (1987) 4, 168–170
23 Jones, N. P.: Eye injury in sport: incidence, biomechanics, clinical effects and prevention. J. of the Royal College of Surgeons of Edinburgh. 38 (1993) 3, 127–133
24 Jones, N. P.: One year of severe eye injuries in sport. Eye 2 (1988) 5, 484–487
25 Kalthoff, H.: Auge und Tauchen. Zeitschr. f. prakt. Augenheilkd. 6 (1985) 1–3, 153–158, 189–194, 397–403
26 Kelly, S. P.: Serious eye injury in badminton players. Brit. J. of ophthalmol. 71 (1987) 10, 746–747
27 Kirchhoff, E., Kroll, P.: Mit Brille wär' das nicht passiert. TW Sport + Medizin 3 (1991), 424–426
28 Kroll, P., Stoll, W., Meyer-Rüsenberg, H.-W.: Sportverletzungen am Auge. In: Heck, H., Hollmann, W., Liesen, H., Rost, R. (Hrsg.): Sport: Leistung und Gesundheit. Köln, Dtsch. Ärzteverlag (1983), 741–746
29 Lawless, M., Porter, W., Pountney, R., Simpson, M.: Surfboard-related ocular injuries. Australian and New Zealand J. of ophthalmol. 14 (1986) 1, 55–57
30 Loew, T., Zimmermann, U., Hummel, T., Wildt, L.: Bungee Jumping. Münch. med. Wschr. 135 (1993) 30/31, 396–399
31 MacEwen, C. J.: Sport associated eye injury: a casualty department survey. British J. of Ophthalmol. 71 (1987) 9, 701–705
32 MacEwen, C. J.: Eye injuries: A prospective survey of 5671 cases. Br. J. Ophthalmol. 73 (1989) 11, 888–894
33 Maguire, J. I., Benson, W. E.: Retinal injury and detachment in boxers. Jama 255 (1986) 18, 2451–2453
34 McWhae, J., LaRoche, G. R.: Badminton-related eye injuries. Can. J. of ophthalmol. 25 (1990) 3, 170
35 Momas, I., Brette, F., Spinasse, A., Squinazi, F., Dab, W., Festy, B.: Health effects of attending a public swimming pool: follow up of a cohort of pupils in Paris. J. of epidemiol. and community health 47 (1993) 6, 464–468
36 Mondon, H., Guillerm, A. D., Hamard, H., Sales, M. J., Leport, M., Le Quoy, O.: Strangulation experimentale involontaire et syndrome d'hypertension veineuse cephalique. Bulletins et memoires de la Société Française d. Ophthalmol. 97 (1986), 134–137
37 Myles, W. M., Dickinson, J. D., LaRoche, G. R.: Ice hockey and spectators' eye injuries. New England J. of med. 329 (1993) 5, 364
38 Nelson, C.: Eye injuries from exploding golf balls. Brit. J. of ophthalmol. 51 (1970), 670
39 Pashby, T. J.: Eye injuries in Canadian sports and recreational activities. Canadian J. of ophthalmol. 27 (1992) 5, 226–229
40 Pashby, T. J.: Ocular injuries in hockey. Internat. ophthalmol. clinics 28 (1988) 3, 228–231
41 Pashby, T.: Eye injuries in Canadian amateur hockey still a concern. Canadian J. of ophthalmol. 22 (1987) 6, 293–295
42 Pashby, T.: Eye injuries in Canadian amateur hockey. Canadian J. of ophthalmol. 20 (1985) 1, 2–4
43 Pashby, T.: Eye injuries in sports. J. ophthalmic nurs technol. 8 (1989) 3, 99–101
44 Pförringer, W.: Squash In: Pförringer, W., Rosemeyer, B., Bär, H.-W. (Hrsg.): Sporttraumatologie. Beiträge zur Sportmedizin. Erlangen, Perimed 15 (1981), 264–271
45 Polkinghorne, P. J., Sehmi, K., Cross, M. R., Minassian, D., Bird, A. C.: Ocular fundus lesions in divers. Lancet 2 (1988) 8625, 1381–1383
46 Rapoport, I., Romem, M., Kinek, M., Koval, R., Teller, J., Belkin, M., Yelin, N., Yanco, L., Savir, H.: Eye injuries in children in Israel. A nationwide collaborative study. Arch. ophthalmol. 108 (1990) 3, 376–379
47 Robinson, J. D., Kosoko, O., Mason, R. P., Cowan, C. L. jr.: Pasteurella multocida corneal ulcer following a baseball injury. J. of the national medical association, 81 (1989) 5, 609–610
48 Rompe, G., Rieder, H., Klumpp, H.: Grenzen der Unfallforschung im Schulsport. Dtsch. Ztsch. Sportmed. 32 (1981) 8, 222–226
49 Rudge, F. W.: Ocular barotrauma caused by mask squeeze during a scuba dive. Southern Med. J. 87 (1994) 7, 749–750
50 Schnell, D.: Augenverletzungen, Verletzungsfolgen und andere Affektionen während sportlicher Betätigung. In: Rieckert, H. (Hrsg.): Sportmedizin – Kursbestimmung. Berlin-Heidelberg, Springer (1987) 116–124
51 Schnell, D.: Verletzungen und andere Affektionen der Augenregion beim Ballsport. Dtsch. Ztsch. Sportmed. 38 (1987) 3, 112–117
52 Seiff, S. R.: Ophthalmic complications of water sports. Clinics in sports medicine 6 (1987) 3, 685–693
53 Sherwood, D. J.: Eye injuries to footfall players. New England J. of med. 320 (1989) 11, 742
54 Simons, R., Krol, J.: Visual loss from bungee jumping. Lancet 343 (1994) 8901, 853
55 Verdaguer, J. T.: Juvenile retinal detachment. Amer. J. ophthalmol. 93 (1982), 145–156
56 Wedrich, A., Velikay, M., Binder, S., Radax, U., Stolba, U., Datlinger, P.: Ocular findings in asymptomatic amateur boxers. Retina 13 (1993) 2. 114–119
57 Zagelbaum, B. M., Hersh, P. S., Donnenfeld, E. D., Perry, H. D., Hochman, M. A.: Ocular trauma in major-league baseball players. New England J. of medicine 330 (1994) 14, 1021–1023
58 Zagelbaum, B. M.: Sports-related eye trauma. The physician and sportsmedicine 21 (1993) 9, 25–42

Wirbelsäule

B. Rosemeyer und M. Krüger-Franke

Die Wirbelsäule als zentrales Achsenorgan des Menschen ist besonderer Belastung ausgesetzt. Der Übergang vom vierbeinigen zum zweibeinigen Gehen hat uns Schwachstellen geschaffen, an die sich unser Körper nur sehr ungenügend angepaßt hat.

Dies sind überwiegend die Übergänge von mobilen zu stabilen Wirbelsäulenabschnitten (untere Halswirbelsäule, obere und untere Lendenwirbelsäule). Häufig treten Übergangsstörungen auf (Abb. 1). Besonders der lumbosakrale Übergang, in dem 70 Prozent der Flexions-/Extensionsbewegung der Lendenwirbelsäule stattfindet, ist ein extrem belastetes Bewegungssegment. Dieses hat zur Folge, daß, auch in Abhängigkeit von Vorschäden aus der Wachstumszeit (Abb. 2), in der Regel schon 40jährige degenerative Veränderungen besonders im Bereich der unteren LWS aufweisen, die jedoch nicht unbedingt Schmerzen verursachen müssen.

Von der mobilen Phase bis zum Vorschulalter geht unser Leben direkt in eine statische Phase mit überwiegend sitzender Haltung über. Dieses ist besonders für die Bandscheibe als dem größten Baustein des menschlichen Körpers ohne eigene Blutversorgung problematisch. Sie lebt, wie Junghanns einmal formulierte, «von der Bewegung». Damit addiert sich zu dem Problem der konstruktionsbedingten Schwachstellen die Problematik überwiegend statischer Körperhaltungen.

Sport als Ausdruck der Mobilität ist damit grundsätzlich für die Wirbelsäule gut, wenn er mit Vernunft betrieben wird. Sporttreibende haben weniger Probleme mit ihrem Achsenorgan als Nichtsporttreibende (3).

Beim Kind ist die ligamentäre Stabilisierung der Wirbelsäule noch ungenügend, es ist physiologisch ein «Bindegewebsschwächling». Auch die Muskeln, die diese Schwäche teilweise kompensieren könnten, sind noch nicht so kräftig wie beim Erwachsenen. Früher und intensiver Trainingsbeginn sowie stereotype Belastungen ohne ausreichende Erholungsphasen stören das Gleichgewicht zwischen Belastbarkeit und Belastung und können sehr leicht Schäden verursachen.

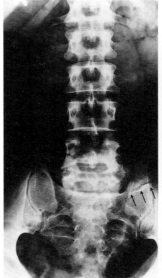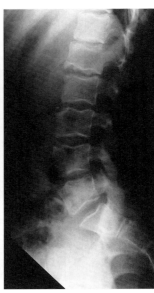

Abbildung 1: Einseitige lumbosakrale Übergangsstörung bei einer Handballspielerin mit Nearthrose links (Pfeile).

Abbildung 2: Zustand nach Scheuermannscher Erkrankung der Lendenwirbelsäule. Ausgeprägte Wachstumsstörungen an den Grund- und Deckplatten und der ventralen Randleiste der Wirbelkörper.

Sportartspezifische Probleme

Das Hauptproblem der Belastung der Wirbelsäule liegt weniger in einer zu ausgeprägten als in einer häufig zu geringen und falschen Belastung. Sportliche Betätigung veranlaßt in der Regel das biologische System zu positiven Anpassungsreaktionen. Die Grenzen der Anpassungsfähigkeit liegen dabei eher in den bradytrophen Strukturen des Haltungs- und Bewegungsapparates als im Bereich des Herz-/Kreislaufsystems.

Nach Groh treten Sportschäden an der Wirbelsäule in 5 Prozent und Verletzungen in 1 bis 3 Prozent auf, 80 Prozent davon im Training (3).

Die Schädigungsmechanismen bestehen aus extremen Lordosierungen, axialen Stauchungsbelastungen und Torsionsbewegungen.

Alpiner Skilauf

Der alpine Skilauf ist im Winter für die meisten Sportverletzungen verantwortlich. Die Wirbelsäule ist besonders in schneearmen Wintern durch direktes Trauma gefährdet. Die erste und die letzte Abfahrt des Tages ist statistisch am verletzungsträchtigsten. Dreißig Prozent der erlittenen Verletzungen haben ihre Ursache in Fremdverschulden.

Autorennsport

Problematisch ist die meist halb liegende Sitzhaltung in Totalkyphose der gesamten Wirbelsäule. Darüber hinaus wirken die Vibrationen und die Stoßbelastungen von Fahrbahn und Fahrzeug abscherend auf die Wirbelsäule.

Ballett

Die Grundhaltung verlangt eine Kippung des Beckens und eine Abflachung der Lendenwirbelsäulenlordose und der Brustwirbelsäulen-Kyphose. Auf der anderen Seite wird eine überdurchschnittliche Beweglichkeit aller Wirbelsäulenabschnitte vorausgesetzt und trainiert. Das anlagebedingt lockere Bindegewebe, extreme Dehnübungen sowie der frühe Trainingsbeginn können zu Wirbelsäulenbeschwerden führen.

Boxen

Die Halswirbelsäule ist besonders gefährdet. Sie wird ähnlich wie beim Aufpralltrauma im Pkw belastet. Ernsthafte Schäden sind häufig.

Eislauf

Beim Eiskunstlauf bestehen ähnliche Probleme wie beim Turnen und beim Ballett (Hyperlordosierung der Lendenwirbelsäule).

Gehen

Das normale Gehen ist gekennzeichnet durch einen flüssigen Bewegungsablauf ohne Stauchungsbelastung der Wirbelsäule. Beim Gehersport jedoch finden regelmäßige Beckenkippungen statt, die besonders den lumbosakralen Übergang erheblich beanspruchen.

Golf

Der Golfschlag ist eine unphysiologische, komplizierte Bewegung mit Seitneigung und Rotation der Wirbelsäule. Probleme entstehen, wenn der Bewegungsablauf im Training sehr häufig wiederholt wird und der Spieler versucht, seine ungenügende Koordinationsfähigkeit durch erhöhten Krafteinsatz zu kompensieren.

Kraftsport

In der Regel wirkt hierbei der Druck senkrecht und ohne Torsion auf die Bandscheibe ein, eine Position, in der die Bandscheibe sehr belastbar ist. Veränderungen im Hebelarm vergrößern die Scherbelastungen und führen zu Problemen. Da das «Drücken» eine starke Hyperlordose der Lendenwirbelsäule zur Folge hat, wurde es aus den Wettbewerben genommen.

Laufen

Stauchungskräfte belasten besonders die Wirbelsäule und die Gelenke der unteren Extremitäten. Große Unterschiede finden sich zwischen den einzelnen Laufdisziplinen. Besonders im Hürdenlauf wird die Lendenwirbelsäule besonders beansprucht.

Leichtathletik allgemein

Die Anforderungen in allen Disziplinen sind heute nicht nur im Spitzensport extrem hoch. Bei fast allen Übungen steht auch die Wirbelsäule im Zentrum der Belastung.

Mannschaftssportarten

Hier treten die meisten Verletzungen durch Körperkontakt auf. Eine direkte Abhängigkeit besteht zum Aggressionspotential der Sportart. Fußball ist die Sportart, die im Sommer für die meisten Überlastungen und auch Verletzungen verantwortlich ist.

Motorradrennsport

Ähnlich wie beim Autorennsport ist die Grundhaltung in Totalkyphose der Wirbelsäule ungünstig (dauernde Haltung, ungünstig verstärkt durch das Einwirken von Vibrationen und Stößen). Durch Stürze kann jede Verletzungsart im Bereich der Wirbelsäule auftreten.

Racketsportarten

Die Kombination von Flexion und Torsion in häufiger Wiederholung ist für die Probleme im Bereich der Wirbelsäule verantwortlich. Beim Squasch und Badminton wird dies noch durch die besondere Schnelligkeit dieser Sportarten verstärkt.

Radsport

Der Rundrücken des Radsportlers ist fast sportartspezifisch. Eine anfangs kyphotische Haltung fixiert sich zunehmend. Ungünstig wirkt sich auch die kompensatorische Hyperlordose der Halswirbelsäule aus. Direkte Verletzungen der Wirbelsäule durch Sturz sind bekannt.

Ringen

Die Belastung der Halswirbelsäule mit Überstreckung in Kombination mit Rotation steht im Vordergrund. Da Jugendliche meist schon zwischen dem 14. und 18. Lebensjahr mit dem vollen Training beginnen, sind Dauerschäden als Folge von Mikrotraumatisierungen häufig.

Skilanglauf

Eine grundsätzlich für die Wirbelsäule sehr empfehlenswerte Sportart, bei der alle großen Muskelgruppen trainiert werden. Da der Langlaufski selbst sehr schmal ist und die Bindung wenig Skiführung erlaubt, sind kurze Abfahrten gefährlich.

Springen

Besonders beim Aufsprung aus großer Höhe kommt es zu Stauchungsbelastungen. Stabhochsprung ist besonders in der Absprungphase und bei Verwendung von Glasfiberstäben problematisch. Ein verstärktes Auftreten von Skoliosen, Spondylolysen und Baastrupveränderungen wurde beobachtet.

Schwimmen

Der große Vorteil dieser Sportart ist die Möglichkeit, Muskulatur in Kombination mit Entlastung des Körpergewichts zu trainieren. Deshalb wird Schwimmen als Sportart grundsätzlich empfohlen. Im Leistungssport sehen wir Probleme durch die nötige Hyperlordosierung der Lendenwirbelsäule beim Delphinschwimmen sowie der Halswirbelsäule beim Kraulen und beim Brustschwimmen.

Turnen

Extreme Hyperlordosierungen der Lendenwirbelsäule, häufig mit raschem Wechsel zur Kyphosierung und evtl. kombiniert mit Rotationsbewegungen und Stauchungen belasten einzelne Wirbelsäulenabschnitte extrem. Auch die hohen Abgänge vom Gerät sind für die Wirbelsäule problematisch. Durch häufige Mikroverletzungen werden Störungen ausgelöst, die in vielen Fällen auch nach Beendigung der aktiven Laufbahn Beschwerden verursachen.

Windsurfen

Mit der Zunahme der Geschwindigkeit und der Komplexität der Bewegungen nimmt auch das Risiko für die Wirbelsäule zu. Früher lag die Problematik des Sportes in der statischen Haltearbeit in ungünstiger Position. Heute ist die Wirbelsäule auch direkt unfallgefährdet.

Wurfsportarten

Bei den Wurfsportarten wird die Wirbelsäule durch Rotation, Seitneigen und die Schnellbewegung beim Abwurf besonders belastet.

Vorgehen bei Verletzungen

Verletzungen betreffen vor allem den okzipitozervikalen Übergang, die mittlere bis untere Halswirbelsäule (Abb. 3), die untere Brustwirbelsäule und die obere Lendenwirbelsäule (der erste Lendenwirbelkörper ist der am häufigsten verletzte Wirbel).

Wichtig für die Therapie ist die Unterscheidung zwischen stabiler und instabiler Verletzung und die Objektivierung neurologischer Ausfälle. Für Bergung und Transport des Verletzten muß eine instabile Verletzung angenommen werden, um nicht Sekundärschäden zu verursachen.

In der Klinik gibt es Instabilitätszeichen für die vordere, mittlere und hintere Säule, etwa Kompression des Wirbelkörpers um mehr als 50 Prozent, Verkippung von mehr als 11 Prozent, Konturunregelmäßigkeiten an der Hinterkante der Wirbelkante, Höhenminderung der Wirbelhinterfläche, Distanzierung der Prozessus spinosi und Facettenverschiebungen. Im Zweifelsfall sollte sehr großzügig mit der Indikationsstellung zur computertomographischen Untersuchung verfahren werden. Diese zeigt genau die verletzten Bewegungssegmente auf und beantwortet meist die Frage nach einer stabilen oder instabilen Verletzung.

Die Therapie ist in der Regel bei stabilen Wirbelfrakturen mit einer kyphotischen Abknickung bis zu 20 Grad konservativ im Dreipunktekorsett. Bei einer stärkeren Abknickung ist sie eher operativ (2). Die Operation stellt die Wirbelkörperhöhe wieder her, kompensiert den Wirbelkörperdefekt mit einer Spongiosaplastik und fixiert die Wirbelsäule mit dem fixateur intern.

Die Nachbehandlung ist in der Regel früh funktionell stabilisierend mit verzögerter Bewegung. Bis zum stabilen Durchbau der Fraktur sollten Sitzhaltungen mit Kyphosierung der Wirbelsäule vermieden werden.

Diagnostischer Stufenplan

Am Anfang der diagnostischen Kaskade steht bei jedem Patienten die Anamnese. Danach erfolgt eine eingehende körperliche Untersuchung, idealerweise unter Berücksichtigung manualmedizinischer Untersuchungstechniken, um Blockierungen und daraus möglicherweise resultierende pseudoradikuläre Syndrome auszuschließen.

Die neurologische Untersuchung erfolgt zur Feststel-

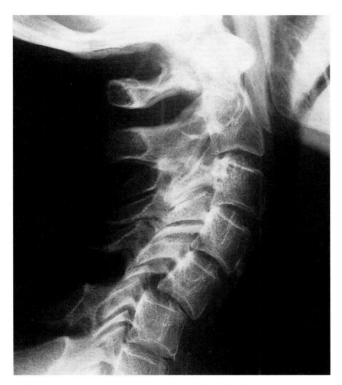

Abbildung 3: Posttraumatische Instabilität C5/C6 nach Sportverletzung. Indikation zur Spondylodese.

lung segmentaler sensibler und motorischer Ausfälle. Die Röntgenuntersuchung der betroffenen Wirbelsäulenregion in zwei Ebenen folgt, gegebenenfalls auch zusätzliche Schrägaufnahmen zur Darstellung knöcherner Einengungen der Neuroforamina. Hierdurch können neben den degenerativen Vorschädigungen der Wirbelsäule auch die verschiedenen Ausprägungsgrade des Wirbelgleitens gut dargestellt werden.

Die Verifizierung eines Bandscheibenschadens gelingt direkt durch eine spinale Computertomographie oder Kernspintomographie und indirekt durch eine Myelographie. Auch seltenere Veränderungen wie der Morbus Baastrup können radiologisch dargestellt werden. Hier kann dann wie auch bei den Facettensyndromen durch eine Infiltration mit einem Lokalanästhetikum ein diagnostischer und gelegentlich auch therapeutischer Schritt unternommen werden.

Differentialdiagnostisch müssen bei allen Schmerzen im Bereich der lumbalen Wirbelsäule neben internistisch-urologischen Ursachen vor allem Entzündungen, Tumoren, degenerative Veränderungen wie auch der enge Spinalkanal und Haltungsstörungen berücksichtigt werden.

Allgemeine Therapieprinzipien

Bei Wirbelsäulenschmerzsyndromen ohne akute Operation wegen neurologischer Akutsymptome oder tumoröser und entzündlicher Ursachen muß eine konservative Behandlung begonnen werden. Insbesondere beim Sportler ist dies schwierig, da die erforderliche Trainings- oder Wettkampfpause in keinem Fall gern akzeptiert wird. Dennoch ist diese «Ruhephase» ein entscheidender Beitrag zur konservativen Behandlung, die sich zudem auf krankengymnastische, physikalische und medikamentöse lokale und systemische Maßnahmen stützt.

Die wesentlichen krankengymnastischen Ziele sind eine Detonisierung verspannter und schmerzhafter Muskeln, die Stabilisierung der Wirbelsäule durch eine anschließende Kräftigung der Muskulatur und ein Abbau muskulärer Dysbalancen.

Die erforderlichen physikalischen Maßnahmen sind vielfältig und umfassen die Massage mit ihren verschiedenen Formen, die Hydrotherapie, Thermotherapie und Elektrotherapie.

Medikamentös können neben der periduralen Gabe von Schmerzmitteln im akuten Stadium auch Antiphlogistika, Vitamin-B-Komplexe, muskelentspannende Präparate und leicht sedierende Mittel gegeben werden, die einerseits ebenfalls muskelentspannend wirken, anderseits auch helfen, die erforderliche Ruhephase einzuhalten.

Zusätzlich sind die therapeutische Lokalanästhesie, peridurale Infiltrationen und Nervenwurzelblockaden bei vielen Patienten dann sehr erfolgreich, wenn sie von erfahrenen Behandlern vorgenommen werden.

Führt diese Therapie nicht zum Erfolg, liegen wiederholte Rezidive vor und ist ein bandscheibenbedingtes Schmerzsyndrom nachgewiesen, so wird die Operationsindikation überprüft.

In den letzten Jahren werden bei der Therapie von Protrusion und Prolaps wie auch in der Gelenkchirurgie und in der Abdominalchirurgie zunehmend minimal invasive Techniken bevorzugt. Die reinen perkutanen Verfahren, also die «Operationen ohne Hautschnitt» bleiben immer noch den symptomatischen Protrusionen vorbehalten. Ein Bandscheibenprolaps und ein sogenannter Sequester gelten als Kontraindikation für perkutane Verfahren, wenn auch durch die Einführung der Lasertechnik und der Diskoskopie die Indikation schrittweise erweitert werden kann.

Chemonukleolyse

Dieses Verfahren ist auf Fälle beschränkt, in denen das vordere Längsband intakt ist, damit keine lysischen Enzyme in den Spinalkanal austreten können. Unter Röntgenkontrolle wird ein Enzympräparat in den Zwischenwirbelraum injiziert, welches dann zu einer teilweisen Auflösung des Gewebes und so zu einer Druck- und Gewebsreduktion im Zwischenwirbelraum führt. Das Verfahren hat jedoch zu allergischen Reaktionen und trotz entsprechender Beachtung der Indikationen zu teilweisem Austritt der Enzyme in den Spinalkanal geführt. Aufgrund dieser Komplikationen und der unbefriedigenden Langzeitergebnisse wird dieses Verfahren zunehmend verlassen.

Mechanische Techniken

Hierzu gehört in erster Linie die automatisierte perkutane Nukleotomie, die in Deutschland von Kaps und Cotta eingeführt wurde. Bei diesem Verfahren wird in Lokalanästhesie eine Nukleotomie-Sonde unter Bildwandlerkontrolle in den betroffenen Zwischenwirbelraum eingebracht und durch einen Unterdruck Bandscheibengewebe angesaugt, das durch ein Messer in der Öffnung der Sonde abgetrennt und dann abgesaugt wird.

Laser

Durch den Einsatz des Lasers wurde die perkutane Laserdiskusdekompression entwickelt, ein Verfahren, bei dem auch in Lokalanästhesie und unter Bildwandlerkontrolle das Laserinstrumentarium zentral im Bandscheibenraum plaziert wird und dann die Energie appliziert wird. Auf diesem Weg werden in entsprechenden Zentren bereits subligamentäre Bandscheibenvorfälle operiert, die Hauptindikation stellen jedoch immer noch die Protrusionen dar.

Endoskopie

Durch die Entwicklung von Diskoskopen, Instrumenten, mit denen man in die Bandscheibe sehen kann, wurde die Indikationsbreite hin zu den subligamentären Bandscheibenvorfällen erweitert. Dieses Verfahren wird kombiniert mit der mechanischen und der lasergestützten Dekompression und hat derzeit noch seine absolute Kontraindikation bei in den Spinalkanal sequestrierten Vorfällen.

Makrochirurgische Verfahren

Bei dieser Technik handelt es sich um das Standardverfahren der Bandscheibenoperateure aus früheren Jahren, das es ermöglicht, alle Bandscheibenveränderungen bis hin zum freien Sequester im Spinalkanal erfolgreich zu behandeln. Je nach individuellem Befund muß das Ligamentum flavum (Flavektomie), ein kleiner Teil der begrenzenden Wirbelbögen (Fenestrotomie), ein größerer Teil dieser Bögen (erweiterte Fenestrotomie), eine Hälfte (Hemilaminektomie) oder der ganze Wirbelbogen (Laminektomie) entfernt werden. Dieses Verfahren wird auch heute noch in vielen Kliniken erfolgreich angewendet.

Mikrochirurgische Verfahren

Hierbei wird zwar über eine kleine Hautinzision, jedoch mit Hilfe eines Operationsmikroskopes die gleiche Operation wie bei den makrochirurgischen Eingriffen durchgeführt. Aufgrund der besseren Sicht im Operationsgebiet kann die Entfernung des Lig.flavum sparsamer vorgenommen werden und meist auf eine knöcherne Erweiterung des Zugangsweges verzichtet werden. Diese Technik ist aus diesem Grund weniger traumatisierend unter weitgehendem Erhalt der anatomischen Strukturen. Mit diesem Verfahren können ebenso alle verschiedenen Formen einer Bandscheibenveränderung operativ behandelt werden.

Prophylaxe

Vor der Aufnahme ausgeprägter sportlicher Belastung sollte besonders bei Kindern und Jugendlichen eine genaue klinische und auch röntgenologische Untersuchung der Wirbelsäule stehen (1). Ein massiver Vorschaden der Wirbelsäule verbietet eine extreme Belastung.

Die wichtigste aktive Schutzmaßnahme besteht – auch beim Leistungssportler – in einer möglichst guten Ausbildung der stabilisierenden Rücken- und Bauchmuskulatur. Der anatomische Aufbau des Bewegungssegmentes kann nicht geändert werden und die Bindegewebsstabilität ist im wesentlichen individuell.

Daneben ist es bei einseitig belastenden Sportarten wichtig, durch Ausgleichssport ihren wirbelsäulenschädigenden Einfluß zumindest zu reduzieren. Skoliotische Fehlhaltungen sollten möglichst vermieden werden. Jede dynamische Belastung der Wirbelsäule ist grundsätzlich gut, wenn sie ein breites Bewegungsspektrum umfaßt.

Die aktive Prophylaxe im Training besteht darin, ungünstige Bewegungsabläufe zu erkennen, zu ändern und entsprechend zu modifizieren.

Auch die Ausrüstung spielt hier eine Rolle. Die Stauchungsbelastung kann zum Beispiel durch gut gedämpftes Schuhwerk reduziert werden.

Literatur

1 Fu, H.F., Stone, D.A. (ed.): Sports Injuries Mechanisms – Prevention – Treatment. Baltimore, Williams and Wilkins, 1994.
2 Hermichen, H.G., Bilow, H.: Indikationsstellung und operative Behandlung bei Wirbelfrakturen. Aktuelle Traumatologie 1988; 18:18–23.
3 Junghanns, H. (Hrsg.): Die Wirbelsäule unter den Einflüssen des täglichen Lebens, der Freizeit, des Sportes. Stuttgart, Hippokrates, 1986.
4 Krüger-Franke, M.: Wirbelsäulenerkrankungen im Sport. TW Sport und Medizin 1995; 7:358–364.
5 Renström, P.A.F.A. (ed.): Clinical practice of Sports Injuries. Prevention and Care. Oxford, Blackwell, 1994.
6 Weller, S., Hierholzer, G.: OP Journal – Synthes Traumatologie der Wirbelsäule. Stuttgart, Thieme, 1991.

Schulter, AC- und Sternoklavikulargelenk

M. Lehmann und P. Habermeyer

Sportassoziierte und sportfremde Schulterverletzungen unterscheiden sich in morphologischer Hinsicht kaum. Gleichwohl gibt es sportspezifische Besonderheiten, welche insbesondere unter den Aspekten *Überlastungsphänomen* und *Instabilitätskette* an dieser Stelle detailliert diskutiert werden. Auf sportartspezifische Phänomene (Werfer-, Golfer-, Schwimmerschulter usw.) (10, 15, 31, 42, 49, 51) und neurovaskuläre Kompressionssyndrome (2, 50, 52) können wir im Rahmen dieses Beitrages nicht eingehen und dürfen auf die folgenden Beiträge und die angefügte Literatur verweisen.

Instabilitätskette

Vordere Schulterinstabilitäten sind das klassische Problem, mit dem uns Sportler zwischen dem 18. und 30. Lebensjahr in der Schulterambulanz konfrontieren. Die hintere Instabilität stellt mit einer Inzidenz von weniger als 5 Prozent einen geringeren Anteil dar. Noch seltener ist das Problem der multidirektionalen Instabilität, welche in den meisten Fällen mit einer multidirektionalen Laxität verwechselt wird. Die klinische Unterscheidung zwischen Laxitäten und Instabilitäten ist bei der Behandlung von Sportlern prekär und therapeutisch wegweisend. Neben den etablierten Formen der traumatischen und der atraumatischen Instabilität (40) werden wir in der Sporttraumatologie mit einer dritten Gruppe, der schmerzhaft-instabilen Schulter ohne Dislokationsanamnese (29, 30, 32), konfrontiert. Überkopfsportarten wie Schwimmen, Tennis oder Wurfsportarten erfordern maximale Bewegungsexkursionen. Aktivitätsmuster, welche sich über viele Jahre gleichförmig wiederholen, führen zwangsläufig und unvermeidbar zu chronischen Mikrotraumata. Diese zwei Faktoren (Bewegungsextreme und chronische Aktivitätsmuster) stellen höchste Anforderungen an die Stabilität des Schultergelenkes. Gerade beim jungen Überkopfathleten kann sich eine nachhaltige Störung innerhalb der hochspezialisierten und sensibel interagierenden Stabilisierungs- und Dämpfungskaskade als Dekompensation auf der Ebene der Mobilität zuungunsten der Stabilität äußern.

Unser diagnostisches und therapeutisches Augenmerk zielt auf drei Stabilisierungsmechanismen: den labro-kapsulo-ligamentären Komplex, die Muskeln der Rotatorenmanschette, zu denen funktionell auch die lange Bicepssehne gehört sowie die skapulastabilisierenden Muskeln (15, 26, 30, 55). Die statischen Stabilisatoren des labro-kapsulo-ligamentären Komplexes stabilisieren mit dem inferioren glenohumeralen Ligament in der 90-Grad- bzw. mit dem mittleren glenohumeralen Ligament in der 60-Grad-abduzierten Armposition (46, 59, 63). Die Rotatorenmanschette zentriert den Humeruskopf im Glenoid und kontrolliert die Rotation. Die Skapulastabilisatoren sind für das dynamische Stabilisationssystem von elementarer Bedeutung. Sie werden allerdings im Rahmen von klinischer Diagnostik und Rehabilitation häufig unterschätzt. Die Mm.trapezius, serratus anterior, rhomboideus, levator scapulae und pectoralis minor wirken scapularotierend, -protrahierend und -retrahierend und plazieren das Glenoid relativ zum Humeruskopf in die jeweils effektivste Arbeitsposition (48).

Es ist leicht vorstellbar, daß umfangreiche Trainingszyklen und hohe Belastungsintensitäten insbesondere beim Überkopfathleten, aber auch z.B. beim Golfer zu Überlastungsproblemen führen können. Strukturelle Schädigungen sind die Folge. Ursachen können sein: unzureichende Aufwärm- und Abkühlphasen, unsaubere Technik, Dysproportionen von Trainingsumfang/-intensität und Belastungstoleranz. Eine anfänglich noch erfolgreiche muskuläre Kompensation wird ohne frühzeitige Korrektur der instabilitätsprädisponierenden Einflußfaktoren und nach Auftreten struktureller Schäden gesetzmäßig dekompensieren: die vermehrte muskuläre Aktivität führt zu einer frühzeitigen muskulären Ermüdung und verursacht global eine pathologische Kinematik. Dieser Prozeß endet zunächst (vorläufig) in einer muskulären Asynchronie von Rotatoren und Scapulastabilisatoren. Die Instabilitätskette (Überlastungssyndrom – repet. Mikrotraumata – muskuläre Rekrutierung – muskuläre Ermüdung- muskuläre Dissoziation – pathologische Kinematik – Instabilität – repet. Mikrotraumata) kann sich leicht verselbständigen und potenzieren. Die elektromyographisch gemessene Supraspinatusaktivität während der extremen Über-(Hinter-)Kopfposition beim Wurfvorgang von Amateur- und Professional-Baseballpitcher ist ein hervorragendes Beispiel, welches den Stellenwert der dynamischen Komponente unterstreicht. Im Amateurbereich ließ sich eine wesentlich größere muskuläre Rekrutierung mit einer schnelleren muskulären Ermüdung messen (48). Diese Gruppe prädisponiert zu einer verletzungsgefährdeten Überlastung, während der professionelle Pitcher seine Muskulatur wesentlich selektiver, effizienter und damit ökonomischer einsetzt.

Fazit: Kapsuloligamentäre Laxität ist beim Überkopf-Leistungssportler eine Leistungsvorraussetzung und darf nicht als Instabilität etikettiert werden. Erst unausgewogene sportspezifische Beanspruchung führt zur Instabilitätskette, solange keine adäquat korrigierenden Trainigsmaßnahmen ergriffen werden.

Vordere Instabilität

Instabilität und Friktionsmechanismen (Impingement) treten gerade beim Überkopfsportler nicht selten kombiniert auf, müssen jedoch sorgfältig differenziert werden. Die Instabilität ist das primäre und therapeutisch relevante Problem. Die Überdehnung der kapsulo-ligamentären Stabilitätselemente kann zusammen mit asynchronisierten Muskelinnervationsmustern bis zu Subluxationsepisoden mit sekundären Impingementmechanismen führen. Der Schulterschmerz des Athleten wird durch eine instabilitätsinduzierte Pathologie der Rotatorenmanschette verursacht, die von der Tendinitis über Partialläsionen bis zur kompletten Ruptur der Rotatorenmanschette reichen kann (23, 45).

Eine präzise Anamnese verbunden mit einer subtilen klinischen Untersuchung ist in den allermeisten Fällen ausreichend, um eine Schulterinstabilität zu diagnostizieren.

Diagnostik

In Abwesenheit einer reellen Dislokationsanamnese muß insbesondere der Schmerzbeschreibung besondere Beachtung gewidmet werden (Lokalisation? Intensität? Provokationsumstände?). Insbesondere beim «jüngeren» Sportler besteht nun die vorrangige diagnostische Aufgabe, eine, wenn auch nur diskrete Instabilität, auszuschließen bzw. zu bestätigen. Wissend, daß eine Instabilität durch eine häufig uniforme Impingement-Symptomatik imitiert werden kann (Instabilitätskette), müssen wir uns vorrangig auf diese differentialdiagnostischen Aspekte konzentrieren (29, 30).

Bei der klinischen Untersuchung sollten wir beachten, daß jede manifeste vordere Instabilität mit einer vermehrten posterioren Translation gekoppelt ist (Circle-Prinzip) (57). Zusammen mit der für vordere Instabilitäten häufig typischerweise dorsal lokalisierten Schmerzmanifestation dürfen wir die sekundär vermehrte posteriore Translation nicht als hintere Instabilität fehldeuten. Bei der Betreuung von Athleten ist auf eine bereits manifeste oder sich andeutende posteriore Weichteilkontraktur zu achten. Sie äußert sich funktionell in einer reduzierten Innenrotationsamplitude und führt zu einer pathologischen ant.-sup. Translation des Humeruskopfes. Am Ende dieser Kette kann eine vordere Instabilität und/oder eine Rotatorenmanschettenpathologie stehen. Nicht selten demonstrieren Überkopf-Sportler eine im Seitenvergleich vermehrte Außenrotation, welche primär nicht als pathologisch gedeutet werden darf (DD Subscapularissehnenruptur), sowie gelegentlich eine reduzierte Innenrotation. Um die fein abgestimmte Balance zwischen Mobilität und Stabilität zu gewährleisten, ist ein synchronisiertes Zusammenspiel der dynamischen Stabilisatoren Voraussetzung. Dieser Aspekt wird im Rahmen von Diagnostik, konservativer oder prä- und postoperativer Rehabilitation leider meist ignoriert. Eine aktive, in allen Ebenen symmetrisch ausgeführte Funktionsprüfung wird insbesondere von dorsalseitig zur Beurteilung möglicher Asymmetrien analysiert. Von wesentlichem Interesse ist der scapulohumerale Rhythmus, zumal wir wissen, daß eine insuffiziente Scapulastabilisierung in einer inadäquaten und damit stabilitätskompromittierenden Glenoidpositionierung in Relation zum muskulär vielleicht normal geführten Humeruskopf resultiert (48). Wichtig ist nicht nur die Rotation der Scapua, sondern auch ihre Ausrichtung in der Frontalebene (tilt). Ab und zu können wir einen asymmetrischen tilt mit Kippung des medialen Scapularandes beim langsamen Absenken der Arme in der flektierten Position (Sagittalebene) beobachten. Er entsteht durch eine Insuffizienz der Mm.rhomboidei und wird bei der atraumatischen Form der vorderen und hinteren oder der seltenen multidirektionalen Instabilität beobachtet. Eine Kraftprüfung schließt sich an: Schulterflexion, -extension, -abduktion; Elevation in der Scapulaebene; glenohumerale Rotation; Scapulaprotraktion, -retraktion, -elevation, -depression. Kraftdefizite bleiben bei der einfachen isometrischen Prüfung möglicherweise unerkannt, können aber über isokinetische Ausdauertests nachgewiesen werden.

Therapie

Eine erfolgreiche konservative Rehabilitation ist bei den «Atraumatikern» (6) sowie den Instabilitätsformen ohne

Dislokationsanamnese zu erwarten. Von einer spezifischen Rehabilitation profitieren präoperativ auch die «Traumatiker», da die Balancierung von Rotatoren und Skapulastabilisatoren verbessert und die postoperative Rehabilitation optimiert wird. Teamwork und regelmäßiges Feed-back zwischen Arzt und Physiotherapeut sind im Rahmen der Diagnostik sowie der konservativen und postoperativen Rehabilitation von Schulterverletzungen wesentlich wichtiger als vergleichbare Behandlungen anderer anatomischer Regionen. Muskuläre Dysbalancen, posteriore Weichteilkontrakturen usw. sollten frühzeitig erkannt und korrigiert werden, bevor anatomischer Schaden eintritt. Das 3P-Rehabilitationsprogramm konzentriert sich auf: die glenohumeralen «protectors» (Rotatorenmanschette), die skapulohumeralen «pivoters» (Skapulastabilisatoren), die humeralen «positioners» (Mm. deltoideus, pectoralis major, latissimus dorsi). Die «protectors» und «pivoters» werden primär gekräftigt, die «positioners» sekundär. Das Programm sieht stufenweise ein isometrisches, dann ein isotonisches und letztlich ein isokinetisches Training vor. Es sollte keine die vordere Kapsel zusätzlich dehnende Position eingenommen werden. Asymmetrische Funktionseinschränkungen als Hinweis auf weichteilbedingte Kontrakturen müssen korrigiert werden, um pathologische Translationen oder asynchrone skapulohumerale Bewegungsabläufe zu vermeiden. Sobald Funktionsdifferenzen und Kraftdefizite eliminiert sind, wird mit einem dynamischen muskulären Innervationstraining i. S. einer Koordinationsschulung begonnen (z. B. Plyometric). Für ein sportspezifisches, sich in Umfang und Intensität allmählich steigerndes Rehabilitationsprogramm sollte eine Periode von annähernd drei Monaten mit uneingeschränkter Wettkampfkarenz kalkuliert werden.

Kommt es trotz systematischer Rehabilitation zu keiner subjektiv befriedigenden Stabilisierung, wird eine operative Intervention notwendig. Nicht zuletzt durch die Schulterarthroskopie haben wir in den letzten zehn Jahren viele neuartige Erkenntnisse zur Pathophysiologie und Pathomorphologie der Schulterinstabilität gewonnen, differentialdiagnostische Konzepte und therapeutische Innovationen entwickelt. Turkel (63) hat mit seinen experimentellen Daten über die Bedeutung des inferioren glenohumeralen Ligamentes (IGHL) als primärer statischer vorderer Stabilisator in der 90-Grad-Abduktionsposition die Diskussion über anatometrisch ausgerichtete operative Therapiekonzepte maßgeblich beeinflußt. Howell und Gallinat weisen nach, daß das vordere untere Labrum als Insertionsareal für das IGHL mit durchschnittlich 50 Prozent zur Gesamtkonkavität der an sich relativ flachen Pfanne beiträgt (25). Das «concavity compression»-Prinzip basiert auf der strukturellen Integrität des Labrum glenoidale. Als intakter «Abdichtungsring» ist es die strukturelle Voraussetzung für die Erzeugung eines Vakuummechanismus zwischen den Gelenkpartnern (20, 41).

Wir bevorzugen die arthroskopische Nahttechnik, da sie die biomechanischen Voraussetzungen für eine erfolgreiche Stabilisierung in den meisten Fällen realisieren kann (Abb. 1). In Abhängigkeit von der strukturellen Qualität des Kapselbandapparates ist sie in etwa 95 Prozent unserer Stabilisierungseingriffe erfolgreich durchführbar. Die arthroskopische Nahttechnik ermöglicht im Vergleich zu fast allen etablierten offenen Techniken eine wirklich anatomische Rekonstruktion des labro-kapsulo-ligamentären Komplexes (Abb. 2). Aufgrund minimierter Weichteildissektion werden Propriozeptoren geschont. Dies ist insbesondere für die Rehabilitation eines Überkopfsportlers bedeutsam. Diejenigen operativen Stabilisierungstechniken, deren primäres Ziel es ist, einen potentiellen Stabilitätsgewinn mit Hilfe einer Außenrotationseinschränkung zu erkaufen, stören erheblich die normale Kinematik und beenden in der Regel die sportlichen Ambitionen des Überkopfsportlers (33, 40, 64).

Hintere Instabilität

Die akute traumatische hintere Schulterluxation ist ein sehr seltenes Problem (12, 60), wird jedoch bei mehr als 50 Prozent aller Patienten primär übersehen (24). Relativ häufig finden sich atraumatische hintere Instabilitäten (als unidirektionales Problem oder als Komponente einer bi- oder multidirektionalen Instabilität). Diese atraumatischen Probleme sind die Folge chronischer Überlastungen mit sukzessiver Überdehnung der hinteren Kapsel.

Mikrotraumatisierungen der hinteren Kapsel entstehen durch belastete Kombinationsmechanismen von Adduktion und Innenrotation sowie als Folge von Dezelerationsmechanismen des Armes. Verletzungs- und überlastungsgefährdete Situationen sind die Durchzugsphasen beim Werfen, Boxen usw. Die Schmerzlokalisation wird zumeist durch kompensationsbedingte Tendinitiden der dynamischen Stabilisatoren bestimmt. Der Athlet beschreibt eine Wurf- oder Schlagschwäche, die Ausführung von Liegestütz wird oft als schmerzhaft oder problematisch beschrieben. Die klinische Untersuchung zeigt einen positiven hinteren Apprehensions-Test (12, 13). Auch eine gesunde Schulter kann jedoch eine etwa 50prozentige Translation nach hinten aufweisen (41), ohne daß eine hintere Instabilität vorliegt (Cave: Laxität versus Instabilität!).

Ein konservatives Rehabilitationsprogramm ist in vielen Fällen erfolgreich. Entscheidend ist nicht nur ein Kraftzuwachs der spezifischen Muskelgruppen, sondern eine Innervationsbahnung und Koordinationsschulung für die skapulären «pivoters». Letzteres gelingt nur durch eine sehr aufwendige manuelle Koordinationsbahnung (taktile Reize, augmentierendes Tapen usw.) sowie durch eine schulterspezifisch geschulte physiotherapeutische Supervision. Darüber hinaus empfiehlt

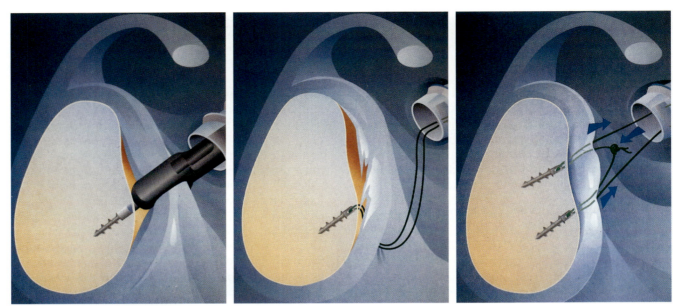

Abbildung 1: Arthroskopischer Kapselshift und Labrumrekonstruktion (FASTak) (Abbildung mit freundlicher Genehmigung der Fa. Arthrex).

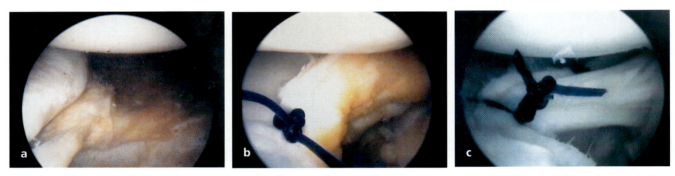

Abbildung 2: Anatomische labro-ligamento-kapsuläre Rekonstruktion: a. Komplette Destruktion der Ligamente. Vernarbung zwischen vorderer unterer Kapsel und Subscapularis. Disloziert vernarbte Restlabrumstrukturen. b. Shift der vorderen unteren Kapsel mit Poucheleminierung nach kompletter Separation von Kapsel und Subscapularis. Bildung eines Neolabrums. c. Anderer Patient. Zusätzliche Anspannung des mittleren glenohumeralen Ligamentes.

es sich, die bei prädisponierenden Sportarten verletzungsgefährdenden Technikelemente mit dem Trainer zu analysieren und zu korrigieren. Eine operative Intervention ist erst nach einer frustranen Rehabilitation über zumindest 6 Monate indiziert. Operationstechnisch darf der offene Kapselshift weiterhin als goldener Standard angesehen werden, auch wenn arthroskopische Techniken in wenigen Zentren durchaus vielversprechende Ergebnisse zeigen (39, 73).

Rotatorenmanschette

Die Rotatorenmanschettenruptur gilt als das Attribut des Über-40jährigen. Beim Sportler kann dieser Prozeß jedoch protrahiert sein (67, 68). Instabilitätsassoziierte gelenkseitige Partialläsionen (beim jungen Sportler) sowie komplette Avulsionen inklusive Massenrupturen (im Rahmen Makrotraumata) werden in den meisten Fällen viel zu spät diagnostiziert. Häufig sind sie dann nicht mehr erfolgreich rekonstruierbar. In unserem eigenen Patientengut fand sich eine Inzidenz kompletter Rupturen von 12 Prozent bei den Unter-40jährigen anteilig am Gesamtkollektiv (34). Demzufolge muß an eine potentielle Verletzung der Rotatorenmanschette bis hin zur Massenruptur auch beim jüngeren Patienten gedacht werden! Das versicherungstechnische Argument der biologischen Sehnendegeneration als Ursache einer Rotatorenmanschettenruptur entbehrt bei der Klientel der Unter-40jährigen jeglicher wissenschaftlicher Grundlage!

Aus biomechanischen Untersuchungen wissen wir, daß Belastungen in der Überkopfposition mechanisch eine direkte Manschetteninsuffizienz nicht zur Folge haben können. Vielmehr kommt es hier primär zu chronischen Mikrotraumatisierungen im Bereich des Kapselbandapparates und schließlich zu einer pathologischen Kettenreaktion (Instabilitätskette), an deren Ende das Versagen der Rotatorenmanschette steht. Eine direkte Beanspruchung der Rotatorenmanschette durch extreme Scher- und Kompressionskräfte findet in einer Elevationsphase von 90 Grad in Verbindung mit einer forcierten Rotationskomponente statt. Stellvertretend für diese Position steht die Durchzugsphase (follow-through) beim Werfvorgang. In dieser Phase treten Distraktionskräfte auf, welche in etwa 80 Prozent des Körpergewichts betragen. Hingegen werden in der «Zero-Position» nach Saha (150 Grad Elevation) die durch Rotatorenmanschette und Deltamuskulatur erzeugten Scher- und Kompressionskräfte weitestgehend neutralisiert (9). Unter isokinetischen Testbedingungen lassen sich in 90 Grad Abduktion (unbelasteter Arm!) Kraftspitzen von 820 N messen (18).

Mechanisches Outlet-Impingement

Das «Impingement-Syndrom» des Sportlers unterscheiden wir von dem gemeinhin bekannten «Impingement» des älteren Patienten. Beim älteren Patienten sind strukturelle Veränderungen des korakoakromialen Bogens (appositioneller akromialer Traktionsosteophyt, inferiorer lateraler Klaviculaosteophyt) als prädisponierende Faktoren für einen mechanischen Friktionsmechanismus häufig anzutreffen. Beim jüngeren Patienten imponieren funktionelle Aspekte, welche allerdings auch beim älteren Patienten im Rahmen der klinischen Diagnostik unter dem Gesichtspunkt einer zielgerichteten Therapie beachtet und physiotherapeutisch korrigiert werden müssen. In vielen Fällen wird nach Durchführung eines spezifischen Trainingsprogrammes eine operative Intervention überflüssig.

Ein idiopathisches Acromion Typ II/III ohne reelle Traktionsapposition sollte bei einem 25jährigen Patienten niemals primär eine Akromioplastik indizieren. Das Lig.coracoacromiale ist ein außerordentlich wichtiger ant.sup. Stabilisator, welcher bei diesem speziellen Klientel nicht eliminiert werden darf (21). Andernfalls beenden wir vorzeitig die Karriere eines auf höherem Niveau aktiven Überkopfathleten. Therapierelevant ist innerhalb dieser jüngeren Sportlerpopulation in erster Linie die Instabilitätsproblematik mit allen ihren mechanischen Konsequenzen (Instabilitätskette).

Funktionelles Impingement

Kapsulo-tendinöses Impingement

Eine Verkürzung der posterioren Weichteile (kapsulotendinös), welche sich in einer reduzierten Innenrotation äußert, hat eine pathologische anterosuperiore Translation des Humeruskopfes zur Folge (41). Es resultiert eine chronische Friktion der Rotatorenmanschette an der Unterfläche des korakoakromialen Bogens. Strukturelle Schäden der Rotatorenmanschette können Endpunkt dieses circulus vitiosus sein. Therapeutisch verordnen wir ein intensives Rehabilitationsprogramm mit Dehnung der posterioren Weichteile sowie ein humeruskopfzentrierendes Training der Rotatoren. Eine arthroskopische subakromiale Dekompression (ASAD) wird in konservativ-therapieresistenten Fällen mit einem assoziierten Acromion Typ II/III nach Bigliani lediglich beim Klientel des älteren Sportlers angestrebt.

Kapsulo-ligamentäres Impingement

Ein weiterer pathogenetischer Aspekt ist die konstitutionell oder bereits sekundär vermehrte kapsulo-ligamentäre Laxität, welcher eine ungenügende muskuläre Protektion gegenübersteht. Eine anfänglich noch gute Kompensation durch die muskulären Stabilisatoren führt im Laufe der Zeit zu einer chronischen Tendinitis. Weitere Faktoren eines sich entwickelnden, pathologischen Kinematikzyklus sind die frühzeitige muskuläre Ermüdung, Schwäche sowie avaskuläre intratendinöse Veränderungen (29, 43). Die Folge ist eine Dysbalance in der Zentrierung des Humeruskopfes mit Entwicklung eines sekundären Impingements. Jegliche Asynchronie innerhalb der dynamischen Stabilisatoren – insbesondere zwischen Rotatoren und Skapulastabilisatoren – führt beim Überkopf-Sportler zu einem funktionellen Impingement. Eine mechanische Dissoziation im Sinne einer partiellen oder kompletten Ruptur der Rotatorenmanschette kann letztlich am Ende dieser Kettenreaktion stehen.

Postero-superiores Impingement

Das postero-superiore Impingement ist eine weitere Entität, welche in das differentialdiagnostische Konzept zur Analyse des Symptomkomplexes «Schulterschmerz» beim Überkopfathleten einfließt. Morphologisches Korrelat sind gelenkseitige Partialläsionen der Rotatorenmanschette (überwiegend Supraspinatussehne), welche als Folge einer Kompression der Sehneninsertion am postero-superioren Glenoidrand während der extremen Wurfposition entstehen (27, 65). Im Bereich des posterioren Labrums werden Aufrauhungen oder Lappenrisse beobachtet (Abb. 3). Der Humeruskopf kann chondrale Schäden aufweisen, welche wir nicht mit einer Hill-Sachs-Läsion verwechseln dürfen. Die Objektivierung erfolgt arthroskopisch unter dynamischer Prüfung. Die Ätiologie ist noch unklar. Ob eine reduzierte Retrotorsion des Humerus beim Überkopfsportler als Prädisposition zu werten ist, bleibt abzuwarten (65). Noch komplexer wird die Problematik in den Fällen, wo postero-superiores Impingement und vordere Instabilität in Kombination auftreten. Vermutlich handelt es sich hier um ein Kontinuum, wobei die pathologische Sequenz ihren Ausgang vom postero-superioren Impingement nehmen dürfte. Möglicherweise kommt es zunächst über eine Schmerzinduktion zu einer reaktiven Inhibition der auch bereits mechanisch vorgeschädigten dynamischen Stabilisatoren und letztlich zu einer Überlastung der passiven Stabilisatoren.

Pathologie der langen Bicepssehne

Abhängig von ihrer Lokalisation unterscheiden wir ansatznahe- und Intervallschlingenläsionen (pars intraarticularis). Zu den ansatznahen Läsionen gehören die basisnahe Ruptur und die Verletzungen des Labrum-Bicepssehnen-Ankers. Die Läsionen im Bereich des sulcus intertubercularis sind sporttraumatologisch nicht relevant.

Ansatznahe Läsionen

Basisnahe Ruptur

Isolierte Rupturen der langen Bicepssehne (LBS) ohne Schädigung des Labrum-Ankers sind in 60 bis 90 Prozent (8, 43, 44) mit Läsionen der Rotatorenmanschette assoziiert. Die isolierte Ruptur ist ein seltenes und häufig schmerzarmes bis -freies Ereignis. Im Vergleich zum älteren, körperlich arbeitenden Patienten mit einer chronischen LBS-Beanspruchung beobachten wir diese Pathologie beim jüngeren Patienten selten. Schmerzen können durch einen mechanisch irritierenden, basisnahen Stumpf der LBS verursacht werden. Chondrale Schäden an Humeruskopf und Glenoid sind langfristig potentiell möglich.

Werden Beschwerden über einen Zeitraum von sechs Wochen hinaus geäußert, muß differentialdiagnostisch ein einklemmender LBS-Stumpf, eine begleitende Pathologie der Rotatorenmanschette oder eine Läsion am labralen Ansatz ausgeschlossen werden.

Verletzungen des Labrum-Bicepssehnen-Ankers

Hierzu zählen die Andrews-Läsion sowie der Komplex der SLAP-Läsionen.

Die Andrews-Läsion ist eine antero-superiore Labrumpathologie, welche vor allem beim Werfer beobachtet wird (1). Ursache ist eine Traktionsbelastung der langen Bicepssehne am ant.-sup. Labrum. Diese wird auf einen dynamischen Abbremsmechanismus in der endgradigen Extension/(Hyper-) des Ellenbogens beim Wurfvorgang zurückgeführt. Verantwortlich für den Dezelerationsvorgang ist die exzentrische Aktivität des zweigelenkigen M.biceps brachii.

Eine therapeutische Konsequenz im Sinne einer arthroskopischen Rekonstruktion besteht allenfalls beim Leistungssportler. Als Voraussetzungen für eine Rekonstruktion gelten eine genügend große Instabilität des antero-superioren Labrums oder alternativ eine kompromittierte Insertion der langen Bicepssehne im peripheren Bezirk des antero-superioren Labrums. In der Regel inseriert die lange Bicepssehne jedoch im Bereich des

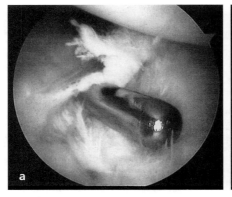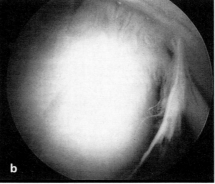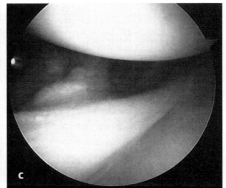

Abbildung 3: Chronisches postero-superiores Impingement. Mehrjährige Schmerzanamnese bei einer Handballbundesligaspielerin. a. Debridement eines postero-superioren bis -zentralen Lappenrisses. b. Kleiner kompletter Supraspinatussehnenriß nach mehrjähriger Anamnese. c. Ausschluß einer vorderen Instabilitätspathologie.

Abbildung 4: SLAP II-Rekonstruktion.
a. SLAP II-Läsion. Immer zusätzliche Beurteilung über anteriores Portal (hier: ant.sup.)! b. Anatomische Rekonstruktion zentral-superior in FASTak-Nahttechnik.

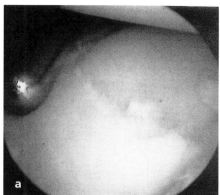
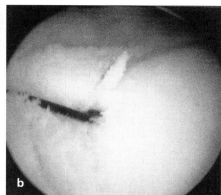

postero-superioren bzw. zentral-superioren Labrums, so daß keine Desinsertion des Bicepssehnenankers resultiert. In dieser überwiegenden Situation führen wir lediglich ein sparsames Debridement des degenerativ veränderten peripheren Randes des ant.-sup. Labrums durch.

Als SLAP-Läsion werden Verletzungen im Bereich der Zirkumferenz des antero-superioren und des zentral-superioren einschließlich des postero-superioren Labrums bezeichnet (38, 58) (Abb. 4). Strukturelle Schäden in einem Teilareal der beschriebenen Zirkumferenz dürfen nicht als SLAP-Läsionen diagnostiziert werden. In der Klassifikation nach Snyder werden vier Typen unterschieden.

Als Ursache einer SLAP-Läsion kennen wir drei Möglichkeiten:
1. Ein fortgeleitetes Trauma mit Sturz auf den ausgestreckten Arm bzw. auf den Ellenbogen führt infolge eines Kompressionsmechanismus bzw. einer kranialen Subluxation zu einer SLAP-Pathologie (58). Das Schultergelenk ist ansonsten stabil. Rekonstruktionspflichtig ist eine SLAP II-Läsion, da der Bicepssehnenanker instabil ist (Abb. 4).
2. Die SLAP-Läsion imponiert als kraniale Fortsetzung einer instabilitätsbedingten Pathologie des vorderen labro-kapsulo-ligamentären Komplexes, welche ihre Ursache in einem Abduktion-Außenrotation-Trauma hat (19, 38, 69). Dieser kombinierte Verletzungstypus (Bankart/SLAP) erfordert zunächst die vordere kapsulo-ligamentäre Rekonstruktion. Gegenwärtig wissen wir nicht, ob eine zusätzliche Rekonstruktion der SLAP-Läsion langfristig notwendig sein dürfte. Die Entscheidung für oder gegen eine zusätzliche SLAP-Rekonstruktion wird in unseren Händen von der erreichten Stabilität des zunächst nicht rekonstruierten SLAP-Komplexes abhängig gemacht, nachdem im ersten Schritt der «Bankart»-repair durchgeführt wurde. Sollte der SLAP-Komplex reponiert bleiben und ausreichend stabil sein, so erfolgt lediglich die Anfrischung des kranialen Skapulahalses. Andernfalls schließt sich eine arthroskopische SLAP-Rekonstruktion an (36).
3. Eine mikrotraumainduzierte sukzessive Überdehnung der vorderen kapsulo-ligamentären Elemente inkl. des inferioren glenohumeralen Ligamentes (IGHL) könnte zu einer kompensatorischen Überlastung des SLAP-Komplexes führen. Unter experimentellen Bedingungen kann eine SLAP II-Läsion umgekehrt in einer Dekompensation des IGHL enden (55).

Intervallschlingen-Läsionen

Als Rotatorenintervall bezeichnen wir den Bereich zwischen Oberrand der Subskapularissehne und Vorderrand der Supraspinatussehne. Als zentrale Struktur im Rotatorenintervall wird der intraartikuläre Anteil der langen Bicepssehne von verschiedenen tendinös-ligamentären Elementen (Ligg.glenohumerale superius et coracohumerale, tendinöse Faszikel von Supraspinatus- und Subskapularissehne) komplex schienend und damit intraartikulär stabilisierend umgeben (35, 66). Unter einer Rotatorenintervallschlingen-Läsion verstehen wir pathoanatomisch eine Verletzung innerhalb der genannten, miteinander verwobenen Stabilisierungselemente (Abb. 5). Mechanisch resultiert eine intraartikuläre Instabilität der LBS, wobei die Stabilität im knöchernen sulcus intertubercularis üblicherweise nicht beeinträchtigt ist. Die Rotatorenintervallschlingen-Läsion kann als Folge eines chronischen Überlastungsmechanismus oder auch im Rahmen eines akuten Traumas Ursache von Schulterschmerzen sein. Involvierte Pathomechanismen können neben direkten und fortgeleiteten Traumen auch konzentrische oder exzentrische Belastungen der LBS sein (35). Intervallschlingen-Läsionen sind häufig Vorläufer von Supraspinatussehnenpathologien (17). Instabilitätsbedingt kann die LBS mit einer Tenosynovitis bis hin zu einer sukzessiven Substanzschädigung reagieren. Ein weiteres morphologisches Korrelat ist die friktionsbedingte Chondralläsion des Humeruskopfes.

Die Diagnostik einer Intervallschlingen-Läsion ist schwierig (16). Anamnese und klinische Untersuchung liefern wichtige Verdachtsmomente, die Diagnose läßt sich jedoch nur mit Hilfe der Arthroskopie verifizieren. Klinisch findet sich fast ausnahmslos ein positiver Palm-up-Test, sehr häufig auch ein positiver Hawkins-Test (modifizierter Impingement-Test). Letzterer ist als sehr empfindlicher Impingement-Test bekannt. Schmerzen werden in diesem Fall durch eine in Innenrotation intraartikulär dislozierende LBS verursacht. Im Rahmen der arthroskopischen Diagnostik ist eine LBS-Instabilität funktionell und palpatorisch objektivierbar.

Therapeutisch erfolgt beim jungen Sportler die offene Rekonstruktion der Intervallschlinge. Bei protrahierten Befunden und fortgeschrittenem Alter besteht die Indikation zur arthroskopischen Tenodese der langen Bicepssehne.

Akromioklavikulargelenk

Unfallmechanismus

Die Verletzung des Akromioklavikulargelenkes ergibt sich durch ein direktes Sturzereignis auf das Acromion, wodurch es zu einer forcierten Kaudalisierung der Scapula in Relation zur Clavicula kommt. Andere, eher seltene Mechanismen sind direkte Kontusionsereignisse von lateral oder posterior sowie indirekte Mechanismen mit Sturz auf den ausgestreckten Arm oder Ellenbogen.

Klassifikation

Das Ausmaß der Dislokation und der ligamentären und muskulären (delto-trapezoidalen) Verletzung bestimmen die Klassifikation. Die für uns klinisch relevante Klassifikation basiert auf der Einteilung Rockwoods in sechs Kategorien (53). Die Typen I bis III entsprechen der Klassifikation nach Tossy (62). Eine Typ I Verletzung kennzeichnet eine inkomplette Läsion des akromioklavikularen Kapselbandapparates. Die korakoklavikularen Ligamente und die Mm.trapezius und deltoideus bleiben unversehrt. Eine Typ II Verletzung entspricht einer vollständigen Ruptur des akromioklavikularen Kapselbandapparates, ohne daß eine komplette Separation der korrespondierenden Gelenkflächen (Claviculaschaftbreite) vorliegt. Voraussetzung hierfür ist ein im wesentlichen intakter korakoklavikulärer Bandkomplex und delto-trapezoidaler Muskelkomplex. Eine Typ III Verletzung basiert auf einer kompletten Destruktion der akromioklavikularen und korakoklavikularen Ligamente. Ferner beobachten wir hier stets eine Läsion im Bereich der myofascialen Schlinge. Bei der Typ IV Verletzung (häufig übersehen) kommt es zu einer posterioren Dislokation der Clavicula mit einer Ruptur des akromioklavikularen Kapselbandkomplexes, ohne daß der korakoklaviculäre Bandkomplex in jedem Fall mitgerissen sein muß. Eine Typ V Verletzung stellt eine schwerwiegende Form der Typ III Verletzung mit komplettem Stripping der delto-trapezoidalen Muskelschlinge von Clavicula und Acromion dar. Radiologisch beobachten wir eine Dislokation der Clavicula um mehr als eine Schaftbreite. Eine äußerst seltene Verletzung ist der Typ VI, welcher einer inferioren Klaviculadislokation (subkorakoidal) entspricht. Diese Verletzung wird lediglich im Rahmen eines massiven Traumas (z. B. Motorsport) beobachtet.

Klinisches Bild

Bei der Typ I Verletzung besteht eine umschriebene Schmerzhaftigkeit über dem AC-Gelenk. Der Sportler beklagt ein Mißempfinden bei der endgradigen Elevation oder bei der Horizontaladduktion. Bei der Typ II Verletzung besteht eine stärkere Schmerzhaftigkeit sowie eine Schwellung über dem AC-Gelenk, eine pathologische anteroposteriore Translation sowie ein

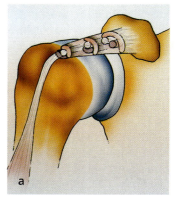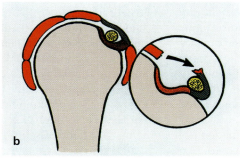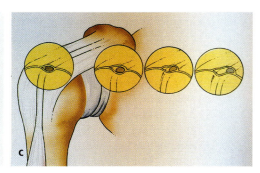

Abbildung 5: Intervallschlingen-Pathologie. a. Normale Anatomie der intraartikulären LBS-Stabilisierungselemente. Dargestellt ist die ligamentäre Führungsschlinge (Ligg. coracohumerale und glenohumerale superius). b. Als tendinöse Stabilisierungselemente strahlen Faszikel von Supraspinatus- und Subscapularissehne in die ligamentäre Schlinge ein. Häufigste Ursache einer Intervallschlingenpathologie: Abriß des SSP-Faszikels (skizziert). c. Chronische Streßmomente innerhalb der geschädigten Intervallschlinge führen zu einem sukzessiven Stabilitätsverlust der intraartikulären LBS-Portion.

leichter step-off zwischen Acromion und Clavicula. Eine Typ III Verletzung ist durch ausgeprägte Druckdolenz, Schwellung, das typische «Klaviertastenphänomen», die Clavicula, sowie eine deutlich reduzierte Funktionsamplitude gekennzeichnet. Nach einer Typ IV Verletzung muß palpatorisch und radiologisch systematisch gefahndet werden. Nicht selten imponiert die Typ IV Verletzung als reine posteriore Dislokation mit intaktem korakoklavikulärem Bandapparat, wobei eine reelle Stufenbildung nicht vorliegt. Obwohl diese Verletzung klinisch einfach zu diagnostizieren ist, wird sie häufig übersehen: Eine bilateral vergleichende Palpation von Akromionvorderrand und Klavikulavorderrand sollte diese schwerwiegende Verletzung ausschließen oder diagnostizieren und damit einer operativen Therapie zuführen können. Andernfalls resultiert ein beachtliches funktionelles Handicap sowie ein chronisches, frustranes Schmerzsyndrom. Eine Typ V Verletzung als schwerwiegende Variante einer Typ III Verletzung zeigt das klinische Bild eines ausgeprägten «Klaviertastenphänomens», gelegentlich assoziiert mit einer bedrohlich anmutenden Prominenz und Dehnung der Weichteile. Eine Typ VI Verletzung ist klinisch durch eine relative Prominenz des Acromions charakterisiert. Eine ausgeprägte Schwellung sowie neurovaskuläre Läsionen können assoziiert sein.

Therapie akuter Verletzungen

Eine Typ I Verletzung immobilisieren wir kurzfristig in einem Gilchrist-analogen Verband. Kryoapplikationen für 1 bis 2 Tage und antiphlogistische Medikation verringern die Beschwerden. Bewegungsübungen folgen nach Abklingen der initialen Schmerzsymptomatik. Im Anschluß an die akuten kryotherapeutischen Applikationen wird feuchte Wärme appliziert. Der Athlet wird angehalten, im Rahmen seiner morgendlichen Hygiene den warmen Duschstrahl auf die Schulter zu richten und die verletzte Schulter mit Hilfe des unverletzten kontralateralen Armes im schmerzfreien Intervall zunehmend zu bewegen. Aktive Bewegungsübungen und sportliche Aktivitäten werden nach Schmerzmaßgabe erlaubt.

Eine Typ II Verletzung behandeln wir ebenfalls konservativ. Kontrovers wird das therapeutische Regime diskutiert, wobei zwei Philosophien existieren: die Akzeptanz der acromioklavikulären Dislokation mit kurzfristiger Immobilisation analog zur Behandlung einer Typ I Verletzung und der konservative Repositionsversuch mit Hilfe spezieller Verbandsysteme.

Um eine anatomische Ausheilung der lädierten Strukturen zu gewähren, wäre allerdings eine konstante Reposition/Retention im AC-Gelenk über 6 Wochen zu fordern. Erfahrungsgemäß werden die Immobilisationssysteme vom Athleten nach Abklingen der akuten Symptome, spätestens nach 3 Wochen abgelegt. Dementsprechend empfehlen wir für die Therapie einer Typ II Verletzung analog zum Typ I eine kurzfristige, schmerzangepaßte Immobilisation, welche für wenige Tage bis zu 2 Wochen erfolgen kann. Hierzu verwenden wir die Acromio-Tricodur-Bandage (Abb. 6). Als modifizierter Gilchrist-Verband führt diese Spezialbandage zu einer Entlastung des Armgewichts am AC-Gelenk sowie zu einem Zuggurtungseffekt, da Oberarmkof und Scapula nach oben gezogen werden und die laterale Clavicula nach unten gedrückt wird. Operative Interventionen mit Rekonstruktion des akromioklavikulären Kapselbandapparates können beim Überkopfathleten sekundär notwendig werden. Reißt die Kapsel an der Clavicula subperiostal aus, kann sie technisch einfach transossär refixiert werden, ohne daß ein Eingriff am korakoklavikulären Bandapparat notwendig wird.

Die Behandlung von Typ III Verletzungen wird kontrovers diskutiert. Wojits und Nelson fanden zwischen konservativ therapierter und unverletzter Schulter im Kraft- und Kraftausdauerbereich keinen signifikanten Unterschied (72). Tibone et al. fanden ebenfalls keine signifikante Differenz für Kraftmessungen in sechs Testpositionen (61). In einem Vergleich operativer und konservativer Behandlungsergebnisse zeigten Galpin et al. leichte Vorteile für die konservative Gruppe auf. Die konservative Gruppe zeigte gleich gute oder minimal bessere Ergebnisse sowie eine kürzere Arbeitsunfähigkeit (11). Larsen et al. konnten keine signifikante klinische Differenz zwischen der konservativ behandelten und der operierten Gruppe evaluieren. Es bestand jedoch eine kürzere Arbeitsunfähigkeit (33).

Wir operieren Überkopfathleten in der akuten/subakuten Phase, während Kontaktsportler (Fußball, Eishockey, Judo usw.) zunächst konservativ anbehandelt werden. Versagt die konservative Therapie (Schmerz, Dysfunktion), wird eine sekundäre Rekonstruktion notwendig. Die Ergebnisse sekundärer Rekonstruktionen entsprechen jedoch nicht denen akuter/subakuter Versorgungen. Wir beobachten in unserer Schulterambulanz zunehmend mehr Patienten, welche nach undifferenziert indizierter und unkontrollierter konservativer Therapie über chronische Beschwerden klagen und auf einen operativen Eingriff drängen. Insofern ist die therapeutische Beratung des Athleten sicherlich ein schwieriges Problem, in das viele Variablen (Saisonplanung, Überkopf vs. Kontakt, «kompensatorischer» Muskelstatus) einfließen und die Entscheidungsfindung zusammen mit dem Athleten nicht immer einfach gestalten.

Unsere Operationstechnik sieht eine anatomische Rekonstruktion des korakoklaviculären Bandaprates (intraligamentäre oder transossäre Naht incl. PDS-Schlingen- oder Mersilene-Augmentation), eine Rekonstruktion des akromioklaviculären Kapselbandapparates sowie der delto-trapezoidalen Muskelschlinge vor (3, 70). Eine gelenkübergreifende Fixierung des AC-Gelenkes mit Kirschnerdrähten ist im Rahmen dieser Rekonstruktionstechnik nicht erforderlich. Die reponierende Aug-

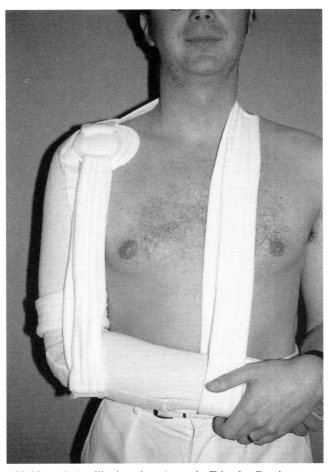

Abbildung 6: Applikation einer Acromio-Tricodur-Bandage.

mentationsschlinge erlaubt frühzeitige Rotationsbewegungen im AC-Gelenk. Unter Ausschaltung der Schwerkraft (Liegen) wird eine Elevation bis 70 Grad für die ersten 4 Wochen erlaubt und bis Ende der 6. Woche auf 90 Grad gesteigert. Der Arm wird zur Therapie mehrmals täglich aus der für 6 Wochen applizierten Suspensionsbandage genommen. Nach 6 Wochen schließt sich eine forcierte und nicht limitierte Trainingstherapie an. Als alternativ bewährte Techniken können die temporäre Fixierung des AC-Gelenkes (6 Wo.) mit Kirschnerdrähten oder die Entlastung des rekonstruierten coracoklavikulären Bandapparats mit Hilfe der Bosworth-Schraube empfohlen werden.

Für Verletzungen des Typ IV, V oder VI besteht eine eindeutige Operationsindikation.

Spätfolgen

Während Typ I Verletzungen komplikationslos ausheilen, zeigen Typ II Verletzungen langfristig die schlechtesten Ergebnisse. Persistierende Instabilität und partielle Artikulation der Gelenkpartner führen unter Kompression zu einer Degeneration des traumatisierten Diskus. Die potentielle Folge ist eine Arthrose des AC-Gelenkes, welche unter Umständen eine laterale Klavicularesektion erfordert. Konservativ therapierte Typ III Verletzungen können überlastungs- und ermüdungsbedingte Schmerzen innerhalb der suspensorisch tätigen Muskelgruppen des Schulter-/Nackengürtels nach sich ziehen. Nicht der kosmetische Aspekt einer Stufenbildung ist der Grund für weitere ärztliche Konsultationen, sondern sehr häufig wird neben dem muskulären Ermüdungsschmerz über eine Schwäche in der Schulter sowie über gravierende funktionelle Beeinträchtigungen im Rahmen von athletischen Überkopfbewegungsmustern geklagt.

Sternoklavikulargelenk

Das Sternoklavikulargelenk wird vom medialen Klaviculaende, vom lateralen Aspekt des Sternums sowie vom Knorpel der ersten Rippe gebildet. Es handelt sich um ein inkongruentes Gelenk, da die klavikulare Gelenkfläche wesentlich größer ist als die korrespondierende sternale. Die Ligg.costoclaviculare et interclaviculare, die ligamentären Verstärkungen der Gelenkkapsel und die disci intraarticulares haben gelenksstabilisierende Bedeutung. Die ligamentäre Kapselverstärkung ist ventral erheblich kräftiger ausgebildet als dorsal.

Sternklavikulare Dislokationen bis zum 25. Lebensjahr entsprechen klavikularen Epiphysenverletzungen des Typ Salter I oder II, da sich die mediale Claviculaepiphyse nicht vor dem 18. Lebensjahr entwickelt und häufig nicht vor dem 25. Lebensjahr fusioniert ist (Analogie Os acromiale).

Unfallmechanismus

Dislokationen entstehen durch indirekte Krafteinwirkung auf die anterolaterale Schulter mit vorderer Instabilität oder auf die posterolaterale Schulter mit posteriorer Instabilität im Sternoklavikulargelenk; seltener sind direkte Krafteinwirkungen auf die anteromediale Clavicula (65). In der Literatur werden auch spontane, atraumatische vordere Subluxationen beschrieben (45).

Klassifikation

Die Klassifikation orientiert sich primär nach der Dislokationsrichtung (anterior, posterior). Nach dem Grad der Verletzung können Zerrungen, Subluxationen oder Luxationen unterschieden werden. Vordere Dislokationen sind wesentlich häufiger als hintere.

Klinisches Bild

In Abhängigkeit vom Grad der Verletzung besteht eine variable Schmerzsymptomatik, assoziiert mit einer Schwellung, welche eine Dislokation zunächst kaschieren kann. Üblicherweise wird der Arm adduziert und innenrotiert gehalten.

Hintere Dislokationen können in Abhängigkeit vom Kompressionsort mit Schluck- und Atembeschwerden verbunden sein. Die klinische Untersuchung muß den arterio-venösen Gefäßstatus berücksichtigen, da Kompressionen im Mediastinum vorliegen können.

Bildgebende Verfahren

Die Diagnose einer sternoklavikularen Dislokation wird mit der klinischen Untersuchung gestellt. Konventionelle Röntgenaufnahmen des Sternoklavikulargelenkes sind schwierig zu interpretieren. Rockwood empfiehlt eine Zielaufnahme auf das Manubrium sterni mit 40 Grad gekippter Röhre am liegenden Patienten (53). Bestehen diagnostische Zweifel, so empfiehlt sich die Durchführung einer Computertomographie (CT). Nicht nur Subluxationen oder Luxationen lassen sich mit dem CT einwandfrei nachweisen, auch die mediastinalen Strukturen sind gut beurteilbar.

Therapie

Einfache Distorsionen werden mit kurzzeitigen kryotherapeutischen Anwendungen für 24 Stunden sowie schmerzabhängiger Immobilisation behandelt. Sportfähigkeit ist nach vollständiger und schmerzfreier Funktionsfähigkeit gegeben (erfahrungsgemäß nach 1 bis 2 Wochen). Subluxationen werden ebenfalls schmerzorientiert symptomatisch therapiert. Die Immobilisationsdauer mit repositionsförderndem Rucksackverband oder einer gilchristähnlichen Immobilisation ist schmerzabhängig. Athletische Aktivitäten werden erlaubt, sobald die schmerzfreie und vollständige Funktionsamplitude wiederhergestellt ist. Kontaktsportarten sollten erst nach 6 bis 8 Wochen betrieben werden.

Die Reposition akuter vorderer Luxationen ist einfach, unglücklicherweise läßt sich die Reposition jedoch meist nicht halten (53). Aufgrunddessen wird die Dislokation zuungunsten eines Repositionsversuches vielfach akzeptiert (4). Läßt sich die Reposition halten, so empfiehlt sich das Tragen eines Rucksackverbandes für 4 bis 6 Wochen, andernfalls erfolgt die Immobilisation in einem gilchristähnlichen Verband für 2 Wochen. Der langfristige Verlauf zeigt trotz persistierender Deformität in der Regel keine funktionellen Probleme. Beim jüngeren Sportlerklientel (bis 25 Jahre) liegen Epiphysenverletzungen des Typ Salter I/II und keine klassischen Dislokationen vor. In diesen Fällen kommt es zur Ausheilung und zum Remodelling.

Angesichts der gravierenden Komplikationsmöglichkeiten besteht eine absolute Kontraindikation für eine kombinierte geschlossene Reposition/perkutane Kirschnerdrahtfixierung (7, 37).

Bei der akuten hinteren Luxation gilt unser primäres Augenmerk den mediastinalen Strukturen (neurovaskulär, Trachea, Ösophagus). Die Reposition ist im akuten Intervall in der Regel erfolgreich durchführbar, in seltenen Fällen wird ein zusätzliches Tuchklemmentraktionsmanöver (unter sterilen Kautelen!) notwendig. Persistiert eine hintere Luxation über 48 Stunden, so ist eine geschlossene Reposition häufig erfolglos (65). Im Gegensatz zur vorderen Luxation ist die reponierte hintere Luxation gewöhnlich stabil. Eine Immobilisation im Rucksackverband wird für eine Dauer von 4 bis 6 Wochen empfohlen. Sollte eine offene Reposition notwendig werden, empfehlen wir die gleichzeitige sternoklavikulare Rekonstruktion (71). Spätkomplikationen sind selten. Kontaktsportarten dürfen nach etwa 3 Monaten aufgenommen werden.

Literatur

1 Andrews, J.R., Carson, W.G., McLeod, W.D.: Glenoid labrum tears related to the long head of the biceps. Am J Sports Med 1985; 13:337.
2 Baker, C.L., Thornberry, R.: Neurovascular syndromes. In: Zarins, R., Andrews, J.R., Carson, W.G. (ed.): Injuries to the Throwing Arm. Philadelphia, Saunders, 1985.
3 Bearden, J.M., Hughston, J.C., Whatley, G.S.: Acromioclavicular dislocations: Method of treatment. J Sports Med 1973; 1:5.
4 Bigliani, L.U.: Shoulder: Trauma. In: American Academy of Orthopaedic Surgeons (ed.). Orthopaedic knowledge update 2, 1987.
5 Bjerneld, H., Hovelius, L., Thorling, J.: Acromioclavicular separations treated conservatively. Acta Orthop Scand 1983; 54:743.
6 Burkhead, W.Z., Rockwood, C.A.: Treatment of instability of the shoulder with an exercise program. J Bone Joint Surg (Am) 1992; 74:890.
7 Daus, G.P. et al.: Migration of a Kirschner wire from the sternum to the right ventricle. Am J Sports Med 1993; 21:321.
8 Dejour, D., Tayot, O.: La ruture isolee de la longue portion du biceps. In: Journees Lyonnaises de l'Epaule. Lyon, 1993, 367.
9 Dillman, C.J., Werner, S., Andrews, J.R.: Moments and forces acting about the shoulder joint during throwing. Personal communication. In: Warner, J.J.P., Warren, R.F.: Consideration and management of rotator cuff tears in athletes. Annales chirurgiae et gynaecologiae 1991; 80:160.
10 Fowler, P.: Shoulder pain in highly competitive swimmers. Orthop Trans 1983; 7:170.
11 Galpin, R.O., Hawkins, R.J., Grainger, R.W.: A comparative analysis of operative versus non-operative treatment of grade III acromioclavicular separations. CORR 1985; 193:150.
12 Gerber, C.: Differentialdiagnostische Aspekte posttraumatischer Schulterschmerzen. Unfallheilkunde 1984; 87:357.

13 Gerber, C., Ganz, R.: Clinical assessment of instability of the shoulder with special reference to anterior and posterior drawer tests. J Bone Joint Surg (B) 1984; 66:551.
14 Glick, J. M.: Dislocated acromioclavicular joint: Follow-up study of 35 unreduced acromio-clavicular dislocations. Am J Sports Med 1977; 5:264.
15 Glousman, R. E. et al.: Dynamic EMG analysis of the throwing shoulder with glenohumeral instability. J Bone Joint Surg (Am) 1988; 70:220.
16 Grauer, J. D., Paulos, L. E., Smutz, P.: Biceps tendon and superior labral injuries. Arthroscopy 1992; 8:488.
17 Habermeyer, P.: Die operative offene Therapie der Rotatorenmanschette. Orthopaede 1995; 24:512.
18 Habermeyer, P.: Isokinetische Kräfte am Glenohumeralgelenk. Hefte zur Unfallheilkunde 1989; 202:3.
19 Habermeyer, P. et al.: Arthroskopische Over-the-top-Naht zur Behandlung von SLAP-Läsionen der Schulter. Pathologie, Technik und Frühergebnisse. Arthroskopie 1993; 6:263.
20 Habermeyer, P., Schuller, U., Wiedemann, E.: The intraarticular pressure of the shoulder: an experimental study on the role of the glenoid labrum in stabilizing the joint. Arthroscopy 1992; 8:166.
21 Harryman, D. T. et al.: Anterosuperior humeral displacement: Limitation by the coracoacromial arch. 6th International Congress on Surgery of the Shoulder (ICSS), Helsinki, 1995.
22 Hawkins, R. J., Angelo, R. L.: Glenohumeral arthritis: A late complication of the Putti-Platt repair. J Bone Joint Surg (Am) 1990; 72:1193.
23 Hawkins, R. J., Kennedy, J. C.: Impingement syndrome in athletes. Am J Sports Med 1980; 8:151.
24 Hawkins, R. J. et al.: Recurrent posterior instability (subluxation) of the shoulder. J Bone Joint Surg (Am) 1987; 69:19.
25 Howell, S. M., Gallinat, B. J.: The glenoid-labral socket. A constrained articular surface. CORR 1989; 243:122.
26 Itoi, E. et al.: Stabilizing function of the biceps in stable and unstable shoulders. J Bone Joint Surg (Br) 1993; 75:546.
27 Jobe, C. M.: Posterior superior glenoid impingement: expanded spectrum. 6th International Congress on Surgery of the Shoulder (ICSS), Helsinki, 1995.
28 Jobe, F. W.: Impingement problems in the athlete. In: Instructional course lectures 1989; 38:205. AAOS.
29 Jobe, F. W., Bradley, J. P.: The diagnosis and non-operative treatment of shoulder injuries in athletes. Clin Sports Med 1989; 8:419.
30 Jobe, F. W. et al.: The shoulder in sports. In: Rockwood, C. A., Matsen, F. A. (ed.): The shoulder. Vol. 2. Philadelphia, Saunders, 1990, p.961.
31 Kennedy, J. C., Hawkins, R. J.: Swimmer's shoulder. Phys Sports Med 1974; 2:35.
32 Kvitne, R. S., Jobe, F. W.: The diagnosis and treatment of anterior instability in the throwing athlete. CORR 1993; 291:107.
33 Larsen, E., Bjerg-Nielsen, A., Christensen, P.: Conservative or surgical treatment of acromio-clavicular dislocation. J Bone Joint Surg (Am) 1986; 68:552.
34 Lehmann, M. et al.: Complete tear of the rotator cuff. A rare sports related injury under the age of 40. 8th Congress of the European Society of the Shoulder and the Elbow (SECEC), Barcelona, 1994.
35 Lehmann, M., Habermeyer, P.: The rotator interval lesion – An arthroscopic approach. Combined Congress of the International Arthroscopy Association (IAA) and the International Society of the Knee (ISK), Hongkong, 1995.
36 Lehmann, M. et al.: Combined Bankart/SLAP-pathology. Surgical approach. 6th International Congress on Surgery of the Shoulder (ICSS), Stockholm, 1995. (Submitted for publication in: Am J Sports Med.)
37 Lyons, F. A., Rockwood, C. A.: Migrations of pins used in operations on the shoulder. J Bone Joint Surg (Am) 1990; 72:1262.
38 Maffet, M. W., Gartsman, G. M., Moseley, B.: Superior labrum biceps tendon complex lesions of the shoulder. Am J Sports Med 1995; 23:93.
39 Maki, N. J.: Posterior shoulder instability: Rationale for arthroscopic treatment. Combined Congress of the International Arthroscopy Association and the International Society of the Knee, Hongkong, 1995, Video-Tape 15.
40 Matsen, F. A., Thomas, S. C., Rockwood, C. A.: Anterior glenohumeral instability. In: Rockwood, C. A., Matsen, F. A. (ed.): The shoulder. Vol. 2. Philadelphia, Saunders, 1990, p.526.
41 Matsen, F. A. et al.: Shoulder motion. In: Practical evaluation and management of the shoulder. Philadelphia, Saunders, 1994, p.19.
42 McMaster, W. C.: Anterior glenoid labral damage: a painful lesion in swimmers. Am J Sports Med 1983; 183:173.
43 Neer, C. S.: Cuff tears, biceps lesions and impingement. In: Neer, C. S. (ed.): Shoulder reconstruction. Philadelphia, Saunders, 1990, p.41.
44 Neer, C. S., Bigliani, L. U., Hawkins, R. J.: Rupture of the long head of the biceps related to subacromial impingement. Orthop Trans 1977; 1:111.
45 Nirschl, R. P.: Rotator cuff tendinitis: basic concepts of pathoetiology. In: Instructional course lectures 1989; 38:439. AAOS.
46 O'Brien, S. J. et al.: The anatomy and histology of the inferior glenohumeral ligament complex of the shoulder. Am J Sports Med 1990; 18:449.
47 Perry, J.: Anatomy and biomechanics of the shoulder in throwing, swimming, gymnastics and tennis. Symposium on injuries to the shoulder in the athlete. Clinics in Sports Medicine 1983; 2:247.
48 Pink, M.: The scapula in shoulder instability. 7th annual Panther Sports Medicine Symposium. The unstable shoulder: an International consensus, Pittsburgh, 1994.
49 Priest, J. D., Nagel, D. A.: Tennis shoulder. Am J Sports Med 1976; 4:28.
50 Redler, M. R., Ruland, L. J., McCue, F. C.: Quadrilateral space syndrome in a throwing athlete. Am J Sports Med 1986; 14:511.
51 Richardson, A. B., Jobe, F. W., Collins, H. R.: The shoulder in competitive swimming. Am J Sports Med 1980; 8:159.
52 Riddell, D. H., Smith, B. M.: Thoracic and vascular aspects of the thoracic outlet syndrome, 1986 update. CORR 1983; 207:31.
53 Rockwood, C. A.: Subluxationes and dislocations about the shoulder. In: Rockwood, C. A., Green, D. P. (ed.): Fractures in adults. Vol. 2, 2nd ed., Philadelphia, Lippincott, 1984.
54 Rockwood, C. A., Odor, J. M.: Spontaneous atraumatic anterior subluxation of the sterno-clavicular joint. J Bone Joint Surg (Am) 1989; 71:1280.
55 Rodosky, M. W. et al.: Significance of a superior labral lesion of the shoulder. A biomechanical study. Trans Orthop Res Soc 1990; 15:276.
56 Selesnick, F. H. et al.: Retrosternal dislocation of the clavicle. J Bone Joint Surg (Am) 1984; 66:287.
57 Skyhar, M. J., Warren, R. F., Altchek, D. W.: Instability of the shoulder. In: Nicholas, J. A., Hershman, E. B. (ed.): The upper extremity in sports medicine. St.Louis, Mosby, 1990, p.181.

58 Snyder, S. J. et al.: SLAP lesions of the shoulder. Arthroscopy 1990; 6:274.
59 Terry, G. C. et al.: The stabilizing function of passive shoulder restraints. Am J Sports Med 1991; 19:26.
60 Tibone, J. E., Bradley, J. P.: The treatment of posterior subluxation in athletes. CORR 1993; 291:124.
61 Tibone, J., Sellers, R., Tonino, P.: Strengthening after third-degree acromioclavicular dislocations. Am J Sports Med 1992; 20:328.
62 Tossy, J. D., Mead, N. C., Sigmond, H. M.: Acromioclavicular separations: Useful and practical classification for treatment. CORR 1963; 28:111.
63 Turkel, S. J. et al.: Stabilizing mechanisms preventing anterior dislocation of the glenohumeral joint. J Bone Joint Surg (Am) 1981; 63:1208.
64 Vastamaki, M. et al.: Eden-Hybbinette procedure: Long-term follow-up. J Bone Joint Surg (Br) 1992; 74, Suppl. I:7.
65 Walch, G. et al.: Impingement of the deep surface of the supra-spinatus tendon on the posterosuperior glenoid rim: An arthroscopic study. J Shoulder Elbow Surg 1992; 1:238.
66 Walch, G. et al.: Tears of the supraspinatus tendon associated with «hidden» lesions of the rotator interval. J Shoulder Elbow Surg 1994; 3:361.
67 Warner, J. P., Altchek, D. W., Warren, R. F.: Arthroscopic management of rotator cuff tears with emphasis on the throwing athlete. Operative Tech Orthop 1991; 1:240.
68 Warner, J. P., Warren, R. F.: Consideration and management of rotator cuff tears in athletes. Annales chirurgiae et gynaecologiae 1991; 80:160.
69 Warner, J. P., Kann, S., Marks, P.: Arthroscopic repair of combined Bankart and superior labral detachment anterior and posterior lesions: Technique and preliminary results. Arthroscopy 1994; 10:383.
70 Warren, R. F., Hawkins, R. J., Noble, J. S.: Suture repair technique for acute and chronic acromioclavicular joint dislocations. American Academy of Orthopaedic Surgeons Annual Meeting, San Francisco, 1993, Tape VT-23119.
71 Wirth, M. A., Rockwood, C. A.: Surgical management of posterior sternoclavicular dislocation. American Academy of Orthopaedic Surgeons Annual Meeting, Atlanta, 1996, Tape 33-ST.
72 Wojtys, E. M., Nelson, G.: Conservative treatment of grade III acromioclavicular dislocations. CORR 1991; 268:112.
73 Wolf, E. M., Eakin, C. L.: Arthroscopic reconstruction for posterior shoulder instability: Two to four-year follow-up. Presented at: American Academy of Orthopaedic Surgeons Annual Meeting, Atlanta, 1996.

Oberarm, Ellenbogen und Unterarm

H.-G. Pieper, C. Radas und S. Maibaum

Epidemiologie

Sportverletzungen und Fehlbelastungsfolgen im Bereich des Ellenbogengelenkes liegen in der Häufigkeitsstatistik weit hinter denen anderer Gelenke wie z. B. Schulter-, Knie- oder Sprunggelenk zurück. In einer Untersuchung von 15 212 behandelten Sportlern fand Steinbrück die Ellenbogenregion nur in 2,1 Prozent der Fälle betroffen (20). Die prozentuale Häufigkeit ist altersabhängig und sportartspezifisch (20). Die Inzidenz der Ellenbogenverletzungen liegt zum Beispiel bei Baseball-Pitchern, Speerwerfern oder Tennisspielern deutlich höher als bei Volleyballspielern (1, 17, 20, 21).

Verletzungen

Ellenbogenluxation

Luxationen des Ellenbogengelenkes entstehen beim Sturz auf die Hand bei gebeugtem oder überstrecktem Ellenbogen. Die Luxation erfolgt meist nach dorsal und ist häufig mit einer Fraktur kombiniert. Wegen der zusätzlich bestehenden Verletzungen des inneren und/oder äußeren Kapsel-Bandapparates verbleiben trotz sofort durchgeführter Reposition häufig Sekundärschäden in Form von Instabilitäten oder – insbesondere bei zu lang erfolgter Ruhigstellung – Bewegungseinschränkungen durch Kontrakturen des Kapsel-Bandapparates. Ebenso kann es als direkte Verletzungsfolge zu Nerven- und Gefäßverletzungen kommen.

Die Behandlung einer Ellenbogenluxation besteht – nach Kontrolle von Durchblutung und Nervenfunktion sowie Röntgendiagnostik – in der frühzeitigen Reposition durch vorsichtigen Zug bei Beugung von etwa 30° mit oder ohne Narkose (5). Bei ausgedehnter Weichteiltraumatisierung mit Instabilität muß die Reposition operativ durchgeführt werden. Je nach Schwere der Weichteilverletzung bzw. dem Ausmaß der Instabilität kann frühzeitig (nach 3 bis 4 Tagen aus einer Gipsschiene heraus) oder nach Gipsruhigstellung von maximal 3 bis 4 Wochen mit der funktionellen Therapie begonnen werden (5).

Unterarmfraktur

17,9 Prozent aller Frakturen unter den Sportverletzungen betreffen den Unterarm, wobei Kinder deutlich häufiger betroffen sind als Erwachsene (20). Dabei sind überwiegend Elle und Speiche frakturiert. Die Verletzung entsteht als Sturzfolge bei Kontaktsportarten (Handball, Fußball) oder durch direkte Krafteinwirkung auf den Unterarm (American Football, Rugby).

Eine isolierte Ellenfraktur kann bei der Abwehr eines Schlages mit dem Unterarm auftreten (sog. Parier-Fraktur). Kommt es bei einer Ellenfraktur nicht zu einer gleichzeitigen Fraktur der Speiche, sondern zu einer Luxation des Speichenköpfchens, so spricht man von einer Monteggia-Fraktur. Da die Luxation des Radiusköpfchens wegen der augenfälligen Verletzung der Ulna nicht selten übersehen wird, sollte bei Frakturen der Elle stets das Ellenbogengelenk mit geröntgt werden.

Die Behandlung der Unterarmfraktur erfolgt konservativ durch anatomische Reposition von Elle und Speiche bzw. des Speichenköpfchens im Falle der Monteggia-Fraktur und anschließender Gipsruhigstellung je nach Schweregrad der knöchernen Verletzung für 4 bis 6 Wochen (8). In den Fällen, in denen eine anatomische Reposition geschlossen nicht möglich ist, erfolgt die operative Behandlung durch Osteosynthese bzw. offene Reposition des Radiusköpfchens und Naht des Lig. anulare. Wegen zusätzlich bestehender Verletzungen im Radio-Humeralgelenk und der Gefahr des Luxationsrezidivs ist im Erwachsenenalter häufig die Resektion des Radiusköpfchens der Reposition vorzuziehen (5), im Kindesalter jedoch wegen der zu erwartenden wachstumsbedingten Achsenfehlstellung und Deformierung des Ellenbogengelenks kontraindiziert.

Ruptur der distalen Bicepssehne

Rupturen der distalen Bicepssehne sind äußerst selten und treten ähnlich wie die der langen Bicepssehne vornehmlich bei älteren Sportlern jenseits des 50. Lebensjahres auf (Abb. 1). Lediglich in Ausnahmefällen wird diese Verletzung auch beim jungen Sportler gesehen. So beschreiben Visuri und Lindholm einen doppelseitigen Abriß der distalen Bicepssehne bei einem Bodybuilder nach mehrjähriger Einnahme anaboler Steroide (22).

Ein adäquates Trauma liegt in der Regel nicht vor. Der Riß kann bei sporttypischen Bewegungsabläufen und ruckartig durchgeführten Alltagsbewegungen auftreten. Die typische Lokalisation nahe dem Sehnenansatz an der Tuberositas radii im hypovasculären Sehnenbereich erklärt die beobachteten degenerativen Veränderungen. Möglicherweise wird die Sehne in diesem Bereich zusätzlich durch ein mechanisches Impingement vorgeschädigt (19).

Wegen des drohenden Kraftverlustes bzgl. der Supination besteht die Therapie in einer Refixation der Sehne am anatomischen Ansatz am Tuberculum radii, wobei sich die Umschlingungsoperation mit transossärem Durchzug einer Sehnenhälfte durch einen Knochenkanal im Radius bewährt hat (6). Die Nachbehandlung erfolgt teilfunktionell aus einer Oberarmschiene heraus unter temporärer Bewegungslimitierung für 6 Wochen, danach erfolgt die Freigabe der Beweglichkeit. Volle sportliche Belastungsfähigkeit ist nach 3 Monaten erreicht.

Fehlbelastungsfolgen

Epicondylopathia humeri radialis et ulnaris

Über diese als Überlastungsreaktion der Hand- und/oder Fingerextensorensehnen angesehene Erkrankung wurde erstmalig 1873 unter dem Begriff «Schreibekrampf» berichtet (18). Im heutigen Schrifttum wird sie als «Tennisellenbogen» bezeichnet, obwohl dieser Begriff den Tatsachen nicht gerecht wird, da Nichtsportler häufiger betroffen sind als Tennisspieler (2) und unter diesen Profis deutlich seltener als Breitensportler (11). Auch der Begriff «Werferellenbogen» für die ulnare Epikondylopathie ist nicht zutreffend, da beim Werfer mit ulnaren Ellenbogensymptomen nur zum Teil die entsprechenden Sehnenansätze betroffen sind, die Ursache der Beschwerden häufiger jedoch im medialen Kapsel-Bandapparat und im Gelenk selbst zu finden sind. Die radiale Epikondylopathie kommt 5- bis 10mal so häufig vor wie die ulnare.

Die Schmerzen am lateralen bzw. medialen Ellenbogen, häufig mit Ausstrahlung in den Unterarm, treten schon bei geringen Belastungen wie Anheben einer

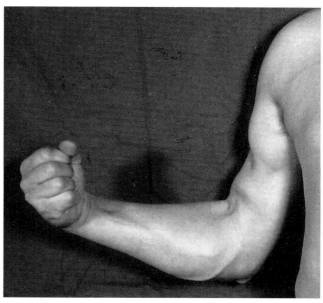

Abbildung 1: Distale Bicepssehnenruptur: Proximalisierung des Muskelbauches.

Tasse, Öffnen einer Tür oder sogar beim Händedruck auf.

Klinisch finden sich umschriebene Druckschmerzen an den Ansatzzonen der Extensoren (Epicondylopathia humeri radialis) bzw. der Flexoren (Epicondylopathia humeri ulnaris). Die entsprechenden Bewegungen im Handgelenk gegen Widerstand sind schmerzhaft (positiver Chair-Test bzw. Tomsen-Test). In der Regel ist das Röntgenbild unauffällig; in seltenen Fällen können sich knöcherne Ausziehungen im Bereich der Ansatzzonen zeigen.

Differentialdiagnostisch muß an lokale Irritationen des tiefen Astes des Radial- oder des Ulnarnerven gedacht werden. Gelegentlich können auch ausstrahlende Schmerzen bei degenerativen Veränderungen im Bereich des 5. und 6. Halswirbels ursächlich sein (16).

Die konservative Behandlung ist mit Erfolgsaussichten von etwa 90 Prozent (12, 13) die Therapie der Wahl. Sie besteht im Akutstadium in lokaler Eisanwendung und Gabe von Antiphlogistika sowie Ruhe bis zum Abklingen der Symptome. Gegebenenfalls kommen lokale Kortisoninfiltrationen in Frage, wobei jedoch nicht mehr als 2 bis 3 Injektionen erfolgen sollten (16). Nach etwa 1 bis 2 Wochen beginnt die aktive Rehabilitation zur Wiederherstellung von Kraft, Ausdauer und Flexibilität. Gleichzeitig sollte bei Rückschlagsportarten ein spezifisches Training zur Verbesserung von Schlag- und Grifftechnik durchgeführt werden.

Die Gesamtdauer der Rehabilitation beträgt etwa 4 Monate (12). Um den Behandlungserfolg nicht zu gefährden, sollte mit höherer Trainingsbelastung erst dann begonnen werden, wenn Beschwerdefreiheit besteht und volle Kraft sowie Flexibilität wiederhergestellt sind (16).

Eine operative Therapie ist bei Ausschöpfung der konservativen Möglichkeiten und entsprechender Geduld nur selten notwendig (13). Die verbreitetste Operationstechnik ist die Sehneneinkerbung nach Hohmann (7), die in Kombination mit der Denervation nach Wilhelm (24) durchgeführt wird. Seltener erfolgt die lokale Exzision von pathologischem angiofibroblastischem Sehnengewebe – meistens im extensor carpi radialis brevis – nach Nirschl (13). Die Rehabilitationsphase nach operativer Behandlung umfaßt bis zu einem halben Jahr (13).

Streßreaktionen

Als Ursache für das Auftreten von Streßreaktionen am Knochen werden Diskrepanzen zwischen Belastung und Belastbarkeit bei ungewohnten bzw. übermäßigen Beanspruchungen angesehen (15). Während die unteren Extremitäten mit über 95 Prozent am häufigsten betroffen sind, werden an den oberen Extremitäten nur Einzelbeobachtungen mitgeteilt. In der Literatur sind Streßreaktionen des Olecranons bei Baseball-Pitchern (4, 14) und Speerwerfern (10, 23) sowie Streßreaktionen am distalen Radius bzw. der distalen Ulna bei Tennisspielern (3, 9) angegeben.

Bei chronischen Beschwerden im Bereich des Ellenbogens oder des Unterarms ohne röntgenologisches Korrelat sollte beim Wurf- oder Rückschlagsportler immer an eine Streßreaktion gedacht und die weitere Diagnostik eingeleitet werden.

In unserem eigenen Krankengut fand sich bei einem Top-Ten-Tennisspieler mit therapieresistenten Belastungsbeschwerden des Unterarmes eine Streßreaktion an der proximalen Ulna. Das Röntgenbild zum Zeitpunkt der Diagnose zeigt keine sicheren knöchernen Veränderungen (Abb. 2), während die Knochenszintigraphie die Diagnose sichert (Abb. 3).

Die Therapie erfolgt konservativ durch Vermeidung der sportartspezifischen lokalen Belastung für 6 bis 8 Wochen und anschließender langsamer Belastungssteigerung. In Ausnahmefällen kann eine Ruhigstellung erfolgen, insbesondere, wenn der Sportler wenig kooperativ erscheint. Sportliche Belastungsfähigkeit ist nach 3 Monaten gegeben.

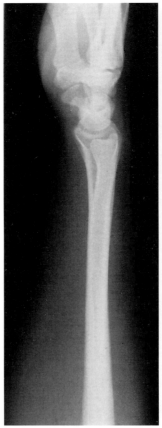
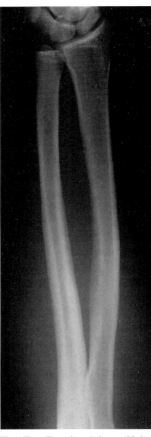

Abbildung 2: Schlagarm eines Top-Ten-Tennisspielers: Keine röntgenologischen Veränderungen.

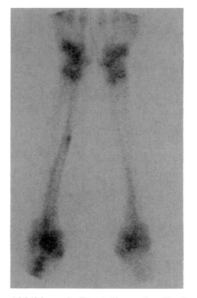

Abbildung 3: Darstellung der Streßreaktion im Knochenszintigramm bei demselben Sportler wie in Abbildung 2.

Literatur

1 Andrews, J.R., Timmermann, L.A.: Outcome of elbow surgery in professional baseball players. Am J Sports Med 1995; 23:407–413.
2 Becker, W., Krahl, H.: Die Tendopathien. Stuttgart, Thieme, 1978.
3 Bell, R.H., Hawkins, R.J.: Stress fracture of the distal ulna – a case report. Clin Orthop 1986; 209:169–171.
4 Bennett, G.E.: Elbow and shoulder lesions of baseball players. Am J Surg 1959; 98:484.
5 Collins, H.R.: The treatment of shoulder and elbow trauma in the athlete. In: Schneider, R.C., Kennedy, J.C., Plant, M.L. (eds.): Sports Injuries. Mechanisms, Prevention, and Treatment. Baltimore–London–Sydney, Williams & Wilkins, 1985, pp.699–723.
6 Hegelmaier, C., Schramm, W.: Die Umschlingungsoperation zur Wiederherstellung der distal rupturierten Bicepssehne. Operat Orthop Traumatol 1992; 4:185–193.
7 Hohmann, G.: Das Wesen und die Behandlung des sogenannten Tennisellenbogens. Münch. Med. Wochenschr. 1933; 80:250.
8 Küster, H.H., Rompe, G.: Die Monteggia-Verletzung im Sport. Unfallmechanismus – Diagnostik – Therapie. Dtsch. Z. Sportmed. 1983; 34:78–86.
9 Loosli, A.R., Leslie, M.: Stress fractures of the distal radius. A case report. Am J Sports Med 1991; 19:523–524.
10 Miller, J.E.: Javelin thrower's elbow. J Bone Joint Surg 1960; 42-B:788–792.
11 Nirschl, R.P.: Muscle and tendon trauma: Tennis elbow. In: Morrey, B.F. (ed.): The elbow and its disorders. Philadelphia, Saunders, 1985.
12 Nirschl, R.P.: Tennis elbow tendinosis: Pathoanatomy and non-operative treatment. In: Krahl, H. et al. (eds.): Tennis: Sports Medicine and Science. Düsseldorf, Rau, 1995, pp.110–113.
13 Nirschl, R.P.: Surgical management of medial and lateral tennis elbow tendinosis. In: Krahl, H. et al. (eds.): Tennis: Sports Medicine and Science. Düsseldorf, Rau, 1995, pp.114–119.
14 Nuber, G.W., Diment, M.T.: Olecranon stress fractures in throwers. Clin Orthop 1992; 278:58–61.
15 Orava, S., Puranen, J., Ala-Ketola, L.: Stress fractures caused by physical exercise. Acta Orthop Scand 1978; 49:19–27.
16 Peterson, L., Renström, P.A. (Hrsg.): Verletzungen im Sport. Handbuch der Sportverletzungen und Sportschäden für Sportler, Übungsleiter und Ärzte. 2. Aufl., Köln, Deutscher Ärzte-Verlag, 1987.
17 Raschka, C., Gläser, H., de Marées, H.: Unfallhergangstypen im Volleyball und Vorschläge zu ihrer Prävention. Dtsch. Z. Sportmed. 1995; 46:366–371.
18 Runge, F.: Zur Genese und Behandlung des Schreibekrampfes. Berl Klin Wochenschr 1873; 10:245–248.
19 Seiler III, J.G. et al.: The distal biceps tendon. J Shoulder Elbow Surg 1995; 4:149–156.
20 Steinbrück, K.: Epidemiologie von Sportverletzungen. 15-Jahres-Analyse einer sportorthopädischen Ambulanz. Sportverletzung – Sportschaden 1987; 1:2–12.
21 Tullos, H.S., King, J.W.: Throwing mechanism in sports. Orthop Clin North Am 1973; 4:709–720.
22 Visuri, T., Lindholm, H.: Bilateral distal biceps tendon avulsions with use of anabolic steroids. Med Science Sports Exerc 1994; 26:941–944.
23 Waris, W.: Elbow injuries of javelin-throwers. Acta Chir Scand 1946; 93:563.
24 Wilhelm, A.: Therapieresistente Epicondylitis humeri radialis und Denervationsoperation. Operat Orthop Traumatol 1989; 1:25–34.

Hand und Finger

K. Wilhelm

15 Prozent bis 20 Prozent aller Sportverletzungen und Sportschäden betreffen die Hand mit der Handwurzel und dem Handgelenk. Kontusion, Distorsion, Band-Kapselrupturen und Frakturen sowie deren Kombinationen sind am Handgelenk, Mittelhand, Daumen und Langfinger besonders häufig. Bei allen Sportarten, die einen festen Griff sowie Schlaghilfen wie Golf, Tennis, Squash, Baseball und Feldhockey bedürfen, sowie sportspezifisch bei Ballspielen wie Hand-, Volley-, Basket- und Fußball sind alle bekannten Verletzungen dieser Körperregion möglich. Sportspezifisch finden sich gehäuft folgende Verletzungen:

- ulnare Kollateralbandruptur Grundgelenk D1 (Skidaumen)
- Strecksehnenruptur Endglied der Langfinger (Baseballfinger)
- Boxerknöchel
- Extensor-carpi-ulnaris-Sehnenluxation
- Metacarpale V-Köpfchenfraktur
- Skaphoidfraktur
- Luxation der Fingergelenke.

Um Langzeitschäden abzuwenden, gilt es, Sportverletzungen rechtzeitig zu erkennen und fachgerecht zu behandeln. Die Erstversorgung erfolgt noch am Unfallort und besteht meist aus Eisanwendungen und Ruhigstellung. Frühzeitig sollte jedoch eine eindeutige Befundzuordnung angestrebt werden. Gerade an der Hand ist eine penible Prüfung von Verletzungen der anatomischen Strukturen wie Knochen, Knorpel, Kapsel-Bänder, Sehnen, Nerven und Bindegewebe, aber auch der Gefäße und schließlich der Haut unabdingbar. Die Palette der Sportverletzungen unterscheidet sich in nichts von Verletzungen des alltäglichen Lebens und von Arbeitsunfällen.

Skidaumen

Die klassische Verletzung der oberen Extremität ist der Skidaumen. Wird der Daumen beim Sturz plötzlich mit Kraft abduziert, wobei der Skistock als Hypomochlion dienen kann, kommt es zur Verletzung des ulnaren Kollateralbandes (Abb. 1). Ähnliche Mechanismen finden sich auch beim Anprall eines Balles oder beim Sturz auf den gestreckten Daumen durch gewaltsame Radialabduktion (Ballsportarten, Turnen, Ringen, Selbstverteidigungssport).

Neben Schwellung, Hämatom sowie Schmerz bei Belastung des Daumen findet sich eine Aufklappbarkeit und ein positives Stenerzeichen. Hierbei handelt es sich um eine sichtbare Verdickung der ulnaren Seite des Metakarpale-I-Köpfchen mit lokalem Druckschmerz. Das Band ist tastbar unter der Adduktorenaponeurose nach proximal zurückgeschlagen und kann von dort aus nicht mehr nach distal zu liegen kommen. Meist reißt das ulnare Kollateralband am Ansatz distal der Basis des Grundgliedes aus, gelegentlich auch ligamentär oder proximal. Nicht selten ist der knöcherne Sehnenansatz mitbeteiligt (Abb. 2).

Um den Grad der Aufklappbarkeit zu bestimmen, muß der gesunde Daumen mit herangezogen werden, da die individuelle physiologische Aufklappbarkeit zwischen 5 bis 25 Grad schwankt. Eine zusätzliche Aufklappbarkeit von mehr als 20 Grad bedeutet, daß das Band gerissen ist. Ein Röntgenbild muß erstellt werden, um eine knöcherne Beteiligung auszuschließen. Die Aufklappbarkeit wird mit der Streß-Aufnahme dokumentiert (Abb. 3).

Die Behandlung des Skidaumens besteht beim Vorliegen einer Distorsion mit einer Aufklappbarkeit unter 20 Grad in einer 4wöchigen Gipsimmobilisation.

Gerissene Bandstrukturen werden genäht. Ansatznahe Ausrisse können gut mit der Lengemannausziehnaht behandelt werden. Selten erfolgt eine Refixation eines knöchernen Bandansatzes mit Kirchner-Drähten der Stärke 1,0 mm. Zusätzlich empfehlen wir die Ruhigstellung in einer Daumengipsschiene für 6 Wochen. Lediglich bei einer Bandteilruptur ist ein konservatives Vor-

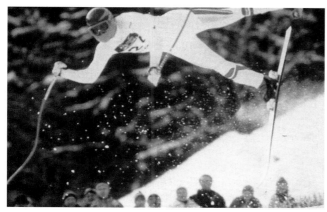

Abbildung 1: Sturz beim Skifahren und Abstützen mit den Händen. Möglicher Unfallmechanismus für Skidaumen.

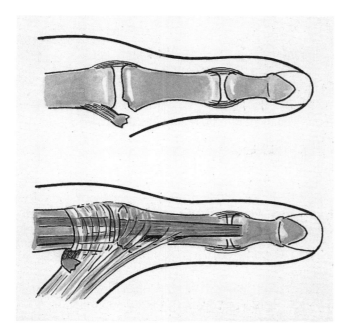

Abbildung 2: Knöcherner Ausriß des ulnaren Kollateralbandes am Daumengrundgelenk.

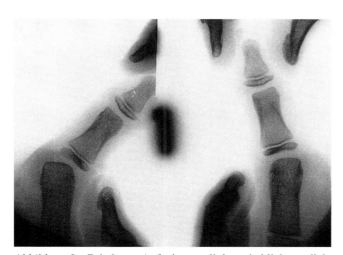

Abbildung 3: Gehaltene Aufnahmen: links erhebliche radiale Aufklappbarkeit (etwa 45°, rechts 15°).

gehen mit 4- bis 6wöchiger Gipsruhigstellung indiziert. Zusätzliche Verletzungen wie Riß der dorsalen Kapsel bzw. palmaren Platte sind mit zu versorgen. Beim Skisport hat sich als Prophylaxe der schlaufenlose Skistock oder der Skistock mit herausziehbarer Schlaufe bewährt. Nach Distorsionen ist das Tapen des Grundgelenkes zum Sport empfehlenswert.

Baseballfinger

Die Strecksehnenverletzungen am Endglied sind die häufigsten Handverletzungen bei Sportlern (Synonyme: Hammer-, Drop-, Mallet- und Kricketfinger). Alle Ballsportarten sind betroffen. Eine plötzliche auf den gestreckten Finger und damit die gespannte Strecksehne einwirkende Kraft kann die Belastbarkeit der Strecksehne übersteigen. Die Ausdehnung der Strecksehnenruptur hängt von der Reaktion antagonistischer Kräfte sowie der Beschaffenheit der Sehnenstruktur ab.

Die Strecksehne kann partiell oder total, mit oder ohne köchernem Anteil (Busch-Fraktur) sowie mit und ohne Subluxation reißen (Abb. 4). Bei Auftreten größerer knöcherner Anteile an der Basis der Endphalanx handelt es sich meist um eine sogenannte Hyperextensionsfraktur. Dabei wird ein Teil der Endgliedbasis dorsalseitig im Sinne einer Meißelfraktur abgeschert.

Zusätzlich können Kollateralbandrisse eintreten. Klinisch ist neben der Ausmessung des Streckdefizites ein Röntgenbild anzufertigen, um einen möglichen knöchernen Ausriß erkennen zu können.

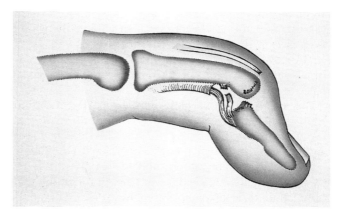

Abbildung 4: Luxation mit Strecksehnenabriß.

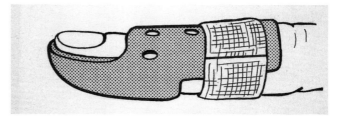

Abbildung 5: Bei Strecksehnenabriß mit Streckdefizit unter 30° Stackschiene für 6 Wochen möglich.

Bei einem unfallbedingten Streckdezifit unter 30 Grad ist konservativ mit Schiene in leichter Überstreckung des Endgliedes zu behandeln (Abb. 5).

Strecksehnendefizite von mehr als 30 Grad erfordern die Sehnennaht. Bei beiden Behandlungsverfahren ist eine sechswöchige Immobilisation nötig. Bei Gefährdung der Finger und Laxität des Kapselbandapparates ist ein Tapeverband zur Stabilisierung zu empfehlen.

Boxerknöchel

Die Köpfchen der Metacarpalia II bis V werden durch Schläge gegen Gegenstände (Sandsacktraining) chronisch gereizt und führen zu einer Verdickung der Streckaponeurose, des Gleitgewebes und der Haut.

Wegen seiner Prominenz ist das Metakarpale III Köpfchen am häufigsten betroffen. Der chronische Schaden kann bis zur Knorpelzerstörung des Metakarpalköpfchens (Arthrose) mit Funktionseinbußen führen. In Extremfällen ist eine Excision der narbig veränderten Gelenkkapsel erforderlich.

Prophylaxe ist durch ständiges Tragen von Boxhandschuhen auch beim Sandsacktraining möglich.

Luxation der Extensor-carpi-ulnaris-Sehne

Durch eine plötzliche, äußerst kraftvolle Supinationsbewegung oder durch chronische übermäßige Belastung kann es zum Riß des 6. Strecksehnenfaches und damit zur Luxation der ECU-Sehne bei Supination über das Caput-ulnae und zu entsprechenden Beschwerden kommen.

Die ECU-Sehne verläuft unter dem Retinaculum extensorum durch einen eigenen osteofibrösen Kanal, dessen Basis zum Teil dem proximalen Styloideus ulnae aufliegt. Bei der Rückhand beim Tennis wird die Sehne im Kanal stark beansprucht und kann dort über eine forcierte Handgelenksextension bei Pronation und Radialabduktion zu einer Sprengung des Gleitkanals führen.

Zur Diagnosesicherung wird der Patient bei gebeugtem Ellenbogengelenk und Faustschluß zur Supination aufgefordert. Bei diesem Vorgang gleitet die luxierende Sehne tast- und sichtbar aus ihrer Halterung über das Caput ulnae und verursacht nicht selten Beschwerden. Das Vorgehen besteht in der operativen Wiederherstellung des Sehnenfaches. Postoperativ wird für drei Wochen ein Oberarmgips angelegt, um die Unterarmdrehung sicher auszuschließen. Danach wird das Handgelenk für weitere zwei Wochen ruhiggestellt. Sportfähigkeit tritt nicht vor Ablauf von 3 Monaten ein.

Bennettfraktur

Die häufigste Metakarpalfraktur wird durch indirekte Gewalteinwirkung, insbesondere beim Boxen, Radfahren, Motorsport und Karate, hervorgerufen. Die Leitsymptome, schmerzhafte Schwellung, Hämatome und Funktionseinschränkung im Daumensattelgelenk, sichern uns zusammen mit Röntgenbild in zwei Ebenen die Diagnose.

Aufgrund der immer vorliegenden intraartikulären Fraktur und der Dislokationsneigung durch den Sehnenzug der Abductor-pollicis-longus-Sehne besteht Operationsindikation. Die Osteosynthese erfolgt mit AO-Schrauben, eventuell T- oder L-Plättchen des Kleinfragmentinstrumentariums oder mit einer Kirchner-Draht-Spickung. Zusätzlich wird eine 4wöchige Gipsruhigstellung vorgenommen.

Fraktur des Metacarpale-V-Köpfchen

Die sogenannten subkapitalen Brüche, vor allem der Metacarpale V, kommen vorwiegend bei Boxern (Abb. 6) oder bei Stürzen auf die Hand, die einen Griff umklammert (Skisport, Tennis, Squash), vor.

Das MC-Köpfchen wird durch den Zug der M.interossei meist palmar gekippt, während das Grundglied in Hyperextensions-Stellung steht. Neben einer erheblichen Druckschmerzhaftigkeit zeigt sich klinisch eine diffuse Schwellung und Hämatombildung. Den Grad der Verletzung und der Kippung dokumentiert das Röntgenbild.

Es sollte immer der Versuch einer Reposition unternommen werden. Kippungen bis zu 30 Grad sind tolerabel und können in dieser Position konservativ behandelt werden, ohne daß eine wesentliche Einschränkung in der Grundgelenksbeweglichkeit resultiert. Palmare Achsenknickungen über 30 Grad sind operativ zu korrigieren.

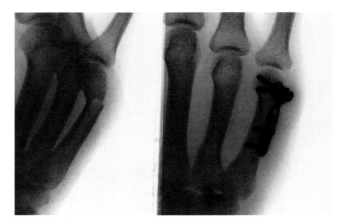

Abbildung 6: Subkapitale Fraktur MC-V nach Boxen mit Versorgung.

Skaphoidfraktur

Die Skaphoidfraktur (Abb. 7), die durch Sturz auf die dorsal extendierte Hand auftreten kann, wird häufig übersehen. Dies führt dann zur Skaphoidpseudarthrosenbildung mit Handgelenksfrüharthrose. Schmerzen bei Dorsalextension, verstrichene Tabatiere, Druckschmerz über dem Skaphoid und Stauchungsschmerz des ersten und zweiten Fingerstrahls sollten uns stets an diese Frakturform denken lassen. Zur Sicherung der Diagnose wird eine Röntgenaufnahme des Handgelenks in zwei Ebenen durchgeführt. Bei unklarer Diagnose erfolgt nochmalige Röntgenkontrolle nach zwei Wochen mit Skaphoidquartett, eventuell Tomographie oder CT. Bei klinischem Verdacht erfolgt Gipsruhigstellung bis zum sicheren Ausschluß einer Fraktur.

Stabile Frakturen des mittleren (Abb. 8) und distalen Drittels werden in einem Unterarmgips für zwölf Wochen ruhiggestellt. Bei nichtdislozierten vertikalen Schrägfrakturen besteht die Möglichkeit eines konservativen Therapieversuches mit drei Wochen Oberarm- und neun Wochen Unterarmgips. Alle dislozierten und instabilen Frakturen stellen aufgrund der Knochennekrosegefahr (60%) eine Operationsindikation dar. Die postoperative Immobilisation ist vom Operationsverfahren abhängig. Unter Verwendung der Herbert-Schraube liegt die Immobilisation bei nur 2 bis 4 Wochen (Abb. 9). Nach vierwöchiger Unterarmgipsschiene wird eine frühfunktionelle Therapie durchgeführt. Die Sportfähigkeit mit voller Belastung kann erst nach sechs Monaten erfolgen. Als Prophylaxe ist das Tragen von gepolsterten Lederhandschuhen für den Torwart zu empfehlen.

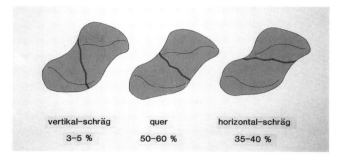

Abbildung 7: Die drei wichtigsten Frakturformen eines Skaphoids.

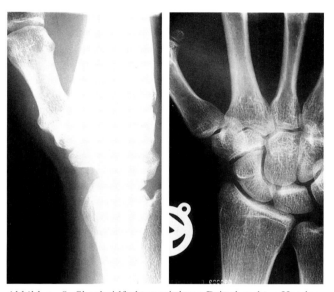

Abbildung 8: Skaphoidfraktur mittleres Drittel rechtes Handgelenk.

Fingergelenksluxationen

Bei Stürzen auf den gestreckten Finger oder durch direkten Anprall eines Balles kann es zu einer dorsalen Luxation der distalen Phalanx mit Verkürzung des Fingers, federnder Fixation, Schwellung und lokalem Druckschmerz kommen.

Zur Vermeidung von Folgeschäden der Kapselbandstrukturen, des Knorpels, der Nerven und Gefäße ist bei Fingergelenksluxationen die sofortige Reposition unter Zug mit oder ohne Anästhesie anzustreben. Wenn die Situation es gestattet, ist ein Röntgenbild angezeigt, um eine zusätzliche Frakturierung zu erkennen und zu dokumentieren. Um festzustellen, inwieweit eine exakte Gelenkkongruenz wiederhergestellt ist, wird nach Reposition erneut geröntgt (Abb. 10 und 11). Die Immobilisation beträgt 10 Tage durch Schienung mit dem Nachbarfinger. Danach darf das Gelenk ohne Belastung bewegt werden. Längere Immobilisationszeiten führen zu unnötigen Einsteifungen. Das Risiko einer Luxation kann durch einen Tapeverband gemildert werden.

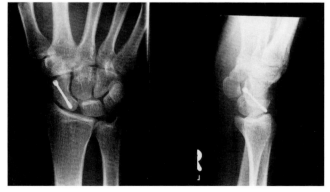

Abbildung 9: Versorgung mit Herbert-Schraube.

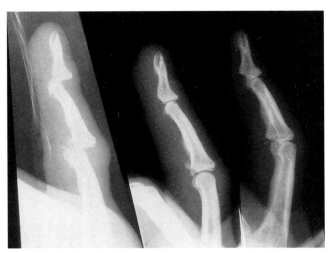

Abbildung 10: Doppelluxation an einem Finger mit Zustand nach Reposition.

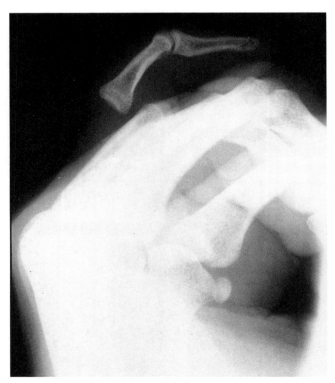

Abbildung 11: Völlige Luxation im proximalen Interphalangealgelenk. Operative Revision notwendig.

Die Sportverletzungen der Hand betreffen eine Palette von komplexen Strukturen, die funktionell wichtig auf engstem Raum konzentriert sind. Die funktionelle Bedeutung der Hand für den Sport, den Alltag und das Berufsleben sowie die Erfahrung mit chronifizierten, irreversiblen Folgezuständen nach primärer Fehlbehandlung von Handverletzungen sprechen für die Behandlung in einer handchirurgischen Ambulanz.

Der Erstbehandlung ist mit Kühlung und Ruhigstellung sowie Reposition unter Zug ohne Gewaltanwendung bei luxierten Gelenken Genüge getan. Bei offenen Verletzungen ist zusätzlich ein steriler Verband erforderlich. Akute Blutungen sollen mit Kompressionsverbänden und nicht durch Abbindungen zum Stillstand gebracht werden. Komplexe Handverletzungen und Amputationen von Fingern sind unter fachgerechter Asservierung (trockene Kälte) schnellstmöglichst dem nächsten Replantationszentrum zuzuführen.

Literatur

1 Burkhardt, S.S., Wood, M.B., Linscheid, R.L.: Posttraumatic recurrent subluxation of the extensor carpiulnaris tendon. J Hand Surg 1982; 7:1.
2 Burton, R.J., Eaton, R.G.: Common hand injuries in the athlete. Orthop Clin North Am 1973; 4:809.
3 Carr, D., Johnson, R.J., Pope, H.H.: Upper extremity injuries in skiing. Am J Sports Med 1981; 9:378.
4 Flatt, A.E.: Athletic injuries of the hand. Sympos Sports Med. St. Louis, Mosby, 1962; p.62.
5 Gladden, J.R.: Boxer's Knuckle. Am J Surg 1957; 93:388.
6 Herbert, T.J. (ed.): The Fractured Scaphoid. St. Louis, Quality Med., 1990.
7 Ikpene, J.O.: Dislocation of both interpolangeal joints of one finger. Injury 1977; 9:68.
8 Mack, G.R. et al.: The natural history of scaphoid nonunion. J Bone Surg 1984; 66A:504.
9 Mayfield, J.K.: Mechanism of carpal injuries. Clin Orthop 1980; 149:45.
10 Scharf, W., Poigenfürst, J.: Zur Therapie der Streckaponeurose im Fingergliedbereich. Unfallheilk. 1981; 84:315.
11 Scharizer, E.: Knöcherne Verletzungen im Bereich der Hand und ihre Behandlung. Akta Traumatol 1978.
12 Stener, B.: Displacement of the ruptured ulnar collateral ligament of the metacarpophalangeal joint of the thumb. J Bone JT Surg 1962; 44B:869.
13 Wilhelm, K., Kreusser, T.: Handverletzungen. TW Sport und Medizin 1993; 5:141–144.
14 Wilhelm, K.: Bandverletzungen und Luxationen der Endgelenke. In: Rehm, K.E. (Hrsg.): Hefte zu «Der Unfallchirurg». Heft 241. Berlin–Heidelberg, Springer, 1994.

Hüfte und Becken

R. Weinstabl

Sportverletzungen des Beckens und der Hüfte sind häufige Verletzungen bei jugendlichen Sportlern sowie bei Lauf- und Kontaktsportlern. Bei den Verletzungen des Beckens und der Hüfte ist der Unterschied von Verletzungen (durch Makrotraumen hervorgerufen) und Fehlbelastungsfolgen (durch repetitive Mikrotraumen verursacht) besonders groß. Jede Altersgruppe hat typische Verletzungen: im Jugendalter Epiphysen- bzw. Apophysenverletzungen, im jungen Erwachsenenalter schwere Becken- und Hüftverletzungen und im fortgeschrittenen Alter Überlastungssyndrome. Die Becken- und Hüftverletzungen, welche durch große einwirkende Kräfte, z.B. beim Motorsport oder Bergunfällen, auftreten, sind bezüglich des Ergebnisses oft schwerwiegender als die meisten Verletzungen der oberen und unteren Extremität. Hier ist die Zusammenarbeit mit dem Sportler, die psychologische Betreuung und vor allem die intensive Arzt-Sportler-Beziehung von besonderer Bedeutung und kann nicht genug hervorgehoben werden.

Anatomie und Biomechanik

Das Becken besteht aus drei in sich verschmolzenen knöchernen Anteilen (Os ilium, Os ischium und Os pubis) sowie drei Gelenken: dem Hüftgelenk (einem Kugelgelenk mit drei Freiheitsgraden), dem flächigen Sakroiliakalgelenk (Verbindung des Beckens zur Wirbelsäule) und der Symphyse.

Im Bereich der Hüfte und des Beckens treten alle auf den Körper einwirkenden Kräfte wie Kompressions- und Zugkräfte, Scher- und Biegemomente sowie axiale Lasten auf. Aus der großen Belastung von Schenkelhals und Acetabulumregion resultieren die meisten knöchernen Verletzungen der Region. Analog der Belastungen entwickelte sich ein Trabekel- und Spongiosasystem, welches bezüglich seiner Belastbarkeit über dem Durchschnittswert des spongiösen Knochens liegt. Sämtliche am Gang beteiligten Strukturen müssen für ein Gleichgewicht an Kräften sorgen, damit es zu keiner Dysbalance des Systems mit Sturzfolge kommt. In neueren Untersuchungen wird auch dem Kapsel-Band-Apparat des Hüftgelenkes eine wesentliche Bedeutung beigemessen (18).

Beckenfrakturen

Es gibt mehrere Klassifikationen der Acetabulumfrakturen. Eine der häufigsten ist die Klassifikation nach Letournel und Judet:

- Einfache Frakturen: hintere Wand, hinterer Pfeiler, vordere Wand, vorderer Pfeiler sowie transversale Frakturtypen.
- Komplexe Frakturen: T-Brüche, hinterer Pfeiler und hintere Wand, transversale Frakturen mit hinterer Wand, vorderer Pfeiler mit hinterer halbtransversaler Fraktur und Doppelpfeilerfraktur.

Die Therapie ist vom Allgemeinzustand des Patienten sowie dem Traumascores abhängig. Patienten mit Frakturen des oberen oder unteren Schambeinastes (mit Ausnahme von Frakturen mit großer Dislokation) werden unter Analgetikagabe mobilisiert und konservativ behandelt. Die übrigen Frakturen sollten primär operativ durch offene Reposition und Verplattung oder Verschraubung stabilisiert werden. Bei gefährdeten Vitalfunktionen erfolgt zunächst Extension durch einen suprakondylären Steinmann-Nagel.

Die Symphysensprengung wird operativ mittels anatomischer Reposition und Verplattung oder Zuggurtung versorgt.

Sprengungen bzw. Luxationsfrakturen des Sakroiliakalgelenkes sollten offen reponiert und mittels Verschraubung beider Darmbeine (Sakralstäbe, direkte Verschraubung oder Verplattung) behandelt werden.

Bei symphysennahen Frakturen des oberen Schambeinastes mit Dislokation kann es zur Harnblasenperforation bzw. Urethraläsion (Harnkontrolle vor eventuellem Setzen eines Harnkatheters) kommen. Die Komplikationen der operativen Versorgung können vielfältig sein: Läsion des N.ischiadicus, N.femoralis, Nn.glutaei, Wundinfektion, tiefe Beckenvenenthrombose, iatrogene

Läsion der Arteria obturatoria (Corona mortis), postoperative heterotope Verkalkungen, avaskuläre Femurkopfnekrose.

Oberschenkelkopffraktur und Hüftluxation

Bei Trümmerfrakturen mit sicherer Kopfnekrose erfolgt der primäre prothetische Ersatz. Bei der vorderen Hüftluxation (10 bis 15% der traumatischen Hüftgelenksluxationen) wird die Reposition nach Stimson, Allis oder Bigelow vorgenommen. Die hintere Luxation (Luxatio ischiadica bzw. die Luxatio obturata) sollte unter Längszug oder unter Zug in 90 Grad Beugestellung der Hüfte bei fixiertem Becken mit Außenrotation gefolgt von Innenrotation reponiert werden. Bei zentralen Luxationsfrakturen erfolgt Reposition unter Längszug mittels suprakondylärem Nagel und 12 kg Extension. Während bei der isolierten Luxation eine avaskuläre Kopfnekroserate von bis zu 10 Prozent zu erwarten ist, muß bei der zentralen Luxationsfraktur mit einer posttraumatischen Arthrose und aseptischen Nekrose von bis zu 25 Prozent gerechnet werden.

Abrißfrakturen

Abrißfrakturen des Trochanter minor durch Zug des M.iliopsoas finden sich bei Läufern bzw. Fußballspielern. Die Sitzbeinapophysenlösung gilt als klassische Verletzung der Hürdenläufer. Die Behandlungsrichtlinien reichen von offener Reposition und Fixation bis zu konservativem Vorgehen mit entlastendem Gehen. Zur Apophysenlösung der Spina iliaca anterior-superior kommt es durch Kontraktur des M.sartorius bei Läufern oder Hoch- bzw. Weitspringern, während die Apophysenlösung der Spina iliaca anterior-inferior durch zu starke Kontraktur des M.rectus femoris bewirkt wird. Das konservative Vorgehen besteht aus entlastendem Gehen bis zur Schmerzfreiheit und Sportentzug für 4 bis 6 Wochen.

Die Apophysenlösung der Crista iliaca entsteht durch plötzliche Kontraktur der Bauchwandmuskulatur mit abrupten Richtungsänderungen während des Laufes wie z.B. beim Fußball oder Handball. Die Behandlung ist üblicherweise konservativ und beinhaltet Sportabstinenz bis zur Schmerzfreiheit und Kryotherapie, Antiphlogistika sowie Akupunktur.

Weichteilverletzungen

Die häufigsten Weichteilverletzungen sind Prellungen des Muskel- und Sehnengewebes mit oder ohne Einblutung.

Differentialdiagnostisch muß ein Muskelfaserriß bzw. Muskelteilriß durch genaue Erhebung der Anamnese bzw. zusätzliche Untersuchungen (Ultraschall, MRI) ausgeschlossen werden.

Kryotherapie und Schonung bis zur Schmerzlinderung sind adäquate Behandlungsmaßnahmen. Bei ausgedehnteren Kontusionsflächen erfolgt Harnanalyse auf Creatininkinase (CK), Blutbildkontrolle und Messung des Logendruckes.

Aufgrund der großen Muskelmasse sind großflächige Blutergüsse im Bereich der Hüfte und des Beckens nicht selten. Diagnostisch sind die Bestimmung der Tiefe und der Ausdehnung, therapeutisch bei großen Hämatomen Inzision bzw. Punktion des Hämatomes mit Kompressionsverband zu fordern. Die Hämatome sind aufgrund der Fascienspannung äußerst schmerzhaft und können eine begleitende Verletzung der Wirbelsäule überlagern.

Hämatome können auch zur Myositis ossifikans führen. Schon 1 bis 2 Wochen nach dem Trauma kann es zu heterotopen Verkalkungen im Bereich der Hüfte bzw. intramuskulär kommen. Oft resorbieren sich diese Kalzifikationen über Wochen bis Monate. Die Entfernung der Verknöcherungen darf nicht zu früh (in der Regel nicht vor einem halben Jahr nach dem Unfall) erfolgen, da sonst aufgrund der Gewebsumbauvorgänge wieder mit einer Verknöcherung zu rechnen ist.

Aufgrund des Ansatzes besonders kräftiger Muskulatur und der auftretenden Kräfte sind Zerrungen die häufigsten Verletzungen, die beim Sportler im Bereich von Becken und Hüfte auftreten. Bei Jugendlichen kann es zu Apophysenlösungen kommen, während beim Erwachsenen entweder der Abriß einer Knochenschuppe (selten) oder eine Sehnenansatzzerrung resultiert. Die Hauptregionen reichen vom Ansatz der Bauchmuskulatur an der Symphyse über die Crista iliaca, Tuber ossis ischii, Spina iliaca anterior superior und anterior inferior bis zum Trochantor minor. Am häufigsten treten Zerrungen bei allen Laufsportarten sowie beim kraftvollen Fortbewegen eines Gegenstandes mit dem Bein (z.B. Fußball) auf. Die Kryotherapie und die Schonung bis zur Schmerzfreiheit gelten als allgemeine Empfehlung.

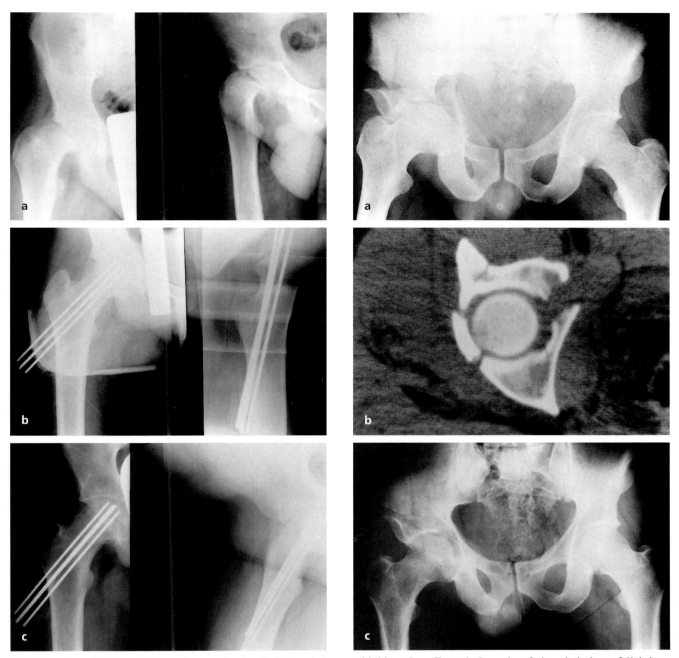

Abbildung 1: a. Epiphysenlösung der proximalen Epiphyse bei einem 16jährigen Knaben. b. Operative Versorgung. c. 6 Monate post OP.

Abbildung 2: a. Zentrale Luxationsfraktur bei einem 26jährigen männlichen Patienten nach Verkehrsunfall. b. CT im Extensionsverband mit 12 kg für 12 Wochen. c. Röntgen-Kontrolle nach 3 Monaten.

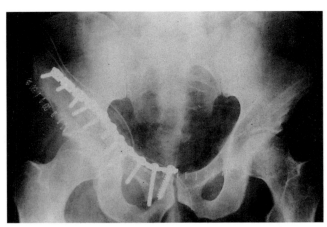

Abbildung 3: Stabilisierung des vorderen Pfeilers mittels Plattenosteosynthese.

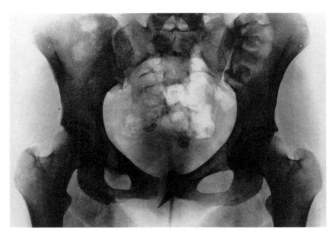

Abbildung 4: Mittels Zystographie nachgewiesene Urethra-Ruptur.

Myalgien

Vor allem im Becken kommt es bei Sportlern häufig zu Myalgien, die unter den Synonymen Levator-Ani-Syndrom, Muskulus piriformis Syndrom, Ano-rectales Schmerzsyndrom und Coccygodynie bekannt sind.

Diese schmerzvollen Muskelverspannungen im Bereich des Beckenbodens werden durch repetitiven Streß und Schwellung der Muskulatur hervorgerufen.

Abstinenz und Sportentzug bis zur Schmerzfreiheit, entwässernde Therapie, Infrarotbehandlung, Akupunktur und intensives Dehnen werden therapeutisch genutzt. Der Einsatz von Infiltrationen ist umstritten.

Fehlbelastungsfolgen

Die Ansatztendinosen und Ansatztendinitiden zählen zu den häufigsten Fehlbelastungsfolgen. Bei der Behandlung haben sich die Kryotherapie, Antiphlogistika und vor allem Akupunktur als nützlich erwiesen.

Damit die Ursachen beseitigt werden können, sollten Bewegungsabläufe und das Trainingsprogramm analysiert, die Belastungen umgestellt und das Training der unterstützenden Muskulatur intensiviert werden.

Streßreaktionen

Streßreaktionen des Beckens und der Hüfte sind selten. In der Literatur finden sich 1,25 Prozent bei Läufern vorwiegend im Bereich des Femurhalses. Streßreaktionen des Beckens werden im vorderen Teil des Beckens und im Ramus ossis ischii gesehen. Sie kommen bei Frauen häufiger vor als bei Männern und werden durch den Muskelzug der Adduktoren und der Beuger bewirkt.

Bei der Osteitis pubis (Fußballspieler, Läufer und Geher) dürfte es sich um repetitive Mikrotraumen handeln, welche zu der Entzündung führen. Die Therapie ist konservativ, durch Abstinenz und antiphlogistische Maßnahmen.

Literatur

1. Ahmadi, A. et al.: Apophysenausriß am Becken und der unteren Extremität durch Sport. Sportverletzung – Sportschaden 1987; 3:113–118.
2. Bargren, J. H., Tilson, D. H. jr, Bridgeford, O. E.: Prevention of Displaced Fatigue fractures of the Femur. JBJS 1971; 53a:1115.
3. Barnes, S. T., Hinz, R. B.: Pseudotumor of the ischium: a late manifestation of evulsion of the ischial epiphysis. JBJS 1972; 54a:645.
4. Becker, W., Krahl, H. (Hrsg.): Die Tendopathien. Stuttgart, Thieme, 1978.
5. Beer, E.: Periostitis and Ostitis of the Symphysis and Rami of the O.pubis following supra pubic cystotomies. J Urol 1928; 20:233.
6. Bernhardt, N.: Neurologische Beobachtungen. Dtsch. Arch. Klin. Med. 1878; 22:362–393.
7. Bianco, A. J. jr: Treatment of slipping of the capital femoral epiphysis. Clin Orthop 1966; 48:103.
8. Bollinger, A.: Die Meralgia Paraesthetica. Klinisches Bild und Pathogenese anhand von 158 eigenen Fällen. Schweiz. Arch. Neurol. Neurochir. Psychiat. 1961; 87:58–102.
9. Butler, J. E., Eggert, A. W.: Fracture of the Iliac crest apophysis: An unusual hip pointer. J Sports Med 1975; 3:192.
10. Thomas, C. C., Green, J. P.: Proximal evulsion of the iliacus with paralysis of the femoral nerve: Report of a case. J Bone Joint Surg 1972; 54b:154.
11. Clancy, W. G. jr, Foltz, A. S.: Iliac apophysitis and stress fractures in adolescent runners. Am J Sports Med 1976; 4:214.
12. Cochrane, J. N.: Osteitis pubis in athletes. Br J Sports Med 1971; 5:233.
13. Cotta, H., Krahl, H.: Apophysenverletzungen jugendlicher Fußballspieler. Sportarzt, Sportmed. 1975; 26:266–271.
14. Darlin, D. C. (ed.): Bone Tumors: General aspects and data in 6221 cases. 3rd ed., Springfield/Ill., Thomas, 1978.
15. Engelsing, B., Weidemann, R.: Nervenläsionen bei diagnostischer Myelotomie aus dem Beckenkamm. Dtsch. Med. Wschr. 1978; 103:224–225.
16. Gateless, D., Gilroy, D.: Tight-yeans meralgia hot or cold (letter). J Amer Med Assoc 1984; 252:42–43.
17. Gutschank, A.: Doppelseitige Abrißfraktur der Tuber ossis ischii. Arch. Orthop. Unf.-Chir. 1933; 33:256–259.
18. Habernek, H.: Das Spannungsverhalten des Kapselbandsystems des menschlichen Hüftgelenks: Habilitationsschrift 1996 (in Druck).
19. Hamada, G., Rider, A.: Ischial apophysiolysis: Report of a case and review of the literature. Clin Orthop 1963; 31:117.
20. Hanson, P. G., Angevine, M., Jhoul, J. H.: Osteitis pubis in sports activities. Phys Sports Med 1978; 6:111.
21. Harrys, N. H., Murray, R. O.: Lesions of the Symphysis in Athletes. Br Med J 1974; 4:211.
22. Judet, R., Judet, H., Letournel: Fractures of the acetabulum: classification and surgical approaches for open reduction. J Bone Joint Surg 1964; 64a:1615.
23. Klose, H. H., Schuchardt, E.: Die beckennahen Apophysenabrisse. Orthopädie 1980; 9:229–236.
24. Krahl, H., Steinbrück, K.: Apophysenverletzungen im Wachstumsalter. Therapiewoche 1979; 9:3091.
25. Krahl, H., Steinbrück, K.: Verlaufsformen von Verletzungen der Wachstumsfugen am Becken. D.G.O.T., 63. Kongreß Wiesbaden. Z. Orthop. 1977; 115:282.
26. Kressin, W.: Apophysenlösung nach Tumor am Os ischii in der Differenzialdiagnose der Beugezerrung an der Oberschenkelrückseite. Med. Sport 1968; 8:93.
27. Mac Leod, S. B., Levin, P.: Evulsion of the epiphysis of the tuberosity of the ischium. JAMA 1929; 92:1597.
28. Metzmaker, J. N., Pappas, A. M.: Evulsion fractures of the pelvis. A J Sports Med 1985; 13:349–358.
29. Micheli, L. J.: The traction apophysitises. Clin Sports Med 1987; 6:389–404.
30. Nicolas, J. A., Hershman, E. B.: The Lower Extremity and Spine in Sports Medicine. Vol. II. St. Louis, Mosby, 1986, pp.1118–1170.
31. Niethard, F. U., Pfeil, J.: Orthopädie. Affektionen des Nervus femoralis und Nervus cutaneus femoris lateralis. Stuttgart, Hippokrates, 1989.
32. Sammarco, G. J.: The dancers hip. In: Ryan, A. J., Stephens (eds.): Dance Medicine. A comprehensive guide. Chicago, Pluribus Press, 1987, p.220.
33. Sinaci, M., Merritt, J. L., Stellwell, G. K.: Tension myalgia of the pelvic floor. Mayo Clinc Proc 1977; 52:717.
34. Steinbrück, K., Krahl, H.: Apophysenfrakturen am Becken bei Jugendlichen. In: Pförringer, W. (Hrsg.): Sport – Trauma und Belastung. Beitrag zur Sportmedizin. Bd. 24. Erlangen, Perimed, 1985, S.545–560.
35. Szewczyk, J., Hoffmann, N., Kabelis, J.: Meralgia Parästhetika beim Bodybuilder? Sportverletzung – Sportschaden 1994; 1:43–46.
36. Thiele, G. H.: Coccygodynia: Cause and treatment. Diss Colon rectum 1963; 6:422.
37. Van Eimeren, W., Biehl, G., Tuluweit, K.: Therapie traumatisch verursachter Schwellungen. Stuttgart–New York, Thieme, 1994.
38. Weber, B. G., Brunner, C., Freuler, F.: Die Behandlung von Frakturen bei Kindern und Jugendlichen. Berlin, Springer, 1980, S.258.
39. Wolff, R., Zilch, H.: Insertionstendopathien und Apophysenausrisse am jugendlichen Becken. Orthop. Praxis 1982; 18:978–982.
40. Zilkens, K. W., Defrain, W.: Apophysen-Abrißfrakturen beim Jugendlichen. Act Traumatol 1985; 15:260–263.

Leiste

B. Segesser

Beschwerden im Leistenbereich des menschlichen Körpers können die mannigfaltigsten Ursachen haben. Häufig wird symptomatisch therapiert, ohne daß der Ursache nachgegangen wird (Infiltrationen oder globale Elektrotherapie). Beschwerden, denen eine unterschiedliche Ursache zugrunde liegt, können beispielsweise oft mit derselben Infiltrationstherapie erfolgreich behandelt werden. Dies mag unterschiedliche Gründe haben: In der anatomischen Region Leiste liegen auf engem Raum viele Strukturen beieinander. Eine infiltrative Applikation hat daher im selben Gebiet mannigfaltige Angriffspunkte und Möglichkeiten.

Epidemiologie

Leistenschmerzen äußern 7 Prozent unserer Patienten. Fußballer stehen an der Spitze mit 60 Prozent gefolgt von Eishockeyspielern, Handballspielern sowie Patienten aus den Sprungsportarten. Diese Sportarten erfordern große Bewegungsexkursionen im Hüftgelenk. Ferner muß das Bein als Hebel zur Bremsung und Beschleunigung des Körpergewichtes oder eines Sportgerätes eingesetzt werden.

Anatomische und biomechanische Grundlagen

Die Hauptursache der muskulotendinös und ossär bedingten Leistenschmerzen ist auf unsere aufrechte Körperhaltung zurückzuführen. Alle unsere Haltung beeinflussenden Muskelschlingen setzen am Becken an, ein guter Teil davon im Leistenbereich. Der weitausladende Beckenring ermöglicht den kräftigen Muskeln einen größtmöglichen Abstand der Ansätze vom Drehpunkt des Hüftgelenks, wobei der vordere Anteil des Beckens, das Schambein mit seinen beiden Ästen, schwächer ausgebildet ist, da es nicht als Lastüberträger wirkt. Der asymmetrische Zug der an den Schambeinästen ansetzenden Muskulatur führt im Zusammenschluß des Beckenrings zu Zug-, Druck- und Scherkräften in der Frontalebene und der Beckenringebene, die durch den dazwischen geschalteten faserknorpeligen Discus interpubicus und die straffen Symphysenbänder aufgefangen werden.

Die Kraft und der Spannungszustand der am Becken ansetzenden Muskeln beeinflussen die Beckenkippung nach vorne oder hinten über dem Drehpunkt der Hüftgelenke. Dabei wirken Glutaeus und Bauchmuskeln im Sinne einer Aufrichtung, während der Iliopsoas eine Beckenkippung nach vorne und wegen der straffen Verbindung zwischen Becken und Wirbelsäule eine Lordosierung der LWS herbeiführt. Eine schlaffe Bauchmuskulatur akzentuiert diese Beckenkippung.

Beim Gehen und Laufen wird das Becken um den Drehpunkt des Hüftgelenks des Standbeins herumrotiert und durch den Zug der Abduktoren auf der Gegenseite leicht angehoben. Die funktionelle Verkürzung des Schwung- oder Spielbeins ermöglicht das Vorschwingen, wogegen die Adduktoren des Standbeins als Antagonisten diese Beckenneigung und -rotation kontrollieren. Da ein Teil dieser Adduktoren medial vor dem Drehpunkt der Hüfte im Bereich der Symphyse, der andere Teil jedoch hinter dem Drehpunkt am Sitzbein entspringt, sind die Adduktoren die wichtigsten Beckenstabilisatoren sowohl in der Standbein- wie in der Spielbeinphase. Der Wirkungsgrad dieser Muskelgruppe wird durch eine verstärkte Beckenkippung (mit kompensatorischem Hohl-Rundrücken) negativ beeinflußt, indem sich die Ansatzpunkte dem Drehpunkt annähern und damit an Wirkung einbüßen.

Am eindrücklichsten zeigt sich die Auswirkung unserer Körperhaltung an der Funktion des Iliopsoas. Beim Tier, das seine Hinterläufe möglichst weit nach vorne bringen muß, setzt er weit vor dem Drehpunkt des Hüftgelenks an. Beim Menschen hat sich dieser Ansatz durch die Aufrichtung zum Zweibeiner über, ja sogar teilweise hinter den Drehpunkt verlagert. Dabei wirkt der vordere Pfannenrand bei gestrecktem Bein als Umlenkrolle. Zur Verminderung der Reibung der Psoassehne am Beckenrand bildet sich hier die ausgedehnte Bursa iliopectinea. Medial davon finden wir die Leistenpforten, beim Mann mit dem zum Hoden verlaufenden Samenstrang sowie den Verlauf des N.ilioinguinalis.

Diese anatomischen und bewegungsmechanischen Vorbemerkungen sind für das Verständnis des Leistenschmerzes beim Sportler von Bedeutung, da diese funktionellen Zuggurtungen der in der Leistenregion ansetzenden Muskelgruppen und das Bewegungsausmaß des Hüftgelenks bei den sportartspezifischen Bewegungsabläufen sowohl in extremen Körperstellungen wie auch im vollen Gelenkumfang beansprucht werden.

Differentialdiagnose des Leistenschmerzes (Tab. 1)

Insertionstendinosen

Insertionstendinosen (Abb. 1) sind zweifellos die häufigste Ursache für Leistenschmerzen. Wiederholte abrupte Spannungsspitzen, akute Dehnung der vorgespannten Muskulatur, reflektorische Ausweichbewegungen usw. können bei entsprechender Disposition zur Entzündung der Sehnenansätze führen. Die Beanspruchung der Adduktoren ist insbesondere beim Fußball besonders hoch: Bei Schüssen, insbesondere in Außenrotation, wirken sie teilweise auch als Hüftflexoren; beim Stoppen des Balls, der naß bis 700 Gramm schwer ist und eine Geschwindigkeit von 60 bis 80 km/h erreichen kann, werden sie abrupt gedehnt und bei der Stabilisierung des Beckens über dem Standbein haben sie auf schwerem und rutschigem Terrain reflektorische Stabilisierungskorrekturen vorzunehmen. Dabei können nicht nur der oft zitierte Grazilis, sondern ebenso häufig die übrigen Adduktoren überlastet werden.

Die Insertionen palpieren wir bei vorgespannter Muskulatur gegen den Widerstand des Untersuchers oder gegen einen weichen zwischen die Knie geklemmten Ball in verschiedenen Flexionsstellungen der Hüfte. Dabei liegt die Sehne des Adduktor longus am oberen Schambeinast entspringend am oberflächlichsten,

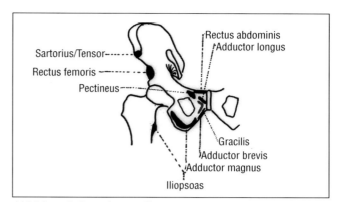

Abbildung 1: Insertionstendinose.

während der Grazilis als zweigelenkiger, am Pes anserinus ansetzender Muskel bei gebeugtem Knie und forcierter Adduktion gegenüber den anderen Adduktoren abgegrenzt palpierbar ist. Auf die häufige muskuläre Dysbalance zwischen der oft sehr kräftigen Extensorenmuskulatur (Quadriceps) und den schwachen Adduktoren ist besonders zu achten.

Nach Muskelrissen oder cortisonbedingten Sehnenschäden im Adduktorenbereich und der operativen Durchtrennung des Grazilis sind oft Rezidive der Insertionstendinosen und eine funktionelle Überbeanspruchung der übrigen Adduktoren zu beobachten.

Bei rezidivierenden Myogelosen im Adduktorenbereich ist an ein chronisch-rezidivierendes Logensyndrom der Adduktoren oder an einen Reizzustand des N.obturatorius zu denken. Eine wesentliche Maßnahme der operativen Therapie ist die Längsinzision der Sehnenplatte des Grazilis und die Eröffnung der Adduktorenloge.

Tabelle 1: Differentialdiagnose des Leistenschmerzes

- Insertionstendinose
- Psoas-Syndrom
- Bursitis iliopectinea
- Streßfrakturen
- Symphyseninstabilität
- ISG-Syndrom
- Entrapement Syndrom
- Spondylogene Ursachen
- Epi- und Apophysenlösungen
- Coxarthrose
- Leistenhernien
- Internistische Ursachen (Urologie, Gastroenterologie)

Psoassyndrom

Die Überlastung des Iliopsoas ist die am häufigsten übersehene Ursache von Leistenbeschwerden. Da der Muskel außer im Leistenbereich praktisch nicht palpabel ist, ist er nur durch funktionelle Untersuchungen prüfbar. Die Überlastung des Iliopsoas kann Schmerzen im Unterbauch, eine Appendizitis sowie eine nephrologische Symptomatik vortäuschen. Bei solchen Schmerzzuständen ist die Anamnese eines spezifischen Kraft- oder Schußtrainings verdächtig. Typisch für eine Überlastung und Verkürzung des Iliopsoas sind auch distale paravertebrale LWS-Beschwerden im proximalen Ansatzbereich. Myogelosen des Iliacus sind oft Ursache von Entrapementsyndromen der am Beckenkamm austretenden Nerven.

Der Iliopsoas ist häufig beim älteren Jogger und Fußballer überlastet, so daß mit der Zeit myogelotische Verkürzungen der Muskulatur feststellbar sind. Dabei führt die durch die Psoasverkürzung hervorgerufene unvollständige Hüftextension kompensatorisch zu einer vermehrten Beckenkippung mit Hohlkreuzbildung. Der verkürzte Psoas ist am typischen Gangbild mit leicht flektierten Hüften und Knien mit unvollständiger Abstoßbewegung beim Laufen (Entengang) leicht ersichtlich.

Bei der funktionellen Prüfung des Psoas ist das eine Bein in Hüft- und Kniegelenk maximal flektiert. Bei verkürztem Psoas wird der Oberschenkel der Gegenseite abgehoben, wobei das Ausmaß des muskulär bedingten Extensionsdefizits der Hüfte meßbar ist. Die Kraft des Iliopsoas wird im Sitzen bei in 90 Grad flektierter Hüfte und Knie geprüft; bei flektierter Hüfte kann das Knie nur durch die Wirkung des Iliopsoas zur Brust gezogen werden.

Die funktionelle Verkürzung des Psoas akzentuiert die Beckenkippung, wodurch auch die Funktion der Adduktoren beeinträchtigt wird. Gerade beim Fußballer steht die Überlastung der Adduktoren oft in direktem Zusammenhang mit der Verkürzung des Psoas, so daß dessen Dehnung in jedes Therapiekonzept von Adduktorentendinosen einbezogen werden muß.

Bursitis iliopectinea

Der ventrale Pfannenrand bildet die Umlenkrolle des Iliopsoas. Aus den beim Psoassyndrom erwähnten Gründen kann eine Fibrosierung eintreten, aber auch durch intensive Dehnungsübungen und hyperlordosierende Bewegungen kann die Reibung des Psoas zur Reizung der Bursa iliopectinea führen. Die Bursa kann bei flektierter Hüfte und entspanntem Psoas vor dem knöchernen Beckenanteil palpiert werden. Stoffwechselbedingte Entzündungsursachen (z.B. Harnsäure) müssen ätiologisch berücksichtigt werden. Die Diagnose wird durch eine probatorische Lokalanästhesie der Bursa erhärtet. Gelegentlich ist die operative Durchtrennung der fibrösen Anteile des Psoas die einzige Möglichkeit, die Reibung am Beckenrand zu reduzieren (Abb. 2).

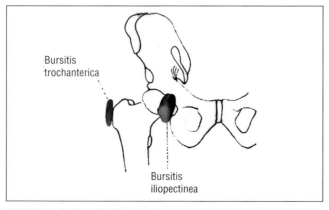

Abbildung 2: Bursitis iliopectinea.

Streßfrakturen

Durch Verminderung der Pufferfunktion der Symphyse infolge Degeneration und altersbedingt verminderter Elastizität des Discus interpubicus werden am Becken Scher-, Druck- und Zugkräfte auf die Schambeinäste übertragen, so daß bei zu hoher asymmetrischer Beanspruchung und auch bei ungenügender Hüftextension Streßfrakturen (Abb. 3) beobachtet werden. Bei hartnäckigen, lange dauernden Insertionstendinosen, die schlecht auf therapeutische Maßnahmen ansprechen, ist unter Umständen nach radiologischer Abklärung auch eine Szintigraphie zur Sicherstellung der Diagnose hinzuzuziehen. Hormonelle Störungen sind zu berücksichtigen.

Am Schenkelhals sind Streßfrakturen die Folge einer zu hohen Biegespannung. Typische Hinweise auf Streßfrakturen sind die mit der Belastungsdauer zunehmenden Schmerzen, die zum Trainingsabbruch führen.

Symphyseninstabilität

Die asymmetrischen muskulären Zugkräfte können auch zur Lockerung der Symphysenfuge führen (Abb. 4). Sie tritt bei älteren Fußballern und nach Operationen im Adduktorenbereich, die die Asymmetrie der Zugbeanspruchung erhöhen, auf. Frauen sind bei Wiederbeginn des sportlichen Trainings nach ausgetragener Schwangerschaft anfällig für persistierende Symphysenlockerungen.

Das klinische Bild entspricht zunächst dem einer Insertionstendinose, wobei oft auch die Ansätze der Bauchmuskulatur betroffen sind. Die Symphyse selbst ist druckempfindlich, einbeiniges Hüpfen wird als schmerzhaft empfunden. Radiologisch zeigt sich oft nur eine einseitige Asymmetrie im Einbeinstand, zusätzlich sind osteochondrotische Veränderungen an der Symphyse oder Verkalkungen an den Ligg.interpubica häufig.

ISG-Syndrom

Die Instabilität der Symphyse kann mit einer Instabilität oder Blockierung des Iliosakralgelenks, das über die dadurch bedingte vermehrte Beanspruchung der Symphyse oder über direkte neurogene Wurzelsymptome in die Leiste ausstrahlende Beschwerden verursachen kann, einhergehen. Bei jedem Leistenschmerz ist eine Funktionsprüfung des ISG angezeigt.

Apo- und Epiphysenlösungen

Während der Wachstumsphasen sind die Apophysen aufgelockert; sie verknöchern erst zwischen dem

Abbildung 3: Streßfraktur.

Abbildung 4: Symphyseninstabilität.

Abbildung 5: Apophysenlösung.

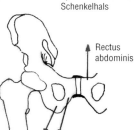
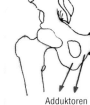
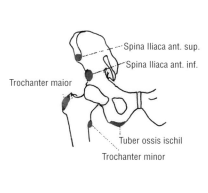

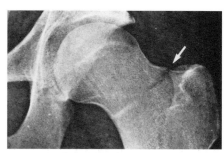
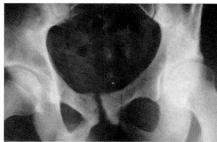
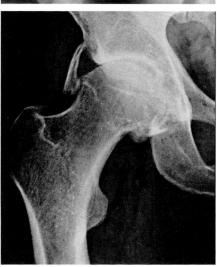

20. und 22. Lebensjahr. Ein persistierender Apophysenkern ist im Bereich der Spina iliaca möglich. Die gleichen Mechanismen, die beim Erwachsenen Insertionstendinosen auslösen, können beim Jugendlichen Lockerungen oder gar Ausrisse der Apophysen bewirken (Abb. 5). Am häufigsten ist die Spina iliaca anterior inferior mit dem Ansatz des Rectus femoris betroffen, gefolgt von Verletzungen des Psoasansatzes am Trochanter minor mit entsprechender Schmerzausstrahlung in den Psoasbereich.

Während des Wachstums ist die Epiphyseolysis capitis femoris lenta (Abb. 6) in die Differentialdiagnose des Leistenschmerzes einzubeziehen. Neben der akuten Epiphysenlösung ist beim Sportler im Wachstumsalter eine langsame, das physiologische Ausmaß überschreitende Epiphysenlösung häufiger als beim Nichtsportler. Die Verkleinerung des Antetorsionswinkels des Femurs erfolgt während des Wachstums durch dynamische Krafteinwirkung. Beim Gehen erfolgt die aktive Beckenrotation um das Standbein, so daß auf die Wachstumsfuge des Hüftkopfes Scherkräfte einwirken, die während der Wachstumsphase zur Retroversion des Femurkopfs mit entsprechendem resorptivem und appositionellem Wachstum des Schenkelhalses führen. Sportliche Aktivität während Wachstumsschüben erhöht die Intensität der auf die aufgelockerten Epi- und Apophysen einwirkenden Scherkräfte in qualitativer und quantitativer Hinsicht, wobei blockierendes Schuhwerk wie Nagel- und Stollenschuhe die Belastung durch Blockierung der Rotationsmöglichkeiten des Fußes zusätzlich erhöht. Unsere diesbezüglichen Untersuchungen lassen vermuten, daß als Folge dieses chronischen Stresses während des Wachstums eine über das physiologische Maß hinausgehende Verschiebung des Femurkopfs nach dorsal-kaudal im Sinne einer Epiphyseolysis capitis femoris lenta auftritt, die als präarthrotische Deformität zu werten ist. Wir fanden diese als tilt deformity beschriebende radiologische Veränderung bei ehe-

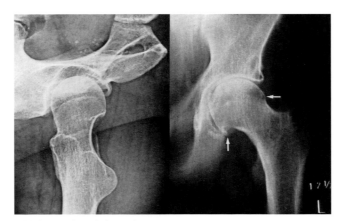

Abbildung 6: Epiphysenlösung.

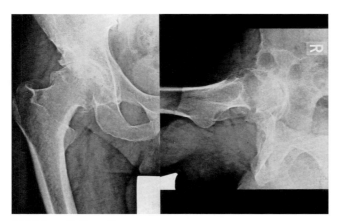

Abbildung 7: Coxarthrose.

maligen Fußballern und Leichtathleten, die während des Wachstums intensiv mit blockierendem Schuhwerk trainiert hatten, gehäuft. Klinisch hatte sich diese Lentaform der Epiphysenlösung außer einer gelegentlich subjektiv empfundenen Rotationseinschränkung der Hüfte nicht schmerzhaft geäußert.

Coxarthrose

Bei Leistenschmerzen beim Sportler ab dem 30. Lebensjahr muß immer auch an eine Coxarthrose (Abb. 7) gedacht werden, wobei beim jüngeren ehemaligen Leistungssportler eine abgelaufene Epiphysenlösung auszuschließen ist, wogegen beim Seniorensportler eher eine degenerative Coxarthrose die Beschwerden verursacht. Die Interpretation des radiologischen Befundes ist mit großer Sorgfalt vorzunehmen. Gewisse sportliche Aktivitäten sind selbst bei fortgeschrittener Arthrose möglich, insbesondere, wenn die gewählte Sportart die muskuläre Stabilisierbarkeit der Hüfte sicherstellt und die Mobilität so lange wie möglich aufrechterhält. Entsprechendes Schuhwerk muß die Kraftspitzen harter Bodenbeläge dämpfen und die eingeschränkte Hüftrotation durch Freigabe der Rotationsblockierung durch das Sohlenprofil kompensieren.

Literatur

1 Auberge, T., Zenny, J.C., Duvallet, A., Godefroy, D., Horreard, P., Chevrot, A. (1984): Bone maturation and osteoarticular lesions in top level sportsmen. Apropos of 105 cases. J Radiol 65:555–61.
2 Cohen, M.S., Gelberman, R.H., Griffin, P.P., Kasser, J.R., Emans, J.B., Millis, M.B. (1986): Slipped capital femoral epiphysis: assessment of epiphyseal displacement and angulation. J Pediatr Orthop 6:259–64.
3 Cossi, C.G., Cossi, A., Colavita, S., Barile, L. (1986): Apophyseolysis and osteochondrosis of the ischial tuberosity. Criteria of differential diagnosis. Ital J Orthop Traumatol 12(4):515–24.
4 Dalton, S.E. (1992): Overuse injuries in adolescent athletes. Sports Med 13:58–70.
5 Ducloyer, P., Filipe, G. (1988): Apophyseal avulsion of the pelvis in children. Chir Pediatr 29(2–3):91–2.
6 Etienne, H., Kramis, A., Segesser, B. (1983): Untersuchungen an ehemaligen Leistungssportlern. Unveröffentl. Mitteilung.
7 Jucker, A. (1990): Spätschäden am Hüftgelenk beim Leistungssport. Radiologe 30,10:497–500.
8 Klunder, K.B., Rud, B., Hausen, J. (1980): Osteoarthritis of Hip and Knee Joint in Retired Football Players. Acta Orthop Scand 51:925.
9 Litchman, H.M., Duffy, J. (1984): Slipped capital femoral epiphysis: factors affecting shear forces on the epiphyseal plate. J Pediatr Orthop 4:745–8.
10 Maffulli, N. (1992): The growing child in sport. Br Med Bull 48:561–8.

11 Micheli, L., Griffin, L. Y. (eds.) (1994): Sports Medicine. Rosemont, I.L.: American Academy of Orthopaedic Surgeons, 29, Pediatric and Adolescent Sports Medicine. p. 349–60.
12 Morscher, E. (1961): Zur Pathogenese der Epiphyseolysis capitis femoris. Arch orthop Unfallchir 53:331–43.
13 Morscher, E. (1967): Development and Clinical Significance of tilt Anteversion of the Femoral Neck. Reconstr Surg Traumat 9:107–25.
14 Morscher, E. (1967): Festigkeit und Morphologie des Wachstumsknorpels unter hormonalen Einflüssen der Pubertät. Fortschr Med 85:791–5.
15 Murray, R.O., Duncan, C. (1971): Athletic activity in adolescence as an etiological factor in degenerative hip disease. J Bone Jt Surg 53(B):406–19.
16 Nigg, B.M., Segesser, B. (1988): The influence of playing surfaces on the load on the locomotor system on Football and Tennis injuries. Sports Medicine 5, 375–385.
17 Nigg, B.M., Segesser, B. (1994): Hip and Pelvis Avulsion Fractures in Adolescents. The Physician and Sportsmedicine 22(7):41–9.
18 Reichelt, A. (1975): Die sportliche Belastbarkeit des geschädigten Hüftgelenks. Sportarzt und Sportmed 12:271.
19 Segesser, B., Feinstein, R., Moscher, E. (1981): Avulsion Injuries in Adolescents. In «Fractures in Children», Editor: Chapchal, G.
20 Segesser, B., Morscher, E. (1978): Die Coxarthrose bei ehemaligen Hochleistungssportlern. Z Orthop 116:451.
21 Segesser, B., Morscher, E. (1987): Epiphyseolysis und Sport. In «Die Epiphysenfugen», Editor: Pförringer, W., Rosemeyer B., München.
22 Segesser, B. (1977): Aetiologie und Prophylaxe von Sportschäden. Schweiz Z Sportmed 24:99–130.
23 Waters, P.M., Millis, M.B. (1988): Hip and pelvic injuries in the young athlete. Clin Sports Med 7:513–26.
24 Weineck, J. (1985): Weineck, J., editors: Optimales Training. 10th ed.
25 Weineck, J. (1985): Sportanatomie. Erlangen, Perimed.
26 Zilkens, K.W., Defrain, W. (1985): Apophyseal avulsion fractures in adolescents – a typical sports injury. Aktuel Traumatol 15(6):260–3.

Kniegelenk: Kapsel-Bandverletzungen

M. Engelhardt, J. Freiwald, T. Leonhard und K. Dann

Das Kniegelenk ist das «größte Gelenk mit den kräftigsten Bändern, dem größten Sesambein, der kompliziertesten Mechanik und der höchsten Verletzungsrate» (6, 2). Die Verletzungen am Kniegelenk zählen mit den Sprunggelenksverletzungen zu den häufigsten Verletzungen im Sport. Je nach Sportart wird die Inzidenz von Kniegelenksverletzungen mit 15 bis 30 Prozent angegeben. Die Sportarten mit den häufigsten, nicht knöchernen Kniegelenksverletzungen sind Fußball, Ski-Abfahrtslauf, Ringen und Judo. In dem sportverletzten Krankengut von Franke wurden 45 Prozent der Meniskusläsionen und 51 Prozent der Kapsel-Band-Läsionen durch das Fußballspielen hervorgerufen.

Anatomie

Das Kniegelenk wird von Knochen (Femur, Tibia, Patella), Knorpel, Menisken (Innen- und Außenmeniskus), Bändern (Innen- und Außenband, vorderes und hinteres Kreuzband), Gelenkkapsel, Muskeln und Sehnen gebildet.

Während Tibia und Femur in erster Linie Kompressionskräfte absorbieren, besteht die Funktion der Muskulatur in der Bewegung und dynamischen Sicherung des Gelenkes. Die Kapsel- und Bandstrukturen sichern die Stabilität des Gelenkes, schränken Extrembewegungen ein und liefern als Träger diverser Rezeptoren nervale Rückmeldungen.

Das Kniegelenk ermöglicht Rotationsbewegungen (Beugung/Streckung, Ab-/Adduktion des Unterschenkels, Innen-/Außenrotation des Unterschenkels) sowie Translationsbewegungen (ventral/dorsal, Distraktion/Kompression von Femur und Tibia, mediale/laterale Seitverschiebung) (Abb. 1).

Die hohen Anforderungen im Sport erfordern vom Kniegelenk sowohl unter Bewegung als auch bei Belastung und in Ruhe eine ausreichende Stabilität. Nach Wagner (9) resultiert die Gelenkstabilität aus dem Zusammenwirken von neuromuskulären Systemen, Kapsel-Bandstrukturen und Gelenkgeometrie.

Diagnostik

Eine exakte Anamnese und klinische Untersuchung sichern in über 90 Prozent die Diagnose. Die Anamnese ergibt Hinweise über die Art und Stärke der Gewalteinwirkung. Nach Franke (2) sind Drehstürze mit fixiertem Fuß und leicht gebeugtem Gelenk die häufigste Ursache von Kniegelenksverletzungen.

Die klinische Untersuchung beinhaltet Inspektion und Palpation (Änderung der äußeren Form, Rötung, Erwärmung, Erguß, Muskelatrophie) sowie Funktionsprüfungen und Stabilitätstests (Ausmaß der Gelenkbeweglichkeit, Druck und Bewegungsschmerzen, seitliche Aufklappbarkeit, vorderes oder hinteres Schubladenphänomen).

Bei den bildgebenden Verfahren steht die Röntgendiagnostik weiter am Anfang der Abklärung von Kniegelenksverletzungen. Das Kniegelenk wird a.p. und seitlich geröntgt. Bei spezieller Fragestellung erfolgt die Anfertigung einer Patella-Axial- oder Tangential-Aufnahme sowie die Darstellung der Fossa intercondylica mit der Tunnelaufnahme nach Frick.

Mit dem Magnetresonanztomogramm lassen sich Weichteilverletzungen (Meniskusläsionen, Kreuz- und Seitenbandverletzungen sowie Schädigungen von Knochenmark- und Gelenkknorpel) gut darstellen. Die Anfertigung entsprechender Aufnahmen sollte jedoch nur bei unklarem klinischen Befund sowie ggf. zur Operationsplanung erfolgen.

Die Arthroskopie wird heute in erster Linie nicht aus diagnostischen Gründen, sondern zur operativen Versorgung durchgeführt. Im Zeitalter der minimal-invasiven Operationsmethoden werden die meisten Kniegelenksverletzungen arthroskopisch versorgt. Die kleinen Zugänge (anteromedial, anterolateral, gelegentlich transpa-

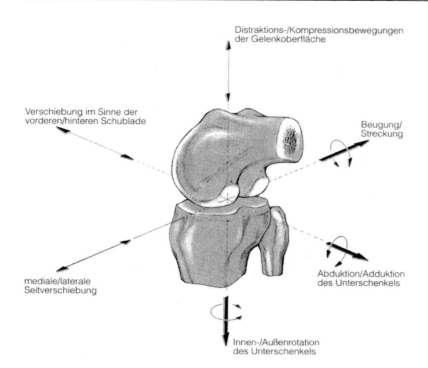

Abbildung 1: Rotations- und Translationsbewegungen im Kniegelenk (aus: Rüter/Trenz/Wagner: Unfallchirurgie, Urban & Schwarzenberg, München–Wien–Baltimore 1995, S. 728).

tellar) erhalten weitgehend die Propriozeption und ermöglichen eine frühfunktionelle Nachbehandlung. Aufgrund der Komplikationsmöglichkeiten durch die Blutsperre (postoperativ gestörte neuromuskuläre Funktion, passagere Nervenschäden, Spannungsblasen, chemische Verätzungen durch Desinfektionsflüssigkeit, Thrombosen) sollte bei den arthroskopischen Knieoperationen, soweit möglich, auf die Blutsperre verzichtet werden. Die Dauer der Blutsperre sollte zwei Stunden nicht überschreiten.

Die Knieverletzungen werden nach Wagner (9) in folgende Gruppen unterteilt:

- Verletzungen der Kapsel-Band-Strukturen
- Meniskusverletzungen
- Knorpelverletzungen
- Verletzungen der Muskeln und Sehnen
- Verletzungen des Streckapparates
- Frakturen
- extraartikuläre Weichteilverletzungen
- Epiphysenverletzungen.

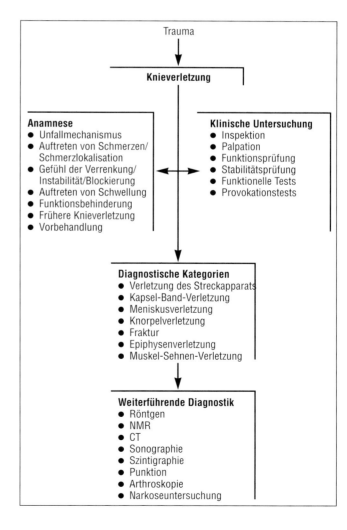

Abbildung 2: Diagnostische Kategorien bei Knieverletzungen.

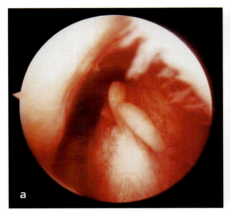
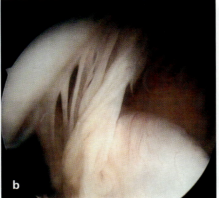
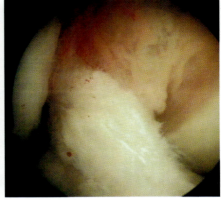

Abbildung 3: Vordere Kreuzbandruptur. a. frisch, b. älter.

Abbildung 4: Vordere Kreuzbandplastik mit dem mittleren Drittel des Ligamentum patellae.

Kapsel-Band-Verletzungen

Vordere Kreuzbandruptur

Die Kreuzbänder sind der zentrale Pfeiler des Kniegelenkes. Sie ermöglichen die Roll-Gleitbewegungen der Femurkondylen auf dem Tibiaplateau und verhindern dabei die anteriore bzw. posteriore Translation des Tibiakopfes.

Die vordere Kreuzbandruptur (Abb. 3) entsteht hauptsächlich durch Hyperextension sowie durch forcierte Quadrizeps-Kontraktion bei gebeugtem Kniegelenk. Anamnestisch berichten die Patienten über ein «Krachen» sowie Instabilitätsgefühl (Giving way). Das Band reißt vorzugsweise proximal im Ansatzbereich der lateralen Fossa intercondylaris sowie interligamentär.

Neben den bereits dargestellten diagnostischen Maßnahmen wird insbesondere der Lachman-, der vordere Schubladentest und der Pivot-Shift-Test (sofern die Schmerzen und der Hämarthros es zulassen) durchgeführt.

Das Ziel der Behandlung besteht in der Wiederherstellung der Arbeits- und vollständigen Sportfähigkeit bei stabilem Kniegelenk. Nach heutigem Kenntnisstand sollte die vordere Kreuzbandruptur operativ versorgt werden. In den 10-Jahres-Ergebnissen bei konservativer Therapie kommt es zur vermehrten Auslockerung des übrigen Kapsel-Band-Apparates mit einer höheren Quote an Meniskusschädigungen sowie einer Zunahme der arthrotischen Veränderungen. Auch ein optimales Auftrainieren der gelenkstabilisierenden Muskulatur kann keine ausreichende Stabilität des Gelenkes bewirken. Die zu langen Reflexzeiten verhindern die notwendige Stabilität, insbesondere bei plötzlichen, unvorhergesehenen Belastungen. Aufgrund der besseren funktionellen Resultate streben wir die Frühoperation an. Das Kniegelenk sollte jedoch keine inflammatorischen Zeichen aufweisen, d. h., es muß schmerzfrei streckbar und bis 90 Grad zu beugen sein.

Die Versorgung erfolgt in arthroskopischer Operationstechnik (Abb. 4 und 5). Ein proximaler periostaler und Abriß kann dabei sehr wohl refixiert werden. Die Naht allein reicht jedoch nicht aus. Die Augmentation mit körpereigenem Sehnenmaterial ist dem Synthetikmaterial überlegen.

Bei vollständigen intraligamentären Rupturen entfernen wir die Bandstümpfe und nehmen eine primäre Kreuzbandersatzplastik vor. Mit dem mittleren Drittel des Ligamentum patellae als freies Knochen-Sehnen-Knochen-Transplantat erreichen wir durch Interferenzschrauben-Fixation eine hohe Primärstabilität. Das Vorgehen hat sich in unserer Klinik seit 10 Jahren bewährt.

Postoperativ wird das operierte Bein in voller Streckung gelagert. Auf Orthesen und CPM-Schienenbehandlung wird verzichtet. Anfangs erfolgt Kälte-Kompressions-Therapie (Kühlung 7 bis 8 Grad), frühes Quadrizeps-Training sowie aktive Beugung bis 90 Grad. Das Gelenk wird voll belastet, sobald keine Schmerzen mehr vorhanden sind. Bereits ab der dritten bis fünften Woche postoperativ wird die Beugung vollständig frei gegeben. Bei der Nachbehandlung (Tab. 1) ist darauf zu achten, daß die Schwellung so gering wie möglich gehalten wird. Therapeutisch wird die volle Streckung bei normaler Beugung und minimaler Schwellung angestrebt. Auf die Bedeutung des propriozeptiven Trainings bzgl. der Reduktion der Verletzungen sei hingewiesen.

Als Komplikationen gelten die verbliebene Instabilität, Bewegungseinschränkungen, Sensibilitätsstörungen, Infekte sowie Schmerzen im Femoropatellargelenk. Bei nicht exakter Positionierung der Bohrkanäle kann es zu einem vorzeitigen Versagen von Naht oder Transplantat kommen. Als gravierendste Spätkomplikation gilt die Arthrofibrose, eine überschießende Kolla-

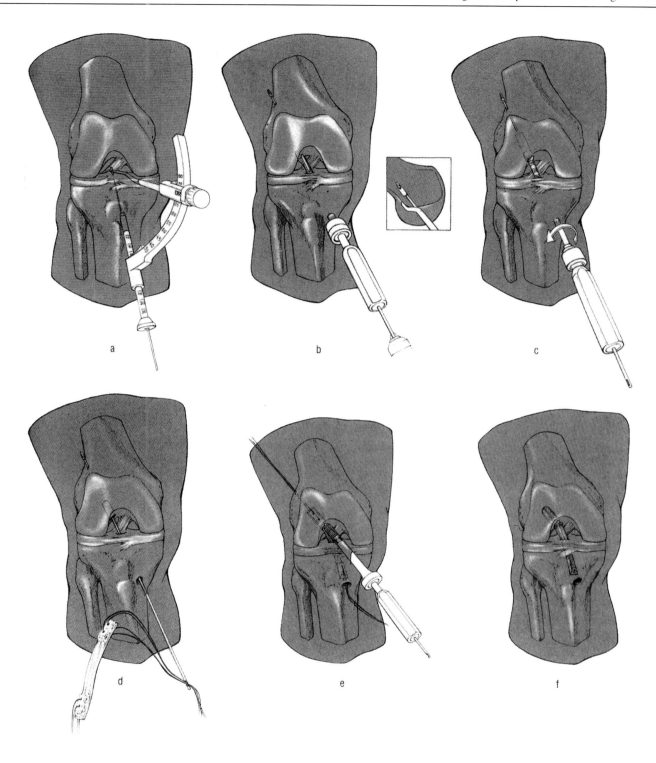

Abbildung 5: Operationsschritte einer arthroskopisch assistierten Kreuzbandplastik mit dem mittleren Drittel des Ligamentum patellae. a, b. Mit Hilfe von Zielgeräten wird zunächst ein Führungsdraht für den tibialen Bohrkanal gebohrt; anschließend wird durch den tibialen Bohrkanal mit Hilfe des transtibialen Zielgeräts die Position des femoralen Halbtunnels bestimmt. c, d. Nach Präparation des femoralen Halbtunnels mit einem kanülierten Bohrer wird das Transplantat (Knochen-Band-Knochen-Transplantat = zentrales Drittel des Lig. patellae) von distal nach proximal eingezogen. e, f. Schließlich erfolgt zuerst femoral und dann distal die Fixation der Knochenblöcke mittels Interferenzschrauben (aus: Rüter/Trenz/Wagner: Unfallchirurgie, Urban & Schwarzenberg, München–Wien–Baltimore 1995, S. 749).

genfaserbildung mit Bewegungseinschränkungen (Streckdefizit und Beugefähigkeit von weniger als 125 Grad). Bei dem Verdacht einer Arthrofibrose sollte eine frühzeitige Rearthroskopie mit Notch-Plastik bzw. Zyklops-Entfernung erfolgen.

Patienten mit vorderer Kreuzbandruptur, bei denen in den ersten Wochen nach dem Trauma eine operative Versorgung, aus welchen Gründen auch immer, nicht möglich ist, sollten mit einer Kniegelenksorthese versorgt werden, um weitere Schäden im Kniegelenk zu vermeiden.

Als weitere Kreuzbandersatzplastik muß die Semitendinosusplastik erwähnt werden. Sie bringt ebenfalls gute Langzeitergebnisse, ist jedoch bzgl. der Primärstabilität der Ligamentum patellae-Plastik unterlegen. Wir verwenden die Technik bei nicht zur Verfügung stehendem Ligamentum patellae-Material.

Tabelle 1: Beispielhafter Behandlungsablauf bei vorderer Kreuzbandverletzung (6. Woche p. o., Fußballspieler, 26 Jahre)

• *Umkleiden* ca. 15 Minuten	• Umkleiden

• *Krankengymnastik* etwa 20 bis 30 Minuten	• Mobilisierende Techniken
	• Manuelle Weichteiltechniken
	    Patella
	    Weichteil
	    Rezessus
	• Bedingt Traktionen

• *Elektrotherapie* etwa 15 bis 20 Minuten	• Muskelstimulation • TENS • usw.

• *Medizinische Trainingstherapie* etwa 2 bis 2,5 Stunden	• Aufwärmen
	    Fahrradergometer
	    Kurzes Dehnen
	• Propriozeptive Trainingsformen
	    (Reaktives Training)
	• Schulung der Kraft in der geschlossenen Kette
	    Passives Durchbewegen im offenen System
	    Gerätetraining für die gesamte Muskulatur
	• Ausdauerkomponente
	    (Laufband, Stepper, Fahrradergometer)

• *Physikalische Maßnahmen* etwa 15 bis 20 Minuten	Lymphdrainage Wärme (Muskeln lockern) Lockerungsmassage
• *Umkleiden* etwa 15 Minuten	• Duschen und Umkleiden

Effektive Therapie- und Trainingszeit 170 bis 220 Minuten

Hintere Kreuzbandruptur

Das hintere Kreuzband wird wesentlich seltener geschädigt als das vordere. Das Band ist kürzer und kräftiger als das vordere Kreuzband und wird über Gefäße aus der Kapsel und Nervenfasern vom poplitealen Plexus besser durchblutet und nerval versorgt.

Direkte Gewalteinwirkung auf das flektierte Kniegelenk sowie forcierte Überstreckung können zur Ruptur des Bandes führen, welches normalerweise eine Widerstandskraft von 2000 Newton aufbringt.

Die Diagnose der hinteren Schublade folgt durch seitliche Inspektion des 90 Grad gebeugten Kniegelenkes. Bei Ruptur kommt es zum Verstreichen der Tuberositas tibiae (dorsaler Durchhang). Bei der Ganganalyse zeigt sich eine fehlende vollkommene Streckung.

Aufgrund der technisch anspruchsvollen Operationstechnik und der fehlenden operativen Routine sind die Operationsergebnisse bei der Versorgung der hinteren Kreuzbandrupturen schlechter als bei den vorderen Kreuzbandrupturen. Viele Kollegen entschließen sich daher zur konservativen Therapie. In den ersten Jahren kommt es darunter auch meist zu einem guten funktionellen Ergebnis. Später folgt (wie bei der Instabilität nach vorderer Kreuzbandruptur) jedoch eine frühzeitige Arthrose und eine Zunahme der Instabilität.

Wir versorgen daher junge Patienten mit einem hohen Aktivitätsniveau und primärer Instabilität mit einer hinteren Kreuzbandplastik ebenfalls mit dem mittleren Drittel des Liamentum patellae als freies Knochen-Sehnen-Knochen-Transplantat (Abb. 6).

Seitenbandrupturen

Das mediale Seitenband, welches vom medialen Femurepikondylus nach distal unter den Pes anserinus-Ansatz zieht, stabilisiert das Kniegelenk gegen den Valgusstreß, das laterale Seitenband, welches vom lateralen Femurepikondylus zum Fibulaköpfchen verläuft, stabilisiert das Kniegelenk gegen den Varusstreß. In 0-Grad-Streckstellung sind die Seitenbänder maximal gespannt und werden durch die hintere Kniegelenkskapsel unterstützt.

Durch Valgus- und Rotationskräfte kann es zur Ruptur des medialen Seitenbandes kommen. Unmittelbar nach dem Unfall kann die Rupturstelle durch die Druckschmerzhaftigkeit palpiert werden. Die Stabilitätsprüfung erfolgt in Streckstellung und 30-Grad-Beugestellung. Die Einteilung der Verletzungen erfolgt nach Hughston in Grad I bis III (vollständige Bandruptur). Die Instabilität wird in einfach positiv = Aufklappbarkeit bis 5 mm, zweifach positiv = bis 10 mm und dreifach positiv = > 10 mm angegeben.

Wir behandeln die medialen Seitenbandrupturen fast ausnahmslos frühfunktionell. Eine Bewegungsschiene mit limitierter Beugung muß für insgesamt 6 Wochen getragen werden. Lediglich bei knöchernen Ausrissen

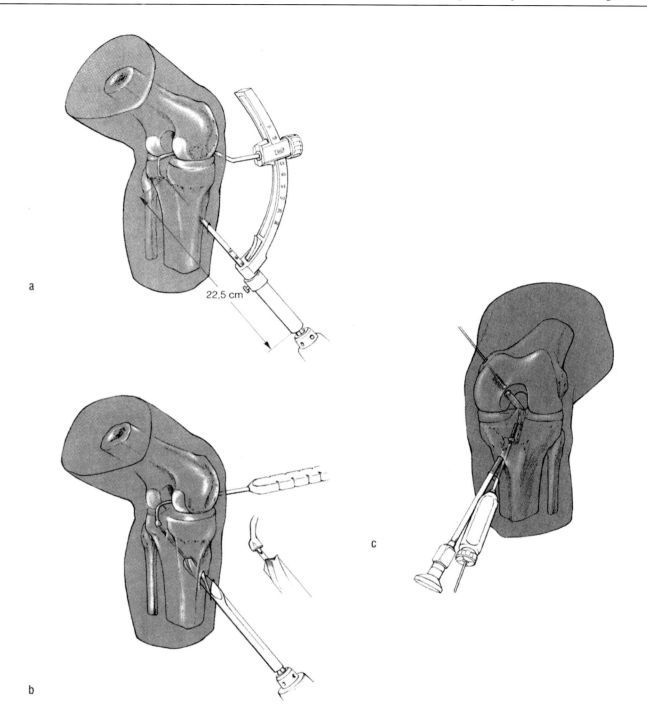

Abbildung 6: Arthroskopische Technik eines hinteren Kreuzbandersatzes. a, b. Mit Hilfe von speziellen Zielgeräten wird der tibiale Bohrkanal präpariert. Dabei ist unbedingt eine Verletzung der neurovaskulären Strukturen in der Kniekehle zu vermeiden (aus: Rüter/Trenz/Wagner: Unfallchirurgie, Urban & Schwarzenberg, München–Wien–Baltimore 1995, S. 756).

und Hochleistungssportlern mit ausgeprägter Aufklappbarkeit wird das operative Vorgehen empfohlen.

Die laterale Seitenbandruptur tritt wesentlich seltener (medial : lateral = 15 : 1) und meist in Verbindung mit anderen Kniegelenksverletzungen (Kreuzbandruptur) auf. Obwohl in der Literatur noch immer die operative Bandrekonstruktion propagiert wird, refixieren wir lediglich knöcherne Ausrisse und verzichten ansonsten auf ein primär operatives Vorgehen.

Meniskusläsionen

Die aus zirkulär orientierten Kollagenfaserbündeln bestehenden Menisken (Abb. 7) haben nach Wagner (9) die Funktionen der Lastverteilung/Lastübertragung, Stabilisierung, Schmierung des Gelenkes und der Ernährung des Gelenkknorpels.

Die Menisken können die Kontaktfläche zwischen Femur und Tibia um bis zu 50 Prozent vergrößern. Zusammen mit der Synovialflüssigkeit sind sie maßgeblich verantwortlich für den Aufbau eines hydraulischen Systems (11), welches den Gelenkknorpel vor zu hoher Belastung schützt.

Die Meniskusverletzungen (Abb. 8) treten bei einer Kombination von axialer Belastung und Rotation auf. Die Mehrzahl der Meniskusläsionen entstehen aufgrund einer degenerativen Vorschädigung des Meniskus durch Überlastung, z. B. aufgrund von Achsenfehlstellungen. Klinisch imponieren Gelenkblockaden, Druckschmerzen im Kniegelenksbereich, Rotationsschmerzen sowie ein seröser Gelenkerguß. Die Diagnose der Meniskusläsion wird in erster Linie klinisch gestellt (Meniskus-Test's nach Steinmann, Apley usw.). Bei diagnostischer Unsicherheit eignet sich die Magnetresonanztomographie mit einer hohen Aussagekraft.

Die Meniskusrisse können im anterioren, medialen und posterioren sowie im inneren, mittleren oder peripheren Drittel gelegen sein. Es treten diverse Meniskusrißformen (vertikal-, horizontal-, radiär-, korbhenkel- und lappenförmiger Riß) auf.

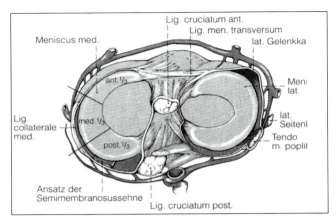

Abbildung 7: Anatomische Verhältnisse der Menisken in Relation zu Gelenkkapsel und entsprechender Gefäßversorgung (aus: Rüter/Trenz/Wagner: Unfallchirurgie, Urban & Schwarzenberg, München–Wien–Baltimore 1995, S. 768).

Der Meniskus ist nur in der Randzone (von der Kapsel her) vaskularisiert. Eine gute Heilungsprognose ergibt sich lediglich in der vaskularisierten roten Randzone und in der mittleren, rot-weißen Zone.

Von einigen Ausnahmen abgesehen (Vertikalriß in der vaskularisierten Zone < 1 cm) bedürfen Meniskusverletzungen der operativen Behandlung, um der Gefahr der frühzeitigen Arthroseentwicklung vorzubeugen (Abb. 9). Sofern es möglich ist, soll der Meniskus mittels arthroskopischer Operationstechnik erhalten werden.

Eine sparsame Teilresektion erfolgt bei Rissen im Bereich der avaskulären Zonen, bei zusätzlicher Bandinstabilität ohne rekonstruktive Maßnahmen, bei degenerativer Vorschädigung des Meniskus sowie bei Patienten über 40 Jahren.

Die Meniskusnaht wird bei Vertikalrissen im Bereich der vaskularisierten Zone bei einer Rißlänge >1 cm und traumatischer Genese angestrebt. Die Naht erfolgt bevorzugt bei jungen und sportlich ambitionierten Patienten.

In der Literatur sind diverse offene und arthroskopische Meniskusnaht-Techniken beschrieben. Wir benut-

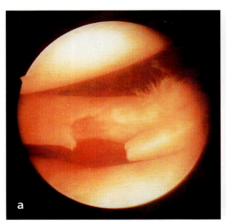 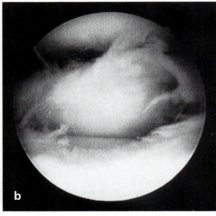

Abbildung 8: a. Außenmeniskuseinriß.
b. Degenerative Meniskusläsion.

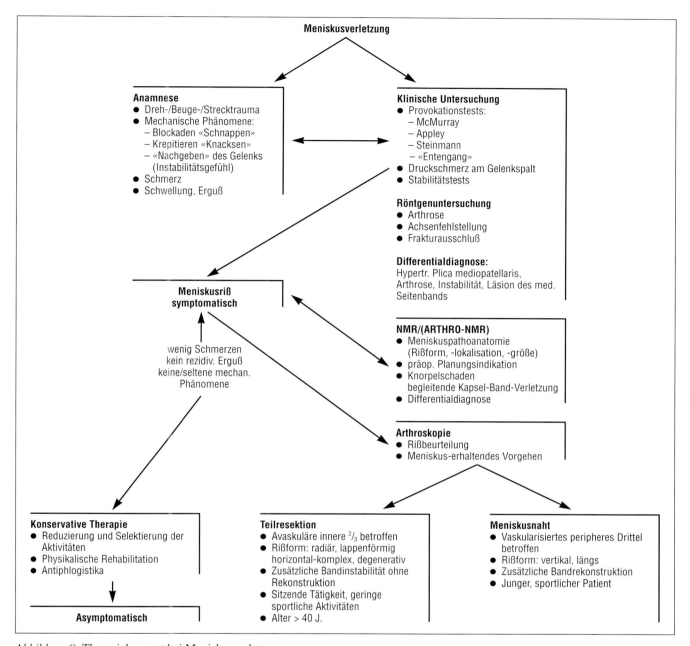

Abbildung 9: Therapiekonzept bei Meniskusverletzungen.

zen im vorderen und mittleren Meniskusdrittel die Inside-Out-Technik mit PDS-Nahtmaterial (Abb. 10) und im Hinterhornbereich die All-In-Technik mittels T-Fix-System (Abb. 11) sowie das Tack-System. Die Meniskusränder werden vor der Refixation mit dem Shaver von Fibrinablagerungen befreit und angefrischt. Zum Einsprossen von Gefäßen wird zudem die Randleiste gestichelt. Der Abstand der Nähte beträgt 3 bis 5 mm. Wir bevorzugen vertikale Nähte, da diese eine höhere Rißfestigkeit aufweisen. Das Fixieren der Nähte erfolgt beim Innenmeniskus in 10 bis 20 Grad Beugung und beim Außenmeniskus in 50 bis 70 Grad Beugung.

Der Vorteil der von uns verwendeten Inside-Out-Technik und des Tack-Systems liegt insbesondere in der kurzen Operationszeit. Das ebenfalls die dorsalen Strukturen schonende T-Fix-System ist dagegen technisch anspruchsvoller und verlängert die Operationszeit geringfügig.

Einige Operateure empfehlen aufgrund der besseren Heilungspotenz das Öffnen der Blutsperre vor dem Verknoten der Nähte.

Die Nachbehandlung erfolgt frühfunktionell. Wir verwenden Bewegungsorthesen mit einem Bewegungsausmaß von 0 – 10 – 70 Grad, wobei wir die Patienten

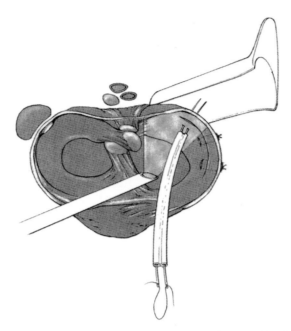

Abbildung 10: Arthoskopische Meniskusnaht: «Inside-Out»-Technik (aus: Rüter/Trenz/Wagner: Unfallchirurgie, Urban & Schwarzenberg, München–Wien–Baltimore 1995, S. 776).

im Gegensatz zu vielen Autoren mit dem vollen Körpergewicht direkt belasten lassen. Kontaktsportarten dürfen innerhalb von vier Monaten nicht betrieben werden.

Knorpelverletzungen

Traumatische Knorpelverletzungen werden (Abb. 12) häufig primär nicht diagnostiziert, sind aber aufgrund der späteren frühzeitigen Arthroseentwicklung von großer Bedeutung. Der Knorpel kann durch direktes Trauma, durch Ernährungsstörung oder durch Überlastung geschädigt werden.

Franke (2) teilt traumatische Knorpelläsionen ein in Knorpelkontusionen/-impressionen mit makroskopisch erhaltener Struktur, Knorpelkontusionen, Chondral-Frakturen, Knorpelfissuren und osteochondrale Frakturen/Flake-fractur.

Die klinischen Zeichen (Ruheschmerz in Zwangshaltung, Druckschmerz an der Knorpel-Knochen-Grenze, erneute Schmerzzunahme und Ergußbildung nach schmerzfreiem Intervall) führen nicht immer sofort zur exakten Diagnose. Im Magnetresonanztomogramm können die chondralen Läsionen sowie die Kontusionen des Knochens gut dargestellt werden.

Die Arthroskopie ist sowohl diagnostisch als auch therapeutisch das Mittel der Wahl. Neben der Gelenkspülung mit Entfernung von freien Gelenkkörpern ermöglicht die Arthroskopie mit dem Tasthäkchen die Beurteilung der Knorpelkonsistenz. Bei kurzer Trauma-Anamnese werden osteochondrale Frakturen mittels Fibrin-Kleber, Kortikalis-Stiften oder Schrauben refixiert. Bei Knorpelzertrümmerung werden die frei flotierenden Knorpelteile entfernt und der Knochen mittels Pridie-Bohrungen subchondral aufgebohrt. Der von seinen mechanischen Eigenschaften und dem Gleitverhalten minderwertige faserknorplige Ersatz ermöglicht insbesondere bei jungen Sportlern das weitere Ausüben fast aller Sportarten.

Die Erfolgsaussichten reduzieren sich mit dem Alter der Patienten. Bleibt eine suffiziente Ersatzfaser-Knorpelbildung aus, transplantieren wir Rippenknorpel und zunehmend Knorpel-Knochen-Anteile aus der minderbelasteten Gelenkzone. Neuerdings wird bereits ein Verfahren erfolgreich praktiziert, bei dem über den Knorpeldefekt ein Periostlappen genäht wird. Unter den Periostlappen werden angezüchtete Knorpelzellen gespritzt.

Der Nachbehandlung kommt insbesondere bei den Knorpelschäden große Bedeutung zu. Bei geringfügigen Knorpelschäden mit Ödem reicht eine Entlastung für drei bis vier Wochen aus. Bei Knorpelkontusionen mit zertrümmerter Struktur und nach Pridie-Bohrungen lassen wir die Patienten konsequent für drei Monate an Unterarmgehstöcken entlasten. Parallel dazu erfolgt die physiotherapeutische Behandlung zum Erhalt der Gelenksbeweglichkeit und der Muskulatur.

Patellaluxation

Traumatische Patellaluxationen ohne anatomische Prädisposition (Patella und Patellagleitlagerdysplasie, Genu valgum) treten selten auf. Nicht selten findet sich eine Lateralisierung der Kniescheibe unter Beugung aufgrund einer muskulären Dysbalance zwischen Musculus vastus medialis (abgeschwächt) und Musculus vastus lateralis. Bei dem Trauma kommt es zu einer Luxation der Patella nach lateral mit Zerreißung des medialen Retinakulums und osteochondralen Abscherungen am medialen Patellarand sowie am lateralen Femurkondylus.

Aufgrund der hohen Rezidivneigung sind wir in unserem Vorgehen operationsfreudig. Die primäre operative Versorgung besteht in der Durchführung eines Lateral release bei gleichzeitiger Zügelung des zerrissenen medialen Retinakulums. Sollte dies nicht ausreichend sein, wird die Tuberositas tibiae nach medial (Operation nach Roux) versetzt.

Bei der Beschränkung auf den Weichteileingriff erfolgt in den ersten Wochen eine limitierte Beugung bis 40 Grad. Nach 6 Wochen wird die Beugung des Kniegelenkes über 60 Grad freigegeben.

Abbildung 11: Arthoskopische Meniskusnaht: «All-In»-Technik mit T-Fix-System.

Abbildung 12: Schwere Knorpelkontusion mit Zertrümmerung des Gelenkknorpels am medialen Femurkondylus in Verbindung mit vorderer Kreuzbandruptur beim Kunstturnen (Pferdsprung).

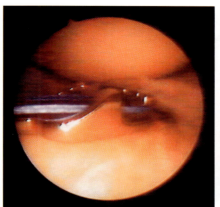
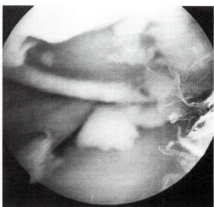

Ruptur der Quadrizepssehne und des Ligamentum patellae

Rupturen der Quadrizepssehne und des Ligamentum patellae sind seltene Sportverletzungen. Sie ereignen sich als Anspannungstraumen bei Absprüngen oder als Folge eines direkten Traumas auf die angespannte Sehne. Ätiologisch finden sich häufig Kortikosteroid-Injektionen im Sehnenbereich oder Stoffwechselerkrankungen.

Es kommt meist zu einer deutlich sichtbaren Dellenbildung, die aktive Streckung des Kniegelenkes sowie das Anheben des gestreckten Beines sind bei vollständiger Ruptur nicht mehr möglich. Bei der Patellarsehnen-Ruptur findet sich ferner ein Hochstand der Kniescheibe.

Therapeutisch kommt nur die operative Versorgung in Betracht. Knöcherne Ausrisse werden transossär fixiert, ansonsten erfolgt die End-zu-End-Naht in Bunell-Technik. Die Nähte werden zur Neutralisation der Zugkräfte mit einer Draht-Naht bzw. Draht-Cerclage gesichert. Bei der Quadrizepssehnen-Naht erfolgt die Nachbehandlung mit 6wöchiger Immobilisation in Streckstellung zumeist zurückhaltender. Das Bein kann jedoch vollständig belastet werden. Bei der Patellarsehnen-Naht kann frühfunktionell mit einer die Beugung limitierenden Orthese nachbehandelt werden.

Patellafrakturen

Patellafrakturen sind die Folgen von direkten Anpralltraumen. Nach Franke (2) entstehen zwischen 3 und 13 Prozent der Patellafrakturen durch Sportunfälle.

Patellafrakturen werden immer operativ versorgt. Die Zuggurtungsosteosynthese mit exakter Rekonstruktion einer stufenlosen retropatellaren Gleitfläche ist den übrigen Osteosyntheseverfahren überlegen. Zudem kann die Nachbehandlung frühfunktionell erfolgen. Bei Brüchen im Randbereich kann das kleine Fragment ggf. entfernt und die Sehne transossär refixiert werden. Trümmerbrüche führen meist zu schlechten postoperativen Ergebnissen, so daß einige Autoren die sofortige totale oder partielle Patellektomie empfehlen. Sportliche Höchstleistungen sind nach solch schwerwiegenden Verletzungen nur noch selten möglich.

Die Frakturversorgung bei distalen Femurfrakturen und proximalen Tibiafrakturen mit Gelenkbeteiligung erfolgt nach den bekannten Osteosynthese-Richtlinien.

Literatur

1 Aglietti, B.: Results of surgical treatment of arthrofibrosis after ACL reconstruction. Knee Surgery Sports Traumatology Arthroscopy 1995; 3:83–89.
2 Franke, K.: Traumatologie des Sports. 3. Aufl., Stuttgart, Thieme, 1986.
3 Freiwald, J., Engelhardt, M.: Erweiterte ambulante Physiotherapie, TW Sport und Medizin, 1995; 7:94–102.
4 Fu, F. H.: Sports injuries. Baltimore, Williams and Wilkins, 1994.
5 Hartel, W.: Sportverletzungen und Sportschäden. Stuttgart, Enke, 1994.
6 Muhr, G., Wagner, M.: Kapsel-Band-Verletzungen des Kniegelenkes. Berlin, Springer, 1981.
7 Reid, D. C.: Sport injury assessment and rehabilitation. New York, Churchill Livingstone, 1992.
8 Renström, P. A. F. H.: Clinical practice of sports injury prevention and care. Oxford, Blackwell, 1994.
9 Rüthe, A., Trentz, O., Wagner, M.: Unfallchirurgie. München, Urban und Schwarzenberg, 1995.
10 Shelbourne, K. D., Patel, D. V.: Timing of surgery in anterior cruciate ligament-injured knees. Knee Surgery Sports Traumatology 1995; 3:148–156.
11 Witzel, U.: Die Gelenke als hydraulisches System. 1. Intern. Symposium Sport und Medizin, Frankfurt, 1993.

Kniegelenk: Fehlbelastungsfolgen

B. Segesser

Sportbedingte Überlastungen am Kniegelenk können als wesentliche Störfaktoren der sportlichen Aktivität zu diagnostischen und therapeutischen Problemen des Praktikers werden.

Eine Überbeanspruchung des Kniegelenks tritt dann ein, wenn die Belastbarkeit des Gelenkes eingeschränkt ist oder/und die Belastung des Gelenkes zu hoch wird (Abb. 1).

Ursachen

Besteht eine posttraumatische Funktionsstörung als Folge einer nicht ausgeheilten Verletzung, so sichert der verletzte Kapsel-Bandapparat keine adäquate ligamentäre Bewegungsführung, und die muskulären Stabilisierungsmechanismen werden vermehrt beansprucht. Andererseits kann eine gestörte muskuläre Bewegungskontrolle als Folge einer Zerrung mit inaktivitätsbedingter Muskelatrophie eine vermehrte Streßbeanspruchung der ligamentären Strukturen nach sich ziehen.

Auf Grund einer individuellen körperlichen Disposition kann die Belastbarkeit temporär oder ständig reduziert sein. Dies gilt temporär für die Wachstumszonen an der Patella und Tuberositas tibiae beim Jugendlichen. Hohe Zugspannungsreize auf die hormonell bedingt aufgelockerten Wachstumszonen disponieren zu Apophysenlockerungen, konsekutiv auftretenden Verknöcherungsstörungen und funktionellem Höhertreten der Patella (einseitiges Auftreten bei Ausübung von Sprungsportarten während des Wachstums).

Echte Dysplasieformen der Patella, eine erhöhte Seitenbeweglichkeit der Patella in ihrem femoralen Gleitlager, die Patella alta und laxitätsbedingte Hyperextendierbarkeit können zur Störung der retropatellären Druckverteilung führen. Unphysiologische Beinachsen, statische und dynamische Fußinsuffizienzen, Beinlängendifferenzen und muskuläre Dysbalancen beeinträchtigen unter anderem die Funktion der stabilisierenden Muskulatur und können entsprechend zu einer asymmetrischen Zugbeanspruchung der Sehnen und Sehnenansätze führen.

Anatomische Varianten der Synovialfalten können sich bei bestimmten Bewegungsabläufen mechanisch störend auswirken.

Neben diesen anatomischen und funktionellen Ursachen der verminderten Belastbarkeit gilt es generell zu berücksichtigen, daß sich das bradytrophe Gewebe in Abhängigkeit von Alter, Hormonhaushalt, Blutzirkulation und Stoffwechsel individuell unterschiedlich anpaßt. Die sportartspezifische qualitative und quantitative Belastungsintensität ist der Realisationsfaktor für das Auftreten von reversiblen Überlastungsreaktionen oder irreversiblen Sportschäden am Knie. Dabei lassen sich die sporttypischen Beanspruchungen in folgende Belastungsgruppen einordnen:

- unkontrollierte Krafteinwirkungen und direkte Traumatisierung
- Belastung des Streckapparates und des Femoro-Patellargelenks
- Belastungen durch extreme Bewegungsexkursionen
- unphysiologische Rotationsbelastungen.

Alle diese Belastungsarten treten als sporttypische Bewegungsabläufe isoliert oder in Kombination auf. Die auf den Körper einwirkenden Kräfte werden dabei passiv durch die Puffer- und Führungselemente (Kapsel-Bandapparat, Gelenkknorpel, Menisken usw.) und aktiv durch Ausführung von muskulär gebremsten Dämpfungsbewegungen aufgefangen. Die auf die passiven Dämpfungselemente wirkenden Kräfte werden mit zunehmender Geschwindigkeit immer größer, da die aktive Dämpfungsarbeit der stabilisierenden Muskulatur erst mit einer Latenz von 30 bis 40 Millisekunden eintritt. Eine Reduktion dieser hochfrequenten initialen Kraftspitzen ist nur durch Reduktion der Körperbeschleunigung (was einem Verbot von Dreifachsprüngen

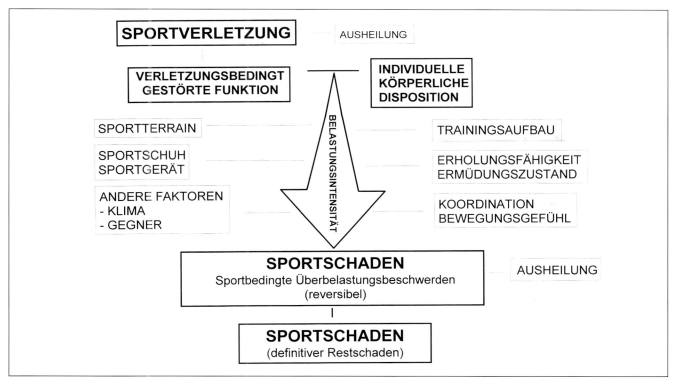

Abbildung 1: Ätiologie von Sportverletzungen und Sportschäden.

usw. gleich käme) oder durch eine Dämpfung von seiten eines absorbierenden Sportbodens oder von dämpfenden Materialien am Sportgerät wie Sportschuh, Knieschoner usw. möglich.

Die Faktoren der individuellen Belastbarkeit und der Belastungsintensität sind in das diagnostische und therapeutische Konzept der Überlastungsbeschwerden am Kniegelenk einzubeziehen. Die Korrektur dieser Faktoren hat in den letzten Jahren mehr und mehr die rein symptomatische Behandlung der daraus resultierenden Entzündung mit Hilfe von Ruhe und lokal und pereonal applizierten Antiphlogistika abgelöst.

Überlastungen im medialen Gelenkanteil

Im medialen Gelenkanteil treten neben Meniskusläsionen und den nachwirkenden posttraumatischen Beschwerden nach Zerrung der medialen Kapsel-Bandstrukturen weitere Fehlbelastungsfolgen auf (Medial Shelf Syndrom, Insertionstendinose am Pes anserinus, Entrapement des N.infrapatellaris, Entrapement der A.femoralis superficialis im Adduktorenkanal, Impression und Pannus am medialen Femurcondylus und mediale Gonarthrose).

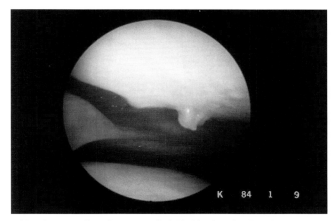

Abbildung 2: Fibrosierter Medial Shelf mit Irritation des Patellarknorpels.

Der medial shelf (Abb. 2, Synonym: Plica medio-patellaris, Pseudomenisque de la rotule usw.) weist nach Blackburn verschiedene anatomische Varianten auf, die normalerweise weich, elastisch und ohne mechanische Bedeutung sind. Bei Sportarten mit großer Flexion-Extensionsexkursion unter Belastung (Gewichtheber, Ruderer, Radfahrer usw.) finden wir an der medial-distalen Patellafacette oder am medialen Femurkondylus mechanische Irritationszeichen von Pannusbildung bis zur

Knorpeldestruktion. Die klinischen Symptome reichen vom medial lokalisierten belastungsabhängigen Knieschmerz bis zur Pseudoblockierung. Gelegentlich tritt ein Begleiterguß auf. Krepitation oder Schnappen am medialen Patellarand sind häufig, ebenso sind Giving-way-Phänomene bei Einklemmung des Shelfs zu beobachten. Nicht selten wird die Shelfsymptomatik nach einer banalen Knieverletzung symptomatisch, die entweder die medialen Kapselanteile unter erhöhten Zug brachten (Patellasubluxation) oder direkt traumatisierten. Die Atrophie des Vastus medialis mit Änderung der medialen Kapselanspannung kann ebenfalls ein auslösendes Moment der Shelfsymptomatik sein.

Die Palpation der fibrosierten Kapselfalte ergibt die Verdachtsdiagnose eines Shelfsyndroms, dessen mechanische Relevanz durch die Arthroskopie gesichert wird, wobei gleichzeitig andere Beschwerdeursachen im medialen Gelenkkompartiment ausgeschlossen werden können.

Die Therapie des Shelfsyndroms richtet sich nach Ausprägungsgrad und Schmerzintensität. Im Vordergrund steht primär die Bindegewebsmassage mit gleichzeitigem Training des Vastus medialis.

Bei ausgeprägtem Fibrosierungsgrad ist die transarthroskopische Shelfresektion in Lokalanästhesie die Methode der Wahl. Der zweite Einstich erfolgt proximal-lateral unter Kontrolle im Durchlicht, um die dort einsprossenden Gefäße zu schonen. Mit dem Puncher wird der Shelf vom Ansatz bis zu seiner Einstrahlung in den Hoffa'schen Fettkörper reseziert. Die Nachbehandlung ist bei der rein arthroskopischen Technik funktionell, eine Sporttauglichkeit nach 3 bis 4 Wochen zu erwarten.

Überlastungsbeschwerden im lateralen Gelenkanteil

Überlastungsbeschwerden im lateralen Gelenkanteil lassen sich differenzieren in Bursitis unter dem Tractus iliotibialis (Iliotibial band friction syndrome), Popliteus-Syndrom, Instabilität des proximalen Tibio-Fibulargelenks, laterale Meniskusläsion/Meniskusganglion und Entrapement des N.peronaeus.

Das Iliotibial band friction syndrom (Abb. 3) ist der häufigste Grund lateraler Kniegelenksbeschwerden. Der Tractus iliotibialis scheuert über dem lateralen Kondylus und provoziert eine Entzündung des Gleitgewebes. Das Beschwerdebild findet sich gehäuft beim Läufer und Radfahrer, zudem beim Handball- und Basketballspieler. Betroffen sind vornehmlich Sportler mit genua und crura vara, die gleichzeitig beim Laufen mit dem Fuß ausgeprägt lateral aufsetzen oder Seitwärtsbewegungen mit extendiertem Knie abbremsen. In Schuhen mit ausgeprägtem Dämpfungsverhalten verliert die Verbindung zwischen Fersenkappe und Sohle ihre Stabi-

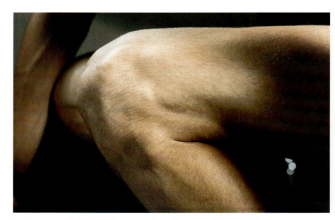

Abbildung 3: Bursitis unter dem Tractus iliotibialis.

lität, der Calcaneus variiert und die nachfolgende Pronationsbewegung kann nicht mehr durch den Schuh kontrolliert oder korrigiert werden. Dadurch erfolgt eine durch den Tractus gebremste Rotation im Knie.

Neben lokalen antiphlogistischen Maßnahmen sowie einer Dehnungsgymnastik des Tractus iliotibialis ist eine adäquate Sportschuhversorgung notwendig. Der Schuh muß eine stabile Verbindung zwischen Dämpfungssohle und Fersenkappe aufweisen und gleichzeitig durch eine adäquate mediale Abstützung und Verstärkung des medialen Seitenleders die Pronationsbewegung reduzieren. Die Bursitis unter dem Tractus iliotibialis finden wir auch beim Radfahrer, wenn er durch falsche Lage der Schuhfixation am Rad die physiologische Außentorsion des Sprunggelenks von 20° gegenüber der Kniegelenksquerachse aufhebt und somit eine Innenrotation im Kniegelenk provoziert.

Überlastungsbeschwerden im vorderen Gelenkanteil

Zur Differentialdiagnose der Überlastungsbeschwerden im vorderen Gelenkanteil gehören die Beschwerdebilder Jumpers knee/Insertionstendinose des Lig. patellae, Plica infrapatellaris syndrom/Hoffafibrose, Chondromalazie der Patella/Hyperpressionssyndrome, Plica suprapatellaris syndrom und Bursitis praepatellaris/infrapatellaris.

Durch seine muskulär geführte Roll-Gleitbewegung ist das Kniegelenk der wichtigste Stoßdämpfer des Bewegungsapparats überhaupt. Gleichzeitig ist es der Drehpunkt der beiden größten Hebel. Die Form, Lage, Größe und Führung der Patella einerseits und der Tonus und die Elastizität des muskulotendinösen Systems andererseits entscheiden über die Belastungstoleranz. Die Pronationsbewegung des Fußes mit entsprechender Innenrotation des Unterschenkels und Valgusstreßbelastungen akzentuieren die asymmetrische Beanspruchung des Streckapparats.

Das Jumpers knee (Insertionstendinose des Lig. patellae, Abb. 4) ist dabei die häufigste Manifestation dieser Überlastung. Wir finden sie bei Sprungsportarten, Basketball, Volleyball, jedoch auch bei Gewichthebern und bei Radfahrern. Nach Blazina, Roels und Krahl lassen sich die Beschwerden in Abhängigkeit von der sportlichen Belastbarkeit in fünf Stadien unterteilen, histologisch finden sich nach Ferrett Veränderungen am faserknorpligen Sehnenübergang von der myxoiden Metaplasie bis hin zur auch radiologisch feststellbaren Ossifikation.

Konservative Therapiemaßnahmen sind in den Stadien I und II erfolgreich. Neben lokaler und peroraler antiphlogistischer Behandlung, Physiotherapie mit Ultraschall und Quermassage der Sehne nach Cyriax ist hauptsächlich die Wiederherstellung der Elastizität des Streckapparats durch eine gezielte Dehnungsgymnastik von großer Bedeutung. Kombinierte Stretchingformen (kontinuierliche Dehnung über 20 bis 30 Sekunden, Dehnung mit postisometrischer Relaxation usw.) werden ergänzt durch eine gezielte Korrektur der muskulären Dysbalance zwischen Oberschenkel-Extensoren, -Flexoren und Iliopsoas. Am Sportschuh sind eine bessere Dämpfung sowie eine Pronationskontrolle auch bei Vorfußlandung anzustreben. Die Landetechnik mit besserer Abfederung im Kniegelenk und Bremstechnik mit Abbremsen in zwei Schritten (two-step-stop) ist speziell zu schulen. Durch Taping oder eine Patellarsehnen-Bandage lassen sich initiale Spannungsspitzen der Sehne analog wie beim Tennisellbogen reduzieren.

Das therapieresistente Jumpers knee (insbesondere Stadien III bis V) erfordert eine operative Sanierung. Sie besteht in einer Exzision der degenerativen Anteile der Sehneninsertion und des Granulationsgewebes mit gleichzeitiger Glättung des distalen Patellapols. Bei ausgedehnteren Teilrupturen des Ligaments ist eine plastische Verstärkung, die wir mit der Plantarissehne durchführen, angezeigt. Analog zu Krahl halten wir die gleichzeitige Inspektion des distalen Patellapols für wichtig. Die postoperativen Resultate sind nicht immer befriedigend, insbesondere wenn durch zu rasche Wiederaufnahme des Sprungtrainings Spannungsspitzen die Monate dauernde Regeneration der Sehne beeinträchtigen.

Eine Jumpers-knee-artige Symptomatik finden wir auch bei Radfahrern und Gewichthebern. Bei der arthroskopischen Abklärung von Sportlern mit großer Flexion-Extensionsbewegung des Kniegelenks ist uns der ausgeprägte Fibrosierungsgrad der Plica infrapatellaris und der entsprechenden Hoffazotten aufgefallen. Wir sind der Auffassung, daß in diesen Fällen die Jumpers-knee-artige Symptomatik auf einer erhöhten Zugbeanspruchung des Lig. patellae in dorsaler Richtung durch den fibrosierten Hoffa und die Plica infrapatellaris pro-

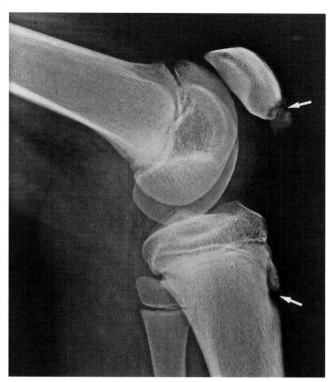

Abbildung 4: Bei Jugendlichen äußert sich das Jumpers Knee als Apophysenverletzung der Tuberositas tibiae und/oder des distalen Patellapols (14jährige Hochspringerin).

voziert wird. Bei zwölf Kraftsportlern und Radfahrern konnten wir mit einer deshalb isoliert transarthroskopischen Plicadurchtrennung Beschwerdefreiheit erzielen. Das Plica synovialis syndrom mit Fibrosierung des Hoffa muß gegenüber der Insertionstendinose des Lig. patellae abgegrenzt werden. Bei der Operation des Jumpers knee sollte im Rahmen der Gelenkinspektion auch gleichzeitig eine Plicadurchtrennung durchgeführt werden.

Behandlungsstrategien

Die besseren Differenzierungsmöglichkeiten der Kniebeschwerden beim Sportler haben das therapeutische Spektrum erweitert und eine bessere Beeinflussung von Belastbarkeit und Belastungsintensität gebracht:

Medizinische Maßnahmen

Neben dem nach wie vor sinnvollen punktuellen Einsatz von Antiphlogistika werden physiotherapeutischen Behandlungsmöglichkeiten (Kälte, nieder- oder hochfrequente Elektrotherapie, manuelle Techniken wie Quermassage nach Cyriax, Patellastretch) genutzt. Operative Behandlungsmethoden dienen der Entfernung mechanisch störender Strukturen (Shelf-Plica-Resektion usw.), der Korrektur einer gestörten Patellaführung (lateral release usw.), der Behandlung des durch Overstreß alterierten Gewebes, oder sie korrigieren eine gestörte ligamentäre Gelenkführung.

Korrektur der muskulären Dysbalance

Die vorwiegend tonische Muskulatur wie Oberschenkelflexoren, Iliopsoas, Rectus femoris und Adduktoren verkürzt sich, wodurch die Elastizität des muskulotendinösen Systems gestört wird. Das System korrigiert abrupte Spannungsänderungen schlechter, die muskuläre Stabilisierung des Gelenks nimmt ab. Gleichzeitig limitiert der verkürzte Muskel die vollständige Bewegungsexkursion eines Gelenks, was über die Verkürzung des Iliopsoas eine unvollständige Knieextension nach sich zieht. Die eingeschränkte Bewegungsexkursion eines Gelenks führt zwangsläufig zur Überlastung der übrigen am Bewegungsablauf beteiligten Gelenke und Muskelgruppen.

Da gleichzeitig die phasische Muskulatur (beispielsweise Vastus medialis und lateralis und Musculus glutaeus usw.) mit einer Abschwächung reagiert, entsteht der Teufelskreis der muskulären Dysbalance, die gezielt zu korrigieren ist. Dabei muß der verkürzte tonische Muskel gedehnt werden. Dies ist durch verschiedene Dehnungstechniken wie passives statisches Dehnen, aktives statisches Dehnen durch Spannung des Antagonisten oder durch postisometrische Relaxationstechniken zu erreichen. Im Anschluß an die Dehnungsgymnastik gilt es, den abgeschwächten phasischen Muskel durch entsprechende isometrische, isotonische oder isokinetische Übungen zu kräftigen.

Durch die Korrektur der muskulären Dysbalance läßt sich die Elastizität des muskulotendinösen Systems und eine adäquate muskuläre Gelenkstabilisierung wiederum herstellen. Bei allen Überlastungsbeschwerden am Kniegelenk, insbesondere bei Insertionstendinosen, gehört deshalb die Korrektur der muskulären Dysbalance zur Basistherapie.

Korrektur von unphysiologischen Bewegungen und Belastungsspitzen

Der Sportschuh ist nach wie vor einer der häufigsten auslösenden Faktoren für eine asymmetrische Beanspruchung des Kniegelenks. Beim Laufschuh induziert eine inadäquate Sohlengeometrie mit breiter lateraler Ausladung im Fersenbereich sowie eine zu weiche oder zu harte Sohle eine Überpronation und damit eine Fehlbelastung des Knies. Dabei ist sowohl das Ausmaß der Pronationsbewegung wie auch die Pronationsgeschwindigkeit von Bedeutung. Der gute Laufschuh muß deshalb im Fersenbereich dämpfen, gleichzeitig das Fersenbein fixieren, die Pronationsbewegung kontrollieren und den Fuß zur richtigen Abstoßbewegung führen. Viele der heute auf dem Markt befindlichen Laufschuhe erfüllen diese Forderungen weitgehend. Falls notwendig, sind zusätzliche orthopädietechnische Maßnahmen wie Korrektur der Sohlengeometrie, Supinations- und Pronationskorrekturen sowie ein schuhtechnischer Ausgleich von reellen Beinlängendifferenzen möglich. Funktionelle Beinlängendifferenzen auf Grund einer Psoasverkürzung sollen demgegenüber nicht ausgeglichen werden. Die Belastung des Kniegelenkes beim Skifahren ließ sich im modernen Skistiefel, der die Bewegungsexkursion im oberen Sprunggelenk limitiert freigibt und damit ein besseres Federungsverhalten im Sprung- und Kniegelenk ermöglicht, wesentlich senken. Die in den siebziger Jahren häufigen Chondromalazien sind in unserem Patientengut entsprechend zurückgegangen. Durch Bandagen und Taping lassen sich Belastungsspitzen reduzieren. Analog zur Tennisarmbandage bewirkt eine Querkompression des Ligamentum patellae eine Reduktion der Spannungsspitzen. Die Korrektur einer gestörten Patellaführung durch entsprechende Bandagen bringt demgegenüber bei sportlicher Aktivität nur selten den gewünschten Effekt.

Bei Sportarten, bei denen die Patella direkt traumatisiert wird (Handball, Volleyball, Judo, Ringen usw.), bietet die Verwendung von Bandagen mit viscoelastischen Dämpfungsmaterialien wesentlich bessere Schutzmöglichkeiten als beispielsweise ein Schaumgummi, der wegen zu großer Komprimierbarkeit durchschlägt.

Unter Berücksichtigung der Faktoren der Belastbarkeit und Belastungsintensität im Therapiekonzept ist der therapeutische Erfolg bei Überlastungsbeschwerden am Kniegelenk deutlich besser geworden. Diese optimistische Feststellung bedarf jedoch einer Einschränkung. Die besseren diagnostischen und therapeutischen Kenntnisse haben unseres Erachtens auch zu einer realistischeren Einschätzung der Belastungsgrenzen unseres Bewegungsapparates und des therapeutisch Machbaren und Vertretbaren geführt. Dies ist in unserer Zeit und Gesellschaft um so mehr von Bedeutung, als der heutige Sportler – geblendet durch die Glorifizierung der Spitzenleistung – die Einschätzbarkeit seiner eigenen Leistungsfähigkeit verloren hat. Unbesehen der alterungsbedingt zunehmend schlechteren Trainierbarkeit, Gewebetoleranz und Belastbarkeit versucht gerade auch der Breitensportler Jahr für Jahr, seine Leistung zu verbessern – und sei es an einem Volkslauf oder Seniorenrennen. Der Sinn des Sports bis ins hohe Alter wird durch dieses Leistungsdenken ad absurdum geführt.

Die Erhaltung der Sporttauglichkeit seines Patienten muß ein Ziel des praktisch tätigen Sportmediziners sein – aber nicht um jeden Preis. Der sportliche Erfolg darf auch heute weder zum Gradmesser der ärztlichen Kunst noch der pharmakologischen Wirkung eines Präparates werden. Der einzig sinnvolle Gradmesser ist die möglichst weitgehende Gesunderhaltung des Sportlers, damit wir mit Überzeugung fordern können: *Treibe Sport und bleibe gesund.*

Literatur

1 Balaji, M.R., De Weese, J.A.: Das «Jogger-Syndrom». JAMA–Schweiz 1982; 1:44–47.
2 Blackburn, T.A., Eiland, W.G., Band, Y.W.D.: An introduction to the plicae. J Orthop and Sports Phys Th 1982; 12:171–177.
3 Blazina, M.: Jumpers Knee. Orthop Clin Northern Qm 1973; 4:665.
4 Brunet-Guedj, E., Moyen, B., Genety, J.: Pathologie du genou due aux plica synoviales. Cinesiol. 1981; 6:346–352.
5 Feinstein, R., Segesser, B., Jenoure, P.: Miniarthrotomie unter Arthroskopiekontrolle – eine Alternative zu den arthroskopischen Techniken (unveröffentlicht).
6 Ferretti, A.: Epidemiology of jumpers knee. Sports-Med 1986; 3:289–295.
7 Franke, K.: Überlastungsfolgen am Kniegelenk – Möglichkeiten der operativen Therapie. Orthopäde 1980; 9:198–200.
8 Jakob, R.P., Segesser, B.: Quadriceps Dehnungsübungen – ein neues Konzept in der Behandlung von Tendinosen des Streckapparates am Kniegelenk. Orthopäde 1980; 9:201–206.
9 Jenoure, P., Segesser, B., Feinstein, R.: Le syndrome des replis synoviaux. Schweiz. Z. Sportmedizin 1983; 31:99–101.
10 Koshino, T., Okamoto, R.: Resection of painful shelf under Arthroscopy. Arthroscopy 1985; 1:136–141.
11 Krahl, H.: Jumpers knee – Aetiologie, Differentialdiagnose und therapeutische Möglichkeiten. Orthopäde 1980; 9:193–197.
12 Kujala, V.M. et al.: Factors predisposing to patellar chondropathy and patellar apicits in athletes. Int Orthop 1986; 10:195–200.
13 Lindenberg, G. et al.: Iliotibial band friction syndrome in Runners. Phys and Sportmed 1984; 12:118ff.
14 Muse, G.L. et al.: Arthroscopic treatment of medial shelf syndrome. Arthroscopy 1985; 8:63–87.
15 Nevell, S.G., Braumwell, S.T.: Overuse injuries to the knee in runners. Phys and Sportmed 1984; 12:82–92.
16 Renne, J.W.: The ilitibial band friction syndrome. J Bone and Joint Surgery 1975; 57-A:1110–1111.
17 Roels, J. et al.: Patella tendinitis (Jumpers Knee). Am J Sportmed 1978; 6:362.
18 Rovere, G.D., Adair, D.M.: Medical synovial shelf plica syndrome. Treatment by intraplical steroid injection. Am J Sportmed 1985; 13:382–386.
19 Segesser, B.: Bursitis unter dem Tractus iliotibialis beim Sportler. Schweiz. Orthopädenkongress, 1975.
20 Vaughan-Lane, T., Dandy, D.J.: The synovial shelf syndrome. J Bone and Joint Surgery 1982; 64B:475.

Unterschenkel und Achillessehne

B. Segesser

Da wir den Fuß für sportliche Aktivitäten nicht nur als Stoßdämpfer und Fortbewegungshebel, sondern auch als rudimentäres Greiforgan, als Standfläche und als Instrument zur Bearbeitung von Sportgeräten und gelegentlich Gegnern gebrauchen, sind Überlastungsbeschwerden im Unterschenkel- und Fußbereich häufig und limitieren die Trainingsintensität.

Achillodynie

Der Ausdruck Achillodynie wird für Beschwerden verschiedenster Ätiologie im Achillessehnenbereich verwendet (Tab. 1).

Am häufigsten finden wir die Peritendinitis oder Peritendinose der Achillessehne. Dabei lassen sich aufgrund der anatomischen Strukturen des Peritendineums, das aus verschiedenen Schichten besteht, die teilweise in die einzelnen Sehnenbündel einstrahlen (Abb. 1), zwei Formen unterscheiden. Durch mechanische Reizung der äußeren Strukturen, insbesondere bei einschnürender Fersenkappe in schlechten Skischuhen usw., entsteht eine schwartige Verdickung des Peritendineums mit Krepitationen, die mit einer klinisch manifesten Schwellung des Sehnenbereichs einhergeht. Oft läßt sich diese schwartige Verdickung nur operativ entfernen, damit die normale Volumenzunahme der Sehne durch Flüssigkeitsaufnahme unter Belastung gewährleistet bleibt. Erheblich häufiger ist jedoch keine wesentliche Schwellung des Peritendineums festzustellen, dafür aber eine ausgeprägte, meist medial lokalisierte Druckdolenz mit Klammerschmerz der Achillessehne. Beteiligt sind die inneren Schichten, die zwischen den einzelnen Faserbündeln aus den Sehnen des M.gastrocnemius und M.soleus, die die Achillessehne bilden, verlaufen. Die asymmetrischen Zugverhältnisse als Folge einer gestörten Kalkaneusführung (Tab. 2, Abb. 2) sind der Grund der Reizung. Die häufigste Ursache ist eine insuffiziente Zuggurtung des fibulären Bandapparates.

Tabelle 1: Differentialdiagnose der Achillodynie

Tendinöse Ursachen
– Peritendinitis, Peritendinose
– Achillessehnenteilruptur
– Achillessehnenruptur

Insertionstendinosen, ossäre Ursachen
– Bursitis subachillea, Processus posterior Calcanei
– Calcaneussporn
– Haglundexostose mit Bursitis
– Apophysitis Calcanei
– Ermüdungsfraktur Calcaneus

seltene Ursachen
– Impingement des Os Trigonum
– Tennisferse (Instabilität Talo-Calcaneargelenk)
– Neuritis Ramus calcanearis (Suralis/Tibialis)
– akzessorischer M. Soleus
– radikuläre Reizung S1
– Stoffwechselstörungen

Tabelle 2: Ursachen für asymmetrische Belastung der Achillessehne

- Gestörte Calcaneusführung
  – Fibuläre Bandinsuffizienz
  – Calcaneus varus
  – Hyperpronation
- Muskuläre Dysbalance
  – Gastrocnemius/Soleus
  – Iliopsoas
- Eingeschränkte Hüftrotation
- Ausweichbewegung auf lateralen Vorfuß
  – bei Hallux rigidus
  – bei Ungus incarnatus
  – bei Sesambeinüberlastung

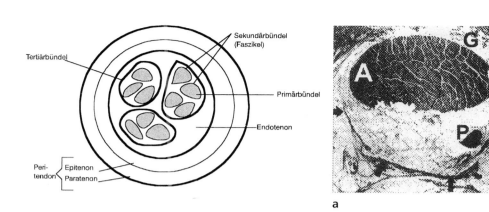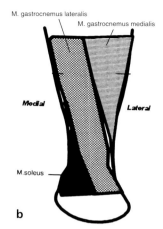

Abbildung 1: a. Mikroskopischer Aufbau der Achillessehne und Sehnenquerschnitt der Achillessehne (A = Achillessehne mit Faserbündeln, P = Plantarissehne, G = Gleitschichten). b. Spiraliger Verlauf der Achillessehne.

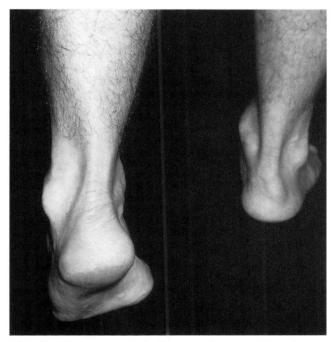

Abbildung 2: Asymmetrische Beanspruchung und Verwringung der Achillessehne.

Tabelle 3: Therapie der Achillodynie

1. Trainingsänderung
2. Medikamentöse Therapie
3. Physikalische Therapie
4. Schuhkorrektur
5. Operation

Insbesondere bei Instabilität des unteren Sprunggelenkes, vornehmlich nach Verletzung des Ligamentum fibulo-calcaneare, ist die Varisierungstendenz des Kalkaneus in der Abstoßphase ausgeprägter, so daß die medialen Strukturen der Achillessehne vermehrt beansprucht werden. In einer biomechanischen Untersuchung konnten wir feststellen, daß die Bewegungsexkursion des Kalkaneus bei Patienten mit Achillodynie ausgeprägter ist.

Ähnliche Störungen des Achillessehnenzuges weisen Sportler mit ausgeprägtem Hohlfuß und Calcaneus varus auf. Auch eine Einschränkung der Hüftrotation, z. B. als Folge einer Epiphyseolysis capitis femoris lenta oder eine ausgeprägte Verkürzung des Iliopsoas, können dazu führen, daß bei Vorschwingen des Beckens eine verstärkte Rotation auf den Vorfuß erfolgt, wodurch der Kalkaneus varisiert wird. Banalere Ursachen einer lateralen Vorfußbeanspruchung mit entsprechend asymmetrischer Führung des Rückfußes können Verletzungen oder Überlastungsbeschwerden der Großzehe sein, beispielsweise ein Unguis incarnatus oder eine Überlastung der Sesamoide, bei denen auch die Streßfraktur zu erwähnen ist.

Asymmetrische Zugbeanspruchungen der Achillessehne treten auch beim Knick-Senk-Fuß mit vermehrter Valgisierung des Kalkaneus in der Landephase, auf. Auch hier sind primär die inneren Schichten des Peritendineums beansprucht, so daß sich wiederum klinisch keine wesentliche äußere Schwellung oder gar Krepitation nachweisen läßt.

Therapeutisch (Tab. 3) gilt es in Fällen der Peritendinitis, primär die Verwachsungen zwischen Sehne und Gleitgewebe zu lösen, was durch eine Bürstenmassage oder Ultraschall erfolgen kann. Gleichzeitig muß die Sehnenführung korrigiert werden, primär durch eine geeignete Sportschuhkorrektur, die zum Ziel hat, den Abstoßdruck wiederum auf die Großzehe zu verlagern. Gleichzeitig ist einer Myogelose mit entsprechender Verkürzung des M.gastrocnemius und M.soleus durch ein gezieltes Stretchingprogramm vorzubeugen.

Im Falle einer Beschwerdepersistenz (Tab. 4) ist eine operative Sanierung notwendig, wobei gelegentlich eine Teilruptur als Zeichen der asymmetrischen Zugbeanspruchung der Sehne mit rezidivierender Mikrotraumatisierung gefunden wird (Abb. 3). Eine radiologische, MRI oder ultraschalldiagnostische Abklärung kann vor Überraschungen schützen (Abb. 4). Bei der operativen Sanierung ist nicht selten eine Verstärkungsplastik notwendig (Abb. 5).

Therapeutisch schwer zu beeinflussende Beschwerden kann auch eine Haglundexostose mit Bursitis verursachen (Abb. 6). Auch hier ist die ausgeprägte Bewegungsexkursion des Kalkaneus oft Ursache der Überlastung, wobei nicht nur eine statische Störung im Sinne eines Knick-Senk-Fußes oder einer fibulären Bandinsuffizienz die Bewegungsexkursion des Kalkaneus erhöht, sondern auch eine Bewegung der Ferse im Schuh bei schlechter Fersenführung oder induzierter Pronationsbewegung des Sportschuhs. Von den, teilweise stoffwechselbedingt, entzündeten Bursitiden ist die Bursitis subachillaea zu erwähnen (Abb. 7), die insbesondere bei Einklemmung durch forcierte Dorsalextension Schmerzen verursacht. Bei schwer beeinflußbaren chronischen Entzündungen ist eine Harnsäurekontrolle angezeigt.

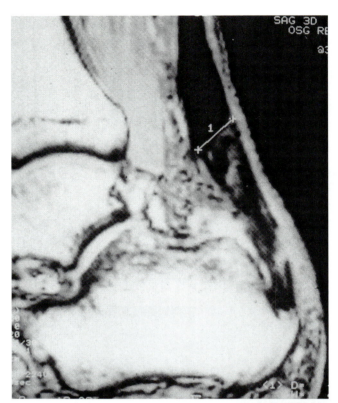

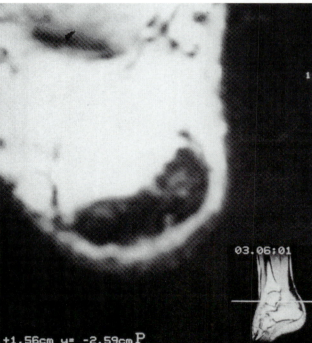

Abbildung 4: MRI-Bild (Negativ) einer dick aufgetriebenen Achillessehne mit Ruptur und Degeneration des halben Querschnitts.

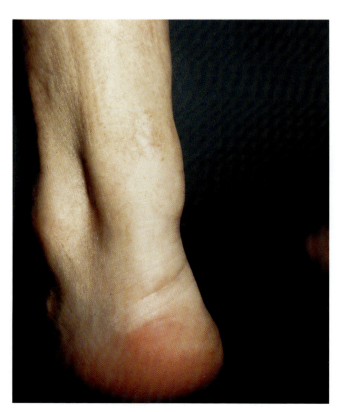

Abbildung 3: Spindelförmige Sehnenverdickung bei Teilruptur.

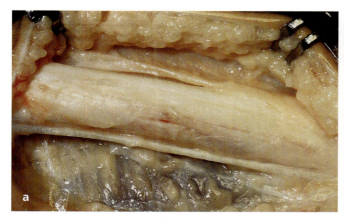 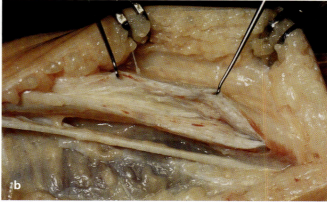

Abbildung 5: a. Traumatische Teilruptur des medialen Pfeilers, Verstärkung mit Plantarissehne ausreichend. b. Teilruptur mit zusätzlicher wiederholter Kortikosteroidinjektion, Rekonstruktion mit Lappen aus dem Gastrocnemiusspiegel nötig.

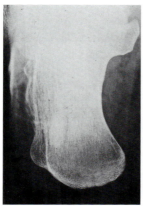 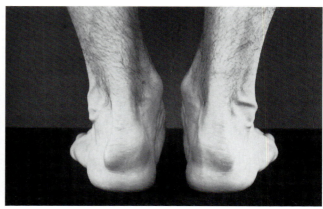

Abbildung 6: Haglundexostose mit Bursitis.

Schmerzen im Ansatzbereich der Achillessehne am Kalkaneus sollten radiologisch abgeklärt werden, um einen persistierenden Apophysenkern, im Jungendalter eine Apophysitis calcanei, auszuschließen. In letzterem Falle sind abrupte Zugbeanspruchungen des Sehnenansatzes durch Starts und Sprints vorübergehend zu unterlassen, gleichzeitig sollte eine Dämpfungssohle die initialen Belastungsspitzen reduzieren. Eine operative Sanierung ist nicht selten nötig.

Mehrzeitig verlaufende Teilrupturen der Achillessehne werden oft übersehen. Der meist über 30jährige Sportler gibt kleine, oft inadäquate Traumata an, insbesondere bei Startbewegungen, Treppensteigen usw., wobei die zunehmende Atrophie der Wadenmuskulatur das untrüglichste Zeichen für eine reduzierte Achillessehnenfunktion ist. Nicht selten sind vorherige Cortisoninjektionen Wegbereiter solcher mehrzeitiger Rupturen (Abb. 5). Die Applikation von Kortikosteroiden ist außer bei der relativ seltenen mechanischen extremen Peritendinitis nicht indiziert.

Differentialdiagnostisch seien auch die Xantomathose, die Epithelzyste sowie die Instabilität des Talokalkaneargelenkes als Ursachen von chronischen Überlastungsbeschwerden im Achillessehnenbereich erwähnt.

Durch entsprechendes Betten der medialen Wölbung kann zur Reduktion der Pronationsknickung und durch ein besseres Führen des Kalkaneus Beschwerdefreiheit erreicht werden.

Tabelle 4: Achillodynie, Operationsindikation

1. Teilruptur des M. gastrocnemius
2. Adhäsion des Peritendineums
3. Teilruptur der Achillessehne
4. Totalruptur der Achillessehne

Tabelle 5: Differentialdiagnose der Schienbeinschmerzen

- Insertionstendinosen
- Ermüdungsfraktur
- Logensyndrome
- Thrombophlebitis
- Entrapment N. peroneus, u. a.

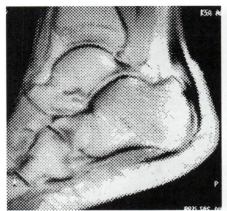

Abbildung 7: MRI einer Bursitis subachillea bei mechanisch störendem Processus posterior calcanei mit Schädigung der Achillessehne.

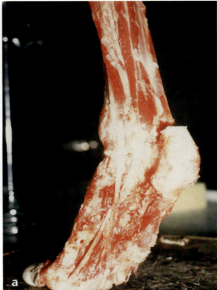
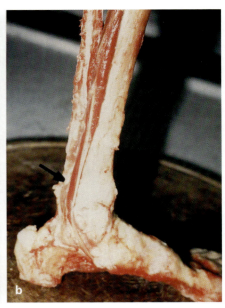

Abbildung 8: Anatomische Darstellung. a. M. flexor hallucis longus, M. flexor digitorum longus. b. M. tibialis posterior.

Tibiale Schmerzzustände

Schienbeinschmerzen gehören zu den häufigsten Beschwerden des Läufers (Tab. 5). Die weitaus häufigste Ursache ist eine isolierte Überlastung der Muskulatur im medialen Schienbeinbereich, die sich als Insertionstendinose, meist des M.tibialis posterior oder M.flexor digitorum longus manifestiert (Abb. 8). Die Ursache der Überlastung liegt im Bewegungsverhalten des Fußes. Bei der Landung macht der initial supinierte Fuß, der am lateralen Kalkanearrand auftrifft, eine Pronationsbewegung, wobei er durch Vorspannung des M.tibialis posterior diese Bewegung muskulär kontrolliert. Bei Sportlern mit Beschwerden ist diese Pronationsbewegung gegenüber dem Gesunden meist deutlich akzentuiert (Abb. 9), wobei das Sportterrain (blockierende Böden oder Schuhe) sowie eine exzessiv harte Sohle diese Pronationsbewegung verstärken kann. Das mediale Einknicken führt zu einer Überkorrektur der Funktion des M.tibialis posterior, der damit den Vorfuß supiniert, so daß er über den lateralen Fußrand zum Abstoß gelangt. Dadurch wird der M.flexor digitorum longus nicht nur in der Landephase als Steigbügel zur Verhütung der Pronationsknickung, sondern auch in der Abstoßphase vermehrt beansprucht. Die Folge ist eine Insertionstendinose am medialen Schienbeinansatz, wobei sich die lokalisierte Überlastung der Muskulatur bei wiederholter Mikrotraumatisierung des Bindegewebes und entsprechender Ödembildung mit Schwellungszunahme zu einem chronisch rezidivierenden Logensyndrom entwickeln kann.

Während das Beschwerdebild bei der Insertionstendinose unter Belastung eher zurückgeht, führt das Logen-

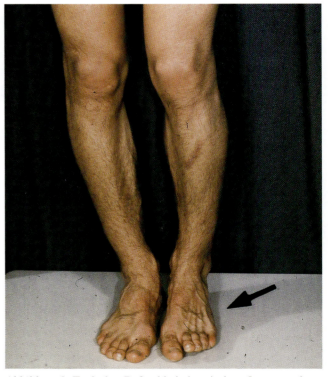

Abbildung 9: Typischer Befund bei chronischem Logensyndrom mit Dauerkontraktur des M. flexor digitorum links (rechts normaler Befund).

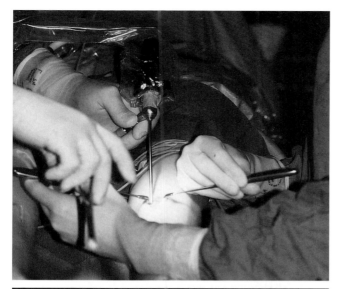

syndrom zu einer Intensivierung, die den Trainingsabbruch provoziert. Meist sind Beschwerden auch am nächsten Tag noch vorhanden, eine erneute Belastung führt unweigerlich zu neuen trainingslimitierenden Beschwerden. Während sich eine Insertionstendinose unter Fußgymnastik, Entlastung der exzessiven Pronationsknickung und Führung des Vorfußes zur Entlastung des M.flexor digitorum longus günstig beeinflussen läßt, sind die Beschwerden beim chronisch rezidivierenden Logensyndrom oft nicht vollständig beeinflußbar. Hier hilft nur die Entlastung des Engpaß-Syndroms durch eine operative Logenspaltung (Abb. 10).

Schwierigkeiten in der Diagnostik der medialen Schienbeinschmerzen bereitet auch die Streßfraktur (Abb. 11). Der erhöhte Knochenumbau geht mit einer Infrakturierung einzelner Spongiosabezirke und entsprechenden reparativen Vorgängen einher. Die radiologische Diagnostik ist am Anfang nicht schlüssig, so daß nur eine frühe knochenszintigraphische Abklärung die Diagnose ermöglichen würde. Wenn anamnestisch eine abrupte Trainingssteigerung, ein Training auf hartem oder rückstoßfreudigem Terrain angegeben wird, ist eine Streßfraktur in Betracht zu ziehen. Wo szintigraphische Abklärungsmöglichkeiten fehlen, sollte während sechs Wochen der Verdacht so lange aufrecht erhalten bleiben, bis radiologisch keine Veränderungen sichtbar werden. Ein generelles Sportverbot kann in diesen Fällen oft durch ein adäquates Training ersetzt werden, das Belastungsspitzen reduziert, wobei insbesondere eine Dämpfung dieser Belastungsspitzen durch entsprechendes Schuhwerk angestrebt werden muß. Dabei muß auf die vermehrte Instabilität des Kalkaneus in der Landephase durch eine allzu weiche Ferse hingewiesen werden.

In die Differentialdiagnose tibialer Schmerzzustände sind auch Thrombophlebitiden einzubeziehen, die als Folge eines erhöhten Venendrucks durch Rückflußstörungen auftreten können. Therapeutisch ist neben der antiphlogistischen Behandlung eine Normalisierung der venösen Rückstromverhältnisse (durch Kompressionsstrümpfe) anzustreben.

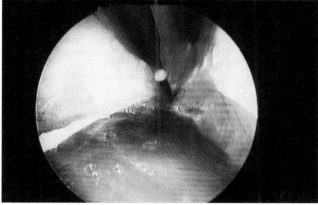

Abbildung 10: Bild einer arthroskopisch assistierten Logenspaltung.

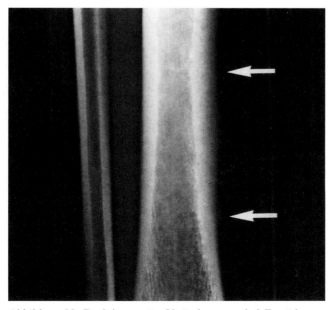

Abbildung 11: Reaktive ossäre Veränderungen bei Ermüdungsfraktur im distalen Drittel der Tibia (6 Wochen nach Beginn der klinischen Symptome).

Literatur

1 Abramowitz, A.J., Schepsis, A.A. (1994): Chronic exertional compartment syndrome of the lower leg. Orthop Rev 23(3):219–225.
2 Allen, M.J. (1990): Compartment syndromes of the lower limb. J R Coll Surg Edinb 35(6 Suppl):S33–36.
3 Allenmark, C. (1992): Partial achilles tendon tears. Clin Sports Med 11(4):759–69.
4 Almdahl, S.M., Samdal, F. (1989): Fasciotomy for chronic compartment syndrome. Acta Orthop Scand 60(2):210–211.
5 Arndt, K.Hv. (1976): Achillessehnenruptur und Sport. Sportmed Schriftreihe 10.

6 Balasubramaniam, P., Prathap, K. (1972): The effect of injection of hydrocortison into rabbit calcaneal tendon. J Bone Joint Surg [Br] 54B(4):729–34.
7 Black, K.P., Taylor, D.E. (1993): Current concepts in the treatment of common compartment syndromes in athletes. Sports Med 15(6):408–18.
8 Bonner, A.C., Cloutier, J., Econopouly, J., Feitz, D. (1990): Diagnosis of partial rupture of tendo Achillis with magnetic resonance imaging. J Foot Surg 29:212–7.
9 Campbell, P., Lawton, J.O. (1993): Spontaneous rupture of the Achilles tendon: pathology and management. Br J Hosp Med 50(6):321–5.
10 Clain, M.R., Baxter, D.E. (1992): Achilles tendinitis. Foot Ankle 13:482–7.
11 Clement, D.B., Taunton, J.E., Smart, G.W. (1984): Achilles tendinitis and peritendinitis: etiology and treatment. Am J Sports Med 12:179–84.
12 Denstad, T.T., Asbjohn, R. (1979): Surgical treatment of partial Achilles tendon rupture. Am J Sports Med 7(1):15–7.
13 Dietz, V. (1980): Elektromyografische und kinesiologische Analyse von Sportleistungen. In: Cotta, H., Krahl, H., Steinbrueck, K.: Die Belastungstoleranz des Bewegungsapparates. Stuttgart, Thieme.
14 Franke, K. (1979): Die Folgen der sportlichen Fehlbelastung an der unteren Extremität. Unfallheilkunde 82:133–42.
15 Gabel, S., Manoli, A. (1994): Neglected Rupture of the Achilles Tendon. Foot&Ankle International 15(9):512–7.
16 Gerow, G., Matthews, B., Jahn, W., Gerow, R. (1993): Compartment syndrome and shin splints of the lower leg.
17 Hargens, A.R., Akeson, W.H. (1986): Stress effects on tissue nutrition and viability. Tissue Nutrition and Viability:1–24.
18 Hedrick, M.R., McBryde, A.M. (1994): Posterior Ankle Impingement. Foot Ankle 15(1):2–8.
19 Hintermann, B., Holzach, P. (1992): Sub-Achilles bursitis – a biomechanical analysis and clinical study. Z Orthop Ihre Grenzgeb 130:114–9.
20 Hoffmeyer, P., Freuler, C., Cox, J.N. (1990): Pathological changes in the triceps surae muscle after rupture of the achilles tendon. Int Orthop 14(2):183–8.
21 Jarvinen, M., Aho, H., Niittymaki, S. (1989): Results of the surgical treatment of the medial tibial syndrome in athletes. Int J Sports Med 10(1):55–7.
22 Jerosch, J., Geske, B., Castro, W.H., Hille, E. (1989): Kompartmentdruck in der Tibialis anterior Loge beim Joggen. Z Orthop 127(1):56–64.
23 Jungmichel, D., Nawroth, U. (1989): Konservative und operative Therapie der Achillodynie. Med Sport, Berlin 29:236–40.
24 Kalebo, P., Goksor, L.A., Sward, L., Peterson, L. (1990): Soft-tissue radiography, computed tomography, and ultrasonography of partial achilles tendon ruptures. Acta Radiol 31(6):565–70.
25 Komi, P.V., Fukashiro, S., Jaervinen, M. (1992): Biomechanical loading of achilles tendon during normal locomotion. Clin Sports Med 11:521–31.
26 Kouvalchouk, J.F., Watin Augouard, L., Dufour, O., Coudert, X., Paszkowski, A. (1993): Le syndrome d'effort chronique des loges anterieures de l'avant-bras. Rev Chir Orthop Reparatrice Appar Mot 79(5):351–6.
27 Krahl, H., Langhoff, J. (1971): Degenerative Sehenveränderungen nach lokaler Kortikoidanwendung. Z Orthop 109:501–11.
28 Kvist, M. (1994): Achilles Tendon Injuries in Athletes. Sports Med 18(3):173–201.
29 Leach, R.E., Schepsis, A.A., Takai, H. (1992): Long-term results of surgical management of Achilles tendinitis in runners. Clin Orthop 78:208–12.
30 Leadbetter, W.B. (1993): Renstöm PAFH, editors. Sports Injuries. Oxford: IOC, 35, Tendon Overuse Injuries: Diagnosis and Treatment. p. 449–76.
31 Leppilahti, J., Karpakka, J., Takala, T. (1991): Overuse injuries of the Achilles tendon. Ann Chir Gynaecol 80:202–7.
32 Ljungqvist, R. (1968): Subcutanous partial rupture of the Achilles tendon. Acta Chir Scand 118.
33 Lohrer, H. (1991): Rare causes and differential diagnoses of Achilles tendinitis. Sportverletzung – Sportschaden 5:182–5.
34 Maffulli, N., Testa, V., Capasso, G. (1991): Achilles tendon rupture in athletes: histochemistry of the triceps surae muscle. J Foot Surg 30:529–33.
35 Mannarino, F., Sexson, S. (1989): The significance of intracompartmental pressures in the diagnosis of chronic exertional compartment syndrome. Orthopedics 12(11):1415–8.
36 Martens, M.A., Moeyersoons, J.P. (1990): Acute and recurrent effort-related compartment syndrome in sports. Sports Med 9(1):62–8.
37 Marti, B., Vader, J.P., Minder, E.C., Abelin, T. (1988): On the epidemiology of running injuries; the 1984 Bern Grand Prix Study. Am J Sports Med 16:285–94.
38 Michel, P., Feinstein, R., Jenoure, P., Segesser, B. (1986): Chronische Achillessehnenbeschwerden – prophylaktische Maßnahmen im Training und beim Wettkampf. Physiotherapeut 10:12–9.
39 Mubarak, S.J., Hargens, A.R.: Compartment syndromes and Volkmann's contracture. Philadelphia, Saunders, 1981.
40 Nelen, G., Martens, M., Burssens, A. (1989): Surgical treatment of chronic Achilles tendinitis. Am J Sports Med 17:754–9.
41 Nigg, B.M., Eberle, G., Frei, D., Segesser, B. (1977): Biomechanische Analyse von Fußinsuffizienzen. Med Orthop Tech 6:178–80.
42 Nordstrand, K., Brattebo, J., Due, J., Jr. (1986): Chronic anterior tibial compartment syndrome. blind subcutaneous fasciotomy. Tidsskr Nor Laegeforen 106(25):2046–2047.
43 Norfray, et al. (1980): Fatique fractures. J Amer med Ass 243:1647–1649.
44 Oestern, H.J., Echtermeyer, V., Tscherne, H. (1983): Das Kompartment-Syndrom. Orthopaede 12:34–46.
45 Pearl, A.J. (1981): Anterior compartment syndrome: a case report. Am J Sports Med 9(2):119–220.
46 Peterson, D.A., Stinson, W., Carter, J. (1993): Bilateral accessory soleus: a report on four patients with partial fasciectomy. Foot Ankle 14:284–8.
47 Puddu, G., et al. (1976): A Classification of Achilles Tendon Disease. Am J Sports Med 4(4):145–50.
48 Puranen, J. (1991): The medial tibial syndrome. Ann Chir Gynaecol 80(2):215–218.
49 Reschauer, R. (1980): Das Kompartment-Syndrom. Stuttgart, Enke Copytek.
50 Rorabeck. C.H., Bourne, R.B., Fowler, P.J., Finlay, J.B., Nott, L. (1988): The role of tissue pressure measurement in diagnosing chronic anterior compartment syndrome. Am J Sports Med 16(2):143–146.
51 Rorabeck, C.H., Fowler, P.J., Nott, L. (1988): The results of fasciotomy in the management of chronic exertional compartment syndrome. Am J Sports Med 16(3):224–227.
52 Schepsis, A.A., Wagner, C., Leach, R.E. (1994): Surgical Management of Achilles Tendon Overuse Injuries. Am J Sports Med 22(5):611–9.

53 Segesser, B., Nigg, B. M., Morell, F. (1980): Achillodynie und tibiale Insertionstendinosen. Med Sport, Berlin 20:79–83.
54 Segesser, B., Nigg, B. M. (1993): Orthopädische und biomechanische Aspekte des Sportschuhbaus. Sportverl Sportschaden 7(4):150–62.
55 Segesser, B., Stussi, E., von AS, M., Kalin, X., Ackermann, R. (1989): Torsion – a new concept in construction of sports shoes. Motion excursion of the foot in athletic stress – anatomical and biomechanical observations and their effects on construction of sports shoes. Sportverletz Sportschaden 3(4):167–82.
56 Segesser, B. (1974): Tibiale Schmerzzustände und Achillessehnentzündungen als Folge statischer Störungen. Therapeutische Umschau 31,4:256–65.
57 Segesser, B. (1984): Chronische Logensyndrome. Helv Chir Acta 50(6):725–737.
58 Smart, G. W., Taunton, J. E., Clement, D. B. (1980): Achilles tendon disorders in runners – a review. Medicine and Science in Sports and Exercise 12(4):231–43.
59 Stussi, E., Stacoff, A., Segesser, B. (1992): Biomechanical considerations of the load on the ankle joint. Orthopade 21:88–95.
60 Styf, J. (1989): Chronic exercise-induced pain in the anterior aspect of the lower leg. An overview of diagnosis. Sports Med 7(5):331–339.
61 Weinstabl, R., Stiskal, P., Neuhold, A., Hertz, H. (1992): MR and ultrasound study of achilles tendon injury. Unfallchirurgie 18(4):213–7.
62 Wiley, J. P., Short, W. B., Wiseman, D. A., Miller, S. D. (1990): Ultrasound catheter placement for deep posterior compartment pressure measurements in chronic compartment syndrome. Am J Sports Med 18(1):74–79.
63 Williams, J. G. (1986): Achilles tendon lesions in sport. Sports Med 3:114–35.
64 Witschger, P. M., Wegmuller, M. (1994): Apparative Muskeldruckmessung beim akuten und chronischen Compartmentsyndrom. Z Unfallchir Versicherungsmed 87(1):45–51.

OSG, USG und Fuß

B. Hintermann

Verletzungen der Sprunggelenke betreffen den Knochen und Gelenkknorpel, die Kapsel- und Bandstrukturen und die Sehnen.

Verletzungsinzidenz

Verletzungen der Sprunggelenke gehören zu den häufigsten Verletzungen im Sport überhaupt. Je nach Sportart wird die Inzidenz von Sprunggelenksverletzungen bis zu 40 Prozent angegeben (2). Die Sportarten mit der höchsten Verletzungsinzidenz sind: Bergwandern, 40 Prozent (4), Fußball, 36 Prozent (6), Basketball, 31 Prozent (5), Laufen, 30 Prozent (3), Eisschnellauf, 29 Prozent (7), Squash, 21 Prozent (1), und Volleyball 19 Prozent (8).

Ätiologie

Die häufigsten Faktoren, die zu Verletzungen der Sprunggelenke führen (2), sind biomechanische Abnormitäten (Plattfuß, Überpronation, Rückfuss-Varus), verminderte oder erhöhte Flexibilität (Bewegungseinschränkung, übermäßige Beweglichkeit, Hyperlaxität), verminderte Kraft (Schwäche der Peronealmuskulatur, Tibialis posterior-Dysfunktion), Schuhe (inadäquates Schuhwerk, ungenügender Halt, verminderte Rutschfestigkeit, Pronationshebel) und Untergrund (uneben, rutschig, zu hart, zu weich).

Die Verletzungen sind Frakturen (Fibula, Tibia, Talus, Kalkaneus), Kapsel-Bandläsionen des lateralen Bandapparates (Lig.talofibulare anterius, talofibulare posterius, fibulocalcaneare), des medialen Bandapparates (Lig.deltoideum) und der fibulotibialen Syndesmose sowie Verletzungen der Peronealsehnen und der Tibialis posterior-Sehne.

Behandlung von Frakturen

Luxationsfrakturen müssen so rasch wie möglich reponiert und alle Gelenkflächen genau rekonstruiert werden. Die Reposition der Fraktur muß während der Heilungszeit gehalten werden. Die Bewegungstherapie der verletzten Gelenke soll möglichst früh einsetzen.

Die Indikation zur Operation besteht in allen Fällen, wo obengenannte Behandlungsprinzipien konservativ nicht eingehalten werden können (mit Ausnahme der frühen Bewegung bei Immobilisation) sowie bei intraartikulären Frakturen von Tibia, Talus und Kalkaneus und relevanten Begleitverletzungen des Kapselbandapparates (Instabilität der Malleolengabel).

Die Heilungszeit beträgt 8 bis 12 Wochen, die Sportpause 3 bis 6 Monate.

Behandlung von Kapsel-Bandverletzungen

Kapsel-Bandverletzungen werden in der Regel konservativ behandelt. Stellung der Gelenke bzw. der Knochen zueinander muß während der Heilungszeit gehalten werden. Die Bewegungstherapie der verletzten Gelenke soll möglichst früh einsetzen (Ausrichtung der Kollagenfibrillen, Induktion der Kollagenproliferation).

Die Indikation zur Operation besteht in allen Fällen, wo obengenannte Behandlungsprinzipien konservativ nicht eingehalten werden können sowie bei zurückliegenden Verletzungen bzw. vorbestehender Instabilität, Rupturen des Lig.deltoideum und Rupturen der vorderen Syndesmose mit Instabilität der Malleolengabel.

Die Heilungszeit beträgt 8 bis 12 Wochen, die Sportpause 2 bis 4 Monate.

Behandlung von Sehnenverletzungen

In der Regel wird operativ behandelt durch eine Rekonstruktion der Sehne und des Sehnenfaches. Auch hier muß die Bewegungstherapie der verletzten Sehne möglichst früh einsetzen (Induktion der Kollagenproliferation, Verhinderung von Verklebungen).

Die Indikation zur Operation besteht in allen Fällen, wo obengenannte Behandlungsprinzipien konservativ nicht eingehalten werden können.

Die Operation sollte frühzeitig erfolgen, bevor der Funktionsverlust zur irreversiblen Deformierung geführt hat (Tibialis posterior-Ruptur!).

Die Heilungszeit beträgt 12 bis 16 Wochen, die Sportpause 5 bis 9 Monate.

Spezielle Sportverletzungen

Osteochondrosis dissecans

Die Symptome der Osteochondrosis dissecans sind Schmerzen während und nach dem Sport, Schwellung und Spannungsgefühl des Gelenkes, Blockierungsphänomene und eine Bewegungseinschränkung.

Die Diagnose wird durch Röntgen, MRT, CT oder/und Arthroskopie gestellt.

Die Behandlung besteht aus Entlastung und Ruhe und chirurgischer Revision (subchondrale Anbohrung, Refixation).

Die Heilungszeit beträgt 8 Wochen bis Monate, die Sportpause 6 und mehr Monate.

Ventrale Kapselverletzungen

Ihre Symptome sind Schmerzen über dem ventralen Gelenkspalt und Schwellung und Spannungsgefühl des Gelenkes nach dem Sport, Schmerz bei forcierter Plantarflexion und Dorsalextension und evtl. Bewegungseinschränkung.

Die Diagnose wird durch Röntgen und Arthroskopie gesichert.

Die Behandlung besteht aus Schonung, lokalen Maßnahmen, Stretching, arthroskopischer Dekompression des ventralen Gelenkes (Shaving) und evtl. offene Resektion der Kapsel und der Osteophyten.

Die Heilungszeit beträgt 8 bis 12 Wochen, die Sportpause 3 bis 6 Monate.

Literatur

1 Berson, B.L. et al.: Injury patterns in squash players. Am J Sports Med 1978; 6:323–325.
2 Clanton, T.O.: Etiology of injury to the foot and ankle. In: Drez, D., jr., DeLee, J.C. (eds.): Orthopaedics Sports Medicine. Philadelphia, Saunders, 1992, pp.1–88.
3 Marti, B. et al.: On the epidemiology of running injuries. The 1984 Bern Grand-Prix study. Am J Sports Med 1988; 16:285–294.
4 McLennan, J.G., Ungersma, J.: Mountaineering accidents in the Sierra Nevada. Am J Sports Med 1983; 11:160–163.
5 Moretz, A., Grana, W.A.: High school injuries. Physician Sports Med 1978; 6:92–95.
6 Nielson, A.B., Yde, J.: Epidemiology and traumatology of injuries in soccer. Am J Sports Med 1989; 17:803–807.
7 Smith, A.D., Micheli, L.J.: Injuries in competitive figure skaters. Physician Sports Med 1982; 10:36–47.
8 Schafle, M.D. et al.: Injuries in the 1987 National Amateur Volleyball Tournament. Am J Sports Med 1990; 18:624–631.

Abdomen

T. Clerici, P. Holzach, C. Ryf und P. Soklic

Die stumpfe oder penetrierende Traumatisierung des Abdomens ist in der Sportmedizin eine seltene Verletzung. In den meisten Fällen handelt es sich dabei um stumpfe Abdominaltraumata; penetrierende Verletzungen des Abdomens sind im Rahmen von Sport- und Freizeitaktivitäten eine Rarität. Da die Prognose der Verletzung nicht nur von Art und Umfang der Organtraumatisierung, sondern in entscheidendem Ausmaß auch von einer frühzeitig einsetzenden Therapie abhängt, ist es wichtig, daß Trainer, Rettungssanitäter und Sportmediziner über angemessene Kenntnisse zu Initialbeurteilung, lebensrettenden Sofortmaßnahmen und Abklärung des Abdominaltraumas verfügen. Intraabdominale Verletzungen stellen für die Unfallopfer eine vitale Gefährdung dar. In Abhängigkeit der Begleitverletzungen werden für das stumpfe Abdominaltrauma in der Literatur Letalitätsraten von 6 bis 45 Prozent angegeben (7).

Häufigste Ursache stumpfer Abdominaltraumata sind Straßenverkehrsunfälle (60 bis 80%). Der Anteil der durch Sport- und Freizeitaktivitäten verursachten Abdominalverletzungen wird mit 10 bis 23 Prozent angegeben (2, 5). Pathophysiologisch führen drei Mechanismen beim stumpfen Trauma zu intraabdominalen Verletzungen:

- Eine plötzliche, ausgeprägte intraabdominale Druckvermehrung durch externen Druck kann zur Ruptur von Hohlorganen oder Berstungen von parenchymatösen Organen führen.
- Direkte Kontusionsverletzungen entstehen durch Kompression der betroffenen Organe zwischen der Abdominalwand und der Wirbelsäule.
- Schließlich verursachen abrupte Scherkräfte Risse an Organen oder an den zuführenden Gefäßstielen (13).

Die Verletzungsmuster des stumpfen sowie des penetrierenden Abdominaltraumas unterscheiden sich deutlich. Beim stumpfen Abdominaltrauma finden sich vorwiegend Verletzungen der parenchymatösen Oberbauchorgane (45%); im Gegensatz dazu stehen die intestinalen Verletzungen beim sportmedizinisch selteneren, penetrierenden Trauma stark im Vordergrund (Tab. 1).

Initialbeurteilung und -therapie

Anamnese

Durch sorgfältige Befragung des Patienten oder von Augenzeugen können wertvolle Informationen über den Zeitpunkt des Unfalls, die Art und Dauer sowie Lokalisation der Gewalteinwirkung gewonnen werden.

Klinische Untersuchung

Abdominale Symptome wie Spontanschmerz, Druckschmerz, Défense oder Schulterschmerz (Kehrsches Zeichen) sind bei der Erstbeurteilung des Patienten von eingeschränkt verläßlicher Aussagekraft (Tab. 2), aber richtungsweisend, da sie die Aufmerksamkeit auf eine möglicherweise vorhandene intraabdominale Läsion richten. In der wichtigen Verlaufsbeurteilung kommt den erwähnten Symptomen vermehrte Bedeutung zu. Eine sekundäre Verschlechterung kann Ausdruck einer Ruptur eines Hohlorganes sein. Kontusionsmarken und Rippenfrakturen können ebenfalls auf intraabdominale Verletzungen hinweisen. Besondere Wichtigkeit kommt der Beurteilung der Kreislaufsituation (Beobachtung klinischer Schockzeichen, Puls- und Blutdruckmessungen) initial und im Verlauf zu. Eine frühzeitige Protokollierung der erhobenen Parameter ab Unfallplatz erleichtert die Beurteilung bezüglich der Dynamik einer Hämorrhagie. Es gilt zu beachten, daß junge Patienten mit einer okkulten intraabdominalen Hämorrhagie sehr lange in der Lage sind, normale Blutdruckwerte aufrechtzuerhalten. Bevor es zur Dekompensation des Kreislaufes kommt, fallen lediglich eine Tachykardie sowie die klinischen Zeichen eines hämorrhagischen Schockes auf. Ein pathologischer «Schockindex» (Puls-

Tabelle 1: Relative Inzidenz von Organverletzungen nach (3)

	Stumpfes Abdominaltrauma (relative Inzidenz)	penetrierendes Abdominaltrauma (relative Inzidenz)
Milz	25%	6%
Leber	15%	16%
Intestinum	20%	66%
Nieren	12%	5%
andere	28%	18%

Tabelle 2: Vorhandensein verschiedener Symptome bei Patienten mit abdomineller Organverletzung (17)

Klinisches Symptom	Häufigkeit in %
Druckschmerz	92%
Spontanschmerz	64%
Défense	48%
Schulterschmerz (Kehr'sches Zeichen)	26%

frequenz zu systolischem Blutdruck >1) ist in diesen Situationen bereits als Ausdruck einer weit fortgeschrittenen Hämorrhagie zu werten.

Therapeutische Sofortmaßnahmen

Bei Verdacht auf eine intraabdominale Blutung besteht die erste auch von Laienhelfern durchzuführende Maßnahme in der Förderung des venösen Rückflusses mittels Hochlagerung der Beine. Der frühzeitigen großzügigen Volumentherapie durch Rettungssanitäter oder Notärzte mit Ringerlaktat, isotoner Kochsalzlösung oder Kolloiden kommt in Hinsicht auf die Prognose der intraabdominalen Blutung eine äußerst wichtige Rolle zu.

Erweiterte Diagnostik

Laborparameter

Hämatologische und serologische Parameter sind in der Erstbeurteilung eines Abdominaltraumas von eingeschränkter Aussagekraft. Hinweise für intraabdominale Verletzungen sind lediglich von Verlaufsbestimmungen des Hämoglobins oder Hämatokrits, der Leukozyten sowie der Amylase zu erwarten. Bei Erwachsenen kann es bis zu drei Tage dauern, bis das Ausmaß einer Hämorrhagie sich mittels Dilution durch extravasale Flüssigkeit oder zugeführten Kolloiden und Kristalloiden in einem Hb-Abfall manifestiert (17). Eine signifikante Leukozytose kann als Zeichen für eine Milzruptur auftreten. Persistierend hohe oder sekundär ansteigende Amylasewerte können Ausdruck einer Pankreasverletzung sein.

Abdomenübersichtsaufnahme

Die Abdomenübersichtsaufnahme vermag selten schlüssige Anhaltspunkte für eine intraabdominale Verletzung zu geben. Im Falle einer traumatischen Zwerchfellruptur oder von Verletzungen der abgebildeten Wirbelsäule kann die konventionelle Übersichtaufnahme direkt zur Diagnose führen. Als indirekte Zeichen einer intra- oder retroperitonealen Verletzung kommen auf der Abdomenübersichtsaufnahme Verdrängungserscheinungen (z. B. Verdrängung der Magenblase), Luft (intraperitoneal oder retroperitoneal im Falle einer Duodenalruptur) oder geblähte Darmschlingen (als Ausdruck einer reflektorischen Darmparalyse) zur Darstellung.

Sonographie

Die Sonographie hat sich weitläufig als schnelle, atraumatische Untersuchungsmethode mit hoher Aussagekraft in der Erstbeurteilung des traumatisierten Abdomens durchgesetzt. Vielerorts hat sie die Peritoneallavage als Mittel der Erstbeurteilung abgelöst. Mobilität, Wiederholbarkeit sowie sehr hohe Trefferquoten bezüglich der Diagnose und Quantifizierung freier, intraperitonealer Flüssigkeit sind die Stärken der Methode. Außerdem lassen sich intrapleurale Flüssigkeit (Hämatothorax) sowie Verletzungen der parenchymatösen Bauchorgane wie Leber, Milz und Nieren oft akkurat nachweisen (6, 7, 8, 9, 11, 15, 17).

Peritoneallavage

Der Vorteil der Peritonealspülung liegt in der Einfachheit der Durchführung sowie der völligen Unabhängigkeit von Ort und Infrastruktur einer Einrichtung. Bei der Beurteilung der Qualität der freien intraabdominalen Flüssigkeit (Blut, Galle, Intestinalinhalt oder Aszites) liefert die Lavage eindeutige Diagnosen. Gegenüber der Sonographie und der Computertomographie hat sie den Nachteil, daß die Methode im Falle eines Hämatoperitoneums eine Organzuordnung der Verletzung nicht gestattet. Außerdem handelt es sich um eine invasive Untersuchungsmethode, welche in bis zu 6 Prozent zu Komplikationen (Verletzung von intestinalen Strukturen, Blase, Mesenterium und Gefäßen) führen kann (6, 7, 8, 11, 17).

Laparoskopie

Durch die breite Anwendung in der elektiven Chirurgie sind die zur Laparoskopie notwendigen Kenntnisse und materiell-technischen Voraussetzungen vielerorts vorhanden. Es verwundert deshalb nicht, daß in letzter Zeit zunehmend über den Einsatz der Laparoskopie in der

Beurteilung des traumatisierten Abdomens berichtet wird (1, 12, 16, 18). Sie bietet mit den Vorteilen der minimalen Invasivität die Möglichkeit, stabile Patienten mit unklaren Verlaufsbefunden in Sonographie oder Computertomographie (z.B. wenig freie Flüssigkeit ohne ersichtliche Parenchymläsion) weiter abzuklären und kleinere Verletzungen zu versorgen.

Computertomographie

Der große Vorteil der Computertomographie liegt in der sicheren Beurteilbarkeit von Verletzungen der parenchymatösen Abdominalorgane sowie des Retroperitoneums. Außerdem lassen sich im selben Untersuchungsgang Begleitverletzungen anderer Körperregionen (Neurokranium, Schädel, Thorax, Wirbelsäule, Becken, periphere Gelenke) mitbeurteilen. Nachteile der Methode sind die Abhängigkeit von den notwendigen und nicht überall gegebenen Infrastrukturen sowie die geringe Aussagekraft bezüglich Verletzungen von Hohlorganen.

Als selten eingesetzte, ergänzende Untersuchungen in der Abklärung traumatisierter Abdomina seien vollständigkeitshalber die Angiographie und Kontrastmitteluntersuchungen (Magendarmpassage, Einlauf, Zystographie) erwähnt.

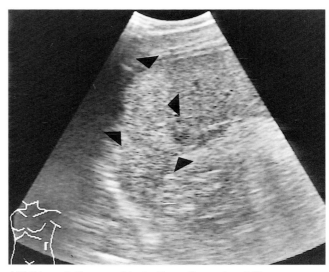

Abbildung 1: Sonographische Darstellung einer Milzruptur.

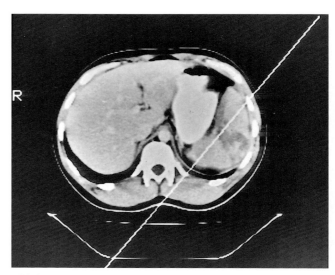

Abbildung 2: Computertomographisches Bild der in Abbildung 1 gezeigten Milzruptur.

Organverletzungen

Milz (Abb. 1–2)

Die Verletzung der Milz (intraparenchymatöses Hämatom, Kapselläsionen, vollständige Parenchymzerreißung) ist die häufigste intraabdominale Verletzung beim stumpfen Abdominaltrauma (25%). In etwa der Hälfte aller Fälle sind die Verletzungen von Rippenfrakturen des linken unteren Hemithorax begleitet. In Abhängigkeit von Begleitverletzungen wird für Milzrupturen eine Letalität von 1 bis 10 Prozent angegeben. Bei Milzverletzungen muß an die Möglichkeit einer zweiseitigen Ruptur gedacht werden. In der Therapie von Milzverletzungen ist organerhaltend vorzugehen, da insbesondere bei jungen Patienten der milzlose Zustand mit einem deutlich erhöhten Infektrisiko verbunden ist (4, 7).

Leber

Am zweithäufigsten wird beim stumpfen Abdominaltrauma die Leber verletzt (15%). Die Verletzung weist eine Mortalität von etwa 30 Prozent auf. Aus morphologischer Sicht ergeben sich folgende Verletzungsformen: subkapsuläre Rupturen, zentrale Rupturen (oft begleitet von einer Hämobilie), Kapselrupturen mit Beteiligung des Leberparenchyms und Rupturen mit Parenchymquetschung (7, 14).

Pankreas

Auf Grund der retroperitonealen Lage und der damit erschwerten sonographischen Darstellbarkeit sowie der sich oft erst sekundär manifestierenden Klinik ist die initiale Diagnosestellung einer Pankreasverletzung häufig erschwert. Vier Läsionstypen werden bei der Verletzung des Pankreas unterschieden: einfache Kontusionen, Einriß des Organs bei erhaltenem Ductus pancreaticus, Drüsenruptur mit Einriß des Ductus pancreaticus und die seltene Zerquetschung des Organs. Die Mortalität des Traumas wird mit 15 bis 30 Prozent angegeben (7, 10).

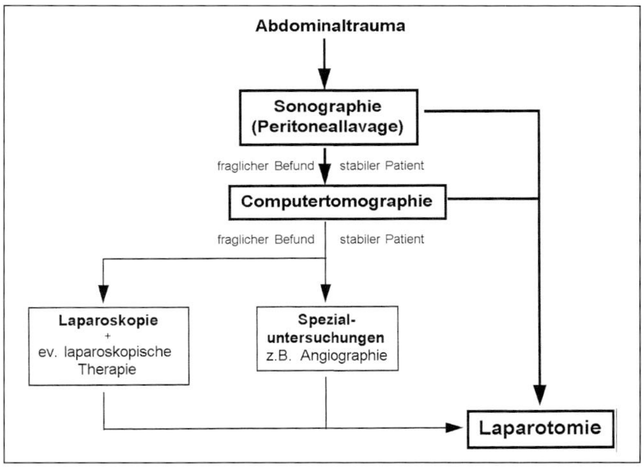

Dünndarm/Kolon

Intestinale Verletzungen können selten mit bildgebenden Verfahren direkt nachgewiesen werden. Lediglich der Nachweis von freier Luft oder freier Flüssigkeit in der Abdominalhöhle kann einen indirekten Hinweis auf die Verletzung eines intestinalen Hohlorgans liefern. In Abhängigkeit des Füllungszustandes sowie der bakteriellen Besiedelung kann sich die klinische Manifestation als Peritonitis erst nach Tagen manifestieren. Bei rechtzeitiger Diagnosestellung ist die Prognose einer isolierten Darmverletzung günstig.

Abklärungsstrategie

Nach initialer Beurteilung des Patienten mit stumpfem Abdominaltrauma mittels Anamnese und klinischem Untersuchungsbefund sowie Sicherstellung beziehungsweise Stabilisierung der Vitalfunktionen wird das weitere Vorgehen von den zur Verfügung stehenden Mitteln geprägt sein. Der in Abbildung 3 dargestellte Algorhythmus zeigt eine mögliche Abklärungskaskade auf.

Finden sich bei einem kreislaufinstabilen Patienten in der Sonographie (Peritoneallavage) Zeichen einer relevanten intraabdominalen Hämorrhagie oder eine große Organverletzung, ist die Indikation zur sofortigen Laparotomie gegeben. Bei wenig intraabdominaler Flüssigkeit, kleineren Organverletzungen oder einem unklaren Befund sollte die erweiterte bildgebende Diagnostik mittels Computertomographie angestrebt werden. Läßt sich damit eine Organverletzung nachweisen, welche eine operative Versorgung notwendig macht, wird zu diesem Zeitpunkt die Indikation zur Laparotomie gestellt. Möglicherweise ergibt sich aus dem CT-Befund die Indikation zu ergänzenden speziellen Untersuchungen (z.B. Angiographie, selektive Katheterembolisation usw.). Resultiert aus Sonographie und CT ein nicht mit Sicherheit einzuordnender Befund (z.B. wenig freie Flüssigkeit mit nicht konklusiven radiologischen Dichtigkeitswerten), kann die Laparoskopie eine wertvolle Ergänzung der diagnostischen Maßnahmen darstellen. In Abhängigkeit der laparoskopischen Erfahrung des Operators kann die laparoskopische Intervention auch therapeutisch sein oder bei entsprechender Notwendigkeit als Laparotomie fortgesetzt werden.

Abbildung 3: Diagnostisches Vorgehen beim Abdominaltrauma.

Fazit

Das Abdominaltrauma ist bei Sport- und Freizeitaktivitäten selten. Tritt eine Bauchverletzung aber ein, stellt diese immer eine vitale Gefährdung für den Sportler dar. Durch frühzeitige Erkennung und Therapie möglichst bereits am Unfallort kann die Prognose der Verletzungen insbesondere bei einer intraabdominalen Blutung deutlich verbessert werden. Eine strukturierte Abklärungstrategie trägt dazu bei, rechtzeitig die Indikation zu spezifischen Spezialuntersuchungen oder zu einer verletzungsgerechten Therapie zu stellen und damit die Komplikations- und Mortalitätsrate von Abdominalverletzungen zu senken.

Literatur

1. Ammann, J., Engelhardt, G., Blessing, H.: Die Stellung der Laparoskopie beim stumpfen Bauchtrauma. Helv. Chir. Acta 1977; 44:89–91.
2. Bergqvist, D. et al.: Abdominal Injury from Sporting Activities. Br J Sports Med 1982; 16: 76–79.
3. Blaisdell, F. W., Trunkey, D.: Bauchtrauma. Stuttgart, Enke, 1986.
4. Dürig, M., Harder, F.: Milz. In: Chirurgische Gastroenterologie. Berlin, Springer, 1990, S.1727–1739.
5. Edna, T. H., Bjerkeset, T., Myrvold, H. E.: Abdominal Injuries. Occurence and Outcome. In: Tidsskr. Nor. Laegeforen 1989; 109:2111–2114.
6. Grüsser, R., Rückert, K., Mentges, B., Düber, Ch.: Der Stellenwert von Peritoneallavage und Sonographie für die Diagnostik des schweren Abdominaltraumas. In: Unfallheilkunde 1987; 189:343–346.
7. Halbfass, H. J., Farthmann, E. H.: Das stumpfe Bauchtrauma. Radiologe 1982; 22:99–105.
8. Harder, F., Allgöwer, M.: Spezielle chirurgische Prinzipien in der Behandlung des traumatisierten Abdomens. In: Chirurgische Gastroenterologie. Berlin, Springer, 1990, S.345–361.
9. Hauenstein, K. H. et al.: Die Rolle der Sonographie beim stumpfen Bauchtrauma. Radiologe 1982; 22:106–111.
10. Hollender, L. F., Peiper, H.-J.: Pankreastraumen. In: Chirurgische Gastroenterologie. Berlin, Springer, 1990, S.1699–1708.
11. Klaue, P., Kern, E.: Diagnostik beim stumpfen Bauchtrauma. Unfallheilkunde 1976; 79:333–339.
12. Livingston, D. H. et al.: The Role of Laparoscopy in Abdominal Trauma. J Trauma 1992; 33:471–475.
13. McAnena, O. J., Moore, E. E., Marx, J. A.: Initial Evaluation of the Patient with Blunt Abdominal Trauma. Surgical Clinics of North America 1990; 70:495–515.
14. Peiper, H.-J.: Lebertrauma. In: Chirurgische Gastroenterologie. Berlin, Springer, 1990, S.1501–1509.
15. Pohlemann, T. et al.: Der Stellenwert der Sonographie beim stumpfen Bauchtrauma in der Notfalldiagnostik. Unfallheilkunde 1987; 189:347–350.
16. Pommer, S., Lange, J.: Der Stellenwert der Laparoskopie in der Diagnostik und Therapie des traumatisierten Abdomens. Wien. Klin. Wochenschr. 1995; 107:49–53.
17. Ruf, W., Mischkowsky, T., Friedl, W.: Diagnostisches Vorgehen beim stumpfen Bauchtrauma. Chirurg 1985; 56:673–679.
18. Salvino, C. K. et al.: The Role of Diagnostic Laparoscopy in the Management of Trauma Patients: A Preliminary Assessment. J Trauma 1993; 34:506–515.

Urogenitaltrakt

K. Lehmann und T. Gasser

Der Urogenitaltrakt ist mit Ausnahme der äußeren männlichen Genitalien durch Knochen und Weichteile vor Verletzungen geschützt. Sportinduzierte Urogenitalverletzungen reichen von Bagatelltraumen bis zu schweren Gewalteinwirkungen. Auch sportspezifische Verletzungen kommen vor.

Niere

Proteinurie

Nach körperlicher Belastung werden beispielsweise nach einem Marathonlauf bei etwa 30 Prozent der Athleten erhöhte Eiweißwerte im Urin gefunden. Sowohl glomerulär filtrierte wie tubulär nicht rückresorpierte Proteine erscheinen im Urin (10, 32). Die Proteinurie tritt typischerweise intermittierend nach starken körperlichen Anstrengungen auf. Bei persistierender Proteinurie muß ein chronischer glomerulärer Schaden postuliert werden, der weiterer Abklärung bedarf.

Hämaturie

Eine Hämaturie ist ein ernst zu nehmendes klinisches Zeichen, da sie auch bei jungen Menschen eine schwere Erkrankung bedeuten kann (13). Normalerweise erscheinen etwa 1200 rote Blutkörperchen in einem Milliliter Urin, so daß im Sediment 1 bis 2 Erythrozyten pro Gesichtsfeld erkennbar sind. Beim Leistungssportler kann durch starke Anstrengungen vorübergehend eine wesentlich gesteigerte Erythrozyturie bis Makrohämaturie auftreten, die als «Sporthämaturie» bezeichnet wird (1). Sie ist ein harmloses Phänomen, muß aber innerhalb von 2 bis 3 Tagen verschwinden.

Die «Sporthämaturie» kann sowohl renale wie nichtrenale Ursachen haben. Die Nierendurchblutung nimmt proportional zur körperlichen Anstrengung ab. Die verminderte Perfusion verursacht glomeruläre Mikroschäden mit nachfolgend erhöhter Permeabilität des Nierenfilters (9). Dadurch erscheinen mehr glomeruläre, d.h. dysmorphe Erythrozyten und Protein im Urin. Zusätzlich wird das Splanchnikusgebiet weniger durchblutet. Die Folge ist gesteigerter Druck im Nierenfilter mit vermehrter Ausscheidung von Erythrozyten (9). Sowohl isolierte Dauerleistungen (Langstreckenläufer, Schwimmer) wie Dauerleistung kombiniert mit Kollisionen (Fußball, Judo, Skilauf) kommen ursächlich in Frage (7, 33). Bei vorbestehenden Nierenparenchymerkrankungen sollte auf Hochleistungssport verzichtet werden, um ein geschädigtes Parenchym mit ungewisser Langzeitprognose nicht zusätzlichen Belastungen auszusetzen.

Unabhängig von der renalen Hämaturie wurden bei Langstreckenläufern Schleimhautläsionen am Blasendach sowie im Trigonum nachgewiesen (5). Vermutlich verursacht eine Dauerleistung mit leerer Blase Mikrotraumen der Blasenschleimhaut. Bei dieser Hämaturieform sind die Erythrozyten morphologisch unauffällig (nicht-glomerulär). Ohne weitere Anstrengungen verheilt die Schleimhaut innerhalb einer Woche (33). Es wird empfohlen, nicht mit vollständig entleerter Blase an den Start zu gehen (21).

Von der Erythrozyturie gilt es durch Sport verursachte Hämoglobinurie und Myoglobinurie zu unterscheiden. Schnelltests (sogenannte Streifentests) können nicht zwischen Myoglobinurie, Hämoglobinurie und Erythrozyturie unterscheiden, weshalb das Urinsediment untersucht werden muß (6). Bei der Myoglobinurie erscheinen Abbauprodukte der Muskeln im Urin, die als Folge starker Anstrengungen neurotisch geworden sind. Die Abbauprodukte erscheinen 24 bis 48 Stunden später als Myoglobin im Serum bzw. im Urin (12).

Beim Dauerläufer kann große Belastung der Gefäße und Blutzellen im Fußbett mechanisch die Erythrozyten zerstören (8). Dies setzt Hämoglobin frei, das im Serum an Haptoglobin bindet. Bei Überlastung dieses Transportmechanismus wird ungebundenes Hämoglobin renal ausgeschieden und imponiert als dunkler Urin.

Die sportinduzierte Hämaturie ist die einzige Form der Hämaturie, welche nicht umgehend abgeklärt werden muß. Ihre Kenntnis und richtige Beurteilung erspart unnötige Kosten und Belastungen der Athleten. Es empfiehlt sich deshalb folgendes Vorgehen:

- Urinprobe im Akutfall wiederholen (Sediment).
- Erneute Urinuntersuchung in 48 und falls nötig 72 Stunden.
- Anamnese mit Suche nach Trauma, Schmerzen, Drangbeschwerden, Dysurie, Gerinselabgang, Virusinfektion und Erkältung.
- Kürzlich durchgemachte Nierenparenchymerkrankung ausschließen.
- Harnstoff, Kreatinin und Blutbild bestimmen.
- Patienten mit unklarer Anamnese und persistierend pathologischen Befunden urologisch abklären (Zytologie, intravenöses Pyelogramm, Zystoskopie) (1).

Wettkampfsportler sollten hinsichtlich der Nierenfunktion regelmäßig kontrolliert werden.

Nierenkolik

Bei typischen Koliken kann der Nierenstein schon klinisch vermutet werden. Auch ein kleiner, nicht schmerzhafter Stein kann eine Mikro- oder Makrohämaturie verursachen. Zur Diagnosesicherung sind eine Sonographie und häufig eine intravenöse Pyelographie notwendig. Die Therapie der Nephrolithiasis beim Sportler orientiert sich an den üblichen Behandlungrichtlinien. Um Trainingsausfälle zu reduzieren, wird die Indikation zu aggressiver Steinbehandlungen unter Einsatz modernster Mittel wie extrakorporale Stoßwellenlithotripsie (ESWL) und ureteroskopische Steinzertrümmerung eher großzügig gestellt.

Starke körperliche Anstrengung führt zur Laktatazidose. Die Azidose senkt das Urinzitrat, indem es vermehrt tubulär rückresorpiert und vermindert synthetisiert wird. Urinzitrat ist ein potenter Calciumbinder und somit Steinbildungsinhibitor, der beim Leistungssportler mit wiederholter Lactatazidose vermindert ist (3, 30). Der Sportler mit Steinleiden sollte als wichtigste prophylaktische Maßnahme eine Urinmenge von mindestens 2 Litern täglich anstreben, um so die Kristallisation neuer Komplexe möglichst zu vermeiden.

Nierenverletzungen

Die Nieren werden durch direkte Krafteinwirkung von Schlägen oder Stürzen, Kompression bei akuter Steigerung des intraabdominalen Druckes wie beim Gewichtheben oder durch Dezeleration verletzt. Die topographische Lage der Nieren bietet einerseits Schutz vor direkter Krafteinwirkung, andererseits bereitet sie diagnostische Schwierigkeiten. Klinisch stehen Kontusionsmarken, Rippenfrakturen, Hämaturie und Kreislaufschock im Vordergrund. Zwischen Ausmaß der Hämaturie und Schwere der Nierenverletzung besteht kein Zusammenhang. Dennoch ist die Urinuntersuchung neben der transabdominalen Sonographie die geeignete Screeninguntersuchung.

Bei kleineren Traumen entsteht oberflächlich ein Einriß mit subkapsulärer Blutung oder eine intrarenale Nierenkontusion. Schwere Verletzungen führen zu Nierenrissen mit oder ohne Nierenarterienbeteiligung, perirenalem Hämatom und Anriß des Nierenbeckenkelchsystems (24).

In einem nicht selektionierten Krankengut sind 8 bis 13 Prozent der Nierenverletzungen sportinduziert (37, 42). Mit zunehmender Bedeutung des Freizeitsportes steigt ihre Häufigkeit (4). In Grenoble betrug dieser Anteil 44 Prozent, wobei ein Drittel davon Skiunfälle waren (14).

Bei Makrohämaturie und klinischem Verdacht auf ein Nierentrauma ist die Indikation zur Computertomographie (CT) gegeben (Abb. 1), während bei Mikrohämaturie gleichzeitig Kreislaufinstabilität vorliegen sollte (27). Die CT liefert präzisere Informationen über Nierenparenchymdurchblutung, Nierenarterienbeteiligung, Lageanomalien und Zusatzverletzungen als ein IVP. Bei fehlender Kontrastmittelaufnahme einer Niere ist die Angiografie angezeigt.

Etwa 96 Prozent der stumpfen Flankentraumen mit Nierenbeteiligung können konservativ behandelt werden. Bei stabilen Kreislaufverhältnissen ist klinische Überwachung ausreichend. Nierenkontusionen ohne Kortexriß heilen ohne sekundäre Hypertonie. 2 bis 3 Wochen sollten schwere Trainingseinheiten ausgelassen werden (41). Eine gefürchtete Komplikation ist das Page Syndrom, bei dem nach Nierenlazeration mit ausgedehnter subkapsulärer Blutung der intrakapsuläre Druck soweit steigt, daß die Nierenperfusion darunter leidet und ein renaler Hochdruck entsteht (26).

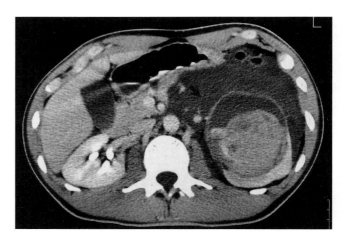

Abbildung 1: Nierentrauma: Ruptur einer hydronephrotischen Niere links nach Flankentrauma beim Basketballtrainig. Massive retroperitoneale Flüssigkeitsansammlung. Nephrektomie der funktionell deutlich eingeschränkten Niere.

Bei primärer oder sekundärer Kreislaufinstabilität sowie bei offenen Verletzungen ist die chirurgische Revision notwendig. Sie wird transabdominal durchgeführt, damit Zusatzverletzungen anderer Organe gleichzeitig mitversorgt werden können. Einfachere Nierenverletzungen werden übernäht, Nekrosen abgetragen und sekundär mit Omentumlappen abgedeckt. Unter Respektierung dieser Regeln liegt die Nephrektomierate unter 10 Prozent (25).

Verletzte ableitende Harnwege werden vorzugsweise durch innere, d.h. versenkte Schienen (z.B. Doppel-J Katheter) oder perkutan eingelegte Nephrostomien abgeleitet.

Bei großen Verletzungen mit teilweise avitalen Nierenstrukturen droht längerfristig Funktionsverlust und renale Hypertonie (16). Risse der Nierenarterienintima sind sehr schwere Verletzungen, die auch bei rascher Operation meistens zu Atrophie und renovasculärer Hypertonie führen (24).

Einzelniere und Sport

Mit einer Einzelniere sind Lebensqualität und -erwartung nicht eingeschränkt (34). Wegen hohem Verletzungsrisiko wird jedoch von Kontakt- und Kampfsportarten, Alpin- und Wasserskilauf abgeraten (6, 14, 20).

Ureter

Geschlossene Ureter- oder Pyelonverletzungen sind äußerst selten und dann bevorzugt bei vorbestehender pyeloureteraler Abgangsstenose (17). Sie treten fast ausschließlich in Kombination mit ausgedehnten Verletzungen anderer Organe oder bei offenen Stichwunden auf, deren Behandlung in der Regel ebenfalls chirurgisch erfolgt. Die traumatisierte Ureterstelle wird reseziert und über eine vorübergehend eingelegte innere Ableitung (Doppel-J Katheter) vernäht. Eine Pyelografie als funktionelle Abschlußkontrolle sollte etwa 3 Monate postoperativ erfolgen.

Blase

Ein stumpfes Trauma bei gefüllter Blase führt selten zu einer isolierten Blasenruptur. Dagegen sind Blasenverletzungen bei schweren Beckentrauma häufig. Die Blasenruptur wird zystografisch festgestellt. Wichtig ist, daß die Blase gut mit Kontrastmittel gefüllt wird und Bilder mit voller und leerer Blase angefertigt werden. Häufig verdeckt die volle Blase einen Kontrastmittelaustritt, während er bei leerer Blase durch in der Umgebung zurückgebliebenes Kontrastmittel sichtbar wird.

Kleine Blasenperforationen heilen in der Regel mit Dauerableitung des Urins problemlos. Sind peritoneale Reizungen oder größere Verletzungen der Blasenwand vorhanden, ist eine chirurgische Revision und Drainage des Abdomens unumgänglich.

Hoden und Scrotum

Hodenschmerzen strahlen oft diffus bis in die Leiste aus. In etlichen Fällen ist kein pathologischer Untersuchungsbefund nachweisbar. Schmerzlose einseitige Hodenvergrößerungen oder Asymmetrien sind immer tumorverdächtig. Bei inadäquatem Hodentrauma mit starken Schmerzen könnte eine sekundäre Einblutung in ein Hodenkarzinom vorliegen.

Hodentorsion

Die Hodentorsion beginnt akut mit massiven Schmerzen und hochstehendem Hoden. Sie betrifft vorwiegend Jugendliche, kann aber durchaus auch in der dritten Dekade auftreten. Der Urinstatus und die Prostatapalpation sind bei Hodentorsion normal. Für die Vitalität des Hodens ist die sofortige operative Revision entscheidend. Bei nicht ganz eindeutig ausgeschlossener Torsion ist die sofortige Freilegung des Hodens indiziert!

Hodenverletzungen

Die Hoden sind nur schlecht gegen Gewalteinwirkung geschützt. Sowohl intratestikuläre Hämatome wie offene Verletzung sind möglich. Bei Einriß der Tunica albuginea blutet es rasch in die Tunica vaginalis testis, wodurch das Scrotum schwillt, sich blau verfärbt und das verletzte Hodengewebe komprimiert wird. Hodenverletzungen sind außerordentlich schmerzhaft, und klinisch ist das Verletzungsausmaß sehr schwer zu beurteilen. Die Integrität des Hodens kann besser mit Hilfe der Sonographie abgeklärt werden (31, 39).

Hodenkontusionen werden konservativ mit Hochlagern, Kühlen, Tragen enger Hosen und Einnahme nichtsteriodaler Antirheumatika behandelt. Sobald die Schmerzen zurückgehen, können auch die körperlichen Aktivitäten allmählich gesteigert werden. Sekundäre Infertilität als Folge eines schweren Hodentraumas ist möglich. Ein Hodentrauma beinhaltet kein erhöhtes Risiko für die Entwicklung eines Hodenkarzinoms (38). Hinweise auf Einrisse der Tunica albuginea sind eine dringliche Operationsindikation (28). Verzicht auf eine chirurgische Revision führt längerfristig zur Hodenatrophie (19). Die Prophylaxe von Hodenverletzungen ist bei Sportarten wie Eishockey oder Handballtorhütern besonders wichtig.

Nebenhoden

Im Nebenhoden finden sich oft kleine Vergrößerungen (Spermatocelen), die in der Regel nicht druckempfindlich sind. Sie sind harmlos und sollten nur bei störender Größe operativ entfernt werden. Allerdings kann damit die Fertilität der betroffenen Seite kompromittiert werden, da es sich um Ausstülpungen des Vas efferens handelt (6).

Nebenhodenentzündung

Sie zeigt die klassischen Entzündungszeichen Schwellung, Rötung, Überwärmung und Schmerz. Palpatorisch gelingt bei der Epididymitis keine sichere Abgrenzung vom Hoden. Die Prostatapalpation ist oft schmerzhaft. Im Urin sind Bakterien sowie Leukozyten nachweisbar. Wichtigste Differentialdiagnose ist die Hodentorsion. Ein direkter Zusammenhang mit Sport (z. B. Fahrradfahren) ist nicht bekannt. Die Behandlung besteht in resistenzgerechter Antiobiotikatherapie für 2 Wochen.

Hydrozele

Die Hydrozele imponiert als prallelastischer, indolenter Tumor im Scrotalfach. Sie entsteht durch Sekretionen in die Tunica vaginalis testis, die vom Epithel ungenügend resorbiert werden. Sie tritt meist idiopathisch, selten nach Hodenoperationen oder Hodentraumata auf. Sie ist diaphanoskopisch positiv und im Sonogramm echoleer. Ein stumpfes Trauma kann zur Einblutung und damit zur Hämatozele führen. Diaphanoskopisch ist diese inhomogen und nicht transluminiszent, und im Sonogramm sind Echos sichtbar. Die Behandlung der Hydrozele und Hämatozele richtet sich nach dem Beschwerdebild und soll elektiv chirurgisch erfolgen. Die Hydrozelenpunktion birgt die Gefahr einer Infektion und führt immer zum Rezidiv.

Varikozele

Die Varikozele ist eine Erweiterung des Plexus pampiniformis durch venösen Rückstau. Sie ist beim stehenden Patienten sichtbar, verstärkt sich beim Valsalvamanöver und entleert sich bei den meisten Patienten im Liegen. Besondere, für sportliche Aktivitäten typische Beschwerden gehen von einer Varikozele nicht aus, können aber durch starke körperliche Anstrengungen ausgelöst werden. Die dilatierten Venen sind fragiler als normale, weswegen bei Varikozele die Wahrscheinlichkeit für eine traumatische Ruptur erhöht ist. Im Falle eines Traumas ist eine mögliche Hodenbeteiligung schwierig beurteilbar, so daß aus diagnostischen Überlegungen eine chirurgische Revision ratsam werden kann. In den meisten Fällen kann jedoch konservativ behandelt werden. Die Indikationen für die elektive chirurgische Sanierung sind symptomatische Varikozelen oder verminderte Fertilität. Neu auftretende Varikozelen müssen abgeklärt werden, weil hinter einer Abflußbehinderung der Vena spermatica im Retroperitoneum eine ernsthafte Krankheit stecken könnte.

Penis und Perineum

Urethraabriß

Der Urethraabriß ist eine gefürchtete Komplikation von Beckentraumen, welche Scherkräfte verursachen, die am Beckenboden zum Urethraabriß führen können. Dabei spielt der Frakturverlauf eine zentrale Rolle, weil die Prostata nach vorne durch die puboprostatischen Bänder und die Corpora cavernosae lateral am Ramus inferior des Os pubis befestigt sind. Die Urethra selbst ist im Beckenboden, durch den sie verläuft, verankert. So führt eine parasymphysäre Schmetterlingsfraktur selten, eine Mobilisation des halben Beckens durch die Symphyse fast immer zu einem Urethraabriß. Weniger als 1 Prozent der Beckenfrakturen entstehen bei sportlicher Aktivität (15). Frischblutabgang aus dem Meatus urethrae externus, fehlende Spontanmiktion oder perineales Hämatom weisen auf eine Urethraverletzung hin. Als Folge des Urethrabrisses disloziert die Prostata nach cranial, so daß sie bei Rectalpalpation nur knapp oder überhaupt nicht mehr fühlbar ist. Bei Verdacht auf Urethraruptur soll urethrografiert und keinesfalls katherisiert werden (Abb. 2). Nur bei radiologisch gesicherter Kontinuität darf ein weicher Blasenkatheter vorsichtig vorgeschoben werden. Gelingt die Sondierung bis in die Blase, dient der Katheter als Ableitung und Schienung zugleich. Liegt aber eine vollständige Urethraruptur vor, muß der Urin suprapubisch abgeleitet werden. Der Zeitpunkt für die chirurgische Versorgung von Urethraabrissen ist kontrovers. Wir streben eine frühzeitige Wiederherstellung der Kontinuität über Realignement mit einem Katheter oder direkte Anastomose an. Sekundäre Korrekturen zeigen oft ungünstige Langzeitergebnisse, weil die dislozierte Harnröhre unbefriedigend anastomisiert werden kann. Inkontinenz, Erektionsstörungen und Strikturen müssen bei jeder Urethraverletzung befürchtet werden (6).

Perineales Trauma

Es handelt sich um eine typische Sportverletzung mit schlauchförmigen Hämatomen am Penis und schmetterlingsförmigen in der Perinealregion (2). Geringe aber repetitive Traumen wie beim Radfahren können eine perineale Hypästhesie hervorrufen, die sich spontan nach

Arterielle posttraumatische erektile Dysfunktion

Vor allem Beckenfrakturen können zu einer Kontinuitätsunterbrechung der A.pudenda führen. Da dem Erektionsverlust im Rahmen eines Polytraumas geringe Priorität zukommt, wird diese Diagnose nach langwierigen Abklärungen oft erst Monate später gestellt. Diese Form der erektilen Dysfunktion hat die günstigste Prognose für eine arterielle Revaskularisation (18), da die übrigen Arterienabschnitte intakt sind.

Eine Langzeitkomplikation eines unspektakulär verlaufenen perinealen Traumas ist die vorzeitige erektile Dysfunktion bei ungefähr 35 Jahre alten Männern. Der Kausalzusammenhang ist hier schwer zu beweisen, aber auffallend oft finden sich isolierte Arterienstenosen in den perineal gelegenen traumaexponierten Arterien, während die übrigen Arterienabschnitte unauffällig sind (22, 23, 35).

Eine sehr seltene arterielle Form entsteht durch intrakavernöse Arterienrisse als Folge stumpfer Gewalteinwirkung (Motocross). Es kommt zu einer intrakavernös gelegenen arteriovenösen Fistel mit Ausbildung eines sogenannten «high flow» Priapismus, d. h. einer Stunden bis Tage dauernden schmerzlosen Dauererektion. (Im Gegensatz zum nie traumatisch verursachten «low flow» Priapismus, bei dem das Blut im Schwellkörper nicht mehr zirkuliert und eine ischämische Schädigung hervorruft.) Die Diagnose wird angiographisch oder duplexsonographisch gestellt. Die Behandlung besteht in der angiographisch durchgeführten Embolisation der Fistel. Die Prognose ist günstig.

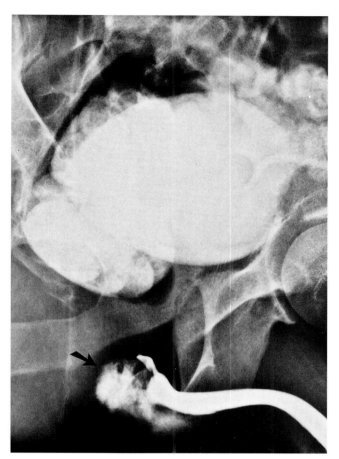

Abbildung 2: Vollständiger bulbärer Urethraabriß nach stumpfem perinealem Trauma (sog. Straddleverletzung). Urethrografie mit Kontrastmittelaustritt (Pfeil), fehlende Urethrakontinuität.

Tagen bis Wochen erholt (29). Schwere perineale Traumen quetschen die bulbäre Urethra. Wird sie dabei verletzt, muß der Urin für einige Tage suprapubisch abgeleitet werden. Dadurch kann die «entlastete» Urethra abheilen. Als Folge sind Urethrastrikturen möglich, die sich durch abnehmende Kraft des Harnstrahls ankündigen.

Erektile Dysfunktion als Traumafolge

Traumatische Rupturen des schlaffen Penis sind nicht beschrieben. Beckenfrakturen und stumpfe Verletzungen können zu posttraumatischer erregerter Dysfunktion führen. Ein sicherer Kausalzusammenhang zwischen perinealem Trauma und Erektionsstörungen ist nur bei unmittelbar posttraumatisch auftretender Erektionsstörung sicher möglich, während bei sekundärer erektiler Dysfunktion mit relativ langer Latenz der Beweis sehr schwierig ist. Wir schätzen die Häufigkeit sportinduzierter Erektionsstörungen auf 2 Prozent. Es sind arterielle Schwellkörperschädigungen und neurogene Erektionsstörungen beschrieben worden.

Schwellkörperverletzungen

Patienten mit posttraumatischen Schwellkörperverletzungen haben normale Erektionsansätze, doch erreicht das Glied trotz genügender arterieller Versorgung keine ausreichende Versteifung. Ihre Schwellkörper können das Blut nicht zurückbehalten, so daß es zu rasch abfließt und funktionell zu einer venösen Leakage führt. Bei einzelnen Patienten (2 eigene Fälle) tritt die Erektionsstörung unmittelbar posttraumatisch auf. Für ihre Behandlung gibt es keine etablierte Methode.

Posttraumatische neurogene Erektionsstörungen

Nervenkontusionen können vorübergehende Erektionsstörungen hervorrufen, die sich nach einigen Monaten langsam wieder zurückbilden können. Ist dagegen die Kontinuität der kavernösen Nerven unterbrochen, treten keine spontanen Verbesserungen mehr auf.

Behindertensport

Bei Paraplegikern sind häufig die ableitenden Harnwege funktionell geschädigt. Blasenentleerungsstörungen mit oder ohne Beteiligung des oberen Harntraktes bilden die zentralen Probleme aus urologischer Sicht. Es ist denkbar, daß diese speziellen funktionellen Defizite auch ihre Auswirkungen auf die Verletzungsmuster von Querschnittgelähmten, die Hochleistungssport betreiben, haben. Bisher ist darüber nur sehr wenig Literatur publiziert worden. Offensichtlich treten durch die sportlichen Aktivitäten häufiger unkomplizierte Harnwegsinfekte auf (40). Sport scheint für das Wohlbefinden der Rollstuhlathleten wichtig und günstig zu sein. Sportlich aktive Paraplegiker benötigen deutlich weniger Hospitalisationen als inaktive Paraplegiker (36).

Literatur

1. Abaranal, J. et al.: Sports hematuria. J Urol 1990; 143:887–890.
2. Angermeier, K.W., Devine, C.J.: Anatomy of the penis and male perineum. Part II. Aua Update 1994; 13:18–23.
3. Backman, U., Danielson, B.G., Johansson, G.: Incidence and clinical importance of renal tubular defects in recurrent renal stone formers. Nephron 1980; 25:96–101.
4. Bergqvist, D., Grenabo, L., Hedelin, A.: Blunt renal trauma. Analysis of 417 patients. Eur Urol 1983; 9:1–5.
5. Blacklock, N.J.: Bladder trauma in the long distance runner: 10 000 meters haematuria. Br J Urol 1977; 49:129–132.
6. Blandy, J.P.: Urological problems. In Helal, B., King, J., Grange, W. (eds.): Sports injuries and their treatment. London, Chapman and Hall, 1986, pp.195–214.
7. Boone, A.W., Haltiwanger, E., Chambers, R.L.: Football Hematuria. JAMA 1955; 158:1516–1517.
8. Buckle, R.M.: Exertional (march) haemoglobinuria. Reduction of haemolytic episodes by use of sorbo-rubber insoles in shoes. Lancet 1965; I:1136–1138.
9. Casternfors, J.: Renal function during prolonged exercise. Ann N Y Acad Sci 1977; 301:151–159.
10. Clerico, A. et al.: Exercice-induced proteinuria in well trained athletes. Clin Chem 1990; 36:562–564.
11. DeMeersman, R.E., Wilkerson, J.E.: Judo nephropathy: Trauma versus non-trauma. J Trauma 1982; 22:150–152.
12. Demos, M.A., Gittin, E.L., Kagen, L.J.: Exercise myoglobinemia and acute exertional rhabdomyolisis. Arch Int Med 1974; 134:669–672.
13. Elliot, D.L., Goldberg, L., Eichner, E.R.: Hematuria in a recreational runner. Med Sci Sports Exerc 1991; 23:892–894.
14. Faure, G. et al.: Ski renal injuries Ann Urol (Paris) 1981; 15:201–03.
15. Fischer, H.: Beckenfrakturen und ihre Komplikationen. Therapiewoche 1979; 29:4067–4069.
16. Guerriero, W.G.: Traumatic injury to the kidney and ureter. Current Opinion in Urology 1993; 3:186–193.
17. Hall, S.J., Carpinito, G.A.: Traumatic rupture of a renal pelvis obstructed at the ureteropelvic junction: case report. J Trauma 1994; 37:850–852.
18. Hauri, D.: A new technique in vasculogenic erectile impotence. World J Urol 1986; 4:237–249.
19. Hoover, D.L.: How I manage testicular injury. Physician and Sportsmedicine Minneapolis 1986; 15:126–129.
20. Jaske, J., Madersbacher, H.: Wintersportverletzungen des Urogenitaltraktes. Urologe A 1977; 16:315–319.
21. Kallmeyer, J.C., Miller, N.M.: Urinary changes in ultra long-distance marathon runners. Nephron 1993; 64:119–121.
22. Lehmann, K., Schöpke, W., Hauri, D.: Subclinical trauma to perineum: a possible etiology of erectile dysfunction in young men. Eur Urol 1995; 27:306–310.
23. Levine, F.J., Greenfield, A.J., Goldstein, I.: Arteriographically determined occlusive disease within the hypogastric cavernous bed in impotent patients following blunt perineal and pelvic trauma. J Urol 1990; 144:1147–1153.
24. McAnnich, J.W., Carroll, P.R.: Renal exploration after trauma: Indications and reconstructive techniques. Urol Clin North Am 1989; 16:203–212.
25. McAnnich, J.W. et al.: Renal reconstruction after injury. J Urol 1991; 145:932–937.
26. McCune, T.R. et al.: Page Kidney: Case report. A review of the literature. Am J Kidney Dis 1991; 18:593–599.
27. Mee, S.L. et al.: Radiographic assessment of renal trauma: a 10-year prospective study of patient selection. J Urol 1989; 141:1095–1098.
28. Noujaim, S.E., Nagle, C.E.: Acute scrotal injuries in athletes: evaluation by diagnostic imaging. Physician and Sportsmedicine 1989; 17:125–131.
29. Oberpenning, F. et al.: The Alcock syndrome: temporary penile insensitivity due to compression of the pudendal nerve within the Alcock canal. J Urol 1994; 151:423–425.
30. Pak, C.Y.: Citrate and renal calculi: new insights and future directions. Am J Kidney Dis 1991; 17:420–425.
31. Pecori, M. et al.: Fratture del testicolo: confronto fra quadri ecografica e reperti operatori. Arch Ital Urol et Nefrol Androl 1991; 63, Suppl. 2:135–137.
32. Poortmans, J.R., Labilloy, D.: The influence of work intensity on postexercise proteinuria. Eur J Appl Physiol 1988; 57:260–263.
33. Reid, R.I., Hosking, D.H., Ramsey, E.W.: Haematuria following a marathon run: source and significance. Br J Urol 1987; 59:133–136.
34. Santiago, E.A., Simmons, R.L., Kjellstrand, C.M.: Life insurance perspectives for the living kidney donor. Transplantation 1972; 14:131–133.
35. Solomon, S., Cappa, K.G.: Impotence and bicycling. A seldom reported connection. Postgrad Med 1987; 81:99–100.
36. Stotts, K.M.: Health maintenance: Paraplegic athletes and nonathletes. Arch Phys Med Rehabil 1986; 67:109–114.
37. Suzuki, T. et al.: An analysis of 103 patients with renal injuries. Hinokia-Kiyo 1985; 31:223–229.
38. Swerdlow, A.J., Huttly, S.R.A., Smith, P.G.: Is the incidence of testis cancer related to trauma or temperature? Br J Urol 1988; 61:518–521.
39. Ugarte, R., Spaedy, M., Coss, A.S.: Accuracy of ultrasound in diagnosis of rupture after blunt testicular trauma. Urology 1990; 36:253–254.
40. Wilson, P.E., Washington, R.L.: Pediatric wheelchair athletics: sports injury and prevention. Paraplegia 1993; 31:330–337.
41. York, J.P.: Sports and the male genitourinary system: Kidneys and bladder. Physician Sportsmedicine 1990; 18:116–117, 121–122, 127–129.
42. Zink, R.A., Müller-Matheis, V., Oberneder, R.: Ergebnisse der westdeutschen Multizenterstudie «Urologische Traumatologie». Urologe A 1990; 29:243–250.

Muskulatur

M. Engelhardt, J. Freiwald und I. Reuter

Die Skelettmuskulatur des Menschen macht etwa 50 Prozent der Körpergewichtes aus und ist damit das größte Organ des Menschen. Muskelverletzungen sind eine häufige Sportverletzung (Tab. 1). Die Inzidenz von Muskelverletzungen variiert in der Literatur zwischen 10 bis 55 Prozent. Laut Franke leiden über 20 Prozent aller Sportler innerhalb eines Jahres an Muskelläsionen (2).

Aufgrund der heutigen Erkenntnisse sollte die Muskulatur nicht mehr isoliert, sondern als ein funktionelles System aus Muskel, Sehne, tendo-ossärem Übergang sowie faszialer Binnen- und Umhüllungsstruktur verstanden werden. Die Muskelfunktion hängt von einer intakten propriozeptiven Aktivität, motorischer Innervation, mechanischer Belastung, der Fähigkeit der Durchführung des Dehnungs-Verkürzungszyklus und der Mobilität des Gelenkes ab (Appell, in 17).

Die Muskulatur ist ein Organ, das durch eine direkte nervöse Anbindung an die Gelenkstrukturen in wenigen Millisekunden reagieren kann. Durch die hohe Stoffwechselrate ist die zeitlich verzögerte strukturell-morphologische Anpassung der Muskulatur gegenüber anderen Gewebstypen besonders ausgeprägt, was durch moderne bildgebende Verfahren wie Ultraschallmessungen und Kernspintomographie zur Querschnitts- und Volumenbestimmung der Muskulatur oder durch Muskelbiopsien nachgewiesen werden kann.

Aufbau und Steuerung der Muskulatur

Die Muskulatur besteht aus parallel angeordneten, langgestreckten, mehrkernigen Muskelfasern. Jede Muskelfaser besteht aus zahlreichen, parallel ausgerichteten Myofibrillen, diese wiederum aus Myofilamenten. Im Längsschnitt zeigen die Skelettmuskelfasern unter dem Lichtmikroskop eine Querstreifung. Die Querstreifung entsteht durch helle I-Bänder und dunkle A-Bänder. Die Muskelfasern können in rote mitochondrienreiche Typ 1-Fasern und weiße mitochondrienarme Typ 2-Fasern unterschieden werden.

Die Muskulatur wird zentral über Alpha- und Gamma-Motoneurone angesteuert. Afferenzen aus der Muskulatur selbst, den zugeordneten Gelenken und der Haut leiten Informationen über den internen Zustand des biologischen Systems aus der Peripherie zum Rückenmark und Gehirn. Über polysynaptische interneuronale Verschaltungen beeinflussen diese Afferenzen die zentrale Ansteuerung. Zusätzlich modifizierend wirken viszerale und vegetative Einflüsse sowie individuelle psychische Faktoren.

Mechanische und chemische Informationen werden über Rezeptoren erfaßt, die sowohl in den Strukturen der Gelenke (Bänder, Menisken, Kapsel) als auch im periartikulären Gewebe (Muskulatur, Sehnen u. a.) zu finden sind. Die innerhalb der Muskulatur gelegenen Muskelspindeln ermöglichen eine differenzierte motorische Ansteuerung und wirken als Längenkontrollsystem schützend auf die Muskulatur, während die Golgi-Sehnenorgane als Spannungskontrollsystem wirken. Infor-

Tabelle 1: Muskeln (bei denen gehäuft Läsionen auftreten) und sportartspezifische Gefährdung

Musculus gastrocnemius	Ballspiele, Sprung- und Laufdisziplinen, Gymnastik, Boxen, Fechten, Skiabfahrtslauf
Musculus quadriceps	Sprint, Ballspiele, Gewichtsportarten, Rudern, Turnen, Skifahren
Oberschenkelflexoren (Musculus biceps femoris)	Sprint- und Sprungdisziplinen, Fußball
Oberschenkeladduktoren	Ballspiele, Turnen, Werfen, Eishockey
Schultergürtelmuskulatur (Musculus pectoralis, Musculus deltoideus, Musculus supraspinatus)	Gewichtheber, Bodybuilder, Werfen, Rudern/Kanu, Judo/Ringen, Turnen

mationen über Druck, Stellung und Bewegung der Gelenke werden vorwiegend von Paccini-, Ruffini- und Golgi-Organe registriert, in Grenzbereichen der physiologischen Belastbarkeit auch von freien Nervenendigungen (Schmerzempfindung).

Eine besondere Stellung nehmen die freien Nervenendigungen ein. Sie zeigen unphysiologische Zustände an. Neben mechano-, thermo- und chemosensiblen Nervenendigungen existieren auch multimodale Rezeptoren. Sie sind in der Lage, auf Stoffe des Entzündungsstoffwechsels wie Bradykinin, Karnitin, Serotonin und Histamin anzusprechen. Ein Teil der freien Nervenendigungen ist in der Lage, selbst Stoffe freizusetzen, die Entzündungsvorgänge verstärken (Substanz p, Calziton – Gen verwandtes Peptid (CGRP). Eine weitere Möglichkeit, die Schwellenwerte der Schmerzrezeptoren zu erniedrigen, besteht in der Aktivierung von sogenannten «silent receptors» (vgl. Nürnberger 1995, Mense 1995, in 4). Diese Fähigkeiten sind von besonderer Bedeutung – denn alle akut-traumatischen als auch chronisch degenerativen Schädigungen der Gewebe sind mit einem entzündlich veränderten Stoffwechsel verbunden. Die Folge von Gewebsschädigungen ist eine veränderte Mechano- und Chemorezeption, welche je nach Schädigungsmuster spezifische neuromuskuläre Veränderungen hervorruft, die mit EMG-Messungen erfaßt werden können.

Klassifikation der Muskelverletzungen

Wir unterscheiden folgende Formen der Muskelbeschwerden und Muskelläsionen:

– Muskelkater
– Muskelkrämpfe
– Myogelosen / Myalgien
– Kontusion / Muskelprellung
– Muskelzerrung
– Muskelfaserriß
– Muskelriß
– Muskelhernie
– Myositis ossificans
– Kompartment-Syndrom.

Ursachen der Muskelverletzungen

Nach Franke tritt die Mehrzahl der Muskelläsionen bei plötzlichem Antritt oder unkoordinierten Bewegungen auf. Beim Eintreten einer Verletzung ist die Muskulatur häufig nicht belastungsadaptiert (ungenügendes Aufwärmen, schlechter Trainingszustand, ermüdete oder unterkühlte Muskulatur). Nicht ausgeheilte Verletzungen, Infektionskrankheiten, nicht ausreichend ausgeglichene Flüssigkeitsverluste mit Elektrolytstörungen, muskuläre Dysbalancen und ungeeignete Sportausrüstung erhöhen das Risiko, eine Muskelverletzung zu erleiden.

Während bei der Mehrzahl der Muskelverletzungen in der Anamnese kein direktes Trauma zu eruieren ist, entstehen die Muskelhernien in der Regel durch ein direktes Trauma (Schlag oder Stoß).

Prinzipien der Heilung

Nach einer Muskelverletzung verläuft der Heilungsprozeß normalerweise in drei Phasen ab:

1. Entzündungsphase
2. Reparationsphase
3. Wiederherstellungsphase.

In der ersten Phase kommt es zur Bildung eines Hämatoms. Dieses kann bei einer intakten Fascie ausschließlich intramuskulär liegen. Bei zerstörter Fascie besteht die Möglichkeit eines intermuskulären Hämatoms. In dieser Phase sterben Muskelfaser-Anteile ab, und es kommt zu einer Entzündungs-Zell-Reaktion. Das Ausmaß des Hämatoms muß so gering wie möglich gehalten werden, damit der weitere Heilungsprozeß günstig beeinflußt wird.

In der Reparationsphase kommt es zu einer Phagozytose der zerstörten Zelltrümmer durch Makrophagen. Nach Beendigung der Abräumreaktion beginnt die Kapillareinsprossung in das verletzte Gebiet. Für den Heilungsprozeß ist eine optimale Sauerstoffversorgung des Muskels wichtig. In der Anfangsphase der Gewebsheilung wird Fibronektin gebildet. Bis zum 5. Tag nach dem Trauma nimmt die Bildung von Typ 3-Kollagen zu. Anschließend kommt es zur Vermehrung der Typ 1-Kollagen-Fasern bis zur dritten Woche nach der Verletzung.

Bei einer Immobilisation von etwa 5 Tagen wird die Neubildung von Typ 1-Kollagen-Fasern beschleunigt. Bei der Vernetzung der Strukturen ist es wichtig, daß die Rupturränder nicht zu weit voneinander entfernt liegen (Bedeutung der Größe des Hämatoms).

Nach 5 Tagen soll mit der Mobilisation (in Abhängigkeit von dem Ausmaß der Verletzung) begonnen werden. Die Mobilisation führt zu einer besseren Ausrichtung der Muskelfasern und zu einer belastungsfähigeren Narbe (Jervinen, 1975, in 5).

Bei operationsbedürftigen Muskelverletzungen sollte möglichst innerhalb der ersten 24 Stunden nach dem Trauma operiert werden.

Diagnose von Muskelverletzungen

Bei der Diagnostik der Muskelverletzungen dominieren die klassischen Methoden: Anamnese, Inspektion, Palpation und Funktionsanalyse. Sie liefern dem erfahrenen Kollegen in aller Regel eindeutige Ergebnisse.

Die Sonographie (Ultraschall) gilt unter ökonomischen Aspekten, unter dem Gesichtspunkt der Strahlenexposition, der leichten Verfügbarkeit und aufgrund der guten Aussagekraft als Screening-Methode. Muskelrisse sowie intra- oder extramuskuläre Hämatome sind an der Echotextur (Abb. 1) eindeutig zu identifizieren.

Die herkömmliche Röntgendiagnostik hat für die muskulären Verletzungen lediglich eine begrenzte Sensitivität. Knöcherne Absprengungen, Verkalkungen (Myositis ossificans) und ggf. Konturen der Weichteilschatten lassen sich mit einer Weichteilaufnahme darstellen.

Mit der Szintigraphie, die sich hervorragend zum Nachweis von Streßfrakturen eignet, lassen sich auch durch Überlastung hervorgerufene Schäden an der Muskulatur sowie am tendo-ossären Übergang nachweisen. Die diagnostische Wertigkeit ist jedoch aufgrund der geringen Spezifität und der fehlenden morphologischen Information nur begrenzt.

Mit der Magnetresonanztomographie lassen sich Muskelverletzungen ausgezeichnet darstellen und sie ist daher insbesondere zur Diagnostik schwer zugänglicher Muskelverletzungen geeignet. Durch die Auswahl entsprechender Sequenzen (T 2, Gradienten-Echo) und die Gabe paramagnetischer Substanzen können sogar Stoffwechselinformationen gewonnen werden.

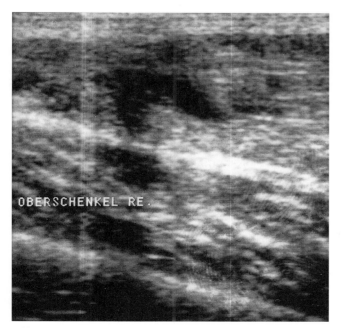

Abbildung 1: Muskelriß im Sonogramm.

Definition, Diagnose und Therapie

Muskelkater

Der Muskelkater ist durch vorübergehende belastungsabhängige Muskelschmerzen gekennzeichnet. Diese treten innerhalb von einem Tag nach sportlicher Überlastung auf. Druck- und Dehnungsschmerzen der Muskulatur sowie eine reduzierte Muskelkraft sind kennzeichnend. Therapeutisch ist es zumeist ausreichend, die Trainingsintensität zu reduzieren. Der Muskelkater ist eine Über- und Fehlbelastungsreaktion der Muskulatur, die durch eine angepaßte Trainingsplanung vermieden werden sollte.

Muskelkrämpfe

Aufgrund von Flüssigkeits- und Elektrolytverlusten und unzureichendem Trainingszustand kann es bei oder nach sportlicher Belastung zu Krämpfen kommen. Die Oberschenkel- und Wadenmuskulatur ist am häufigsten betroffen.

Das Abbrechen der sportlichen Tätigkeit, der Ausgleich von Flüssigkeit und Elektrolyten sowie passive Dehnungen sind die therapeutischen Mittel.

Myogelosen und Myalgien

Myogelosen sind durch Fehlbelastung zustande gekommene, schmerzende, verhärtete Muskelbezirke. Stoffwechselveränderungen mit lokalisierten reflexbedingten Tonussteigerungen werden ursächlich für die Muskelverspannungen, die auch zu Bewegungseinschränkungen führen können, verantwortlich gemacht. Ebenso kommen Ursachen in Frage, die in Veränderungen der Wirbelsäulen- und Extremitätengelenke zu suchen sind. Bei rezidivierendem Auftreten kommt es morphologisch zu einer Zunahme des interstitiellen Bindegewebes sowie zu Hyalin-Degenerationen.

Sind keine Verhärtungen tastbar, spricht man von Myalgien.

Die ersten therapeutischen Maßnahmen bestehen aus Wärmeanwendungen (Heißluft, Fango, warmes Bewegungsbad) und der schmerzfreien Massage. Medikamentös können nichtsteroidale Antiphlogistika, Muskelrelaxanzien sowie fibrinolytische Enzyme gegeben werden. Die Infiltration mit Lokalanästhetika sowie die intracutane Quaddelung in hyperästhetische Bezirke wird bisweilen praktiziert.

Nach der Akut-Behandlung sind zukünftig auf eine gut gedehnte Muskulatur sowie auf die Beseitigung der Fehlbelastungen zu achten. Auch das Erlernen und Praktizieren von Entspannungstechniken kann hilfreich sein.

Kontusion und Muskelprellung

Bei der Muskelprellung kommt es durch direkte Gewalteinwirkung zu einer Hämatombildung. Der Schmerz, die Bewegungseinschränkung sowie die Muskelverhärtung bestimmen das klinische Bild.

Unmittelbar nach der Verletzung erfolgt Kühlung sowie die Anlage eines Druckverbandes mit mäßiger Spannung zur Schmerzlinderung und Eindämmung der Hämatomausbreitung. Hochlagerung der verletzten Extremität wirkt sich ebenfalls günstig aus.

Medikamentös sind abschwellende Salbenverbände, nichtsteroidale Antiphlogistika, Muskelrelaxanzien sowie fibrinolytische Enzyme sinnvoll.

Je nach Ausdehnung des Befundes erfolgt eine mindestens zweitägige Belastungspause. Der Belastungsaufbau sollte möglichst schmerzfrei erfolgen, auch wegen der Gefahr einer Myositis ossificans.

Muskelzerrung, Muskelfaserrisse, Muskelriß

Die Muskelzerrung, bei der die anatomische Struktur der Muskulatur erhalten bleibt, der Riß einzelner Muskelfasern sowie die inkomplette oder komplette Ruptur eines Muskels sind selten die Folge direkter Traumen. Die nicht belastungsadaptierte Muskulatur wird durch plötzliche, häufig unkoordinierte Bewegungen geschädigt.

Ryan (1969, in 12) klassifiziert diese Muskelverletzungen in vier Grade:

- Grad 1: Riß einzelner Muskelfasern mit intakter Fascie.
- Grad 2: Riß von etlichen Muskelfasern mit intakter Fascie und lokalisiertem Hämatom.
- Grad 3: Riß von zahlreichen Muskelfasern mit Teilruptur der Fascie und diffuser Einblutung.
- Grad 4: Mit kompletter Ruptur von Muskel und Fascie.

Bei der Zerrung kommt es zu krampfartigen Schmerzen. Steinbrück spricht von dem Gefühl des Unbehagens, einer Tonuserhöhung mit Spannungsempfinden sowie einer Störung der schnellen Koordinationsbewegungen. Bei dem Muskelfaserriß bzw. dem inkompletten oder kompletten Riß kommt es zu akuten, messerstichartigen Schmerzen mit sofortiger Bewegungseinschränkung und lokalem Schmerz. Bei den Teil- und kompletten Rupturen wird das Hämatom schnell äußerlich sichtbar. Im Frühstadium ist die tastbare Delle für die Ruptur beweisend. Durch Einblutung kann die Delle in der Folgezeit äußerlich nicht mehr nachweisbar sein.

Nach dem Unfallereignis, das in aller Regel zum sofortigen Abbruch der sportlichen Tätigkeit führt, unabhängig von dem Ausmaß der muskulären Schädigung, muß einheitlich vorgegangen werden:

1. Kälteapplikation für 20 Minuten (Kälteanwendungen sollten in der darauffolgenden Zeit nicht mehr verwendet werden, da sie die Wundheilung stören)
2. Hochlagerung der verletzten Extremität
3. Kompressionsverband mit einem Druck von etwa 85 mmHg
4. medikamentöse Gabe von nichtsteroidalen Antiphlogistika (z.B. 3 × 1 Voltaren dispers®), Muskelrelaxanzien (z.B. Muskel Trancopal®) und ggf. fibrinolytische Enzyme.

In der Anfangsphase soll wegen der Gefahr einer Myositis ossificans zumindest in der ersten Woche keine tiefgreifende Massage erfolgen (bei ausgeprägten Muskelverletzungen innerhalb der ersten drei Wochen); sanfte Ausstreichungen und rückflußfördernde Massagetechniken haben sich hingegen bewährt.

Bei konservativem Vorgehen wird die Muskulatur in den ersten Tagen ruhig gestellt (ggf. in leichter Verlängerungsposition).

Mit Elektrotherapie (z.B. Iontophorese mit Voltaren Emulgel®) kann am Tage nach dem Unfall begonnen werden. Interferenzstrom und Ultraschall-Therapie sind zwei bis drei Tage nach dem Unfallereignis hilfreich.

Die in der Literatur beschriebenen Injektionen mit Lokalanästhetika zur Linderung starker Schmerzen sollten lediglich in Ausnahmefällen erfolgen.

Der Beginn der sportlichen Belastung richtet sich nach dem Ausmaß der Schädigung. Die Übungstherapie kann bereits zwei Tage nach dem Unfallereignis erfolgen, sofern Schmerzfreiheit vorliegt. Ziel ist die schnelle Erlangung eines normalen Bewegungsmusters. Die Belastung ist langsam zu steigern. Drei Tage nach der muskulären Schädigung kann mit isometrischem und isokinetisch-dynamischem Training mit geringen Intensitäten begonnen werden. Lokale Wärme und moderate Dehnübungen sind ebenfalls hilfreich. Das verstärkt umfangsorientierte Arbeiten mit niedrigen Intensitäten hat sich ebenso bewährt wie der Einsatz von Aqua-Jogging.

Zur operativen Behandlung von Muskelverletzungen gibt es in der Literatur unterschiedliche Indikationsvorstellungen. Franke (2) empfiehlt ein operatives Vorgehen bereits bei Rissen von mehr als einem Viertel des Muskelquerschnittes. Bei der Indikationsstellung ist das Ausmaß der Diskontinuität und Hämatombildung sowie der drohende Funktionsverlust zu berücksichtigen. So können unter Umständen auch komplette Rupturen von Muskeln mit untergeordneter Bedeutung konservativ behandelt werden, während Risse von einem Viertel des Muskelquerschnittes bei ausgeprägter Hämatombildung und wichtiger Funktion des betroffenen Muskels (z.B. M. rectus femoris) bereits ein operatives Vorgehen rechtfertigen.

Wird die Operationsindikation gestellt, sollte die Operation möglichst innerhalb der ersten 24 Stunden erfolgen. Es ist ein stufenloser Faserübergang anzustreben. Biehl (in 11) empfiehlt die Adaptation der Muskelenden mit schonenden, nicht strangulierenden Nähten unter Mitfassen von Perimysium und Fasciengewebe. Franke berichtet über gute Erfahrungen bei Durchflechtung mit allogenen Fascia lata- oder Durastreifen.

Von zahlreichen Kollegen wird eine Ruhigstellung für einen längeren Zeitraum (mindestens vier Wochen) gefordert. Wir führen nach der Operation in Abhängigkeit von Ausmaß und operativer Versorgung der Verletzung eine mindestens fünftägige Immobilisation durch. Danach soll mit dosierter Mobilisation begonnen werden, damit eine günstige strukturelle Umwandlung des Narbengewebes bewirkt und eine ausgeprägte Muskelatrophie verhindert wird.

Die sportliche Belastung ist bei Zerrungen nach zwei bis vier Wochen, bei Muskelfaserrissen nach 4 bis 6 Wochen und bei inkompletten oder kompletten Muskelrissen nach 12 Wochen wieder möglich, wobei je nach Ausmaß, Lokalisation und Heilungsverlauf starke Schwankungen bestehen.

Muskelhernie

Muskelhernien entstehen durch direkte Traumen. Es kommt zum schmerzhaften Durchtritt der Muskulatur durch die Lücke. Am häufigsten ist der Musculus rectus femoris mit der Fascia lata betroffen.

Die Diagnosestellung ist einfach. Als Therapie kommt nur der operative Verschluß der Fascienlücke in Frage.

Myositis ossificans

Bei der Myositits ossificans handelt es sich um eine Verkalkung von Muskelgewebe durch Metaplasie der Histiozyten in Osteoblasten. Sie entsteht posttraumatisch bei ausgeprägter Hämatombildung und Behandlungsfehlern (frühzeitige Massage des Verletzungsgebietes, ungenügende Ruhigstellung, frühzeitiger Trainingsbeginn unter Nichtberücksichtigung der Schmerzen). Auch das Vorliegen einer genetischen Disposition wird diskutiert.

Franke (2) empfiehlt im akuten Stadium Bettruhe und Schienenlagerung für eine Woche, lokale Wärmeapplikation sowie die Gabe von Indomethacin und Hyalase. Beschwerdefreiheit ist erst nach 6 bis 8 Wochen zu erzielen, der Trainingsbeginn sollte frühestens drei Monate nach Auftreten der Krankheitssymptome gewagt werden. Massagen und Ultraschallanwendungen im Verletzungsgebiet sind zu unterlassen.

Die Operationsindikation ist zurückhaltend zu stellen, jedoch bei entsprechender Funktionsbehinderung unumgänglich. Die Operation darf erst dann durchgeführt werden, wenn der Befund nicht mehr progredient ist, d.h. die Entzündungsparameter und die alkalische Phosphatase müssen rückläufig sein. Franke empfiehlt das operative Vorgehen erst 6 Monate nach Stillstand des Prozesses.

Kompartment-Syndrom

Das akute Muskelkompartment-Syndrom ist meist Folge eines direkten Traumas oder eines zu eng angelegten Gipses. Das Trauma führt zu einem Weichteilschaden mit oder ohne Fraktur. Am häufigsten kommt es zu vorderen, seitlichen und hinteren (oberflächlichen) Kompartmentsyndromen an der unteren Extremität.

Die klinischen Symptome bestehen in erster Linie aus Schmerzen, Schmerzverstärkung unter passiver Dehnung der durch das Kompartment betroffenen Muskulatur, sensiblen und motorisch neurologischen Symptomen. Die peripheren Pulse können auch bei voll entwickeltem Kompartment-Syndrom erhalten bleiben. Der Puls kann abgeschwächt sein, wenn das arterielle Gefäß durch das hauptsächlich betroffene Gebiet verläuft. Pulslosigkeit ist selten und ein Spätzeichen. Der erhöhte intrakompartimentelle Druck, der bei diagnostischen Zweifeln auch gemessen werden kann, führt zur Minderoxigenierung der Muskulatur (Ischämie) und schließlich zur Muskelnekrose.

Bei akuten Muskelkompartment-Syndromen ist die rasche Fasciotomie angezeigt.

Die chronischen Kompartment-Syndrome sind Folge von Überlastung. Massagen, Dehnübungen, die Optimierung des Laufstiles, die biomechanische Korrektur einer etwaigen Fehlstatik, korrekte Auswahl geeigneter Sportschuhe mit eventueller Korrektur der Hyperpronation sowie ein kontinuierliches Muskelaufbautraining sind geeignete konservative Behandlungsmaßnahmen. Eine Fascienspaltung ist nur bei hartnäckigem Beschwerdeverlauf indiziert. Postoperativ kann unter Anlage einer guten Kompressionsbandage gegangen werden. Laufen ist nach etwa drei bis vier Wochen wieder möglich.

Prävention von Muskelverletzungen

Ekstrand (1982, in 13) konnte mit Fußballspielern nachweisen, daß ein Programm zur Prophylaxe von Muskelverletzungen, angeleitet von Ärzten und Physiotherapeuten, zu einer Reduktion der Verletzungen bis zu 75 Prozent führen kann.

Die wichtigsten Vorbeugemaßnahmen sind ein korrektes Aufwärmen vor und Nachbereiten der sportlichen Belastung, ein gezieltes, auf den Sportler individuell abgestimmtes Muskeltraining sowie korrekt durchgeführte Dehnübungen. Wichtige Faktoren sind auch ein zielgerichteter Ausgleich von muskulären Dysbalancen, ein allgemeines Konditionstraining sowie die Optimierung der technischen Bewegungsabläufe. Die geeignete Sportausrüstung sowie das Benutzen von schützenden Ausrüstungsgegenständen sind genauso hilfreich wie das Wissen über die Entstehungsmechanismen von Muskelverletzungen.

Auf die erhöhte Gefahr von Muskelverletzungen durch Fehlernährung und Flüssigkeitsverluste sowie bei Training unter Infektionskrankheiten und bei fokalen Herderkrankungen (Zähne, Tonsillen) sei nochmals hingewiesen.

Erkennen, Bewertung und Behandlung von muskulären Dysbalancen

Muskuläre Dysbalancen werden sowohl für sportliche Leistungsminderungen als auch für die Entstehung und Unterhaltung von Schädigungen des Haltungs- und Bewegungsapparates verantwortlich gemacht.

Muskuläre Dysbalancen werden meist manuell erfaßt und sind auf folgende Art und Weise definiert:

- Vergleich zwischen einem untersuchten und einem angenommenen Wert (Normwert)
- Vergleich einer Extremität zur anderen Extremität (rechts / links, verletzt / unverletzt)
- Vergleich zweier gegensätzlicher Muskeln, die an einem Gelenk ansetzen (Beuger / Strecker, Agonist / Antagonist)
- Vergleich synergistisch wirkender Muskeln (Musculus quadrizeps femoris mit selektiver Abschwächung des Musculus vastus medialis).

Die Erstellung von «muskulären Normwerten» stellt sich aber als äußerst schwierig dar. Individuelle Faktoren wie Alter, Geschlecht, Größe, Gewicht, Sportart sowie persönlichkeitsbezogene Haltungs- und Bewegungsmuster spielen eine Rolle. Aus den Mittelwertbefunden einer Normalpopulation können keine individuellen Trainingsempfehlungen abgeleitet werden; besonders nicht für den leistungssportlichen Bereich mit der für Höchstleistungen notwendigen, einseitigen Ausprägung grundmotorischer Fähigkeitsbereiche (Israel 1990, Neumann 1995, in 4).

Trainer und Therapeuten müssen wünschenswerte, trainingsbedingte und leistungsvoraussetzende Anpassungen der Muskulatur (Spezialnorm) und nicht wünschenswerte Veränderungen mit pathologischer Ursache und Potenz sowie kompensatorische Veränderungen unterscheiden. Die Grenze zwischen gesund und krank ist dabei fließend, jedoch darf nicht jede Abweichung von normativen Werten im Sport als Dysbalance bezeichnet werden.

Engelhardt und Freiwald (4) führten 1994 den Begriff «neuromuskuläre Dysbalancen» im Sport ein. Begründet wurde die begriffliche Weiterfassung der «Muskeldysbalance» durch die Tatsache, daß die Muskulatur zentralnervös angesteuert wird und jede Veränderung der Muskulatur primär auf einer veränderten Ansteuerung beruht.

Definition der neuromuskulären Balance und Dysbalance im Sport

Die neuromuskuläre Balance im Sport ist durch eine an die spezifischen Anforderungen gebundene Verschiebung der Homöostase mit physiologischer Potenz gekennzeichnet. Davon betroffen sind die nervösen und / oder humoralen Funktionen und sekundären Strukturen der arthronalen Systeme bzw. das gesamte biologische System. Die physiologische Verschiebung der Homöostase ist instabil und an die dafür verantwortlichen Trainingsreize gebunden. Erst wenn die durch Trainingsreize modifizierte arthromuskuläre Beziehung beschwerdeverursachend, strukturschädigend oder leistungseinschränkend wirkt, kann von einer neuromuskulären Dysbalance gesprochen werden.

Faktoren, die für die Entwicklung neuromuskulärer Dysbalancen verantwortlich sind, sind in der Tabelle 2 dargestellt. Angesicht der Vielfalt von Faktoren (vgl. Tab. 2 und Tab. 3), die zu einer neuromuskulären Dysbalance führen können, sind einseitige Behandlungsansätze nicht sinnvoll. Die Prävention bzw. Behandlung neuromuskulärer Dysbalancen ausschließlich mit kräftigenden oder dehnenden Übungen kann zwar in der Praxis zum Erfolg führen, stellt jedoch keine kausale, sondern lediglich eine symptomatische Behandlung dar.

Um neuromuskuläre Dysbalancen zu behandeln bzw. durch Trainingsmaßnahmen zu beeinflussen, müssen die Ursachen bekannt sein. Der Ansteuerungsaspekt der Muskulatur muß verstärkt berücksichtigt werden, da sich morphologische Veränderungen der Muskulatur in erster Linie durch deren spezifischen Gebrauch bzw. Nichtgebrauch entwickeln.

Im sportlichen Bereich ist es auf jeden Fall sinnvoll, nicht nur den (symptomatischen) Behandlungsaspekt in den Vordergrund zu rücken, sondern es muß ein vielseitigeres Training angeboten werden, um neuromuskuläre Dysbalancen zu vermeiden (vgl. Tab. 3).

Tabelle 2: Faktoren neuromuskulärer Dysbalancen im klinischen und sportlichen Feld (Auswahl)

Faktoren	Randbedingung (Auswahl)	Effekt (Auswahl)	Autoren (Auswahl)
Alterseinflüsse	• Sozio-kulturelle Faktoren (Lebensstil) • Beschwerdeabhängige Schonung	• Mit zunehmendem Alter FT-Faseratrophie • Verminderung der Kontraktibilität • Zunehmende bindegewebige Einlagerungen	• Grimby 1994 • Israel 1994
Immobilisationseinflüsse mit spezifischer Reaktion	• Experimentelle Immobilisation • Funktionelle Atrophie	• Je nach Immobilisationsbedingung ST- oder FT-Faseratrophie	• Appell 1990, 1986a, 1986b • Baughner et al. 1985, 1980 • Grimby et al. 1980
Spezifik ders. Traumas Spezifik der Erkrankung	• Afferente Potenz der geschädigten Struktur • Poliomyelitis • Rheuma • Spastik, u. a.	• Je nach Erkrankung ST- oder FT-Faseratrophie • Veränderung der nervösen Ansteuerung • Veränderung der nervös-mechanischen Eigenschaften	• Janda und Bullock-Saxton 1995 • Eriksson 1981 • Dietz 1992 • Brügger 1980 • Freiwald 1996 • Freiwald et al. 1994
Afferente Einflüsse am Motoneuronenpool	• Alle Faktoren können potentiell auf die Interneurone laden • Psych. Aktiviertheit • Psych. Deaktivierung	• Verst. oder verminderte neuromuskuläre Aktivierung • Veränderung der Rekrutierungsfolge (ST-FT) • Synchronisationsphänomene	• Grimby und Hannerz 1970, 1968 • Stephens et al. 1978
Einseitige Beanspruchungen im Alltag und im Sport ohne adäquaten Ausgleich bzw. Behandlung	• Unterschiede zwischen der *notwendigen* Ausprägung einer neuromuskulären Dysbalance (Spezialnorm) und der behandlungsbedürftigen neuromuskulären Dysbalance	• Nervöse Ansteuerung (Kontraktur-Abschwächung) • Spezifische Anpassungen (ST-FT) • Koordinative Anpassungen (motorischer Stereotyp)	• Brügger 1980 • Engelhardt und Freiwald 1995 • Neumann 1995
Phylogenetische Faktoren	• Genetische Anlage • Widerspruch zwischen genetischer Anlage und zivilisatorischen Bedingungen	• Festlegung der evolutionär bewährten Reaktionsrichtung bei Störungen arthronaler Systeme • Spezifische neuromuskuläre Adaptation	• Israel 1994, 1995 • Roth 1982 • Schmidt 1975, 1988 • Freiwald 1996 • Tyldesley und Whiting 1975 • Keele und Summers 1976
Ontogenetische Faktoren (inkl. Psyche)	• Individuelle genetische Anlage und deren Ausnutzung • Alter • Geschlecht • Lebenssituation • Alltägliche und sportliche Anforderungen	• Ontogenetisch entwickelte, in der natürlichen Umwelt ursprünglich nicht vorgesehene künstliche Bewegungen, z. B. vorgegeben durch sportartspezifische Regel- und Bewertungssysteme führen bevorzugt zu neuromuskulären Dysbalancen	• Hermann und Eberspächer 1994 • Schildt-Rudloff 1995
Entzündung	• Trauma inkl. Op.-Trauma • Akutes Stadium • Chronisches Stadium • Chronisch-degenerative Erkrankungen	• Förderung der Beugermotoneurone • Hemmung der Streckermotoneurone	• Eriksson 1981 • Kniffki et al. 1981, 1979 • Mense 1995, 1988
Schmerz (lokal)	• Bewußte Wahrnehmung • Unbewußte Prozesse	• Auslösen spezifischer Reflexe • Förderung der Beugermotoneurone • Hemmung der Streckermotoneurone • Akute und chronische, somatische und psychische Anpassungen	• Brügger 1980 • Stokes und Young 1984 • Young 1993 • Young et al. 1986, 1983 • Mense 1995
Schwellung und Erguß	• Akuter Zustand • Chronischer Zustand	• Mit zunehmendem Gelenkerguß Hemmung der Streckermotoneurone	• DeAndrade et al. 1965 • Fahrer et al. 1988 • Spencer et al. 1984 • Young 1993
Blutsperre	• Zeitdauer der Blutsperre • Operativ bedingt • Experimentell bedingt • Traumatisch bedingt • Sekundäre Ischämie	• >1 Stunde Blutsperre führt zu massiver Schädigung bes. der ST-Fasern	• Appell et al. 1993 • Barnes und Williams 1987 • Jacobson et al. 1994

Tabelle 3: Ursachen, Symptome und Strategien bei neuromuskulären Dysbalancen im Sport

Bezeichnung	Symptom	Strategie
• Trainingsbedingte, leistungsvoraussetzende Dysbalancen (Normabweichungen, Spezialnorm)	• Hohe Leistungsfähigkeit • Beschwerdefreiheit	• Solange sie keine Beschwerden auslösen, sind sie nicht als pathologisch zu bewerten (pathogenetische Potenz)
• Reaktiv-symptomatische Dysbalancen	• Leistungsminderung • Beschwerden durch z. B. Arthrose, Blockierung, usw. • Dem pathogenen Mechanismus angepaßte Muskelaktivierung bzw. -hemmung, koordinatives Zusammenspiel	• Aufdecken und Behandeln des zugrundeliegenden pathogenen Mechanismus
• Reaktiv kompensatorische Dysbalancen	• Leistungsstabilität (meist auf reduziertem Niveau) • Beschwerdefreiheit oder geringe Beschwerden • An die pathogenetische Ursache angepaßte neuromuskuläre Reaktion (Aktivierung, Hemmung, koordinatives Zusammenspiel)	• Therapeutisches Unterstützen des kompensatorischen Mechanismus, z. B. bei vorderer Kreuzbandschädigung forciertes Training der Kniegelenkbeuger
• Alltagsbedingte, pathogenetisch wirkende Dysbalancen	• Beschwerden bei statischer und dynamischer Belastung • Spezifische neuromuskuläre Reaktion (Abschwächungen, Kontrakturen, Myogelosen, usw.)	• Veränderung des Alltags (Sitzhaltung, Arbeitshaltung, usw.) • Gezieltes (Ausgleichs-)Training
• Trainings- und wettkampfbedingte Dysbalancen mit pathophysiologischer Potenz	• Beschwerden • Leistungsminderung • Technikverlust • Ansteuerungsdefizite (Koordinationsstörungen)	• Trainingsplanung modifizieren (kurz-, mittel- und langfristig) • Ausgleichstraining (Kräftigung, Dehnung, Techniktraining, usw.) • Therapeutische Intervention (Arzt, Physiotherapeut) • Modifikationen der Regelwerke
• Dysbalancen als Ausdruck der Persönlichkeit	• (Beschwerden) • Haltung (Beobachtung, Messung) • Bewegung (Beobachtung, Messung, z. B. kleinräumige Bewegungen oder kyphosierte und innenrotierte Haltung bei depressiver Verstimmung)	• Pädagogische Intervention • Psychologische Intervention • Erfolgserlebnisse verschaffen

Literatur

1 Aglietti, B.: Results of surgical treatment of arthrofibrosis after ACL reconstruction. Knee Surgery Sports Traumatology Arthroscopy 1995; 3:83–89.
2 Franke, K.: Traumatologie des Sports. 3. Aufl., Stuttgart, Thieme, 1986.
3 Freiwald, J., Engelhardt, M.: Erweiterte ambulante Physiotherapie. TW Sport und Medizin 1995; 7:94–102.
4 Freiwald, J., Engelhardt, M.: Neuromuskuläre Dysbalancen in Medizin und Sport. Deutsche Zeitschrift für Sportmedizin 1996; 47: 99–106.
5 Freiwald, J.: Neuromuskuläre Veränderungen des Musculus quadrizeps femoris nach akuten und chronischen Kniegelenkschädigungen. Habilitationsschrift, Universität Dortmund, 1996.
6 Fu, F.H.: Sports injuries. Baltimore, Williams and Wilkins, 1994.
7 Hartel, W.: Sportverletzungen und Sportschäden. Stuttgart, Enke, 1994.
8 Hort, W., Flöthner, R.: Die Muskulatur des Leistungssportlers. Erlangen, Perimed, 1983.
9 Jerusalem, F., Zierz, S.: Muskelerkrankungen. Stuttgart, Thieme, 1991.
10 Muhr, G., Wagner, M.: Kapsel-Band-Verletzungen des Kniegelenkes. Berlin, Springer 1981.
11 Puhl, W.: Der Muskel. Uelzen, medizinisch literarische Verlagsgesellschaft, 1989.
12 Reid, D.C.: Sport injury assessment and rehabilitation. New York, Churchill Livingstone, 1992.
13 Renström, P.A.F.H.: Clinical practice of sports injury prevention and care. Oxford, Blackwell, 1994.
14 Rüthe, A., Trentz, O., Wagner, M.: Unfallchirurgie. München, Urban und Schwarzenberg, 1995.
15 Shelbourne, K.D., Patel, D.V.: Timing of surgery in anterior cruciate ligament-injured knees. Knee surgery sports traumatology 1995; 3:148–156.
16 Witzel, U.: Die Gelenke als hydraulisches System. 1. Intern. Symposium Sport und Medizin, Frankfurt, 1993.
17 Zichner, L., Engelhardt, M., Freiwald, J.: Die Muskulatur – sensibles integratives und meßbares Organ. Wehr, Ciba-Geigy, 1994.

Bänder und Sehnen

H. Krahl, M. Braun, S. Maibaum und G. Quack

Morphologie und biomechanische Grundlagen

Sehnen und Bänder sind dem straffen Bindegewebe zuzuordnen. Der makroskopische Bau eines Bandes zeigt dichtgepackte, avaskuläre Faserstrukturen. Mikroskopisch findet sich eine hypozelluläre Grundsubstanz mit Kollagenfasern. Biochemisch bestehen Bänder zu 60 bis 70 Prozent aus Wasser. Kollagen (Typ-I 90%, Typ-III 10%) macht bei den meisten Skelettbändern 70 bis 80 Prozent des Trockengewichtes aus. Proteoglykane, Elastin, nichtkollagene Glykoproteine und andere Substanzen bilden die restlichen 20 bis 30 Prozent des Trockengewichtes (13).

Bänder halten die gelenkbildenden Knochen zusammen und führen die physiologischen Gelenkbewegungen als passive Stabilisatoren (38). Bei jeder Gelenkstellung ist ein Bandanteil angespannt, um die artikulierenden Flächen zu leiten. Des weiteren spielen Bänder eine wichtige neurosensorische Rolle und dienen als Übermittler propriozeptiver Informationen. PAYR (43) sprach bereits 1927 über «die kinetische Kette» im Sinne einer durch Bänder initiierten Kooperation mit der Muskulatur.

Eine Sehne besteht mikroanatomisch aus parallelen Kollagenfaserbündeln, zwischen denen reihenförmig Fibrozyten liegen. Faserarme kleinste Bindegewebssepten fassen einige Kollagenbündel zu Primärbündeln zusammen. Diese bilden wiederum Sekundärbündel, umgeben von Peritendineum internum, welches Nerven und Gefäße führt. Die ganze Sehne wird vom Peritendineum externum, einem flächenhaften geflechtartigen Bindegewebe, umgeben, dem außen lockeres Bindegewebe als Paratendineum anliegt (36). Das lockere Gleitgewebe wird auch als Paratenon bezeichnet und ist durch einen vielblättrigen Gewebsaufbau gekennzeichnet, der das Aneinandervorbeigleiten einzelner Bindegewebsschichten erlaubt. Die einzelnen Blätter sind reichlich mit Gefäßen versorgt, zum einen zur Ernährung der Sehne, zum anderen, um Flüssigkeit für die Gleitschichten zu liefern (33).

Die führende Komponente der Sehne ist das Kollagen (zu 95% Typ-I) (26). Im Bindegewebe, welches die Sekundärbündel umgibt, verlaufen neben retikulären auch elastische Fasern (21).

Die Sehneninsertionen stellen eine stufenlose Verbindung zum Knochen her, wobei auf einer Strecke von etwa 1 mm Bindegewebe in Knochengewebe übergeht. Kollagene Fasern vermischen sich mit Faserknorpel, der im Übergang zum Knochen mineralisiert. Die Insertionen sind avaskulär (62).

Die Sehne hat als passives Element die Aufgabe, Kraftflüsse vom aktiven Element, dem Muskel, auf den Knochen zu übertragen (30), dabei sind die viskoelastischen Eigenschaften des Sehnengewebes hilfreich. Damit ist die Fähigkeit der Kraftverstärkung oder -dämpfung, der elastischen Energiespeicherung sowie der Beeinflussung des Muskeltonus verbunden (39).

Verletzungen der Bänder

Kontusionen und Distorsionen von Gelenkbändern treten besonders häufig bei Mannschafts- und Kontaktsportarten auf. Zerrungen sind als Verletzungen mit erhaltener Gelenkstabilität einzustufen, das Gewebe ist reversibel elastisch verformt. Dagegen führen Bandrupturen zur Gelenkinstabilität (11), ebenso knöcherne Bandausrisse.

Sport wird als Hauptursache der Ruptur des vorderen Kreuzbandes angesehen und mit einer Häufigkeit von etwa 30000 pro Jahr in Deutschland angegeben (19). Eine Analyse von 24 kontrollierten Studien ergab eine Häufigkeit von Sprunggelenksverletzungen im Sport zwischen 10 und 29 Prozent, davon betrafen mehr als die Hälfte den fibularen Kapselbandapparat (59).

Klinisch imponieren Schwellung, Hämatom, Druckschmerz am Bandansatz, schmerzhafte Funktionseinschränkung des betroffenen Gelenkes und seitendifferente Stabilität, sowie Gelenkerguß. Nach Anamnese und körperlicher Untersuchung folgen als diagnostische Standardverfahren Sonographie, Röntgenuntersuchung einschließlich gehaltener Aufnahmen, Arthrographie, Arthro-CT und Kernspintomographie.

Nach abschwellenden Maßnahmen und kurzfristiger Schonung kommt die frühfunktionelle Nachbehandlung bei Kontusion und Distorsion zur Anwendung. Bandrupturen werden abhängig von Lokalisation, Alter des Verletzten, ausgeübter Sportart, Leistungsniveau und Schweregrad entweder konservativ oder operativ behandelt.

Die Bandheilung wird nach Andriacchi (3) in vier Phasen eingeteilt. In den ersten 72 Stunden wird von einer Entzündungsphase gesprochen. Klinisch sind Hämatom, Schwellung, Rötung, Überwärmung und Schmerz vorherrschend. Histologisch finden sich Entzündungszellen (Leuko-, Lympho-, Monozyten) innerhalb der ersten 24 Stunden in der Rißzone. Vasodilatation (Histamin, Serotonin, Bradykinin, Prostaglandine) und erhöhte Kapillarpermeabilität (Bradykinin) erlauben eine Einwanderung der Entzündungszellen und verursachen das Ödem durch Transsudation. Am Ende der Entzündungsphase sind Fibroblasten sichtbar, die zunächst vermehrt Typ-III-Kollagen synthetisieren, welches für eine frühe Stabilisierung verantwortlich gemacht wird.

Die zweite Phase dauert ungefähr 6 Wochen. Ab der 2. Woche findet sich makroskopisch vaskularisiertes Granulationsgewebe zwischen den ödematösen Bandenden. Histologisch beherrschen Fibroblasten das Bild. Hauptsächlich wird nun Typ-I-Kollagen produziert, wobei die ursprüngliche dichte Bandstruktur noch nicht erreicht wird.

Die Phasen drei (Umbildung) und vier (Reifung) dauern zusammen ein Jahr und länger. Fibroblasten und Makrophagen werden weniger, das Narbengewebe wird gefäßärmer.

Die Vorteile einer chirurgischen Therapie werden in Abhängigkeit von der Lokalisation kontrovers diskutiert.

In der Literatur (59) finden sich für die fibulotalare Bandverletzung keine Beweise, daß Sportler von einer Operation profitieren. Sportfähigkeit tritt am schnellsten nach funktioneller Therapie mit einer Bandage oder Schiene für fünf bis sechs Wochen ein. Auch die Behandlung der medialen Kollateralbandruptur am Kniegelenk ist konservativ, wobei bessere Spätergebnisse nach funktioneller Therapie als nach Immobilisation erzielt werden (45).

Bei der vorderen Kreuzbandruptur wird die operative Behandlung gefordert (53). Band-Reinsertion und plastischer Ersatz kommen mit und ohne Augmentation zur Anwendung.

Fehlbelastungsfolgen bei insuffizienter Bandführung

Eine insuffiziente Bandführung führt zur chronischen Gelenkinstabilität mit unphysiologischen Bewegungsabläufen. Subluxationen und vorzeitige Arthroseentstehung können folgen (11).

Kräftigung der gelenkstabilisierenden Muskelgruppen und plastische Bandersatzoperationen sind beim Sprunggelenk und bei vorderer Instabilität des Kniegelenkes erforderlich. Langzeitergebnisse nach vorderem Kreuzbandersatz (Ligamentum patellae, Knochen-Band-Knochen-Transplantat) zeigen bessere Stabilität, geringeres Fortschreiten von Arthrose und höheren Anteil an Sportfähigkeit nach Operation bei veralteter vorderer Kreuzbandruptur im Vergleich zur konservativen Therapie (53).

Die Wirksamkeit äußerer Stabilisatoren zur Prophylaxe ist bei intakten Gelenken nicht belegt, nachgewiesen sind dagegen Einschränkungen des Bewegungsausmaßes und der Haltungskontrolle (6).

Bei Gelenkinstabilität mit schwacher muskulärer Gelenkführung sowie in der postoperativen Rehabilitation können Orthesen vorübergehend eingesetzt werden, um mit einem trophisch aufbauenden Training beginnen zu können. Sie schützen gegen unkontrollierte Extrembewegungen. Schließlich vermitteln sie noch einen Wärmeschutz (54).

Verletzungen der Sehnen

Komplette Sehnenrisse entstehen durch direkte äußere Gewalteinwirkung oder durch plötzliche Maximalbeanspruchung, wenn die Muskelkraft höher als die Reißfestigkeit der Sehne ist. Unter ungünstigen Belastungssituationen kann auch eine gesunde Sehne reißen (60). Meist besteht jedoch ein degenerativer, traumatischer oder toxischer Vorschaden der Sehne (11). Ätiologisch können rezidivierende Mikrotraumen, muskuläre Dysbalancen bei mangelnder Koordination und Abnahme der Durchblutung im Alter ebenfalls eine Rolle spielen (46).

Inkomplette Sehnenrupturen verlaufen schleichend durch wiederholte Mikrotraumen oder entstehen ebenfalls durch ein Akutereignis (1). Typisch ist Beschwerdelinderung im aufgewärmten Zustand, wenn die Belastung nicht zu hoch ist (11).

Auch mehrzeitige Rupturen sind möglich (Abb. 1).

Die Zugbelastung einer Sehne bei Eintritt des Sehnenrisses (Bruch) wird als Bruchlast in Newton angegeben. Die Bruchlast ist abhängig von der Verformungsgeschwindigkeit, dem Sehnenquerschnitt, dem Alter und dem Geschlecht. Höhere Zuggeschwindigkeit hat einen höheren Bruchlastwert zur Folge. Große Sehnen weisen maximale Bruchlasten um 10 000 Newton auf, je größer

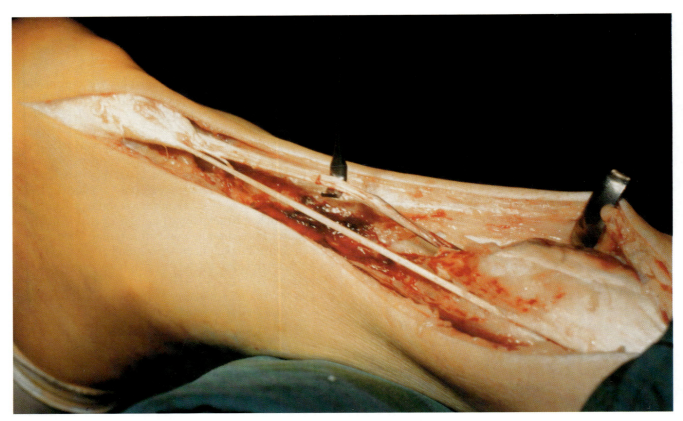

Abbildung 1: Mehrzeitige Achillessehnenruptur bei einem Freizeit-Badmintonspieler.

der Sehnenquerschnitt, desto höher die Bruchlast (5). Ältere Menschen und Frauen weisen geringere Sehnenquerschnitte auf. Ein Vergleich der Bruchlastwerte der Patellarsehnen von Frauen und Männern zeigte eine bis zu 28,8 Prozent geringere Bruchlast beim weiblichen Geschlecht (29).

Eine Sehne ist vulnerabler für eine Ruptur, wenn bei Belastung die Ausgangslänge der Muskel-Sehneneinheit kurz ist, der Muskel maximal kontrahiert ist oder wenn der Muskel erschöpft ist (4).

Der Muskel-Sehnen-Übergang, der freie Sehnenverlauf und die Ansatzzone am Knochen können betroffen sein. Eine Untersuchung bezüglich der Rißlokalisation am Beispiel der Achillessehne (24) fand Rupturen zu 1,3 Prozent am Muskel-Sehnenübergang, 97 Prozent rein tendinös und 1,6 Prozent Ausrißfrakturen am Kalkaneus. Zwischen 2,5 und 4 cm oberhalb des Fersenbeinansatzes weist die Achillessehne eine sanduhrförmige Einschnürung mit dem geringsten Querschnitt auf, diese Region gilt als Prädilektionsstelle für eine Ruptur (61).

Klinisch tritt bei Sehnenrupturen ein heftiger, peitschenhieb- oder messerstichartiger Schmerz auf, manchmal sind Rißgeräusche hörbar. Eine Schwellung durch Hämatom, Ödem und retrahierten Muskelbauch tritt schnell ein, damit sind Funktionseinschränkungen des betroffenen Muskels und Gelenkes verbunden.

Sonographie der betroffenen Muskel-Sehneneinheit und Röntgenuntersuchung zum Ausschluß knöcherner Läsionen gehören zur apparativen Standarddiagnostik.

Die Sehnenheilung läuft vergleichbar den wiederherstellenden Vorgängen nach einer Bandruptur ab. In der ersten Phase (Entzündungsphase) wandern Abwehrzellen in die Wundlücke und phagozytieren nekrotisches Gewebe. Nach drei Tagen schließt sich die zweite (reparative) Phase an, der Kollagengehalt steigt kontinuierlich in den folgenden vier Wochen an. Schließlich folgt die Phase des Umbaus, die mehr als ein Jahr umfassen kann (15).

Dieser Heilungsvorgang wird durch äußere Umstände beeinflußt. Immobilisation der Wunde verzögert die Entwicklung der Festigkeit (25) und reduziert die Kollagensynthese (40). Frühe kontrollierte passive Bewegung und Anspannung sind verbunden mit einem nutritiven Effekt und beeinflussen entsprechend dem Wolff'schen Gesetz für den Knochen die Ausrichtung der Kollagenmoleküle in den Fasern (12). Voraussetzung für eine feste Sehnenheilung ist, daß der Abstand zwischen den Sehnenenden so gering wie möglich gehalten wird: Je größer die Lücke, desto schlechter die Heilungsresultate (55).

Die Therapie ist abhängig von der betroffenen Sehne und der Rißlokalisation. Primäre Naht oder Reinsertion sind gängige Verfahren. Die Nahttechnik muß eine gute Adaptation der Rißenden gewährleisten. In Ausnahmefällen sind plastische Eingriffe erforderlich.

Auch konservative Behandlung kommt zur Anwendung. Als Beispiel sei die Achillessehnenruptur genannt. Dynamische sonographische Primärdiagnostik zur Bestimmung der Sehnenlücke wird angewandt (64). Konservativ-funktionelle Therapie in einem Spezialschuh mit Fersenerhöhung wird empfohlen, wenn die sonographische Sehnenlücke nicht größer als 2 mm ist (47). Beim Sportler ist die operative Rekonstruktion die Methode der Wahl, da die Gefahr einer funktionell zu langen Sehne oder Reruptur zu groß ist. Die postoperative Rehabilitation der frischen Achillessehnenruptur erfolgt frühfunktionell mit einem hochschaftigen Stabilschuh (52).

Zur Prophylaxe zählen Aufwärm- und Kompensationstraining, korrekte Technik und Ausrüstung, Einhalten von Spielregeln, sportmedizinische Betreuung, ausreichende Regenerationszeiten und Harmonisierung von Sehnen- und Muskelquerschnittsvergrößerung beim Krafttraining.

Fehlbelastungsfolgen an Sehnen

Insertionstendopathien entstehen durch über längere Zeit andauernde Druck- oder Zugwirkungen auf die Ansatzzonen, wenn das bradytrophe Gewebe keine ausreichende Zeit zur Regeneration hat. Sind Überlastung oder rezidivierende Mikrotraumatisierung alleinige Ursache, spricht man von primärer Insertionstendopathie. Treten disponierende Faktoren wie Stoffwechsel-, Durchblutungsstörungen, angeborene Strukturschwäche, toxische Schädigung oder Muskelverspannung in den Vordergrund, liegt eine sekundäre Insertionstendopathie vor.

Der Schmerz führt zur Erschlaffung der beteiligten Muskulatur und Verspannung des Synergisten. Betroffen sind insbesondere Ansatzstrukturen, die stark belastet sind oder relativ ungeschützt unter der Haut liegen (5).

Akute oder chronische Überlastungen können zum Sehnenödem und nachfolgender Entzündungsreaktion führen. Bei weiterer mechanischer Überlastung können sich Nekrosen, Kalkablagerungen und partielle Rupturen entwickeln (Tendinose) (18).

Die entzündlichen Veränderungen finden sich insbesondere im peritendinösen Gewebe und werden für die Schmerzen der chronischen Tendinose verantwortlich gemacht (63). Die mikroskopischen Charakteristika der Sehne sind zerrissene Fasern, eingewanderte Fibroblasten, keine oder wenige Entzündungszellen und vaskularisiertes, atypisches Granulationsgewebe.

Neben den mechanischen Faktoren spielen trophische Störungen eine wichtige Rolle, welche durch Vergrößerung der Transitstrecke (9) bedingt sind. Hinzu kommt die spärliche Gefäßversorgung der Sehne im Vergleich zur Muskulatur (27, 48, 2) und die paradoxe arterielle Ischämie bei sportlicher Belastung (28).

Bei Sportlern ist der hohe Prozentsatz von Tendopathien der unteren Extremität auffällig. Am häufigsten ist die Knieregion betroffen (Tab. 1). An zweiter Stelle steht die Achillodynie (Peritendinitis-, Bursitis achillae mit Haglundexostose, dorsaler Fersensporn und Sehnenverknöcherung) (11).

Anamnestisch sind die Trainingsbedingungen und Bewegungsabläufe zu erfassen. Oft sind zu hoher Trainingsumfang und ungenügende Regenerationszeiten Ursache für die Beschwerden. Druckschmerz im Sehnenverlauf oder am Sehnenansatz, Kraftlosigkeit des zugehörigen Muskels und Verhärtung der Muskelsynergisten sind typische Symptome.

Das Sehnen- und Hüllgewebe ist mit der Sonographie aussagekräftig zu beurteilen. Die Röntgenaufnahme ist bei der Erkennung von knöchern-mechanischen Ursachen jedoch unerläßlich. Die Kernspintomographie liefert gute Strukturdarstellungen des Sehnengewebes. Im Vordergrund steht die Behandlung der entzündlichen Reaktion insbesondere des peritendinösen Gewebes (Tab. 2).

Krankengymnastisch werden muskuläre Ungleichgewichte behoben. Elektrostimulationsmethoden, Intensionsübungen nach Foerster mit dem Faradayschen Schwellstrom und geschwellter Mittelfrequenzstrom vom Typ Wymoton sind verbreitet (54).

Lokale kristalline Kortikoidinjektionen in das Gleitgewebe kommen in der Akutphase und im chronischen Stadium zur Anwendung. Intratendinöse und insertionsnahe Instillation sollen streng vermieden werden (Sehnennekrosen, verminderte Belastbarkeit) (32).

Bei Therapieversagen kann eine operative Intervention erforderlich werden (Paratenektomie, Sehneneinkerbung oder -desinsertion, Exzision von degenerativen Veränderungen, Sehnenanfrischung durch Stichelung und eventuell plastische Sehnenverstärkung).

Überlegungen zur Prophylaxe müssen dämpfendes Schuhwerk, geeignete Bodenbeläge (10), Sportschuhkorrekturen (z. B. zur Reduzierung der Pronation beim Läufer) (51), konstitutionelle Gegebenheiten (Achsabweichungen, Knochenvarianten), dosiertes Training sowie optimale Technik und Ausrüstung (z. B. Schlagtechnik und Schlägerwahl beim Tennis) (5) berücksichtigen.

Die Entzündungsreaktion der Sehnenscheide kann zu Stenosierung und nachfolgend zu Gefäßproliferation und Verklebung mit der Sehne führen. Ist das erste dorsale Sehnenfach der Hand (Mm.extensor pollicis brevis und abductor pollicis longus) betroffen, spricht man von Tendovaginitis stenosans de Quervain (Symptom des schnellenden Fingers). Abzugrenzen sind Entzündungen des reinen Gleitgewebes vor allem im Bereich der Fingerstrecker (Paratenonitis crepitans). Schwellung, Rö-

Tabelle 1: Verteilung der Tendopathien auf einzelne Körperabschnitte [%] (nach 5)

	Sportler (N = 238, Becker, W. und Krahl, H. 1978)	Allg. Krankengut (N = 1485, Schneider, H. 1959)
Schulter	10,5	37,8
Ellenbogen	7,1	27,0
Hand	5,9	8,2
Becken/Hüfte	13,0	6,7
Untere Extremität (gesamt)	63,4	20,2
Knie	37,8	
Achillessehne	25,6	

Tabelle 2: Therapie der primären Tendopathien modifiziert nach Krahl, H. und Hanstein von K. 1986 (30)

Therapieart	Akute Form	Chronische Form
Verbände	Ruhigstellung und Entlastung	funktionelle Verbände
lokale Pharmaka	Antiphlogistika, Eis	hyperämisierende Pharmaka, Moorpackungen
orale und parenterale Pharmaka	Antiphlogistika	
Massage	Lymphdrainage	Friktion, Unterwassermassage
Elektrotherapie	Diadynamik, Interferenz, Ultraschall	Iontophorese
Röntgentherapie	Entzündungsbestrahlung	Entzündungsbestrahlung
Reiztherapie	Akupunktur	Akupunktur
Druckwellentherapie		Stoßwellentherapie
operative Therapie		verschiedene Techniken

tung, Druck- und Bewegungsschmerzen sind symptomatisch für beide Entzündungsbilder; bewegungsabhängige Reibegeräusche («Schneeballknirschen») können hörbar sein. Typische Lokalisationen der Tendovaginitis sind die handgelenksnahen Beugesehnenscheiden bei Geräteturnern, Kletterern und Ruderern sowie die lange Bicepssehne bei Wurfsportlern. Die Therapie ist konservativ durch Schonung, kurzfristige Immobilisation, Eisbehandlung, Antiphlogistika, Ultraschall und Interferenzströme. Einmalige paratendinöse Cortisoninjektion in der Akutphase führt zur raschen Besserung durch entzündungs- und proliferationshemmende Wirkung («Mesenchynarkose») (31). Stenosierende Veränderungen müssen manchmal operativ durch Inzision oder Resektion behandelt werden (44).

Sehnenverknöcherung, Sehnenverkalkung

Die Tendinitis ossificans entsteht posttraumatisch, funktionsabhängig als Anpassungsreaktion oder durch entzündliche Schädigung. In der Sehnenansatzzone führt sie wegen mechanischer Irritationen häufiger zu Symptomen. Beschwerden sind jedoch nicht immer vorhanden. Bei symptomatischen Verknöcherungen bleibt meist nur die operative Intervention.

Abzugrenzen sind Sehnenverkalkungen (Tendinitis bzw. Tendinosis calcarea). Die Ätiologie und Pathogenese der typischerweise an der Schulter vorkommenden Verkalkungen sind unklar. Einerseits wird eine Hypovaskularisation der Rotatorenmanschette, andererseits ein degenerativer Zelluntergang oder eine Stoffwechselstörung als auslösende Ursache vermutet (37). Durch einen unbekannten Stimulus soll Hydroxylapatit von Faserknorpelzellen gebildet werden (14). Spontanheilung ist die Regel, jedoch gibt es immer wieder Verläufe mit jahrelang anhaltenden Ruhe- und Bewegungsschmerzen. Die Therapie beginnt konservativ. Extrakorporale Stoßwellentherapie wird mit guten Ergebnissen angewandt (37).

Sehnenluxationen

Anlagebedingte oder posttraumatische Schäden von Sehnengleitlagern können zu habituellen Sehnenluxationen führen. Bei forcierter Plantarflexion (Absprung) kann es zur Peronealsehnenluxation kommen. Flacher Sulcus bicipitalis und ein lockeres Ligamentum humeri transversum führen zur Subluxation der langen Bicepssehne bei Außenrotation in Elevation (Kraulschwimmen, Fecht- und Wurfbewegung, Schmetterschlag bei Volleyball). Tendovaginitis der langen Bicepssehne kann die Folge sein. Eine korrekte technische Durchführung der Bewegungsabläufe (Schmettern nicht zu weit hinten, Wurf nicht zu weit vom Kopf entfernt) gehört zur Prophylaxe. Therapeutisch sind vorübergehende Vermeidung subluxierender Bewegungen sowie Rotatorenmanschettenkräftigung erforderlich. Bei Persistenz bleibt der Versuch der operativen Sanierung der Sehnenführung (50).

Schleimbeutel

Schleimbeutel dämpfen die Sehne gegen darunter liegende Knochenstrukturen und können auch an mechanisch belasteten Stellen neu entstehen. Bursitiden entstehen traumatisch durch Eröffnung des Schleimbeutels mit bakterieller Infektion, durch chronische mechanische Belastung oder chemisch durch Metaboliteneinlagerung (Kalk). Betroffen sind insbesondere Ellenbogen (Torhüter-Hechtsprung), Schulter, Tuber calcanei, Patella und Hüftgelenk. Rötung, Schwellung, Fluktuation, Belastungsschmerz und Funktionseinschränkung imponieren klinisch. Offene Verletzungen erfordern die Bursektomie. Hämatome werden punktiert (11). Ruhigstellung, Kühlung, und bei aseptischen Entzündungen Kortikoid-Infiltration kommen bei akuter Bursitis zur Anwendung (57). Im chronischen Stadium können Schonung, physikalische Therapie, Punktion und anschließende Kompression versucht werden. Bei Rezidiven erfolgt die Bursektomie.

Ganglien

Ganglien werden heute als Neubildungen (ganglioplastische Tumore) angesehen (11). Früher hielt man sie für Degenerationszysten oder synoviale Keimverlagerungen. Im Lumen findet sich fadenziehendes, klares Schleimmaterial. Häufige Lokalisationen sind das Handgelenk, die Fingerbeuger und der Fuß, auch kann Meniskusgewebe Ursprung eines Ganglions sein. Sollten Berührungsempfindlichkeit, Bewegungsschmerzen oder mechanisch ungünstige Voraussetzungen vorliegen, so ist die operative Exstirpation angezeigt.

Literatur

1 Allenmark, C.: Partial achilles tendon tears. Clin Sports Med 1992; 11:759–769.
2 Anderson, W., Moore, R.: Clinico-pathological study of the shoulder joint. 2. Canadian Conference on Research in Rheumatic Disease. Toronto, 1960, p.1808.
3 Andriacchi, T. et al.: Ligament: Injury and repair. In: Woo, S.L.-Y., Buckwalter, J.A. (eds.): Injury and repair of the musculosceletal soft tissues. American Academy of Orthopedic Surgeons Symposium, Illinois, 1988.
4 Barfred, T.: Experimental rupture of the achilles tendon: Comparison of various types of experimental rupture in rats. Acta Orthop Scand 1971; 42:528–543.
5 Becker, W., Krahl, H.: Die Tendopathien. Stuttgart, Thieme, 1978.
6 Bennell, K.L., Goldie, P.A.: The differential effects of external ankle support on postural control. J Orthop Sports Phys Ther 1994; 20:287–295.
7 Binkley, J.M., Peat, M.: The effect of immobilisation on the ultrastructure and mechanical properties of the medial collateral ligament of rats. Clin Orthop 1986; 203:301–308.
8 Clancy, W.G. jr: Tendonitis and plantar fasciitis in runners. In: D'Ambrosia, R., Dez, D. jr (eds.): Prevention and treatment of running injuries. Thorofare, Charles B. Slack, 1982, pp.77–82.
9 Cotta, H., Dettmer, N.: Ergebnisse der Bindegewebsforschung und ihre Bedeutung für Erkrankungen des Stütz- und Bewegungsapparates. Arch. orthop. Unfall-Chir. 1960; 52:217.
10 Ehricht, H.G., Passow, G.V.: Achillodynie-Achillessehnenruptur. Med. u. Sport 1972; 12:333.
11 Feldmeier, C.: Grundlagen der Sporttraumatologie. München, Zenon-Medizin, 1986.
12 Forrester, J.C., Zederfeldt, B.H., Hayes, T.L.: Wollf's law in relation to the healing skin wound. J Trauma 1970; 10:770–779.
13 Frank, C. et al.: Normal ligament: structure, function, and composition. In: Woo, S.L.-Y., Buckwalter, J.A.: Injury and repair of the musculosceletal soft tissues. American Academy of Orthopedic Surgeons Symposium, Illinois, 1988.
14 Gärtner, J., Heyer, A.: Tendinosis calcarea der Schulter. Orthopäde 1995; 24:284–302.
15 Gelberman, R. et al.: Tendons. In: Woo, S.L.-Y., Buckwalter, J.A.: Injury and repair of the musculosceletal soft tissues. American Academy of Orthopedic Surgeons Symposium, Illinois, 1988.
16 Gerber, C.: Die Gelenkinstabilität als Grundlage chronischer Schäden am Bewegungsapparat. Schweiz. Z. Sportmed. 1983; 31:37.
17 Giove, T.P., Miller, S.J., Kent, B.A.: Nonoperative treatment of the torn anterior cruciate ligament. J Bone Joint Surg 1983; 65:184.
18 Glatthaar, E.: Über Tendinosen. Dtsch. Z. Chir. 1944; 258:393.
19 Gotzen, L., Petermann, J.: Die Ruptur des Vorderen Kreuzbandes beim Sportler. Chirurg 1994; 65:910–919.
20 Groh, P.: Infektionstherapie der Insertionstendopathien. Physiotherapie 1974; 5:307.
21 Hall, M.C.: The locomotor system. Functional histology. Springfield/Ill., Thomas, 1965.
22 Hertel, P., Cierpinski, T.: Muskel- und Sehnenverletzungen beim Sportler. Chirurg 1994; 65:934–942.
23 Hess, H.: Sportverletzungen. München, Luitpold-Werke, 1984.
24 Holz, U.: Achillessehnen-Ruptur und Achillodynie. Fortschr. Med. 1980; 98:1517.
25 Hunt, T.K., Van Winkle, W. jr: Normal repair. In: Hunt, T.K., Dunphy, J.E. (eds.): Fundamentals of wound management. New York Appleton-Century-Crofts, 1979, pp.2–67.
26 Idler, R.S.: Anatomy and biomechanics of the digital flexor tendons. Hand Clin 1985; 1:3–11.
27 Koelliker, A. (Hrsg.): Handbuch der Gewebelehre des Menschen. Leipzig, Engelmann, 1852.
28 Könn, G.: Morphologie der spontanen Sehnenzerreißung und ihre gutachterliche Beurteilung. Unfallmed. Tag. d. Landesverb. d. gewerbl. Berufsgenossensch. 1970; 9:91.

29 Krahl, H.: Das elastomechanische Verhalten der Patellarsehne. Sportarzt und Sportmedizin 1977; 10: 285–289.
30 Krahl, H., Hanstein von, K.: Tendopathien. In: Jaeger, M., Wirth, C. J. (Hrsg.): Praxis der Orthopädie. Stuttgart–New York, Thieme, 1986, S.568–573.
31 Krahl, H., Plaue, R.: Sehnenrupturen nach Cortisoninjektionen. Med. u. Sport 1971; 11:264.
32 Krahl, H., Langhoff, J.: Degenerative Sehnenveränderungen nach lokaler Kortikoidanwendung. Z. Orthop. 1971; 109:501.
33 Lang, J.: Über das Verschiebegewebe der Achillessehne. Anat. Anz. 1960; 108:15.
34 Laros, G. S., Tipton, C. M., Cooper, R. R.: Influence of physical activity on ligament insertions in the knees of dogs. J Bone Joint Surg 1971; 53A:275–286.
35 Leadbetter, W. B.: Corticosteroid injection therapy in sports injuries. In: Leadbetter, W. B., Buckwalter, J. A., Gordon, S. L. (eds.): Sports-induced inflammation. American Academy of Orthopedic Surgeons Symposium, Illinois, 1990.
36 Leonhardt, H.: Histologie, Zytologie und Mikroanatomie des Menschen. Stuttgart–New York, Thieme, 1985.
37 Loew, M., Jurgowski, W., Thomsen, M.: Die Wirkung extrakorporaler Stoßwellen auf die Tendinosis calcarea der Schulter. Urologe (A) 1995; 34:49–53.
38 Markolf, K. L., Mensch, J. S., Amstutz, H. C.: Stiffness and laxity of the knee, - the contributions of the supporting structures. J Bone Joint Surg 1976; 58A:583–594.
39 Merker, H. J., Barrach, H. J.: Stoffwechsel und die Sehne. In: Groher, W., Noack, H. (Hrsg.): Sportliche Belastungsfähigkeit des Haltungs- und Bewegungsapparates. Symposium Berlin 1981. Stuttgart, Thieme, 1982, S.295.
40 Munro, I. R., Lindsay, W. K., Jackson, S. H.: A synchronous study of collagen and mucopolysaccharide in healing flexor tendons of chicken. Plast Reconstr Surg 1970; 45:493–501.
41 Nirschl, R. P.: Rotator cuff tendinitis: Basic concepts of pathoetiology. In: Barr JS jr (ed.): American Academy of Orthopedic Surgeons, Instructional Course Lectures. XXXVIII. American Academy of Orthopedic Surgeons, 1989, pp.439–450.
42 O'Donoghue, D. H. et al.: Repair and reconstruction of the anterior cruciate ligament in dogs: Factors influencing longterm results. J Bone Joint Surg 1971; 53A:710–718.
43 Payr, E.: Der heutige Stand der Gelenkchirurgie. Arch. Klin. Chir. 1927; 148:404–521.
44 Plaue, R.: Diagnose und Therapie der Tendopathien im Hand- und Ellenbogenbereich. In: Blauth, W., Koob, E. (Hrsg.): Praktische Orthopädie. Bd. III, Vordruck. Bruchsal, 1972.
45 Pförringer, W., Beck, N., Smasal, V.: Konservative Therapie der Rupturen des medialen Kollateralbandes am Knie. Ergebnisse einer vergleichenden Nachuntersuchung. Sportverletzung – Sportschaden 1993; 7:13–7.
46 Resch, H., Breitfuß, H.: Spontane Sehnenrupturen. Orthopäde 1995; 24:209–219.
47 Richter, J. et al.: Sportfähigkeit nach konservativ-funktioneller versus operativer Behandlung von akuten Achillessehnenrupturen. Zentralbl. Chir. 1994; 119:538–544.

48 Schneider, H.: Die Abnützungserkrankungen der Sehnen und ihre Therapie. Stuttgart, Thieme, 1959.
49 Schneider, P. G.: Der Tennis-Ellenbogen. Diagnostik 1972a; 5:448.
50 Segesser, B.: Sportverletzungen und Sportschäden im Schulterbereich. In: Pförringer, W., Rosemeyer, B., Bär, H.-W. (Hrsg.): Sport, Trauma und Belastung; Beiträge zur Sportmedizin. Bd. 24. Erlangen, Perimed, 1985, S.499–515.
51 Segesser, B.: Achillodynie und tibiale Schmerzzustände. In: Pförringer, W., Rosemeyer, B., Bär, H.-W. (Hrsg.): Sport, Trauma und Belastung; Beiträge zur Sportmedizin. Bd. 24. Erlangen, Perimed, 1985, S.606–612.
52 Segesser, B., Goesele, A., Renggli, P.: Die Achillessehne im Sport. Orthopäde 1995; 24:252–267.
53 Seitz, H. et al.: Langzeitergebnisse nach vorderem Kreuzbandersatz im Vergleich zur konservativen Therapie. Chirurg 1994; 65:992–998.
54 Senn, E.: Physikalische Behandlungsmöglichkeiten bei Sport- und Überlastungsschäden. In: Steinbrück, K. (Hrsg.): Sportverletzungen und Überlastungsschäden. Wehr, Ciba-Geigy, 1992, S.51–63.
55 Seradge, H.: Elongation of the repair configuration following flexor tendon repair. J Hand Surg 1983; 8:182–185.
56 Steinbrück, K.: Epidemiologie von Sportverletzungen. In: Steinbrück, K. (Hrsg.): Sportverletzungen und Überlastungsschäden. Wehr, Ciba-Geigy, 1992, S.9–15.
57 Steinbrück, K.: Therapie von Überlastungsschäden in der Sporttraumatologie. In: Steinbrück, K. (Hrsg.): Sportverletzungen und Überlastungsschäden. Wehr, Ciba-Geigy, 1992, S.31–35.
58 Tipton, C. M. et al.: Influence of exercise on strength of medial collateral knee ligaments of dogs. Am J Physiol 1970; 218:894–902.
59 Tiling, T. et al.: Die akute Außenbandverletzung des Sprunggelenkes beim Sportler. Chirurg 1994; 65:920–933.
60 Wilhelm, K., Kreusser, T.: Belastbarkeit von Kapsel- und Sehnengewebe. Sportverl. Sportschad. 1990; 4:14–21.
61 Wilhelm, K.: Neue Aspekte zur Genese der Achillessehnenruptur. Zentralblatt für Chirurgie 1977; 102(13):794–801.
62 Woo, S. L.-Y. et al.: Insertions. In: Woo, S. L.-Y., Buckwalter, J. A. (eds.): Injury and repair of the musculosceletal soft tissues. American Academy of Orthopedic Surgeons Symposium, Illinois, 1988.
63 Woo, S. L.-Y., Tkach, L. V.: The cellular and matrix response of ligaments and tendons to mechanical injury. In: Leadbetter, W. B., Buckwalter, J. A., Gordon, S. L. (eds.): Sports-induced inflammation. American Academy of Orthopedic Surgeons Symposium, Illinois, 1990.
64 Zwipp, H. et al.: Ein innovatives Konzept zur primärfunktionellen Behandlung der Achillessehnenruptur. Sportverl. Sportschad. 1990; 4:29–35.

Streßreaktionen

K.-H. Graff

Streßfrakturen sind Überlastungsschäden des Knochens durch wiederholte und stereotype Beanspruchungen. Da es sich bei der «Ermüdung» um ein physiologisches Phänomen handelt, sollte der Begriff «Ermüdungsfraktur» nicht verwendet werden. Der Terminus «Streßfraktur» gibt das Übermaß an mechanischem Reiz treffender wieder. Bei atypischer Darstellung in bildgebenden Verfahren oder rein szintigraphischem Befund sollte er durch den Begriff «Streßreaktion» ersetzt werden (Graff et al., 1987). Die rechtzeitige Erkennung verkürzt die Ausheilung. Die späte Diagnose führt zur verzögerten Heilung und zu erheblichen Trainingsausfällen.

Ätiologie

Für die Entstehung von Streßfrakturen ist das Überschreiten der individuellen Belastbarkeitsgrenze des Knochens verantwortlich (6, 41, 55, 59). Der enge Zusammenhang zwischen Belastungs- und Trainingsformen und der Lokalisation des Schadens deutet auf die mechanische Komponente bei der Entstehung hin (9, 17, 18, 19, 21, 25, 36, 39, 41, 45). So werden bei Läufern und Springern die Reaktionen des Knochens fast ausschließlich an der unteren Extremität beobachtet. Übermäßige oder ungewohnte Beanspruchungen führen zur mechanischen «Zermürbung» des Knochens (fatigue fracture), «normale» mechanische Beanspruchungen können Knochengewebe geringerer Festigkeit schädigen (insufficiency-fracture) (46). Individuelle Unterschiede in der Gewebefestigkeit, Robustheit und Trainingstoleranz bei Sportlern existieren, wenn sie auch durch diagnostische Verfahren oft schwer zu erfassen sind. Der Zusammenhang zwischen Knochenfestigkeit und hormoneller Konstellation ist bekannt. Polytope Streßfrakturen in kurzer zeitlicher Abfolge ohne «übermäßige» Beanspruchung bei Athletinnen mit auffallenden Hormonprofilen (reduzierte osteogene Hormone) und verminderten Knochendichtewerten wurden beschrieben (21, 22, 23, 37, 60).

Die «Knochenfraktur» wird definiert als vollständige oder unvollständige Kontinuitätstrennung eines Knochens (8, 27). Streßfraktur und traumatische Fraktur unterscheiden sich allerdings in der Dynamik der Entstehung, dem Beschwerdeverlauf und der Morphologie.

Im Gegensatz zur «traumatischen Fraktur» ist eine komplette Kontinuitätstrennung bei Streßfrakturen im Sport selten. Die Beschwerden führen in der Regel vor der Fraktur zur Belastungsunfähigkeit und die Form der umschriebenen Zerstörung des Knochens ist oft nicht frakturtypisch.

Anstelle eines Frakturspaltes sieht man nicht selten Defektzonen der Knochenstruktur, die sowohl in den bildgebenden diagnostischen Verfahren als auch morphologisch Kriterien einer Osteonekrose erfüllen (19, 21, 24). Der Begriff «Streßreaktion» ist in diesen Fällen sinnvoller, da der Blick des Unerfahrenen nicht zwangsläufig auf einen Frakturspalt im Röntgenbild fixiert wird (21).

Diagnostik

Streßfrakturen kann man in zwei Kategorien einteilen: Die «gängigen» Formen und die Sonderformen. Zur ersten Gruppe gehören die Streßfrakturen im Mittelfußbereich, an der Fibula, der Tibia o. ä. Die Diagnostik von Sonderformen kann auch Experten Schwierigkeiten bereiten. Hierzu gehören Streßreaktionen mit fehlender oder untypischer Darstellung in bildgebenden Verfahren, Streßfrakturen mit atypischem Beschwerdebild und klinischem Verlauf sowie seltener Lokalisation (z. B. Handwurzel, Fußwurzel, Beckenregion). Anamnestisch hinweisend ist die zunehmende Belastungsunfähigkeit für dynamische und besonders reaktive Trainings- und Belastungsformen (z. B. Sprünge und Landungen).

Der klinische Befund kann sehr diskret sein. Lokale Periostschwellungen sind bei einigen Formen typisch (Mittelfußknochen, Tibia, Fibula), bei anderen Formen kaum anzutreffen (Hand-, Fußwurzel). Akute Verlaufsformen mit plötzlichem Beschwerdebeginn oder mit akuter Verschlimmerung bereits vorhandener Beschwerden kommen vor. Typisch ist hierbei der plötzliche, heftige lokale Schmerz oder eine schmerzbedingte Instabi-

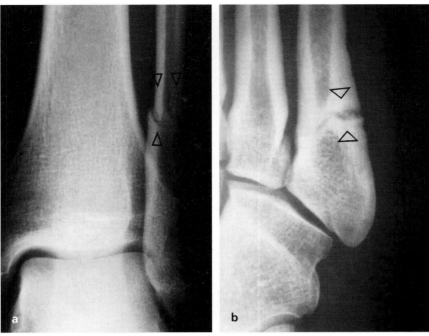

Abbildung 1: Typische Streßfrakturen am Wadenbein links und fünften Mittelfußknochen rechts. Bruchspalt sichtbar, keine Periostreaktion, kein perifokaler Callus.

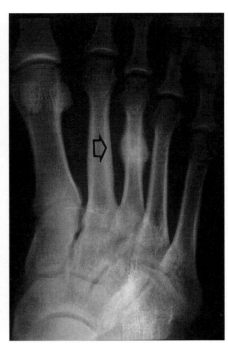

Abbildung 2: Typische Streßfraktur am dritten Mittelfußknochen («Marschfraktur») mit Bruchspalt und perifokalem Callus.

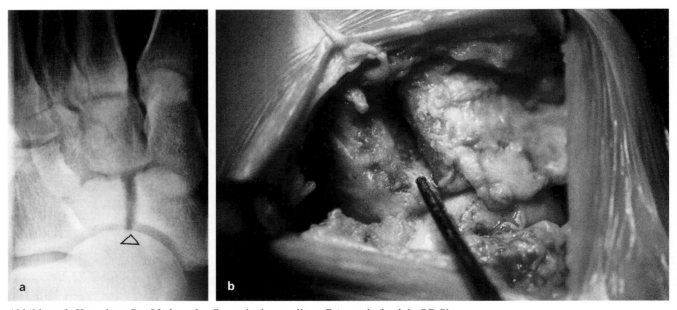

Abbildung 3: Komplette Streßfraktur des Os naviculare pedis. a. Röntgenbefund, b. OP-Situs.

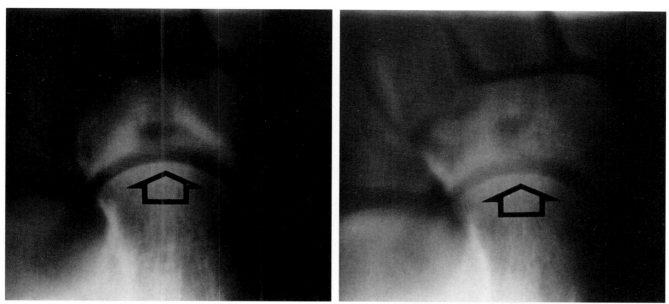

Abbildung 4: Streßreaktion mit flächiger Zerstörung der Knochenstruktur am Os naviculare pedis im Sinne einer Osteonekrose.

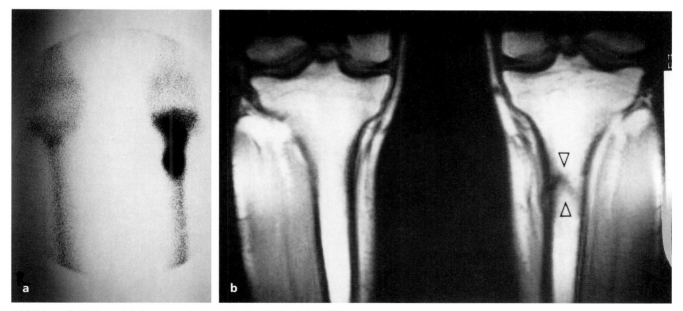

Abbildung 5: Tibiastreßfraktur. a. szintigraphischer Befund, b. MRT.

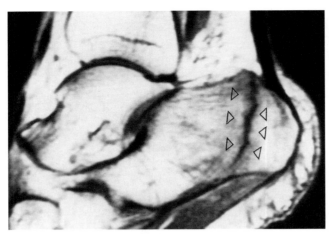

Abbildung 6: Fersenbeinstreßfraktur im MRT.

lität der Bewegungsausführung mit anschließender Belastungsunfähigkeit (z. B. beim Aufsetzen des Fußes, bei Absprung oder Landung). Die richtige Einschätzung des Beschwerdebildes kann durch Diskrepanzen zwischen subjektiven Beschwerden, klinischem und vor allem auch radiologischem Befund erschwert werden. Die korrekte Diagnose verzögert sich häufig durch die Annahme von «Überlastungsbeschwerden», «Knochenhautentzündungen» und «Sehnenscheidenentzündungen».

Die Röntgenaufnahme stellt das erste bildgebende Verfahren beim Nachweis einer Streßfraktur dar. Radiologische Kriterien der Streßfrakturen wurden von Wilson und Katz 1969 ausführlich dargestellt (59), sie wurden von Graff et al. 1987 ergänzt (21). So können je nach Lokalisation und Knochenart (Röhren-, spongiöser Knochen) Frakturlinien vorhanden sein oder fehlen. Es können periostale Reaktionen, endostale Verdichtungen, fokale Sklerosierungen und externe Kallusbildungen beobachtet werden. Das Stadium des Schadens zum Zeitpunkt der Diagnose beeinflußt erheblich die Darstellung im Röntgenbild (6). Zielaufnahmen und Tomogramme ergänzen bei besonderen Fragestellungen (44, 54), bei seltener Lokalisation oder fraglichen Befunden. MRT und Computertomogramm haben das traditionelle Röntgentomogramm in der weitergehenden Diagnostik verdrängt (4, 32, 56). Ausmaß und Stadium der Schädigung und perifokale Gewebereaktion stellen sich insbesondere im Bereich der spongiösen Knochenregionen (z. B. Handwurzel, Fußwurzel) unvergleichlich früher und besser dar und erleichtern wesentlich die Frage, ob die Behandlung konservativ oder operativ erfolgen soll.

Das Szintigramm erfaßt normalerweise frühzeitig Streßfrakturen und Streßreaktionen (14, 19, 47). Es handelt sich hierbei allerdings um eine unspezifische Untersuchungsmethode (15, 47). Die Mehranreicherung des radioaktiven Kontrastmittels an einem Knochenabschnitt ist lediglich Hinweis auf eine vermehrte Knochendurchblutung. Bei Sportlern aus Disziplinen mit sehr dynamischen Bewegungsformen (z. B. Springer, Sprinter) kann eine vermehrte Speicherung des radioaktiven Kontrastmittels in bevorzugt beanspruchten Skelettanteilen eine biopositive Durchblutungssteigerung auf den Belastungsreiz hin anzeigen (21). Bei unkritischer Überbewertung des szintigraphischen Befundes besteht die Gefahr der «falsch positiven Diagnose». So erklären sich unerwartete «polytope» Streßfrakturen im Rahmen der szintigraphischen Abklärung von Verletzungen. Bei dringendem klinischen Verdacht auf eine Streßfraktur und negativem Röntgenbefund sollte die Indikation zur Szintigraphie an anhaltende oder sich verschlimmernde, belastungsabhängige Beschwerden gebunden sein. Als Entscheidungshilfe unter zeitlichem Druck oder bei unklarer, seltener und/oder der klinischen Untersuchung schwer zugänglicher Lokalisation kann die Szintigraphie auch früher gerechtfertigt sein. Da Streßfrakturen/-reaktionen im Sport bei überwiegend teils sehr jungen Menschen auftreten, ist jedoch die zu schnelle und häufige Durchführung der szintigraphischen Untersuchung im Beschwerdefall abzulehnen. Die Szintigraphie darf nicht als allgemeine Suchmethode die exakte klinische Untersuchung ersetzen. Aufgrund der frühen Darstellung von Veränderungen der Knochenstruktur im CT und MRT kann auf die zusätzliche Strahlenbelastung vorher oft verzichtet werden.

Differentialdiagnose

Differentialdiagnostisch sind bei Streßfrakturen die chronisch sklerosierende Osteomyelitis, das osteogene Sarkom, die Osteomalazie (Looser-Umbauzonen), das Osteoid-Osteom (6) sowie die Osteonekrose des Knochens (21) zu berücksichtigen. Die Differenzierung «Streßfraktur – belastungsinduzierter Reizzustand» in Gelenken ist schwierig. Speziell bei negativem Röntgenbefund und positivem Szintigramm unterliegt die primäre Beurteilung hier dem diagnostischen Fingerspitzengefühl und der Erfahrung des Untersuchers (21). Als Sonderfall gelten angeborene Teilungen und Separierungen von Skelettanteilen ohne Krankheitswert (z. B. Os naviculare pedis bipartitum, Sesambeine der Großzehe) (32).

Therapie

Streßfrakturen werden allgemein als therapeutisch unproblematisch angesehen. Vorherrschendes Therapieprinzip ist das konservative Vorgehen durch Trainingspause und relative oder komplette Immobilisierung. Selten und speziell an Fuß- und Handwurzel sowie am Oberschenkel ist die operative Versorgung kompletter oder inkompletter Formen angezeigt (13, 15, 19, 19, 32, 42, 48, 55). Knochenfrakturen lösen gesetzmäßige

Reaktionen des ortsständigen Gewebes aus, die zu einer Wiederherstellung der Knochenkontinuität führen sollen. Voraussetzung für die regelrechte Knochenfrakturheilung sind der innige Kontakt der «Knochenfragmente», die ununterbrochene Ruhigstellung und die ausreichende lokale Durchblutung (1). Unter diesen Gesichtspunkten nimmt die Streßfraktur eine Sonderstellung ein. Der innige Kontakt der Knochenfragmente ist bis auf seltene Ausnahmen primär erhalten. Die relative Ruhigstellung ist durch Trainingsreduktion bei normaler Alltagsbelastung für einige Formen der Streßfrakturen ausreichend. Die mangelhafte Durchblutung, wie sie im Bereich der direkten Strukturschädigung mikroangiographisch nachgewiesen wurde (Torg et al., 1982), ist bei manchen Streßfrakturen offensichtlich ein wesentlicher Faktor für die oft langwierige Heilung bis zur vollen Belastungsfähigkeit. Die im Szintigramm darstellbare Mehrdurchblutung ist Hinweis für das reparative Bemühen des ortsständigen, perifokalen Gewebes.

Die Vorbeugung von Sportverletzungen und Fehlbelastungsfolgen setzt die kritische Auseinandersetzung mit den möglichen Ursachen voraus. Als Ursachen von Streßfrakturen am Skelett wurden Diskrepanzen zwischen allgemeiner Belastungsfähigkeit und geforderter Beanspruchung diskutiert (z.B. «Marschfraktur» bei Soldaten, Breithaupt 1855). Im Sport spielt nachweislich das Einwirken spezieller Beanspruchungsformen die wesentliche Rolle für die sportart- und disziplinspezifische Entstehung von Streßreaktionen des Knochens. Die Analyse der geforderten Trainingsformen, Trainingsfrequenzen und die individuellen Trainingstoleranzen ist für die Vorbeugung Pflicht (19, 21, 35, 36).

Literatur

1. Adler, C.P.: Knochenkrankheiten. Stuttgart–New York, Thieme 1983.
2. Allen, Murray, E., M.D.: Stress Fracture of the Humerus. A case study. The American Journal of Sports Medicine 12, No 3, 1984.
3. Branch, T., Partin, C., Chamberland, P., Emeterio, E., Sabetelle, M.: Spontaneous freactures of the humerus during pitching. The American Journal of Sports Medicine, Vol 20, No 4 (1992), 468–470.
4. Breitner, S., Yousri, T.: Die Streßfrakturen der Tibia im Kernspintomogramm. Sportschaden–Sportverletzung, Stuttgart–New York, Thieme, Heft 1 (1993).
5. Caine, D., Roy, S., Singer, K.M., Broekhoff, J.: Stress changes of the distal radial growth plate. A radiographic survey and review of the literature. The American Journal of Sports Medicine, Vol 20, Nr. 3 (1992), 290–298.
6. Daffner, H., M.D.: Stress Fractures. Current Concepts. Skeletal Radiology 2 (1978), 221–229.
7. David, R., Brill, M.D.: Sports Nuclear Medicine Bone. Imaging for Lower-Extremity Pain in Athletes. Clinical Nuclear Medicine. 8 (1983), 101–106.
8. Debrunner, A.M.: Orthopädie. Die Störungen des Bewegungsapparates in Klinik und Praxis. Bern–Stuttgart–Wien, Huber 1983.
9. Devas, M.B.: Stress Fracture of the Tibia in Athletes or «Shin Soreness». The Journal of Bone and Joint Surgery. 40 B, No 2 (1958).
10. Devas, M.B.: Stress Fractures in Children. The Journal of Bone and Joint Surgery, 45 B, Nr. 3 (1963), 528–541.
11. Donati, R.B., Echo, B.S., Powell, C.E.: Bilateral tibial stress fractures in a six-year-old male. A case report. The American Journal of Sports Medicine, Vol 18, No 3 (1990), 323–325.
12. Farquharson-Roberts, M.A., Fulford, P.C.: Stress fracture of the Radius. The Journal of Bone and Joint Surgery, 62 B, 2, May 1980.
13. Fullerton, L.R., Snowdy, H.A.: Femoral Neck Stress Fractures. The American Journal of Sports Medicine, Vol 16, No 4 (1988), 365–377.
14. Geslien, G.E., Thrall, I.H., Espinosa, J.L., et al.: Early Detection of Stress Fractures Using 99 TC-Polyphosphate. Radiology 121 (1976), 683–687.
15. Georgen, T.G. et al.: Tarsal Navicular Stress Fractures in Runners. AJR 136 (1981), 201–203.
16. Giladi, M., Milgrom, C., Simkin, A., Danon, Y.: Stress Fractures. Identifiable Risk Factors. The American Journal of Sports Medicine, Vol 19, No 6 (1991), 647–652.
17. Graff, K.H., Krahl, H.: Überlastungsschäden im Fußbereich beim Leichtathleten. Leichtathletik, Nr. 3 (1984), S. 81–87.
18. Graff, K.H., Schoemaecker, H.J., Krahl, H.: Überlastungsreaktionen und -schäden des Fußes. In: Training und Sport zur Prävention und Rehabilitation in der technisierten Umwelt. Hrsg.: Franz, I.W., Mellerowicz, H., Noack, W. Berlin–Heidelberg, Springer 1985.
19. Graff, K.H., Krahl, H., Kirschberger, R.: Streßfrakturen des Os naviculare pedis. Z. Orthop. 124 (1986), 228–237, Stuttgart, Enke.
20. Graff, K.H.: Beurteilung der Sporttauglichkeit aus orthopädischer Sicht. Deutsche Zeitschrift für Sportmedizin, Heft 1, 1987.
21. Graff, K.H., Heinold, D.: Streßrekationen am knöchernen Skelett des Athleten. Sportverletzung–Sportschaden. Heft 1, 1987, Stuttgart–New York, Thieme.
22. Graff, K.H.: Sind Streßfrakturen «Hormonfrakturen»? Zur aktuellen Diskussion über die Ursachen dieses Sportschadens. Sportverletzung–Sportschaden. 5 (1991), 74–76.
23. Graff, K.H.: Abschließende Stellungnahme: Sind Streßfrakturen «Hormonfrakturen»? Sportverletzung–Sportschaden. 5 (1991), 79–80.
24. Graff, K.H.: Streßfrakturen- Streßreaktionen. In: Wirth, C.J. (Hrsg.): Überlastungsschäden im Sport. Stuttgart–New York, Thieme 1993, 185–192.
25. Graff, K.H.: Seltene Formen von Streßschäden bei Athleten. In Vorbereitung 1996.
26. Hille, E.: Dehnungsmeßtechnische Untersuchungen am Os naviculare pedis. In: Cotta, H., Krahl, H., Steinbrück, K. (Hrsg.): Die Belastungstoleranz des Haltungs- und Bewegungsapparates. Stuttgart, Thieme 1980.
27. Jäger, M., Wirth, C.J.: Praxis der Orthopädie. Stuttgart–New York, Thieme 1986.
28. Johansson, C., Ekenman, I., Törnkvist, H., Eriksson, E.: Stress Fractures of the Femoral Neck in Athletes. The Consequence of a Delay in Diagnosis. The American Journal of Sports Medicine, Vol 18, No 5 (1990), 524–528.
29. Johnson, A.W., Weiss, C.B., Wheeler, D.L.: Stress Fractures of the Femoral Shaft in Athletes – More Common than ex-

pected. The American Journal of Sports Medicine, Vol 22, No 2 (1994), 248–255.
30 Kadel, N.J., Teitz, C.C., Kronmal, R.A.: Stress fractures in ballet dancers. The American Journal of Sports Medicine, Vol 20, No 4 (1992), 445–449.
31 Keene, J.S., Lash, E.G.: Negative Bone Scan in a Femoral Neck Stress Fracture. The American Journal of Sports Medicine, Vol 20, No 2 (1992), 234–239.
32 Khan, K.M., Fuller, P.J., Brukner, P.D., Beng, C.K., Burry, H.C.: Outcome of conservative and surgical management of navicular stress fracture in athletes. Fighty-six cases proven with computerized tomogrpahie. The American Journal of Sports Medicine, Vol 20, No 6 (1992), 657–666.
33 King, W.D., Wiss, D.A., Ting, A.: Isolated fibular shaft fracture in a sprinter. The American Journal of Sports Medicine, Vol 18, No 2 (1990), 209–210.
34 Köhler, A., Zimmer, E.A.: Grenzen des Normalen und Anfänge des Pathologischen im Röntgenbild des Skeletts. Stuttgart–New York, Thieme 1982.
35 Krahl, H., Knebel, K.P., Steinbrück, K.: Kinematographische Untersuchungen zur Frage der Fußgelenkbelastung und Schuhversorgung des Sportlers. Orthopädische Praxis Nr. 11 (1978), 821–824.
36 Krahl, H., Knebel, K.P.: Medizinische und trainingsmethodische Aspekte der Absprungphase beim Flop. Leistungssport Nr. 6/1978, 501–506.
37 Leinberry, C.F., McShane, R.B., Stewart, W.G., Hume, E.L.: A displaced subtrochanteric stress fracture in a young amenorrheic athlete. The American Journal of Sports Medicine, Vol 20, No 4 (1992), 485–487.
38 Meuermann, K.O.A., Elfving, S.: Stress Fractures in Soldieres: A Multifocal Bone Disorder. Radiology 134 (1980), 483–487.
39 Norfrey, J.F. et al.: Early Confirmation of Stress Fractures in Joggers. JAMA 243 (1980), 1647–1649.
40 Orava, S., Myllylä, T.: Streßfrakturen der Sesambeine des ersten Metatarsophalangealgelenkes. Bericht über 5 Fälle bei Sportlern. Med. und Sport 22 (1982), 4–5.
41 Orava, S., Puranen, J., Ala-Ketola, L.: Stress fractures caused by physical exercise. Acta orthop. scand. 49 (1978), 19–27.
42 Orava, S., Hulkko, A.: Delayed unions an nonunions of stress fractures in athletes. The American Journal of Sports Medicine, Vol 16, No 4 (1988), 378–382.
43 Orava, S., Karpakka, J., Hulkko, A., Takala, T.: Stress avussion fracture of the tarsal navicular. An uncommon sports-related overuse injury. The American Journal of Sports Medicine, Vol 19, No 4 (1991), 392–395.
44 Pavlow, H., Torg, J.S., Freiberger, R.H.: Tarsal Navicular Stress Fractures: Radiographic Evaluation. Radiology 148 (1983), 641–645.

45 Pecina, M., Bojanic, I., Dubravcic, S.: Stress Fractures in Figure Skaters. The American Journal of Sports Medicine, Vol 18, No 3 (1990), 277–279.
46 Pentcost, R.L., Murray, R.A., Brindlay, H.H.: Fatigue, Insufficiency and Pathologic Fractures. J. Amer. med. Ass. 187 (1964), 111–114.
47 Prather, J.L., Musynowitz, M.L., Snowdy, H.A. et al.: Scinigraphic Findings in Stress Fractures. The Journal of Bone and Joint Surgery. 59 A (1977), 869–874.
48 Reider, B., Yurkofsky, J., Mass, D.: Scapohid waist fracture in a weight lifter. A case Report. The American Journal of Sports Medicine, Vol 21, No 2 (1993), 329–331.
49 Rettig, A.C., M.D: Stress fracture of the ulna in an adolescent tournament tennis player. The American Journal of Sports Medicine. 11 (1983).
50 Schils, J., Hauzeur, J.P.: Stress fracture of the sacrum. The American Journal of Sports Medicine, Vol 20, No 6 (1992), 769–770.
51 Strudwick, W.J., S. Goodman: Proximal fibular stress facture in an aerobic dancer. A case report. The American Journal of Sports Medicine, Vol 20, No 4, (1992), 481–482.
52 Tanabe, S., MD, Nakahira, J., Bando, E., Yamaguchi, H., Miyamoto, H., Yamamoto, A.: Fatigue fracture of the ulna occuring in pitchers of fast-pitch softball. The American Journal of Sports Medicine, Vol 19, No 3 (1991), 317–321.
53 Teitz, C.C., Harrington, R.M.: Patellar stress fracture. The American Journal of Sports Medicine, Vol 20, No 6 (1992), 761–765.
54 Torg, J.S., et al.: Stress Fractures of the Tarsal Navicular. The Journal of Bone and Joint Surgery. Vol 64-A, Nr. 5 (1982), 700–712.
55 Towne, L.C., Blazina, M.E., Cozen, L.N.: Fatigue Fracture of the Tarsal Naviculare. The Journal of Bone and Joint Surgery. 52 A (1970), 376.
56 Wagenitz, A., Hoffmann, R., Vogt, Th., Südkamp, N.P.: Verbesserte Diagnostik von Streßfrakturen durch Kontrast-MRT. Sportverletzung–Sportschaden. Stuttgart–New York, Thieme, Heft 3 (1994), 143–145.
57 Ward, W.G., Bergfeld, J.A., Carson, W.G.: Stress Fracture of the Base of the Acromial Process. The American Journal of Sports Medicine, Vol 22, No 1 (1994), 146–147.
58 Wilkerson, R.D., Johns, J.C.: Nonunion of an Olecranon Stress Fracture in an adolescent Gymnast. The American Journal of Sports Medicine, Vol 18, No 4 (1990), 432–434.
59 Wilson, E.S., Katz, F.N.: Stress Fractures. Radiology 92 (1969), 481–486.
60 Wurster, G.: Stellungnahme zum Beitrag: Sind Streßfrakturen «Hormonfrakturen»? Sportverletzung–Sportschaden, 5 (1991), 77–78.

4. Sporttraumatologische Probleme verschiedener Altersstufen

Jugendliche: Apophysen- und Epiphysenverletzungen

H. Krahl, C. Radas und H.-G. Pieper

Apophysenabrißverletzungen beim Jugendlichen

Die Apophysen entstehen als Knochenfortsätze mit sekundären Ossifikationszentren im 2. Lebensjahrzehnt und sind über eine Wachstumsfuge mit dem Skelett verbunden (25). Die Apophysen dienen den Sehnen als Insertionen (Tab. 1).

Im Wachstumsalter sind die Apophysen besonders verletzungsgefährdet (durch Erhöhung der endogenen STH-Produktion kommt es zur Resistenzminderung der Apophysenwachstumsfugen). Die Elastizität des kindlichen Knorpels geht verloren und die Festigkeit des erwachsenen Knorpels ist noch nicht erreicht (21). Das erhöhte Verletzungsrisiko resultiert auch aus dem verstärkten Wachstum der Muskulatur und dem in diesem Lebensalter noch unkoordinierten und unökonomischen Bewegungsmuster.

Ruckartige explosive Muskelkontraktionen können beim Jugendlichen zu Abrißverletzungen der Apophysen führen (64). Die Abrißverletzungen treten altersspezifisch zwischen dem 14. und 16. Lebensjahr (11, 12, 15, 29, 30, 48, 58, 60, 74) und geschlechtsspezifisch (Jungen: Mädchen = 9:1) auf (52). Steinbrück et al. (64) fanden 94 Prozent der Verletzungen der Beckenapophysen bei männlichen Jugendlichen.

Verletzungsmuster

Die Apophysenabrißverletzung ist auch von sportartspezifischen Belastungsmechanismen abhängig. Die Verletzungen treten gehäuft bei Sportarten mit explosionsartigen maximalen Kraftentfaltungen (Sprung- und Wurfdisziplinen) (9, 17, 64) auf.

Neben den Streßfrakturen zählen die Apophysenabrißfrakturen im Bereich der Hüfte und des Beckens zu den häufigsten knöchernen Verletzungen des jugendlichen Athleten (69).

Die häufigste Ursache für Verletzungen der Apophyse der Spina iliaca anterior superior sind ruckartige Anspannungen der Mm.sartorius und tensor fasciae latae in Streckstellung der Hüfte bei Laufdisziplinen (Start von Kurzstrecken), bei Sprungdisziplinen, beim Ausholen zum Schuß beim Fußball, beim Verhindern eines Sturzes beim alpinen Skisport, bei Ausweichmanövern beim Boxen und beim Speerwerfen (17, 33, 62).

Typische Sportarten für Abrißverletzungen der Apophyse der Spina iliaca anterior inferior (Abb. 1), ausgelöst durch hohe Zugkräfte am punktförmigen Ursprung des M.rectus femoris, sind der Sprint (Startphase), der Schuß beim Fußball, der Weitsprung, das Speerwerfen sowie unkoordinierte Muskelaktionen beim drohenden Sturz (17, 33, 62).

Ursächlich für Verletzungen der Apophyse des Tuber ossis ischii (Abb. 2–3) sind vorrangig Sprungdisziplinen, der Schuß beim Fußball, der Sprint und insbesondere der Spagat (Turnen, Ringen, Fußball) (17, 33, 64). Für diese Bewegungsabläufe ist eine kraftvolle Beugung im Hüftgelenk bei gleichzeitiger Streckung im Kniegelenk und eine plötzliche Abduktion typisch. Krahl et al. (31, 33) fanden im Durchschnitt 7 Jahre nach dem Trauma drei verschiedene Verlaufsformen der Apophysenverletzung des Tuber ossis ischii, die z. T. mit der Bildung grotesker Pseudotumoren einhergingen und in 40 Prozent der Fälle zu Funktionseinschränkungen und subjektiven Beschwerden geführt hatten.

Die Abrißverletzung der Apophyse der Crista iliaca

Tabelle 1: Die an den Apophysen inserierende Muskulatur

Apophyse	Muskel	Funktion
Spina iliaca anterior superior	M. tensor fasciae latae M. sartorius	Hüftflexion und -abduktion, Knieextension Hüftflexion, -abduktion, -außenrotation, Knieflexion, -innenrotation
Spina iliaca anterior inferior	M. rectus femoris	Knieextension, Hüftflexion
Tuber ossis ischii	M. semitendinosus M. semimembranosus M. biceps femoris caput logum M. quadratus femoris	Knieflexion, -innenrotation, Hüftextension Knieflexion, -innenrotation, Hüftextension Knieflexion, -außenrotation, Hüftextension Hüftaußenrotation, -adduktion
Crista iliaca	M. gluteus maximus M. gluteus medius	Hüftextension, -abduktion, -adduktion, -außenrotation Hüftabduktion, -innen- und -außenrotation
Trochanter minor	M. iliopsoas	Hüftflexion, -außenrotation, LWS-Seitbeugung
Tuberositas tibiae	M. quadriceps femoris	Knieextension, Hüftflexion
Epicondylus humeri ulnaris	M. pronator teres M. flexor carpi radialis M. palmaris longus M. flexor digitorum superficialis M. flexor carpi ulnaris M. flexor pollicis longus	Ellenbogenpronation, -flexion Ellenbogen- und Handgelenkflexion Ellenbogen- und Handgelenkflexion Flexion D II-V, Ellenbogen- und Handgelenkflexion Ellenbogen- und Handgelenkflexion Flexion D I, Handgelenkflexion

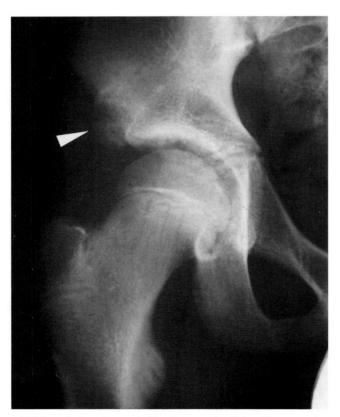

Abbildung 1: Apophysenabrißverletzung der Spina iliaca anterior inferior bei einem 16jährigen Fußballspieler.

wird durch einen kräftigen Zug der Glutealmuskulatur verursacht (17). Der Trochanter minor ist hinsichtlich der Abrißverletzung wesentlich häufiger betroffen als der Trochanter major (23). Die Verletzung des Trochanter minor wird durch maximale Zugwirkung des M.iliopsoas bei unkoordinierten Bewegungen oder bei maximaler Überstreckung im Hüftgelenk und damit Überdehnung des M.iliopsoas beim Start von Kurzstrecken- oder Eisschnellauf und beim Hochsprung ausgelöst (17, 28).

Neben den häufigen Verletzungen am Becken findet sich aber auch eine Reihe weiterer Apophysenfrakturen. Hierbei stehen Verletzungen der unteren Extremitäten im Vordergrund (17, 47). Die Abrißfrakturen der Tuberositas tibiae treten typischerweise zwischen dem 11. und 16. Lebensjahr auf (6, 35). Schwöbel (59) beschrieb 7 Fälle von Apophysenverletzungen der Tuberositas tibiae bei Jugendlichen (13–16 Jahre) als typische Sportverletzung beim Fußball und bei Sprungdisziplinen ausgelöst durch eine kräftige Quadricepskontraktion bei Kniebeugung. Derselbe Mechanismus liegt den Abrißverletzungen der Skifahrer (35) zugrunde.

An der oberen Extremität konzentrieren sich die Apophysenverletzungen auf den Ellenbogen (17). Der Apophysenabriß des Epicondylus humeri ulnaris findet sich bei Sportarten, für die wiederholte Wurfbewegungen charakteristisch sind (Ballsportarten) (47) sowie als direkte Traumafolge (Sturz auf den Ellenbogen, gewalt-

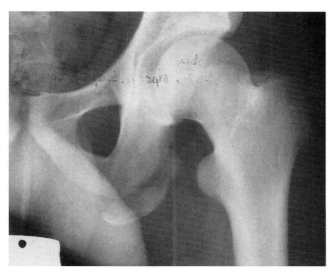

Abbildung 2: Apophysenabrißfraktur des Tuber ossis ischii links bei einem 16jährigen 100m-Sprinter.

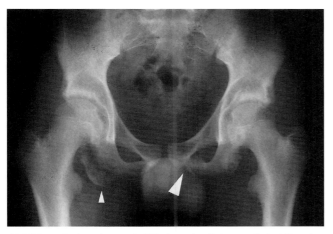

Abbildung 3: Apophysenabrißfraktur des Tuber ossis ischii rechts bei einem 11jährigen Jungen durch Spagat. Nebenbefund der kontralateralen Seite: Osteonecrosis ossis pubis (M. van Neck), reaktive Veränderungen im Sinne einer Insertionstendinose am Tuber ossis ischii.

sames Überstrecken) beim Turnen, Fußball und Judo (5, 60). Apophysenabrißfrakturen des Epicondylus humeri radialis, des Olecranon, des Tuberculum majus und des Processus coracoideus treten nur sehr selten auf (17). In den meisten Fällen ist ein direktes Trauma für die Verletzung ursächlich.

Als mögliche seltene Ursache für persistierende Rückenbeschwerden bei Athleten wird die Fraktur der lumbalen Wirbelapophysen beschrieben (44, 63). Dornfortsatzabrißfrakturen, verursacht durch einen abrupten Zug der inserierenden Rückenmuskulatur, finden sich insbesondere bei Wurfdisziplinen und beim Kunstturnen (60), Abrisse der Dorn- und Querfortsätze im LWS-Bereich, ebenfalls verursacht durch Muskelzug, beim Gewichtheben, Rudern und Ringen (17).

Therapie

Die Therapie der Apophysenverletzungen ist in der Mehrzahl der Fälle konservativ (1, 9, 47, 50, 53, 56, 64, 65). Steinbrück et al. (64) und Feldmeier (17) empfehlen zur Behandlung der Apophysenabrißverletzung der Spinae iliacae anterior superior et inferior und des Tuber ossis ischii eine konservative Behandlung mit einer 2- bis 4wöchigen Bettruhe in entlastender Position. Unseres Erachtens ist eine symptomatische Therapie unter Vermeidung von Extrembewegungen ausreichend. Aufgrund des leichten Zugangs wird von einigen Autoren bei Apophysenabrißverletzungen der Spina iliaca anterior superior bei Leistungssportlern und bei Verlagerung des Fragmentes durch Muskelzug die Zugschraubenosteosynthese diskutiert, da die Deformierung der Spina eine Leistungsminderung bedingen kann und die operative Versorgung eine frühzeitige Rückkehr zum Sport ermöglicht (17, 32, 58, 66, 73). Die Ausheilung der Apophysenverletzung des Tuber ossis ischii führt gelegentlich zu einer ausgeprägten überschießenden Knochenneubildung («Pseudotumor» nach Krahl et al.) (31, 33), die in seltenen Fällen einen Sekundäreingriff nötig machen kann (3, 30, 51). Für Abrißverletzungen des Trochanter minor und major wird ebenfalls die konservative Therapie empfohlen. Bei stärkerer Dislokation ist die operative Intervention in Betracht zu ziehen (17).

Beim vollständigen Abriß der Tibiaapophyse (Typ I und III nach Watson-Jones) (68) ist eine offene Reposition und Refixation angezeigt (22, 24, 57), bei unvollständiger Fraktur (Typ II) ist auch ein konservatives Vorgehen möglich (60). Aufgrund der Pseudarthrosengefahr und Irritationsmöglichkeit des N.ulnaris werden dislozierte Apophysenabrißfrakturen des Epicondylus humeri ulnaris reponiert und refixiert (17). Bei Olekranonabrißfrakturen ist eine exakte Reposition und Refixation anzustreben, da das Olekranon einen Anteil des Humeroulnargelenkes darstellt. Bei chronischen Beschwerden nach Dorn- oder Querfortsatzabrißverletzungen ist eine Resektion der entsprechenden Fragmente möglich.

Epiphysenverletzungen beim Jugendlichen

Die Epiphysenfuge ist eine Knorpelscheibe, die sich am proximalen und distalen Ende eines Röhrenknochens zwischen Diaphyse und Epiphyse befindet. Sie ist, als Ort des Längenwachstums des kindlichen Skeletts, gegenüber auftretenden Kräften stärker gefährdet als die an den Bewegungen beteiligten Sehnen und Bänder (47). So kommt es bei Jugendlichen, ausgelöst durch einen heftigen Schlag oder eine Verdrehung der Extremität, zu einem Riß oder einer Fraktur des Epiphysenfugengewebes (17, 34, 47). Die Einteilung der Epiphysen-

Tabelle 2: Einteilung der Epiphysenverletzungen

Pathologie	Salter u. Harris[55]	Müller u. Ganz[49]	Aitken[2]
komplette Lyse	1	A1	–
partielle Lyse mit metaphysärem Fragment	2	A2	I
partielle Lyse mit epiphysärem Fragment	3	B1	II
epimetaphysäres Fragment	4	B2	III
Ausriß des periepiphysären Ringes	–	B3	–
Defekt des periepiphysären Ringes	–	B4	–
Epiphysenstauchung	5	C	–

verletzungen erfolgt nach deskriptiv-pathologischen und therapeutisch-prognostischen Gesichtspunkten (Tab. 2). Die Folgen derartiger Verletzungen können, in Abhängigkeit vom jeweiligen Entwicklungs- und Verletzungsstadium sowie der Lokalisation der betroffenen Epiphysenfuge (Abb. 4), zu gravierenden Wachstumsstörungen und Achsenabweichungen des verletzten Knochens führen (55).

Bei etwa 10 bis 15 Prozent der kindlichen und jugendlichen Frakturen handelt es sich um Epiphysenverletzungen, wobei die Finger und der distale Unterarm am häufigsten betroffen sind (13, 17). Die wenigsten Verletzungen gehen mit Langzeitschäden einher.

Mit dem Schluß der Epiphysenfugen endet die Gefahr für eine Fraktur mit resultierenden Wachstumsstörungen in diesem Bereich. Die meisten Fugen sind im Alter von 18 Jahren nicht mehr nachweisbar. Die Fuge des distalen Humerus schließt sich als erste im Alter von 14 bis 16 Jahren, die des distalen Radius kann bis zum 25. Lebensjahr bestehen (17).

Verletzungsmuster

Die Epiphysenverletzungen entstehen durch verschiedene Mechanismen. Football, Rugby und Eishockey gelten aufgrund der hohen Geschwindigkeiten als gefährdend (47). Die Epiphysenverletzung der oberen Extremität kommt besonders häufig beim Eis- und Rollschuhlaufen, Skateboardfahren, Geräteturnen, Radfahren und Fußballspielen vor, die der unteren Extremität vor allem beim Skilaufen, Fußball, Leichtathletik und Rodeln (17). Unfallmechanismen für Verletzungen der Epiphysenfugen am Knie sind insbesondere direkte

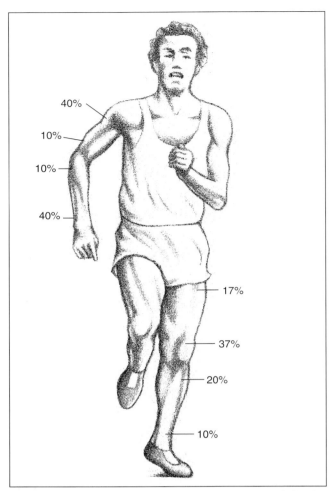

Abbildung 4: Die Verteilung des Längenwachstums auf die einzelnen Epiphysenfugen.

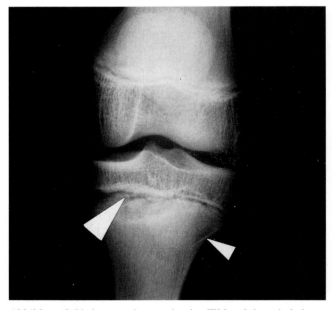

Abbildung 5: Verletzung der proximalen Tibiaepiphyse bei einem 16jährigen Fußballspieler (Typ Aitken I (2)); großer Pfeil: Epiphysiolyse; kleiner Pfeil: metaphysäres Fragment.

Makrotraumen in Form heftiger Stöße und Tritte (20, 45) (Abb. 5). Epiphysenlösungen und -frakturen der distalen Tibia und Fibula treten gehäuft bei harten oder mißglückten Landungen und bei den Abgängen von Turngeräten auf und können als «verstauchte Knöchel» verkannt werden (71).

Verletzungen der Schulter treten beim jugendlichen Sportler relativ häufig auf, wobei in erster Linie die proximale Humerusepiphysenfuge verletzt wird (7, 42). Wiederholtes kraftvolles Werfen kann, ebenso wie ein direktes Makrotrauma, zu einer Separation oder Fraktur der proximalen Humerusepiphyse führen (47).

Therapie

Die Therapie der Epiphysenverletzungen richtet sich nach dem Typ der Verletzung (Tab. 2). So erfordert die Epiphysiolyse bzw. die Lyse mit metaphysärem Dreieck (Aitken I, Salter u. Harris 1 und 2) (2, 55) die meist problemlos durchzuführende exakte geschlossene Reposition (Abb. 6). Dieser Verletzungstyp führt häufig zu einem verstärkten Längenwachstum des betroffenen Knochens (34). Die Epiphysenfrakturen (Aitken II und III) haben eine schlechtere Prognose und erfordern in den meisten Fällen die offene Reposition und Refixation, um ein ungestörtes Wachstum zu ermöglichen (17). Bei diesem Verletzungstyp ist die partielle spontane Epiphysiodese gefürchtet, die zu erheblichen Deformierungen der betroffenen Extremität führen kann (34). Bei der operativen Intervention ist auf die Vermeidung iatrogener Epiphysenverletzungen zu achten (strenge Indikationsstellung). Postoperativ sollte eine ausreichend lange Ruhigstellung, Entlastung und Sportpause den Therapieerfolg sichern. Im Fall eines bereits eingetretenen traumatisch verursachten vorzeitigen Epiphysenfugenschlusses mit beginnender Achsenabweichung kann die Indikation zur operativen Wiedereröffnung der Wachstumsfuge bestehen. In manchen Fällen sind nach Abschluß des Wachstums achsenkorrigierende Eingriffe nötig (34).

Prävention der Apo- und Epiphysenverletzungen

Am Beginn einer sportlichen Karriere sollte überprüft werden, ob das Kind für die angestrebte Sportart «geeignet» ist. Lichtor (41) stellte fest, daß Kinder mit weniger straffen Gelenken besonders bei Kontaktsportarten häufiger gefährdet sind, eine Apophysenverletzung zu erleiden. Er empfahl für diese Kinder den Wechsel zu anderen Sportarten wie (z. B. Leichtathletik oder Rudern). Kinder mit straff geführten Gelenken sollten hingegen Sportarten wie Turnen und Ballett meiden.

Eine ausreichend lang durchgeführte Aufwärmphase vor jeder sportlichen Aktivität ist anzuraten.

Ein geeignetes Konditionstraining und korrekt durchgeführtes Trainieren mit Gewichten trägt in hohem Maße zur Verminderung des Verletzungsrisikos bei (8, 27).

Neben den physiologischen Voraussetzungen für eine verletzungsfreie Durchführung der jeweiligen Sportart haben psychologische Einflüsse einen hohen Stellenwert für das Auftreten von knöchernen Verletzungen während der Entwicklungsphase. Auf die Förderung einer weniger leistungsbesessenen Einstellung des Kindes und weniger leistungsorientierten Erwartungshaltung von Eltern, Trainern und Betreuern sollte unbedingt geachtet werden.

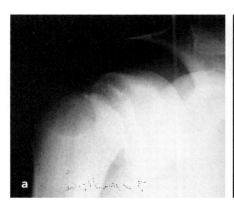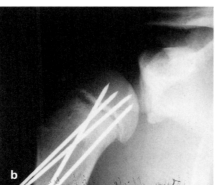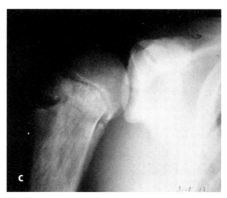

Abbildung 6: Epiphysiolysis capitis humeri bei einem 17jährigen Geräteturner nach einem Sturz vom Barren. a. präoperativer Befund, b. Zustand nach gedeckter Reposition und perkutaner temporärer Drahtspickung, c. Verlaufskontrolle nach 12 Monaten.

Literatur

1. Aderhold, V.M.: Traumatischer Abriß der Apophyse am Tuber ossis ischii. Zentralbl. Chir. 1971; 96:246–251.
2. Aitken, A.P., Magill, H.K.: Fractures involving the distal femoral epiphyseal cartilage. J Bone Joint Surg 1952; 36 A:96–108.
3. Asshoff, H.: Apophysenabrisse beim Schulsport. Mitt. Ges. Bekämpfung Krebskrankh. 1981; 9:23–25.
4. Beltran, J. et al.: Pediatric elbow fractures: MRI evaluation. Skeletal Radiol 1994; 23:277–281.
5. Benz, G., Roth, H.: Frakturen im Bereich des Ellenbogengelenkes im Kindes- und Jugendalter. Unfallchir. 1985; 11:128–135.
6. Buhari, S.A. et al.: Tibial tuberosity fractures in adolescents. Singapore Med J 1993; 34:421–424.
7. Cahill, B.R., Tullos, H.S., Fain, R.H.: Little League shoulder. J Sports Med 1974; 2:150–152.
8. Cahill, B.R.: Pre-season conditioning in football. American Orthopaedic Society for Sports Medicine, San Diego, Calif., 1977.
9. Clancy, W.G. jr., Foltz, A.S.: Iliac apophysitis and stress fracture in adolescent runners. Am J Sports Med 1976; 4:214–218.
10. Collins, H.R.: Epiphyseal injuries in athletes. Cle Clin Quarterly 1975; 42:285–295.
11. Cotta, H., Krahl, H.: Apophysen-Läsionen bei Spiel und Sport. Orthop. Praxis 1974; 5:300–304.
12. Cotta, H., Krahl, H.: Apophysenverletzungen jugendlicher Fußballspieler. Sportarzt Sportmed. 1975; 26:266–268.
13. De Palma, A.F.: The management of fractures and dislocations. Philadelphia, Saunders, 1970.
14. Doumi, B.A. et al.: Fractures in childhood, in Khartoum. East Afr Med J 1994; 71:354–357.
15. Dränert, K., Willenegger, H.: Die Frakturen des distalen kindlichen Humerus und des distalen Unterschenkels mit Beteiligung der Wachstumsfuge. Z. Orthop. 1985; 123:522–525.
16. Engel, A.: Epiphysenlösung der distalen Radiusepiphyse beim Gewichtheben. Sportverletzung – Sportschaden 1987; 1:229–230.
17. Feldmeier, C.: Grundlagen der Sporttraumatologie. München, Zenon-Medizinverlag, 1986.
18. Franke, K.: Epiphysenverletzungen bei Sportlern. Med. u. Sport 1977; 17:286–290.
19. Franke, K.: Traumatologie des Sports. Stuttgart–New York, Thieme, 1986.
20. Grossman, R.B., Nicholas, J.A.: Common disorders of the knee. Orthop Clin North Am 1977; 8:619–640.
21. Gutschank, A.: Doppelseitige Abrißfraktur des Tuber ossis ischii. Arch. Orthop. Unfallchir. 1950; 33:256–258.
22. Hand, W.L., Hand, C.R., Dunn, A.W.: Avulsion fractures of the tibial tubercle. J Bone Joint Surg 1971; 53A:1579–1583.
23. Heimkes, B. et al.: Investigations on mechanism of Salter-1-fractures of the greater trochanter. Eur J Pediatr Surg 1993; 3:41–45.
24. Henard, D.C., Bobo, R.T.: Avulsion fractures of the tibial tubercle in adolescents: A case report of bilateral fractures and a review of the literature. Clin Orthop 1983; 177:182–187.
25. Heuck, F.: Röntgen-Morphologie von Sportverletzungen der Apophysen des Beckenskeletts. Radiologie 1983; 23:404–413.
26. Inoue, G., Kuboyama, K., Shido, T.: Avulsion fractures of the proximal tibial epiphysis. Br J Sports Med 1991; 25:52–56.
27. Jesse, J.P.: Olympic lifting movements endanger adolescents. Phys Sports Med 1977; 5:61–67.
28. Jonasch, E.: Traumatische Lösung der Epiphyse des Os ischii. Monatsschr. Unfallheilk. 1965; 68:288–291.
29. Klose, H.H., Schuchardt, E.: Die beckennahen Apophysenabrisse. Orthopäde 1980; 9:229–236.
30. Krahl, H.: Die Apophyseolysis ossis ischii. Z. Orthop. 1973; 111:210–216.
31. Krahl, H., Steinbrück, K.: Verlaufsformen von Verletzungen der Wachstumsfugen am Becken. Z. Orthop. 1977; 115:582.
32. Krahl, H., Steinbrück, K.: Apophysenverletzungen im Wachstumsalter. Therapiewoche 1979; 29:3091–3094.
33. Krahl, H., Steinbrück, K.: Pseudotumors after injuries of apophyses at pelvis. In: Chapchal, G. (Hrsg.): Fractures in children. Stuttgart–New York, Thieme, 1981, pp.82–86.
34. Krahl, H.: Verletzungen in der Wachstumsfuge: Diagnostik und Behandlung. In: Franz, I.W., Mellerowicz, H., Noack, W. (Hrsg.): Training und Sport zur Prävention und Rehabilitation in der technisierten Umwelt. Berlin–Heidelberg, Springer, 1985, pp.166–168.
35. Krüger-Franke, M., Schroers, U.: Apophysenausriß der Tuberositas tibiae beim Skifahren. Sportverletzung – Sportschaden 1990; 4:193–195.
36. Krüger-Franke, M., Siebert, C., Pförringer, W.: Sports-related epiphyseal injuries of the lower extremity. An epidemiologic study. J Sports Med Phys Fitness 1992; 32:106–111.
37. Kujala, U.M., Orava, S.: Ischial apophysis injuries in athletes. Sports Med 1993; 16:290–294.
38. Kurock, W., Sennerich, T.: Epiphysenverletzungen beim jugendlichen Sportler. Dt. Z. Sportmed. 1986; Sonderheft:53–58.
39. Larson, R.L.: Epiphyseal injuries in adolescent athlete. Orthop Clin North Am 1983; 4:839–851.
40. Levi, J.H., Coleman, C.R.: Fracture of the tibial tubercule. Am J Sports Med 1976; 4:254–263.
41. Lichtor, F.: The loose jointed young athlete. Recognition and treatment. J Sports Med 1972; 1:22–23.
42. Lipscomb, A.B.: Baseball Pitching in Growing Athletes. J Sports Med 1975; 3:25–34.
43. Maffulli, N.: Intensive training in young athletes. The orthopaedic surgeons viewpoint. Sports Med 1990; 9:229–243.
44. Mann, D.C., Keene, J.S., Drummond, D.S.: Unusual causes of back pain in athletes. J Spinal Disord 1991; 4:337–343.
45. McManama, G.B., Micheli, L.J.: The incidence of sport related epiphyseal injuries in adolescents. Med Sci Sports 1977; 9:57–60.
46. Metzmaker, J.N., Pappas, A.M.: Avulsion fractures of the pelvis. Am J Sports Med 1985; 13:349–353.
47. Micheli, L.J.: Sportverletzungen bei Kindern und Jugendlichen. In: Strauss, R.H. (Hrsg.): Sportmedizin und Leistungsphysiologie. Stuttgart, Enke, 1983. S.291–306.
48. Müller, H.A., Schild, H., Kirschner, P.: Zur Diagnostik und Therapie der knöchernen Ellenbogenverletzungen am wachsenden Skelett. Unfallchir. 1982; 8:205–207.
49. Müller, M.E., Ganz, R.: Luxationen und Frakturen: Untere Gliedmaßen und Becken. In: Rehn, J. (Hrsg.): Unfallverletzungen bei Kindern. Berlin–Heidelberg–New York, Springer, 1974, S.242–265.
50. Ogden, J.A.: Injury to the growth mechanisms of the immature skeleton. Skeletal Radiol 1981; 6:237–253.
51. Plaue, R.: Sportverletzungen und Sportschäden an den Weichteilen. Verletzungen im Kindes- und Jugendalter. Bericht unfallmed. Tagg. d. gewerbl. GB., Hannover 1978; S.201.

52 Richter, R., Richter, T.: Die Lösung der Apophyse des Trochanter minor beim Sport. Dt. Z. Sportmed. 1986; 37, Sonderheft:58–62.
53 Riemer, R.: Schwere Sportverletzungen im Kindesalter. Unfallheilk. 1981; 84:405–412.
54 Ryan, J.R., Salciccioli, G.G.: Fractures of the distal radial epiphysi in adolescent weight lifters. Am J Sports Med 1976; 4:26–27.
55 Salter, R.I., Harris, W.R.: Injuries involving the epiphyseal plate. J Bone Joint Surg 1963; 45A:587–622.
56 Schlonsky, J., Olix, M.: Functional disability following avulsion fracture of the ischial epiphysis. J Bone Joint Surg 1972; 54:641–644.
57 Schwarzkopf, W., Ahlers, J., Kirschner, P.: Abrisse und Frakturen der Tuberositas tibiae. Unfallheilk. 1980; 83:360–365.
58 Schwöbel, M.G.: Apophysenfrakturen bei Jugendlichen. Chirurg 1985; 56:699–704.
59 Schwöbel, M.G.: Die Fraktur der Tibia-Apophyse – eine typische Sportverletzung bei Jugendlichen. Z. Kinderchir. 1987; 42:181–183.
60 Sennerich, T., Kurock, W.: Apophysenverletzungen beim jugendlichen Sportler. Dt. Z. Sportmed. 1986; 37:46–51.
61 Sennerich, T., Kurock, W.: Apophysenverletzungen an Becken und Tibia beim jugendlichen Sportler. Z. Kinderchir. 1987: 42:184–186.
62 Siebert, C.H., Höfler, H.-R., Hansis, M.: Beidseitiger Apophysenausriß der Tuberositas tibiae beim Sportler. Sportverl. Sportschad. 1995; 9:58–61.
63 Steinbrück, K.: Sportverletzungen der Wirbelsäule. In: Chapchal, G. (Hrsg.): Sportverletzungen und Sportschäden. Stuttgart, Thieme, 1983.
64 Steinbrück, K., Krahl, H.: Apophysäre Frakturen am Becken beim Jugendlichen. In: Pförringer, W., Rosemeyer, B., Bär, H.-W. (Hrsg.): Sport – Trauma und Belastung. Erlangen, Perimed, 1985, S. 545–560.
65 Sward, L. et al.: Vertebral ring apophysis injury in athletes. Is the etiology different in the thoracic and lumbar spine? Am J Sports Med 1993; 21:841–845.
66 Veselko, M., Smrkoli, V.: Avulsion of the anterior superior iliac spine in athletes: case reports. J Trauma 1994; 36:444–446.
67 Waters, P.M., Millis, W.B.: Hip and pelvis injuries in the young athlete. Clin Sports Med 1988; 7:513–526.
68 Watson, H., Jones, H.: Fractures and joint injuries. Vol. 2. Baltimore, Williams and Wilkins, 1976.
69 Watson, P.M., Milles, M.B.: Hip and pelvic injuries in young athlete. Clin Sports Med 1988; 7:513–526.
70 Wicky, B., Stauffer, U.G.: Epiphysenfrakturen der distalen Tibia. Behandlung und Ergebnisse. Chirurg 1982; 53:697.
71 Winker, H., Röhmer, H., Weller, S.: Die Prognose der distalen Tibia-Epiphysenverletzung in Abhängigkeit vom Verletzungstyp. Akt. Traumatol. 1985; 15:165.
72 Williams, J.G.P.: Sportverletzungen. Folia traumatologica. Basel, Geigy, 1973.
73 Wolff, R., Zilch, H.: Insertionstendopathien und Apophysenausrisse am jugendlichen Becken. Orthop. Praxis 1982; 18:978–983.
74 Zilkens, K.W., Defrain, W.: Apophysen-Abrißfrakturen bei Jugendlichen. Traumatol. 1985; 15:260–265.

Senioren: Alterungsvorgänge, Verletzungen und Fehlbelastungsfolgen

H. Hörterer, E. O. Münch und T. Murrisch

Alterungsvorgänge

Aufgrund der besonderen biologischen Situation des alternden Menschen sind körperliche Aktivitäten, insbesondere Sport, mit zunehmendem Alter mit einem erhöhten Risiko verbunden. Dies beruht vor allem auf den physiologischen Altersveränderungen des Kreislaufsystems, des bradytrophen Gewebes und der Muskulatur, die mit einer Abnahme der Anpassungsfähigkeit des Organismus verbunden sind.

Es ist wichtig, die Alterungsvorgänge sowie die möglichen Verletzungen und Fehlbelastungsfolgen, die bei der jeweils praktizierten sportlichen Aktivität entstehen können, zu kennen, um präventiv tätig werden zu können.

Je nach Aktivität und Trainingszustand des Einzelnen können erhebliche Differenzen zwischen dem kalendarischen und dem biologischen Alter bestehen.

Im Alter nimmt die *Muskelkraft* und die Kontraktionsgeschwindigkeit ab. Nach Hollmann verliert der nichttrainierte Mensch zwischen dem 20. und 70. Lebensjahr etwa 40 Prozent seiner gesamten Skelettmuskelmasse, womit nicht nur eine Beeinträchtigung der Leistungsfähigkeit des Haltungs- und Bewegungsapparates verbunden ist, sondern auch eine verminderte aktive Gelenksstabilisierung und damit reduzierte Stützfunktion von arthrotisch veränderten Gelenken. Mit fortschreitendem Alter nehmen vor allem die schnellen Typ-II-Fasern ab, woraus eine entsprechende Verlangsamung der Muskelkontraktion resultiert. Außerdem verliert die Muskulatur durch gefäßbedingte Veränderungen teilweise die Fähigkeit, sich durch Kapillaröffnung, Dilatation und Druckerhöhung an die Erfordernisse anzupassen. Auch die Elastizität und Dehnungsfähigkeit der Muskulatur nehmen ab. Der Rückgang der Muskelmasse erfolgt jedoch langsamer als die Verminderung der Muskelkraft.

Das Altern betrifft sowohl die *Knorpelzellen* als auch die Interzellularsubstanz. Mit zunehmendem Alter steigt die Halbwertszeit des Kollagens an. Es kommt ferner zur Abnahme des Zell- und Glukosaminoglykangehaltes bei relativer und absoluter Zunahme des Kollagen- und des Nichtkollageneiweißgehaltes des Gelenkknorpels. Durch den Wasserverlust der Interzellularsubstanz verändert sich auch deren physikalisch-chemische Beschaffenheit, und die Festigkeit des Knorpels verringert sich. Zu den Alterserscheinungen des Knorpels gehört das Auftreten bzw. die Zunahme der sogenannten «Asbestfaserung» der Kollagenfibrillen durch Abnahme des Gehaltes an Chondroitinsulfat und Wasser, schon vom 30. Lebensjahr an.

In *Sehnen*, Bändern und Faszien kommt es zur Abnahme der Zellzahl. Auch die einzelne Zelle verändert ihre Form und Größe. Ebenfalls reduziert ist die Sehnengrundsubstanz, die Proteoglykane. Die Halbwertszeit der Kollagenfraktion ist deutlich verlängert, und es kommt zu einer Abnahme der elastischen Fasern. Die im Alter nachweisbare Abnahme der Schwellungsfähigkeit ist mit der gleichzeitigen Zunahme der thermischen und chemischen Kontraktionsfähigkeit der Sehnen korrelierbar und Ausdruck einer altersabhängigen Zunahme der intra- und intermolekularen Vernetzung (Zunahme der Rigidität der Kollagenfasern und Verfestigung des Sehnenmaterials). Krahl fand bei seinen Rißversuchen an menschlichen Patellarsehnen eine statistisch signifikante Abnahme des Sehnenquerschnitts in Abhängigkeit von Alter und Geschlecht. Insbesondere die Morphologie der periostfreien Ansatzzonen der Sehnen wird mit zunehmendem Alter durch zusätzliche Degenerationen wie Narbenbildungen, Kalkablagerungen und Verknöcherungen verändert, wodurch die eigentlichen dämpfenden, kraftverteilenden und absorbierenden Eigenschaften verloren gehen, was zur verstärkten mechanischen Belastung der Sehnen führt. Die Kombination dieses teilweisen Verlustes der Dämpfungseigenschaften mit dem altersbedingten Elastizitätsverlust des Sehnengewebes erhöht das Rupturrisiko. Erschwerend wirken Stoffwechselveränderungen wie Diabetes, Gicht oder Arteriosklerose.

Nach Maroudas sind die Ernährungsbedingungen für die *Bandscheibe* wesentlich kritischer als für den Gelenkknorpel. Die Ernährung des bradytrophen BS-Gewebes erfolgt über Diffusion. Mit fortschreitendem Lebensalter entstehen Schäden, welche die freie Diffusion behindern, wobei am häufigsten die Wirbelkörper-Bandscheiben-Grenze betroffen ist.

Mit zunehmendem Alter sinkt der Apatit- und Wasseranteil, während die Fettsubstanz zunimmt. Die altersbedingte *Osteoporose* ist bei Frauen wesentlich stärker ausgeprägt als bei Männern. Insgesamt wird der Knochen im Alter spröder, poröser und ist somit weniger belastungsfähig.

Mit zunehmendem Alter reduziert sich die *Nervenleitgeschwindigkeit*. Dadurch ändern sich Funktion, Koordination und propiozeptiver Gelenkschutz.

Verletzungen und Fehlbelastungsfolgen

Die häufigste *Verletzung* beim *Tennisspielen* im höheren Lebensalter ist die Innenmeniskushinterhornläsion bei bereits bestehenden degenerativen Veränderungen. Auf Sandplätzen treten weniger Kniegelenksverletzungen als auf Hart- oder Hallenplätzen auf. Häufige Verletzungen sind ferner die Ruptur des medialen Anteiles des Musculus gastrocnemius, die Achillessehnenruptur, die fibulare Kapselbandläsion sowie die Rotatorenmanschettenläsion.

Im Seniorensport stehen die *Fehlbelastungsfolgen* (degenerative Kniegelenksveränderungen, LWS-Beschwerden und die Epicondylitis humeri radialis) im Vordergrund. Die häufigen LWS-Beschwerden sind auf die forcierte Torsion mit zusätzlicher Hyperextension der Wirbelsäule bei Aufschlagbewegung sowie Volleyschlägen zurückzuführen. Eine gute Beinarbeit mit Knie- und Hüftflexion beim Schlagen des Balles geben durch Reduktion der Rotations- und Hyperextensionsbewegungen eine verminderte Wirbelsäulenbelastung. Ebenso sollte die abdominelle Muskulatur gut trainiert werden. Die Epicondylitis gilt als die häufigste Fehlbelastungsfolge. Dicke Schlägergriffe, hohe Bespannungsstärken, falsche Schlägerhaltung, zu großer Kraftaufwand beim Schlagen, falsche Rückhandtechnik, unelastische Bälle und nicht adäquate Aufwärmarbeit gelten als Ursachen. Radiale Epicondylitiden treten bei Spielern auf, die die Schulter beim Rückhandschlag anheben und den Ball mit flektiertem Ellenbogen und dabei supinierter Hand treffen. Ulnare Epicondylitiden werden durch forciertes Volleyspiel, Aufschläge und falsche Vorhandtechnik verursacht. Mid-Oversizeschläger zur Optimierung der Vibrationsdämpfung und Energieabsorption sowie eine Analyse des Bewegungsablaufes mit entsprechender Korrektur der Technik verringern die Überlastungsrate.

Beim *Laufen* kommt es zu repetitiven Traumaepisoden, die die Regenerationsfähigkeit des Körpers überfordern können. Die betroffenen Gelenke sind obere Sprunggelenke, Knie, Hüfte und Facettengelenke der Wirbelsäule. Trotzdem verläuft die Arthroseentwicklung bei Läufern langsamer als bei Nichtläufern. Aufgrund der mit dem Alter abnehmenden Muskelkraft und -masse sind Knochen und Gelenke größeren Kräften ausgesetzt, was zu Streßfrakturen führen kann. Der Seniorenläufer sollte Schuhe mit maximaler Absorption, jedoch genügender Stabilität wählen. Der Wechsel sollte erfolgen, wenn mehr als 10 Prozent der Absorption verloren ging. Weiche Böden wie Gras, Waldböden und Feldwege sind geeigneter als Teerstraßen. Auch das Bergauflaufen ist entlastender als das Bergablaufen oder das Laufen auf ebener Strecke.

Das *Golfspiel* erfordert durch die komplexen Bewegungsabläufe ein hohes Maß an Beweglichkeit, Gleichgewichtssinn und motorischen Fähigkeiten. Gerade die ausgeprägten Drehbewegungen beim Abschlag des Balles belasten Schulterpartien, Wirbelsäule und untere Extremitäten. Neben direkten Verletzungen mit dem Schläger kann es beim Abschlag zu fibularen Bandzerreißungen am oberen Sprunggelenk sowie zu Innen- und Außenbandrupturen am Kniegelenk kommen. Vorbeugend sind ein adäquates, festes Schuhwerk, Auswählen einer sicheren Standposition sowie die muskuläre Stabilisation. Im Bereich der LWS kann es zu Bandscheibenbeschwerden kommen. Verletzungsvorbeugend ist ein konsequentes Training der Rücken- und Bauchmuskulatur sowie die richtige Schwungtechnik beim Abschlag. Etwa 25 Prozent aller durch den Golfsport bedingten Fehlbelastungsfolgen betreffen die Schulter (Einengungssyndrom mit entzündlichen Veränderungen der Muskulatur und der Sehnenansätze).

Als Fehlbelastungsfolgen beim *Radsport* treten Entzündungs- und Kompressionssyndrome sowie muskuläre Verhärtungen, bedingt durch Trainingsfehler und schlechte Position auf dem Rad auf. Die Fehlbelastungsfolgen betreffen insbesondere die unteren Extremitäten und den Rücken, Verletzungen durch Unfälle dagegen eher die oberen Extremitäten.

Zur Prävention sollte die richtige Position auf dem Rad, die Fußposition sowie die Tritt-Technik kontrolliert werden. Das Tragen von Handschuhen, regelmäßiges Wechseln der Handposition und Kräftigung der abdominellen Muskulatur beugt Fehlbelastungsfolgen an den oberen Extremitäten vor.

Die häufigste Fehlbelastungsfolge beim *Schwimmen*

bei Senioren stellt das Impingement-Syndrom dar. Das ist abhängig vom Schwimmstil (Kraul, Delphin) und der Intensität des Trainings. Degenerative Veränderungen werden an der Wirbelsäule durch Delphin- und Kraulschwimmen sowie im Kniegelenk durch das Brustschwimmen beobachtet.

Aufgrund der Alters-Osteoporose kommt es bei Senioren zu einer erhöhten Frakturrate (Wirbelsäule, proximaler Humerus, distaler Radius, Hüfte und Tibia). Als Verletzungsprävention ist eine umfassende, adäquate Osteoporosetherapie bzw. Prophylaxe angezeigt.

Die zunehmende Abnahme der Muskelmasse führt zu einer schlechteren Muskelkontrolle, die in Verbindung mit einer erhöhten Reaktionszeit zu einer Reduktion des aktiven Gelenkschutzes mit der Folge erhöhter Unfallraten führt.

Senioren: Sport und Arthrose

L. Zichner und M. Engelhardt

Degenerative Erkrankungen des Stütz- und Bewegungsapparates nehmen mit steigendem Lebensalter zu. Die durch degenerative Gelenkerkrankungen hervorgerufenen Arbeitsausfälle, Kosten für Rehabilitationsmaßnahmen sowie Frühberentungen sind von großer sozioökonomischer Bedeutung. Durch die zunehmende Überalterung unserer Gesellschaft – im Jahr 2030 werden bereits über 30 Prozent der Bevölkerung älter als 65 Jahre alt sein – werden wir Ärzte uns mit den degenerativen Gelenkerkrankungen zunehmend beschäftigen müssen. Die Zunahme der Lebenserwartung, die tendenzielle Verkürzung der Gesamtarbeitszeit und geänderte gesellschaftliche Wertvorstellungen («Fitsein bis ins hohe Lebensalter»), konfrontieren den Sportorthopäden mit drei Fragen:

– Fördert die sportliche Betätigung die Arthroseentstehung?
– Dürfen Patienten mit degenerativen Gelenkschäden Sport betreiben?
– Welche Sportarten sind für die Sporttherapie bei Patienten mit degenerativen Gelenkerkrankungen geeignet?

Ursachen der Arthrose

Für die Entstehung der Arthrosen werden unterschiedliche auslösende Faktoren verantwortlich gemacht. Zu den bekannten Risikofaktoren Alter (nach Puhl weisen mehr als 80 Prozent der über 75jährigen röntgenologische Gelenkveränderungen im Sinne einer Arthrose auf, die allerdings nur zum Teil mit klinischen Symptomen einhergehen), Geschlecht (vor dem 45. Lebensjahr sind Männer, ab dem 55. Lebensjahr Frauen häufiger betroffen) und der genetischen Disposition (Gelenkanomalien wie z.B. die Hüftdysplasie), gibt es eine Vielzahl von Faktoren, die die Entstehung von sekundären Arthrosen begünstigen (10).

Für die bedeutendsten Arthrosen der unteren Extremität (Hüft-, Knie- und Sprunggelenksarthrose) sind die Varus- und Valgusdeformitäten sowie Beinlängendifferenzen bedeutsame statisch-mechanische Ursachen.

Als weitere Ursachen kommen direkte Kontusionen des Gelenkknorpels, Knorpelfrakturen und Frakturen mit Gelenkbeteiligung in Betracht. Gelenktraumen mit nachfolgender Bandinstabilität begünstigen die frühzeitige Entstehung von Arthrosen.

Auch bei Patienten mit Stoffwechselerkrankungen (Hyperlipoproteinämien, Hyperurikämie, Hämochromatose, Okronosen, Hyperthyreosen, Hyperparathyreoidismus usw.) wurde eine erhöhte Arthroserate nachgewiesen.

Zusammenhang von sportlicher Aktivität und Arthrose

Der Zusammenhang zwischen sportlicher Belastung und der Häufigkeit degenerativer Gelenkerkrankungen wird in der Literatur kontrovers beschrieben (Tab. 1). Die meisten Autoren berichten darüber, daß selbst Leistungs- und Hochleistungssport nicht zu einer frühzeitigen Arthroseentstehung führt, solange es nicht zu einer Gelenktraumatisierung kommt.

Alle Autoren, die sich mit der Problematik «Sport und Arthrose» beschäftigt haben, sind sich darüber einig, daß eine regelmäßige und maßvolle körperliche Belastung für Patienten mit Arthrose sinnvoll ist. Zum Erhalt seiner mechanischen Eigenschaften ist jedes Gelenk auf seine Wechseldruckbelastung angewiesen. Regelmäßige Be- und Entlastung des Knorpels begünstigt die Aufnahme von Nährstoffen aus der Synovialflüssigkeit, Immobilisation führt dagegen zu einem reduzierten Metabolismus mit vermehrter Ablagerung von Fettdepots auf den Gleitflächen des Gelenkknorpels (Currier 1992) (13).

Tabelle 1: Häufigkeit degenerativer Gelenkerkrankungen bei ausgewählten Sportarten (aus W. Puhl, Sport und Arthrose, TW Sport & Medizin 3, 1991)

Sportart	Arthrose	Untersucher
Fußball	Hüfte	Klunder (1980) (4)
	Knie, Sprunggelenk	Solonen (1961)
Alpiner Skilauf	Daumen	Gerber (1981)
Boxen	Handgelenke	Iselin (1961)
Gewichtheben	Wirbelsäule	Fitzgerald (1980)
Langstreckenlauf	Keine	Panush (1980) (8)
	Keine	Lane (1986) (5)
	Hüfte	Marty (1989) (6)
American Football	Hüfte, Knie	Ferguson (1975)
Schwimmen	Keine	Sohn (1985)

Tabelle 2: Häufigste Sportverletzungen bei Senioren und ihre Prävention

Häufigste Verletzungen	Präventive Maßnahmen
Muskelverletzungen	• Aufwärmen vor jeder Belastung • Regelmäßige Dehnübungen • Gezieltes Muskelaufbautraining • Flüssigkeits- u. Elektrolythaushalt
Sehnenverletzungen	• Adäquates Material • Regelmäßige Dehnübungen • Korrektur von Stoffwechselstörungen • Flüssigkeitshaushalt
Bandverletzungen	• Muskuläre Kräftigung • Adäquates Material
Frakturen	• Schonende Technik • Osteoporose-Prävention

Voraussetzungen für das Sporttreiben bei Arthrose

Vor dem Beginn des Sporttreibens bei bekannter Arthrose sollten bestehende Erkrankungen des Stütz- und Bewegungsapparates ausgeschlossen werden. Bei der Ausrüstung ist insbesondere auf ein sportartspezifisches Schuhwerk (Dämpfung und Bodenhaftung) zu achten. Gezielte Aufwärm- und Dehnübungen senken ebenso wie ein zielgerichtetes Kraft- und Ausdauertraining das Verletzungsrisiko. Während Anlauf- und Belastungsschmerz eine gute Indikation für die Sporttherapie darstellen, gelten der Bewegungs- und Ruheschmerz als Kontraindikationen für die sportliche Belastung.

Bei der Auswahl von Sportarten (Tab. 3) sollten solche mit gleichmäßigen Bewegungen bevorzugt werden. Sportarten mit extremen und erprobten Bewegungen, raschen Bewegungsabläufen, großer Impulsbelastung sowie sämtliche Kontaktsportarten mit einer hohen Verletzungsgefahr sind abzulehnen.

Bei dem Sporttreiben der Arthrosepatienten ist es wichtig, daß das Training stets im schmerzfreien Bereich durchgeführt wird. Tritt eine Schmerz- und Reizsymptomatik als Ausdruck des Mißverhältnisses zwischen Belastung und Belastbarkeit ein, muß die Belastung zunächst deutlich reduziert werden. Später ist die Belastbarkeit wieder durch ein systematisches Aufbautraining zu steigern, wobei die das betroffene Gelenk umspannende, stabilisierende Muskulatur gekräftigt werden soll.

Mit dem Einsatz von nicht steroidalen Antirheumatika und der intraartikulären Injektion von Steroiden können Reizzustände (aktivierte Arthrosen) in einen Ruhezustand zurückgeführt werden. Wir müssen uns jedoch stets bewußt sein, daß eine medikamentöse Therapie ein arthrotisches Gelenk nicht sanieren kann. Auch dürfen die Medikamente nicht zur Unterdrückung der Schmerzen eingesetzt werden.

Tabelle 3: Therapeutische Wertigkeit von Sportdisziplinen bei Hüft- und Kniearthrose

Geeignet	Bedingt geeignet	Ungeeignet
Schwimmen (Kraul, Rücken)	Golf	Tennis, Squash
Aqua Jogging	Reiten	Fußball und übrige Mannschaftsballsportarten
Radfahren (Ebene) und Fahrradergometertraining	Jogging	Sprungdisziplinen
Gymnastik	alpiner Skilauf	Eislauf
Wandern (Ebene), Skiwandern		Bergwandern

Praktische Aspekte der Sporttherapie

Steinau (13) arbeitete wichtige Aspekte der Sporttherapie bei Arthrose aus. Er nennt als eines der wichtigsten Therapieziele die Schmerzlinderung. Die positiven psychologischen Auswirkungen der Sporttherapie sind unbestritten, auch begünstigt das Gruppentraining die Ablenkung vom Schmerz.

Für die Bewegungsförderung eignen sich besonders das Bewegungsbad (Aqua Jogging), das Ergometertraining bei Coxarthrose sowie Pendelbewegungen mit dem Unterschenkel bei Gonarthrose. Durch die gezielte Bewegungsförderung kommt es zu einer Stabilisierung der Gelenke sowie zu einer Verbesserung der Koordination. Dies reduziert knorpelabriebfördernde Gelenkbeanspruchungen. Auch die bei der Arthrose vorliegende reflexhafte Veränderung des Muskeltonus (Tonussteigerung der Beugemuskulatur, Hemmung der Streckmuskulatur, Spring 1990, Freiwald und Engelhardt 1994) wird durch die Bewegungsförderung positiv verändert.

Durch die Arthrose ist die Mobilität der Patienten häufig deutlich eingeschränkt. Dies bedingt auch eine reduzierte Ausdauerleistungsfähigkeit. Da die Ausdauersportarten zu den gelenkschonenden Sportarten zählen, empfiehlt sich das systematische Training des Herz- und Kreislaufsystems.

Bei der Belastungsdosierung ist darauf zu achten, daß die bradytrophen Strukturen eine verlängerte Anpassungszeit benötigen. Die Belastungen sollten möglichst nicht einseitig erfolgen und unter Einsatz von 65 Prozent der Maximalkraft stattfinden. Die Belastungsdosierung bewegt sich nach Steinau auf einem schmalen Grat. Auf der einen Seite steht das Ziel der optimalen Reizsetzung mit biopositiver Anpassung und Stabilisierung eines Gleichgewichtszustandes auf einem höheren Niveau. Auf der anderen Seite droht die Gefahr einer zu geringen Reizsetzung mit Abnahme des Leistungsniveaus oder aber eine zu starke Reizsetzung mit bionegativen und länger andauernden Regulationsstörungen.

Literatur

1. Adams, I.D.: Osteoarthrosis and sport. Clin. Rheum. Dis 2, 523–541, 1976.
2. Gußbacher, A., Niethard, F.U.: Spitzensportler – sporttauglich auch bei patholog. Befunden? TW Sport & Medizin 3, 5, 340–347 (1991).
3. Heuwinkel, D.: Sport für Ältere in einer sportaktiven alternden Gesellschaft. Z Gerontol 23:23–33 (1990).
4. Klunder, K.B., Rud, B., Hansen, J. (1980): Osteoarthritis of the hip and knee joint in retired football players. Acta Orthop Scand 51: 925–927.
5. Lane N.E., Bloch, D.A., Joes, H.H., Marshall, W.H., Wood, P.D., Fries, J.F. (1986): Longdistance running, bone density and osteoarthritis. JAMA 255: 1147–1151.
6. Marti, B., Knobloch, M. et al.: Is excessive running predictive of degenerativ hip diseases? Br. Med. J. 2 99, 91–93, 1989.
7. Murray, R.D., Duncan, C.: Athletic activity in adolescence as an etiological factor in degenerative hip disease. Bone Joint Surg 53B, 406–419, 1971.
8. Panush, R.S., Schmidt, C., Caldwell, J.R., Edwards, L., Longley, S., Yonker, R. et al. (1986): Is running associated, with degenerativ joint disease? JAMA 255: 1152–1154.
9. Puhl, W., Günther, K.P.: Sport und Arthrose, TW Sport & Medizin 3, 108–113 (1991).
10. Puhl, W.: Ätiologie, Pathogenese und Pathochemie der degenerativen Gelenkerkrankungen. In: Zichner, L., Engelhardt, M., Freiwald, J.: Sport bei Arthrose und nach endoproth. Gelenkersatz. Wehr, Ciba-Geigy 1996.
11. Puranen, J., Ala-Ketola, L., Peltokallio, P., Saarela, J. (1975): Running and primary osteoarthritis of the hip. Br Med J 2: 424–425.
12. Sohn, R.S., Michei, L.J. (1985): The effect of running on the pathogenesis of osteoarthritis of the hips and knees. Clin Orthop:198: 106–107.
13. Steinau, M., Suchodoll, M.: Sporttherapeutische Konzepte bei Arthrose und nach endoproth. Gelenkersatz. In: Zichner, L., Engelhardt, M., Freiwald, J.: Sport bei Arthrose und nach endoprothet. Gelenkersatz. Wehr, Ciba-Geigy 1996.

Senioren: Sport und Endoprothese

H. Hörterer, E. O. Münch und N. Vollmann

Die Implantation eines künstlichen Hüft- oder Kniegelenkes ist in den letzten Jahren zu einer Routineoperation geworden. Mittlerweile werden in Deutschland jährlich etwa 100 000 Hüft-Totalendoprothesen implantiert. Die Zahl der Knieendoprothesen beträgt zur Zeit pro Jahr 35 000 bis 40 000 mit steigender Tendenz. Die zunehmende Verbesserung des alloarthroplastischen Materials (Werkstoffe, Mechanik, Design) sowie der Fortschritt bei der Implantationstechnik senkte die Rate postoperativer Komplikationen (aseptische frühzeitige Lockerung und Infektion). Dies führt dazu, auch bereits bei jungen Patienten mit hochgradigen Gelenkzerstörungen (Dysplasiekoxarthrose, posttraumatische Koxarthrose, Hüftkopfnekrose) einen derartigen operativen Eingriff durchzuführen (2, 5, 9, 13).

Dient der Hüftgelenkersatz beim alten Menschen der Linderung massiver Schmerzen, der Verbesserung der Mobilität und damit auch der allgemeinen Gesundheitssituation (13), so wird die Hüft- oder Knieendoprothese beim jungen berufstätigen und aktiven Patienten einer härteren Belastungsprobe unterworfen. Teilweise wird seitens dieser Patienten der Wunsch nach Fortsetzung der bisher ausgeübten Sportarten als Hauptmotivation für die Implantation eines künstlichen Gelenkes angegeben (20).

Sportliche Aktivität und Prothesenhaltbarkeit

Ein Kunstgelenk besitzt keine spontane Regenerationsfähigkeit und ist einem höheren Verschleiß ausgesetzt. Gelenkbelastende Sportarten wirken sich anders als bei natürlichen Gelenken für den Prothesenträger nicht funktionserhaltend oder verlängernd aus (22).

Hauptkomplikationen sind die aseptische Implantatlockerung unter langanhaltender Dauerbelastungen (31) sowie das Risiko eines Implantatbruchs bei einer plötzlichen Akutbelastung (13). In verschiedenen Untersuchungen wurde eine signifikante Erhöhung der aseptischen Prothesenlockerung gerade beim jüngeren Menschen beobachtet (2, 4, 7, 8, 18, 22).

So fanden Dorr et al. bei einem Patientenkollektiv, dessen Altersdurchschnitt zum Zeitpunkt der Hüftgelenksprothesenimplantation in etwa 30 Jahre betrug, eine 5-Jahres-Lockerungsrate von 12 Prozent. Nach 10 Jahren waren bereits 38 Prozent der Implantate gelockert (7, 8). Chandler et al. berichteten über ein 57prozentiges Implantatversagen nach 10 Jahren bei einer Patientengruppe unter 30 Jahren (2). Verglichen mit Ergebnissen bei älteren Patienten (4, 5) bedeutet dies eine weitaus höhere Inzidenz. Demgegenüber existieren Studien, die der sportlichen Aktivität einen eher positiven Einfluß auf die Implantathaltbarkeit zuschreiben (9, 10, 16, 26, 34). Einzelne Kasuistiken über extreme sportliche Betätigungen nach Gelenkersatz sind sicherlich spektakulär (20, 30, 33), sie beweisen jedoch nicht den positiven Einfluß des Sports auf die Haltbarkeit einer Totalendoprothese. Auch in unserem Patientengut finden wir solche Fälle (Abb. 1 und 2). Widhalm et al. untersuchten 124 Patienten und fanden heraus, daß die Lockerungsrate nach 10 Jahren bei Nichtsportlern 57 Prozent betrug, während es bei den sporttreibenden Patienten in nur 18 Prozent der Fälle zu einem Implantatversagen kam (34). Auch v. Strempel et al. kamen anhand einer Fragebogenstudie zu der Ansicht, daß sportliche Aktivitäten einen eher günstigen Einfluß auf die Haltbarkeit von Totalendoprothesen besitzen (29). In einem durchschnittlichen Nachuntersuchungszeitraum von 5 Jahren und 11 Monaten kam es bei Sportlern in 4,9 Prozent, bei den Nichtsportlern in 9,8 Prozent der Fälle zu Prothesenlockerungen. Über ähnliche Ergebnisse berichteten auch andere Autoren (9, 10, 23, 28).

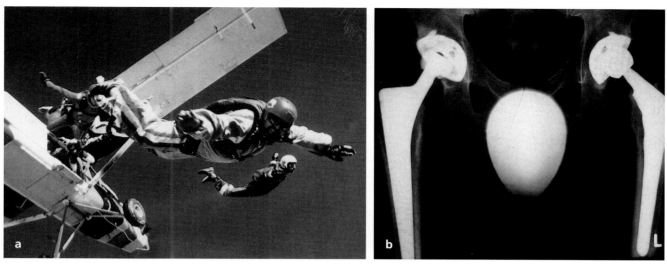

Abbildung 1: a. 49jähriger Patient mit beidseitiger zementfreier Hüftendoprothese (links 9/92, rechts 11/94) beim Fallschirmsprung. b. Röntgenbild gleicher Patienten 6 Wochen postoperativ.

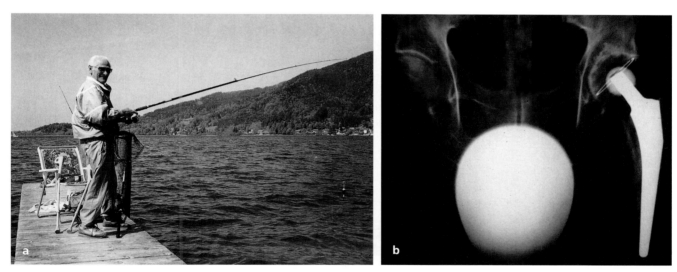

Abbildung 2: a. 82jähriger Patient zwei Wochen nach Implantation einer zementierten Hüftendoprothese links (4/95) beim Angeln. b. Röntgenbild gleicher Patient 6 Wochen postoperativ.

Biochemische und mechanische Grundlagen

Den größten Anteil am frühzeitigen Implantatversagen machen aseptische Lockerungen aus. Implantatbrüche oder traumatische Luxationen sind die Ausnahme.

Bei hohen Dauerbelastungen kommt es zu einem vermehrten Abrieb der verschiedenen Materialien (Polyäthylen, Metallegierungen, Zement) (7). Es entstehen kleine Partikel, die toxisch wirken können und den Anstieg von Cytokinen induzieren, die wiederum osteolytische Veränderungen verursachen (17, 32). Widhalm et al. erklären ihre Ergebnisse mit der Verbesserung des knöchernen Prothesenlagers infolge physiologischer Anregung der Knochenbildung und damit der Vermeidung einer Inaktivitätsosteoporose (32). Eine einfache und anschauliche Erklärung liefern Dubs et al.: Sie unterscheiden «biopositive» und «bionegative» Belastungen für das Muskel-Skelett-System (9). Unterbelastung kann genauso wie Überbelastung «bionegative» Effekte besitzen, während die «gesunde» Belastung zu einer Knochenregeneration führt. Zu wenig Belastung und Bewegung verursachen eine Inaktivitätsosteoporose, Über- und Fehlbelastung führen zu osteolytischen Veränderungen an der Implantatknochen-Grenze. Bei jüngeren Patienten bestehen bessere Knochenverhältnisse (10). Bei alten Menschen wird der Knochen zunehmend spröder, poröser und somit weniger belastbar. Auch kommt es zu einer Abnahme der Muskelkraft und der Kontraktionsgeschwindigkeit, was eine verminderte aktive Gelenkstabilisierung und damit eine verschlechterte Schutzfunktion für die Endoprothese zur Folge hat.

Voraussetzungen und Kontraindikationen

Jeder Patient besitzt unterschiedliche Voraussetzungen. Es spielen die jeweiligen Vorerfahrungen in der entsprechenden Sportart, das Körpergewicht, die Persönlichkeit, das Alter usw. eine Rolle. Um jedoch überhaupt wieder sportlich aktiv zu werden, müssen übereinstimmend bestimmte Kriterien erfüllt werden (21, 24). Die Operation muß mindestens ein halbes Jahr zurückliegen und das Röntgen muß eine vorschriftsmäßige, belastungsgerechte Position der Prothese in der Pfanne zeigen. Insbesondere dürfen keine exzentrischen Positionen der Prothesenspitze, Abbauerscheinungen am Kalkar oder Lockerungszeichen vorliegen. Das Bewegungsausmaß muß für die jeweilige Sportart ausreichend sein.Und außerdem muß ein ggf. fortbestehendes Trendelenburgsches Zeichen bzw. Duchennesches Hinken als Ausdruck einer ungenügenden Funktion der mittleren Glutealmuskulatur erst durch Krankengymnastik beseitigt werden.

Als Kontraindikationen gelten Z. n. Revision oder Luxation der Endoprothese, durchgemachte Gelenkinfektion, Instabilität einer oder beider Prothesenkomponenten und wesentliche Beindifferenzen.

In einer kürzlich veröffentlichten bundesweiten Anfrage schrieben Jerosch et al. 510 Reha-Einrichtungen in Deutschland an (16). Die von Rost (24) genannten Kontraindikationen Muskelinsuffizienz, Übergewicht und Revision wurden in weniger als $^1/_3$ als Ausschlußkriterium genannt. In mehr als 80 Prozent sichere Kontraindikationen waren Instabilität und Infektionen.

Geeignete und ungeeignete Sportarten

Sportarten, die mit nicht vorherzusehenden Akut-, Spitzen- oder Sturzbelastungen einhergehen, z.B. Kampfsportarten oder Ballsportarten mit direktem Körperkontakt, sollten vermieden werden. Ebenfalls als nicht geeignet anzusehen sind Disziplinen, bei denen nicht kontrollierbare Dreh-, Stoß- oder Scherbelastungen auftreten. Hierzu zählen besonders sprungbetonte Ballsportarten sowie die Sprungdisziplinen der Leichtathletik.

Bedingt geeignete Sportarten, die mit entsprechender Vorerfahrung, Ausrüstung und Änderung der Technik ausgeübt werden können, sind: Jogging, Skilaufen, alpiner Skilauf, Golf, Tennis und Bergsteigen.

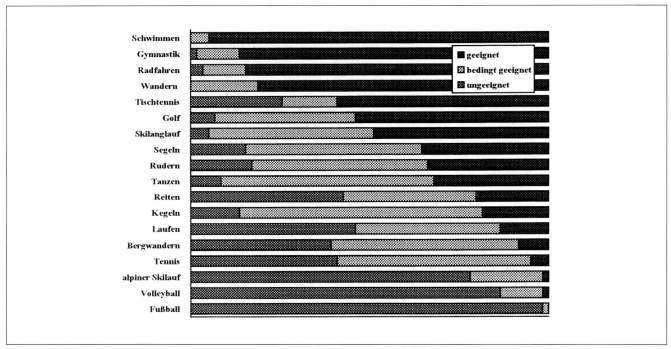

Abbildung 3: Bewertung unterschiedlicher Sportarten für Patienten mit Hüftendoprothese nach einer Umfrage in 510 Reha-Einrichtungen (16).

Tabelle 1: Eignung unterschiedlicher Sportarten für Endoprothesenträger

geeignet	bedingt geeignet	nicht geeignet
– Schwimmen – Radfahren – Gymnastik – Wandern	– Tennis – Alpiner Skilauf – Jogging – Skilanglauf – Golf – Rudern	– Ballspiele (Fußball, Handball, Volleyball) – Kampfsportarten (Boxen, Karate) – Reiten – Sprungdisziplinen (Hochsprung, Weitsprung)

Als unproblematisch sind Schwimmen, Gymnastik, Wandern, Rudern oder Segeln zu betrachten.

Tabelle 1 und Abbildung 3 zeigen, wie die einzelnen Sportarten für Patienten mit Knie- und Hüftendoprothesen in den deutschen Rehaeinrichtungen (16) bewertet werden.

Entscheidend ist die individuelle Erfahrung und die Vernunft, mit der der Patient seinen Sport ausübt. Jede Art von Leistungs- oder Wettkampfsport ist kontraindiziert.

Es ist Aufgabe des Arztes, den Patienten auf seine neue Situation hinzuweisen, und – wenn nötig – auch zu bremsen. Andererseits sollten wir dem Patienten auch unter veränderten Bedingungen den Spaß und die Freude an der Bewegung erhalten.

Weiterführende Untersuchungen mit Berücksichtigung der einzelnen Sportarten, der individuellen Belastungsdaten (Dauer, Intensität, Frequenz) und der Prothesentypen (Hüft-, Knieprothese, zementiert, zementfrei) sowie Langzeituntersuchungen mit großen Fallzahlen sind nötig, um dem Patienten ein optimales Konzept erstellen zu können.

Literatur

1 Bergmann, G., Rohlmann, A., Graichen, F.: In vivo Messung der Hüftgelenksbelastung, 1. Teil. In: Krankengymnastik. Orthop. 127 (1989), 672–679.
2 Chandler, H. P., Reineck, F. T., Nixon, R. L.: Total hip replacement in patients younger than thirty. In: Journal of Bone and Joint Surgery 63-A (1981), 1426–1434.
3 Charnley, J.: Total hip replacement by low friction arthroplasty. In: Clinical Orthopedics 72 (1970), 7.
4 Charnley, J., Cupric, Z.: The nine and ten years results of low-friction arthroplasty of the hip. In: Clinical Orthopedics 95 (1973), 9–25.
5 Collis, D. D.: Cemented total hip replacements in patients who are less than fifty years old. In: Journal of Bone and Joint Surgery 66-A (1984), 353–359.
6 Dany, D. T., Kotzar, G. M., Brown, R. H., Heiple, K. G.; Goldberg, V. M., Heiple jun., K. G., Boilla, J., Burstein, A. H.: Telemetric farce measurement across the hip after total arthroplasty. In: Journal of Bone and Joint Surgery 70-A (1988), 45–50.
7 Dorr, L. D., Bloebaum, R., Emmanual, J.: Histological, biochemical and ion amylasis of tissue and fluids retrieved during hip revision. In: Clinical Orthopedics 2161 (1990), 82–85.
8 Dorr, L. D.: Arthritis and Athletics. In: Clinics in Sports Medicine 10 (1991), 2, 343–357.
9 Dubs, L., Gschwend, N., Munzinger, U.: Sport After Total Hip Arthroplasty. In: Archives of Orthopaedic and Traumatic Surgery 101 (1983), 161–169.
10 Dubs, L., Gschwend, N., Munzinger, U.: Sports et prothese de hanche. In: Acta orthopaedica belgica 51 (1985), 388–393.
11 Gebauer, D.: Darf man mit einem künstlichen Hüftgelenk Sport treiben? In: Selecta 25 (1991), 25.
12 Hagena, F. W., Zimmer, M.: The Rheumatic Patient with Joint Replacement and Sports. In: Baenkler, H. W.: Rheumatic diseases and Sport. Rheumatology. Basel 1992 vol 16, 208–218.
13 Heisel, J., Schmitt, E.: Sportfähigkeit und Belastbarkeit von Hüftprothesenträgern. In: Böning, D., Braumann, K. M., Busse, M. W., Maasen, N., Schmidt, W. (Hrsg.): Sport: Rettung oder Risiko für die Gesundheit. 31. Deutscher Sportärztekongress Hannover 1988; Köln, Deutscher Ärzteverlag, 1989.
14 Hodge, W. A., Carlson, K. L., Fijahn, R. S., Burgess, R. G., Riley, P. O., Harris, W. H., Mann, R. W.: Contact pressures from an instrumented hip endoprothesis. In: Journal of Bone and Joint Surgery 71-A (1989), 1378–1386.
15 Hörterer, H.: Sport- und Hüftendoprothetik. Was Ihr Patient wissen muß! In: TW Sport und Medizin 3 (1991), 118–120.
16 Jerosch, J., Heisel, J., Fuchs, S.: Sport mit Endoprothese. Was wird empfohlen, was wird erlaubt, was wird verboten? In: Deutsche Zeitschrift für Sportmedizin 45 (1995) 6, 305–312.
17 Jiranek, W. A., Machado, M., Josty, M., Jevsevar, D., Wolfe, H., Goldring, M. J., Goldberg, M. J., Harris, W. H.: Production of cytokines around loosened cemented acetabular components. In: Journal of Bone and Joint Surgery 75-A (1993), 853–879.
18 Kilgus, D. J., Dorey, F. J., Finermann, G. A., Amstutz, H. C.: Patient activity, sports participation, and impact loading on the durability of cemented total hip replacements. In: Clinical Orthopedics 93 (1991), 25–31.
19 Maloney, W. J., Smith, R. L., Castro, F., Schurmann, D. J.: Fibroblast response to metallic debris in vitro. In: Journal of Bone and Joint Surgery. 75-A (1973), 835–844.
20 Mittelmeier, H., Heisel, J.: Sportfähigkeit nach endoprothetischer Versorgung. In: Wolff, R. (Hrsg.): Zentrale Themen aus der Sportorthopädie und -traumatologie. Hefte zur Unfallheilkunde 203 (1989), 204–218.
21 Mouret, P., Zichner, L.: Postoperative Behandlung, Rehabilitation und gutachterliche Beurteilung von Endoprothesenträgern des Hüftgelenkes. In: Versicherungsmedizin 44 (1992), 1, 7–10.
22 Polster, J.: Künstliche Gelenke, welche Sportarten sind erlaubt? In: Medical Tribune 2 (1988), 7.
23 Ritter, M. A., Meding, J. B.: Total hip arthroplasty. Can the patient play sports again? In: Orthopedics 10 (1987), 10, 1447–52.
24 Rost, R.: Richtlinien für Sport bei Endoprothesenträgern. In: Deutsche Zeitschrift für Sportmedizin 38 (1988), 62.
25 Schüle, K.: Sport in der Rehabilitation von Patienten mit künstlichen Hüftgelenken aus der Sicht des Sportwissenschaftlers. In: Matthiaß, H. H., Gerlach, U.: Colloquia rheumatologica 39. Rheuma und Sport, München, Geigy 1987, 71–75.

26 Schüle, K., Froböse, I., Pagels, B., Biehl, G.: Ganganalytische Evaluation von Sport- und Bewegungstherapie bei Patienten mit einer Totalendoprothese des Hüftgelenkes. In: Böning, D., Braumann, K.B., Busse, M.W., Maassen, N., Schmidt, W. (Hrsg.): Sport – Rettung oder Risiko für die Gesundheit. 31. Deutscher Sportärztekongress, Hannover 1988. Köln, Deutscher Ärzteverlag, 1989, 791–794.

27 Steeger von, D., Blümlein, H., Bodem, F., Menke, W.: Ganganalyt. Untersuchungen zur Frage der sportlichen Belastbarkeit endoprothetisch versorgter Patienten mit Hüft- und Kniegelenksarthrosen. In: Deutsche Zeitschrift für Sportmedizin, 36 (1985), 3, 68–75.

28 Steinbrück, K., Gärtner, B.M.: Totalendoprothese und Sport. In: Münchner Medizinische Wochenschriften 121 (1979), 1247–1250.

29 Strempel von A., Menke, W., Wirth, C.J.: Sportliche Aktivitäten von Patienten mit zementfrei implantiertem Hüftgelenksersatz. Praktische Sporttraumatologie und Sportmedizin. 2 (1992), 58–64.

30 Struckmann, R.: Sportliche Dauerbelastung einer Hüftendoprothese. In: Münchner Medizinische Wochenschrift 124 (1982), 28, 663–664.

31 Thomsen, M., Strachwitz, B., Mau, H., Cotta, H.: Werkstoffübersicht in der Hüftendoprothetik. In: Zeitschrift für Orthopädie 133 (1995), 1, 1–6.

32 Ungethüm, M., Winkler-Gniewerk, W.: Toxikologie der Metalle und Biokompatibilität metallischer Implantatstoffe. In: Zeitschrift für Orthopädie 122 (1984), 1, 99–105.

33 White, J.: No more Bump and Grind. Exercise and Total Hip Replacement. In: The Physician and Sportmedicine 20 (1992), 3, 223–228.

34 Widhalm, R., Höfer, G., Kurgluger, J., Bartalsky, L.: Ist die Gefahr der Sportverletzung oder die Gefahr der Inaktivitätsosteoporose bei Hüftprothesenträger größer? Folgerungen auf die Dauerhaftigkeit von Prothesenverankerungen. Zeitschrift für Orthopädie 128 (1990), 1139–1143.

5. Sportartspezifische Traumatologie

Die Sportarten lassen sich in mehrere Sportartengruppen einteilen, die bestimmte Gemeinsamkeiten aufweisen. Unterschieden werden Ausdauer-, Schnellkraft-, Kampf- und Sportspielarten mit und ohne Gegnerkontakt sowie technisch-akrobatische Sportarten. Die in diese Sportartengruppen nicht einzuteilenden Sportarten werden unter sonstige Sportarten zusammengefaßt.

Bei den einzelnen Sportarten werden die Epidemiologie der Sportverletzungen und Fehlbeanspruchungsfolgen, sportartspezifische medizinische Probleme, typische Verletzungsmuster, die Prophylaxe zur Verhinderung von Verletzungen und Fehlbelastungsfolgen sowie für den ärztlichen Betreuer relevante sportartspezifische Regeln und die sportartspezifische Ausrüstung dargestellt.

5.1 Ausdauersportarten

Ausdauersportarten zeichnen sich durch eine zyklisch längere Belastung aus. Der Bewegungsvortrieb erfolgt am Land, im Wasser, auf Schnee oder Eis mit und ohne Sportgerät.

Die Ausdauer ist keine einheitliche Fähigkeit, sie läßt sich in unterschiedliche Zeitbereiche einteilen (1). Die Ausdauer wird als Kurz-, Mittel- oder Langzeitausdauerfähigkeit entwickelt. Diesen komplexen Fähigkeiten liegt eine unterschiedliche Inanspruchnahme von Ausdauer, Kraft und Schnelligkeit zugrunde. Wesentliche Trainingsform ist in den Ausdauersportarten das Grundlagenausdauertraining, welches bei 75 bis 85 Prozent der aktuellen Leistungsfähigkeit über unterschiedlich lange Strecken ausgeführt wird.

Vom Konstitutionstyp überwiegen athletische und leptomorphe Sportler. In den Laufsportarten dominiert der Schlankwuchs-Typ. Hochwuchs ist für Rudern, Schwimmen und Mittelstreckenlauf von Vorteil. Insbesondere in den Sportarten, in denen die Körpermasse mit einem Sportgerät (Rad, Ski) bewegt wird, sind jedoch auch hervorragende Ausdauerleistungen bei abweichender Körperbautypologie möglich.

Frauen sind in den vergleichbaren Ausdauersportarten 10 bis 15 kg leichter und 10 bis 12 cm kleiner.

Das Hochleistungsalter liegt gegenwärtig zwischen 22 und 26 Jahren, nur die Schwimmer sind bei Spitzenleistungen jünger.

Im Vordergrund der Leistungsdiagnostik steht die Bestimmung der Laktat-Leistungskurve und der maximalen Sauerstoffaufnahme. Die Belastungs- oder Trainingssteuerung (Intensitätsbeurteilung) erfolgt bevorzugt über die Herzfrequenz und Laktat. Ein besonderes Kennzeichen der Ausdauerbelastungen ist, daß sie sich in der organismischen Verarbeitung summieren können. Um diese Ermüdungssummation zu begrenzen, hat sich die Serum-Harnstoff-Konzentration zur Belastungssteuerung bewährt.

Das Ausdauertraining erfordert aufgrund der durchgehend längeren Trainingsbelastung längere Regenerationszeiträume. Der Zustand der Wiederherstellung der Glykogenspeicher und das Ausmaß des Proteinkatabolismus stehen im Mittelpunkt regenerativer Maßnahmen. Praktische Maßnahmen sind betonte Kohlenhydrat-Zufuhr sowie Belastungsreduzierung und Belastungsumstellung (Training in anderer Sportart). Nach intensiven Langzeitausdauer-Belastungen ist das muskuläre Kraftpotential längere Zeit gestört. Auch wenn alle biochemisch meßbaren Größen den Ausgangszustand erreicht haben, ist der Sportler noch nicht voll leistungsfähig.

1 Engelhardt, M., Neumann, G.: Sportmedizin – Grundlagen für alle Sportarten. München, BVL, 1994.

Laufen

B. Hintermann

Laufen ist Volkssport und wird auf verschiedenen Aktivitätsstufen betrieben. Viele Läufer betreiben ihren Sport individuell oder in kleinen Gruppen und sind nicht in Vereinen organisiert. Epidemiologische Angaben zum Laufsport sind daher nicht einfach. Beim Laufen wird die untere Extremität stark belastet. Die Spitzenbelastung ist zwar nicht übertrieben hoch, indessen aber die repetitive Gesamtbelastung.

Inzidenz von Verletzungen

Marti et al. (1988) befragten 4358 Teilnehmer am Grand-Prix von Bern 1984 über die im vergangenen Jahr erlittenen Verletzungen beim Laufen (4). 45,8 Prozent der Läufer erlitten eine Verletzung beim Laufen, 14,2 Prozent machten eine Konsultation beim Arzt notwendig und 2,3 Prozent erforderten eine Arbeitspause. Die Verletzungshäufigkeit stieg mit der Anzahl Laufkilometer pro Woche und nach durchgemachten Verletzungen. Die Verletzungshäufigkeit war aber nicht abhängig von Laufgeschwindigkeit, Laufgelände, Laufschuhen und Körpergewicht.

Risikofaktoren stellen eine unebene, glitschige Laufunterlage, nasse, kalte Witterung, ungeeignete Schuhe (schlechte Sohle, ungenügender Halt), fehlende Flexibilität (steife Glieder und Gelenke) und Ermüdung (verlangsamte Reaktionsgeschwindigkeit) dar.

Verletzungen und Fehlbelastungsfolgen

Die meisten Verletzungen im Laufen betreffen den Fuß und das Sprunggelenk (Tab. 1). Die anderen Körperregionen werden jedoch wegen Ausüben des Laufsportes in immer extremerem Gelände und der Verbesserung der Laufschuhe (3) heute anteilmäßig vermehrt betroffen (Tab. 2). Verletzungen betreffen am häufigsten die lateralen Bänder der Sprunggelenke. Die meisten Fehlbelastungsfolgen finden sich an der Ferse und in der

Tabelle 1: Häufigkeit von Fußverletzungen beim Läufer

Autoren		n	Anzahl (%)
Clement et al. 1981	(1)	1650	46,7
Macintyre et al. 1989	(3)	4175	38,2
Walter et al. 1988	(7)		22,0
Marti et al. 1988	(4)	4358	40,0

Tabelle 2: Diagnosen von 877 Laufverletzungen (4)

	Anzahl (%)
Gelenkschmerzen	21,7
Tendinitis	17,0
Bänderriß	13,7
Periostitis	11,6
Muskelriß	10,8
Muskelschmerzen	6,9
andere	18,3

Tabelle 3: Lokalisation und Häufigkeit von Streßfrakturen (5)

	Anzahl (%)
Tibia	49,1
Fußwurzel (Tarsus)	25,3
Mittelfuß (Metatarsus)	8,8
Femur	7,2
Fibula	6,6

Wadenmuskulatur. Fehlbelastungsbedingte Sportschäden korrelieren mit der Trainingintensität und dem Alter (4).

Streßfrakturen treten beim Laufen viel häufiger auf als allgemein angenommen (Tab. 3). Tibia und Fußwurzel sind in besonderem Maße betroffen (5). Streßfrakturen werden häufig erst verspätet diagnostiziert (bei Matheson (5) nach 13,4 Wochen, an der Fußwurzel erst nach 16,2 Wochen).

Eine übermäßige Pronation begünstigt die Fehlbelastungsfolgen: mediales Tibiastreß-Syndrom (6), Tendinitis des M.tibialis posterior, Bursitis und Tendinitis der Achillessehne (2), Insertionstendinose der Plantarfaszie, Störungen im femoropatellaren Gleitlager, Irritationssyndrom des iliotibialen Bandes und Streßfrakturen der unteren Extremität (5).

Prävention

Verringern ließe sich die Verletzungshäufigkeit im Laufen durch Maßnahmen wie Warmlaufen, Kräftigungs- und Dehnungstraining zur Erhaltung des muskulären Gleichgewichtes, Anpassung des Trainings an die individuelle Belastbarkeit und die aktuellen Bedingungen (Terrain, Wetter, persönliche Disposition), Beachtung von «ersten» Warnsymptomen, Laufen auf rutschfestem und ebenem Untergrund, regelrechtes Schuhwerk und orthopädische Fußbettung.

Literatur

1 Clement, D. B. et al.: A survey of overuse running injuries. Physician Sports Medicine 1981; 9:47–58.
2 Hintermann, B., Holzach, P. J.: Die Bursitis subachillea – eine biomechanische Analyse und klinische Studie. Z Orthop 1992; 130:114–119.
3 MacIntyre, J. G. et al.: Running injuries. A clinical study of 4173 cases. Clin J Sports Med 1991; 1:81–87.
4 Marti, B. et al.: On the epidemiology of running injuries. The 1984 Bern Grand-Prix study. Am J Sports Med 1988; 16:285–294.
5 Matheson, G. O. et al.: Streß fractures in athletes. A study of 320 cases. Am J Sports Med 1987; 15:46–58.
6 Segesser, B., Nigg, B. M.: Insertionstendinosen am Schienbein, Achillodynie und Ueberlastungsfolgen am Fuß – Aetiologie, Biomechanik, Therapeutische Möglichkeiten. Orthopäde 1980; 11:834–837.
7 Walter, S. D. et al.: Training habits and injury experience in distance runners: age and sex related factors. Physician and Sports Medicine 1988; 16:101–113.

Mountainbike

H. Gaulrapp

Das Fahrrad hat sich seit seiner Erfindung vom Transportmittel zum Freizeit- und Sportgerät weiterentwickelt. Das Bergrad, engl. Mountainbike, stellt als Hybrid aus Tourenrad und BMX-Rad ein High-Tech-Konsumprodukt dar. Die Möglichkeiten eines herkömmlichen Rennrades, welches zur Streckenbewältigung auf der Straße und eher flacherem Gelände ausgelegt war, wurden deutlich erweitert: Steile Bergauf- wie Abfahrten im alpinen Gelände oder Free-Style-Fahren wurden möglich. Aus dem spleenigen Vergnügen einiger ehemaliger amerikanischer Radrennfahrer, die Anfang der siebziger Jahre erste Abfahrtsrennen in Kalifornien unternahmen, wurde eine neue Sportart mit eigener Industrie. Der Marktanteil in den USA vergrößerte sich von 1982 bis 1986 um das Zwanzigfache (4). Die Verkaufszahlen in Deutschland wiesen für 1994 bei 5,5 Millionen verkaufter Rädern einen Anteil von 44 Prozent für Mountainbikes mit den für sie typischen Kriterien auf.

Epidemiologie

Bei der Datenerhebung von Mountainbikeverletzungen sollten Verletzungen im normalen Straßenverkehr ausgeschlossen werden. Die typische Ausstattung, die das Fahren im Gelände bzw. Gebirge ermöglicht, zeigt Abbildung 1 (breite Nockenreifen, große Übersetzungsvielfalt, starke Bremsen, spezielle, eher niedrige verstärkte Rahmengeometrie und Federungselemente). Neben dem verwendeten Material und der Geländebeschaffenheit ist auch die dynamische, teilweise stehende Fahrposition auf dem Rad ein sportartspezifisches Charakteristikum. Wöchentliche Fahrleistung, Trainingsaufwand und Teilnahme an Rennen grenzen freizeitorientierte von leistungsorientierten Sportlern ab. Rennveranstaltungen werden von lokaler bis internationaler Klasse als Abfahrts(«downhill») bzw. Querfeldeinwettbewerbe («cross country»), ähnlich dem alpinen bzw. nordischen

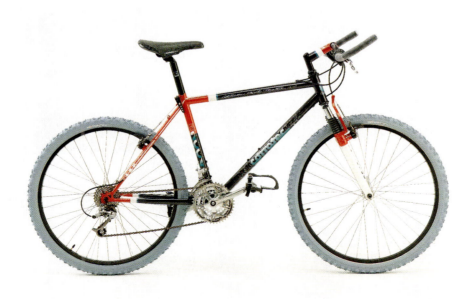

Abbildung 1: Typische Merkmale eines Mountainbikes.

Skirennsport, durchgeführt. Auch Hindernisparcours («trial») und Free-style-Wettkämpfe werden ausgetragen. Statistische Angaben wurden bisher nur durch Fragebogenaktionen in Radmagazinen und teilweise über Radhersteller ermittelt (3, 7, 8). Im Patientengut alpennaher Krankenhäuser finden sich schwere bis letale Verletzungen, aus denen absolute Verletzungszahlen oder exakte Risikoeinschätzungen jedoch nicht abgeleitet werden können.

Sportmedizinische Bedeutung

Das Belastungsprofil des Mountainbikens verlangt Ausdauer, Kraft und Koordinationsfähigkeit. Im Vergleich zum Rennradfahren erfolgt die Belastung mehr im Intervall als kontinuierlich über längere Zeit. Wegen der Vielfalt der befahrenen Geländeformen und der unterschiedlichen Höhen entstehen sehr variable momentane Anforderungen. Die Energiebereitstellung zeigt ein breites Spektrum (1, 2). Ein Leistungsvergleich beim Befahren verschiedener Bodenarten mit konstanter Geschwindigkeit ergab die höchsten Werte auf Wattboden, gefolgt von Wald- und Feldwegen und normalem Straßenbelag. Im Feldtest zeigten sich höhere Belastungsspitzen für den Kreislauf als auf dem Fahrradergometer, während die mittlere Belastung wegen der Addition von Spitzenwerten bergauf und bergab niedriger ausfiel (9).

Die im Straßenradsport hinsichtlich Energieaufwand, Herz-Kreislauf-Belastung und Lactatbildung beim Pedalieren in der Ebene für optimal befundene Umdrehungszahl von 80 bis 90 U/min kann grundsätzlich auf das Bergradfahren übertragen werden, wenngleich durch das wechselnde Streckenprofil eine variable Anpassung nötig wird (12, 13). Vergleichsstudien bei konstanter Geschwindigkeit erbrachten für das Bergradfahren im Vergleich zum Rennrad eine um 70 Prozent höhere körperliche Belastung, was vor allem auf den größeren Luftwiderstand zurückgeführt wurde (4).

Durch die insgesamt aufrechtere Haltung beim Befahren gemäßigten Geländes wird die Wirbelsäule im Vergleich zum Rennradfahren physiologischer belastet und die Muskulatur von Oberkörper und Rumpf intensiver trainiert (4, 5). Elektromyographische Messungen weisen nach, daß viele Muskelgruppen zyklisch über längere Zeit aktiviert werden (5), wobei Kraftausdauer und im Wettkampfbereich auch Schnellkraft limitierend sind (12). Die Belastung einzelner Gelenke scheint beim sportlichen Fahren gegenüber dem Straßenradfahren erhöht, da bergauf als auch bei der Abfahrt phasenweise stehend gefahren wird und so Wirbelsäule und untere Extremität Schwerkraft, Fliehkraft, Vibrationen und Schläge absorbieren müssen. Dies gilt besonders für die Handgelenke beim Downhill. Für das gemäßigte Fahren in flacherem Gelände zeigt sich im Vergleich mit dem Bergwandern, vor allem bergab, aufgrund der guten Dämpfung durch die breiten Reifen eine geringere Gelenkbelastung. Das Mountainbikefahren in der Ebene stellt damit durchaus eine geeignete Möglichkeit zur Rehabilitation nach Verletzungen der unteren Extremität dar (4, 5). In der Prävention bzw. Rehabilitation bei Herz-Kreislauf-Erkrankungen ist allerdings aufgrund der phasenweise hohen Umdrehungszahl mit unphysiologischen Spitzenbelastungen zu rechnen (9).

Fehlbelastungsfolgen

Der Druck des Sattels kann über längere Zeit zu Schmerzen und Irrationen am Gesäß führen, wobei oberflächliche Hautreizungen bis hin zur Furunkelbildung die Folge sind. Durch Druck auf den N.pudendus können sensible Neuropathien entstehen, die oft mehrere Stunden über die sportliche Belastung hinaus anhalten. Treten solche Probleme auf, müssen Sattelform und -härte sowie die geometrische Einstellung hinsichtlich Höhe, Längsausrichtung und Winkel überprüft werden. Auf gute Hygiene ist zu achten. Cremes und Sitzbäder können lindernd wirken.

Abstützung am Lenker kann vor allem bei monotoner Griffposition zu sensiblen Neuropathien des N.ulnaris in der Loge de Guyon führen, die durch Griff- oder Handschuhpolsterung und eine Lenkerform, die variable Griffpositionen zuläßt, verhindert werden können. Dies gilt auch für Gelenkbeschwerden und Sehnenreizungen an Handgelenken, Unterarmen und Schultern, die durch andauernde Vibrationen, z.B. beim Downhill oder bei Trialstrecken, überlastet werden. Hier kann der Einsatz einer Federgabel sehr sinnvoll sein.

Zu enge Riemen oder Clips verursachen an den Füßen Metatarsalgien und Parästhesien, vor allem am Kleinzeh. Sicherheitsbindungssysteme sorgen für feste Verbindung und verlustlose Kraftübertragung bei geringerem lokalem Druck. Ungefähr 20 Prozent der Mountainbikefahrer klagen über überlastungsbedingte Schmerzzustände. Bis zu 40 Prozent davon geben Kniebeschwerden an, wobei das Vorkommen der Chondropathia patellae so häufig ist, daß sie sogar als «biker's knee» bezeichnet wird (13). Auch Ansatztendinosen der kniegelenkumgebenden Muskulatur führen zu erheblicher Beeinträchtigung der Belastbarkeit. Neben den geometrischen Verhältnissen am Rad ist auf rundes Pedalieren mit einer Umdrehungszahl von etwa 80 U/min bzw. auf die Vermeidung eines hohen Tretwiderstandes zu achten. Muskeldehnungen und evtl. Massagen und der Ausschluß von Wirbelsäulenaffektionen bestimmen die Therapie.

30 bis 60 Prozent aller Radsportler klagen über Schmerzen im Bereich der Wirbelsäule, wobei es sich meist um Muskelverspannungen in der Schulter-Nacken-Gegend handelt (13). Auch hier hilft eine Über-

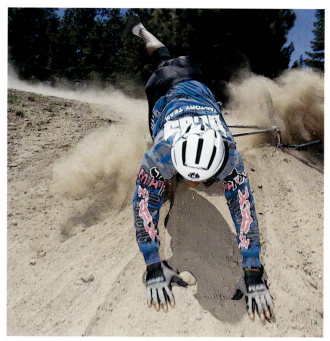

Abbildung 2: Rasante Abfahrt als wesentliche Risikosituation. Verletzungsmechanismus für die obere Extremität.

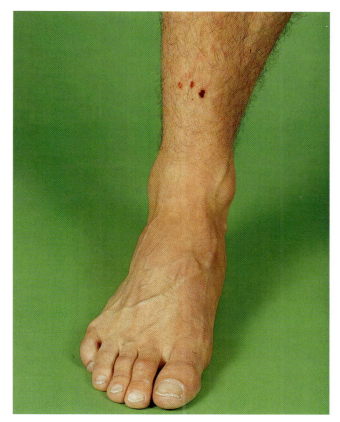

Abbildung 3: Durch das Pedal verursachte Schürfwunde.

prüfung und Korrektur von Rahmengeometrie, Lenker und Lenkervorbau. Bei Abfahrten im Stehen können direkte Stauchbelastungen der Wirbelsäule über Hüft- und Kniegelenke teilweise abgefedert werden.

An dritter Stelle der Fehlbelastungsfolgen beim Mountainbiken stehen bei einem Viertel der betroffenen Sportler Handgelenke und Finger.

Hüftbeschwerden betreffen meist die Schleimbeutel am Trochanter major und am Ansatz des M.iliopsoas. Rahmengeometrie und Sattelposition müssen beachtet werden, Eis und Muskelstretching sind therapeutisch von Bedeutung.

An den Füßen sind Sehnenreizungen, vor allem an der Achillessehne, der Plantarfaszie und dem M.tibialis anterior zu beobachten. Das Ausmaß der Kniegelenkstreckung in 6-Uhr-Pedalposition, die häufig zu gering ist, ist von besonderer Bedeutung, da die Bewegung im oberen Sprunggelenk sonst kompensatorisch vergrößert wird. Andere Faktoren wie hoher Tretwiderstand, häufige schnelle Antritte und kalte Umgebung sowie falsche Technik beim Ziehen des Pedals spielen eine geringere Rolle.

Verletzungen

Für das Mountainbiking liegen noch keine statistisch gesicherten Zahlen zur Verletzungshäufigkeit vor. Die meisten Verletzungen ereignen sich auf Forst- und Wanderpfaden, weniger im leichten oder alpinen Gelände. Das Risiko ist geringer als auf Stadt- und Landstraßen (3, 8). Die typische Verletzungssituation stellten in drei Viertel der Fälle die Abfahrt auf rutschigem Untergrund dar (3, 7, 8) (Abb. 2).

Durch ein unvorhergesehenes oder nicht wahrgenommenes Hindernis oder eine zu enge Kurve kommt es zum plötzlichen Stop. Überhöhte Geschwindigkeit und Fahrfehler (zu starkes Abbremsen des Vorderrads) führen zu Kontrollverlust und zum Wegrutschen bzw. Sturz. Durch eigenes Verschulden (Fahrfehler, Ermüdung, Unaufmerksamkeit und überhöhte Geschwindigkeit) werden knapp 90 Prozent der Unfälle verursacht (3, 7, 8). Technische Defekte am Rad sind selten, wobei meist die Pedale, seltener der Lenker betroffen sind (3, 8). In einem Drittel der Unfälle kommt es zu Verletzungen durch das Rad (Pedale, Lenker, Sattel und Oberrohr). Im Wettkampf treten aufgrund der größeren persönlichen Risikobereitschaft und der höheren Gesamtfahrleistung mehr und schwerere Verletzungen auf.

Im Unterschied zum Rennradfahren kommt es beim Mountainbiken mit 70 bis 90 Prozent häufiger zu Verletzungen der Extremitäten von insgesamt geringerer Schwere, aber höherer Gesamtverletzungszahl (3). In 36 bis 51 Prozent sind dabei die oberen Extremitäten betroffen, Schultern mehr als Hände und Ellenbogen (2, 6, 8) (Abb. 2). An den Schultern sind schwere Prellungen mit Frakturen von Clavicula oder Scapula bzw. Akromioklavikulargelenkläsionen, an den Handgelenken distale Radiusfrakturen, Handwurzelläsionen oder Luxationen und Frakturen der Finger (4) typisch. An den Ellenbogen finden sich Schürfwunden und Prellungen sowie traumatische Bursitiden. An der unteren Extremität treten 21 bis 45 Prozent der Verletzungen (2, 6, 8,) auf. Unterschenkel und Kniegelenke sind gleich häufig betroffen, wobei Schürfwunden und Prellungen, häufig durch Abrutschen am Pedal, im Vordergrund stehen (Abb. 3). Bandverletzungen am oberen Sprunggelenk sind seltener (3, 7).

Am Rumpf sind Kontusionen und Rippenfrakturen zu beobachten. Am Kopf und der Halswirbelsäule finden sich überwiegend Wunden und in einzelnen Studien bis zu 5 Prozent Gehirnerschütterungen (7).

Tödliche Verletzungen sind meistens durch Schädelhirntraumen bedingt, wobei die Fahrer nur selten Helme trugen (10, 13).

Gesichtsverletzungen lassen sich mit den verwendeten leichten Helmen kaum verhindern, so daß Schürfwunden und Kontusionen bis hin zu Frakturen, vor allem von Nasenbein und Unterkiefer, häufig anzutreffen sind (10, 13). Augenverletzungen durch Fremdkörper oder Astwerk sind ebenso keine Ausnahmen.

Auf die Gefahr von Verletzungen im Abdominal-, Urogenital- und Rektalbereich, die häufig durch Lenker, Sattel oder Kollisionen verursacht werden, muß hingewiesen werden, auch wenn noch keine aussagekräftigen statistischen Angaben existieren (3, 13).

Die genannten Verletzungen werden überwiegend selbst behandelt, so daß davon auszugehen ist, daß in 50 bis 60 Prozent der Fälle unkomplizierte Verletzungen vorlagen (3, 8). In 15 bis 28 Prozent wurde ein Arzt aufgesucht, in bis zu 12 Prozent eine stationäre Behandlung eingeleitet (3, 8). Ein Drittel der Verletzten bezeichnete sich nach einer Woche, 74 Prozent nach der dritten und 90 Prozent nach der sechsten Woche wieder als gesund bzw. konnte wieder Sport treiben. 5 Prozent der verletzten Sportler gaben an, einen Dauerschaden erlitten zu haben (8).

Faßt man die genannten Verletzungen zusammen, so ergeben sich in mehr als der Hälfte der Fälle Bagatellverletzungen wie oberflächliche Wunden und in 30 Prozent Prellungen unterschiedlicher Schwere, zusammen also 80 Prozent ohne wesentliche substantielle Schädigung (1, 2, 3, 6, 8).

In 10 Prozent kommt es zu Kapsel-Band-Verletzungen und in 6 Prozent zu Muskelverletzungen. Luxationen und Frakturen machen 6 Prozent bis 14 Prozent, Gehirnerschütterungen bis zu 5 Prozent aus. Rennsportlich orientierte Biker erleiden schwerere Verletzungen, vor allem im Schulterbereich (1, 7).

Prophylaxe

An erster Stelle der Vorbeugungsmaßnahmen steht ein guter Trainingszustand in Verbindung mit einer der jeweiligen Belastung angemessenen Sportausrüstung. Das Verhalten des Mountainbikers spielt ebenso eine bedeutende Rolle.

Ausdauerfähigkeiten, Krafttraining und Koordinationsübungen sind nicht nur für leistungsorientierte Fahrer bedeutsam (7, 13). Verschiedene Fahrmanöver auf unterschiedlichem Untergrund und evtl. Höhentraining zur besseren Adaptation sind sinnvoll.

Beim Material stehen neben den genannten Radmerkmalen zusätzlich Sicherheitskomponenten und Schutzkleidung im Vordergrund. 1989 ergab eine Untersuchung, daß in knapp 90 Prozent spezielle Handschuhe und Schuhe getragen wurden, aber nur in 56 Prozent ein Helm (3, 8). Neuere eigene Daten zeigen, daß 84 Prozent der Fahrer einen Helm benutzen. Bei Rennveranstaltungen besteht Helmpflicht. Diese speziellen Radhelme können einen Großteil der Verletzungen verhindern (1, 8). Etwa 70 Prozent der tödlichen Unfälle und 90 Prozent der Schädelhirnverletzungen wären nach retrospektiven Untersuchungen vermeidbar gewesen (14, 15). Gegen direktes Aufprallen bei Rasanztraumen können die Helme naturgemäß keinen adäquaten Schutz bieten. Das Tragen einer großflächigen, gefärbten Brille schützt weitgehend vor Schädigung durch UV-Strahlen, Wind und gegen das Eindringen von Fremdkörpern (13). Eine weitere wichtige Grundlage zur Verhütung von verletzungsträchtigen Situationen stellt die regelmäßige sorgfältige Radpflege dar, die in Abhängigkeit von der Auslastung mindestens alle zwei Monate erfolgen sollte. Besonderes Augenmerk gilt dabei der ungeminderten Wirksamkeit der Bremsen-Felgenkombination. Zur Entschärfung der radbedingten Verletzungsgefahr können auch Federungselemente sowie eine Abpolsterung von Rad und Bekleidung beitragen.

Zu den präventiven Maßnahmen gehören Tetanusschutz, UV-Schutz der Haut, geeigneter Kälte-, Nässe- und Windschutz sowie ausreichende Versorgung mit Flüssigkeit (hypotone Mischungen einfacher Kohlenhydrate und Elektrolyte).

Die sportliche Belastung muß vor allem bei Anfängern und zu Saisonbeginn schrittweise aufgebaut werden. Die Geschwindigkeit muß der Geländesituation angepaßt, Aufmerksamkeit und Antizipationsfähigkeit geschult werden. Durch die genannten Maßnahmen ließe sich die Zahl der Verletzungen um die Hälfte und die Zahl schwerer Verletzungen um 20 Prozent senken (11).

Fazit

Das Mountainbiking als neue Bergsportart ist mittlerweile etabliert. Es ist im breitensportlichen Bereich durch eine aerobe, ausgewogene Belastung des ganzen Körpers gekennzeichnet, ohne daß ein hohes Verletzungsrisiko erkennbar ist. Das verwendete Material kann zumeist als sicher gelten. Die Gefahr, sich zu verletzen, ist vor allem im Leistungsbereich gegeben, wobei speziell die obere Extremität gefährdet ist.

Literatur

1. Berkmann, D., Kukla, D.: Radsport. In: Pförringer, W., Rosemeyer, B., Bär, H.-W. (Hrsg.): Sport-Trauma und Belastung. Erlangen, Perimed, 1985, S.214–224.
2. Biener, K.: Verletzungen beim Radsport. In: Biener, K. (Hrsg.): Sportunfälle. Bern, Huber, 1992, S.252–261.
3. Chow, T.K.: Acute injuries from mountain biking. Western J Medicine 1993; 159:145–148.
4. Cinque, C.: Mountain biking: does rough terrain make rugged riders? Phys Sportsmed 1987; 15:184–190.
5. Geyer, M.: Mountainbiking aus orthopädischer Sicht. Dt. Z. Sportmed. 1991; 42:380–384.
6. Guinchard, D.: Traumatologie du bicross et du velo tout terrain. (Pers. Mitteilung).
7. Hawe, W., Gaulrapp, H., Werner, J.: Verletzungen beim Mountainbiking. In: Bernett, P., Jeschke, D. (Hrsg.): Sport und Medizin. München, Zuckschwerdt, 1991, S.390–391.
8. Hawe, W.: Knackpunkte. bike 1991; 8:60–66.
9. Köhler, B., Völker, K.: Plädoyer für sorgfältige sportmedizinische Betreuung. TW Sport und Medizin 1994; 6:100–104.
10. Le Bescond, Y. et al.: Les sports de montagne: leur place parmi les 2200 traumatismes faciaux des quatre dernières années au C. H. U. de Grenoble. Rev. Stomatol. Chir. maxillofac. 1992; 93:185–188.
11. McLennan, J.G. et al.: Accident prevention in competitive cycling. Am J Sports Med 1988; 16:266–268.
12. Meier, S.: Kardiale und metabolische Belastung bei Mountainbikewettbewerben im Vergleich zu Ausdauerkomponenten. Diplomarbeit, München, 1991.
13. Mellion, M.B.: Common cycling injuries. Sports Med 1991; 11:52–70.
14. Sacks, J.J. et al.: Bicycle-associated head injuries and deaths in the United States from 1984 through 1988. JAMA 1991; 266:3016–3018.
15. Thompson, R.S. et al.: A case-control study of the effectiveness of bicycle safety helmets. New England J Med 1989; 320:1361–1367.

Rudern

E. Reifschneider

Rudern ist eine klassische Kraftausdauer-Sportart mit zyklischer Beanspruchung großer Muskelgruppen (etwa 70 Prozent der Skelettmuskulatur, insbesondere Arme, Beine und Rumpf), bei der ein (Riemenrudern) bzw. zwei (Skullen) Ruder bewegt werden. Der Ruderschlag beinhaltet sowohl dynamische als auch statische Elemente.

Der offizielle Ruderwettkampf geht über eine Distanz von 2000 m, die je nach Bootsgattung und Witterung in etwa 5:30–8:00 min, entsprechend etwa 210–230 Ruderschlägen, zurückgelegt wird. Der Wettkampfkalender beinhaltet außer in den Jahren mit Olympischen Spielen jährlich eine Weltmeisterschaft als Saisonhöhepunkt (August/September).

Zu den olympischen Ruderklassen werden 1996 erstmalig auch einige Bootsgattungen der Leichtgewichts-Ruderer zählen, bei denen das Körpergewicht für die Männer 72,5 kg (Bootsmittel 70 kg) bzw. für die Frauen 59 kg (Bootsmittel 57 kg) nicht überschreiten darf.

Rudern vermittelt im Freizeit- und Gesundheitssport vielen Anhängern als Mannschaftssportart im Einklang mit den natürlichen Elementen Freude an der Bewegung und Motivation zum Sporttreiben.

Im Behindertensport eröffnen spezielle Sitz- und Auslegerkonstruktionen neue Möglichkeiten der Koordinationsschulung und Bewegungserfahrung, wozu auch Projekte mit Sehgeschädigten und Blinden zählen.

Zusätzlich werden in den Fitneß-Studios vermehrt Rudersimulationsgeräte genutzt, zumal auf diese Weise gleichzeitig Muskelkraft und Herzkreislaufsystem trainiert werden können.

Die Deutsche Rudernationalmannschaft stellt derzeit mit rund 90 Aktiven die teilnehmerstärkste Nation bei den Weltmeisterschaften und ist mit etwa 60 Sportlern der zweitgrößte deutsche Verband bei den Olympischen Spielen.

Eine Besonderheit unterscheidet den Wettkampf im Rudersport von nahezu allen anderen Mannschaftssportarten: Da der Ruderer im einmal gestarteten Rennen nicht mehr ausgewechselt werden kann, hat der Ausfall eines einzelnen Athleten Konsequenzen für das ganze Boot. Der Arzt hat hier eine hohe Verantwortung hinsichtlich des Einsatzes von zuvor erkrankten oder verletzten Ruderern. Bei der Entscheidung, ob diese Athleten im Ruderrennen eingesetzt werden können, müssen sowohl sportliche als auch gesundheitliche Aspekte berücksichtigt werden, wobei die Erhaltung der Gesundheit stets Vorrang haben muß.

Medizinische Probleme

Aus orthopädisch-traumatologischer Sicht zählt Rudern zu den weniger belastenden Sportarten mit geringem Verletzungsrisiko (6, 7, 17, 20).

Wirbelsäule

Die Sportart wird im Sitzen durchgeführt. In voller Auslage kommt es im Bereich der Lenden- und Brustwirbelsäule zu einer extremen Inklination und speziell beim Riemenrudern zusätzlich zu einer Rotation der Wirbelsäule bei gleichzeitiger Beugung in den Hüft- und Kniegelenken.

Über die Kraftentwicklung im unteren LWS-Bereich beim Rudern liegen noch keine gesicherten Erkenntnisse vor. In-vivo-Messungen der intradiskalen Drucke im Stehen, Liegen, Sitzen und Gehen sind bekannt (12, 13, 21), Messungen der Belastung der Wirbelsäule in der Dynamik liegen jedoch erst vom biomechanischen Modell her vor (4, 14, 23). Sowohl bei den degenerativen als auch bei den osteochondritischen Veränderungen der Wirbelkörper fällt auf, daß sie vorwiegend in der mittleren und unteren Brustwirbelsäule lokalisiert sind. Es muß also gerade in dieser Region die mechanische Beanspruchung des Wirbelkörpers seine biologische Toleranz überschreiten. Eine auf das Schultergelenk nach ventral einwirkende Kraft wird auf den Rumpf durch die Clavicula und durch die Zuggurtung der spinoskapularen und spinohumeralen Muskulatur gleichmäßig auf das Sternum und die obere Brustwirbelsäule übertragen. Dabei stellt der obere Thorax zusammen mit der oberen Brustwirbelsäule ein Rohr dar, das der während der Durchzugsphase auftretenden Biegebeanspruchung ohne weiteres standhält. Im mittleren und unteren Thoraxbereich wird einerseits durch die Teilung des Sternums der Röhrenquerschnitt unterbrochen, andererseits wird durch die Kyphosierung der Brustwirbelsäule der Wirbelkörper von der Körperschwerlinie entfernt, so daß hier höhere Beanspruchungen des Wirbelkörpers selbst zu erwarten sind (3). Eine Kompensation kann demzufolge nur durch ein besonders kräftiges Muskelkorsett erfolgen. Neuere Untersuchungen der Funktion der Rumpfmuskulatur bei Hochleistungsruderern zeigen deshalb auch im Vergleich zu anderen Sportarten eine um 10 bis 30 Prozent stärkere Rumpfmuskulatur in allen Ebenen, wobei die Bauchmuskulatur relativ am stärksten ausgebildet war (11).

Neben den Kräften, die in sagittaler Richtung auf die Wirbelsäule wirken, kommt es beim Endzug beim Riemenrudern noch zusätzlich zu einer leichten Rotation der LWS. Eine Reklination im Bereich der LWS während der Ruderzyklen konnte bei ersten orientierenden Untersuchungen mit Ultraschallsensoren in 3-D-Aufnahmetechnik nicht erkannt werden.

Dieser Bewegungsablauf strapaziert vorwiegend den lumbosakralen Übergang. Bei zusätzlichen witterungsspezifischen Problemen und hohem Wellengang müssen die Rotationskräfte und Wirbelsäulentorsionen zur Kontrolle der Bootsstabilität verstärkt werden, und es treten gehäuft Probleme auf.

Bei der ersten klinischen Untersuchung finden sich gehäuft Blockierungen der Sakro-Iliacal-Gelenke (SIG) und anderer Wirbelsäulenabschnitte sowie Druckschmerzen interspinal im Bereich der unteren LWS. Bei den Röntgenuntersuchungen der LWS in zwei Ebenen mit Funktionsaufnahmen in maximaler Inklination und Reklination fallen Segmentinstabilitäten sowie beginnende Osteochondrosen auf. Die betroffene Etage korreliert mit der Lokalisation der Beschwerden.

Aus orthopädischer Sicht macht es keinen Sinn, die Sitzposition des Ruderers (Backbord oder Steuerbord) von dem Vorhandensein leichter links- oder rechtskonvexer Skoliosen abhängig zu machen.

Folgende Faktoren begünstigen das Auftreten von Symptomen im lumbosakralen Übergangsbereich:

- verkürzte ischiokrurale Muskulatur, die beim Ausstoßen zu einer Beckenkippung und sekundären Überlastung des lumbosakralen Übergangs führt
- Beinverkürzungen über 5 mm und fehlender Ausgleich am Stemmbrett. Konsekutiv kann es zu einer unphysiologischen Beckenverwringung mit funktioneller Überlastung der unteren LWS kommen.
- hoher Wellengang, was ein zusätzliches Ausbalancieren notwendig macht
- ungünstige Witterung.

Das vermehrte Auftreten einer Scheuermannschen Erkrankung bei Ruderern wird in der Literatur unter-

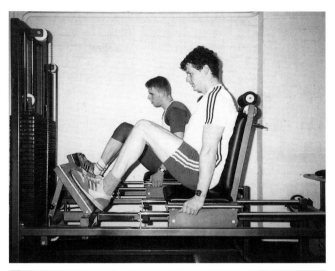

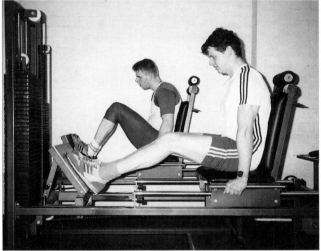

Abbildung 1: Die ruderspezifische Kraftübung «Beinstoß» provoziert hohe retropatellare Druckbelastungen in den femoropatellaren Gelenken mit der Gefahr von chronischen Überlastungsschäden.

schiedlich diskutiert (1, 2, 8, 15, 16, 19, 20). Untersuchungen eines größeren Athletenkollektivs stehen noch aus.

Kniegelenk

Bei Hochleistungsruderern findet man häufig Beschwerden im Sinne eines Femoro-Patellaren-Schmerzsyndroms (FPS), eines Patellakanten-Syndroms oder eines Patellaspitzen-Syndroms. Die ersten Probleme ergeben sich meist beim Krafttraining oder beim Laufen.

Im Winter werden im Leistungsrudern vornehmlich die Qualitäten Kraft und Ausdauer trainiert.

Typische Trainingsbelastungen von A-Kaderathleten sehen im Winter wie folgt aus:

- ca. 140 km Rudertraining pro Woche (bei etwa 2 mmol/l Lactat)

- 2–3 Stunden extensives Ausdauertraining in Form von Radfahren, Laufen oder Schwimmen
- 1300 bis 1600 Wiederholungen pro Trainingseinheit im Kraftraum bei 2–3 TE pro Woche (4–6 mmol/l Lactat)

Eine der ruderspezifischen Übungen ist das Beinstoßen, welches nur zeitweise durch andere Kraftübungen ersetzt werden kann. Dabei sitzt der Athlet auf einem Schlitten und bewegt über einen Rollweg von etwa 30 cm ein Gewicht zwischen 150 und 170 kg bei 40 bis 60 Wiederholungen. Die Kniegelenke befinden sich dabei in einem Beugewinkel von 90 bzw. 20 Grad (Abb. 1). Eine extreme Belastung des Patellofemoralgelenkes ist dadurch vorgezeichnet (Abb. 2). Die Höhe der retropatellaren Anpreßkraft (Rp) läßt sich nach MAQUET aus folgender Gleichung annäherungsweise errechnen (7):

$$R_p = (F_Q^2 + F_S^2 + 2 \times \cos \alpha \times F_Q \times F_S)^{0.5}$$

Bei diesen Krafteinwirkungen sind langfristig Probleme im femoropatellaren Gleitweg zu erwarten. Die Röntgendiagnostik (Kniegelenk in 3 Ebenen, a.p. im Stand) bei klinisch auffälligen Sportlern zeigt ausnahmslos Patellaformen vom Typ Wiberg II, II/III oder III bei ansonsten insgesamt regelrechtem Befund. Kommt es nach Korrektur der Fußstellung und der Sitzposition zu keiner Beschwerdefreiheit, sollte neben kurzfristigen lokalen Injektionen mit stoffwechselaktivierend-entzündungshemmenden Substanzen frühestmöglich mit regelmäßigen intraartikulären Applikationen von knorpelstabilisierenden Substanzen über einen Zeitraum von mindestens 8 bis 12 Monaten therapiert werden. So ist zum einen eine frühe Trainingsaufnahme zu erwarten und zum anderen auch ein dauerhaft schmerzfreies Training gewährleistet.

Ganglien der Beugesehnen des Mittelfingers der Außenhand

Ein typisches Problem bei den Riemenruderern ist die schmerzhafte Verdickung der Beugesehne des Mittelfingers der Außenhand. Auslösende Ursache ist die mechanische Irritation, da auf der Außenhand beim Zug deutlich höhere Kräfte wirken. Therapeutisch ist es sinnvoll, am Riemen eine flache Nut zu erzeugen, um dadurch zusätzlich den Druck beim Durchzug auf den Zeige- und Ringfinger zu verteilen.

Weitere Problemzonen stellen die Sehnenscheiden der Unterarme dar («rower wrist»).

Andere Verletzungen

Quetsch- und Schürfwunden können durch Einklemmen der Daumen (beim Skullen) oder Scheuern an der Bordwand (beim Riemenrudern) entstehen. Schwielen an den Fingern und in den Handflächen sollten regelmäßig

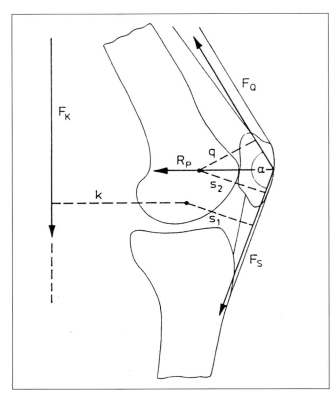

Abbildung 2: Schematische Darstellung der auf das Kniegelenk in der Sagittalebene wirkenden Kräfte (5).

abgetragen, Blasen steril punktiert werden. Der Einsatz von Merbromin ist hier Routine. Am schwerwiegendsten sind die glücklicherweise sehr seltenen Unfälle durch Bootskollisionen (u.a. stumpfes Bauchtrauma, Frakturen, Muskel-, Sehnen- und ausgedehnte Weichteilverletzungen).

Prophylaxe

Im Hochleistungsrudern sind große Trainingsumfänge zu bewältigen (neben dem Krafttraining noch bis zu 150 km Rudertraining pro Woche), die nur mit wissenschaftlicher Unterstützung korrekt gesteuert werden können (22). Viele Beschwerdebilder der Lenden-Becken-Hüftregion und der Wirbelsäule sind auf muskuläre Dysbalancen, Verkürzungen und Insuffizienzen sowie koordinative Defizite zurückzuführen. Wenn mit spezieller Funktionsgymnastik Koordination und Flexibilität geschult wird (18), kann den Beschwerdebildern vorgebeugt und die Leistung stabilisiert werden.

Rudern stellt aus orthopädischer Sicht eine schonende Ganzkörperbelastung dar und ist aufgrund des Trainings wesentlicher motorischer Hauptbeanspruchungsformen (Ausdauer, Kraft und Koordination) auch unter internistisch-gesundheitspräventiven Gesichtspunkten eine geeignete Sportart.

Literatur

1 Bozdech, Z.: Spondylosis und Wirbelverschiebung bei Sportlern. Med. Sport 1966; 6:45–48.
2 Crasselt, C.: Leistungssport und Scheuermannsche Erkrankung. Med. Sport 1962; 2:223–225.
3 Endler, M.: Wirbelsäulenschäden als Folge des Rudersportes. Diskussionsbeitrag zum Thema «Wirbelsäulenschäden durch Sport?». In: Cotta (Hrsg.): Die Belastungstoleranz des Bewegungsapparates. Berlin–Heidelberg–New York, Springer, 1980.
4 Evans, P.: Biomechanical Studies on the Lumbar Spine and Pelvis. JBJS 1959; 41-A:278–290.
5 Hehne, H.J.: Das Patellofemoralgelenk. Stuttgart, Enke, 1983.
6 Helbing, G.: Verletzungs- und Schadensrisiko beim Rudern. In: Steinacker, J.M. (Hrsg.): Rudern. Berlin–Heidelberg, Springer, 1988, S.234–237.
7 Hertel, P.: Rudern. In: Pförringer, W. (Hrsg.): Sporttraumatologie. Erlangen, Perimed, 1982.
8 Köhler, G.: Zur Frage der Wirbelsäulenveränderung bei Ruderern unter besonderer Berücksichtigung weiblicher Leistungsruderer. Sportarzt 1959; 10:62–68.
9 Maquet, P.: Biomechanics of the Knee. Berlin–Heidelberg–New York, Springer, 1976.
10 Mohing, W.: Sportverletzungen und chronische Schäden des Sports an der Wirbelsäule. Hefte Unfallheilk. 1966; 9:155–162.
11 Müller, G.: Die Funktion der Rumpfmuskulatur bei Hochleistungsruderern. Sportverl. Sportschad. 1994; 8:134–142.
12 Nachemson, A.: In Vivo Measurements of Intradiscal Pressure. JBJS 1964; 46-A:1077–1092.
13 Nachemson, A.: Intravital dynamic pressure measurement in lumbar spine. Scand J Rehab Med 1970; 2, Suppl. 1:1–40.
14 Pearcy, M.J.: Scherbelastung des Discus intervertebralis bei physiologischen Bewegungen. Manuelle Medizin 1991; 29:80–83.
15 Presber, W.: Wirbelsäule und Leistungssport. Sportmedizin 1958; 7:177–182.
16 Querg, H.: Röntgenologisch-klinische Untersuchungen der Wirbelsäule an Ruderern (Ruderinnen). Sportmedizin 1958; 7:169–177.
17 Reifschneider, E.: Rudersport – auch eine orthopädische Herausforderung. TW Sport und Medizin 1993; 5:184–190.
18 Reifschneider, E.: Funktionsgymnastik. Rudersport 1995; 5:132–133, 9:322–323, 10:352–353, 11:380–381, 12:406–407.
19 Rompe, C.: Sportschäden und Sportverletzungen. I. Wirbelsäule und Becken. Z. Orthop. 1972; 110:100–107.
20 Rütten, M.: Rudern und Scheuermann-Krankheit. In: Steinacker, J.M. (Hrsg.): Rudern. Berlin–Heidelberg–New York, Springer, 1988, S.238–243.
21 Urban, J.P.G.: Nutrition of the intervertebral disc – an in vivo study of solute transport. Clin Orthop 1982; 170:296–302.
22 Urhausen, A.: Sportmedizin im Rudern. Deutsche Zeitschrift für Sportmedizin 1994, 45:241–249.
23 White, A.: Clinical Biomechanics of the Spine. Philadelphia–Toronto, Lippincott, 1978.

ND # Schwimmen

K. Steinbach

Schwimmen, auch als Leistungssport betrieben, ist eine empfehlenswerte Sportart. Es verbindet Herz-Kreislauf-Training mit Ganzkörpermuskeltraining in optimaler Weise und belastet den Bewegungsapparat nur gering. Nicht nur von Kindern und Jugendlichen wird Schwimmen immer als die Sportart Nummer 1 genannt.

Im Vergleich zu fast allen anderen Sportarten ist zu berücksichtigen, daß im Wasser durch Auftrieb und hydrostatischen Druck das Körpergewicht auf etwa $^1/_{10}$ reduziert wird.

Dieser Effekt führt zu einer geringen Belastung der Extremitätengelenke in statischer Hinsicht, jedoch durch den Wasserwiderstand zu einem entsprechend hohen dynamischen Widerstand, da Vorantrieb und Auftrieb in stehendem Wasser gleichzeitig umgesetzt werden müssen.

Die vier Schwimmtechniken unterteilen sich in Wechselschwimmarten (Kraul- und Rückenschwimmen) und Gleichschlagschwimmarten (Delphin- und Brustschwimmen).

Verletzungen und Fehlbelastungsfolgen

Verletzungen sind im Schwimmsport extrem selten und können bei Sprüngen in Untiefen (Kopf- und Wirbelsäulenverletzungen), Schlag gegen den Schwimmbeckenrand beim Rückenschwimmen (Kopf-, Ober- und Unterarmverletzung) sowie bei Kontakt mit Schwimm-Paddels (Handverletzungen) entstehen.

Orthopädisch gesehen stehen Fehlbelastungsfolgen im Vordergrund, die vorwiegend an Schulter, Knie und Wirbelsäule auftreten. Diese können durch geeignete vorbeugende Maßnahmen (Haltungsgymnastik und spezifisches Krafttraining) vermieden werden. Stellen sich Überlastungsprobleme dennoch ein, sind sie meist durch vorübergehende Reduzierung der Trainingsintensität sowie durch eine gezielte physikalische Therapie erfolgreich behandelbar.

Schultergelenk

Fehlbelastungsfolgen im Bereich der Schulter (Tab. 1–2) stellen die vorrangigen Probleme der Schwimmer dar, da der Hauptvorantrieb bei den Schwimmtechniken Kraul, Rücken und Delphin mit den oberen Extremitäten erreicht wird. Eine Untersuchung von Hall aus dem Jahr 1980 ergab unter 80 USA-Topschwimmern 66,3 Prozent Schulterbeschwerden, 30 Prozent Knie- und 20 Prozent Rückenbeschwerden (11).

Webster und Fowler berichteten 1982 über eine Umfrage unter 155 kanadischen Wettkampfschwimmern: 47 Prozent klagten über Schulterbeschwerden. Bei der Hälfte der Betroffenen dauerten die Beschwerden länger als 28 Tage.

Die Hauptfunktion des Schultergelenkes besteht auf Grund seiner vornehmlichen Weichteilführung in der Gewährleistung eines großen Bewegungsumfanges (Abb. 1). Durch die verhältnismäßig kleine knöcherne

Tabelle 1: Differentialdiagnostische Überlegungen bei Schulterschmerzen ohne Trauma

Entzündung der Bursa subacromialis (Impingementsyndrom)
Verletzung der Rotatorenmanschette
Kalkeinlagerungen in der Rotatorenmanschette
Sehnenscheidenentzündung der Bicepssehne
Supraspinatustendinose
Ausstrahlender Schmerz einer HWS-Blockierung

Tabelle 2: Therapieansätze bei «Schwimmer-Schultern»

Reduzierung der Entzündung (Eis, ASS, NSAR)
Physikalische Therapie (Ultraschall, galvanisierender Reizstrom, vorsichtige Querfriktion, TENS)
Auftrainieren der zu schwachen Muskelpartien der Rotatorenmanschette
Änderung der Schwimmtechnik (Verbesserung der Rotation um die Längsachse)
Stretching
Infiltration der Bursa subacromialis
Operative Intervention (Arthroskopie)

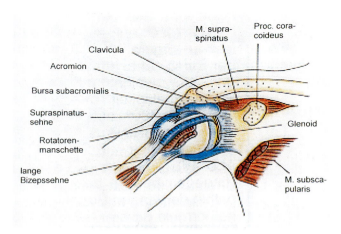

Abbildung 1: Anatomie des Schultergelenks.

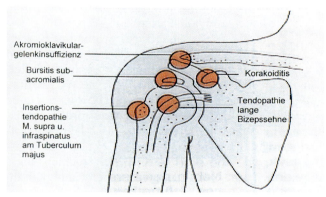

Abbildung 2: Fehlbelastungsfolgen im Bereich des Schultergelenks.

Gelenkführung wird diese Eigenschaft noch zusätzlich unterstützt. Kenndey et al. (23) fanden bereits 1974 bei ihren Untersuchungen durchweg einen vermehrten Bewegungsumfang im Schultergelenk bei Schwimmern.

Durch den Bewegungsablauf beim Kraul-, Rücken- und Delphinschwimmen können Überlastungsschäden im Bereich des Schultergelenkes entstehen (16, 17, 21, 26, 31) (Abb. 2).

Die Hauptbelastung von Rotatorenmanschette und Bursa subacromialis wird durch extreme Abduktion mit Außenrotationen sowie Drehung des Schulterblattes am Ende der Streckphase und durch starke Adduktion mit Innenrotation zu Ende der Unterwasserphase verursacht (2, 25, 26). Die Rotatorenmanschette wird dabei unter dem Akromiondach regelrecht ausgewrungen, wie Mac Nab bereits 1970 zeigen konnte (23, 25, 26).

Die Komprimierung der Bursa subacromialis und der Rotatorenmanschette der Schulter kann zu Entzündungserscheinungen und charakteristischen Schmerzsyndromen im Bereich des Acromions führen (2, 14, 33). Schmerzen bei Außenrotationen gegen Widerstand, schmerzhafter Bogen bei 90 bis 120 Grad und leise Krepitation sind die klinischen Symptome.

Das Impingementsyndrom tritt vorwiegend auf der Atemseite des Kraulschwimmers (etwa 750 000 Armzüge pro Jahr) auf und wird durch häufiges Benutzen von Handpaddels verstärkt. Es manifestiert sich oft erst nach 6 bis 8 Jahren einer Schwimmerkarriere. Grund für ein Impingementsyndrom kann auch eine relative Instabilität der Schulter des Schwimmers sein (23, 31). Die Schulter führt bei einer relativen Instabilität bei jedem Schwimmzug zu einer übermäßigen Belastung der Rotatorenmanschette und zur Entzündung der Bursa subacromialis (2, 15, 16, 17, 18, 21).

Zur Prophylaxe sollte ein gezieltes Aufwärmprogramm für den Bereich von HWS und Schulter durchgeführt werden. Die Dehnungsübungen sollten unter axialer Traktion in Richtung der unteren Schublade erfolgen, um eine weitere Dehnung der häufig gelockerten Kapselanteile zu vermeiden. Der Musculus subscapularis sollte gleichzeitig gezielt bei anliegendem Oberarm isometrisch trainiert werden.

Folgende Krafttrainingsform hat sich bewährt: In Bauchlage auf Übungsbank oder in Hüftbeugung wird mit einem Gewicht von 1 bis 1,5 kg in einem Bewegungsbereich von 45 bis 135 Grad bewegt (Abb. 3). Damit kann unter gleichzeitiger Traktion eine Auftrainierung der Rotatorenmanschette, die den Humeruskopf sauber in der Pfanne führt, ohne Gefahr der Kompression der Bursa subacromialis und der zugehörigen Strukturen durchgeführt werden.

Kniegelenk

Etwa 20 bis 25 Prozent der Leistungsschwimmer klagen über Knieprobleme (Patella und Reizzustände im Bereich der medialen Strukturen).

Die retropatellaren Schmerzen (Kompressionsschmerz) sind meist auf eine Chondromalacie zurückzuführen und treten nach zuviel Beinschlagtraining mit Flossen, beim Abstoßen von der Wand und beim Startsprung auf.

Die Knieschmerzen im Bereich der medialen Seitenbänder finden sich bei Brustschwimmern. Ein effektiver Brustbeinschlag erfordert eine hohe Belastung im Valgusstreß (Abb. 4). Dies kann zu Mikrotraumen im Bereich der medialen Seitenbandansätze sowie der Menisken führen. Um beim Brustbeinschlag eine ständige Überlastung des Seitenbandapparates und der Menisken zu verhindern, ist dem Sportler anzuraten, die Kniegelenke beim Anbeugen vor der Abdruckphase des Beinschlages ausreichend weit zu öffnen, um eine zu hohe Zugbelastung auf die medialen Seitenbänder zu verhindern.

Beim Auftreten der Kniebeschwerden ist die Reduzierung der Brustschwimmtechnik immer Teil der Behandlung. Zusätzlich sollten schnelle Starts und Wenden bis zur Erreichung der Schmerzfreiheit unterlassen werden. Durch Auftriebkörper zwischen den Oberschenkeln («pull-boy») kann vorübergehend das Beinarbeitstraining reduziert werden. Beim Krafttraining ist darauf Wert zu legen, den Vastus medialis des Musculus quadriceps aufzutrainieren.

Wirbelsäule

An der Wirbelsäule existieren in einem hohen Prozentsatz Abweichungen vom Normalbefund (20% Haltungsfehler bei 11- bis 13jährigen, 20% bis 30% röntgenologische Wirbelsäulenveränderungen im Sinne einer juvenilen Osteochondrose (M. Scheuermann), 1 bis 5% klinisch manifester M. Scheuermann, 5 bis 6% Spondylolysen, 2 bis 3% Spondylolisthesen).

Etwa 50 Prozent aller Hochleistungsschwimmer weisen nach W. Pollähne (29, 30) auffällige Röntgenbefunde (Wirbelaufbaustörungen, juvenile Osteochondrosen, Spondylosen, Spondylolisthesen) auf (Abb. 5–6).

Während die Wirbelsäulenaufbaustörung mit geringen Unregelmäßigkeiten an den Abschlußplatten und Veränderungen beim Aufbau der Wirbelsäulenrandleisten noch keinen primären pathologischen Wert besitzt, sind juvenile Osteochondrosen ein Hinweis auf eine Krankheit (29). Die Wirbelsäulenaufbaustörungen müssen bei Leistungssportlern alle $1^1/_2$ bis 2 Jahre kontrolliert werden.

Die Spondylolysenrate (4,87% bei Hochleistungsschwimmern) entspricht der allgemeinen Häufigkeit im europäischen Raum mit rund 5 Prozent (29). Die Spondylolyse tritt am häufigsten um das 10. bis 14. Lebensjahr auf. Als Ursache werden genetische Dysplasie und

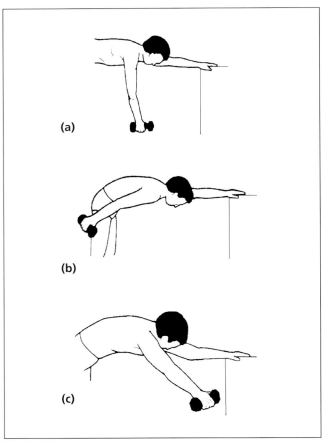

Abbildung 3: Übungen für die Rotatorenmuskeln (15 Wdh. mit 0,5–1 kg).

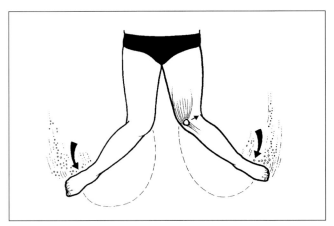

Abbildung 4: Valgusstreß beim Brustbeinschlag.

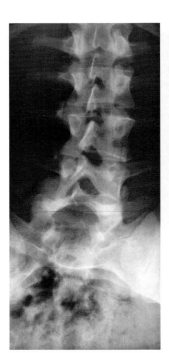 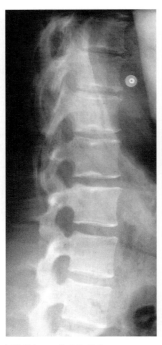

Abbildung 5: Spondylolisthesis. *Abbildung 6:* M. Scheuermann.

biomechanische Beanspruchung sowie Überlastung der Interartikularportion (Streßfraktur) angenommen. Schwimmer klagen nach intensivem Delphin- und nach vermehrtem Brustschwimmtraining über Rückenschmerzen. Der Grund dafür ist die intensive Hyperlordosierung jeweils in der Atemphase. Die Brustschwimmtechnik des Wettkampfschwimmers unterscheidet sich wesentlich von der des Freizeitschwimmers. Beim Wettkampfschwimmer wird der gesamte Oberkörper aus dem Wasser herausgehoben, und es kommt zu einer massiven Hyperlordosierung, der dann die angedeutete Delphinbewegung mit Entlordosierung der LWS folgt.

Beim Delphinschwimmen (Abb. 7) muß der gesamte Oberkörper mit den Armen aus dem Wasser herausgeholt werden, um die Arme über Wasser nach vorne führen zu können. Gleichzeitig hat ein intensiver Delphinbeinschlag zu erfolgen, der eine peitschenartige Wirkung erzeugen soll. Dies ist aber nur aus einer vermehrten Lordose der LWS heraus möglich (36). Bei doppelseitiger Spondylolyse mit und ohne Spondylolisthesis besteht Leistungsuntauglichkeit.

Um Überlastungen zu vermeiden, empfiehlt es sich, das Delphintechniktraining im nicht ermüdeten Zustand auf maximal 10 bis 15 Prozent der gesamten Schwimmleistung zu beschränken. Grundsätzlich sollte das Delphinbeinschlagtraining mit Schwimmbrett vermindert werden, da hierbei die Hyperlordosierung besonders stark provoziert wird (36).

Als trainingsbegleitende Maßnahmen sind Kräftigung der Bauchmuskulatur sowie Dehnung der Rückenmuskulatur erforderlich. Häufig ist die paravertebrale lumbale Muskulatur des Delphin- und Brustschwimmers hypertrophiert sowie tonuserhöht und zwingt den Athleten auch im Ruhezustand in die Hyperlordose, was wiederum degenerative Veränderungen in den Facetten zur Folge hat.

Durch gezielte Verringerung von Trainingsinhalten und Umgestaltung des Schwimmtrainings lassen sich Fehlbelastungsfolgen vermeiden, eine absolute Trainingspause ist selten erforderlich.

Fazit

Eine engmaschige sportmedizinische Beratung und Betreuung mit dem Ziel der Früherkennung von Fehlstatiken im Bereich der Wirbelsäule läßt im Schwimmsport weitestgehend Folgeschäden vermeiden.

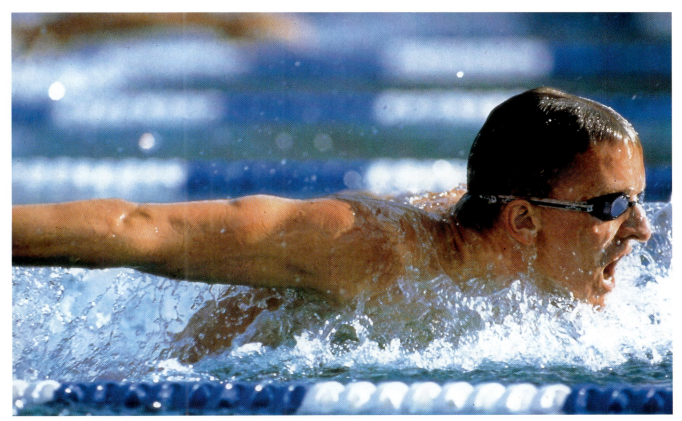

Abbildung 7: Delphinschwimmen.

Literatur

1. Apel, J., Wittak, G.: Wirbelsäulenbefunde bei 12- bis 14jährigen Turnerinnen nach mehrjährigem Training. Med. Sport 1977; XVII:117–121.
2. Bettin, D., Voltering, H., Schumacher, S.: Der Schulterschmerz bei Wasserballern in einer Analyse von Muskelquerschnitt und funktioneller Instabilität. Dt. Zschr. f. Sportmed. 1992; 43:292–302.
3. Clasing, D.: Schwimmen. In: Pförringer, W., Rosemeyer, B., Bär, H.-W. (Hrsg.): Sport–Trauma und Belastung, Erlangen, Perimed, 1985.
4. Costill, D. L., Maglischo, E. W., Richardson, A. B.: Handbook of sportsmedicine and science-swimming. IOC med-com., 1992.
5. Cox, J. S.: The fate of the acromiclavicular joint in athlete injuries. Am J Sports Med 1981; 9:50–51.
6. Davis, T., Blansby, B. A.: A cinematographic analysis of the overhand water polo throw. J Sports and phys Fitness 1977; 17:5–16.
7. Gradinger, R.: Die Bedeutung der Spondylolyse im Sport – die Möglichkeit der operativen Behandlung. Prakt. Sporttraumatologie u. Sportmed. 1986; 2:3–6.
8. Groher, W.: Rückenschmerzen und röntgenologische Veränderungen der Wirbelsäule bei Kunst- und Turmspringern. British Association of Sports Medicine Journal 1973.
9. Groher, W.: Auswirkungen des Hochleistungssports auf die Lendenwirbelsäule. In: Wissenschaft 1. Schriftreihe des Dt. Sportbundes. Bd. 12. Schondorf, Hofmann, 1975.
10. Groher, W.: Ergebnisse der Forschungsvorhaben Spondylolyse/Spondylolisthesis u. Myogelosen bei Hochleistungssportlern 1971 bis 1977. Therapiewoche 1980; 30:3186–3188.
11. Hall, G.: Hand paddles may cause shoulder pain. Swimming world 1980; 21:9.
12. Hertz, H., Lechner, G., Scharf, W.: Röntgenbefunde der Wirbelsäule bei Hochleistungssportlern. Chirurg. Praxis 1984; 33:687–691.
13. Hawkins, R., Kennedy, J. C.: Impingement syndrom in the athletes. Am J Sports Med 1980; 8:151–158.
14. Jackson, R.: Sportsmedicine manuell: International olympic, comittee – IOC med. Corn. 1990, pp.294–295.
15. Jerosch, J., Assheuer, J.: Kernspintomographische Veränderungen der Supraspinatussehne bei Impingementsyndrom des Sportlers. Sportverletzung – Sportschaden 1991; 12–16.
16. Jerosch, J. et al.: Einsatzmöglichkeiten der Kernspintomographie bei Sportverletzungen des Schultergelenkes. Dt. Zeitschrift für Sportmed. 1989; 40:84–94.
17. Jerosch, J., Castro, W. H. M., Sons, H. U.: Einsatzmöglichkeiten der Sonographie bei Sportverletzungen des Schultergelenkes. Sportverletzung – Sportschaden 1989; 3:74–80.
18. Jerosch, J. et al.: Zur Ätiologie des subacromialen Impingement-Syndroms – eine biomechanische Untersuchung. Beitr. Orthop. Traumatologie 1989; 36:411–418.
19. Jerosch, J. et al.: Kernspinmorphologische Veränderungen an Schultergelenken von Weltklasse-Wasserspielern. Sportverletzung – Sportschaden 1993; 7.
20. Jerosch, J., Moersler, M., Castro, W. H. M.: Über die Funktion der passiven Stabilisatoren des glenohumeralen Gelenkes. Eine biomechanische Untersuchung. Z. Orthop. 1990; 128:206–212.
21. Jerosch, J., Castro, W. H. M., Son, H. U.: Das sekundäre Impingement Syndrom beim Sportler. Sportverletzung – Sportschaden 1990; 4:180–185.
22. Jerosch, J.: Über die Funktion der passiven Stabilisatoren des glenohumeralen Gelenkes. In: Kohn, D., Wirth, C.J. (Hrsg.): Die Schulter–aktuelle operative Therapie. Stuttgart, Thieme, 1992, S.2–15.
23. Kennedy, J.C., Hawkins, R.J.: Swimmers shoulder. Phys sports med 1974; 2:34–38.
24. Krahl, H. et al.: Klinische Kriterien der Florität bei M. Scheuermann. In: Junghanns, H. (Hrsg.): Die Wirbelsäule in Forschung und Praxis. Stuttgart, Hippokrates, 1980, 89: S.33–35.
25. Mac Nab, I., Rathbun, B.: The microvascular pattern of the rotator cuff. J bone and Joint Surg 1970; 52B: 540.
26. Neer, C. S., Welsh, R. F.: The shoulder in sports. Orthop clin North Am 1977; 18:583–591.
27. Niethard, F. U., Pfeil, J.: Untersuchungen zur Entstehung von Spondylolyse und Spondylolisthesis. Orthop. Praxis 1985; 10:779–784.
28. Pfeil, J., Niethard, F. U., Cotta, H.: Die Pathogenese kindlicher Spondylolisthesen. Z. Orthop. 1987; 125:526–533.
29. Pollähne, W.: Ergebnisse der Wirbelsäulenlängsschnittauswertungen bei Hochleistungsturnern und Hochleistungsschwimmern aus radiologischer Sicht. Dt. Zschr. f. Spormed. 1991; 42:292–308.
30. Pollähne, W., Teichmüller, H.J., Ahrendt, E.: Wirbelsäulenschäden aus radiologischer Sicht bei leistungssporttreibenden Kindern. Rad. diagn. 1990; 5:479–487.
31. Richardson, A. B., Job, F. W., Collins, H. B.: The shoulders in kompetitiv swimming. Amer. J sports med 1980; 8:159–163.
32. Riel, K.A.: Spondylolyse u. Spondylolisthesis im Sport. Dt. Zeitschr. f. Sportmedizin 1991; 1:12–16.
33. Rollins, J. et al.: Water polo injuries to the upper extremity. In: Zarins, B., Andrews, J. R., Carson, W. G. (eds.): Injuries to the Throwing Arm. The united Olympic committee sportsmedicine council. Philadelphia, Saunders, 1985.
34. Schiffel, J. et al.: Sportmedizinische Empfehlungen zur Prophylaxe und Belastungsgestaltung bei Sportlern mit Spondylolyse. Med. u. Sport 1989; 29:244–247.
35. Steinbach, K.: Schwimmen aus orthopädischer Sicht. TW Sport und Medizin 1993; 5:33–40.
36. Tognazzi, D., Castagnoli, M.: Klinisch-röntgenologische Untersuchungen der Lendenwirbelsäule bei jugendlichen Delphinschwimmern. Med. Sport Torino 1969; 22:24–31.
37. Wiebke, W. et al.: Wirbelsäulenbefunde bei jugendlichen Schwimmern im Leistungssport. Prakt. Sport-Traumatologie u. Sportmedizin 1992; 4:130–139.
38. Wismach, J., Krause, D.: Wirbelsäulenveränderungen bei Kunstturnerinnen. Sportverletzung – Sportschaden 1988; 2:95–99.

Skilanglauf

B. Hintermann

Skilanglauf ist eine anspruchsvolle Ausdauersportart, die sowohl das kardiovaskuläre System als auch große Muskelgruppen belastet. Als idealer Freizeitsport im Winter wird Skilanglauf von Individuen aller Altersklassen betrieben. Das Risiko, eine Verletzung zu erleiden, ist gering. Das Verletzungsrisiko steigt mit Zunahme der Sportler auf den präparierten Loipen, zunehmender Laufgeschwindigkeit, technisch schwierigeren Loipen sowie Anpassungen des allgemein verwendeten Materials an den Rennsport.

Inzidenz von Verletzungen

Im Gegensatz zum alpinen Skilauf wird der Skilanglauf überall dort betrieben, wo Schnee liegt. Ein wesentlicher Anteil von Verletzungen wird abseits von den Wintersportstationen behandelt. Da der Skilangläufer zudem eher als der alpine Skifahrer dazu neigt, nach einer Verletzung den Arzt erst zuhause aufzusuchen (9), sind Erhebungen über die Verletzungshäufigkeit im Skilanglauf schwierig (Tab. 1).

Wenig Erfahrung im alpinen Skilauf (Abwärtsfahren), schlechte Schneebedingungen (schneearme Winter), erhöhte Laufgeschwindigkeit (besseres Material, Skaten) und Alter (sehr viele ältere Leute wagen sich noch auf die Skilanglauf-Loipen) stellen Risikofaktoren dar.

Verletzungen

Verletzungen der oberen Extremität haben in den letzten Jahren deutlich zugenommen (Tab. 2). Die Schwere der Verletzungen im Skilanglauf ist erheblich (1, 10). Tabelle 3 gibt einen Überblick über Art und Lokalisation der im Skilanglauf erlittenen Verletzungen, die von 1988 bis 1993 im Spital Davos behandelt wurden (11). Eine beträchtliche Anzahl von Bagatellverletzungen (Prellungen und Fehlbelastungsfolgen von Muskulatur und Sehnen) dürfte allerdings durch Ärzte in der Praxis bzw. beim Hausarzt behandelt worden sein.

Tabelle 1: Häufigkeit von Skilanglaufverletzungen

		Land	Verletzungen/ 1000 Skitage
Westlin (1976)	(12)	Schweden	<0,5
Eriksson (1976)	(2)	Schweden	0,2
Eriksson et al. (1977)	(3)	Schweden	0,2
Garrick et al. (1977)	(5)	USA	1,5–2,0
Gamble (1978)	(4)	USA	0,1–0,5
Boyle et al. (1985)	(1)	USA	0,7
Sherry (1987)	(10)	Australien	0,5

Tabelle 2: Lokalisation der Verletzungen im Skilanglauf

Lokalisation	Verletzungen in Prozent			
	Westlin (1976) (12) n = 248	Boyle (1985) (1) n = 49	Sherry (1987) (10) n = 88	Sutter (1993) (11) n = 482
Kopf	5,3	6,1	9,0	2,3
Rumpf	8,5	4,1	4,5	18,8
Obere Extremität	25,0	40,8	35,0	51,7
Untere Extremität	61,2	48,9	51,5	27,2

Prävention

Obgleich entsprechende Untersuchungen fehlen, muß angenommen werden, daß verschiedene Maßnahmen die Verletzungshäufigkeit im Skilanglauf verringern ließen. Diese wären richtungsgetrennte Loipenanlagen (Einbahnsystem), ein Absichern der Abfahrten vor Kollisionshindernissen, eine rutschsichere Präparierung der Zugangswege zur Loipe und Vermeiden von kritischen Straßenüberquerungen sowie Erhöhung der Rutschfestigkeit der Skilanglaufschuhe.

Tabelle 3: Art und Lokalisation der Skilanglaufverletzungen (11)

	1988/89	1989/90	1990/91	1991/92	1992/93	Total
Commotio cerebri	1	0	1	1	0	3
Kontusionen						
– Kopf	0	1	0	1	1	3
– Thorax	6	12	4	5	9	36
– Abdomen	0	0	0	0	1	1
– Becken	3	4	1	0	2	10
– Wirbelsäule	2	4	2	2	6	16
– obere Extremität	13	13	6	5	5	42
– untere Extremität	5	4	2	3	3	17
Distorsionen und Bandverletzungen						
– HWS	0	0	2	0	0	2
– Schulter	2	3	2	2	3	12
– Ellbogen	0	0	1	0	0	1
– Handgelenk	0	0	1	1	1	3
– Skidaumen	3	3	4	3	1	14
– Finger	7	5	5	3	4	24
– Hüfte	0	1	0	0	0	1
– Knie	7	8	4	7	6	32
– Meniskusverletzungen	1	5	3	3	1	13
– Sprunggelenke	1	2	5	2	4	14
– Fuß	0	0	0	1	0	1
Luxationen						
– Schulter	4	4	3	7	5	23
– Ellbogen	0	1	0	0	0	1
– Hand und Finger	0	1	1	0	1	3
– Knie/Patella	1	0	1	0	0	2
Frakturen						
– Gesichtsschädel	0	0	0	1	0	1
– Scapula	1	0	0	0	0	1
– Clavicula	0	0	1	0	0	1
– Rippen	2	0	1	2	0	5
– Wirbelsäule	7	1	4	0	3	15
– Humerus	8	4	6	5	8	31
– Vorderarm	0	1	0	2	2	5
– Handgelenk	10	13	15	13	5	56
– Hand	4	5	2	5	4	20
– Becken	1	0	1	0	1	3
– Femur	2	5	6	3	2	18
– Tibia	1	3	0	0	0	4
– Malleolen	3	2	1	3	2	11
– Fuß	0	2	0	0	0	2
Muskel-/Sehnenverletzungen	6	2	2	3	4	19
Tiefe Hautverletzungen	5	3	2	5	1	16
Total	106	114	89	88	85	482

Fehlbelastungsfolgen

Aufgrund einer Untersuchung an 51 jugendlichen Skilangläufern kann der Laufstil – klassisch oder skaten – nicht für ein vermehrtes Vorliegen von Überlastungsschäden am Bewegungsapparat verantwortlich gemacht werden (6). Individuelle Mängel in der Lauftechnik und Insuffizienzen in der Ausrüstung sind vornehmlich für das Auftreten von Überlastungsschäden verantwortlich. Zu ähnlichen Schlußfolgerungen kam eine kanadische Untersuchung an 10 Skilangläufern, die für das Auftreten von Compartment Syndromen in den Muskellogen des Unterschenkels keine Abhängigkeit vom Laufstil zeigte (7).

Ob es zu symptomatischen Beschwerden kommt, hängt vom statischen und muskulären Gleichgewicht ab. Bei der Erstuntersuchung lag die Häufigkeit von Beschwerden bzw. pathologischen Befunden um den Faktor 2,8 bzw. 2,1 höher als bei der Kontrolluntersuchung 3 Jahre später (in den meisten Fällen war ein statisches und muskuläres Gleichgewicht erreicht worden) (6). Die durch den Skilanglauf entstehenden Fehlbelastungsfolgen müssen als gering angesehen werden. Mehr als von der sportartspezifischen Belastung hängt die Entstehung des Sportschadens, vom Zustand der Muskulatur und der individuellen Lauftechnik ab. Die Fehlbelastungsfolgen lassen sich durch entsprechende Maßnahmen auf ein Minimum reduzieren. Es ist daher fragwürdig, aufgrund von Zahlenerhebungen auf die Prävalenz von fehlbelastungsbedingten Schädigungen des Bewegungsapparates durch das Ausüben einer Sportart zu schließen (8).

Literatur

1 Boyle, J.J. et al.: Cross-country skiing injuries. In: Johnson, R.J., Mote, C.D. jr (Hrsg.): Skiing trauma and safety. 5th International Symposium, ASTM STP 860. Philadelphia, American Society for Testing and Materials, 1985, pp.860–891.
2 Eriksson, E.: Ski injuries in Sweden: a one year survey. Orthopaedic Clinic of North America 1976; 7:3–11.
3 Eriksson, E., Danielsson, K.: A national ski injury survey. In: Figueras, J.M. (Hrsg.): Skiing safety II. Baltimore, University Park, 177, pp.47–54.
4 Gamble, W.E.: Cross-country skiing injuries. AAOS course on winter sports injuries, arthroscopy and arthrography of the knee, Aspen, Colorado, March 30, 1978.
5 Garrick, J.G., Requa, R.: The role of instruction in preventing ski injuries. Physician and Sportsmedicine 1977; 5:57–65.
6 Hintermann, B.: Einlagen und Schuhkorrekturen bei Leistungssportlern – eine 3-Jahres-Studie bei jugendlichen Skilangläufern. Schweiz. Rundschau Med. (PRAXIS) 1992; 91:389–394.
7 Lawson, S.K., Reid, D.C., Wiley, P.J.: Anterior compartment pressures in cross-country skiers. A comparison of classic and skating skiers. Am J Sports Med 1992; 20:750–753.
8 Marti, B., Abelin, T., Schoch, O.: Zur Epidemiologie laufbedingter Beschwerden bei Joggern. Schweiz. Med. Wschr. 1986; 116:614–621.
9 Renström, P., Johnson, R.J.: Cross-country skiing injuries and biomechanics. Sports Med 1989; 8:356–370.
10 Sherry, E., Asquith, J.: Nordic (cross-country) skiing injuries in Australia. Medical J of Australia 1987; 146:245–246.
11 Sutter, P.M., Matter, P.: Entwicklungstendenz im Skilanglauf. In: Matter, P., Holzach, P., Heim, D. (Hrsg.): 20 Jahre Wintersport und Sicherheit Davos. Zeitschrift für Unfallchirurgie und Versicherungsmedizin 1993; Suppl. 1:33–41.
12 Westlin, N.E.: Injuries in long distance, cross-country and downhill skiing. Orthopaedic Clinics of North America 1976; 7:558–562.

Triathlon

M. Engelhardt, S. Mortier und J. Freiwald

Triathlon ist ein Non-Stop-Ausdauerwettkampf mit den Teildisziplinen Schwimmen, Radfahren und Laufen. Der spektakuläre Einstieg gelang über Fernsehübertragungen vom Hawaii-Triathlon. Dort legte man bei einem Mehrkampf 3,8 km Meeresschwimmen, 180 km Radfahren und einen Marathonlauf nonstop zurück. Dies verschaffte der Sportart Triathlon weltweite Popularität als extravagante und extreme Sportart. Im Jahre 2000 wird Triathlon mit der Distanz 1,5 km Schwimmen, 40 km Radfahren und 10 km Laufen im Programm der Olympischen Spiele vertreten sein.

Der Triathlon hat sich seit seinem Beginn 1975 mittlerweile zu einem weltweiten Phänomen entwickelt. In weiten Kreisen der Bevölkerung hat sich Triathlon ein positives Image (leistungsfähig, innovativ, gesund und umweltfreundlich) verschafft. Wissenschaftlich wurde längst bewiesen, daß Triathlon sowohl psychisch als auch physisch weniger anstrengend ist als ein Marathonlauf, daß der hormonelle Streß und die Stoffwechselbeanspruchung beim Triathlon niedriger sind und daß keine andere Ausdauersportart für sich alleine und einseitig betrieben so umfangreich die Muskulatur des Menschen trainiert wie Triathlon. Die Sportart bietet im Training viele Variationsmöglichkeiten. Die Einzelsportarten können in beliebiger Reihenfolge trainiert werden. Je nach den Witterungsbedingungen kann das Training variabel gestaltet werden. Der Triathlon-Sport eignet sich aufgrund seiner vielfältigen Möglichkeiten als Breiten-, Leistungs-, Spitzen- und Gesundheitssport.

Sofern Triathlon als Gesundheitssport ausgeübt wird, sollte das Training mindestens drei bis fünf Stunden pro Woche (eine Trainingseinheit nicht unter 30 Minuten) betragen. Der Belastungswechsel zwischen dem Schwimmen, Radfahren und Laufen trainiert den Stütz- und Bewegungsapparat des Körpers vielseitig und macht ihn dadurch weniger verletzungsanfällig, als wenn die Belastung nur durch das Laufen zustande käme.

Verletzungen und Fehlbelastungsfolgen

Bei einer retrospektiven Fragebogen-Studie wurden 114 Triathleten (71 Männer, 43 Frauen) im Alter von 15 bis 35 Jahren über ihre sportartbedingten Verletzungen und Fehlbelastungsfolgen innerhalb der letzten vier Jahre befragt. Es wurden drei Kategorien von Trainierenden mit unterschiedlichen Leistungszielen unterschieden:

- Hochleistungssportler: Sie trainieren professionell mit mehr als 1000 Stunden im Jahr und schaffen damit die Voraussetzung für internationale Spitzenleistungen.
- Leistungssportler: Sie trainieren leistungsorientiert neben ihrer Berufstätigkeit zwischen 300 und 1000 Stunden im Jahr und streben nationale Erfolge und Erfolge in der Altersklasse an.
- Freizeitsportler: Sie trainieren unter 300 Stunden im Jahr aus Freude und zur Erhaltung ihrer Gesundheit.

Die befragten Triathleten hatten im Jahr durchschnittlich pro Person 868,59 Stunden (Frauen 819,60, Männer 898,26 Stunden) trainiert, was einem Wochenpensum von 16,7 Stunden entspricht. Bei dem Training dominierte das Radfahren mit 7,7 Stunden pro Woche (45%) umfangmäßig vor dem Laufen mit 5,3 Stunden (30%) und dem Schwimmen mit 3,7 Stunden (21%). Krafttraining wurde nur selten (0,8 Stunden pro Woche = 4%) durchgeführt.

Die Verletzungshäufigkeit pro Jahr lag bei 0,54 (Frauen 0,62, Männer 0,49). Bei 62 Prozent dieser Verletzungen handelte es sich um Verletzungen ohne weitere Konsequenzen (ärztliche Behandlung, Sportpause oder Arbeitsunfähigkeit). Innerhalb des erfaßten Zeitraumes waren etwa 60 Prozent aller Sportler mindestens einmal verletzt. Bei der Darstellung der Verletzungshäufigkeit der drei Einzeldisziplinen im Triathlon zeigt sich, daß das Schwimmen im Vergleich zu den beiden übrigen Teildisziplinen am wenigsten verletzungsträchtig ist (0,02 Verletzungen pro Jahr). Beim Radfahren finden sich 0,24 und beim Laufen 0,29. Unter der Berücksichtigung der Trainingsstunden läßt sich bei der Verletzungshäufigkeit eine andere Verteilung erkennen. Das Verletzungsrisiko bei 1000 Trainingsstunden ist beim Laufen gegenüber dem Radfahren um das 1,7fache erhöht. Da das Radtrainingspensum im Jahr das 1,5fache des Laufpensums beträgt, ist die Verletzungshäufigkeit dieser beiden Einzelsportarten im Triathlon pro Jahr jedoch fast gleich. Die Verletzungshäufigkeit bei 1000 Trainingsstunden beträgt 0,62 (Frauen 0,76, Männer 0,55). Bei der Aufteilung der Athleten nach den Kategorien Freizeit-, Leistungs- und Hochleistungssportler zeigten sich gravierende Unterschiede. 9 Prozent der Befragten waren Freizeitsportler, 55 Prozent Leistungssportler und 36 Prozent Hochleistungssportler. Im Vergleich der Hochleistungs- und Leistungssportler mit den Breitensportlern hatten letztere eine erheblich niedrigere Verletzungshäufigkeit (unter 0,2), mit jeweils 0,59 war die Verletzungshäufigkeit der Leistungs- und Hochleistungssportler gleich hoch. Bei getrennter Auswertung von Männern und Frauen ist ersichtlich, daß die Leistungssportler etwa gleich häufig verletzt sind, wohingegen die Hochleistungstriathletinnen deutlich häufiger verletzt sind als ihre männlichen Kollegen. Der Unterschied ergibt sich aus der mehr als doppelt so hohen Verletzungshäufigkeit der Frauen im Laufbereich.

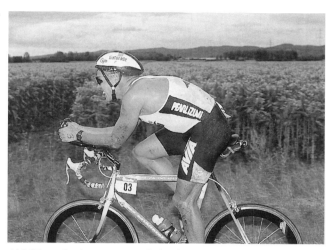

Abbildung 2: Ausgeprägte Schürfungen und Radiusköpfchenfraktur nach Radsturz beim Triathlon.

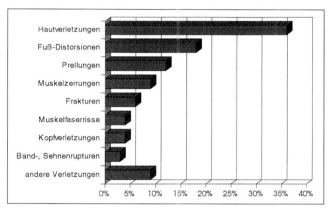

Abbildung 1: Verletzungsarten im Triathlon.

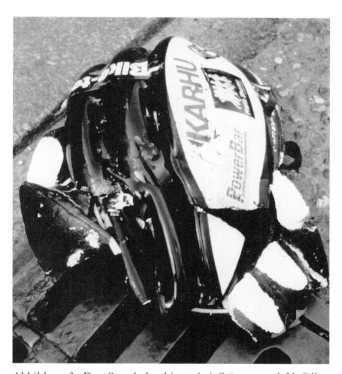

Abbildung 3: Der Sturzhelm bietet bei Stürzen und Unfällen Schutz vor schwerwiegenden Schädelverletzungen. Beispiel eines Unfalls eines Nationalkaderathleten der Deutschen Triathlon Union.

Bei der Auswertung der Verletzungsarten (Abb. 1) standen die Hautverletzungen (Abb. 2) an erster Stelle. Es folgten Verdrehtraumen am Fuß- und Sprunggelenk, Prellungen und Muskelzerrungen. Als gravierende Verletzungen fanden sich Frakturen (unter anderem LWS und Femur) sowie Kopfverletzungen (Abb. 3).

13,7 Prozent der Verletzungen im Triathlon ereigneten sich während eines Wettkampfes, wobei etwa 3 bis 5 Prozent der gesamten Belastungszeit auf Wettkämpfe fiel.

Die Verletzungen betrafen zu 70 Prozent die unteren Extremitäten, zu 13 Prozent den Rumpf, zu 12 Prozent die oberen Extremitäten und zu 5 Prozent den Kopf.

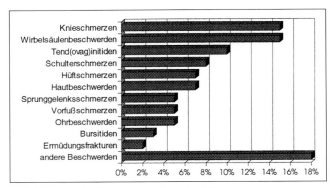

Abbildung 4: Fehlbelastungsfolgen im Triathlon.

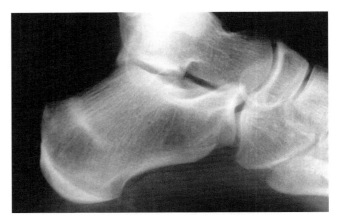

Abbildung 5: Fersenbeinstreßfraktur einer Triathletin.

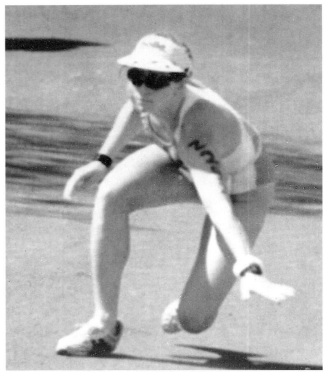

Abbildung 6: Erhöhte Unfallgefahr durch Unterzuckerung und Flüssigkeitsmangel beim Triathlon unter Hitzebedingungen. (Foto: Prof. Dr. Georg Neumann)

Als typische Verletzungen im Triathlon fanden sich beim Schwimmen Schürfungen durch reibenden Kälteschutzanzug und Prellungen, beim Radfahren Schürfungen, Prellungen, Unterarmfrakturen, Muskelfaserrisse und Schädel-Hirn-Trauma und beim Laufen Kapselbandläsionen des oberen Sprunggelenks, Muskelverletzungen und Sehnenrupturen.

Die Fehlbelastungsfolgen (Abb. 4) verteilten sich topographisch zu 54 Prozent auf die unteren Extremitäten, zu 23 Prozent auf den Rumpf, zu 15 Prozent auf die oberen Extremitäten und zu 8 Prozent auf den Kopf.

Bei der Datenerhebung wurde deutlich, daß die Grenze der sportlichen Leistungsfähigkeit im Triathlon in erster Linie durch die Belastbarkeit des Binde- und Stützgewebes bestimmt wird. Fehlbeanspruchungen oder Überlastungen bestimmen den Trainingsalltag der Hochleistungssportler eher als Probleme, die sich aus Verletzungen ergeben. Die Anzahl der Fehlbelastungsfolgen ist zwar höher, sie sind jedoch meist nicht so schwerwiegend wie die Verletzungen.

Typische Fehlbelastungsfolgen beim Schwimmen sind Insertionstendinosen (Schulter- und Kniegelenk), beim Radfahren Insertionstendinosen (Kniegelenk, Wirbelsäule) und Vorfußschmerz sowie beim Laufen Insertionstendinosen (untere Extremität), Streßfrakturen (Abb. 5), Schleimbeutelentzündungen, Blasen, blutunterlaufene Nägel und Sehnenscheidenentzündungen (untere Extremität).

Während des erfaßten Zeitraumes von 4 Jahren mußten 39 Prozent aller Athleten (37,5% der Männer und 41% der Frauen) zum Arzt. Bei 33 Prozent aller Verletzungen war eine ärztliche Behandlung notwendig. Die Sportler mußten bei 44,62 Prozent der Verletzungen und Fehlbelastungsfolgen ihr Training reduzieren. Eine Sportpause von über zwei Wochen war jedoch nur in 7 Prozent der Fälle notwendig. 5 Prozent aller Verletzungen und Fehlbelastungsfolgen zogen Arbeitsunfähigkeit nach sich. Lediglich 17 Prozent der Verletzungen und Fehlbelastungsfolgen ereigneten sich während des Wettkampfes.

Ursachen

Die häufigsten Verletzungen beim Triathlon entstehen am Haut-, Muskel- und Sehnenapparat. Die Gründe hierfür ergeben sich in erster Linie durch Ermüdung und Konzentrationsschwäche (Abb. 6). In den Monaten April und Mai treten vermehrt Verletzungen durch Radstürze auf (Abb. 7). Offensichtlich führt der Wechsel vom Radtraining in der Halle (Rolle) auf die Straße bei großer Umfangssteigerung und noch mangelnder Koordination zu diesem Anstieg.

Die Ursachen für Verletzungen und Fehlbelastungsfolgen können in vier Gruppen unterteilt werden:

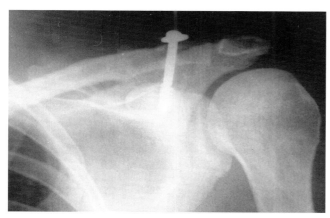

Abbildung 7: Mit Bosworthschraube und Naht versorgte Schultereckgelenkssprengung Tossy III nach Radsturz beim Triathlon.

- Trainingsmethodische Fehler bestehen aus ungenügendem Aufwärmen zu Trainingsbeginn, zu hohen Belastungsanforderungen nach Trainingspause, Verletzung oder Erkrankung, Techniktraining in ermüdetem Zustand, Nichtberücksichtigung notwendiger Erholungsmaßnahmen und mangelndem Ausgleichstraining und physiotherapeutischen Maßnahmen.
- Eine ungesunde Lebensweise zeigt sich in unzureichender, der sportlichen Belastung nicht adäquater vollwertiger Ernährung ohne Berücksichtigung des erhöhten Vitamin-, Mineralstoff- und Spurenelementenbedarfs, zu wenig Schlaf, mangelnder Körperpflege, Unterkühlung durch unzureichende Kleidung und Belastung durch Giftstoffe (Nikotin, Alkohol, Umweltgifte).
- Fehlende Disziplin führt zum Außerachtlassen sportlicher Regeln und Sicherheitsvorschriften (konsequentes Tragen des Helms), verletzungsträchtigen Ausgleichssportarten und nicht gewarteten bzw. defekten Rennrädern und abgelaufenen Schuhen.
- Außerdem wird eine erhöhte Unfallgefährdung durch maximale Belastung im Hochleistungstraining hervorgerufen.

Mit der Studie konnten weder tödliche noch schwerste Verletzungen mit der Folge der Sportaufgabe erfaßt werden. Den Autoren sind zwei tödliche sportartgebundene Unfälle bekannt.

Prophylaxe

Neben der Ausschaltung der oben aufgeführten Ursachen für Verletzungen und Fehlbelastungsfolgen können weitere prophylaktische Maßnahmen wie die Verwendung des Sicherheitspedalsystems, Vermeidung von riskantem Fahren bei Abfahrten am Hinterreifen eines Vordermannes, Vermeidung von Unterkühlung, eine Reduktion der Geschwindigkeit vor und nach dem Wechsel zur nächsten Disziplin und das Auftragen von Vaseline zum Schutz vor Aufreibungen, die Anzahl von Verletzungen und Beschwerden im Triathlon-Sport reduzieren.

Auch die Veranstalter können zur Verletzungsprophylaxe beitragen. Spitze Steine oder Scherben am Startplatz für das Schwimmen oder im Wasser treibende Äste erhöhen die Verletzungsgefahr und sollten beseitigt werden. Beim Schwimmstart kann es zwischen den Sportlern zu Reibereien und Prellungen sowie Hautverletzungen kommen. Der Schwimmstartbereich sollte daher breit genug sein, um den Sportlern genügend Raum zur Verfügung zu stellen. Im Wettkampf ist die Risikobereitschaft auf dem Rad größer und das Tempo in der Regel höher als im Training. Eine sich plötzlich verengende Fahrbahn, tiefe Schlaglöcher in der Straßendecke oder eine abschüssige Schotterstrecke können Ursachen für gefährliche Stürze sein. Diese Bedingungen sollten ebenso wie verkehrsreiche Straßen, die nicht gesperrt werden können, gemieden werden. Kreuzungen sind polizeilich zu sichern. Auf gefährliche, insbesondere kurvenreiche Abfahrten muß markant hingewiesen werden. Eine sorgfältige Auswahl der Streckenführung und kurzfristige Kontrolle vor Beginn des Wettkampfes, insbesondere für das Radfahren, bei dem die schwersten Verletzungen in Form von Schädel-Hirn-Traumen als Sturzfolge auftreten, muß nachdrücklich gefordert werden.

Gerade bei der Auswahl der Laufstrecke zeigt sich das Verantwortungsbewußtsein der Organisatoren. Die Athleten sind nach dem Radfahren bereits ermüdet und oft nicht mehr voll aufnahmefähig (die Koordinationsfähigkeit läßt entscheidend nach). Die Strecke sollte daher möglichst ohne Verkehr und auf befestigtem Untergrund verlaufen. Zur Prophylaxe von Hitzeschäden ist die Auswahl eines schattigen Kurses (befestigte Waldwege) sinnvoll. Verpflegungsstände, an denen in erster Linie Flüssigkeit (in halbvollen Bechern), Schwämme (zur Kühlung der Haut) und Bananenstückchen angeboten werden sollten, sind in Abständen von 1,5 bis 3 km einzurichten. Alle Wettkampfstrecken sollten zudem durch den Sanitätsdienst gesichert werden.

Das Regelwerk ist bezüglich der Prophylaxe vorbildlich. Die Helmpflicht und das Windschattenfahrverbot tragen entscheidend zur Vermeidung der gefährlichen Schädel-Hirn-Verletzungen bei.

Zum Schutz vor Unterkühlungszuständen ist das Schwimmen unter 15 Grad Celsius in Deutschland nicht erlaubt. Bei Wassertemperaturen unter 20 Grad Celsius werden die Schwimmstrecken verkürzt und das Tragen von Kälteschutzanzügen zur Pflicht. Bei Temperaturen unter 17 Grad Celsius sollte die Schwimmstrecke nicht mehr als 1000 Meter betragen.

Für die optimale Erholung der Muskulatur wäre es erforderlich, zeitlich definierte Ruhepausen zwischen den einzelnen Disziplinen vorzuschreiben. Eine solche Vorsichtsmaßnahme sollte aus sportmedizinischer Sicht für Schüler gelten, um deren Muskel- und Sehnenapparat und das wachsende Skelett wirksam zu schützen. Überlegt werden sollte ferner, ob bei kühlen Außentemperaturen (mit Ausnahme für Athleten bei Meisterschaften) das durchgängige Tragen eines Triathlonanzuges untersagt werden sollte. Unterkühlungszustände beim Radfahren mit dem nassen Triathlonanzug erhöhen die Unfall- und Infektionsgefahr.

Literatur

1. Engelhardt, M. et al.: Verletzungsarten und Verletzungshäufigkeiten ausgewählter Ausdauer- und Mehrkampfsportarten. Deutscher Sportärztekongreß, Paderborn, 1993.
2. Engelhardt, M., Neumann, G.: Sportmedizin: Grundlagen für alle Sportarten. München, BLV, 1994.
3. Engelhardt, M. et al.: Verletzungen und Fehlbelastungen beim Triathlon. Triathlon und Sportwissenschaft 1995; 10:69–82.
4. Engelhardt, M. et al.: Triathlon. Deutsche Zeitschrift für Sportmedizin 1993, 10:493–500.
5. Freiwald, J., Engelhardt, M.: Apparativ gestützte, präventive Trainingsmaßnahmen. Triathlon und Sportwissenschaft 1993; 7:29–48.
6. Ireland, M.L., Micheli, L.J.: Triathletes: biographic data, training, and injury patterns. Ann sports Med 1987; 3:117–120.
7. Levy, C.M., Kolin, E., Berson, B.L.: Cross training: risk or benefit? An evaluation of injuries in four athlete populations. Sport Med Clin Forum 1986; 3:1–8.
8. Levy, C.M., Kolin, E., Berson, B.L.: The effect of cross training on injury incidence, duration and severity (Part 2). Sports Med Clin Forum 1986; 3:1–8.
9. Lohrer, H. et al.: Zum Problem der Streßfraktur aus sportorthopädischer Sicht. Triathlon und Sportwissenschaft 1990; 5:87–98.
10. Massimino, F.A. et al.: Common triathlon injuries: special considerations for multisport training. Ann Sports Med 1988; 4:82–86.
11. Mortier, S.: Verletzungen und Fehlbelastungsfolgen im Triathlon. Dissertation, Frankfurt, 1996.
12. O'Toole, M.L. et al.: Overuse injuries in ultraendurance triathletes. Am J Sports Med 1989; 17:514–518.
13. O'Toole, M.L., Sisk, T.D.: Triathlon. In: Fu, F.H., Stone, D.A. (eds.): Sport Injuries. Baltimore, Williams and Wilkins, 1994, pp.679–687.
14. Petracic, B.: N. ulnaris-Lähmung bei Triathleten. Triathlon und Sportwissenschaft 1989; 4:10–12.
15. Thies, E., Engelhardt, M.: Sportverletzungen beim Triathlon. Triathlon und Sportwissenschaft 1987; 1:51–54.
16. Williams, M.M. et al.: Injuries amongst competitive triathletes. N Z J Sports Med 1988; 16:2–6.

5.2 Schnellkraftsportarten

Bei den Schnellkraftsportarten wird in kurzer Zeit eine große muskuläre Kraft abgegeben. Die Abgabe der Schnellkraftleistung erfolgt in unterschiedlich kurzen Zeiträumen und steigert sich im Extremfall im Gewichtheben zur Maximalkraft. Im neuromuskulären Bewegungsprogramm werden bevorzugt die schnell kontrahierenden Fasern (FTF) angesteuert, die langsameren Fasern (STF) werden zur Haltearbeit benötigt.

Neben dem absoluten Kraftniveau (Maximalkraft) hat in den Schnellkraftsportarten das Kraft-Zeit-Verhältnis zentrale Bedeutung. Hier geht es um die Beschleunigung der eigenen Masse oder des Sportgerätes in kürzester Zeit. Je höher die Masse, desto langsamer ist die Beschleunigung. Trainingsziel ist es, die gleiche oder höhere Masse in kürzerer Zeit zu beschleunigen.

Mit der Kraft müssen gleichzeitig die technisch-koordinative Seite und die Schnelligkeit der Bewegung ansteigen. Die Kraft muß jeweils sportartspezifisch umgesetzt werden.

Energetisch werden die Schnellkraftleistungen durch die energiereichen Phosphate, besonders Kreatin-Phosphat abgesichert. Die Güte der sportartspezifischen Schnelligkeit äußert sich in der sportlichen Technik. Die muskuläre Ausdauerfähigkeit ist für Schnelligkeitsleistungen von untergeordneter Bedeutung.

Bei den Schnellkraftsportarten finden sich unterschiedliche Körperbautypen. Hochwuchs ist im Hochsprung und in Wurfdisziplinen dominant. Für die Wurf- und Stoßsportarten ist die große Körpermasse ein entscheidender Leistungsfaktor. Diese Sportler sind im Vergleich zum Durchschnitt 20 bis 30 kg schwerer. Die Leistung im Gewichtheben ist direkt von der Körpermasse abhängig.

In den Sprintdisziplinen der einzelnen Sportarten ist kein eindeutiger Körperbautyp festzustellen. Das entscheidende Merkmal des Sprinters scheint seine muskuläre Faserverteilung zu sein, die über 60 Prozent FTF aufweist.

Das alaktazide Energiepotential ist bei maximaler Schnelligkeits- und Schnellkraftleistung in 10 Sekunden verbraucht. Allerdings kann es sich in 1 bis 3 Minuten wieder regenerieren. Gestörte Regeneration im Energiepotential vermindert die Kraftentfaltung. Methodisch muß dann die Pause verlängert werden. Hohe Schnelligkeitsleistungen benötigen lange Pausen zur muskulären und nervalen Wiederbelastbarkeit. Ermüdete Muskulatur verliert an Weichheit, wird fest und verletzungsanfällig. Durch Training allgemeiner Leistungsgrundlagen kann die spezifische Belastbarkeit und Regenerationsfähigkeit erhöht werden.

Bob- und Schlittensport

W. Hubmann

Die Disziplinen Bob und Rodel sind olympische Disziplinen. Als weitere Schlittensportarten existieren Skeleton, die in St. Moritz betriebene Skeletonvariante Cresta, Rennrodeln auf Naturbahnen und Straßenbob.

Die Sportarten Bob und Rodel sind Hochgeschwindigkeitssportarten mit Fahrgeschwindigkeiten bis 140 km/h. Bei Stürzen kommt es zum Abbremsen hoher kinetischer Energie über kurze Zeit und kurze Strecken. Aufgrund der wesentlich höheren Masse ist die kinetische Energie beim Bob höher, dafür bietet der Rodel bei einem Sturz keinerlei Schutz durch Außenverkleidung. Die bei Stürzen auftretenden Kräfte können zu lebensbedrohlichen Schädel-Hirn-Traumen und Wirbelsäulenverletzungen führen. Erfreulicherweise sind diese schweren Verletzungen aber äußerst selten und haben über die letzten 20 Jahre trotz Erhöhung der Fahrgeschwindigkeit durch Verbesserung des Sicherheitsstandards der Ausrüstung und des Sicherheitsstandards der Bahnen abgenommen. Unfallstatistiken der F.I.B.T. (Federation Internationale de Bobsleigh et de Tobogganing), dem Internationalen Bobverband, weisen in der Sportart Bob aus, daß bei internationalen Rennen mit einer Sturzfrequenz von 2 Prozent zu rechnen ist. Nationale Statistiken der Morbidität im Bobsport (1) zeigen, daß der Hauptanteil der Ausfälle im Training und Wettkampf aus nicht sturzbedingten Verletzungen des Stütz- und Bewegungsapparates resultiert. Ein weiterer hoher Prozentsatz der Wettkampfausfälle resultiert aus fieberhaften grippalen Infekten.

Obwohl beide Sportarten in der Regel auf gemeinsamen, sog. kombinierten Bob- und Rodelbahnen ausgetragen werden, bestehen bei der Talfahrt doch sehr unterschiedliche Charakteristika in der Sportausübung. Entsprechend resultieren unterschiedliche Verletzungsmuster und Verletzungsbilder, sowohl bei den schwereren als auch bei den leichteren Verletzungen.

Bobfahren wird in den beiden Disziplinen Zweier- und Vierer-Bob ausgeübt. Rodeln umfaßt die Disziplinen Einsitzer bei den Frauen und Männern, sowie den Doppelsitzer bei den Männern. Das Maximalgewicht der Schlitten beträgt beim Einsitzer 23 kp, beim Doppelsitzer 27 kp. Gewichtausgleich aufgrund von unter-

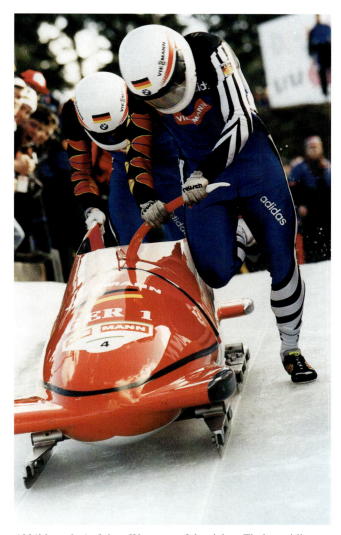

Abbildung 1: Auf dem Weg zur erfolgreichen Titelverteidigung: Christoph Langen mit Bremser Olaf Hampel beim Start zum erneuten Gewinn des Weltmeistertitels im Zweierbob (1995 in Winterberg).

schiedlichem Körpergewicht ist durch Zusatzgewichte, die am Körper getragen werden, möglich. Bei den Herren beträgt zum Beispiel das Basis- oder Ausgangsgewicht 90 kp. 75 Prozent der Gewichtsdifferenz bei darunterliegendem Körpergewicht können durch Bleigewichte ausgeglichen werden. Diese Regelung, sowie alle weiteren Vorschriften bezüglich Ausrüstung des Wettkämpfers und die technischen Vorschriften betreffend den Rodelschlitten und die Bahn sind im Internationalen Reglement genau festgelegt.

Auch für die Sportart Bob besteht ein detailliertes Reglement. Das Maximalgewicht des Zweierbobs (Besatzung und Gerät) ist auf 390 kp limitiert, für den Viererbob beträgt das maximale Gesamtgewicht 630 kp. Um keine Probleme mit Überschreiten des Maximalgewichtes zu erhalten, sollte die Körpermasse der Athleten im Durchschnitt 90 bis 95 kp nicht überschreiten. Wenn man an die Bilder der schwergewichtigen Bobfahrer der Olympischen Spiele 1936 denkt, so sind die Zeiten der Dicken, die sich damals ohne bestehendes Gewichtslimit durch erhöhten Hangabtrieb Vorteile bei der Beschleunigung des Schlittens verschafften und damit die Sportart dominierten, schon lange vorbei.

Von enormer Bedeutung ist bei bestehendem Gewichtslimit die Startzeit und die Startgeschwindigkeit. Die Startzeit wird über eine Strecke von 50 m gemessen. Je nach Bahn wirken sich die Startdifferenzen zwischen den einzelnen Teams mit einem Multiplikationsfaktor von 2,5 bis 3 auf die Endzeit aus. Bei Zeitdifferenzen von zwei Hundertstel Sekunden zwischen Olympiasieger und Olympiazweitem 1992 wird klar, wie wichtig die Athletik im Bobsport ist. Entsprechend führen alle Athleten der nationalen und internationalen Kategorie ein intensives Ganzjahrestraining durch. Bei dem beschriebenen hohen Stellenwert der Startphase ist der Bobsport unter athletischem Gesichtspunkt als Schnellkraftsportart einzuordnen.

Beim Rodeln wird die Startphase durch ein Abziehen mit den Armen an zwei Startbügeln eingeleitet. Anschließend erfolgen Paddelbewegungen der Arme, ebenfalls mit dem Ziel, die Anfangsgeschwindigkeit zu erhöhen. Die Handschuhe sind hierfür mit normierten, bis 4 mm langen Spikes versehen.

Zur Verbesserung des Startschubes wird regelmäßiges Krafttraining für den Oberkörper durchgeführt. Zur Verbesserung der Starttechnik wird aber bereits während des Sommers auf speziellen vereisten Startbahnen trainiert. Durch die Mitarbeit von Biomechanikern mit Analyse des Bewegungsablaufes und der Startwerte wird versucht, für jeden Athleten den individuell optimalen Start zu erarbeiten.

Für beide Sportarten gilt, daß nach der Startphase fahrerisches Können und das Material des Sportgerätes von entscheidender Bedeutung sind. In das fahrerische Können gehen psychomotorische Fähigkeiten, Raum-, Lage- und Gleichgewichtsempfinden, stereoskopisches Sehen und schließlich das Umsetzen all dieser Fähigkeiten in das feinkoordinative Steuern des Schlittens ein. Bestes Trainingsmittel hierzu ist sicherlich eine große Anzahl von Abfahrten auf unterschiedlichen Bahnen. Auch im Sommertraining wird von den Bobpiloten versucht, durch adäquate Trainingsformen (z. B. Motocross- oder Go-Kart-Training) die fahrerischen Fähigkeiten zu verbessern. Die Rodler führen im Sommer hierzu Abfahrten mit dem Rollenrodel auf der Betonpiste der nichtvereisten Bob- und Rodelbahnen durch.

Wie in fast allen Rennsportarten besteht eine Reglementierung und Normierung des Sportgerätes. Trotzdem können durch Optimierung des Gerätes Unterschiede erzielt werden, die bei der Dichte der Weltspitze mitentscheidend bei der Medaillenvergabe sind.

Verletzungen

Sturzverletzungen im Bobsport

Im Laufe der letzten 20 Jahre haben sich die Sturzverletzungen sowohl von der Zahl als auch von der Schwere her deutlich gemindert. Wesentliche Faktoren hierfür waren die Einführung der Seitenverkleidung im Jahre 1978, die Einführung normierter Integralhelme und die Verbesserung der Sicherheitsbedingungen an der Bahn.

Die intakte Seitenverkleidung, stabil in die Heck- und Seitenbügelhalterungen eingelassen, gibt dem Bobsportler beim Sturz einen wirksamen Schutz vor Verletzungen des Schultergürtels und des Thorax. Ebenso werden Verletzungen an den unteren Extremitäten nur noch sehr selten gesehen.

Nachdem bis in die siebziger Jahre teilweise noch mit Lederkopfschutz gefahren wurde, hat die Einführung der sportoptimierten Integralhelme, für die eine eigene ECE 22-Norm besteht, das Verletzungsrisiko an Kopf und Hals deutlich vermindert.

Die Sicherheitsbedingungen einer Bahn bestimmen sehr wesentlich, ob ein Fahrfehler mit Sturzfolge zu Verletzungen der Athleten führt. Nicht vereiste Holz-

Tabelle 1: Verletzungen im Bobsport

häufig:
flächige Hautabschürfungen mit Keloid-Narbenbildung am Schultergürtel
Verletzungen des Schultereckgelenkes verschiedener Schweregrade (Tossy I bis III)
Rippenbrüche und Brustkorbprellungen
selten:
Luxationen des Schultergelenkes
Claviculafrakturen
Oberarmfrakturen

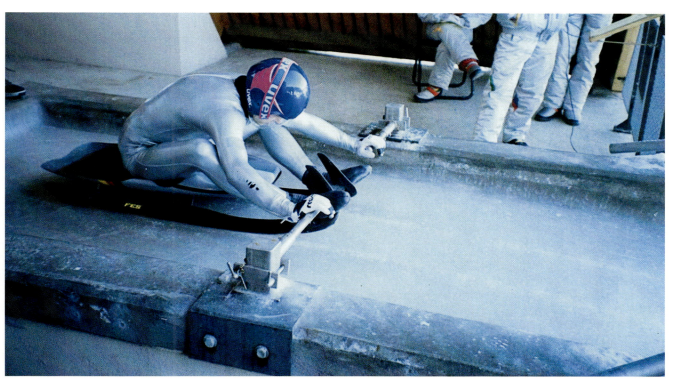

Abbildung 2: Am Rodelstart in La Plagne (Austragungsort der olympischen Bob- und Rodelwettkämpfe 1992) der Olympiasieger Georg Hackl.

oder Betonbanden gefährden die Bobsportler auch bei der regulären Talfahrt. Zu niedrige Banden, die den Höhenfestlegungen im Reglement nicht entsprechen, können beim Kippsturz zu schweren Verletzungen von Kopf und Hals führen.

Zu kurze, ungenügend präparierte Bremsstrecken bereiten den Besatzungen beim Abbremsvorgang insbesondere im Viererbob erhebliche Probleme und haben zu schweren Unfällen geführt. Erfreulicherweise wurden in den letzten Jahren Umbauarbeiten mit Verlängerung der Bremsstrecke an mehreren Bahnen durchgeführt.

Eine gut präparierte Bahn, die in Kurvenein- und ausfahrten ein rundes Fahren ermöglicht, stellt eine sichere Bahn dar. Nicht die erreichte maximale Fahrgeschwindigkeit erhöht das Sicherheitsrisiko, sondern die Inkongruenz des Kurvenausbaues. Physikalische Gesetzmäßigkeiten führen bei schlechtem Bahnausbau zu Stürzen.

Durch die Optimierung der Sicherheitssysteme an den Bahnen und Schlitten kommt es vorwiegend zu Kippstürzen in Ein- und Ausfahrten von Kurven. Beim Kippvorgang verletzt sich in der Regel der Pilot, der sich an den lockeren Lenkseilen nicht fixieren kann und mit dem Schultergürtel an die Bande oder die Seitenverkleidung anschlägt.

Trotz verbesserter Sicherheitsbedingungen kam es zuletzt 1989 zu einem Sturz mit Todesfolge durch ein schweres Schädelhirntrauma mit intrakranialer Blutung. Die Hauptursache für den Sturz war mangelnde fahrerische Ausbildung. Bei einer zu geringen Anzahl von Abfahrten war ein extremer Belastungssprung im Schwierigkeitsgrad unternommen worden. Im speziellen Fall war ein unerfahrener Pilot auf einer schwierigen und bereits im oberen Anteil sehr schnellen Bahn (Bobbahn in Altenberg) nach wenigen Abfahrten im Zweier-Schlitten sofort mit vollem Anschub im Vierer-Schlitten gestartet. Bereits im oberen Bahnabteil kam es zu einem Sturz, der trotz schneller Erster Hilfe tödlich endete. Eine gründliche Bobschulung, ein kontinuierlicher Aufbau sowie die Vernunft von Athleten und Betreuern kann solche Unfälle vermeiden. Die Ursachen, die die Handlungsreaktionen des Athleten beeinträchtigen, sollten behoben werden (Tab. 2). Häufige Bahnbegehungen, Fahrstudien der Gegner und mentales Training sind dabei von besonderer Bedeutung. Neben Fehlreaktionen der Athleten können auch Materialdefekte am Bobschlitten zu Stürzen führen.

Von außerordentlicher Wichtigkeit ist, daß im Falle einer Sturzverletzung eine optimale Erstversorgung, im Extremfall mit Reanimation am Unfallort, gewährleistet ist. Ausgehend von der Medizinischen Kommission der F.I.BT. wurde im Reglement verankert, daß bei den Rennen und im Training ein Rennarzt anwesend sein muß und daß zwei Krankenwagen, davon einer mit Reanimationsausrüstung, bereit stehen müssen.

Tabelle 2: Ursachen, die die Handlungsreaktionen des Athleten einschränken

- mangelnde fahrerische Ausbildung
- ungenügende Kenntnis der Besonderheiten der Bahn (diese Kenntnisse können durch häufige Bahnbegehungen, Fahrstudien des sportlichen Gegners und mentales Training erworben werden)
- ungenügender Schlaf-Wachrhythmus
- Alkoholmißbrauch
- psychische Streßsituation
- überhöhte Risikobereitschaft

Beeinträchtigung des Visus durch ungünstige klimatische Bedingungen:
- Regen (Benetzung der Brillengläser und des Visiers)
- Nebel (Reduzierung der Sichtweite)
- Schneefall (reduzierte Orientierungsmöglichkeit in und an der Bahn durch weiß in weiß)
- extreme Sonneneinstrahlung (Störung der Hell-Dunkel-Adaptation des Auges, Blendeffekte)
- extrem niedrige Temperaturen (Beschlagen von Brillen und Visieren)
- Verletzungen und Erkrankungen

Sturzverletzungen im Rodelsport

Eine gut präparierte Bahn ist der beste Schutz vor Stürzen. Im Gegensatz zum Bob besteht beim Rodeln keine schützende Verkleidung. Bei einem Fahrfehler mit Sturz oder Beinahesturz erfolgt sofort direkter Kontakt zum Eis. Daraus resultierende Hautabschürfungen und Kontusionen können am gesamten Körper auftreten. Sie sind besonders häufig im Schulter- und Sprunggelenksbereich. Auch tiefergehende Hautverletzungen mit Hautablederungen und Verbrennungen bei schwereren Stürzen können vorkommen.

Kopfverletzungen entstehen durch Kontakt mit der Eisrinne vorwiegend als traumatische Kontusion des Occiput. Aufgrund der hohen G-Kräfte kann der Kopf rückwärts nach unten geschlagen werden. («Rodel Head»). Intensives Training der vorderen Halsmuskulatur senkt die Verletzungshäufigkeit.

Von einigen Athleten wird auch versucht, über einen an einem Becken-Bauchgurt befestigten Nackenriemen den Kopf vor dem Zurückfallen zu hindern. Die Effektivität dieser Vorrichtung ist nicht gesichert. Nach Studien aus Norwegen (2) ist der Nackenriemen eine Ursache für Zerrungen im Bereich der HWS.

Bei der Abfahrtshaltung in Rückenlage treten an der HWS hohe G-Kräfte mit Werten bis zum 4- bis 5fachen der Erdbeschleunigung auf. Durch das Gewicht des Helmes werden die Belastungen für die Nacken- und Halsmuskulatur verstärkt. Die Rodelhelme müssen deshalb leicht sein, haben dadurch aber auch eine geringere Dämpfung. Wie die wesentlich schwereren Bobhelme haben sie eine eigene DIN-Norm. Schädelhirntraumen sind im Rodeln eher selten und laufen dann meist glimpflich als Commotio cerebri ab. Schädelfrakturen sind während der letzten 20 Jahre bei deutschen Rodlern nicht vorgekommen. In wenigen Fällen sind Frakturen im BWS und LWS- Bereich (ohne Verletzung des Rückenmarkes) aufgetreten.

Frakturen von Femur, Tibia, Fibula sowie Mittelfußfrakturen können auftreten. Fibulafrakturen und Mittelfußfrakturen treten vor allem beim Anfahren an die Banden auf. An den vom Schlitten überhängenden Füßen kann es zu Frakturen und Kapselbandverletzungen kommen. Häufig sind hierbei Außenbandverletzungen am OSG. In einzelnen Fällen sind auch Innenbandverletzungen am Kniegelenk vorgekommen.

Bei einem Sturz können durch den Rodelschlitten Verletzungen verursacht werden. Bei einem Sturz mit Verlust der Kontrolle über den Schlitten muß der Athlet entscheiden, ob er seinen Schlitten losläßt oder festhält. Befindet sich der Athlet beim Loslassen vor dem Schlitten, kann er von diesem getroffen werden. Befindet er sich in einer eigentlich günstigen Position hinter dem Schlitten, kann er trotzdem von einem von der Bande zurücklaufenden Schlitten mit hoher Geschwindigkeit getroffen werden. Auch im Zielbereich kann er von einem vom Zielauslauf zurücklaufenden Schlitten getroffen werden. Im Gegensatz zum Bobfahren, bei dem die Regel gilt, nach Möglichkeit nie den schützenden Schlitten zu verlassen, muß der Rodler beim Sturz in einem Bruchteil von Sekunden entscheiden, wie er sich in der speziellen Situation bezüglich seines Rodelschlittens zu verhalten hat. Mit zunehmender Erfahrung gelingt es dem Athleten immer besser, den Schlitten in einer Position loszulassen, in der er vermeidet, später vom Schlitten getroffen zu werden.

Nicht sturzbedingte Verletzungen

Da in der Sportart Bob Trainingsformen wie in den Schnellkraftdisziplinen der Leichtathletik durchgeführt werden, treten auch die entsprechenden Verletzungen auf: Muskelverletzungen in ihren verschiedenen Schweregraden (Zerrungen, Muskelfaserrisse, Partialrupturen) und Kapselbandverletzungen der unteren Extremität (vor allem am OSG). Durch hohe Belastungen der Wirbelsäule beim Gewichtstraining sowie die Erschütterungen und kurzzeitigen hohen Beschleunigungen bei der Abfahrt können akute Wirbelsäulenbeschwerden auftreten.

In der Sportart Rodeln sind Verletzungen im Rahmen des allgemein-athletischen Trainings und im speziellen Muskelaufbautraining für die Rumpf- und vordere Halsmuskulatur möglich. Spezielle sportartspezifische Verletzungsmuster bestehen nicht. Bei der Vor- und Rückbewegung vor dem Abzug in der Rodelstartphase treten Extremstellungen der unteren LWS auf, die bei bestehender Vorschädigung oder Rumpfmuskelinsuffizienz zur Auslösung akuter Beschwerden führen können.

Fehlbelastungsfolgen

Wie in den Sprint- und Sprungdisziplinen dominieren Beschwerden an der unteren Extremität. Sie können durch anlagebedingte Faktoren und (oder) durch Fehlbelastungen verursacht werden. Zu nennen sind die Chondropathia patellae, Insertionstendinosen und Tendopathien, wobei am häufigsten die Achillessehne und Patellasehne betroffen sind.

Hohe Wirbelsäulenbelastungen treten beim Krafttraining mit der freien Hantel sowie beim Sprungkrafttraining auf. Technische Defizite beim Hanteltraining, durch einseitiges Training hervorgerufene Muskeldysbalancen und eine insuffiziente Rumpfmuskulatur können zu Fehlbelastung und damit zu Wirbelsäulenbeschwerden und Wirbelsäulenschäden führen.

Ein weiterer Faktor für das Auftreten von Wirbelsäulenproblemen ist die Abfahrtshaltung der Mannschaftsbobfahrer. Durch die aerodynamische Optimierung der Schlitten mit Reduzierung der Höhenmaße nehmen die Mannschaftsbobfahrer eine fast maximale kyphotische Sitzposition ein. Diese extreme Beugung ist im cervikothorakalen und lumbosakralen Übergang am größten. Die impulsartigen Druckspitzen werden im wesentlichen an der konkaven Seite der Wirbelsäule amortisiert. Bei Beschleunigungsmessungen mit im Wirbelsäulenbereich angebrachten Kraftaufnehmern konnten impulsartige Beschleunigungen bis zu einer Höhe von 8 bis 12 g gemessen werden (3). Langfristige schädigende Einflüsse auf die hauptbelasteten Wirbelsäulenanteile sind wahrscheinlich. Im derzeitigen A-Kader von 16 Athleten befinden sich 2 mit im CT nachgewiesenen Bandscheibenvorfällen und vorübergehender Wurzelreizsymptomatik.

Athleten mit anlagebedingten Vorschädigungen der Wirbelsäule sind für die Ausübung des Bobsports nicht geeignet. Durch die hohen Belastungen der HWS bei der Talfahrt und die Belastungen der LWS beim Rodelstart kann es zu Überlastungsreaktionen kommen.

Durch Verbesserung der Sicherheitsbedingungen der Bahn und des Sportgerätes, Tainingsprogramme zur muskulären Stabilisierung einzelner Körperregionen und durch eine enge Zusammenarbeit zwischen betreuendem Arzt, Physiotherapeuten und Trainer können die Verletzungen und Fehlbelastungsfolgen reduziert werden.

Literatur

1 Schneider, W.: Sportmedizinische Betreuung im Bobsport. In: Der Bobsport – Handbuch für den Bobsportler. Rom, 1990.
2 Mc Donagh, D.: Verbandsarzt des norwegischen Bob- und Rodelverbandes. Persönliche Mitteilungen.
3 Grieshaber, R., Radandt, S.: Dreidimensionale Beschleunigungsmessungen auf zwei Bobbahnen. Vortrag bei der Sitzung der med. Kommission der F.I.B.T., Freiburg, 1989.

Gewichtheben

B. Dörr

Gewichtheben zählt zu den ältesten olympischen Sportarten. Historisch gesichert ist die Gestalt des Milon von Kroton, der 540 v. Chr. in den olympischen Siegerlisten auftaucht. Auch seit der Wiedergeburt der Olympischen Spiele der Neuzeit im Jahre 1896 ist Gewichtheben ununterbrochen vertreten. Weltweit wird Gewichtheben in derzeit 156 Nationen betrieben.

In Deutschland gibt es etwa 20 000 Aktive (im Vergleich dazu etwa 1 Million in China und etwa 300 000 im Gebiet der früheren Sowjetunion).

Als Sportgerät fungiert eine 2,20 m lange Hantelstange mit einem Durchmesser im Griffbereich von 28 mm. Sie wird beiderseits auf drehbaren Buchsen mit Scheiben aus einem Metallkern und Gummiüberzug bestückt. Die Scheiben beginnen gewichtsmäßig bei 1,25 kg, es folgen 2,5 kg, 5 kg, 10 kg, 15 kg, 20 kg und 25 kg.

Gehoben wird auf einer ebenen Holzunterlage, meist mit integrierten Gummiflächen, mit den Abmessungen 4×4 m (Abb. 1).

Die Kleidung besteht aus einem Trikot aus elastischem Gewebe mit Beinansatz, die Heberschuhe sind halbhoch mit besonders stabil gearbeiteter Sohle. Der Schaft, gemessen ab Oberkante Sohle, darf nicht höher als 13 cm sein. Bandagen an Knie- und Handgelenken und ein Gürtel, meist aus Leder, der nicht breiter als 12 cm sein darf, können getragen werden.

Bei den Männern gibt es 10 Gewichtsklassen, nämlich bis 54 kg, bis 59 kg, bis 64 kg, bis 70 kg, bis 76 kg, bis 83 kg, bis 91 kg, bis 99 kg, bis 108 kg und >108 kg = Superschwergewicht, bei den Frauen 9 Klassen, beginnend mit bis 46 kg, bis 50 kg, bis 54 kg, bis 59 kg, bis 64 kg, bis 70 kg, bis 76 kg, bis 83 kg und >83 kg.

Die olympischen Disziplinen sind Reißen: das Gewicht wird breit gefaßt und in einem Zug – meist in Hocketechnik – zur Hochstrecke gebracht (Abb. 2); und Stoßen: das Gewicht wird enger gefaßt, mit Hilfe der Hocktechnik auf die Schultern gebracht und nach kurzem Schwungholen durch Anbeugen der Knie über den Kopf gestoßen (Abb. 3).

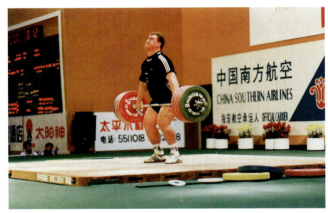

Abbildung 1

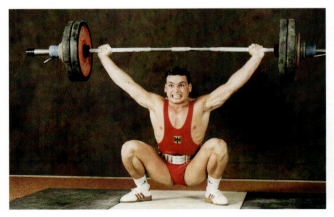

Abbildung 2

Verletzungen und Fehlbelastungsfolgen

In Verletzungsstatistiken findet sich die Sportart Gewichtheben im unteren Drittel. Bei der Auswertung der Todesfälle taucht Gewichtheben überhaupt nicht auf. Belastungsschwerpunkte sind das Kniegelenk, die obere Extremität mit Ellenbogen-, Schulter- und Handgelenk sowie die Wirbelsäule.

Kniegelenk

Akute Verletzungen sind selten, bei technisch schlechten Hebern als Valgusstreß mit entsprechendem Verletzungsmuster zu sehen. In früheren Jahren, bei östlichen Nationen häufiger als bei westlichen, fanden sich gelegentlich Rupturen im Bereich der Quadricepssehne und des Lig.patellae – meist als Folge häufig durchgeführter Kortikoidinjektionen. Im Vordergrund stehen Fehlbelastungsfolgen (oberes und unteres Patellaspitzensyndrom und Tendinosen der Tub.tibiae sowie cartilaginäre Überlastungen). Die Trainingsinhalte Halbkniebeugen sowie Standumsetzen und Standreißen sind dafür ursächlich verantwortlich. Aufgrund biomechanischer Erkenntnisse, daß der Anpreßdruck der Patella auf den Oberschenkel im 90°-Winkel am größten ist und die Sehne am Umkehrpunkt bzw. beim Abfangen des Gewichtes am stärksten belastet wird, wurden diese Trainingsinhalte auf ein Mindestmaß reduziert und Halbkniebeugen komplett gestrichen. Heute werden nur noch tiefe Kniebeugen durchgeführt (Abb. 4). Dadurch konnten die Fehlbelastungsfolgen reduziert werden.

Merke: Tiefe Kniebeugen sind sinnvoller als halbe; Kniebeugen vorn sind sinnvoller als hinten.

Bei den tiefen Kniebeugen ist insbesondere bei Sportlern, deren Rumpfmuskulatur ungenügend ausgebildet ist, darauf zu achten, daß das Becken nicht nach vorne kippt und dadurch eine Streßsituation für die unterste Lendenbandscheibe entsteht. Der Knorpel ist auch beim Gewichtheben der leistungslimitierende Faktor. Der Knorpel ist keine statische Masse, sondern eine verformbare Substanz, die im weitesten Sinne in einer Gitterstruktur vorliegt. Bei Belastungen kommt es zu Verformungen der Struktur, die sich erst allmählich wieder zurückbilden. Bei fehlender Ruhepause wird ihr dies verwehrt, woraus eine stärkere Verletzlichkeit resultiert.

Ursachen von Knorpelschäden liegen in Achsfehlstellungen der Beine im Sinn von X- und O-Beinen, Patelladysplasien, zu raschen Gewichtssteigerungen und zu kurzen Regenerationszeiten.

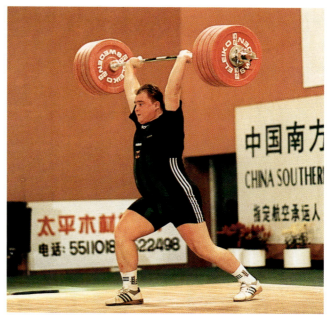

Abbildung 3

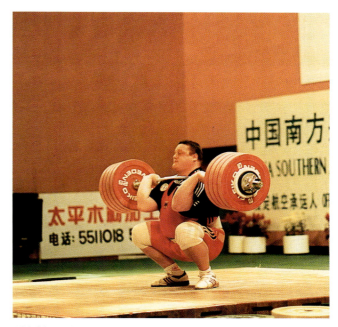

Abbildung 4

240 5. Sportartspezifische Traumatologie

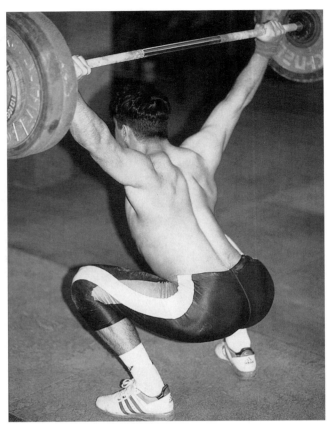

Abbildung 5

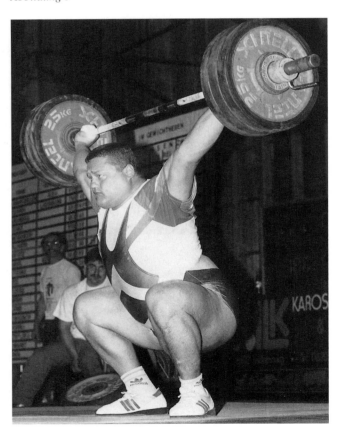

Abbildung 6

Schulter

Läsionen im Bereich der Rotatorenmanschette, meist verursacht durch die Gewichtsverlagerung hinter den Körperschwerpunkt und dem krampfhaften Versuch, das Gewicht dennoch zu halten, sind häufige Verletzungen beim Gewichtheben (Abb. 5). Weniger häufig betroffen ist die lange Bizepssehne. Selten kommt es zu Luxationen. Überlastungen im AC-Gelenk sind im Gewichtheben nicht zu beobachten; dafür um so häufiger im Powerlifting und Bodybuilding als Folge des exzessiv betriebenen Bankdrückens. Präventiv ist die Ausbildung eines guten Muskelkorsetts unabdinglich. Präventiv wirkt auch eine Überstreckbarkeit im Kubitalgelenk (Abb. 6). Dadurch ist es trotz nicht vollständiger Streckung im Schultergelenk möglich, das Gewicht in der Körperachse zu halten.

Ellenbogengelenk

Die häufigste Verletzung ist der mediale Streß, verursacht durch eine Schleuderbewegung bzw. durch die Gewichtsverlagerung hinter die Körperachse (s. Abb. 5). Mediale Seitenbandabrisse sind in seltenen Fällen möglich.

Handgelenk

Beim Handgelenk sind die unterschiedlichen Griffhaltungen beim Reißen und Stoßen sowie die zum Teil erhebliche Dorsalflexion zu berücksichtigen. Beim breiten Reißgriff und der damit notwendigen radialen Abkippung kann es zu Überlastungen in der Kahnbeinregion kommen. Systematischer Trainingsaufbau und Leistungssteigerung wirken präventiv. Unterstützend können Bandagen eingesetzt werden. Hautläsionen in der Hohlhand und an den Fingern können durch die enormen Zug- und Scherkräfte auftreten (Abb. 7). Präventiv werden im Training Riemen (ähnlich Reckriemen) benutzt – neuerdings sind im Wettkampf einfache Handschuhe erlaubt, werden aber nicht benutzt (keine Griffestigkeit). Wichtig ist die vorbeugende Beseitigung der auftretenden Hornhautschwielen.

Wirbelsäule

Das Achsorgan Wirbelsäule stand bis 1972 im Mittelpunkt. Durch die bis dahin durchgeführte dritte Übung (Drücken) mit ruckartig verlaufender Retroflexion waren Schäden im lumbosacralen Übergang häufig als Bandscheibenläsionen und Spondylolisthesen zu sehen. Auf Intervention der medizinischen Kommission des Weltverbandes wurde diese Übung 1972 aus dem olympischen Programm genommen. Seither ist die Wirbelsäule in der Verletzungstabelle ganz nach hinten gerutscht. Die Wirbelsäule kann axiale Belastungen kurzfristig ohne Probleme tolerieren. Die gut ausgebildete Rückenmuskulatur des Gewichthebers, insbesondere die paravertebralen Anteile, umschließt und fixiert bei Anspannung nahezu schraubstockartig die einzelnen Wirbelkörper und deren Fortsätze.

Wichtig ist die richtige Hebetechnik, d.h. Flachhaltung des Rückens (Abb. 8). Diese Hebetechnik wurde als Empfehlung für den Alltag und bei Bandscheibenläsionen übernommen und weiterempfohlen. Spondylolysen werden nur noch in seltenen Fällen beobachtet.

Das Auftreten einer Scheuermann'schen Erkrankung wird durch Gewichtheben nicht begünstigt. Während der floriden Phase darf spezifisches Training mit Überkopfbelastung und schweren Kniebeugen selbstverständlich nicht durchgeführt werden. Gymnastik und evtl. Maschinentraining sind dagegen als sinnvoll anzusehen.

Als Hilfsmittel ist beim Gewichtheben ein Gürtel erlaubt. Er dient einmal als zusätzliche Lendenstütze der körpereigenen Stützmuskulatur, andererseits bildet er im festgeschnürten Zustand zusammen mit der Bauchmuskulatur und den inneren Organen ein pneumohydrodynamisches Polster und schützt damit auch von ventral die Wirbelsäule. Gewichtheben begünstigt nicht das Auftreten einer Varicosis. Gewichtheben besteht nur zum geringen Teil aus statischen Elementen, im wesentlichen wird es dynamisch ausgeführt.

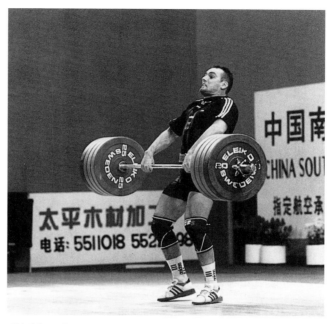

Abbildung 7

Regeneration

Ein wesentlicher Aspekt sind die Ruhetage in der Trainingsplanung. Wir planen prinzipiell 2 Ruhetage in der Woche, die der Regeneration (auch der aktiven Regeneration) dienen. Gewichtheber sind auf eine sehr gute Beweglichkeit angewiesen. Manfred Nerlinger war bis vor wenigen Jahren noch in der Lage, in den Spagat zu springen. Physiotherapie und Gymnastik gehören daher zum festen Programm der Gewichtheber.

Der Kalorienbedarf schwankt je nach Körpergewicht etwa 3000 bis 5000 kcal/Tag. Frühere Angaben lagen meist zu hoch. Die Eiweißzufuhr sollte je nach Alter und Trainingsphase zwischen 1 bis 15 g/kg Körpergewicht und Tag liegen. Die Supplementierung von bestimmten Aminosäurenmixturen und Kreatin (kontrollierte Gaben) wird erfolgreich durchgeführt.

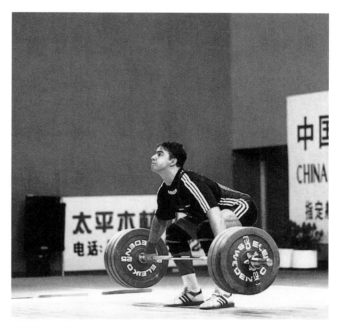

Abbildung 8

Kontraindikationen

Kontraindikationen für das Gewichtheben sind stärkere Skoliosen, Hohl-Rundrückenbildung, Achsenfehlstellung der Kniegelenke, Patelladysplasien stärkeren Grades und eine pathologische Beweglichkeit der Gelenke.

Frauengewichtheben

Gewichtheben für Frauen gibt es international seit 1985, national seit 1987. Seit 1988 wurden Deutsche Meisterschaften durchgeführt. Die erste Weltmeisterschaft in Frauengewichtheben fand 1987 in den USA statt. National gibt es etwa 300 aktive Gewichtheberinnen (etwa 8000 betreiben den sog. Kraftdreikampf: Bankdrücken, Kniebeugen und Kreuzheben).

Aufgrund der genetisch-hormonellen Unterschiede bedarf es eines zeitlich gestreckten systematischen Trainingsaufbaues (die muskuläre Adaptation verläuft infolge des niedrigen Testosteronspiegels langsamer).

Die Technik der Frauen unterscheidet sich von der der Männer dadurch, daß die Maximalkraft bereits beim Wegheben eingesetzt wird und die Hantel bereits hier die größte Beschleunigung erfährt. Bezüglich der Verletzungen gibt es keine gravierenden Unterschiede.

Literatur

1 Cotta, H.: Sport treiben! Gesund bleiben! Ein medizinisches Handbuch. München–Zürich, Piper, 1988.
2 Cotta, H., Krahl, H.: Degenerative Veränderungen der Wirbelsäule und sportliche Belastung. Sportarzt und Sportmedizin 1977; 4.
3 Dörr, B.: Sport und Training. Nr. 7. Erding, Sport und Training, 1980.
4 Lippmann, J., Pagels, M.: Gewichtheben Rahmentrainingskonzeption für Kinder und Jugendliche. Kultusministerium NRW Landessportbund NRW.
5 Groher, W.: Auswirkungen des Hochleistungssports auf die Lendenwirbelsäule. Wissenschaftliche Schriftreihe des Deutschen Sportbundes. Bd. 12. 1975.
6 Kirchmaier, C.M., Dörr, D.: Ergebnisse der luftplethysmographischen Untersuchungen der Venenfunktion am Unterschenkel bei Gewichthebern. Athletik 1995; 11.
7 Klümper, A.: Persönliche Mitteilung 1981.
8 Krahl, H.: Sportschäden und Sportverletzungen beim Gewichtheben. Dt. Sportärztebund 24. Tagung 1971. Karl Demeter, S.166–188.
9 Medical Handbook. International Weightlifting Federation 1988.
10 Pförringer, W., Rosemeyer, B., Bär, H.W.: Sport – Trauma und Belastung. Beiträge zur Sportmedizin, Bd. 24. Erlangen, Perimed, 1985.

Leichtathletik und Mehrkampf

S. Wentz

Die leichtathletischen Disziplinen zählen nicht zu den verletzungsträchtigen Sportarten. Die Zahlen der umfangreichsten Verletzungsanalysen weisen der Leichtathletik mit etwa 5 bis 7 Prozent Anteil an Sportverletzungen einen Platz im Mittelfeld zu (6). Gewichtet man die Sportverletzungen nach Schweregrad, so liegen die leichtathletischen Disziplinen im Hinterfeld. Insgesamt sind diese Statistiken jedoch nur Momentaufnahmen und mit dem Aufkommen neuer Sportarten wie Drachenfliegen, Paragliding, asiatischen Kampfsportarten ständig im Fluß. Die Verletzungen in den leichtathletischen Schnellkraftdisziplinen und im Mehrkampf (Tab. 1) entstehen, von wenigen Ausnahmen abgesehen, ohne Fremdeinwirkung. Schwere Verletzungen sind den Disziplinen, die mit einem Sportgerät ausgeübt werden, vorbehalten.

Durch technische Änderungen der Sportgeräte (Stabhochsprungstäbe, Speere), der Techniken (Hochsprung: Straddle und Fosbury Flop) und des Bodens (Asche und unterschiedliche Kunststoffbeläge) ändern sich die Verletzungsarten, insbesondere die Überlastungsschäden.

Im Bereich der Spitzenathleten haben die Überlastungsschäden durch die Fülle des internationalen Wettkampfangebots (jedes Jahr ein Top Ereignis, wie Europameisterschaften, Weltmeisterschaften und Olympische Spiele) eine erhebliche Zunahme erfahren und stellen im Mehrkampf ein Drittel aller therapiebedürftigen Sportverletzungen dar (2).

Tabelle 1: Verletzungsarten im Zehnkampf

Muskelverletzungen	39%
Gelenkverletzungen	23%
Sehnenverletzungen	15%
Knochenverletzungen	12%
sonstige Verletzungen	11%

Muskelverletzungen

In allen Schnellkraftdisziplinen ist das Kraft/Zeit-Verhältnis von zentraler Bedeutung (in den Sprints und Sprüngen, um die Körpermasse oder in den Würfen ein Wurfgerät zu beschleunigen). Ziel des Trainings ist es, neben einem entsprechenden Kraftniveau eine schnelle, koordinative Kraftentfaltung zu bekommen. Die Muskulatur ist bei Verletzungen in den Schnellkraftdisziplinen häufig betroffen. Je nach Schweregrad unterscheidet man Muskelzerrung, Muskelfaserriß und Muskelriß. Eine sichere diagnostische Abgrenzung zwischen Zerrung und Muskelfaserriß ist kaum möglich und auch nicht von Bedeutung, da sich hieraus keine Konsequenz für die Therapie ergibt.

Sprintdisziplinen

Die Sprintdisziplinen umfassen 100 m, 200 m, 400 m, 100 m Hürden, 110 m Hürden und 400 m Hürden.

Am häufigsten kommt es zu Muskelverletzungen der Oberschenkelrückseite, insbesondere des M.biceps femoris, meist in der Startphase oder im letzten Teil der Laufstrecke. Bei den selteneren Verletzungen der Oberschenkelvorderseite ist vor allem der M.rectus femoris aufgrund seiner zweigelenkigen Funktion betroffen. Verletzungen der Adduktorengruppe entstehen in den Hürdensprints. Die notwendige maximale Abduktion des Nachziehbeins beim Überlaufen der Hürde führt bei verkürzten Adduktoren zur Verletzung. Auch Läsionen der Bauchmuskulatur können durch das klappmesserartige Zusammenschnellen über der Hürde entstehen. Bei den Langsprints (200 m, 400 m) ist die Wadenmuskulatur anfällig. Bei Läufen auf den inneren Bahnen, mit engem Kurvenradius, ist die linke Wadenmuskulatur einer deutlich höheren Belastung ausgesetzt. Verletzungen der oberen Extremität sind selten anzutreffen.

Sprungdisziplinen

Die Sprungdisziplinen schließen Weitsprung, Hochsprung, Dreisprung und Stabhochsprung ein.

Für alle Sprungdisziplinen ist die Anlaufgeschwindigkeit von großer Bedeutung; somit kann es beim Anlauf zu denselben Muskelverletzungen wie im Sprint kommen. Beim Weit- und Dreisprung wird der Körperschwerpunkt vor dem Absprung abgesenkt, und es kommt beim Aufsetzen des Sprungbeines zum Absprung zu einer Bremswirkung. Bei guten Springern ist diese «Stemmphase» kurz. Bei schlechteren Springern kommt es zu einer Stauchung des Absprungbeins mit der Gefahr, neben einer Gelenkstauchung von oberem Sprunggelenk und Knie auch eine Muskelverletzung der Oberschenkelbeuger, -strecker oder Wadenmuskulatur zu erleiden. Beim Hoch- und Stabhochsprung sind die Adduktoren des Schwungbeines beim Absprung und die Rückenmuskulatur bei mangelhafter Landung in der Matte gefährdet. Beim Stabhochsprung kommt es gelegentlich auch zu Verletzungen des M.trizeps und der langen Rückenstrecker, wenn der Stab beim Absprung unterlaufen wird.

Wurfdisziplinen

Wurfdisziplinen sind Kugelstoßen, Diskuswerfen, Speerwerfen und Hammerwerfen.

Im Speerwerfen, aber auch im Kugelstoßen und Diskuswerfen, entstehen Muskelverletzungen im Bereich der Adduktoren am Stemmbein, im Bereich des Rumpfes (lange Rückenstrecker, M.trapezius) und der oberen Extremität. Bei dem intensiven Hanteltraining der Werfer finden sich Verletzungen der Rücken-, Brustmuskulatur und des M.biceps.

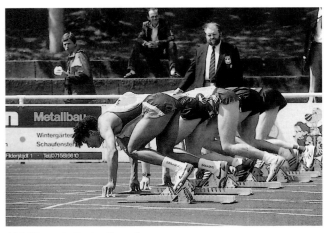

Abbildung 1: Sprint-Startphase.

Gelenkverletzungen

Schwere Gelenkverletzungen wie Kreuzbandverletzungen oder traumatische Schulterluxationen sind in der Leichtathletik glücklicherweise selten. Mit Abstand am häufigsten kommt es zu Kapselbandverletzungen des oberen Sprunggelenks, gelegentlich zu Meniskus- oder Knorpelverletzungen. Schwere Gelenkschäden entstehen meist bei der Ausübung von Ballsportarten im Rahmen des Aufwärmens oder Ausgleichstrainings.

Sprintdisziplinen

Im Hürdenlauf kommt es durch unkoordiniertes Aufsetzen des Schwungbeines nach Überqueren der Hürde durch Tritt auf die Bahnumrandung oder beim 200-m- bzw. 400-m-Lauf zu Kapselbandverletzungen des OSG. Gelegentlich finden sich auch Schultereckgelenksprengungen durch Stürze.

Sprungdisziplinen

Bei den Sprungdisziplinen sind Kapselbandverletzungen des OSG aufgrund eines Supinationstraumas die häufigsten Verletzungen. Besonders tückisch ist der Absprung bei Weit- und Dreisprung in der Plastillinmasse am Absprungbalken. Beim Hochsprung kann es zu Verletzungen des Ligamentum deltoideum beim Absprung kommen. Ursachen sind mangelhaftes Schuhwerk und zu starke Außenrotation und Pronation beim Aufsetzen des Absprungbeines. Schwächere Springer landen beim Stabhochsprung gelegentlich mit den Füßen, anstatt mit dem Rücken, auf der Matte. Dies kann zu Kniegelenks- und Sprunggelenksdistorsionen führen.

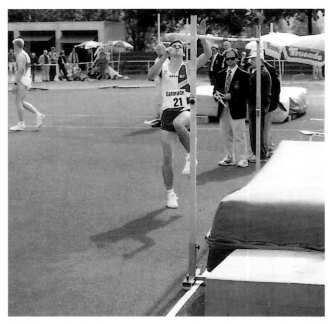

Abbildung 2: Hochsprungabsprung. Hohe Belastung für OSG und Knie.

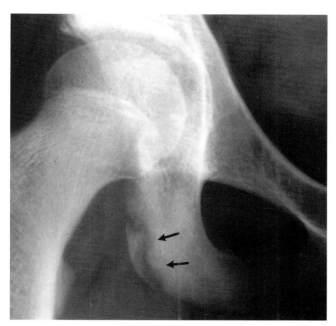

Abbildung 3: Apophysenabriß.

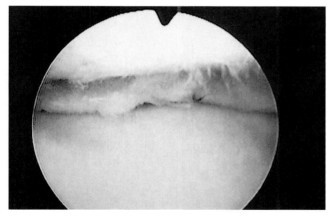

Abbildung 4: Meniskuseinriß.

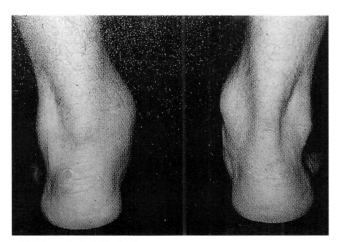

Abbildung 5: Achillodynie.

Wurfdisziplinen

Im Speerwurf entstehen Verletzungen der Ellbogengelenkskapsel und des ulnaren Seitenbandes (1) (Ellbogen in der Abwurfphase zu weit supiniert und seitlich unter den Speer gebracht). In den anderen Wurfdisziplinen, besonders im Kugelstoßen, kommt es zu Distorsionen im Handgelenk und an den Fingergelenken. Gelenkverletzungen der unteren Extremität sind selten. Gelegentlich findet man Meniskusquetschungen oder -einrisse

.

Sehnenverletzungen

Verletzungen der Sehnen sind Folge einer einmaligen, akuten und hohen Beanspruchung oder Summation unterschwelliger Mikrotraumen. Ein Mißverhältnis zwischen hypertrophierter Muskulatur und Sehne begünstigt eine Ruptur. Die chronischen Beschwerden im Sinne von Insertionstendinopathien sind jedoch ungleich zahlreicher als akute Sehnenverletzungen.

Sprintdisziplinen

Meist kommt es zu Verletzungen der Achillessehne. Achillessehnenzerrungen und Achillessehnenrupturen treten beim Abdruck aus dem Startblock oder in der Beschleunigungsphase, auf den ersten 30 Metern, auf.

Sprungdisziplinen

Neben Achillessehnenverletzungen finden sich Teilrupturen und komplette Rupturen der Patellarsehne. Diese können als rein ligamentäre Rupturen, als knöcherne Ausrisse des unteren Patellapols und als Ausrisse der Tuberositas tibiae imponieren.

Wurfdisziplinen

Im Kugelstoßen und Diskuswerfen kann es zu Läsionen der Fingersehnen wie Strecksehnenrupturen an den Endgliedern oder Rupturen der langen Daumenstrecksehne kommen. Beim Hanteltraining und Hammerwerfen kommt es gelegentlich auch zu distalen Bizepssehnenrupturen.

Knochenverletzungen

Traumatische knöcherne Verletzungen sind in der Leichtathletik meist Folge von Stürzen. Häufiger finden sich Ermüdungsfrakturen. Eine Besonderheit stellen die knöchernen Bandausrisse im Jugendalter dar.

Sprintdisziplinen

Neben Unterarm- und Radiusfrakturen im Rahmen von Stürzen treten besonders bei männlichen Jugendlichen durch scharfen Antritt Apophysenausrisse, z.B. am Tuber ossis ischii oder an der Spina iliaca, auf (4). Die Metatarsalia sind häufig bei hohem Trainingsumfang auf hartem Kunststoffbelag von Streßfrakturen betroffen.

Sprungdisziplinen
Bei den Sprungdisziplinen finden sich gehäuft Streßfrakturen im Bereich der Fibula, insbesondere bei Sprungtraining auf hartem Untergrund. Graff und Krahl (3) fanden bei Hochspringerinnen gehäuft Streßfrakturen des Os naviculare pedis, für deren Entstehung die Bedeutung der verschiedenen Fußformen diskutiert wurde. Zu den glücklicherweise seltenen, aber zumeist schweren HWS- und Kopfverletzungen kann es beim Stabhochsprung durch Sturz in den Einstichkasten kommen.

Wurfdisziplinen
Beim Speerwerfen findet man Abrisse der Dornfortsätze im LWS-Bereich und Apophysenausrisse am Epicondylus humeri ulnaris (5).

Sonstige Verletzungen

Bei allen Disziplinen kommt es im Krafttraining durch mangelhafte Hanteltechnik zu Lumbalgien, Ischialgien und Blockierungen der Wirbelsäule. Das Auftreten von Spondylolysen und Spondylolisthesen findet man gehäuft bei Speerwerfern und Stabhochspringern. Verletzungen wie Schürf-, Riß-, Quetschwunden und Hautablederungen sind ubiquitär, behindern jedoch meist den Trainingsprozeß nicht, so sie adäquat versorgt werden.

Alle angesprochenen Verletzungen treffen auch auf den Mehrkampf zu. Die Mehrkämpferinnen und Mehrkämpfer trainieren die einzelnen Trainingsformen und Disziplinen nicht so oft wie die Spezialisten, haben jedoch einen höheren Gesamttrainingsumfang. Zu Verletzungen kommt es meist bei Training in ermüdetem Zustand und bei mangelhafter technischer Ausführung. Auch bei den Mehrkämpfern stehen die Muskelverletzungen an erster Stelle (7).

Fehlbelastungsfolgen

Überlastungsschäden und chronische Beschwerden sind Folge einer nicht ausgeheilten Verletzung oder einer Verletzung mit bleibendem Defekt, meist jedoch Folgen einer chronisch mechanischen Fehlbelastung ohne nachweisbares traumatisches Geschehen. Es kommt nach und nach zu einer Erschöpfung der Anpassungsfähigkeit der Gewebe, wodurch wiederholte Fehlbelastungen nicht mehr kompensiert werden können. Am häufigsten entstehen Insertionstendopathien:

Beim Sprint sind Spina iliaca ant. sup. – M.tensor fasciae latae und Os pubis – ischiokrurale Muskeln betroffen, beim Sprung Spina iliaca ant. inf. – M.rectus femoris, oberer Patellapol – M.quadrizeps (jumper's knee) und Tuberositas tibiae – Lig.patellae (Patellaspitzensyndrom), beim Wurf Proc.coracoideus – M.coracobrachialis, kurze Bizepssehne; Epicondylus humeri ulnaris – M.flexor carpi ulnaris und Tuberculum majus – M.supraspinatus, M.infraspinatus.

Ferner kommt es zur Tendinitis der Achillessehne (Achillodynie), zu Tenosynovitiden des M.tibialis post. oder des M.flexor hallucis longus (bei Springern) und der langen Bizepssehne. Es finden sich chronische Bursitiden, meist ist die Bursa praepatellaris oder die Bursa subacromialis betroffen. Entzündungen der Knochenhaut treten vor allem an den Schienbeinvorderkanten auf.

Prophylaxe

Bei den Schnellkraftdisziplinen wie auch bei den Zehnkämpfern findet sich eine Verletzungshäufung in den Monaten der Vorbereitungsphase (März bis Mai) (Abb. 6). Dies liegt vor allem an der unangepaßt hohen Trainingsintensität in Relation zum kühlen Klima in diesen Monaten. Topathleten weichen daher meist in wärmere Regionen aus.

Für Sportmediziner, Physiotherapeuten, Krankengymnasten, Trainer und Athleten ist das Ziel, die Verletzungen auf die Zahl der «unvermeidbaren» Verletzungen zu reduzieren. Folgende Grundregeln sollten hierbei Beachtung finden:

- Aufwärmen, Abwärmen, Meiden von Spielsportarten
- Anpassung des Trainings an den körperlichen Zustand und die Außentemperatur
- Regenerationsphasen in das Training und in den Trainingsplan einbauen
- Signale des Körpers beachten und nicht mißachten
- Regelmäßige sportmedizinische Betreuung, Erfassen von Schwachstellen
- Physiotherapeutische und krankengymnastische Betreuung
- Technikschulung wichtiger als Trainingsumfang
- Materialpflege (Stabhochsprungstangen, Speere, Disken)
- Gutes Schuhwerk
- Bodenverhältnisse beachten
- Mentale Schulung, Erhöhung des Konzentrationsvermögens
- Alternative Trainingsmethoden (Aquatraining)

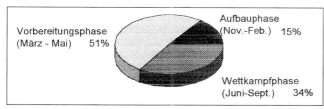

Abbildung 6: Saisonale Verteilung der Verletzungen bei Zehnkämpfern.

Notwendige Kenntnisse und Ausrüstung des ärztlichen Betreuers

Sportartspezifische Regeln

Der betreuende Arzt sollte Kenntnisse über die technischen Abläufe der Disziplinen, über Trainingsplanung und Trainingsperiodisierung besitzen. Fehlbelastungen, aber auch Akutverletzungen sind häufig die Folge technischer Mängel bei der Ausübung der Sportart. Diese können durch Rücksprache mit dem Trainer angegangen werden. Weiterhin zu fordern sind Kenntnisse im Regelwerk der Leichtathletik sowie im Ablauf von Wettkampfveranstaltungen und Trainingseinheiten. Unbedingt notwendig ist das Wissen um die Richtlinien des IOC (Internat. Olympisches Komitee) bzw. der IAAF (Internat. Leichtathletikverband) zur Regelung der Dopingkontrollen, Abnahmeprozeduren und das Verzeichnis der verbotenen Wirkstoffe (Dopingsubstanzen).

Ausrüstung

Folgende Materialien und Medikamente sollten als Grundausrüstung im Notfallkoffer mitgeführt werden und sind je nach Erfahrung zu ergänzen:

- Kältepackungen und Eiswürfel in Kühltasche
- Elastische und nicht elastische Binden
- Elastoplastverbände, Tapes
- Pflaster, sterile Wundkompressen
- Desinfektionsspray und Wundreinigungsmittel
- Handschuhe, Nadeln, Nadelhalter, Nahtmaterial, Schere, Pinzette
- Sicherheitsnadeln, Thermometer, Stethoskop, Blutdruckmeßgerät
- Spritzen, Kanülen
- Medikamente zur i.m und iv. sowie zur oralen Applikation oder als Salbe:
  - Analgetika, Antirheumatika, Antipyrretika, Lokalanästhetika, Antiemetika, Antihistaminika
  - Hustenmittel (cave: Ephedrin – Dopingsubstanz)
  - Adrenalin, Kohle, Beruhigungsmittel, Schlafmittel, Augentropfen
  - Ggf. intravenöse Infusionen

Literatur

1. Dolenko, F.Z., Abdullaew, I.N.: Die Verletzung des Ellbogengelenks beim Speerwerfen. Med. und Sport 1973; 13:241.
2. Engelhardt, M. et al.: Verletzungsarten und Verletzungshäufigkeiten ausgewählter Ausdauer- und Mehrkampfsportarten. Dt. Sportärztekongreß Paderborn, 1993.
3. Graff, K.H., Krahl, H., Kirchberger, R.: Streßfrakturen des os naviculare pedis. Z. Orthop. 1986, 124:228.
4. Heuck, F.: Röntgen Morphologie von Sportverletzungen der Apophysen des Beckenskeletts. Radiologie 1983, 23:404.
5. Sennerich, T., Kurock, W.: Apophysenverletzungen bei jugendlichen Sportlern. Dt. Z. für Sportmedizin 1986; 37:46.
6. Steinbrück, K.: Epidemiologie von Sportverletzungen. 15-Jahres-Analyse einer sportorthopädischen Ambulanz. Zt. Sportverletzung/Sportschaden 1987; 1:2–12.
7. Wentz, S., Engelhardt, M.: Zehnkampf. Dt. Z. für Sportmedizin 1994; 9:353–356.

Skisprunglauf

B. Hintermann

Der Skisprunglauf ist eine spektakuläre Sportart, die jedoch meist nur wettkampfmäßig betrieben wird. Deshalb ist die Zahl aller Skispringer – im Gegensatz etwa zum alpinen Skilauf und Skilanglauf – bescheiden. Beim Skispringen werden hohe Geschwindigkeiten erreicht, und die kinetische Energie des Körpers ist dementsprechend sehr hoch. Deshalb gilt der Skisprunglauf als potentiell gefährlich. Genauere Erhebungen über die Unfallinzidenz und Schwere von Skisprungverletzungen liegen aber nur vereinzelt vor (4–6).

Technik

Der Skispringer startet oben in der Anlaufspur in tiefer Hockestellung, um möglichst wenig Luftwiderstand zu erzeugen. Auf dem Schanzentisch erreicht er vor dem Absprung Geschwindigkeiten von 100 bis 150 km/h. Bei dieser hohen Geschwindigkeit gelangt er aus der tiefen Hockestellung unvermittelt in die Flugstellung, indem er den Körper über die Skis nach oben preßt. Während der Flugphase versucht er, durch die Position des Körpers möglichst Aufwind zu erzeugen. Erst kurz vor dem Landen richtet er den Körper senkrecht zum Hang auf, preßt die Hüften nach vorne und die Schultern nach hinten und setzt schließlich auf den Füßen auf. Er fährt dann den Auslauf weiter, bis er seine Geschwindigkeit verloren hat. Abbildung 1 zeigt die Phasen des Skisprungs.

Inzidenz von Verletzungen

Angaben über die Inzidenz von Skisprungverletzungen liegen nur sehr spärlich vor. Wester errechnete für die 2238 in Norwegen lizenzierten Skispringer pro Jahr ungefähr eine Million absolvierte Skisprünge. Bei durchschnittlich jährlich 2,4 registrierten Unfällen mit schweren Verletzungen ergibt dies – für den einzelnen Sportler errechnet – ein Risiko von unter 0,003 Promille, bei einem Sprung eine schwere Verletzung zu erleiden (4). Aufgrund von Fragebogenerhebungen fanden Wright

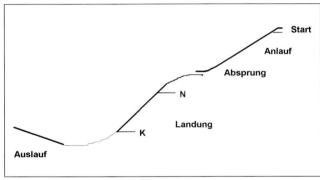

Abbildung 1: Die Höhe des Starts wird so gewählt, daß die meisten Springer zwischen dem Normpunkt (N) und dem kritischen Punkt (K) landen. Unter allen Umständen sollte vermieden werden, daß Springer jenseits des K-Punktes landen, da dort die Gegenneigung zum Hang mit Kompression des Springers beginnt. Landet ein Springer vor dem N-Punkt, so ist die auf den Springer einwirkende Kraft vergrößert.

et al. eine ähnlich niedrige Verletzungsinzidenz von 0,0028 Prozent pro ausgeführtem Skisprung (6). Wie andere Autoren folgerten sie, daß im Skisprunglauf weit weniger Verletzungen resultieren als in andern populären Sportarten und daß damit der Skisprunglauf eine ungefährliche Sportart ist (1–3, 6).

Risikofaktoren für Verletzungen beim Skisprunglauf sind die Skisprunganlage (ungenügende Sturzräume, ungünstige Anlaufspur usw.), Nichteinhalten der Vorschriften (Zulassen von Sprüngen über den K-Punkt), Alter (Altersgruppe von 15 bis 17 Jahre besonders gefährdet!), Jahreszeit (Anfangs und Ende Winter am meisten Unfälle), Tageszeit (der erste Sprung ist am gefährlichsten), Schneebedingungen und Zustand der Schanzenanlage, Material und Ausrüstung, Fixation der Schuhe auf den Skis (hohe Absätze sind gefährlich) und natürlich persönliche Fehler.

Verletzungen beim Skispringen

Ungefähr zwei Drittel der Unfälle treten beim Landen auf (6). Unfallereignisse in der Anlaufspur sind wesentlich seltener (etwa 10% der Unfälle), führen aber in ganz besonders hohem Maße zu schweren Verletzungen (4). So betrug die Inzidenz, bei einem Unfall eine Fraktur zu erleiden, in der Anlaufspur 46 Prozent und während des übrigen zeitlichen Ablaufes des Sprunges 20 Prozent (6). Die Unfallgefahr scheint mit zunehmender Größe der Schanze anzusteigen (Tab. 1).

Ein Unfall beim Skispringen führt sehr häufig zu mehreren Verletzungen (Tab. 2). Neben dem Bewegungsapparat sind Kopf und Rumpf häufig betroffen, Kopf- und Abdominalverletzungen sind nicht selten. Mehr als die Hälfte der Frakturen finden sich an der oberen Extremität (Tab. 3). Möglicherweise rührt dies davon her, daß der Skispringer beim Sturz versucht, sich mit den Armen zu schützen.

Eine Übersicht über die zwischen 1977 und 1981 in Norwegen geschehen 12 Unfälle, die besonders schwere Verletzungen zur Folge hatten, zeigt Tabelle 4 (4). Die resultierende Integritätsschädigung des Körpers bei diesen sehr jungen Sportlern war beträchtlich.

Prophylaxe

Die Verletzungsinzidenz im Skisprunglauf ist im Vergleich zu anderen Sportarten niedrig. Tritt aber ein Unfall mit Verletzungen ein, so sind die Verletzungen meist schwerer Natur. Häufig handelt es sich auch um Kombinationsverletzungen. Bei Beachtung der Risikofaktoren und entsprechenden Präventivmaßnahmen können Unfälle mit Verletzungen vermieden werden. Vorsorgemaßnahmen im speziellen sind:

- Der Springer und die Betreuer sollten die Schanze und die aktuellen Bedingungen vor dem ersten Sprung eingehend studieren. Dies gilt im besonderen für die Begutachtung der Anlaufspur und Landezone. Der erste Sprung sollte als «Sicherheitssprung» absolviert werden.
- Die Betreuer sollten darauf achten, daß junge ambitionierte Springer nicht weitere Sprünge versuchen, als es Können und Erfahrung zulassen.
- Ein Skisprung sollte nur bei einwandfrei präparierter Anlage erfolgen.
- Zusätzliche Fersenabsätze sollten nicht benutzt werden.
- Die ersten Sprünge am Anfang des Winters sind besonders gefährlich und sollten deshalb unter der notwendigen Vorsicht absolviert werden.

Tabelle 1: Verletzungen und Schanzengröße (5)

Schanzengröße	Anzahl verletzter Springer
90 m	4
70 m	24
40 m	9
15 m	5
? m	5
Total	47

Tabelle 2: Art und Anzahl von Verletzungen im Skisprunglauf

Verletzungsart	Anzahl Verletzungen n = 47 (5)	n = 81 (6)
Commotio cerebri	7	16
Kontusionen	19	18
Distorsionen/Bänderrisse	5	30
Frakturen	11	46
Luxationen	7	28
Muskelrisse	4	4
Schürfungen/Ablederungen	10	3
Rißquetschwunden	3	9
Abdominalverletzungen	5	
Epistaxis	1	
nicht bekannt		57
Total	72	211

Tabelle 3: Frakturen bei 81 verunfallten Skispringern (6)

Lokalisation	Anzahl
Clavicula	11
Scapula	1
Humerus	4
Ellbogen	2
Unterarm/Handgelenk	5
Hand	2
Finger	2
Daumen	1
Total obere Extremität	28 (60,9%)
Nase	1
Halswirbelsäule	1
Brust- und Lendenwirbelsäule	2
Rippen	2
Total Rumpf und Wirbelsäule	6 (13,0%)
Femur und Tibia	6
Malleolen	5
Fuß	1
Total untere Extremität	12 (26,1%)
Total	46

Tabelle 4: Schwere Skisprunglaufverletzungen in Norwegen 1977–81 (4)

Verletzung	Medizinische Integritätsschädigung	Alter	Geschlecht
Fraktur C6 mit kompletter Paraplegie	100	17	M
Fraktur Th6 mit kompletter Paraplegie	100	16	M
Fraktur Th7 mit kompletter Paraplegie	100	14	F
Intracerebrale Blutung mit Contusio cerebri	70	28	M
Beinamputation mit schlechter prothetischer Versorgung	45	14	M
Beinamputation mit guter prothetischer Versorgung	25	23	M
Erblindung, ein Auge	18	23	M
Malleolarfraktur mit OSG-Arthrodese	20	28	M
Schenkelhalsfraktur mit Femurkopfnekrose	20	12	M
Schenkelhalsfraktur mit Komplikationen (noch nicht abgeschlossen)	(>15)	15	M
Tibiafraktur mit Beinverkürzung	10	15	M
Malleolarfraktur mit erheblicher Funktionseinschränkung	10	32	M

Literatur

1 Garrick, J.G., Requa, R.K.: Injuries in school sports. Pediatrics 1978; 61:465–469.
2 McMaster, J.H.: The ABC's of Sports Medicine. In: Malabar, F.L. (Hrsg.): Robert E. Krieger, 1982, pp.3–6.
3 Strauss, R.H., Lanese, R.R.: Injuries among wrestlers in school and college tournaments. JAMA 1982; 248:2016–2019.
4 Wester, K.: Serious ski jumping injuries in Norway. Am J Sports Med 1985; 13:124–127.
5 Wright, J.R., Hixson, E.G., Rand, J.J.: Injury patterns in nordic ski jumpers. A retrospective analysis of injuries occurring at the intervale ski jump complex from 1980 to 1985. Am J Sports Med 1986; 14:393–397.
6 Wright, J.R. et al.: Nordic ski jumping injuries – A survey of active American jumpers. Am J Sports Med 1991; 19:615–619.

5.3 Kampfsportarten

Bei den Kampfsportarten gilt es, in einer festgelegten Kampfzeit unter Einhaltung vorgegebener Regeln den sportlichen Gegner zu besiegen. Die harmonische Ausprägung der konditionellen Fähigkeiten Kraft, Ausdauer und Schnelligkeit hat für die Leistungsfähigkeit grundlegende Bedeutung. In den einzelnen Sportarten gibt es bedeutende Unterschiede in der energetischen Anforderung. Während die Fechter bei Laktatwerten von 4 bis 8 mmol/l ihren Kampf beenden, erreichen Boxer und Judokas 14 bis 18 mmol/l und Ringer 18 bis 22 mmol/l Laktat.

Zwischen der Schnelligkeit der Kampfhandlung und der dafür erforderlichen Kraft gibt es einen prinzipiellen Zusammenhang. Je schneller die motorische Handlung, desto weniger wird Muskelkraft eingesetzt (z. B. Fechten). Das höchste Kraftniveau erfordert Ringen, gefolgt von Judo. Boxen nimmt eine Zwischenstellung bei der Kampfschnelligkeit und der Kraftentfaltung ein.

Konditionelle Leistungsfaktoren sind für sich allein wenig kampfentscheidend, wenn sie nicht mit den koordinativen, technisch-taktischen Leistungsfaktoren gekoppelt werden. Zum technisch-taktischen Repertoire gehören Verteidigungs- und Angriffstaktiken, Bewegungstechniken der Extremitäten und des Oberkörpers usw. Der technisch-koordinative Bewegungsablauf ist in den Zweikampfsportarten sehr variabel. Zur Freisetzung des vorhandenen Kraftpotentials und von Varianten der Kampfesführung ist eine hohe zentral-nervale Aktivierung erforderlich. Um diese zu erreichen, muß der Aufwärmung und dem Wachheitszustand vor dem Kampf besondere Aufmerksamkeit geschenkt werden.

Bei den Zweikampfsportarten findet sich ein breites Spektrum von Körperbautypen. Eine Talentsichtung allein aufgrund körperbaulicher Merkmale ist in den Zweikampfsportarten nicht möglich.

Für die Regeneration nach Zweikampfbelastungen werden Teilkörpermassagen zwischen den Einheiten und nach Trainingsende komplexe Muskellockerungen durchgeführt. Hierfür eignen sich das Warmwasserbecken, Sauna und Ganzkörpermassagen. Die sportartunspezifische Kompensationsbelastung hat große Bedeutung für die psychische und physische Entspannung.

Asiatische Kampfsportarten

H. P. Kutschera

Kampfsportliche Übungen entwickelten sich infolge einer Lebensweise, die anfangs auf Sicherung des Lebensunterhaltes und dann auf die Vorbereitung und Durchführung kriegerischer Auseinandersetzungen gerichtet war. Die gezielte Einordnung kampfsportlicher Übungen in ein System körperlicher Betätigung und Ertüchtigung führte zu ihrer ständigen Vervollkommnung. Bereits im 16. Jahrhundert wurde in Japan die Selbstverteidigungskunst mittels Elementen des Jiu-Jitsu gelehrt. Jiu-Jitsu entwickelte sich zur Kampftechnik ohne Waffen, wobei der Gegner mit Wurf-, Hebel-, Schlag- und Haltetechniken zu besiegen ist. Mitte des 18. Jahrhunderts verlor Jiu-Jitsu als Kriegskunst an Bedeutung und geriet fast in völlige Vergessenheit.

Judo

Erst Ende des 19. Jahrhunderts wurden die alten Kampfkünste als wertvolles Element für die körperliche Bildung und moralische Erziehung der Jugend wiederentdeckt. Zu dieser Zeit entwickelte Jigoro Kano durch theoretische und praktische Studien des Jiu-Jitsu eine moderne Kampfsportart, nämlich Judo. Sein Grundprinzip war die Einheit von körperlicher und geistiger Erziehung. Für die Entwicklung von Jiu-Jitsu zu Judo war die Eliminierung von gefährlichen Angriffs- und Verteidigungstechniken notwendig. So wurden insbesondere Schläge und Stöße mit Armen und Beinen verboten und Hebeltechniken in ihrer Anwendung begrenzt. Hinzu kamen Übungen des Fallens. Diese Veränderungen führten dazu, daß Judo als sportlicher Zweikampf bei starker Einschränkung von Unfallquellen betrieben werden kann. Judo bietet durch die kontrollierbare Kampftechnik die Möglichkeit, Wettkämpfe auszuüben, die über das rein technische Training hinausgehen. Aus diesem Grunde erlebt Judo als Sport seit Mitte des 20. Jahrhunderts einen ständigen Aufschwung und gilt seit 1964 als olympische Disziplin. Einerseits ist die hohe Zahl der Jugendlichen, die Judo als Wettkampfsport oder auch als Schulsport ausüben, auffallend, andererseits kann Judo – wie auch andere asiatische Kampfsportarten – bis ins hohe Alter betrieben werden. Die Anforderungen an Kraft, Schnelligkeit, Koordination und Flexibilität sind dem Kämpfer individuell anzupassen.

Karate

Karate ist eine ebenfalls aus Japan stammende waffenlose Kampfkunst mit chinesischem Entstehungsursprung. In den Anfängen als Selbstverteidigungsdisziplin entwickelt, basiert Karate auf Schlag- und Stoßtechniken mit Armen und Beinen. Zusätzlich werden aber auch Wurfhebel- und Druckpunkttechniken verwendet. Im allgemeinen ist nur der Kontakt zum Rumpf, aber kein Kontakt zu Kopf und Hals erlaubt. Durch diese Bestimmungen kann eine Vielzahl von Verletzungen verhindert werden. Im Zuge der Bestrebungen, Karate realistischer zu gestalten und publikumswirksame Vergleichskämpfe zu veranstalten, wurde Vollkontakt-Karate entwickelt. Bei dieser Art von Karate sind auch Treffer am Kopf erlaubt. Um aber Körperverletzungen weitgehend einzudämmen, werden Schutzausrüstungen getragen, die vor allem Kopf und Unterleib schützen sollen. Das als Thai-Boxen bekannte Voll-Kontakt-Karate ist heute sehr populär. Ferner kann noch das Hyokushin-Karate genannt werden, das ebenfalls zur Gruppe des Vollkontakt-Karate zu zählen ist und sich vom herkömmlichen Voll-Kontakt-Karate dadurch unterscheidet, daß hier keine Schutzausrüstungen erlaubt sind. Aufgrund der verschiedenen Arten von Vollkontakt-Karate hat sich eine Vielzahl von Sportverbänden gebildet (20). Es sind Regeldefinitionen in verschiedenen Abstufungen bis hin zur absoluten Kampfunfähigkeit des Gegners im Wettkampf gegeben. Da durch diese ungenügende Regelbegrenzung teilweise entsetzliche Verletzungen entstehen, versucht der größte

Karateverband, die WKF (World Karate Federation), ein Punktewertungssystem zu schaffen, das ernste Verletzungen weitgehend auszuschließen versucht.

Taekwon-Do

Taekwon-Do, eine koreanische Kampfsportart, basiert auf Schlag- und Stoßtechniken, aber auch Wurfhebeltechniken und erfreut sich zunehmender Beliebtheit. Diese Disziplin ist ab dem Jahre 2000 olympisch. Im Vergleich zu Karate werden bei Taekwon-Do die Schlag- und Stoßtechniken hauptsächlich mit den Beinen durchgeführt. Die eher seltenen Wurfhebeltechniken sind am ehesten mit den Hebeltechniken des Judo vergleichbar.

Verletzungen

Karate

Verletzungen im Karate sind typischerweise zu 50 Prozent am Kopf und im Gesicht lokalisiert (23). Danach folgen zu etwa gleichen Teilen die obere und untere Extremität, ferner die Genitalien und der Rumpf. Vor allem beim Voll-Kontakt-Karate werden Schläge eines Karatekämpfers mit großer Wucht ausgeführt. Das Auffallende an Verletzungen durch Karateschläge ist die erhebliche Krafteinwirkung im Körperinneren an umschriebenen Stellen durch das Umsetzen von Bewegungsenergie in Deformationsenergie. Dies wirkt sich auch auf die Verletzungsbilder aus (19). Beobachten lassen sich neben den für massiv stumpfe Gewalteinwirkungen alltäglichen Befunden wie ausgedehnte Blutergüsse und Rippenbrüche auch innere Verletzungen. So kommen stumpfe Traumen an Leber, Milz und Magen selten, aber doch vor (3). Die Verletzungen können in drei Gruppen eingeteilt werden: 1. Verletzungen an Kopf und Gesicht, 2. Verletzungen am Rumpf, 3. Verletzungen an den Gelenken, wobei diese Gruppierung auch die Häufigkeitsverteilung darstellt (15, 16, 17). Die Verletzungshäufigkeit ist in eindeutiger Relation zur Wettkampferfahrung zu sehen (15). Leichtere Verletzungen wie der Karat-Kit-Finger (5) werden ebenso beschrieben wie eine Beckenfraktur nach einem Karateschlag (2).

Judo

Im Gegensatz zu Karate und Taekwon-Do treten im Judo eher Distorsionsverletzungen in den Vordergrund. Von Lekszas wird die Häufigkeit von Judosportverletzungen mit 1,2 Prozent bis 12 Prozent angegeben (13). Rompe fand in seinem Patientengut lediglich 1,2 Prozent (21), Steinbrück fand 1,4 Prozent Judosportverletzungen (22). Brüggemann hat eine nahezu gleichmäßige Verteilung der Verletzungen auf obere und untere Extremitäten festgestellt (4). Menge fand die häufigsten Verletzungen im Bereich des Großzehengrundgelenkes (18). Lekszas stellte bei seiner Häufigkeitsverteilung kleinere Verletzungen wie Hautabschürfungen, Fingernagelverletzungen, Nasenbluten und Schienbeinhämatome an die erste Stelle (13). Weitere Untersuchungen stammen von Lethuillier, Sturm und Wittak (14, 24, 25). Bei der Ausübung des Judokampfsports treten Verletzungen aufgrund mangelhafter Wurf- und Falltechnik, wegen subjektiven Fehlverhaltens (6) und unfairer Kampfführung auf. Die Mehrzahl der im Judo auftretenden Verletzungen sind harmloser Natur (1).

Obere Extremitäten und Schulter

Teilt man die Verletzungen den entsprechenden Körperregionen zu, so finden sich im Judo am häufigsten Fuß- und Fingerverletzungen (Tab. 1). Der Judofinger tritt bei der Suche nach dem optimalen Griff am Judogi (Sportbekleidung) auf. Der Gegner versucht, durch rasche kraftvolle Bewegung den Griff am Judogi zu lösen. Als Folge treten Distorsionsverletzungen der Finger auf. Das schwere Judogi kann auch ein Hängenbleiben im Jackenkragen beim Werfen verursachen. Wegen der leichteren Sportbekleidung findet sich diese Verletzung im Karate selten. Allerdings sind Luxationsverletzungen der Finger nach Karateschlägen zu beobachten. Schlecht geschnittene und zu lange Fingernägel, die beim kräftigen Ziehen am Judogi des Partners leicht einreißen, sind eine der häufigsten Verletzungsarten der Finger. Diese Nagelverletzungen können auch mit Distorsionsverletzungen der Finger kombiniert sein. Durch Sturz auf den gestreckten Daumen kommt es zur Distorsion des Daumengrundgelenks.

Beim Anfänger steht das sogenannte Fallbrechen mit Prellung und Distorsion des Ellbogengelenks wegen des nicht richtig gestreckten Armes beim Hebel im Vordergrund. Durchgerissene Armhebel schädigen den Kapselbandapparat und den Gelenkknorpel. Als Folge entwickelt sich eine Weichteilschwellung und fallweise ein Knorpelödem mit Funktionsschmerz. Bei durchgezogenem Hebel kann es bis zur Luxation des Ellbogengelenkes kommen. Der direkte Sturz auf den gestreckten Arm gefährdet die Seitenbänder des Ellbogengelenkes. Frakturen im Ellbogenbereich sind selten geworden, da

Tabelle 1: Anzahl der Verletzungen von Judokämpfern des österr. Nationalteams (n = 40)

kleine Gelenke	10
Wirbelsäule	4
Knie	6
Ellbogen	2
Schulter	2
Muskel, Sehnen	4

durch genaue Regelkunde und rechtzeitiges Abklopfen des Gehebelten Einhalt geboten wird. Kontusionen oder Läsionen des Akromioklavikulargelenkes erfolgen durch direkten Sturz auf die Schulter, beziehungsweise durch unsaubere Wurftechnik und nicht ausreichende Beherrschung der Falltechnik. Schlüsselbeinbrüche finden sich beim Judo selten, bei Schlagtechniken häufiger. Ursächlich ist eine direkte Krafteinwirkung oder ein Fallen auf den gestreckten Vorderarm zwecks Abfedern bei Würfen.

Untere Extremität

Im Bereich der unteren Extremitäten treten neben Meniskusverletzungen vor allem Kreuzbandrupturen sowie Seitenbandläsionen auf (11). Typisch für deren Entstehen ist eine spezifische Rotationsbewegung bei gebeugtem und am Unterschenkel fixiertem Knie (Abb. 1). Eine übermäßige Beanspruchung der Zugfestigkeit des Kniegelenkes durch fehlerhafte Technik mit Blockierung des Standbeines durch den Gegner ist als Hauptverletzungsursache nachweisbar (9, 12). Seitenbandverletzungen entstehen durch starken seitlichen Druck oder Schlag mit gewaltsamer Abknickung des Kniegelenkes (Abb. 2).

Schienbeinprellungen durch harte wiederholte Schläge mit der Fußinnenkante oder dem Fußrücken zwecks Störung des Gegners in seiner Technik führen zu schmerzhaften Schwellungen und Blutergüssen an der Schienbeinvorderkante. Im Bereich des Sprunggelenkes treten Subluxationsverletzungen nach Angriffshandlungen auf den äußeren Fußrand des Standbeines auf. Auch eine schnelle Körperdrehung bei fixiertem Fuß mit erhöhten Schub-, Scher- und Rotationskräften kann für ein plötzliches Umknicken im Sprunggelenk verantwortlich sein (12). Eine typische Verletzung, sowohl für Judo als auch für Karate, stellt die Distorsion des Großzehengrundgelenkes dar. Diese Verletzung erfolgt entweder aktiv durch einen Schlag gegen den Unterschenkel beziehungsweise den Rumpf des Gegners oder passiv durch Hängenbleiben zwischen verrutschten Mattenteilen. Häufig findet sich im Bereich des Großzehengrundgelenkes eine Seitenbandläsion mit daraus folgender Instabilität.

Rumpf und Wirbelsäule

Als Sportverletzungen des Rumpfes treten Rippenprellungen beziehungsweise Rippenbrüche auf. Der Aufprall des Werfers auf den Thorax des Fallenden kann dafür ursächlich sein. Da im Karate der Kontakt zum Rumpf erlaubt ist, treten Rippenverletzungen wesentlich häufiger bei Schlagtechniken auf. Bei Taekwon-Do wird eine spezielle Schutzvorrichtung, der sogenannte Brustpanzer, getragen, der Verletzungen verhindert.

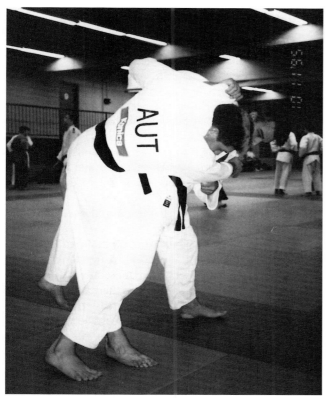

Abbildung 1: Das Knie ist durch den Unterschenkel des Gegners fixiert und während des Wurfes durch eine Rotationsbewegung verletzungsgefährdet.

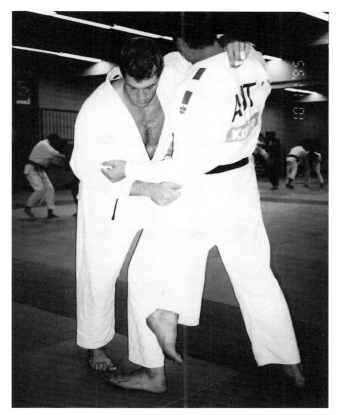

Abbildung 2: Verletzungsgefahr des inneren Seitenbandes durch Druckübertragung auf das fixierte Knie.

An der Wirbelsäule sind Prellungen und Blockaden als Folge von abrupten Körperbewegungen zum Abfangen eines Sturzes oder Schlages durch fehlerhafte Eintrittechnik bzw. bei Verteidigungsaktionen über das Hohlkreuz zu bemerken (9, 12). Kurzzeitige Atemdepression mit umschriebenem Schmerz und Funktionsbehinderung können hinzukommen. Die Halswirbelsäule ist durch indirekte Gewalteinwirkung und Sturz auf den Kopf oder Nacken gefährdet. Akute Halswirbelsäulenverletzungen sind hauptsächlich bei Schlagtechniken zu erkennen.

Schwere Sportverletzungen im Kopfbereich sind selten und finden sich hauptsächlich im Voll-Kontakt-Karate. Leichte Weichteilverletzungen wie Nasenbluten, Othämatom und Kopfplatzwunden sind häufig und zählen zu den Bagatellverletzungen. Das Othämatom gilt als typische Judoverletzung.

Fehlbelastungsfolgen

Chronische Schmerzzustände treten hauptsächlich an der Wirbelsäule auf. Die bereits von Menge (18) beziehungsweise Brüggemann (4) bei Judoka festgestellten 10 Prozent chronischen Schmerzzustände im Wirbelsäulenbereich ließen sich auch in unserem Patientengut nachvollziehen (Tab. 2). Ursächlich hierfür ist ein vermehrtes Krafttraining mit axialer Gewichtsbelastung.

Chronische Fehlbelastungsfolgen im Bereich der oberen Extremitäten finden sich im Sinne von Schleimbeutelentzündungen an mechanisch belasteten Stellen (Ellenbogen). Zu den Überlastungen von Sehnenansatzgebieten und Muskulatur zählen die Bizepssehnensymptomatik sowie das Engpaßsyndrom der Rotatorenmanschetten-Muskulatur.

Prophylaxe

Da bei den modernen Kampfsportarten zusätzlich zur ausgefeilten Technik ein gegenüber früher vermehrter Kraftaufwand eingesetzt wird, ist eine allgemeine Änderung der Verletzungsmuster erkennbar. Durch verstärkte muskuläre Stabilisierung der Gelenke ist die Häufigkeit der leichten Bandverletzungen tendenziell rückläufig, die schweren Verletzungen am Bandapparat nehmen aber wegen des vermehrten Krafteinsatzes zu.

Zur Unterstützung des Bandapparates wird ein Tape-Verband angelegt. Diese Art der Verbandstechnik hat zur Funktionsunterstützung von kleinen Gelenken bei der Ausübung von Kampfsportarten weite Verbreitung gefunden. Voluminöse Verbandstechniken beziehungsweise Kompressionsbandagen und Sportorthesen sind limitiert oder verboten (7). Einerseits muß das Judogi genug Spielraum zum Zugriff bieten, andererseits würden Orthesen eine große Verletzungsgefahr für den Gegner bereiten.

Berücksichtigt man die Faktoren und Mechanismen des Entstehens möglicher Sportverletzungen bei Kampfsportarten, so läßt sich durch die praktische Ausbildung des Kämpfers eine Vielzahl von ernsten Verletzungen vermeiden. Nach wie vor ist eine große Zahl von Verletzungsmustern auf Fehlverhalten während des Kampfes zurückzuführen. Dies kann einerseits eine unsaubere Wurftechnik, andererseits aber auch eine unfaire Gangart des Gegners sein. Vor allem in Kampfsportarten ist eine umfassende, harmonische geistige und körperliche Ausbildung sowie das Beherrschen technischer Bewegungsabläufe und guter Falltechniken die beste Prophylaxe (10).

Die IJF (International Judo Federation) hat jedem Kämpfer das Recht auf zweimalige medizinische Untersuchung während des Kampfes zugebilligt. Jede medizinische Unterbrechung wird registriert. Im allgemeinen darf nur ein Arzt pro Wettkämpfer die Kampffläche betreten. Außer bei kleinen Verletzungen darf der Sportler während einer Arztkonsultation nur untersucht, nicht aber behandelt werden. Die Versorgung von kleinen Verletzungen wird nicht als medizinische Behandlung registriert. Als kleine Verletzungen werden zum Beispiel Nasenbluten oder eingerissene Nägel gewertet. Die Untersuchung muß so schnell wie möglich durchgeführt werden. Falls der Gegner an der Verletzung schuld ist, darf auch eine Behandlung vorgenommen werden. Nach der Untersuchung beziehungsweise Behandlung hat der Arzt den Kampfrichter über die Kampffähigkeit des Sportlers zu informieren. Bei offiziellen Meisterschaften muß der Mannschaftsarzt einen medizinischen Grad haben und sich mittels Ausweis registrieren lassen. Er bekommt einen Sitz am Mattenrand zugeteilt und wird durch ein Handzeichen des Kampfrichters zur Konsultation auf die Matte geholt. Das Betreten der Matte ist ausschließlich ohne Schuhe erlaubt. Ähnliche Regeln bestehen auch bei den anderen asiatischen Kampfsportarten. Auch da ist es Bedingung, während des Wettkampfes einen Arzt anwesend zu haben.

Der Arzt darf einen Arztkoffer zur Versorgung kleinerer Verletzungen auf der Matte mit sich führen. Bei Konsultation auf der Matte hat es sich als positiv erwiesen, lediglich einen kleinen Arztkoffer mitzunehmen, wo das notwendigste Material in übersichtlicher Weise

Tabelle 2: Lokalisation und Art der Verletzungen von Judokämpfern des österr. Nationalteams, Angabe in Prozent (n = 40)

Meniskusläsion	5
Meniskusläsion + VKB-Ruptur	10
Finger-, Zehenluxation/-subluxation	25
Lumbago	10
Bursitis olecrani	5
Schulterluxation	5
Muskel-, Bänderzerrung	10

rasch verfügbar ist. Neben den üblichen Verbandmaterialien sollten in diesem kleinen Arztkoffer zusätzlich Tapebänder, Nasentamponaden und eine Nagelschere mitgeführt werden.

Literatur

1. Biener, K.: Sportmedizin. Bd. 3: Kanu – Rudern – Judo – Orientierungslauf – Eishockey – Eishockeyunfälle – Wasserballunfälle. Schweiz, Habegger, 1985.
2. Birrer, R.B., Robinson, T.: Pelvic fracture following karate kick. New York State J Med, 1991; 503.
3. Brettel, H.-F.: Verletzungen durch Karateschläge. Beitr. Gerichtl. Med. 1981; 39:87–90.
4. Brüggemann, G.: Sportverletzungen und Sportschäden im Judo. Orthop. Praxis 1978; 14:396.
5. Chiu, D.T.W.: «Karate kid» finger. Plast Reconstr Surg 1993; 91:362–364.
6. Courtine, H.: Judo perfekt. Technik, Training, Wettkampf. München–Bern–Wien, BLV, 1977.
7. Dippold, A.: Orthopädische Hilfsmittel im Judosport. Medizin und Sport 1973; 7:225–226.
8. Franke, K.: Traumatologie des Sports. Volk und Gesundheit, Berlin, 1977.
9. Hochmuth, G.: Biomechanik sportlicher Bewegungen. Berlin, Sportverlag, 1981.
10. Kirchgässner, H.: Persönlichkeitspsychologische Grundlagen und trainingsmethodische Möglichkeiten des Einsatzes von Verhaltensprogrammen in den Zweikampfsportarten. Theorie und Praxis der Körperkultur 1982; 12:935–940.
11. Kutschera, H.-P., Müller-Deck, H.: Early mobilization after ACL rupture in judo. Abstractband, IJF, Kodokan, Tokyo, 1995.
12. Lehmann, G. et al.: Judo. Berlin, Sportverlag, 1989.
13. Lekszas, G.: Sportartspezifische Verletzungen im Judokampfsport. Medizin und Sport 1973; 3:201–207.
14. Lethuillier, G.: Der Rücken des Judoka. Physiotherapie 1979; 70:12.
15. McLatchie, G.R., Davies, J.E., Caulley, J.H.: Injuries in karate – a case for medical control. J Trauma 1980; 20:956–958.
16. McLatchie, G.R.: Analysis of karate injuries sustained in 295 contests. Injury 1976; 8:132–134.
17. McLatchie, G.R., Morris, E.W.: Prevention of karate injuries – A progress report. Br J Sport Med 1977; 11:78–82.
18. Menge, M., Nick, C., Nissen, P.: Sportverletzungen und Sportschäden bei 2 Budosportarten (Judo und Karate). In: Kindermann, W., Hort, W. (Hrsg.): Sportmedizin für Breiten- und Leistungssport. Gräfelfing, 1980, S.449.
19. Niemann, E.A., Swan, P.G.: Karate injuries. Br Med J 1971; 1:233.
20. Pflüger, A.: Kontakt-Karate – Ausrüstung – Technik – Training. Niederhausen/Taunus, Falken, 1977.
21. Rompe, G., Steinbrück, K., Güssbacher, A.: Sportorthopädische Betreuung im Judo. In: Das Betreuungssystem im modernen Hochleistungssport. Philippka, 1982, 131–139.
22. Steinbrück, K.: Epidemiologie von Sportverletzungen. 15-Jahres-Analyse einer sportorthopädischen Ambulanz. Sportverletzung Sportschaden 1987; 1:2–12.
23. Stricevic, M.V. et al.: Karate: Historical perspective and injuries sustained in national and international tournament competitions. Am J Sports Med 1983; 11:320–24.
24. Sturm, H.: Untersuchungen über die Verletzungen im Judo. Diplomarbeit DHfK, Leipzig, 1980.
25. Wittak, G., Sturm, H.: Spezifische Verletzungen in der Kampfsport Judo. Zs. Armeesportler 1968; 8:12.

Boxen

W. Lemme

Geschichte

Boxsport wurde schon etwa 3000 v. Chr. bei den Chinesen, Ägyptern und Etruskern und später 800–500 v. Chr. bei den Griechen und Römern teilweise im Rahmen der militärischen Ausbildung betrieben. Seit den 23. Olympischen Spielen der Antike 688 v. Chr. war Boxen Bestandteil der Wettkämpfe, damals noch ohne Gewichtsklasseneinteilung. 393 n. Chr. dann Verbot der Olympischen Spiele durch Theodosius. Im 17. Jahrhundert lebte der Boxsport als Ausgleichssport in England wieder auf. 1743 fanden erste Meisterschaften noch mit bloßen Fäusten statt. 1866 wurden durch den Marquess of Queensberry die ersten Wettkampfbestimmungen, unter anderem mit dem Gebot von Boxhandschuhen beim Wettkampf, als Grundlage der noch heute gültigen Regeln erstellt. Seit 1904 ist Boxen wieder Bestandteil der Olympischen Spiele. 1881 fanden erstmals Wettkämpfe in vier Gewichtsklassen, 1914 in acht Gewichtsklassen und seit 1979 in 12 Gewichtsklassen statt. Seit 1924 gibt es Europa-, seit 1978 Welt-Meisterschaften. 1983 wurden erstmals unterschiedliche Unzenzahlen der Boxhandschuhe beim Wettkampf, so vom Halbfliegen- bis Weltergewicht 8 Unzen Gewicht und vom Halbmittel- bis Superschwergewicht zehn Unzen, verwendet. Bei den Olympischen Spielen 1984 wurde erstmals das Tragen eines Boxhelm-Kopfschutzes international vorgeschrieben. Ab 1997 wird der 10-Unzen-Handschuh für alle Gewichtsklassen Vorschrift. Eine Änderung der Wettkampfdauer im Amateur-Boxsport von derzeit drei Runden à drei Minuten mit einer Minute Rundenpause auf fünf Runden à zwei Minuten ist geplant. Seit 1996 sind international und national Wettkämpfe von Frauen im Amateurbereich offiziell zugelassen.

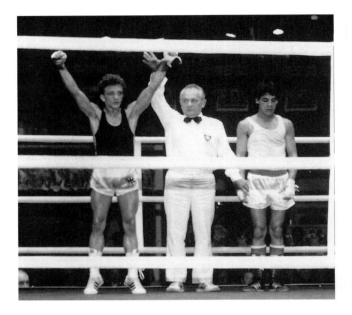

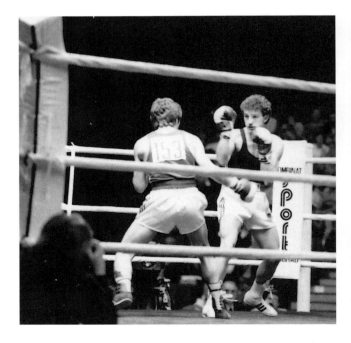

Verletzungen

Durch eine großangelegte Studie im Bereich des Deutschen Amateur-Box-Verbandes in den Jahren 1979 bis 1982 bei 912 aktiven Boxsportlern aller Leistungsklassen ergaben sich umfassende Informationen zum Verletzungsrisiko, zu den speziellen Verletzungsarten und zur Verletzungshäufigkeit. Es zeigten sich 111 im Wettkampf erlittene Traumen (rund 12,2%) bzw. eine Verletzungshäufigkeit von rund 2 bis 3 Aktiven pro Wettkampfveranstaltung.

Haut

Oberflächliche geschlossene Hauttraumen und offene Hautverletzungen waren mit 45,1 Prozent am häufigsten. Hierbei zeigten sich 41 Verletzungen durch Faustschlag oder teilweise auch durch Kopfstoß als Riß- und Schürfwunden insbesondere im Gesichtsbereich bzw. der Augenbrauen (die sogenannten Cuts), im Lippen-Mundbereich und auf dem Nasenrücken. Daneben zeigten sich umfangreiche Prellungen (teilweise mit massiven Hämatomen) im Gesicht, am Thorax und im Bereich der oberen Extremitäten.

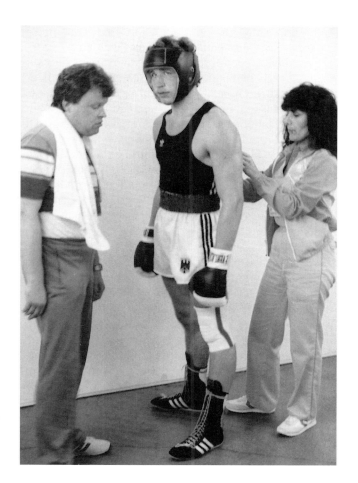

Innere Organe

Verletzungen der inneren Organe, des Thorax- und Bauchraumes konnten nicht beobachtet werden, obwohl Nierenprellungen mit kurzfristiger Hämaturie bei unkorrekter Kampfesführung gelegentlich zu beobachten sind. Die immer wieder diskutierte Traumatisierung des Herzens, die Commotio cordis, oder der Leber, die Commotio hepatis, ist bis heute beim Boxsport nicht beobachtet worden.

Ein Faustschlag, der in den Bereich der Leber trifft, kann folgende Wirkungen haben:

– Es wird im mittleren Oberbauch der Plexus solaris getroffen, was zu einem kurzen, sekundenlangen Zusammenbruch der von ihm gesteuerten Funktionen führt. Ein Leberschaden tritt jedoch nicht ein.
– Der Schlag trifft die Leber selbst, die nach dorsal und lateral ausweichen und sich elastisch verformen kann.
– Im schlimmsten Fall kommt es zu einer Prellung der Leber mit Untergang einiger Zellen ohne Funktionseinschränkung, Defektheilung oder Narbenbildung. Lediglich die sogenannten Leberfermente können ansteigen, da der Gehalt der Leberzelle an GOT, GPT und GLDH so hoch ist, daß allein die Steigerung des Zelluntergangs von 1 Prozent auf 2 bis 3 Prozent schon eine Verdopplung der normalen Fermentwerte bedeutet. Die schwerste Folge, eine Zerreißung von Leberkapsel und -parenchym, wie sie die Unfallchirurgie sieht, ist im Boxsport noch nicht bekannt geworden.

Bewegungs- und Stützapparat

Die zweithäufigste Verletzungsart (27,9%) waren die geschlossenen Traumen des Bewegungs- und Stützapparates, insbesondere die Hand- und Fingerverletzungen. Boxsportspezifisch (vor allem durch die Schlagführung) kommt es zu Contusionen mit Kapsel- und Knorpelläsionen im Bereich der Metacarpophalangealgelenke sowie der gelenkartigen Verbindungen der Handwurzel- und Mittelhandknochen. Es folgen die Frakturen (z. B. die Bennettsche Fraktur). Daneben dominieren Läsionen im Bereich der Schulter- und Ellenbogengelenke. Begleitende Bandrupturen werden überwiegend bei Verletzungen im Bereich der Daumengelenke beobachtet. Bei Aktiven mit einer hohen Wettkampfzahl und bei vielen älteren ehemaligen Boxsportlern kommt es infolge Defektheilung mit Narbenbildung zu Funktionseinschränkungen der betroffenen Bereiche.

Von den Verletzungen des Bewegungs-Stützapparates betrafen 28 den Bereich der Arme, 21 davon die Finger-Handbereiche sowie 3 die unteren Extremitäten. Im einzelnen zeigten sich 7 Kapselläsionen (davon 3 mit

Teilzerreißung des Kapsel-Bandapparates) im Bereich verschiedener Metacarpophalangealgelenke sowie 3 Contusionen im Bereich des linken Radiocarpalgelenks und 2 Contusionen des 3. Carpometacarpalgelenks rechts und links. 2 Traumen betrafen das rechtsseitige Schultergelenk, in einem Falle mit Traumatisierung der Supraspinatussehne. 4 Läsionen betrafen das Ellenbogengelenk als Contusio und als Überdehnung des Ellenbogengelenkkörpers durch Vorbeischlagen am Gegner. Es zeigten sich 2 Navicularfrakturen des rechtsseitigen Os scaphoideum, 4 Frakturen des Os metacarpale III rechts und 3 Bennettsche Frakturen, davon 2 rechtsseitig. Darüber hinaus konnte eine partielle Ruptur des linksseitigen Bizeps, eine Sprunggelenksdistorsion sowie 2 Distorsionen des Kniegelenks mit Ergußbildung und in einem Falle mit Schädigung des medialen Meniscus beobachtet werden.

Auffallend war die Verletzungshäufigkeit im Bereich des rechten Schlagarms bei der vorherrschenden sog. Normalauslage der meisten Boxer (d.h. überwiegende Kampfesführung mit vorgestrecktem linken Arm als sogenannten Führarm bei ebenso vorgestelltem, leicht gebeugtem linken Bein). An der linken oberen Extremität sind oftmals nur Stauchungen und Contusionen zu beobachten, da mit dem sogenannten Führarm, der die Kampfaktion vorbereitet, zumeist gradliniger gestoßen wird und traumatisierende Scherkräfte vermieden werden.

Die als boxsporttypisch angegebene N. ulnaris-Läsion konnte von mir in bisher über 20jähriger betreuender Tätigkeit erst dreimalig beobachtet werden. Frakturen im Unterarmbereich sowie offene Traumen im Bereich der Gliedmaßen sind im Boxsport selten.

Ellenbogen-, Hand- und Fingerverletzungen haben infolge ihrer Komplexität häufig längerfristige Schäden zur Folge. Eine frühzeitige fachgerechte Befunderhebung und Therapie ist unbedingt notwendig. Dadurch können monatelange Beschwerden und Funktionseinschränkungen mit Arbeits- und Sportuntauglichkeit sowie spätere aufwendige operative Wiederherstellungsverfahren vermieden werden.

Gesicht und Hals

Boxsporttypisch sind Gesichtstraumen (16,2%) wie Nasenbeinfrakturen, intranasale Hämatombildungen, Zahnverluste, Othämatome und Trommelfellrupturen sowie Contusionen des Auges mit Monokel- und Brillenhämatomen. Teilweise kommt es auch zu einer Erosio corneae. Gelegentlich sind schlagbedingte Frakturen im Bereich des Unterkiefers zu beobachten.

Verletzungen der Zahnreihen sind durch pflichtgemäßes Tragen des Mundschutzes selten geworden. Horn- und Bindehautverletzungen des Auges überwiegend durch Daumenstoß seitens des Gegners und gelegentliche Netzhautablösungen durch Contusio sind glücklicherweise nur gelegentlich zu beobachten. Traumen des Nasen- und Orbitalbereiches sollten röntgenologisch und fachärztlich kontrolliert werden. Intranasale Hämatome oder Nasenbeinfrakturen erfordern wegen der notwendigen freien naso-pharyngealen Atemwege eine frühzeitige Punktion oder Korrektur. Trommelfellrupturen waren vor Einführung des Boxhelm-Kopfschutzes häufig. Das sogenannte Blumenkohlohr, die angeblich typische Ohrverletzung des Boxers, ist bei Ringern weitaus häufiger.

Verletzungen der Halspartie bzw. des Kehlkopfes sind kaum zu erwarten. Gelegentlich ist nach Schlagwirkung ein längerfristiges eindrucksvolles, reflektorisch bedingtes Carotissinus-Kompressionsschockgeschehen zu beobachten.

Schädel-Hirn

Die restlichen 10,8 Prozent Verletzungen waren Schädel-Hirntraumen. In der Studie zeigten sich 6 Kopf-K.o. mit sekundenweiser kurzfristiger Bewußtseinsstörung ohne nachfolgende Beschwerdesymptomatik und 6 Fälle mit längerfristigem Bewußtseinsverlust über mehrere Minuten und nachfolgender neurologischer Symptomatik. In den erstgenannten 6 Fällen handelt es sich um ein reflektorisches Geschehen der vegetativ-hämodynamischen Regulationsmechanismen. Die letztgenannten 6 Fälle müssen als Schädel-Hirntraumen mit Commotio-Symptomatik eingeordnet werden.

Beim klassischen Kopf-K.o. als vagovasales reflektorisches Geschehen ohne neurologische Symptomatik erfolgt eine kurzzeitige sekundenweise Störung, eventuell auch ein Zusammenbruch der vegetativ-hämodynamischen Regulationsmechanismen mit teilweise kurzfristigen Erinnerungslücken und einer psychischen sowie motorischen Hemmung. Die Blutdrucklage bleibt zumeist unverändert, nur selten wird sie instabil. Gelegentlich treten kurzfristige Herzrhythmusstörungen durch Extrasystolie auf. Die Atmung reagiert mit einer posttraumatischen kurzfristigen Apnoe, der schnell ein normaler Atemrhythmus folgt. Neurologisch sind unmittelbar nach dem Ereignis vestibuläre Syndrome mit Gleichgewichtsstörungen und Reflexänderungen im Bereich der Extremitäten und der Augen zu beobachten, die bei schneller Rückläufigkeit bereits nach einigen Minuten zu einer Restitutio ad integrum führen.

Die genannten 6 Fälle mit neurologischer Symptomatik zeigten mehrminütige Bewußtseinsstörungen mit kurzfristiger retrograder Amnesie, mit diffus lokalisierten Kopfschmerzen und teilweise mit Schwindelsymptomatik sowie in einem Fall mit occipitalem Kopfschmerz durch unkontrollierten Fall auf den Hinterkopf im Rahmen des K.o. Die apparative Diagnostik mittels CT und MRT ergab in allen Fällen einen negativen Befund. Das Hirnperfusions-Sequenzszintigramm ergab in 2 Fällen eine lokalisierte Perfusionsstörung mit verlän-

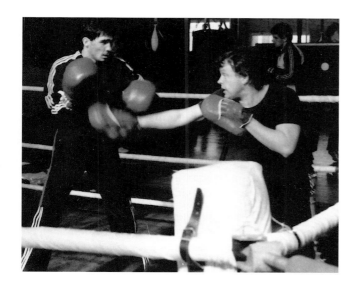

gerter Transmitterzeit, so daß causal temporäre Alterationen des Gefäßtonus oder der umgebenden kolloidalen Protoplasmasubstanz, wie sie Tietze, Hoyer und Österreich beschreiben, zu diskutieren sind. Im Verlauf einer sechswöchigen Beobachtungszeit konnten jedoch auch bei diesen beiden Fällen radiologisch Normbefunde mit Beschwerdefreiheit registriert werden.

Selten kommt es zu einer schlagtraumatischen Contusio labyrinthi mit eindrucksvoller Vertigo-Symptomatik, die jedoch nach kurzfristiger intensiver Behandlung, unter anderem mit Infusionen, behoben werden kann.

Prophylaxe

Durch die Einführung des Kopfschutz-Boxhelms und durch veränderte Konstruktionen im Bereich der Boxhandschuhe unter Verwendung neuer Materialien konnte die Häufigkeit der sportartspezifischen Verletzungen, insbesondere im Bereich der Mittelhand- und Fingergelenke mit späteren Folgeschäden, deutlich reduziert und die Häufigkeit der Rißwunden im Bereich der Gesichtspartie und Augenbrauen von teilweise über 10 Prozent auf 1 Prozent und weniger pro Wettkampfveranstaltung gesenkt werden.
Die neuen Boxhandschuhe aus modernen Kunststoffen haben eine hohe Absorptionsfähigkeit bezüglich der einwirkenden Kräfte. Der früher abspreizbare Daumen ist nunmehr fixiert bzw. in den Faustschluß integriert. Augenverletzungen und Trommelfellrupturen sind dadurch zur Seltenheit geworden.

Wettkampf- und Schutzbestimmungen

Als Wettkampfausrüstung sind vorgeschrieben: ein Paar mit einem Prüfsiegel versehene Boxhandschuhe von 8 Unzen (227 g) oder 10 Unzen (283 g) Gewicht, ein genehmigter Boxhelm-Kopfschutz, ein Mund- bzw. Zahnschutz, ein Tiefschutz für die Unterbauch-Genitalregion, ärmelloses Hemd, Turnhose, Boxerstiefel oder Turnschuhe, Handbandagen 5 cm breit und maximal 2,5 cm lang sowie bei den Damen ein mit einem Prüfsiegel versehener Brustschutz.

Der Wettkampf wird in einem viereckigen mit drei oder vier Seilen umspannten Ring von 4,9 bis 6,1 m² durchgeführt. Das Wettkampfgeschehen wird von einem Ringrichter, drei bis fünf um den Ring herum sitzenden Punktrichtern sowie einem obersten Kampfgericht geleitet. Die Wettkämpfer werden von je 1 bis 2 Sekundanten mit gültiger Trainerlizenz betreut. Darüber hinaus muß mindestens ein Arzt das Wettkampfgeschehen direkt am Ring beim Wettkampfgericht sitzend beobachten.

Vor Beginn der Wettkampftätigkeit ist für jeden Athleten die ärztliche Untersuchung Pflicht. Sie soll akute gesundheitliche Probleme aufdecken und ungleiche Wettkampfpaarungen (unterschiedliche Wettkampfanzahl und -erfahrung, auffällig differierende Kampfrekorde der Gegner, ungleiche Körperentwicklung und -konstitution z. B. im Jugendbereich) vermeiden. Danach erfolgt das offizielle Wiegen, die Kontrolle der Wettkampf-Pässe sowie das Feststellen der korrekten Gewichtsklasse und das Festlegen der Kampfpaarungen.

Im Junioren- und Seniorenbereich gibt es 12 Gewichtsklassen, beginnend bei 48 kg bis über 91 kg mit durchschnittlich 3,5 kg Differenz zwischen den einzelnen Gewichtsklassen. Im Schüler- und Jugendbereich sind es 13 Gewichtsklassen, beginnend mit 42 kg bis über 75 kg mit je 3 kg Differenz zwischen den einzelnen Gewichtsklassen. Für die Damen gelten 14 Gewichtsklassen von 42 kg bis über 81 kg mit ebenfalls durchschnittlich 3 kg Differenz pro Gewichtsklasse.

Korrekte Trefferflächen sind die Gesichtspartie und der seitliche Kopfbereich bis Kieferwinkel-Ohren sowie der vordere Thoraxbereich bis zur Gürtellinie, darüber hinaus auch die Halspartie und die oberen Extremitäten.

Die Wettkampfdauer beträgt derzeit bei Senioren/Junioren 3 Runden à 3 Minuten, bei den Damen 3 Runden à 2 Minuten, bei der Jugend 3 Runden à 2 Minuten und bei den Schülern 3 Runden à 1 Minute. Junioren dürfen maximal 26 Wettkämpfe pro Jahr, Jugendliche 18 und Schüler lediglich 15 Kämpfe pro Jahr austragen.

Der sportliche Gruß vor Beginn der Wettkampftätigkeit und am Ende des Wettkampfes sind vorgeschrie-

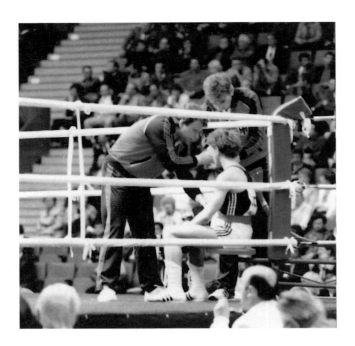

ben. Während der Wettkampftätigkeit ist Sprechen im Ring verboten, ebenso unfaire Kampfführung.

Ziel des Boxens ist es, auf der Grundlage dafür vorgesehener Regeln, die sportliche Überlegenheit überwiegend mittels Trefferzahl und Schlagwirkung zu demonstrieren. Dies äußert sich als Erfolg nach Punktwertung, durch technischen K.o. bei Aufgabe des Gegners oder mittels Abbruch des Kampfes durch den Ringrichter bzw. durch regulären Körper- bzw. Kopf-K.o.

Kampfabbruch erfolgt bei Senioren und Junioren nach dreimaligem Anzählen in einer Runde. Im Schüler- und Jugendbereich wird generell der Kampf nach dreimaligem Niederschlag abgebrochen. Es erfolgt dann lediglich eine Wertung nach Punkten, einen K.o.-Erfolg gibt es im Schüler- und Jugendbereich nicht. Nach mehr als drei Wettkämpfen in einem mehrtägigen Turnier ist ein zweiwöchiges Wettkampfverbot vorgeschrieben. Ein Niederschlag bzw. das sogenannte Anzählen des Athleten durch den Ringrichter bis 8 ergibt keine negative Punktwertung bei den Punktrichtern.

Der Arzt im Training und am Ring

Eine umfassende sportärztliche Untersuchung vor Beginn des ersten Boxtrainings ist vorgeschrieben. Ein mindestens sechsmonatiges boxsportspezifisches Training muß absolviert worden sein, bevor der erste Wettkampf durchgeführt werden darf. Erst dann wird der Wettkampfpaß ausgegeben. Regelmäßige ärztliche Untersuchungen sind – vor jedem Wettkampf vorgeschrieben – umfassende sportärztliche Untersuchungen einmal jährlich jeweils bis zum 1. Februar Pflicht.

Die Altersbegrenzung für den Wettkampfbereich ist im DABV auf 37 Jahre, international auf 35 Jahre festgelegt; ab dem 30. Lebensjahr benötigt der Athlet eine jährlich zu erneuernde Zustimmung des jeweiligen Landesverbandsarztes. Wettkampftätigkeit im Schüler-Jugendbereich darf erst mit Beendigung des 10. Lebensjahres begonnen werden.

In den Wettkampfbestimmungen festgelegte uneingeschränkte Rechte des Ringarztes sind:

– Vor dem Wettkampf kann der Ringarzt Startsperren aus gesundheitlichen Gründen oder bei ungleichen Kampfpaarungen aussprechen. Auch fehlerhafte Wettkampfausrüstung oder unkorrekte unfallträchtige Wettkampfgerätschaften geben dem Ringarzt das Recht zu Wettkampfsperren oder Kampfabbrüchen. Ihm ist jederzeit der Einblick in die Wettkampfpässe und in das Wettkampfprotokoll erlaubt.

– Während des Wettkampfes kann der Ringarzt das Kampfgeschehen jederzeit bis zu einer Minute Dauer unterbrechen lassen, um sich über Auffälligkeiten, fragliche oder nicht eindeutig abschätzbare Traumen Gewißheit zu verschaffen. Er ist berechtigt, den Kampf wegen gesundheitlicher Gefährdungen eines Athleten sofort zu jedem Zeitpunkt abzubrechen. Falls der Arzt seinen Platz am Ring verlassen muß, muß der Wettkampf so lange unterbrochen werden, bis der Ringarzt wieder in Ringnähe erscheint. In den Rundenpausen ist eine Behandlung der Wettkämpfer nicht erlaubt. Das Verwenden von Pflaster, Leukoclips, Tape-Verbänden, Nahtmaterial, Bandagen oder abdeckenden Salben u.ä. im Bereich der offiziellen Trefferflächen ist verboten.

– Nach dem Wettkampf hat der Ringarzt das Wettkampfprotokoll zu unterschreiben und eventuelle Auffälligkeiten, Startsperren, besondere Vorkommnisse einzutragen. Bei Startsperren für den Wettkampf- und/oder Trainingsbereich über den Wettkampftag hinaus ist dies mit Angabe der Gründe im Wettkampfprotokoll zu vermerken.

Nach einer Niederlage durch Kopf-K.o., das heißt nach An- und Auszählen des Wettkämpfers durch den Ringrichter bis 10 (Sekunden), erfolgt eine Wettkampf- und Trainingssperre von mindestens 4 Wochen mit Einzug des Wettkampfpasses. Diese kann nach Sachlage und Symptomatik durch den Ringarzt auch verlängert werden. Zusätzliche fachärztliche Untersuchungen/Diagnostikverfahren können gefordert werden. Nach zwei K.o.-Niederlagen in 3 Monaten erfolgt eine dreimonatige Wettkampf- und Trainingssperre. Drei K.o.-Niederlagen in Folge führen zu einer zwölfmonatigen Sperre. Schutzsperren unterschiedlicher Dauer können auch nach Körper-K.o.-Niederlage und nach Abbruch-Niederlage je nach Maßgabe des Ringarztes ausgesprochen werden. Zur Wiedererlangung des Wettkampfpasses und damit der Wettkampftauglichkeit ist bei Ablauf der Schutzsperre eine eingehende ärztliche Untersuchung vorgeschrieben, die attestiert werden muß.

Der § 40 in den Satzungen des DABV gibt dem betreuenden Arzt jederzeit das Recht, einen vereinszugehörigen Boxer bei gesundheitlichen Auffälligkeiten, Verdachtsmomenten oder abzuklärenden Fragestellungen auf unbestimmte Zeit für den Wettkampf- und Trainingsbereich bis zur Klärung der Sachlage zu sperren. Es können auch lebenslange Sperren ausgesprochen werden, um den Aktiven selbst oder andere zu schützen (z. B. HIV-positiv, akute schwere Sehbeeinträchtigung, gehäufte Niederlagenserien in Folge u.a.). Im Rahmen dieses Paragraphen ist jeder Funktionär verpflichtet, medizinisch-gesundheitliche Probleme/Auffälligkeiten dem betreuenden Arzt zu melden.

Die Landesverbandsärzte im Deutschen Amateur-Box-Verband treffen sich mindestens einmal jährlich, um in einer sogenannten Ärztekommissions-Sitzung sportartspezifische medizinische Probleme zu diskutieren und notwendige Änderungen/Ergänzungen in die Wettkampfbestimmungen einzubringen.

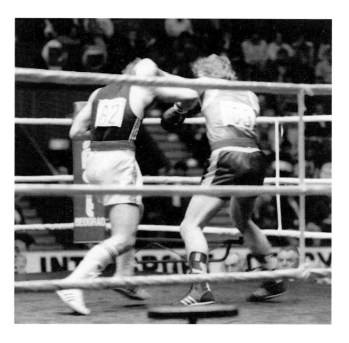

Schutzwirkung des Boxhelms

Die Schutzwirkung des Boxhelms bezüglich möglicher Schädel-Hirn-Traumen konnte mit einer Studie im Jahre 1990, initiiert vom DABV und an der Technischen Universität Berlin im Auftrag der AIBA unter Mithilfe des IOC durchgeführt, beantwortet werden.

Bei experimentellen Versuchen mit Nationalstaffel-Boxern des DABV und sogenannten Dummys konnte gezeigt werden, daß eine Faust ohne Boxhandschuh einen mit einem Boxhelm geschützten Kopf bei optimaler Schlagausführung bis zu 90 g (etwa 900 m/sec^2) beschleunigen kann. Eine Faust mit einem Boxhandschuh älterer Ausführung kann einen ungeschützten Kopf bei ebenfalls optimaler Schlagwirkung bis zu etwa 70 g beschleunigen. Bei optimaler Schlagausführung einer mit einem Boxhandschuh neuerer Art versehenen Faust auf einen mit einem Boxhelm ebenfalls neuerer Ausführung geschützten Kopf werden lediglich Beschleunigungen von maximal 30 g und weniger erreicht.

Die Grenze, oberhalb welcher durch Beschleunigungen des Schädels Symptome im Sinne einer Commotio verursacht werden können, ist durch internationale Studien auf 60 bis 80 g (1 g = 9,81 m/sec^2) festgelegt worden. Eindeutige klinische Befunde im Sinne einer Commotio oder Contusio mit eventuellen Rindenprellungsherden können ab einer Schädelbeschleunigung von 100 g und mehr erwartet werden. Bei Amateurboxern

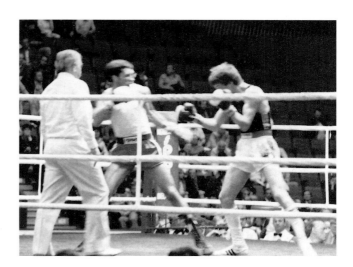

im Wettkampf ermittelte Werte (ohne Tragen eines Boxhelm-Kopfschutzes) ergaben Schädelbeschleunigungen um 20 bis 35 g. Diese schon zur damaligen Zeit recht niedrigen Werte resultieren aus zwei wichtigen Fakten gegenüber experimentellen Ausführungen. Beim getroffenen Boxer wird nicht allein der Kopf mit der HWS als Pendel beschleunigt, sondern durch die u.a. schon boxtypische Kampfhaltung mit hoher Anspannung im Bereich der Hals-Nacken-Schultermuskulatur werden Kopf und Rumpf als fast einheitliche Masse beschleunigt. Zusätzlich mindert die sogenannte Reaktionsfähigkeit bei Boxern, resultierend aus überwiegender Antizipation und gleichzeitiger Reaktion, die einwirkende Kraft.

Die Studie erbrachte weitere Ergebnisse: Während der Zeit ohne pflichtgemäßes Tragen eines Boxhelm-Kopfschutzes lag die durchschnittliche Trefferzahl zum Kopf pro Runde bei 15,6 und pro Wettkampf über 3 Runden bei 46,7 Schlägen. In der Zeit nach Einführung des Boxhelm-Kopfschutzes lag die durchschnittliche Trefferzahl pro Runde bei 14,7 und pro Wettkampf bei 44,2.

Die durch den Faustschlag einwirkende kinetische Energie wird in eine deformierende Energie (u. a. Wärme) bezüglich Boxhandschuh und Kopfschutz und eine beschleunigende Energie bezüglich des Kopfes selbst umgesetzt. Die Menge der Energie, welche durch Verformung von Boxhelm und Handschuh absorbiert wird, hängt von Dicke und Dichte des Materials, seiner Plastizität und auch von der Größe der Treffer- bzw. Kontaktfläche ab. Die Eigenschaften der Materialien der Wettkampfausrüstung sind auch relevant für die Dauer der Krafteinwirkung (sog. Kontaktzeit bzw. time of impact) beim Auftreten des Schlages auf den Boxhelm/Kopf. Ein Ansteigen der Kontaktzeiten bei gleichbleibender Masse und Kraft führt zu einer Verminderung der Beschleunigung.

Eine Steigerung der Energieabsorption sowie der Kontaktzeit und auch eine Vergrößerung der zu bewegenden Masse durch relativ großflächige Boxhelme und Handschuhe führen zu einer deutlichen Reduzierung der einwirkenden Kräfte.

Sportartspezifische medizinische Probleme

Die Behandlungs- und Ausheilungszeit für Verletzungen wird durch die zunehmende Anzahl nationaler und internationaler Wettkampfverpflichtungen immer problematischer.

Die früher häufig zu beobachtenden Probleme bei den Athleten nach dem sogenannten Abkochen zum Erreichen einer bestimmten Gewichtsklasse (u. a. durch drastischen Flüssigkeitsentzug, Einnahme von Saluretika und Abführmitteln, intensiven heißen Bädern nach Genuß starken Kaffees und andere intensiv schweißerzeugende Maßnahmen) sind heute durch die Intensivierung des Wettkampfplans kaum noch zu beobachten.

Wichtig ist, daß keinerlei Erst- oder Jahresuntersuchungen als Gefälligkeit durchgeführt werden. Auch sollte es selbstverständlich sein, daß der Athlet bei der Untersuchung vor dem Wettkampf mit freiem Oberkörper und nichtbandagierten Händen erscheint. Gelegentlich wird der Versuch unternommen, vermeintliche Bagatellverletzungen zu verdecken. Insbesondere auf die Gynäkomastie im Pubertätsalter und auf den Zahnstatus sollte geachtet werden. Das Ablegen jeglichen Schmucks ist zu fordern.

Während des Wettkampfs sind es vor allem die blutenden Nasen und Rißwunden – überwiegend im Augenbereich, die den Arzt fordern. Hier ist auf das Einhalten hygienischer Bedingungen zu achten. Das früher übliche Verwenden einer einzigen Wasserflasche und eines einheitlichen Schwamms zum Mundausspülen und Säubern des Gesichts bzw. blutender Wunden bei verschiedenen Kämpfern sollte unterbunden werden. Hier sind für jeden Kämpfer ein sauberes Handtuch, eine separate Wasserflasche und Watteträger mitzubringen. Bei stark blutenden, in der Ringpause nicht zu stillenden Wunden ist der Kampf abzubrechen. Es ist darauf zu achten, daß bei blutenden Wunden die verschmierten Trefferflächen im Handschuhbereich und im Gesicht während des Kampfes durch den Ringrichter in ausreichender Weise gesäubert werden. Sollten beide Athleten im Ring eine stark blutende Wunde aufweisen, so ist der Kampf auch aus möglichen Infektionsgründen (z. B. HIV u. a.) zu unterbinden.

Wichtig ist das Erkennen des Groggy-Zustands, bei welchem der durch Schlagwirkung nicht ganz bewußtseinsklare Kämpfer ohne spezifische Reaktion Schläge nimmt, die dann bei entspannter Hals-Nackenmuskulatur zu einer gefährlichen Rotations- oder auch Translationsbeschleunigung und damit einer möglichen Schädel-Hirn-Problematik führen können. Dieser Groggy-Zustand ist an der gestörten Motorik, insbesondere der sogenannten Beinarbeit des Boxers zu erkennen, da oberhalb der Gürtellinie oftmals im Unterbewußtsein in unauffälliger Weise weitergeboxt wird. Um den Kampf im Falle eines solchen Groggy-Zustands bei Unachtsamkeit des Ringrichters abbrechen zu können, sollte vom Ringarzt unverzüglich ein Handtuch in die Mitte des Rings geworfen werden. Rufen oder Gestikulieren wird zumeist wegen der lärmenden Zuschauer vom Ringrichter nicht oder zu spät bemerkt.

Selten erfolgen K.o.-Niederlagen mit längerfristigem, sekunden- bis minutenweisem Bewußtseinsverlust. Hierfür sollten Kenntnisse der Ersten Hilfe und der Reanimation vorhanden sein. Zusätzlich sollte der betreuende Ringarzt Grundlagenkenntnisse der kleinen Chirurgie und der Orthopädie besitzen. Auch neurologische Fragestellungen wie das Erkennen von Erstsymptomen sich anbahnender Schädel-Hirn-Traumen sollten bekannt sein.

Vor Beginn der Tätigkeit als Ringarzt bei einer Wettkampfveranstaltung sollte man sich die Telefonnummer eines erreichbaren Krankentransportdienstes notieren und sich über den Standort des nächstgelegenen Krankenhauses mit den eventuell erforderlichen Abteilungen informieren. Ebenso sollte ein Funktelefon parat sein.

Unterstützende medizinische Maßnahmen vor dem Wettkampf wie Injektionen, Infiltrationen von Lokal-Anästhetika, wasserlöslichen Cortisonen u. a. sind erlaubt. Hierbei sind jedoch die Befundlage, eventuell mögliche Folgeschäden durch den Wettkampf abzuschätzen und die Doping-Bestimmungen zu beachten.

Die Arzttasche des Ringarztes

Die hauptsächliche Akutversorgung findet nach dem Wettkampf statt. Entsprechend sollte die Arzttasche zweckmäßig und nicht zu umfangreich ausgerüstet sein. Für die Tätigkeit am Ring sind sterile Tupfer, Zellstofftücher, Einmal-Handschuhe, eine Stablampe, 1 bis 3 Spatel sowie ein Handtuch empfehlenswert. Ein kleines Reanimations-Intubations-Notfallbesteck vor Ort gibt Sicherheit, setzt aber auch entsprechende Kenntnisse im Umgang mit diesem voraus. In meiner nunmehr 23jährigen Tätigkeit als Ringarzt sind Reanimations-Intubationsmaßnahmen noch nie erforderlich gewesen. Ruhiges Abklären der Befundlage, situationsgerechte Lagerung, einige wesentliche diagnostische Tests und eine in kurzen Abständen wiederholte Kontrolle des Befindens des verletzten Athleten haben bisher jegliche nach außen hin problematisch erscheinende Situation klären und beheben können.

Zur Versorgung der blutenden Cuts und Nasen sind Clauden-Wattetamponaden, Desinfektionsmittel, Pflaster sowie ein kleines chirurgisches Besteck zwecks notwendiger Nahtversorgung angebracht. Eine große Anzahl von Boxsportlern fürchtet Injektionen und chirurgische Nadeln. Die Versorgung eines Cuts, einer Rißwunde mit mehreren Leukoclip-porös-Streifen ist optimaler und beliebter. Das Verwenden von Wundkleber bringt bei der Sportart im Haut-Schleimhautbereich im allgemeinen kein zufriedenstellendes Resultat.

Für die fast in jedem Kampf auftretenden Prellungen, Hämatome sollten wirksame Analgetika-Antiphlogistika als orale Medikation, Eisbeutel – jedoch möglichst kein Kühlspray – und entsprechende Salbentuben in kleiner Anzahl vorhanden sein; zusätzlich bei Distorsionen, Stauchungen mehrere fixierende, stützende Binden unterschiedlicher Art. Auch das Vorhandensein ein bis zwei kleinerer Schaumstoff-Aluminium-Schienen für Finger-Hand-Probleme ist ratsam.

Ein Otoskop zur Beurteilung des Trommelfells, ein Stetoskop sowie eine Blutdruckmanschette, breite elastische Binden zum Anlegen eines komprimierenden kühlenden Verbandes und Wattestäbchen sollten nicht fehlen.

Für die Akutversorgung vor dem Wettkampf werden Injektionsmaterial mit unterschiedlichen Nadeln für die muskulären und gelenkigen Bereiche, 2 bis 5 ml Einwegspritzen, verschiedene Lokalanästhetika, Antiphlogistika und eventuell Cortisone in löslicher Form notwendig sein. Auch wird oftmals Vaseline zur Vorbereitung der Gesichts-, insbesondere Augenbrauenpartien gefordert. Ebenso erfolgt häufig die Bitte nach Nasensprays in adstringierender Form oder nach ätherischen Ölen wie Echoran, JHP Rödler Pflanzenöl wegen der häufig erschwerten Nasenatmung durch Schleimhautschwellungen bei traumatisch bedingten Septumdeviationen. Die Nasenatmung ist jedoch für den Boxsportler wegen der fehlenden Mundatmung bei pflichtgemäßem Tragen des Mundschutzes äußerst wichtig und entsprechend ein sportartspezifisches Problem. Behindert die Nasenatmung den Boxsportler während des Wettkampfes entscheidend, wird häufig der Mundschutz mit Absicht ausgespuckt – ein Vorgehen, das nach den Wettkampfbestimmungen nicht erlaubt ist und bei wiederholtem Male zur Disqualifikation führen kann. Es ist auch darauf zu achten, daß adstringierende Nasentropfen, -sprays nicht allzu häufig verwandt werden, da chronische Schleimhautschädigungen im Nasenbereich in dieser Sportart nicht selten sind. Wechselweise sollten adstringierende, schleimhautreizende Medikamente mit pflegenden Therapeutika wie Bepanthen-Nasensalbe oder Coldastop-Nasenöl angewandt werden.

Literatur

1 AIBA: Statut und Regeln. Ausgabe 1974
2 AIBA: Medical Handbook. Edition 1982.
3 Anders, Kirsch, Felten: Boxen und Gesundheit. BISP, Schriftreihe Medizin, Bd. 3, DÄV 1977.
4 Appel, Kramer, Lemme et al.: Untersuchung von Kampfhandschuhen und Kopfhelmen als Schutzmaßnahmen für den Boxsport. Noch nicht veröffentlicht, Institut für Kraftfahrzeugtechnik, TU Berlin, Sept. 1990.
5 Baron, D.: Optimale Ernährung des Sportlers. Beiträge zur Sportmedizin, Bd. 30. Perimed, 1986.
6 Clasing, S.: Sportärztliche Untersuchung und Beratung. Beiträge zur Sportmedizin, Bd. 28. Perimed, 1986.
7 DABV: Der Ringarzt. 2. Auflage, DABV Selbstverlag, Kassel 1977.
8 DABV: Wettkampfbestimmungen. Ausgabe Mai 1993.
9 DABV, Funke: 8 Jahre Langzeitstudie Amateurboxen. DABV Selbstverlag, Kassel 1985.
10 Baron, D., Nöcker, J.: Einfluß von Flüssigkeitsentzug (Gewichtmachen) auf Stoffwechsel und körperliche Leistungsfähigkeit. Sportarzt und Sportmedizin 1972; (H. 8):161–164.
11 Evans, F.C. et al.: The Relation of Energy, Velocity und Acceleration to Skull Deformation and Fracture. Surg. Gynec. Obstet. 1958; 107:593–601.
12 Fiedler, H., Kirchgässner, H.: Boxsport. Berlin, Dresden, Sportverlag 1983.
13 Fiedler, H.: Entwicklungstendenzen im Boxsport. Medizin und Sport 1970, (Nr. 10).
14 Fischer-Brandies et al.: Sportverletzungen im Kiefer- und Gesichtsbereich. Praktische Sport-Traumatologie und Sportmedizin 1993; (H. 3):88–99.
15 Frascarelli, Rocchi et al.: Analisi delle variazioni dell'attività elettroencefalografica durante combattimenti fra pugili dilettanti. Italien Journal of Sports Traumatology 1989; (sept.):13–272.
16 Frester, R.: Einige psychologische Probleme des modernen Boxens. Medizin und Sport 1970; (Nr. 10).
17 Groh, H.: Die Bedeutung der Verletzungen im Leistungs- und Kampfsport. Sportart und Sportmedizin 1972; (H. 6): 120–123.
18 Harre: Trainingslehre. Berlin-Leipzig, Sportverlag 1985.

19 Heidensohn, P.: Zur Diagnose und Behandlung von geschlossenen Fingerverletzungen bei Sportlern. Sportart und Sportmedizin 1972; (H. 8):196.
20 Heiss, F.: Ratschläge für den Boxarzt. Sportmedizin 1957; 3:78–80.
21 Holzberg, R.: Leberschäden beim Boxsport. Deutsche Zeitschrift für Sportmedizin 1980; (H. 11):334.
22 Holzgraefe, W., Lemme, W., et al.: The Significance of Diagnostic Imaging in Acute and Chronic Brain Damage in Boxing. International Journal of Sports Medicine 1992; 13(8):616–619.
23 Hoyer, S., Österreich, K.: Hirndurchblutung und Hirnstoffwechsel im Verlauf substantieller traumatischer Hirnschädigungen. Der Nervenarzt 1971; :180.
24 Joch, W.: Zum Reaktionsvermögen von Boxern. Deutsche Zeitschrift für Sportmedizin 1980; (H. 1):4–8.
25 Joch, W., Krause, J. et al.: Schlagkraft und Bewegungsschnelligkeit des Boxers. Leistungssport 1982; 12(1):40–46.
26 Keul, J., et al.: Elektrolytbedarf und Wasserhaushalt bei sportlichen Leistungen. Leistungssport 1979; (6).
27 Lampert, Hardman: Morphological Changes in Brains of Boxers. Jama 1984; 251(20):2676–2679.
28 Lemme, W.: Der Amateurboxsport und sein Verletzungsrisiko. Deutsche Zeitschrift für Sportmedizin 1986; (H. 5).
29 Lemme, W.: Relation between the Incidence of Injuries and Equipment. World Amateur Boxing Magazine 1991; (H. 22):26–27.
30 Loch, F.C.: Sportverletzungen der Ohren. Monatskurse für die ärztliche Fortbildung 1981; (H. 2).
31 Maguiere, Benson: Retinal Injury and Detachment in Boxers. Jama 1986; 255(18):2451–2453.
32 Meller, Lemme: Zur Frage des Gewichtmachens. Ärzte-Trainer-Gespräche, Leistungszentrum Berlin – Sportmedizin, 1979.
33 Müller: Die Struktur des «psychologischen Faktors» und Boxen. Therapie und Praxis der Körperkultur 1967; (16).
34 Müller, H.: Hirndurchblutungsuntersuchungen bei Amateurboxern mit einem Gamma-Kamera-Computersystem. Inaugural-Dissertation, Klinikum Benjamin-Franklin, Radiologie, FU Berlin, Oktober 1979.
35 Ommaya, A.K. et al.: Scaling of Experimental Data on Cerebral Concussion in Subhuman Primates to Concussion Threshold for Man. Proc. 11th Stapp Car Crash Conf., S. 73–80, 1967.
36 Parker, A.J.: Angular Accelerations of the Head. The Hymatic Engineering Company Limited, Redditch, Worchestershire, P.T.M. 163/July 1965.
37 Ross, Cole, Thompsen: Boxers – Computed Tomography, EEG, and Neurological Evaluation. Jama 1983; 249(2):211–213.
38 Rotermundt, Oeken: Verletzungen und Erkrankungen bei Zweikampf- und Spielsportarten im Hals-Nasen-Ohrenbereich. Medizin und Sport 1982; 22 (H. 11):337–341.
39 Schmengler, Böning: Einige physiologische Auswirkungen der Gewichtsreduktion bei Ringern. Sportart und Sportmedizin 1976; (H. 10).
40 Schmidt-Olsen, Kaal et al.: Amateur Boxing in Denmark. The Effect of some Preventive Measures. The American Journal of Sport Medicine 1990; 18(1):98–100.
41 Sellier, K.: Das Schädel-Hirn-Trauma. Neuere Erkenntnisse und Zusammenstellung von Toleranzwerten von knöchernem Schädel und Gehirn und mechanischer Gewalteinwirkung. Zeitschrift für Rechtsmedizin 1971; (H. 68):239–252.
42 Sellier, Unterharnscheidt: Mechanik und Pathomorphologie der Hirnschäden und stumpfer Gewalteinwirkung auf den Schädel. Hefte Unfallheilkunde 1973; (H. 76).
43 Sercl, M., Ottakar, J.: Klinische Bilder der Beschädigung des ZNS bei Boxern und Berücksichtigung der häufigsten Verletzungsmechanismen. Sportmedizin 1957; (H. 3):69–74.
44 Smith, Hamill: The Effect of Punching Glove Type and Skill Level on Momentum Transfer. Journal of Human Movement Studies 1986; (12):153–161.
45 Steinbrück, Martini: Sportverletzungen der Finger. Deutsche Zeitschrift für Sportmedizin 1980; (H. 4):105–113.
46 Thomassen, Juul-Jensen et al.: Untersuchung der zerebralen Funktion bei 53 ehemaligen Amateurboxern. Ärzte Wochenzeitschrift 1979; 141(9):583–588.
47 Tietze, K.: Hirntraumatologie und Boxsport. Sportmedizin 1957; (H. 3):74–77.
48 Unterharnscheidt, Sellier: Vom Boxen. Mechanik, Pathomorphologie und Klinik der traumatologischen Schäden des ZNS bei Boxern. Fortschritte der Neurologie und Psychiatrie 1971; (H. 39).
49 Wedrich, Vebikay et al.: Ocular Findings in Asymptomatic Amateur Boxers. Presented in part at the 2nd International Symposium on Ocular Trauma, S. 3–13, 2.–5.4.1992, Genua, Schweiz.

Fechten

F. Hoch

Fechten ist in der Literatur bereits aus dem Jahre 1389 überliefert (4). Damals wurde mit schweren Waffen, Rüstungen und Schutzschild gekämpft. Kampfentscheidend war allein die Muskelkraft. Bis heute hat sich das Sportfechten zu einer eleganten Techniksportart entwickelt, die bestimmte physische und kognitive Fähigkeiten erfordert. Geschicklichkeit, Gewandtheit, Schnelligkeit, gutes Konzentrations- und Reaktionsvermögen sowie die Tagesform entscheiden über Sieg oder Niederlage. Gefochten wird in drei Waffen: Florett, Degen und Säbel. Beim Florett gelten Brust und Rücken, beim Degen der gesamte Körper und beim Säbel nur der Oberkörper als gültige Trefferfläche. Obwohl der Fechtstil zwischenzeitlich noch kampfbetonter und athletischer geworden ist, kann das Verletzungsrisiko im Fechtsport als gering eingestuft werden. Tödliche Verletzungen durch Klingenbrüche sind äußerst selten.

Medizinische Probleme

Beim Fechten kann es durch Fehlbelastungen zu Beschwerden am Bewegungsapparat kommen. Schon durch die genetische Veranlagung wird der Fechtanfänger als Rechts- bzw. Linkshänder spezialisiert und das Training in dieser asymmetrischen Haltung aufgenommen. Die Grundhaltung ist die Fechtstellung (Abb. 1), aus der sich der Fechter optimal einer blitzartigen Angriffs- oder Verteidigungsaktion durch entsprechende Körperbewegungen anpassen muß. Hohe muskuläre Beanspruchungen fordern vor allem die Extensoren und Adduktoren beider Oberschenkel. Die Beckeninsertionen der Adduktoren sowie der Patellapol und die Insertion des Lig.patellae am Ausfallbein können dabei überlastet werden. Geringeren Belastungen unterliegen die Menisken und die ligamentären Strukturen des Kniegelenkes.

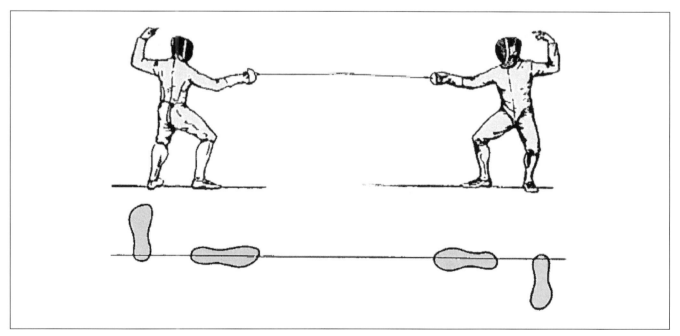

Abbildung 1: Beide Fechter befinden sich in korrekter Fechtstellung. Das Ausfallbein steht im Winkel von 90 Grad zum Standbein.

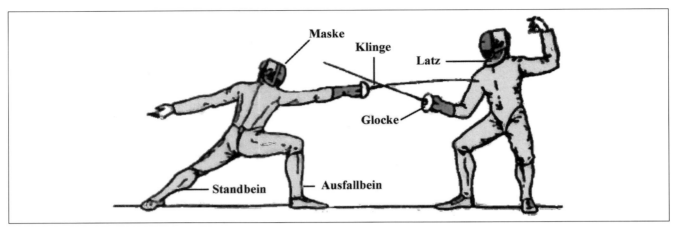

Abbildung 2: Linker Fechter in Ausfallstellung, rechter in Fechtstellung.

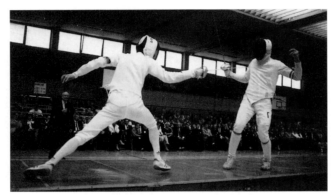

Abbildung 3: Linker Degenfechter in Angriffsaktion mit maximaler Beschleunigung des Körpergewichtes über den linken Fuß. Der rechte Fechter wird in einem ungünstigen Moment überrascht und versucht, durch Ausweichbewegung des Körpers dem Treffer auszuweichen. Beide Fechter mit schlechter Arm- und Beintechnik.

Durch rasche Angriffsaktionen, die mit Schritt vorwärts oder Sprung vorwärts eingeleitet werden und mit einem Ausfall enden, ist die Wadenmuskulatur des Standbeines rasch hintereinander folgenden impulsartigen Kontraktionen ausgesetzt, die das gesamte Körpergewicht innerhalb von Sekundenbruchteilen auf Maximalgeschwindigkeit beschleunigen müssen (Abb. 2–3). Schwachpunkt ist die Achillessehne. Fibulare Bandrupturen sind dagegen keine typischen Verletzungen der Fechter.

An der oberen Extremität werden seltener Reaktionen beobachtet. Am Waffenarm kann es gelegentlich zu Schulterbeschwerden kommen. Um dem Gegner die eigene Absicht nicht zu verraten, müssen die Armbewegungen so klein wie möglich durchgeführt werden. Dazu müssen alle Aktionen aus dem Handgelenk eingeleitet und die Schulter darf möglichst wenig mitbewegt werden.

Die Wirbelsäule ist durch die charakteristische Körperhaltung des Fechters höchsten Belastungen ausgesetzt. Die einseitige Führung der Fechtwaffe führt zwangsläufig zu einem asymmetrischen Kraftzuwachs der gesamten Muskulatur (5), insbesondere der langen Rückenstrecker und der oberflächlichen Rückenmuskulatur. Eine Häufung linkskonvexer Thorakalskoliosen bei Rechtshändern (3) ist beschrieben.

Ein weiteres Problem kann sich durch den hohen Flüssigkeits- und Elektrolytverlust während eines Wettkampfes ergeben. Durch die Schutzkleidung wird die Verdunstung des Schweißes behindert, so daß während einer Belastung nur wenig Wärme nach außen abgegeben werden kann. Ein Hitzestau mit Temperaturen bis über 40 Grad Celsius sowie Dehydratation und Reduktion der körperlichen und geistigen Leistungsfähigkeit können auftreten.

Verletzungen und Fehlbelastungsfolgen

Nach eigenen Untersuchungen der letzten Jahre sind 90 Prozent der am Olympiastützpunkt Tauberbischofsheim erfaßten Verletzungen der Fechter bei anderen sportlichen Aktivitäten (Ausgleichssport) entstanden.

Beim Klingenbruch im Rahmen einer von beiden Fechtern eingeleiteten Angriffsaktion kann die messerscharfe Bruchstelle der Klinge schwere Stichverletzungen am Rumpf oder an den Extremitäten verursachen.

Durch einen technisch schlecht ausgeführten Stoß auf die angespannte Muskulatur am Oberschenkel oder am Arm entstehen Muskelverletzungen mit Funktionsausfall. Äußerlich sichtbar sind die sich bildenden Weichteilhämatome.

Die Ursache für die häufigen Distorsionen im Bereich des Hand- und Ellenbogengelenkes sind fehlerhaft ausgeführte «Sperrstöße» oder gleichzeitige Klingenangriffe. Dabei prallen die Glocken beider Waffen mit hoher Geschwindigkeit zusammen. Im Handgelenk kommt es dabei zu einer Hyperextensions- bzw. Hyperflexionsbewegung.

Verantwortlich für die häufigen Blockierungen der Wirbelsäule und die rezidivierenden Lumbalgien sind oft unzureichende Aufwärmarbeit vor dem Trainings- oder Wettkampfgefecht bzw. mangelnde technische Fertigkeiten. Bei den immer wiederkehrenden impulsartigen Vor- und Rückwärtsbewegungen im Rahmen von schnellen Angriffs- und Verteidigungsaktionen treten hohe Scher- und Drehkräfte vor allem im unteren Wirbelsäulenbereich auf. Diese Kräfte werden durch die fechtspezifische Körperhaltung in ihrer Wirkung noch verstärkt. Durch solche einseitigen Belastungen können auch Bandscheibenprotrusionen provoziert werden.

Fehlerhaft erlernte Unterarmtechnik mit der Tendenz der Pronationsstellung der Hand führt selten zu einer Epicondylitis humeri radialis. Aus der pronierten Stellung erfolgen alle zur Offensive und Defensive notwendigen Aktionen. Blitzartig entstandene hohe Endgeschwindigkeiten müssen wieder rasch abgebremst werden. Die Extensoren bzw. Supinatoren des Unterarmes sind dadurch an ihrem Ursprung sehr hohen kurzen Belastungen ausgesetzt.

Chronisch schmerzhafte Reaktionen der Achillessehne entstehen bei fehlerhaft erlernter Beintechnik am Standbein. In der Grundstellung des Fechters steht der Fuß des Ausfallbeines im rechten Winkel zum Fuß des Standbeines (1) (s. Abb. 1). Weicht der Fuß des Standbeines durch Innenrotation von dieser physiologischen Stellung ab, kommt es zu erhöhten Spannungen und Fehlbelastungen der Achillessehne.

Das seltene funktionelle Kompartmentsyndrom des M.tibialis anterior am Ausfallbein erklärt sich durch das ständige Abfangen des Körpergewichtes mit Abrollen von der Ferse auf die Zehenballen im Rahmen von Schritt- und Ausfallbewegungen mit vielen Wiederholungen beim Techniktraining oder bei Offensivaktionen.

Prophylaxe

Seit dem tödlichen Unfall eines russischen Florettfechters durch eine abgebrochene Klinge bei den Weltmeisterschaften 1982 in Rom war man bemüht, unzerbrechliche Klingen für Florett, Degen und Säbel zu entwickeln. Dies ist bisher nicht gelungen. Eine Verbesserung erfolgte durch die Maraginklingen, die eine wesentlich höhere Lebensdauer haben und somit seltener brechen. Bei Florettwettkämpfen sind Maraginklingen mit entsprechendem Prüfstempel obligat. Degen- und Säbelklingen sind von dieser Bestimmung nicht betroffen. Allerdings werden ab dem 1. Oktober 1996 in Deutschland nur noch Degenklingen zu Wettkämpfen zugelassen, wenn sie einen Prüfstempel des internationalen Fechtverbandes tragen.

Das Gesicht muß mit INOX-Sicherheitsmasken, die einen Prüfstempel des internationalen Fechtverbandes vorweisen, geschützt werden. Das Drahtgitter läuft im Halsbereich in einem Latz aus. Sowohl Drahtgitter als auch Latz müssen ab dem 1. Januar 1996 einem Druck von 1600 Newton standhalten. Das Drahtgeflecht der Maske wird vor jedem Wettkampf auf Druck geprüft. Im Florettfechten galt der Maskenlatz bisher als ungültige Trefferfläche, was ab dem 1. Januar 1997 geändert werden soll.

Der weiße Fechtanzug besteht aus einer Mischung von Leinen- und Kevlargewebe. Er muß ab dem 1. Januar 1997 an allen Körperpartien einem Druck von 800 Newton (bisher 350 Newton) standhalten. Zusätzlich muß eine Unterziehweste, die ebenfalls 800 Newton aushält, getragen werden. Die Waffenhand wird durch Handschuh und Glocke der Waffe geschützt. Beide Unterschenkel müssen mit weißen Kniestrümpfen bedeckt sein. Dies gilt für Trainings- und Wettkampfgefechte.

Trainingsaufbau

Das Training im Fechtsport beginnt mit einer Aufwärmphase von mindestens 30 Minuten. Die Inhalte sind allgemeines Aufwärmen, Kräftigen der Muskulatur, Dehnübungen. 2 mal pro Woche kommen 15 Minuten Wirbelsäulengymnastik hinzu. Anschließend folgt die Beinarbeit als Technik- und Schnellkrafttraining, danach ein spezielles Techniktraining mit der Waffe als Einzelunterricht mit dem Trainer über 2 mal 15 Minuten. Nach einer kurzen Pause steht das Wettkampftraining im Vordergrund, wobei die Trainingsteilnehmer gegeneinander fechten. In den Gefechtspausen werden mit den Trainern taktische Varianten besprochen, die im nächsten Kampf umgesetzt werden sollen. Dies gilt für alle Waffen, wobei im Säbelfechten die technische Komponente noch intensiver betrieben wird. Am Ende des Trainings nimmt die physiotherapeutische Betreuung einen hohen Stellenwert ein. Die Massage besonders beanspruchter Muskelgruppen gehört in der Hauptwettkampfphase zum wesentlichen Bestandteil des Trainingsprogramms.

Um erfolgreichen Fechternachwuchs zu bekommen, muß bereits ab dem 6. Lebensjahr mit der Talentsichtung und spätestens ab dem 9. Lebensjahr mit einem spezifischen Fechttraining begonnen werden. In der Gruppe der 6- bis 9jährigen werden Spiele bevorzugt, welche die oben genannten körperlichen und geistigen Fähigkeiten fördern. Die Belastung ist vielseitig. Das Training beschränkt sich auf 2 mal 2 Stunden pro Woche.

Vor dem 9. Lebensjahr dürfen in Deutschland keine Fechtwettkämpfe ausgetragen werden. Die Altersgruppe der «Schüler» (9. bis 11. Lebensjahr) ficht mit einem sogenannten «Miniflorett», die 10- bis 11jährigen mit Degen und Säbel in Miniausführung. Diese Waffen sind wesentlich leichter und dürfen eine Länge von 70 cm nicht überschreiten. Ein aktuelles ärztliches Attest über die Sporttauglichkeit muß bei Wettkampfantritt vorgelegt werden. Die Schülerturniere sind – nach Jahrgängen getrennt – in den Disziplinen Damen- und Herrenflorett nur bis zu den Landesmeisterschaften zugelassen. Der Trainingsaufwand beträgt maximal 6 Stunden pro Woche. Die Intensität ist gering. Spielerische Komponenten sind weiterhin Bestandteil des Trainingsprogramms. In den folgenden Altersgruppen nehmen Umfang und Intensität der Belastung sowohl im Wettkampf als auch im Training kontinuierlich zu. Beim Übergang in die Altersgruppe «Jugend B» (12. bis 13. Lebensjahr) werden die Wettkämpfe – noch streng nach Jahrgängen getrennt – bis zu den Deutschen Meisterschaften ausgetragen. Gefochten wird in den Disziplinen: Damen- und Herrenflorett, Damen- und Herrendegen sowie Herrensäbel. Miniwaffen sind nicht mehr zulässig. Ein spezielles Krafttraining wird noch nicht durchgeführt. 6 bis 9 Trainingsstunden müssen pro Woche absolviert werden. Bereits in diesem Alter beginnt die Spezialisierung auf eine Wettkampfwaffe. Die Altersgruppe «Jugend A» (14 bis 16 Jahre) kämpft nicht mehr nach Jahrgängen getrennt. Wettkampfhöhepunkt sind die «Kadetten-Weltmeisterschaften» in den bei der «Jugend B» genannten Disziplinen. Mit entsprechender Qualifikation kann auch an Wettkämpfen der nächst höheren Altersgruppe (Junioren) teilgenommen werden. Der Trainingsaufwand beträgt etwa 15 Stunden pro Woche. Ein spezielles Krafttraining wird erstmals in der Vorbereitungsphase ins Programm aufgenommen. Es folgt der Juniorenbereich (17 bis 20 Jahre). Die Deutschen Meisterschaften werden für Disziplinen erstmals als Einzel- und Mannschaftswettkämpfe ausgetragen. «Junioren» mit entsprechender Qualifikation nehmen zusätzlich an Wettkämpfen der «Aktiven» teil. Am Ende jeder Wettkampfsaison stehen die Junioren-Weltmeisterschaften als Einzelwettkampf. Die Anzahl der Trainingsstunden kann sich je nach Wettkampfphase bis auf 20 Stunden pro Woche ausdehnen. Ab dem vollendeten 20. Lebensjahr ficht man in der Altersgruppe der «Aktiven». Wettkämpfe in zwei Altersgruppen sind nun nicht mehr möglich. Die Wettkampfhäufigkeit wird dadurch reduziert. Die Wettkampfsaison endet mit den Weltmeisterschaften in allen Disziplinen als Einzel- und Mannschaftswettkampf. Trainingsumfang und -intensität entsprechen dem der Junioren. In der Hauptwettkampfphase werden etwa 20 bis 24 Trainingsstunden pro Woche eingeplant.

Ärztliche Betreuung

Der betreuende Arzt muß einen Teil des Regelwerkes im Fechtsport kennen. Dies ist notwendig, um entscheiden zu können, ob ein verletzter Sportler den Wettkampf abbrechen muß oder ob er nach dem aktuell geltenden Fechtreglement eine genau vorgegebene Verletzungspause nutzt, um den Verletzten so zu behandeln, daß er den Kampf wieder aufnehmen kann.

Grund- und sportartspezifische Ausrüstung

Die von Engelhardt und Neumann beschriebene Grundausrüstung (2) deckt unsere Vorstellungen. Die Stützpunkte im Fechten sind jeweils mit einem identischen Arztkoffer ausgestattet:

- Geräte: Atembeutel mit Mundstück, Augen- und Ohrenspiegel, Blutdruckmeßgerät, Endotrachealtuben, Fieberthermometer, Gummikeil, Holzspatel, Lampe, Laryngoskop, Magenschlauch, Magensonde, Reflexhammer, Schere, Sicherheitsnadeln, Splitterpinzette, Stethoskop, Verweilkanülen.
- Verbandmaterial: Elastische Binden, Elastoplast, Fettgaze, Fixomull, Leuko- und Hansaplast, Mullbinden, Nierenschalen, Schaumgummimaterial, sterile Kompressen verschiedener Größe, Tape-Material, Thermobehälter mit Eiswürfel, Wattestäbchen.
- Sterilgut: Butterflykanülen, Einmalblasenkatheter, Einmalgummihandschuhe, Einwegkanülen, Einwegspritzen, Infusionssysteme, Klebestrips, Klemmchen und Klemmen, Kocherklemmen, Kompressen, Nadelhalter, Nahtmaterial (resorbierbar und nicht resorbierbar), Pinzetten (chirurgisch und anatomisch), Scheren, Skalpelle, steriles Einmallochtuch, Thoraxdrainage, Tupfer.
- Haut- und Wunddesinfektionsmittel: Mercuchrom, Octenisept oder Merphen, Rivanol, Wasserstoffperoxid.
- Medikamente: Analgetika (Voltaren®Emulgel; Aspirin®Tbl.; Paracetamol®supp., Trpf.; Tramal®Trpf.); Anithypertensiva (Ebrantil®Amp.; Adalat®Filmtabl.); Antiallergika (Fenistil®Gel; Tavegil®Amp.); Antiarrhythmika (Beloc®Amp.; Isoptin®Amp., Tbl.); Antiasthmatica (Berodual®Spray; Inhacort®Spray; Euphyllin®Amp.); Antibiotika (Tarivid®; Eusaprim®; Ciprobay®); Antiepileptika (Luminal®Amp.); Antihypotonika (Suprarenin®Amp., Dosieraerosol); Antimykotika (Mycofug®Creme); Antiphlogistika (Voltaren®dispers., Tbl., supp.); Antitussiva, Halslutschtabletten (Paracodin®Trpf.; Dorithricin®Halstbl.); Antiverginosa (Vomex®Depot Drg.; Vertigo-Vomex®supp.); Dermatika (Alfason®Salbe; Nebacetin®Salbe); Glucoseteststreifen; Hämorrhoidalmittel (Proto Jellin®supp., Salbe); Hyperämisierende Salben

(Finalgon®; Rubriment®); Infusionen (Haes steril 6%; Kochsalzlösung 0,9%; Ringerlactat; Glucose 5%); Koronarmittel (Nitrospray); Kortikoide (Fortecortin®Amp.); Laxantia (Dulcolax®supp., Drg.; Microclyst®); Lokalanästhetika (Scandicain® 1%; Bupivacain®0,25%);Magen-Darmmittel (Imodium®Lsg., Tbl.; Zantic®Tbl.; Maaloxan®Susp.; Tepilta®Susp.); Narkoseeinleitung (Fentanyl®; Ketanest®; Dormicum®); Nasentropfen (Nasivin® Trpf.; Otriven® Spray); Ophthalmika (Yxin® Augentrpf.); Otologika (Otalgan® Trpf.); Tee, Elektrolytgetränke (Champ; Isostar).

Literatur

1 Beck, E., Hoch, F.: Richtig Fechten. Bd. 265. München, BLV Sportpraxis, 1990.
2 Engelhardt, M., Neumann, G.: Sportmedizin. Grundlagen für alle Sportarten. München, BLV Sportwissen, 1994.
3 Eulert, J., Engert, C.: Verletzungen und Schäden beim Sportfechten. Inaugural Dissertation. Bayrische Julius-Maximilians-Universität, Würzburg, 1995.
4 Lochner, K.E.: Die Entwicklungsphasen der europäischen Fechtkunst. Wien, Selbstverlag 1953.
5 Sapega, A.A.: Musculoskeletal Performance Testing and Profiling of Elite Competitive Fencers. Clinics in Sports Medicine 1984, 3:231–244.

In Zusammenarbeit mit dem Olympiastützpunkt Fechten, Leitung Emil Beck, Pestalozziallee 12, D–97941 Tauberbischofsheim.

Ringen

V. Jägemann und S. Jägemann

Bei den **Männern** wird in zwei Stilarten gerungen. Im **klassischen** (= griechisch-römischen) Stil sind alle Aktionen verboten, die auf die Beine des Gegners zielen oder mit den Beinen ausgeführt werden.

Beim **Freistilringen** wird der ganze Körper in den Kampf mit einbezogen. Die Beine dienen hier ebenso bevorzugt als Angriffsziel, wie sie offensiv und defensiv zum Kampfeinsatz kommen.

Das Ringen im freien Stil hat mit «Catchen» oder «American Wrestling» nicht das Geringste zu tun. Es gelten wie im klassischen Stil strenge Ge- und Verbote, die dem Schutz der Athleten dienen.

Verboten beim Ringen ist es, «Haare, Ohren oder Geschlechtsteile zu fassen sowie Finger und Zehen zu verdrehen, mit den Füßen zu treten, zu würgen oder zu stoßen, Griffe auszuführen, die den Bruch oder die Verrenkung von Gliedern verursachen können, Griffe mit der Absicht anzuwenden, den Gegner zu quälen oder ihm Schmerzen zu bereiten» (22).

Das **Damenringen** hat sich in den letzten Jahren als eine integrierte Mischung der beiden beschriebenen Stilarten der Männer etabliert.

Im Ringkampf der Männer gelten international derzeit folgende Bestimmungen (22):

- Gerungen wird derzeit in zehn Gewichtsklassen mit einem Limit von 48 kg im Papiergewicht bis zu einem Limit von 130 kg im Superschwergewicht.
- Die Kampfzeit beträgt fünf Minuten. Werden bis dahin keine hinreichenden Wertungen erzielt, verlängert sie sich ohne Pause auf maximal acht Minuten.
- Gerungen wird auf einer etwa 10 cm dicken Matte, die in drei Zonen unterteilt ist.
- Die Ringer tragen ein einteiliges Trikot sowie spezielle, weiche Ringerstiefel.
- Sieger ist, wer entweder seinen Gegner für mindestens eine Sekunde mit beiden Schultern auf der Matte fixiert (Schultersieg) oder bei Kampfende die höhere Zahl technischer Wertungen aufweist (technischer Sieg).

Das Regelwerk im Ringkampfsport unterliegt ständigen (teilweise willkürlich erscheinenden) Änderungen. Hierauf abgestimmte «Anpassungsvorgänge» der Athleten führen naturgemäß zu geänderten Belastungs- und Verletzungsmechanismen. Auf diese Art unterliegt auch die Epidemiologie im Ringen einem ständigen Wechsel (4).

Epidemiologie

Auf der Suche nach der ringkampfspezifischen Verletzung findet sich in der Literatur nur das Othämatom – das Ringerohr. **Die Angaben über Verletzungshäufigkeit und -art variieren sehr stark.** Die Ursachen hierfür liegen in der Verschiedenartigkeit der erfaßten Kollektive:

Einige Autoren berichten ausschließlich über aktuell während eines Turniers (oder in der Vorbereitungsphase dazu) beobachtete Verletzungen, wobei dann Bagatelltraumen wie Nasenbluten und Platz- und Schürfwunden, vorwiegend im Bereich des Kopfes zu einer erheblichen Überbewertung der «Schädelverletzungen» führen (5, 17, 18, 30).

Eine zweite Gruppe erfaßt ausschließlich anamnestisch von Ringern erfragte Verletzungen, wobei naturgemäß «leichtere» Verletzungen vergessen und schwerere Läsionen teilweise verdrängt werden. Entsprechend wird in diesen Arbeiten nur ein sehr niedriges Verletzungsrisiko angegeben (2, 19, 23, 24).

In einer dritten Gruppe befassen sich die Autoren nur mit einzelnen Krankheitsbildern beim Ringen, wie beispielsweise dem Othämatom (7, 16, 23, 24), mit Verlet-

Tabelle 1: Beim Ringen verletzte Körperregionen

Kopf	3%
Wirbelsäule	9%
Thorax	7%
Obere Extremitäten	37%
Untere Extremitäten	42%
Sonstige	2%

zungen der Halswirbelsäule (1, 32) oder sonstigen seltenen Verletzungen (3, 9, 10, 14, 15, 18, 19, 20, 28).

Nur vereinzelt berichten Autoren über einen hinreichend langen Zeitraum, in denen sie verletzte Ringer selbst behandelt haben, deren Verletzungen subjektiv so gravierend waren, daß sie einen Arzt in der Praxis oder Klinik aufsuchen mußten (11, 12, 29).

Aus den über 2500 von 1974 bis Mai 1995 in meiner Praxis behandelten Ringerverletzungen (669 Ringer) ergibt sich folgende Aufschlüsselung nach verletzten Körperregionen (Tab. 1).

Hierin sind Bagatelltraumen wie akute Othämatome, Nasenbluten, Platzwunden sowie der traumatische Verlust von Zähnen nicht erfaßt.

Eine Differenzierung nach Stilarten war nicht möglich, da zahlreiche Ligaringer während der Runde teils im klassischen, teils im freien Stil eingesetzt werden. Dorenberg (4) berichtet jedoch über eine Befragung von 104 Kaderringern getrennt nach Stilarten. Dabei wurden bei den 50 Freistilringern anamnestisch 138 Verletzungen erhoben, bei den 54 Ringern im griechisch-römischen Stil waren es 184 (Relation 2,76:3,41). Wesentliche Unterschiede bestanden danach vor allem bei den Thoraxverletzungen (GR = 8,2%, F = 0,7%), an der Wirbelsäule (GR = 5,5%, F = 3,6%) sowie am Kniegelenk (GR = 26,2%, F = 31,4%).

Bei der Aufschlüsselung der Krankenblattunterlagen der von mir 1982 bis 1991 behandelten Ringkampfverletzungen zeigte sich, daß der Befall der verletzten Körperregionen sowie Art und Schwere der durchgemachten Verletzungen keinem einheitlichen Muster unterliegen. Bei den Verletzungen im Bereich der Halswirbelsäule ist seit 1990 eine deutlich steigende Tendenz zu erkennen.

Die Verletzungsverteilung wird von Regeländerungen beeinflußt. In den Jahren 1983 bis 1989 wurde allein die Kampfzeit dreimal von zunächst 3 mal 3 Minuten (dazwischen 2 mal 1 Minute Pause) über 2 mal 3 Minuten (mit einer Minute Pause) auf 5 Minuten ohne Pause geändert. Parallel dazu wurde die maximal erlaubte Verletzungszeit von 5 Minuten über 3 Minuten auf derzeit 2 Minuten reduziert.

Auch andere Faktoren wie eine verfeinerte Diagnostik durch die neuen bildgebenden Verfahren (Sonographie, CT, MRT), der vermehrte Einsatz der Arthroskopie, zunehmender Leistungsdruck sowie neue Techniken durch die Hereinnahme hochklassiger Ringer aus den osteuropäischen Staaten beeinflussen das Verletzungsgeschehen.

Verletzungen und Verletzungsmechanismen

Kopf

Die typischste Verletzungsfolge ist das **Ringerohr** (Abb. 1). Es entsteht durch Kopfstöße oder Schläge mit der Hand (beides regelwidrig), seltener durch Kopfpreßgriffe. Unbehandelt entwickeln sich aus dem akuten Othämatom häufig kuriose Deformierungen der Ohrmuschel, die durch einen zunehmenden Verschluß des äußeren Gehörganges nicht nur zu hygienischen Problemen, sondern auch zu sekundärer Schwerhörigkeit führen können.

Die primär sinnvollste Therapie – Punktion und zirkulärer Druckverband für einige Tage mit anschließender Ringkampfpause bis zur Ausbildung einer hinreichend belastbaren Narbe – wird von kaum einem Ringer toleriert. Auch die im Rezidivfall angezeigte operative Therapie mit Hämatomausräumung und fixierender Naht findet nur selten Akzeptanz. Das prophylaktische Tragen von Ohrschützern hat sich nicht durchsetzen können, da es nicht nur beim Ringen stört, sondern dem Gegner auch den Eindruck der eigenen Verletzlichkeit signalisiert. Obwohl sich Autoren mit der Prophylaxe und der Therapie des Ringerohres befaßt haben (7, 8, 11, 12, 16, 23, 24, 29, 30), konnte keine praktikable Lösung des Problems gefunden werden, zumal das Ringerohr vom Athleten selbst zumeist nicht als «Verletzung» angesehen oder als wesentlich störend empfunden wird. An substantiellen Schädelverletzungen konnte ich in meinem Kollektiv lediglich zwei Jochbeinfrakturen (durch regelwidrige Kopfstöße) beobachten. Beide wurden operiert und sind folgenlos ausgeheilt. Nasenbein-

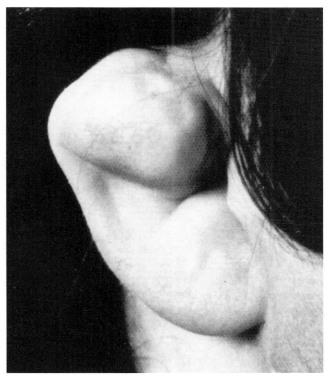

Abbildung 1: Ringerohr.

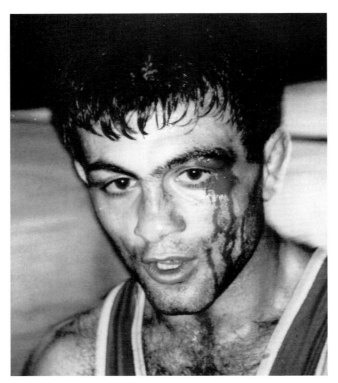

Abbildung 2: Kopfplatzwunde.

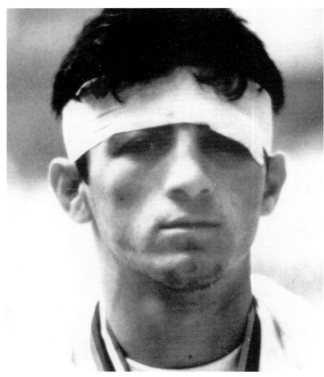

Abbildung 3: Zirkulärer Kopfverband.

brüche sind selten – in meinem Kollektiv nur sechs in 22 Jahren.

Bagatellverletzungen wie Platzwunden und Nasenbluten können kampfentscheidend sein, wenn die Blutung nicht innerhalb der vorgegebenen Verletzungszeit von 2 Minuten gestillt oder die Wunde zuverlässig abgedichtet werden kann. Zum anderen müssen sie (zumindest rein theoretisch) als Übertragungsmöglichkeit für den HIV-Virus in Betracht gezogen werden.

In der Behandlung auf der Matte hat sich beim Nasenbluten neben der reinen Tamponade mit Watte die lokale Anwendung von Suprarenin bewährt. Platzwunden (Abb. 2) werden (ohne gesonderte Abdeckung!) mit zirkulären Tapestreifen verschlossen (Abb. 3) und erst nach dem Kampf medizinisch korrekt versorgt.

Wirbelsäule

Drei Viertel aller Wirbelsäulenverletzungen beim Ringen betreffen die **Halswirbelsäule**. Sie ist extremen Belastungsmechanismen ausgesetzt, die von der passiven Rotation und Hyperextension (Ringerbrücke) über die Längsstauchung bis zur besonders gefährlichen Hyperflexion (Nackenhebel, Stürze beim Ausheben) reichen.

Bei akuten «Distorsionstraumen» der HWS müssen eine exakte neurologische Untersuchung sowie Funktionsaufnahmen durchgeführt, ggf. eine weiterreichende Diagnostik mit CT und MRT eingeleitet werden. Nur so lassen sich die Zerreißungen des hinteren Längsbandes (teilweise mit Beteiligung der Discus) herausfiltern und schwere Sekundärschäden vermeiden.

Fallbeispiel 1: Ein 15jähriger Ringer zog sich bei einem Hyperflexionstrauma (verkehrter Ausheber) eine diskoligamentäre Zerreißung C 3/C 4 zu. Unter der Diagnose einer «HWS-Distorsion» (Abb. 4a) wurde eine Zervikalstütze verordnet und diese als einzige Therapie beibehalten, obwohl sich der Befund kontinuierlich verschlechterte (Abb. 4b). Erst $1^{1}/_{2}$ Jahre nach dem Unfallereignis mit röntgenmanifest schwersten Verletzungsfolgen (Abb. 5) und einem partiellen Querschnittssyndrom erfolgt die adäquate operative Revision. Heute bestehen schwere Folgeschäden, u. a. in Form einer erheblichen Myelopathie (Abb. 6).

Fallbeispiel 2: Bei einem 32jährigen Ringer führte ein Nackenhebel zu einer Luxation C 5/6 mit Ruptur des hinteren Längsbandes und linkslateralem Prolaps mit ausgeprägter Einengung des Spinalkanals (Abb. 7). Auch hier kam es – trotz sofortiger Vorstellung in der Klinik – erst zu einer sekundären Diagnosestellung und operativen Versorgung (Abb. 8).

Bandscheibenvorfälle an der Halswirbelsäule des Ringers sind keine Seltenheit. Rechtzeitig diagnostiziert und operativ revidiert bedingen sie in aller Regel keine bleibenden Funktionseinbußen. Allerdings erfolgt auch hier die Diagnosestellung häufig so spät (Abb. 9), daß die notwendige Operation eine ventrale Verblockung

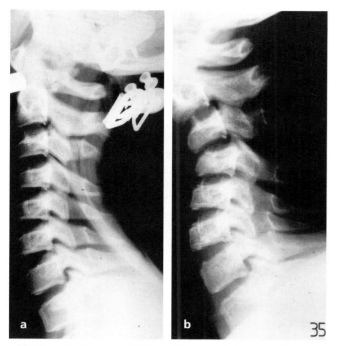

Abbildung 4: Verletzte HWS a. Primäraufnahme. b. «Behandlungsverlauf».

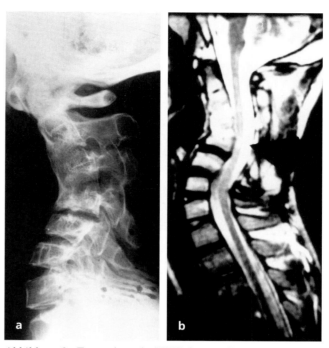

Abbildung 6: Zustand nach HWS-Op. a. Röntgenaufnahme, b. MRI.

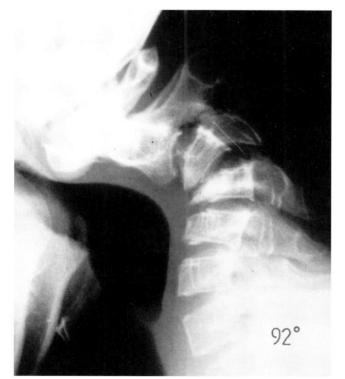

Abbildung 5: Zustand zum Zeitpunkt der Diagnosestellung.

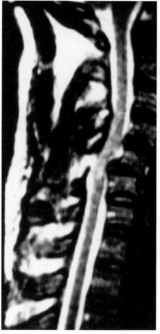

Abbildung 7: HWS-Verletzung, MRI.

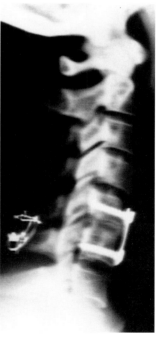

Abbildung 8: Zustand nach Operation einer HWS-Verletzung.

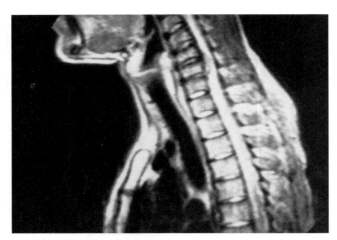
Abbildung 9: CT der HWS.

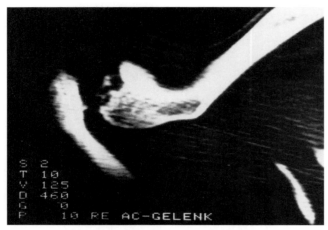
Abbildung 10: Nekrose des lateralen Claviculapols.

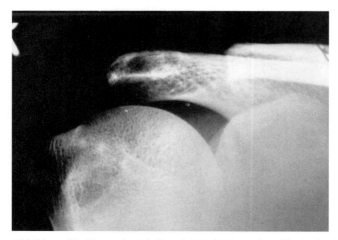
Abbildung 11: Zustand nach Resektion des lateralen Claviculapols.

einschließen muß und damit das Ende der Ringerkarriere bedeutet.

Das Hauptkontingent von Ringern mit HWS-Beschwerden stellen die Athleten, bei denen es – leider häufig schon in jungen Jahren – zu teilweise schweren degenerativen HWS-Veränderungen (mit Bewegungseinschränkung und Wurzelreizsyndrom) kommt. Die Therapie beschränkt sich auf rein symptomatische Maßnahmen.

Während Verletzungen an der BWS zu den absoluten Ausnahmen gehören, kommt es an der LWS neben Verhebetraumen und gelegentlichen Distorsionen (Längsstauchung) auch selten zu Bandscheibenvorfällen, bei denen ein sicherer kausaler Zusammenhang mit dem Ringen nicht gegeben ist.

Bei einer 1988 in meiner Praxis durchgeführten Untersuchung von 70 Kaderringern (40 GR/30 F) fanden sich in 32 Fällen (22 GR/10 F) Defekte an den Bogenwurzeln L 5, seltener L 4 im Sinne einer Spondylolyse oder einer Spondylolisthese. Eine wesentliche Behinderung der sportlichen Aktivitäten konnte bei keinem der Kaderringer erfragt werden. Ausfälle der Wirbelsäulenfunktion oder der Neurologie waren bei der klinischen Untersuchung nicht zu erfassen. Die Ringer können diese Defekte meist muskulär vollständig kompensieren, so daß weitergehende therapeutische Maßnahmen nicht notwendig sind.

Thorax

Rippenbrüche sind beim Ringer nicht selten; diagnostisch und therapeutisch bieten sie keine Schwierigkeiten. Häufiger und problematischer sind die Verletzungen im Bereich der knorpeligen Rippenanteile. Sie entstehen durch Preßgriffe und beim sog. Durchdreher. Der Athlet verspürt typischerweise nicht nur einen stichartigen Schmerz, sondern auch ein Schnapphänomen, wenn sich die gerissenen Knorpelanteile gegeneinander verschieben. Dieses vom Ringer sehr typisch angegebene Phänomen ist das wichtigste Diagnostikum, da sich die gerissenen knorpeligen Rippenanteile zumeist spontan reponieren. Die Heilungsphase (und damit das Verbot ringkampftypischen Trainings) dauert sechs Wochen. Allerdings ist es durchaus gängige Praxis, dem Ringer (trotz akuter Verletzung) die weitere Teilnahme an einem Turnier durch lokale Infiltration mit einem Anästhetikum (etwa 5 Minuten vor Kampfbeginn) zu ermöglichen.

Schulter

Im Ringkampf wird das Schultergelenk regelmäßig und kraftvoll an die Grenzen seiner Belastbarkeit herangeführt. Dabei bedingen Stürze auf die Schulter vor allem Läsionen im Schultereckgelenk. Neben den bekannten Sprengungen nach Tossy ist es die Kontusion, die zu langanhaltenden Beschwerden und zu posttraumatischen Arthrosen und Nekrosen des lateralen Klavikulapoles führen (Abb. 10). Die Resektionsarthroplastik führt zu rascher und anhaltender Beschwerdefreiheit bei vollständig erhaltener Belastbarkeit (Abb. 11).

Verletzungen des Schultergelenkes entstehen durch chronische Überbeanspruchung, die aus der Abwehr gegnerischer Aktionen resultiert. Dabei sind es weniger die regelwidrigen Aktionen im «langen Hebel» (also unter Einbeziehung des Unterarmes) als mehr der aktive Widerstand gegen Angriffe im erlaubten «kurzen Hebel» (Abb. 12).

Neben der relativ seltenen primär-traumatischen Schulterluxation (fast ausnahmslos operationspflichtig) sind es vor allem Läsionen des Labrum glenoidale, die zu persistierenden und teilweise einklemmungsartigen Beschwerden führen (z. B. Bankart-Laesion). Hier empfiehlt es sich, den offenen Zugangsweg mit einer stabilen Fixierung des Limbus zu wählen, wenn nach einer solchen Operation die Fortsetzung der aktiven Ringerkarriere angestrebt wird.

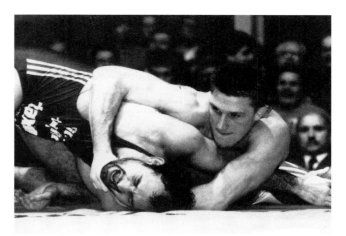

Abbildung 12: Verletzungsmechanismus für Schulterverletzungen.

Ellenbogengelenk

Das Ellenbogengelenk ist das Problemgelenk des Ringers an der oberen Extremität. Luxationen (zumeist ohne knöcherne Beteiligung) kommen vor allem bei Kindern und jugendlichen Ringern vor. Sie sind fast ausnahmslos die Folge unzureichenden technischen Könnens. «Unorthodoxe» Aktionen und hieraus resultierende Abwehrreaktionen führen zu untypischen Stürzen in die Überstreckung des Ellenbogengelenkes. Die beste Prophylaxe wäre eine bessere und konsequentere technische Ausbildung, bevor unter Wettkampfbedingungen gerungen wird.

Erstaunlicherweise heilen traumatische Ellenbogenluxationen bei Kindern und Jugendlichen nach geschlossener Reposition und Ruhigstellung in einer Schiene für allenfalls zwei Wochen ohne sonstige Nachbehandlung folgenlos aus. Auf jede Art passiver Remobilisierungsversuche sollte verzichtet werden, da sie zu periartikulären Verkalkungen und bleibender Bewegungseinschränkung führen können.

Das Hauptproblem am Ellenbogen des Ringers ist häufig die Arthrose, zumeist in Kombination mit **Corpora libera** (Abb. 13). Ursache sind die zumeist federnd abgefangenen Stürze in den gestreckten Arm, die kraftvollen Abwehrreaktionen in der sog. Bankstellung sowie die verbotenen passiven Überstreckungen durch gegnerische Krafteinwirkung.

Ringer mit Ellenbogenbeschwerden kommen häufig erst am oder nach Ende ihrer Sportlerkarriere in die Praxis, wenn zunehmende Blockierungen den Griff zum Kopf nicht mehr erlauben. Die arthroskopische Entfernung der freien Gelenkkörper sorgt für eine ausreichende Wiederherstellung der Ellenbogenfunktion.

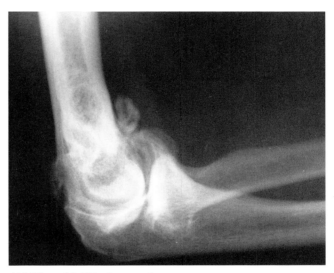

Abbildung 13: Ellenbogenarthrose.

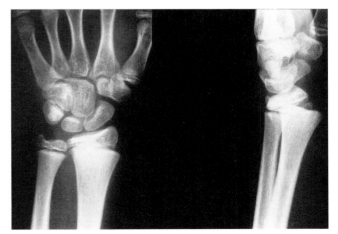

Abbildung 14: Epiphysenverletzung Handgelenk.

Beim traumatisch-induzierten Sulcus nervi ulnaris-Syndrom, teilweise mit rezidivierenden Subluxationen des Nerven nach ventral, kommt nur die operative Ventralverlagerung des Nerven in Betracht.

Hand

Frakturen an der oberen Extremität des erwachsenen Ringers zählen zu den Ausnahmen. Bei kindlichen Ringern sind neben gelegentlichen Grünholzfrakturen gehäuft Epiphysenverletzungen zu beobachten (Abb. 14).

An den Mittelgelenken der Finger kommt es immer wieder zu kompletten Luxationen (die der Aktive zumeist selbst reponiert) und Distorsionen, die oft monatelange Beschwerden verursachen. Als Therapie empfehlen sich hier Tape-Fesselungsverbände, in deren Anwendung die meisten Ringer über eigene Erfahrung verfügen (Abb. 15).

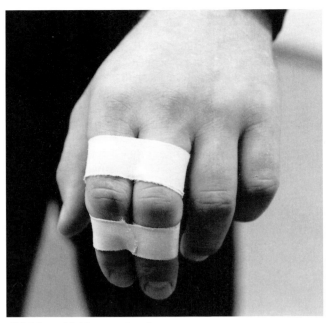

Abbildung 15: Fingerverband.

Hüftgelenk

Aus der Literatur ist eine traumatische Hüftluxation bekannt (3). Dort wird eine kurzfristige Ohnmacht durch Druck auf den Carotis-sinus-Knoten mit vollständiger «Relaxation der Muskulatur» dafür verantwortlich gemacht. Ich selbst konnte einen Fall einer kompletten traumatischen Hüftluxation durch Sturz eines wesentlich schwereren Trainingspartners gegen das in Abspreizung fixierte Bein seines Gegners beobachten. Nach geschlossener Reposition ist die Verletzung folgenlos ausgeheilt.

In meinem Kollektiv mußten mehrere ehemalige Ringer wegen einer sekundären Koxarthrose bei Zustand nach Epiphysiolysis capitis femoris lenta endoprothetisch versorgt werden. Jugendliche Ringer mit Beschwerden im Sinne eines Abgleitens der Hüftkopfkappe sind mir jedoch bisher nur zweimal bekannt geworden.

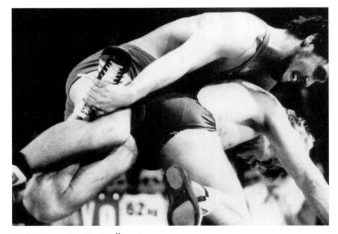

Abbildung 16: Knie-Überbeugung.

Kniegelenk

Mehr als ein Drittel aller Verletzungen beim Ringen und fast 85 Prozent aller Läsionen der unteren Extremität betreffen das Kniegelenk. Dabei hat die Häufigkeit der differenziert diagnostizierten Kniebinnentraumen in den letzten Jahren deutlich zugenommen. Dies liegt nicht so sehr an einem erhöhten Verletzungsrisiko als mehr an den verbesserten diagnostischen Möglichkeiten (CT, MRT) und der höheren Operationsrate bei Kniegelenksbeschwerden (Arthroskopie).

Das häufigste Kniebinnentrauma beim Ringen ist die Läsion des Innenmeniskus (etwa 30%), gefolgt von der des Außenmeniskus (20%) und Rissen des vorderen

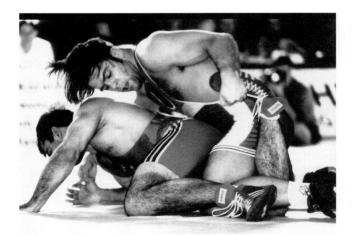

Abbildung 17: Knie-Überbeugung und Drehung.

Kreuzbandes in Kombination mit sonstigen Kniebinnenverletzungen (12%) und den isolierten Rissen des vorderen Kreuzbandes.

Schwere Verletzungen – besonders Risse des vorderen Kreuzbandes – entstehen vor allem dann, wenn Ringer sehr unterschiedlichen technischen Könnens aufeinandertreffen.

Regelmäßig wiederkehrende ringkampfspezifische Überlastungsmechanismen führen zu einer chronischen Schädigung der Menisci, so daß letztendlich ein «Bagatelltrauma» zur einklemmungsfähigen Meniskusfragmentation und zur Notwendigkeit einer arthroskopischen Operation führt.

Im klassischen Stil führen Standbeinbelastungen, bei denen das mit dem Fuß auf der Matte fixierte Bein passiven Rotations- und Adduktionsbelastungen der Kniegelenke ausgesetzt wird, im freien Stil sowohl die (erlaubte) passive Überbeugung des Kniegelenkes (Abb. 16) als auch die (verbotenen) Rotationsmechanismen durch schraubenzieherartiges Drehen am Fuß des Gegners zu schrittweiser Schädigung der Menisci (Abb. 17).

Bei der seltenen zumeist blande verlaufenden Bursitis praepatellaris kommt nur die Bursektomie in Betracht. Die beim Ringer immer wieder zu beobachtende Ablederungsverletzung des Unterhautfettgewebes ist zumeist im Übergangsbereich zwischen Patella und Oberschenkel lokalisiert. Hartnäckig rezidivierende Ergüsse machen eine großflächige operative Revision mit Fixierung der Wundflächen und eine Sportpause von sechs Wochen erforderlich. Knorpelschäden und röntgenmanifeste Gonarthrosen bilden beim Ringer eher die Ausnahme.

Fuß

Die Verletzungen am oberen Sprunggelenk betreffen vor allem die Läsion des lateralen Bandapparates. Der funktionellen Therapie mit Reha-Stiefel, Schiene oder Tapeverbänden wird der Vorzug gegeben. Ursache dieser Verletzungen sind neben ringsportspezifischen Supinationstraumen (Mattenlücke!, Mattenrand) vor allem das Aufwärm- und sonstige «begleitende» Training mit Volleyball, Basketball und Hallenfußball. Das Ballspielen mit weichen Ringerstiefeln ist auch als Ursache für die relativ häufigen Distorsionstraumen am Großzehengrundgelenk zu nennen, die zu schmerzhafter und therapeutisch kaum beeinflußbarer Hallux rigidus-Bildung führen können.

Prophylaxe

Der aktive **Ringkampf ist ohne Verletzungen nicht möglich.** Das Verletzungsrisiko läßt sich jedoch minimieren, wenn das Erlernen und Beherrschen der sportartspezifischen Techniken, das regelmäßige Trainieren der motorischen Grundeigenschaften sowie das Vermeiden einer übermäßigen Gewichtsreduktion («Abkochen») gefordert und erreicht werden. Weiter ist das korrekte Einhalten der zum Schutz der Athleten aufgestellten Regeln und deren konsequente Überwachung durch das Kampfgericht ebenso wichtig wie das Einhalten der Regeln der Hygiene (keine Kampffortsetzung mit blutenden Wunden, Desinfektion der Matte, kein Ringen mit infektiösen Hauterkrankungen).

Im Jugend- und Kindesalter sollten gefährliche Techniken und stark belastende Übungen (z.B. «Brückenkreisen») unterbleiben und *gefährliche Griffe verboten werden.*

Die Anwesenheit eines Arztes am Mattenrand wäre außerordentlich wünschenswert. Allerdings müßten diesem dann weiterreichende Befugnisse (z.B. das Recht, einen Kampf aus gesundheitlichen Gründen abzubrechen – vgl. Boxen!) eingeräumt werden.

Auch vermeintliche «Bagatellverletzungen» (besonders im Bereich der Halswirbelsäule) bedürfen einer sorgfältigen ärztlichen Diagnostik und Therapie.

Eine ausreichende Sportpause und Rehabilitation nach Verletzungen sollten selbstverständlich sein.

Der Arzt am Mattenrand

Bei einer maximalen Verletzungszeit von zwei Minuten sind vom Arzt auf der Matte vor allem *Kenntnisse der typischen Verletzungen* und deren Einordnung bzw. Therapie gefordert.

Bei Ohnmacht durch (verbotenen!) gegnerischen Druck auf den Carotis-sinus-Knoten muß die stabile Seitenlage und eine Verhinderung einer Verlegung der Atemwege durch die zurückfallende Zunge erfolgen. Der Arzt sollte den Rat zum Kampfabbruch geben.

Bei Rippenverletzungen ist vor allem die Frage an den Athleten wichtig, ob er weiterringen kann. Eine Therapie auf der Matte ist ohne wesentliche Erfolgsaussicht, lokale Eisanwendung aber kann die Schmerzen wenigstens mildern.

Bei Verletzungen der HWS muß vor allem eine Prüfung der klinischen Neurologie der oberen Extremitäten (Sensibilität?, Motorik?) erfolgen ggf. Rat zum Kampfabbruch und zur weiterführenden Diagnostik.

Blutende Wunden am Kopf werden möglichst unter Kompression mit zirkulären Tapestreifen verschlossen und erst nach dem Kampf medizinisch korrekt versorgt.

Bei Nasenbluten hilft eine Tamponade mit Watte, die ggf. in Suprarenin getränkt wird. Nötigenfalls muß die Tamponade innerhalb der Verletzungszeit mehrfach gewechselt werden.

Bei Kontusionen und Distorsionen ist Kühlung, vorsichtiges Massieren und *gutes Zureden erforderlich.* Die Verletzungszeit sollte ausgeschöpft werden.

Achtung: Nicht selten nutzen die Athleten die zweiminütige Verletzungszeit als Kampf- und Atempause.

Die Arzttasche

Entsprechend den sehr eingeschränkten Therapiemöglichkeiten benötigt der Arzt im Umfeld der Matte nur wenig medizinisches Rüstzeug: Zur Versorgung blutender Wunden sind Handschuhe, Tape und Watte (Nasentamponade), Kühlspray, Wunddesinfektionsmittel, Nahtmaterial und das notwendige Instrumentarium zur Versorgung von Platzwunden, steriles Verbandsmaterial und flüssiges Pflaster nötig. Außerdem sollte zur Gabe vor dem Kampf ein schnellwirkendes Analgetikum (z. B. Voltaren dispers), zur lokalen Infiltrationsbehandlung (z. B. knorpelige Rippen) ein Anästhetikum sowie schließlich zur Gabe bei akuten Verletzungen ein starkwirkendes Analgetikum (z. B. Tramal Tropfen) nicht fehlen.

Arzt und Athlet

Sicher ist es von kampfentscheidender Bedeutung, den Ringer durch ärztliche Maßnahmen vor und während des Kampfes «fit» zu bekommen. Wenigstens ebenso wichtig aber ist es, Verständnis für notwendige Therapiemaßnahmen einschließlich der erforderlichen Rehabilitation beim Aktiven und auch bei den Funktionären zu suchen und zu finden. Das dazu notwendige Vertrauen kann der im Ringen tätige Arzt nur mit sehr viel Verständnis für die vielfältigen Probleme dieser Randsportart erreichen.

Literatur

1. Acigoez, B., Özgen, T., Erbengi, A., Peker, S., Bertan, V., Saglam, S.: Wrestling causing paraplegia. Paraplegia, 28 (4), (1990), 265–268.
2. Böhm, H. J., Kiahashemi, A.-R.: Sportverletzungen und -schäden beim Ringen. Orthopädische Klinik und Poliklinik der Universität Düsseldorf (Hrsg.), Dissertation (1980), 69.
3. Carl, S., Seelig, C., Schönrath, C.: Traumatische Hüftgelenksluxation als seltene Verletzung im Ringen. Med. und Sport, 23 (1983), 278–279.
4. Dorenberg, E.: Epidemiologie ringsportspezifischer Verletzungen. Dissertation, München 1995.
5. Estwanik, J. J., Bergfeld, J., Canty, T.: Report of injuries sustained during the United States Olympic wrestling trials. Amer. J. of Sports Med., 6 (6), (1978), 335–340.
6. Franke, K.: Traumatologie des Sports. Stuttgart, Thieme 1980.
7. Giffin, C. S.: The wrestler's ear (Acute auricular hematoma). Arch. Otolaryngol., 111 (3), (1985), 161–164.
8. Harvey, J., Magsamen, B., Strauss, R. H.: Medical problem of wrestlers. Physician and Sports Med. Minneapolis, 15 (1), (1987), 136–148.
9. Harvey, J., Weiker, G. G.: Acute knee injury in wrestling. Physician and Sports Med. Minneapolis, 17 (11), (1989), 71–78.
10. Hess, H., Piayda, R.: Der interessante Fall. Sportverletzung – Sportschaden, 1 (1992), 24–25.
11. Jägemann, V.: Ringen 1, in Pförringer, Rosemeyer und Bär (Hrsg.): Sporttraumatologie. Erlangen, Perimed (1981), S. 80–92.
12. Jägemann, V.: Ringen, in Pförringer, Rosemeyer und Bär (Hrsg.): Sport – Trauma und Belastung. Erlangen, Perimed (1985), S. 85–100.
13. Jägemann, V.: Ringen, In Clasing, Münster und Siegfried (Hrsg.), Sportärztliche Untersuchung und Beratung. Erlangen, Perimed (1986), S. 223–226.
14. Jägemann, V.: Aus der sportmedizinischen Praxis: Erfahrungen mit der lateralen Clavicularesektion. Sportschaden – Sportverletzung, 3 (1989), 92–94.
15. Kreating, T. M.: Stress fracture of the sternum in a wrestler. Amer. J. of Sports Med., 15 (1), (1987), 92–93.
16. Kelleher, J. C., Sullivan, J. G., Baibak, G. J., Dean, R. K.: The wrestler's ear. Plast. Reconstr. Surg., 40 (6), (1967), 540–546.
17. Kersey, R. D., Rowan, L.: Injury account during the 1980 NCCA wrestling championships. Amer. J. of Sports Med., 11 (3), (1983), 147–151.
18. Lök, V., Yücetürk, G.: Injuries of wrestling. J. of Sports Med., 2 (6), (1974), 324–328.
19. McCormack, D. L., Bliss, W. R.: Rupture of the diaphragm in a wrestling match. J. Iowa Med. Soc., 73 (10), (1983), 406–408.
20. Mysnyk, M. C., Wroble, R. R., Foster, D. T., Albrigth, J. P.: Prepatellar bursitis in wrestlers. Amer. J. of Sports Med., 14 (1), (1986), 46–54.
21. Powell, J. W.: National athletic injury/illness reporting system: eye injuries in college wrestling. Int. Opthtalmol. Clin., 21 (4), (1981), 47–58.
22. Scherer, K. A., Müller, M., Sacher, W.: Deutscher Ringer-Bund Handbuch 1994/95. «Der Ringer», Niedernberg, Sacher (1994).
23. Schuller, D. E., Dankle, S. K., Strauss, R. H.: A technique to treat wrestlers' auricular hematoma without interrupting training or competition. Arch. Otolaryngol. Head Neck Surg., 115 (2), (1989), 202–206.
24. Schuller, D. E., Dankle, S. K., Martin, M., Strauss, R. H.: Auricular injury and the use of headgear in wrestlers. Arch. Otolaryngol. Head Neck Surg., 115 (6), (1989), 714–717.
25. Snook, G. A.: The injury problem in wrestling. Amer. J. of Sports Med., 4 (4), (1976), 184–188.
26. Snook, G. A.: A survey of wrestling injuries. Amer. J. of Sports Med., 8 (6), (1980), 450–453.
27. Snook, G. A.: Injuries in intercollegiate wrestling. A 5-year study. Amer. J. of Sports Med., 10 (3), (1982), 142–144.
28. Stanisch, W. D., Rubinovic, M., Armason, T., Lapenskie, G.: Posterior cruciate ligament tears in wrestlers. Ca. J. Appl. Sports Sci., 11 (4), (1986), 173–177.
29. Steinbrück, K.: Ringen 2. In Pförringer, Rosemeyer und Bär (Hrsg.): Sporttraumatologie. Erlangen, Perimed (1981), S. 93–101.
30. Strauss, R. H., Lanese, R. R.: Injuries among wrestlers in schools and college tournaments. J.A.M.A., 248 (16), (1982), 2016–2019.
31. Voigt, E.: Die Ursachen von Verletzungen und Fehlbelastungsfolgen in den Kampfsportarten (Fechten, Judo, Ringen und Boxen) anhand nationaler und internationaler Literatur. In Zentrum für Wissenschaftsinformation, Körperkultur und Sport (Hrsg.): Körperkultur und Sport. Thematische Information, Leipzig, 1988, S. 1–58.
32. Wu, W. Q., Lewis, R. C.: Injuries of the cervical spine in high school wrestling. Surg. Neurol., 23 (2), (1985), 143–147.

5.4 Sportspielarten mit Gegnerkontakt

Die Belastungsdauer in den Sportspielarten ist unterschiedlich, sie beträgt 60 Minuten beim Handball, 90 Minuten beim Fußball und kann mehrere Stunden beim Tennis betragen. Ausdauer und Schnellkraft werden zyklisch, verbunden mit der koordinativ anspruchsvollen Spielleistung benötigt. Das Niveau der Ausdauerfähigkeit bestimmt das Spieltempo. In den Sportspielarten wird das durchschnittliche Spieltempo durch Geschwindigkeitserhöhung der Spielhandlung durchbrochen. Aus energetischer Sicht ergibt sich eine Kombination von aeroben und alaktiziden Beanspruchungen. Hoher Laktatanfall sollte vermieden werden, weil dieser die Bewegungskoordination und Präzision der Spielhandlung stört. Die Spielsportarten stellen an die koordinativen Voraussetzungen hohe Anforderungen, die unter technisch-taktischem Aspekt und bei Antizipation in die Einzel- oder Mannschaftsspielleistung umgesetzt werden müssen. Ein Defizit an koordinativen Voraussetzungen läßt sich nicht durch Konditionstraining ausgleichen.

Für die Sportspielarten gibt es keine eindeutigen Vorteile seitens des Körperbaus, ausgenommen die Sportarten, wo hochwüchsige Sportler in der Mannschaft zweckmäßig sind. In den Sportspielarten überwiegen Sportler mit athletischem Körperbau. Entscheidender als bestimmte körperbauliche Merkmale ist eine variable motorische Koordinationsfähigkeit.

Zur muskulären Lockerung werden Entmüdungsvollbäder und Sauna genutzt. Die Massage gehört zum festen Betreuungsstandard in den Sportspielarten und hat in der Einleitung der Regeneration große Bedeutung. Innerhalb der Spielsaison nehmen die aeroben Leistungsgrundlagen deutlich ab, weil für deren Erhalt kaum Trainingszeit eingeräumt wird. Dies kann die Regeneration ungünstig beeinflussen und die Verletzungsanfälligkeit erhöhen.

American Football

A. Baltzer und M. Goertzen

Geschichte

American Football stellt in den Vereinigten Staaten schon seit einigen Jahrzehnten die beliebteste aller Mannschaftssportarten dar und findet auch in Deutschland von Jahr zu Jahr mehr Anhänger. Die Ursprünge des American Football liegen im Rugby-Spiel, das während der Zeit des Kolonialismus durch die Briten in die ganze Welt getragen wurde. Auf diesem Wege gelangte es auch nach Nordamerika, wo es insbesondere an den Universitäten der Ostküste eine hohe Akzeptanz fand. Von dort aus wurden Mitte des 19. Jahrhunderts Regeländerungen ersonnen, die schließlich in die Entwicklung einer eigenen Sportart mündeten. 1869 fand das erste American Football-Spiel statt, das von den Universitäten Princeton und Rutgers ausgetragen wurde.

1904/05 wurde eine entscheidende Regeländerung eingeführt, die den Vorwärts-Paß erlaubte (beim Rugby darf der Ball nur nach rückwärts weitergegeben werden). Das Spiel wurde dadurch schneller und durch die höheren Geschwindigkeiten auch verletzungsträchtiger. In den folgenden Jahrzehnten wurde eine spezifische Schutzkleidung entwickelt, die für das American Football-Spiel heute typisch ist. Neben Kraft und Ausdauer spielten zunehmend auch technisches Geschick und taktisches Verständnis eine große Rolle. 1906 wurde in der Chicago Tribune eine alarmierende Statistik veröffentlicht, derzufolge in der vorangegangenen Spielsaison 18 Todesfälle und 159 schwerste Verletzungen aufgetreten waren. Präsident Roosevelt veranlaßte daraufhin persönlich eine umfassende Regeländerung, die das Spiel entschärfen sollte. Bis 1975 waren die Zahlen der Schwerstverletzten dennoch hoch, meist auf Grund von Kopf- und Halswirbelsäulenverletzungen. Erst eine erneute Regeländerung Anfang 1976 (Helm darf nicht mehr zum Erstkontakt mit dem Gegner eingesetzt werden; einige gefährliche Blocking-Formen sind untersagt) brachte die erwünschte deutliche Reduktion der Todesfälle. Schon in der Spielsaison 1976 sanken die Zahlen der Schwerstverletzten um zwei Drittel.

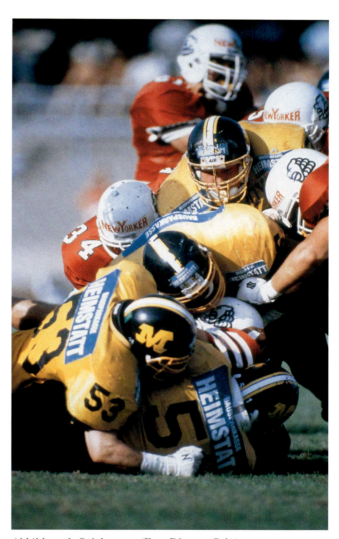

Abbildung 1: Spielszenen (Foto Dietmar Seip).

American Football wird heute in der ganzen Welt gespielt, in den USA, Kanada, Japan und Süd-Korea ist es sogar in den Schulsport integriert. In Europa wurde American Football in den siebziger Jahren eingeführt. Es entwickelte sich in den ersten Jahren zunächst im Schatten der US-Streitkräfte. Durch die Einführung der World League 1990 war in Deutschland nochmals ein sprunghafter Popularitätsgewinn zu verzeichnen. Die Stadien bei World League-Spielen waren meist ausverkauft, und die Vereine hatten einen regen Zulauf. 1994 lag die Anzahl aktiver Spieler in Deutschland bei 15 000.

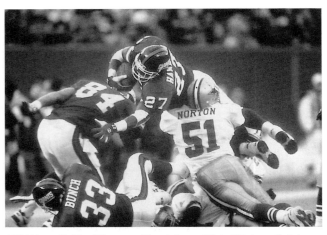

Abbildung 2: Der Weg zum Touchdown (Foto Dietmar Seip).

Epidemiologie und Risikofaktoren

In den Vereinigten Staaten sind zur Zeit etwa 1,5 Mio. American Football-Spieler registriert. Dabei treten jährlich etwa 600 000 Verletzungen auf. In den Statistiken variieren die Angaben zur Verletzungshäufigkeit aufgrund unterschiedlicher Verletzungsdefinitionen zwischen 11 und 81 Prozent. In einigen Studien werden die Trainings- oder Spielausfallzeiten als Grundlage der statistischen Erfassung gewählt, so in den Untersuchungen von DeLee und Farney (8), die ein Verletzungsrisiko von 0,509 Verletzungen pro Athlet pro Jahr errechneten. Demgegenüber beziehen sich die Erhebungen der National Football League (NFL) auf einzelne Verletzungen unabhängig von Ausfallzeiten und errechnen so das dreifache Verletzungsrisiko von 1,5 Verletzungen pro Athlet pro Jahr. Auch in der Definition der Verletzungsschwere differieren die verschiedenen Studien. Für Deutschland existieren heute noch keine Studien über Verletzungsstatistiken eines größeren Kollektives deutscher Spieler.

In der zur Zeit größten Studie zur Registrierung von Football-spezifischen Verletzungen in Deutschland durch den American Football Verband Deutschland, an der eine Vielzahl deutscher Bundesligavereine und vergleichend erstmals auch Vereine niedrigerer Spielklassen beteiligt sind, wird folgendes Schema zur einheitlichen Erfassung der American Football-Verletzungen angewendet, welches eine sinnvolle Verbindung der beiden erwähnten Systeme darstellt:

- die Gruppe der Bagatellverletzungen, auf die die große Anzahl der Prellungen, Zerrungen, Dehnungen und auch Platzwunden entfällt
- die Gruppe der ernsten Verletzungen, hierzu gehören alle behandlungsbedürftigen und krankenhauspflichtigen Verletzungen, sowie alle Unfälle, die zu einem Spielzeitausfall oder Trainingsausfall länger als eine Woche führen
- die Gruppe der fatalen Verletzungen, die Paraplegie, Extremitätenverlust oder gar Tod zur Folge haben.

Übereinstimmend wird die Häufigkeit der Trainingsverletzungen verglichen mit Verletzungen während des Spiels mit etwa 50 Prozent (40–60 %) angegeben, obwohl der Footballspieler ein Vielfaches seiner Zeit auf das Training verwendet. Dabei geschehen die meisten Unfälle in den letzten drei Monaten vor Saisonbeginn. Legt man den Berechnungen die Einsatzzeit zu Grunde, dann errechnet sich jedoch für den Spielbetrieb ein etwa 10fach höheres Verletzungsrisiko. Auch die überwiegende Anzahl an fatalen Verletzungen und Todesfällen ereignet sich im Spielbetrieb. Bei einer Analyse der trainingsassoziierten Verletzungen zeigte sich, daß 58 Prozent der Verletzungen auf Kontakt-Übungen und auf Situationen mit mehrfacher Wiederholung einzelner Trainingsteile entfielen. Das Verletzungsrisiko des einzelnen Athleten durch Voll-Kontakt-Übungen ist gegenüber Übungen ohne Körperkontakt um den Faktor 4,7 erhöht. In verschiedenen großen Studien untersuchten Cahill und Griffith (6) und Mueller und Blyth (20) gezielte Umstellungen der Trainingspläne unter Reduktion der Kontakt-Übungen auf ihre Wertigkeit für den Spielerfolg bei mehreren hochklassigen Football-Mannschaften und konnten nachweisen, daß die Reduktion der Kontakt-Übungen keine negative Auswirkung auf das Spielergebnis der Saison hatte. Im Vergleich der Mannschaften mit Trainingsumstellung gegenüber Mannschaften mit herkömmlichem Trainingsaufbau konnte interessanterweise sowohl eine Reduktion der Anzahl als auch eine Reduktion der Schwere insbesondere von Knietraumen erreicht werden. Auch die allgemeine Verletzungshäufigkeit wurde gesenkt. Die große Anzahl an Verletzungen der unteren Extremität, insbesondere Knie- und OSG-Traumen, ließ die Qualität des Spielfeldes und der Football-Schuhe als potentiellen Risikofaktor vermuten. Mueller und Blyth (21) wählten neun High School-Mannschaften in North Carolina aus, optimierten die Spielfeldoberflächen und sorgten während der Saison durchgehend für ein gepflegtes Spielfeld. Diese Maßnahmen führten zu einer Reduktion von 30,5 Prozent an OSG- und Knietraumen. Die Autoren untersuchten auch den Einfluß der Schuhform und der Untergrundverhältnisse auf die Verletzungsrate der unteren Extremität und fanden eine Verringerung vor allem bei feuchtem, rutschigen Untergrund, was sie auf die geringeren gelaufenen Geschwindigkeiten bei Regen zurückführten.

Für die Offense ergibt sich ein Anteil von 58 Prozent aller registrierten Verletzungen, jedoch sind die Ausfallzeiten für die Defense länger, was Rückschlüsse auf die Schwere der Traumen zuläßt. Innerhalb der Mannschaftsteile sind in der Offense die Running Backs mit 48 Prozent aller Verletzungen am häufigsten betroffen, was damit zusammenhängen dürfte, daß sie an praktisch jedem Spielzug direkt beteiligt sind und oft als Ballträger fungieren. Line-Spieler und Receiver weisen mit jeweils etwa 23 Prozent entschieden weniger Verletzungen auf. In der Defense findet sich eine ähnliche Verletzungsverteilung: hier betreffen 47 Prozent aller Verletzungen die Linebacker, auf das Defense Backfield entfallen lediglich 18 Prozent der Verletzungen.

Einen positiven Einfluß auf die Verletzungsstatistiken hatte nachweislich ein hoher Fitness-Level der einzelnen Spieler. Die Grundlagen hierzu werden im allgemeinen schon weit vor der Saison, im Wintertraining, gelegt und dies gemäß gängigen Trainingsplänen fast ausschließlich durch die wenig verletzungsträchtigen kontaktfreien Übungen. Im einzelnen sind hier für den American Football-Spieler vor allem intensives Krafttraining, Schnelligkeitstraining, Ausdauertraining, flexibilitätssteigernde Übungsfolgen und Stretching-Übungen zu nennen.

Schutzkleidung

Die Entwicklung der Schutzkleidung führte zu leichteren, komfortableren und sichereren Ausrüstungsteilen. Von entscheidender Bedeutung ist jedoch auch der korrekte Sitz der Schutzkleidung. Gemäß den Regeln der NCAA (National Collegiate Athletic Assoziation) muß der American Footballer während des Spiels einen Helm, Knie- und Oberschenkel-Schützer, Schulter-Polster, Hüftpolster und einen Zahnschutz tragen. Die Vollständigkeit der Ausrüstung wird vor Spielbeginn vom Schiedsrichterteam überprüft. In Deutschland wie in den Vereinigten Staaten muß ein Helm gemäß den Vorschriften der NOCSAE (National Operating Committee on Standards for Athletic Equipment) getragen werden. Der korrekte Sitz eines Football-Helmes ist für die Sicherheit des Spielers essentiell, da ein schlecht sitzender Helm die Gefahr für fatale Schädel- und Halswirbelsäulenverletzungen potenziert. Zur Auswahl stehen Helme mit Schaumstoff-Polstern und Helme mit kombinierten

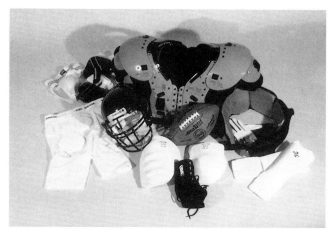

Abbildung 3: Die Ausrüstung des American Football-Spielers.

Luftkammer- und Schaumstoff-Polstern oder Flüssigkeits- und Schaumstoffpolstern. Die äußere Hülle des Helmes besteht aus einem speziellen Kunststoff (Kralite-2), der sich durch ein geringes Gewicht und eine extreme Festigkeit gegenüber hoher axialer Kraftaufnahme auszeichnet. Vor Spielbeginn sollte immer kontrolliert werden, daß die Helmschale keine Risse aufweist und die Polsterkammern ausreichend gefüllt sind. Bei korrektem Sitz des Helmes darf er sich am Kopf nur minimal um die Körperachse drehen lassen und der Spieler sollte einen gleichmäßigen Druck von allen Helmseiten, selbst von der Helmspitze aus, verspüren. Die Augenbrauen sollten ventral etwa ein bis zwei Finger Abstand zur vorderen Helmbegrenzung haben, nach dorsal darf der Helm auch bei maximaler Extension des Kopfes nicht im Nacken aufsetzen. Die Helmgitter der jeweiligen Spielerpositionen unterscheiden sich wesentlich in ihrer Schutzwirkung. So trägt der Quarterback lediglich ein leichtes Gitter, das ihm die Sicht nicht durch unnötige Gitterstangen versperrt. Ein Line-Spieler stellt dagegen völlig andere Anforderungen an das Helmgitter, für ihn steht der maximale Schutz vor Gesichtsverletzungen, auch gegen unbeabsichtigtes Greifen in die Maske, unabhängig vom Gewicht der Gesichtsmaske, im Vordergrund.

Die Wahl der Schulter-Pads (Schützer) geschieht ebenfalls vornehmlich nach den Anforderungen der verschiedenen Spielpositionen. So benötigt der Quarterback ein leichtes, kleines Schulter-Pad, das ihm vor allem die Bewegungsfreiheit für den Wurfarm beläßt. Ein Line-Spieler dagegen, der praktisch nie Ballträger ist, wird hauptsächlich Anforderungen an die Stabilität und Polsterung seiner Schulter-Pads stellen, da es auf den Line-Positionen zum Aufeinanderprallen maximaler Gewichte kommt. Entsprechend definiert sich die Auswahl für die restlichen Spielpositionen. Für die Schulter-Pads gilt darüber hinaus die gleiche Regel wie für den Helm: Die Pads müssen korrekt passen, ansonsten erhöht sich auch durch schlecht sitzende Schulter-Pads die Verletzungsgefahr für den American Football-Spieler. Insbesondere ist beim Kauf auf die vom Hersteller angegebene Schulterbreite zu achten. Außerdem sollten die Fixationszügel nicht in der Axilla schneiden, das Frontteil sollte die Mamillen bedecken und das Rückenteil die Scapula an ihrem tiefsten Stand um ein bis zwei Querfinger überragen. Der Athlet muß seine Hände problemlos über dem Kopf verschränken können. Dennoch darf das Schulter-Pad bei korrektem Sitz durch äußere Manipulationen nur minimal verschieblich sein.

Zu den restlichen Ausrüstungsgegenständen, die ein American Football-Spieler beim Spiel tragen muß, gehören Hüft-Schützer, um den vorderen Beckenkamm und die Trochanteren vor direkter Krafteinwirkung zu schützen. Zusätzlich sind Oberschenkel- und Knie-Schützer Vorschrift, die in extra hierzu in die Hose integrierte Taschen eingesteckt werden können. Damit sich diese Pads während des Spieles nicht verschieben, sollte die Footballhose eng anliegend getragen werden.

Alle Spieler müssen außerdem einen Zahnschutz tragen, den man auch vom Boxen kennt, um Zahn-, Schädel- und Zungenverletzungen zu vermeiden. Der Zahnschutz besteht aus thermoplastischem Material und läßt sich für jeden Spieler individuell anpassen.

Zusätzlich benutzen die Spieler der verschiedenen Positionen spezielle Ausrüstungsteile, die den Anforderungen an die jeweilige Spielposition entsprechen. So sind bei Quaterbacks zusätzlich Rippenschützer beliebt, Line-Spieler tragen häufig Handschuhe, um ihre Hände zu schützen. Darüber hinaus gibt es eine Vielzahl spezieller Pads für die Hände, Ellenbogen, Unterarme und Schienbeine sowie gegen laterale Krafteinwirkung auf Gelenke der unteren Extremität Knie-Protektoren, Knie- und OSG-Braces zur Prophylaxe von Supinationstraumen.

Kopf

Obwohl die Schädel-Hirn-Verletzungen des American Football-Spielers lediglich 6 bis 10 Prozent der Gesamtverletzungen umfassen, werden in den Vereinigten Staaten durch American Football mehr geringgradige Kopfverletzungen registriert als durch alle sonstigen Sportarten zusammen. Meist geschehen Schädel-Hirn-Traumata beim Football durch aktives Tackeln (43%), wenn der Spieler getackelt wird (23%), oder beim Blocken des Gegners (20%). Andere Formen von Verletzungen im Kopf- und Gesichtsbereich wie Nasenbeinfrakturen, Augenverletzungen, Platzwunden oder Prellungen sind auf Grund des Helmgitters vergleichsweise selten (<10%).

Für Kopfverletzungen ist die Problematik der statistischen Erfassung auf Grund einer Uneinigkeit der medizinischen Definitionen von Schädelhirnverletzungen

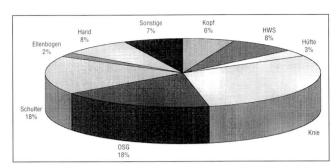

Abbildung 4: Verletzungshäufigkeit nach Körperregionen.

(SHT) gegenüber der Gesamtstatistik jedoch noch verschärft. Es existiert keine international gültige Übereinkunft bezüglich einer Einteilung der Schweregrade eines Schädel-Hirn-Traumas (SHT). Eine der gebräuchlichsten Definitionen beschreibt das Schädel-Hirn-Trauma als «ein klinisches Syndrom mit posttraumatischer sofortiger und vorübergehender Beeinträchtigung neurologischer Funktionen, wie Bewußtseinsstörungen, Sehstörungen oder Gedächtnisstörungen». Dabei entfällt die überwiegende Zahl von 90 Prozent der SHT auf die leichteste Form der Hirnerschütterung (Grad 1), bei der keine Bewußtlosigkeit und eine Amnesie unter 30 Minuten auftreten dürfen. Diese Form der Bewußtseinsstörung ist für den betreuenden Arzt jedoch der schwierigste Fall. Da diese Form des Traumas für den Football-Spieler nicht ungewöhnlich ist, werden solche Verletzungen im allgemeinen nicht gemeldet, und der Spieler nimmt am laufenden Spielbetrieb weiter teil. Da das Verletzungsrisiko eines Spielers mit retrograder Amnesie jedoch um das Vierfache erhöht ist, kann die adäquate Therapie nur ein Ausschluß aus dem laufenden Spielbetrieb sein. Insbesondere, da bei erneutem Schädel-Hirn-Trauma die Gefahr besteht, ein «Secound Impact Syndrome» zu entwickeln, welches mit einem Hirnödem einhergehen kann (Mortalität bis zu 50%). Ein aussagekräftiger Test zur schnellen Diagnose einer retrograden Amnesie ist das Abfragen des momentanen Spielstandes, den die verletzten Spieler dann nicht wiedergeben können.

Ein Schädel-Hirn-Trauma Grad 2 geht mit einer Bewußtlosigkeit unter 5 Minuten einher, die retrograde Amnesie darf nicht länger als 24 Stunden andauern. Bei dieser Verletzungsform muß unbedingt eine neurologische Untersuchung des Spielers mit Ausschluß neurologischer Defizite der Extremitäten erfolgen. Da es initial schwerfallen kann, eine Hirnblutung, die zunächst mit einer ähnlichen Symptomatik einhergehen kann, oder eine Halswirbelsäulenverletzung auszuschließen, sollte der Transport vom Spielfeld zur Behandlungseinheit mit Hilfe einer Vacuummatratze und eines Stiff-Neck erfolgen. Die komplette Untersuchung sollte nicht am Spielfeldrand, sondern in einem ruhigen Untersuchungsraum oder dem Notarztwagen durchgeführt werden. Danach muß auch bei Rückgang der akuten Symptome ein Spielverbot, je nach Verlauf der Symptomatik sogar für einige Wochen, ausgesprochen werden. Außer beim Vorliegen einer retrograden Amnesie sollte ein Ausschluß aus dem Spielbetrieb auch beim Auftreten neurologischer Auffälligkeiten und einer vestibulären Symptomatik erfolgen.

Für das schwere Schädel-Hirn-Trauma (Grad 3) gelten die gleichen Sicherheitsvorkehrungen, solange die Atemfunktion nicht gestört ist. Die Bewußtlosigkeit dauert in diesem Falle länger als 5 Minuten, die retrograde Amnesie über 24 Stunden. Um unnötige, nachträgliche Komplikationen durch dislozierte HWS-Frakturen zu vermeiden, muß ein bewußtloser Spieler immer so behandelt werden, als läge eine HWS-Fraktur vor. Solange die Atmung intakt ist und die Luftwege nicht blockiert sind, sollte der Helm zunächst belassen und erst später unter vorsichtigem Abtrennen der Gesichtsmaske entfernt werden.

Die Wiedereingliederung in den Spiel- und Trainingsbetrieb erfolgt in Abhängigkeit von der Schwere des Schädel-Hirn-Traumas und dem Verlauf der Symptomatik. So ist nach einem komplikationslosen SHT-1° eine Spielaufnahme in der ersten posttraumatischen Woche möglich. Nach einem SHT-2° ist eine Spielpause von mindestens 1 bis 2 Wochen zur Rekonvaleszenz erforderlich, bei einem SHT-3° 4 Wochen. In diesem Fall sollte eine Wiedereingliederung erst nach einem beschwerdefreien Intervall von einer Woche erfolgen.

Trotz des seltenen Auftretens schwerer Kopfverletzungen, die in Deutschland in den letzten 20 Jahren noch nicht zu gemeldeten fatalen Verletzungen oder Todesfällen geführt haben, sollte zumindest immer mit der Möglichkeit ernsthafter Komplikationen gerechnet werden.

Eine intensive Aufklärung über die Gefahren bei unsauberem Helmeinsatz, eine gut trainierte Nackenmuskulatur und ausgefeilte Tackle- und Blocking-Techniken sind der beste Schutz vor Schädel-Hirn-Verletzungen.

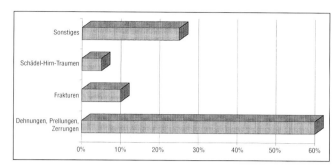

Abbildung 5: Verletzungsausmaß.

Halswirbelsäule

Berücksichtigt man die Häufigkeit des beabsichtigten oder unbeabsichtigten Kopfkontaktes des American Football-Spielers in den verschiedensten Spielsituationen, so treten Verletzungen der Halswirbelsäule mit etwa 8 Prozent vergleichsweise selten auf. An der HWS entfällt das Gros der Verletzungen auf Zerrungen und Überdeckungen der Muskulatur. Üblicherweise sind der M.sternocleidomastoideus, der M.trapezius, die Mm.rhomboidei, M.erector spinae, M.scalenus und der M.levator scapula betroffen (schmerzhafte Bewegungseinschränkung).

Durch eine traumatische Traktion oder Kompression des Plexus brachialis oder der Nervenwurzeln kommt es zu einem plötzlich einschießenden Schmerz in den betroffenen Arm, gefolgt von einem Taubheitsgefühl, Parästhesien und einer nachfolgenden Lähmung der Extremität, die jedoch nur für wenige Minuten anhält. Die Symptome werden durch eine extreme Seitausbiegung der Halswirbelsäule beim Tackeln oder Blocken oder auch beim Bodenkontakt mit dem Helm verursacht. Tritt ein solches Ereignis erstmalig auf, so ist immer eine neurologische Untersuchung indiziert, die unbedingt auch die aktive Armbeweglichkeit mit einschließen sollte.

Verletzungen der Halswirbelsäule, die mit Frakturen oder Luxationen einhergehen und Halbseiten- oder Querschnittslähmung zur Folge haben können, sind beim American Football seltene, bei ihrem Auftreten aber katastrophale Verletzungen. Im Zweifelsfall sollte eine unklare Halswirbelsäulenverletzung auf Grund der möglichen katastrophalen Folgen immer neurologisch und röntgenologisch abgeklärt werden. Gezieltes Muskeltraining für die HWS-Muskulatur ist eine sinnvolle Prophylaxe.

Schulter

Schulterverletzungen gehören beim American Football mit etwa 12 Prozent zu den häufigen Verletzungen. Das Verletzungsspektrum umfaßt AC-Gelenk-Sprengungen, Rotatoren-Manschetten-Rupturen und glenohumerale Instabilitäten. Den größten Verletzungsanteil nehmen auch bei den Schulterverletzungen die unkomplizierten Prellungen und Kontusionen ein. Der Prozentsatz hierfür liegt etwa bei 65 Prozent aller Schultertraumen. Frakturen der Schultern sind vergleichsweise selten registriert, Rotatoren-Manschetten-Risse betreffen vor allem den Quaterback. Das ständige Über-Kopf-Werfen wird zum Risiko. Eine unsaubere Tackle-Technik mit abgespreiztem Arm kann über den dabei auftretenden langen Hebel zu anterioren Luxationen oder rezidivierenden Subluxationen mit nachfolgender Instabilität führen. Eine hintere Schulter-Instabilität resultiert aus einem Fall auf den innenrotierten und adduzierten Arm oder einer direkten Krafteinwirkung auf die ventrale Schulter.

Trotz der gut gepolsterten Schulter-Schützer sind Schultereckgelenksprengungen beim American Football nicht selten. Der Verletzungsmechanismus geschieht meist durch einen direkten Stoß oder Fall auf die laterale Schulter, die dazu führen, daß die akromio-klavikularen Bänder und das korako-akromiale Band zerreißen.

Ellenbogen

Die Häufigkeit von Ellenbogenverletzungen beim American Football ist gemessen an der exponierten Stellung dieses Gelenkes bei fast allen Blocking- und Tackle-Techniken erstaunlich gering. Größere Statistiken beschreiben Ellenbogenverletzungen in nur 1,5 Prozent aller Football-assoziierter Verletzungen. Neben Frakturen, die auch in diesem Kollektiv nicht zu mehr als 20 Prozent auftreten, werden das Nervus ulnaris-Syndrom und das Auftreten freier Gelenkkörper häufiger bei Footballspielern gesehen. Instabilitäten des Ellenbogengelenkes und Verletzungen des ulnaren Kollateralbandes werden durch wiederholte Gewalt in Valgus-Streß vor allem bei Line-Spielern verursacht. Gelenk-Luxationen, meist nach posterior, drohen dem Athleten bei Stürzen auf den gestreckten Arm mit zusätzlicher forcierter Hyperextension durch einen auf den Arm fallenden Gegenspieler. Meist ist die Luxation in diesem Fall vollständig und betrifft Radius und Ulna. Bei der Untersuchung am Spielfeldrand sollte eine neurologische Testung erfolgen, da Luxationen des Ellenbogengelenkes häufig mit neurologischen Ausfällen einhergehen.

Hand

Verletzungen der Hände und der Finger gehören beim American Football zum alltäglichen Geschehen. Hierbei sind die Hände besonders dadurch bedroht, daß sie beim Blocken und beim Tackeln mit harten Ausrüstungsteilen, wie dem Helm oder den Schulterpolstern, in Kontakt kommen. Es ist davon auszugehen, daß es sich bei einem Anteil von etwa 8 Prozent Hand- und Fingerverletzungen in verschiedenen Verletzungsstatistiken um ernste Verletzungen handelt, die mit einem Spielzeitausfall einhergehen, da Prellungen und Quetschungen beim American Football zum Alltäglichen gehören.

Fingerverletzungen in Form von Kapselprellungen bis zu Gelenkluxationen werden beim American Football oft gesehen. Die Behandlung besteht hierbei neben abschwellenden Maßnahmen vor allem in funktionellen Tape-Verbänden, um einen Spielzeitausfall zu vermeiden. Sehr oft werden Risse des ulnaren Kollateralbandes des ersten Metakarpophalangealgelenkes beschrieben. Diese Form der Verletzung entsteht meist durch einen Sturz auf den hyperabduzierten Daumen oder beim Greifen mit dem Daumen unter die Polster des Gegners. Es sollte immer eine röntgenologische Kontrolle durchgeführt werden, um knöcherne Ausrisse nicht zu übersehen. Die Nachbehandlung erfolgt meist durch Tapeverbände mit Zügelung des Daumens gegen den Zeigefinger.

Auch Kahnbein-Frakturen durch Sturz auf das hyperextendierte Handgelenk gehören beim American Football zu den häufigen Verletzungen. Neben einer Handgelenk-Schwellung ist ein Druckschmerz in der Tabatiere oder eine Schmerzverstärkung bei Radialabduktion wegweisend für die Diagnose. Oft ist das erste Röntgenbild bei unverschobener Skaphoid-Fraktur zunächst unauffällig, eine Schichtaufnahme oder eine Röntgenkontrolle nach einer Woche führen aber im allgemeinen zur Diagnose.

Frakturen der Mittelhandknochen (insbesondere des fünften Metakarpalknochens) treten bei unkorrekten Blocking-Techniken auf, wenn ein Schlag mit der geschlossenen Faust oder der Handkante gegen die Schulterpolster oder Helmgitter des Gegenspielers geführt werden. Krepitationen und Schwellung führen zur Verdachtsdiagnose, die durch Röntgenaufnahmen bestätigt werden sollten. Im Falle einer unverschobenen Fraktur des 2. bis 4. Fingers kann eine konservative Behandlung erfolgen, bei verschobenen Frakturen oder einer Fraktur der Metacarpalia eins oder fünf ist zur sicheren Stabilisierung eine Osteosynthese empfehlenswert.

Prellungen des Handrückens und des Unterarmes treten beim American Football regelhaft auf und erfordern lediglich eine konservative Therapie, ohne zu einem Spielzeitausfall zu führen. Frakturen des Unterarmes treten in Form einer Parierfraktur oder einer Spiralfraktur beim Sturz auf den gestreckten Arm seltener auf.

Lendenwirbelsäule

Akute Verletzungen der Lendenwirbelsäule werden beim American Football selten gesehen. An einem unkomplizierten LWS-Syndrom, das durch die extremen Belastungen der Lendenwirbelsäule durch wiederholte Extension, Flexion und vor allem forcierte Torsionsbewegungen verursacht wird, leiden jedoch etwa 30 Prozent aller Collegespieler. Auch eine auffällige Häufung von Spondylolisthesis wurde bei amerikanischen Spielern beobachtet. Frakturen der Lendenwirbelkörper, vor allem in Verbindung mit Wirbelsäuleninstabilität, gehören zu den Raritäten.

Hüfte

Durch die straffe ligamentäre Verankerung und den ausgedehnten Muskelmantel ist die Hüftregion gut vor Frakturen und Luxationen geschützt. Daher gehören Verletzungen der Hüfte beim American Football mit nur

3 Prozent zu den Raritäten. Lediglich Hämatome des Oberschenkels und schmerzhafte Prellungen der exponierten Spina iliaca anterior superior mit der Gefahr einer Exophytenbildung nach Periost-Unterblutung treten öfter auf.

Kniegelenk

Das Kniegelenk ist mit etwa 30 Prozent das am häufigsten verletzte Gelenk. Die Verletzungshäufigkeit konnte durch das Tragen von Knie-Braces nicht gesenkt werden.

Offense und Defense Linespieler erhalten in typischen Spielsituationen öfter einen Valgusstreß durch Gegenspieler auf das Kniegelenk, so daß wegen der fehlenden rotatorischen Komponente meist isolierte Rupturen des medialen Kollateralbandes auftreten. Die Paßempfänger hingegen laufen über das Spielfeld und wechseln dabei häufig und plötzlich die Laufrichtung, was in Verbindung mit gegnerischem Kontakt durch die rotatorische Komponente zu Rupturen des vorderen Kreuzbandes führt. Eine direkte Krafteinwirkung von ventral auf die proximale Tibia bei flektiertem Knie führt dagegen eher zu einem Riß des hinteren Kreuzbandes. Dieser Verletzungsmechanismus wird auffallend häufig für Running Backs beschrieben. So kann eine exakte Anamnese bezüglich der Spielposition und des Verletzungsmechanismus die Diagnosefindung bereits wesentlich erleichtern.

Die häufigste Knieverletzung ist der isolierte Riß des medialen Kollateralbandes mit einem Auftreten bis über 30 Prozent. Bei Rupturen des vorderen Kreuzbandes ist zur Wiedererlangung der Spielfähigkeit eine operative Therapie mit Kreuzbandplastik erforderlich. Zur Prophylaxe einer durch Instabilität bedingten Arthrose sollte beim jungen Sportler immer eine operative interne Stabilisierung angestrebt werden. Das hintere Kreuzband ist selten von Verletzungen betroffen. Meniskusverletzungen werden wegen der ausgeprägten rotatorischen Elemente des Spiels mit einer Häufigkeit bis zu 30 Prozent angegeben.

Seltenere Verletzungen beim American Football sind traumatische Patellaluxationen.

Sprunggelenk

Das obere Sprunggelenk zählt mit etwa 18 Prozent zu den verletzungsanfälligen Regionen. Ernste Verletzungen wie gelenknahe Frakturen finden sich selten, über 90 Prozent der OSG-Verletzungen sind fibulare Bandrupturen. Außer dem typischen Supinationstrauma kann auch eine extreme Plantarflexion eines am Boden liegenden Spielers zu Verletzungen führen, wenn ein Gegenspieler auf den Fuß tritt oder fällt.

Literatur

1 Baker, B.E.: The effect of knee braces on lateral impact loading of the knee. Am J Sports Med 1989; 17:182–186.
2 Bauer, A.: American Football in Deutschland, unfallchirurgische Aspekte. Unfallchirurgie 1993; 19:27–32.
3 Cantu, R.C.: Head and spine injuries in the young athlete. Phys Sportmed 1989; 88:459–471.
4 Cantu, R.C.: Catastrophic spine injury in football 1977–1989. J Spine Dis 1990; 3:227–231.
5 Cox, J.S.: The fate of the acromioclavicular joint in athletic injuries. Am J Sports Med 1981; 9:50–59.
6 Cahill, B.R., Griffith, E.H.: Exposure to injury in major college football: a preliminary report of data collection to determine injury exposure rates and activity risk factors. Am J Sports Med 1979; 7:183–185.
7 DeHaven, K.E.: Meniscus repair in the athlete. Clin Orthop 1985, 198:31–35.
8 DeLee, J.C., Farney, W.C.: Incidence of injury in Texas high school football. Am J Sports Med 1992; 20:575–580.
9 Fumich, F.C.: Offensive lineman's thumb. Phys Sportsmed 1983; 11:113–115.
10 Grace, T.G.: Prophylactic knee braces and injury of the lower extremity. J Bone Joint Surg 1987; 70A:422–427.
11 Guise, E.R.: Rotational ligamentous injuries to the ankle in football. Am J Sports Med 1976; 4:1–6.
12 Halpern, B.: High school football injuries: identifying the risk factors. Am J Sports Med 1987; 15:316–320.
13 Heiser, T.M.: Prophylaxis and management of hamstring muscle injuries in intercollegiate football players. Am J Sports Med 1984; 12:368–370.
14 Hewson, G.F.: Prophylactic knee bracing in college football. Am J Sports Med 1986; 14:262–266.
15 Karpakka, J.: American football injuries in Finland. Br J Sp Med 1993; 27:135–137.
16 Linscheid, R.L.: Elbow dislocations. JAMA 1965; 194:1117–1176.
17 Maroon, J.C.: Football head and neck injuries: an update. Clin Neurosurg 1980; 27:414–429.
18 McCue, F.C.: Gamekeeper's thump: ulnar collateral ligament rupture. J Musculosceletal Med 1988; 5:53–63.
19 Moretz, A.: Oklahoma high school football injury study: a preliminary report. J Okla State Med Assoc 1978; 71:85–88.
20 Mueller, F.O., Blyth, C.S.: North Carolina high school football injury study; equipment and prevention. J Sports Med 1974; 2:1–10.
21 Norwood, L.A.: Shoulder posterior subluxation. Am J Sports Med 1984; 12:25–30.
22 Rettig, A.C.: Metacarpal fractures in the athlete. Am J Sports Med 1989; 13:567–572.
23 Riester, J.N.: A rewiew of scaphoid fracture healing in competitive athletes. Am J Sports Med 1985; 13:159–161.
24 Rowe, C.R.: Recurrent subluxation of the shoulder. J Bone Joint Surg 1981; 63A:863–872.
25 Saal, A.S.: Common American Football injuries. Sports Med 1991; 12:132–147.
26 Saal, J.A.: Rehabilitation of football players with lumbar spine injury (part 1). Phys Sportsmed 1988; 16:61–74.
27 Saal, J.A.: Nonoperative treatment of herniated lumbar intervertebral disc with radiculopathy: an outcome study. Spine 1989; 14:431–437.
28 Schneider, R.C.: Serious and fatal neurosurgical football injuries. Clin Neurosurg 1966; 12:226–236.

29 Semon R: Significance of lumbar spondylolysis in college football players. Spine 1981; 6:172–174.
30 Speer, K.P.: The prolonged burner syndrome. Am J Sports Med 1990; 18:591–594.
31 Stenger, J.: Mouthguards: protection against shock to head, neck and teeth. J Am Dent Assoc 1964; 69:273–281.
32 Teitz, C.C.: Evaluations of the use of braces to prevent injury to the knee in collegiate football players. J Bone Joint Surg 1987; 69A:2–9.
33 Torg, J.S.: The epidemiologic, pathologic, biomechanical and cinematographic analysis of football-induced cervical spine trauma. Am J Sports Med 1990; 18:50–57.
34 Torg, J.S.: The shoe surface interface and its relationship to football knee injuries. Am J Sports Med 1974; 2:261–270.
35 Wilberger, J.E.: Minor head injuries in American Football, prevention of long term sequelae. Sports Med 1993; 15:338–343.

Basketball

J. Klein

Bereits Tolteken, Maya, Inka und Azteken spielten in der Zeit etwa zwischen 800 und 1500 auf großen Plätzen ein Mannschaftsspiel, bei dem ein Ball durch einen an den Mauern senkrecht angebrachten Steinring gespielt wurde. Auch auf dem europäischen Kontinent gibt es Beispiele aus früherer Zeit, wie die Choule Picarde, ein wettkampfähnliches Ballspiel, das in der Pikardie, der Bretagne und in der Normandie gespielt wurde. Dabei mußte ein mit Stroh oder Heu ausgestopfter Lederball durch einen Reifen getrieben werden, der auf einem Pfahl befestigt war.

Erfinder und Vater des modernen Basketballspieles ist Dr. James Naismith, Sportlehrer eines Y.M.C.A-Colleges, der 1891 dieses Spiel in Springfield/Massachusetts unter ganz bestimmten Erwägungen ersann. Überall in den USA wurden vorrangig Rugby und American Football betrieben, die mit einem großen Verletzungsrisiko verbunden waren (2). Der wesentliche Gedanke war, ein «körperloses» Mannschaftsspiel zu schaffen, das dennoch den sportlichen Beanspruchungen in Technik, Schnelligkeit und Einsatz gerecht wurde. Das Spiel fand schnelle Verbreitung, und Basketball wird heute von über 300 Millionen Menschen in etwa 180 Ländern der Erde betrieben. Das als typische Hallensportart bekannte Spiel findet darüber hinaus über das Streetballspiel, wobei zwei Mannschaften mit je drei Spielern auf einen Korb spielen, eine explosionsartige Verbreitung auf der «Straße».

Oberste Voraussetzung für ein qualifiziertes Basketballspiel ist die sichere Beherrschung der Grundtechniken. Die wichtigsten technischen Elemente sind das Passen und Fangen des 600 bis 650 g schweren Balles, das Dribbeln und der Korbwurf.

Basketball ist eine Sportart mit einem äußerst komplexen Anforderungsprofil. Das Spielgeschehen konzentriert sich auf engstem Raum, die Deckung ist körpernah, und alle Aktionen werden kraftvoll und mit hohem Tempo durchgeführt. Dies erfordert ein hohes Maß an Kondition, Koordination und Reaktion sowie Schnelligkeit und taktischem Verständnis (1).

In der Vorbereitungsphase einer Saison steht das konditionelle Grundlagentraining an erster Stelle. Ziel ist in erster Linie die Verbesserung von Langzeitausdauer, Schnelligkeit, Schnelligkeitsausdauer, Sprungkraft und Beweglichkeit. Der weitere Trainingsaufbau beinhaltet das besonders wichtige Taktiktraining und das Techniktraining mit der Verbesserung von basketballspezifischen Bewegungsabläufen.

Sporttauglichkeit und Leistungsdiagnostik

Bei allen jugendlichen Kaderspielern erfolgt routinemäßig eine internistische und orthopädische Sporttauglichkeitsuntersuchung sowie eine Leistungsdiagnostik mit einer sportmedizinischen Beurteilung für den Trainer und Athleten.

Insbesondere Probleme des Bewegungsapparates sollten frühzeitig erkannt und behandelt werden. Bei den oft überdurchschnittlich großen Spielern ist besonders auf bestimmte «Schwachstellen» zu achten. Dies sind muskuläre Dysbalancen, Wirbelsäule (Skoliose und Rundrücken), Beckenschiefstand (Beinlängendifferenzen), Kniegelenk (Patella-Deformitäten und Bandlockerung), Sprunggelenk (Bandlockerung) und der Fuß (Senk-, Spreiz- oder Plattfuß).

Bei entsprechend pathologischen Befunden sollte vom leistungsmäßigen Basketballspiel abgeraten werden, um Sportschäden zu vermeiden. Gerade junge Spieler (8) klagen bereits über Schmerzen in den Kniegelenken. Während die «einfache» Chondropathia patellae noch keine Kontraindikation zur Ausübung des Basketballes darstellt, sind Patella-Deformitäten und Bandinstabilitäten bei Jugendlichen Grund genug, um von einer so gelenkbelastenden Sportart abzuraten.

Verletzungen

Basketball liegt nach einer Statistik von Hess (4) in einer Rangfolge der Unfallgefährdung im Sport nach Fußball an zweiter Stelle. Dies erstaunt, da gerade diese

Tabelle 1: Häufigkeit von Verletzungen beim Basketball (8)

Verletzungsart	m	w		gesamt
Bänderdehnung	41,2%	39,8%	268	40,7%
Bandruptur	24,1%	25,7%	162	24,6%
Gelenkkapselläsion	11,7%	18,0%	90	13,7%
Fraktur	8,2%	11,7%	61	9,3%
Prellung	9,3%	6,3%	55	8,4%
Meniskusschaden	4,0%	9,2%	37	5,6%
Platzwunden	5,5%	4,9%	35	5,3%
Sehnenzerrung	2,9%	6,3%	26	4,0%
Muskelzerrung	1,5%	1,9%	11	1,7%
Zahn ausgeschlagen	1,5%	1,9%	11	1,7%
Muskelriß	1,5%	1,5%	10	1,5%
Augenverletzung dir.	1,1%	1,0%	7	1,1%
Gehirnerschütterung	0,9%	0,1%	6	0,9%
Sehnenriß	0,9%	0,5%	5	0,8%
Zahn lockergeschlagen	0,9%	0,0%	4	0,6%
Nervenläsion	0,7%	0,5%	4	0,6%
schwere Schürfwunde	0,2%	0,0%	1	0,15%
Knorpelschaden	0,2%	0,0%	1	0,15%

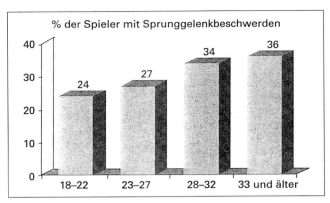

Abbildung 1: Häufigkeit von Sprunggelenkbeschwerden bei Basketballspielern.

Sportart als «körperloses» Spiel deklariert wurde. Gegen das Prinzip des körperlosen Spieles wird immer häufiger durch Schlag, Stoß und überharten Körpereinsatz verstoßen. Nach einer Untersuchung von Pfeifer (8) ereignen sich die meisten Verletzungen beim Sprung und beim Rebound.

Weitaus an erster Stelle der Verletzungstypen stehen die Bandverletzungen, vor allem des fibularen Bandapparates am oberen Sprunggelenk (9, 10) (Tab. 1).

Nach einer eigenen Untersuchung (5) beträgt die Inzidenz des Supinationstraumas beim Basketball 89,4 Prozent bei neunjähriger Sportausübung. Die enorme Belastung der Sprunggelenke resultiert außer durch die Supinationstraumen durch eine starke «Stop-and Go»-Frequenz, insbesondere der Flügel- und Aufbauspieler.

In Abhängigkeit vom «Basketballalter» klagen bis zu 36 Prozent der Spieler über chronische Beschwerden der Sprunggelenke (Abb. 1). Ursache für die chronischen Beschwerden sind nach langjähriger Sportausübung vor allem Knorpelschäden, freie Gelenkkörper und Osteophytenbildungen an der ventralen Tibia und dem Talus.

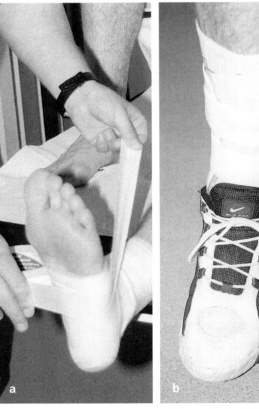

Abbildung 2: Tape-Verband (a) und Sportschuh mit Brace (b) zur Prophylaxe von Supinationstraumen.

Prophylaxe

Im Hinblick auf die hohe Inzidenz des Supinationstraumas, der Retraumen und der zunehmenden Trainings- und Wettkampfbelastung im Laufe der Karriere erhält eine konsequent betriebene Prophylaxe der Sprunggelenksverletzungen einen hohen Stellenwert. Vergleiche mit Studien aus den amerikanischen Basketball-Ligen zeigen eine deutliche Reduktion der Supinationstraumen durch Tape-oder Brace-Einsatz in Training und Wettkampf. Die prophylaktischen Maßnahmen sollten in das normale Trainingsprogramm integriert werden. Es können drei verschiedene Arten der Prophylaxe unterschieden werden: passive Maßnahmen (hohe Schuhe, Tape, Brace), aktive Maßnahmen (Verbesserung der Propriozeption) und eine Technikverbesserung (sportartspezifisch).

Passive Maßnahmen wie Tape, Brace oder verstärkte Innenschuhe reduzieren das Bewegungsausmaß im oberen Sprunggelenk vor allem für die Supination (Abb. 2). Allerdings reduziert der passive Schutz auf Dauer die mechanische Belastbarkeit des fibularen Bandapparates und führt zu einer Schwächung der dynamischen Stabilisatoren. Nach Untersuchungen von Hanlon (3) verliert ein Tape-Verband nach 20 Minuten etwa 40 Prozent seiner primären Haltbarkeit, so daß in der Halbzeit der Tape eigentlich erneuert werden müßte.

Lateral stabilisierende Schuhe (z. B. Adimed stabil) führen außer zu einer Einschränkung der Supination auch zu einer Minderung der Plantarflexion, so daß die Sprungkraft zu sehr reduziert wird. Alle passiven Stabilisatoren sollten zwar das «Umknicken» verhindern, dabei aber nicht die Plantarflexion und Sprungkraft einschränken.

Aktive Maßnahmen zur Koordinationsverbesserung und Propriozeption, z. B. auf dem Kreisel, dem Trampolin oder der Fastex-Matte (Abb. 3) sind entscheidend, werden aber in der Praxis oft vergessen. Die reflektorische Anspannung der Peroneus-Muskeln ist z. B. nach einer Außenbanddistorsion langsamer als auf der gesunden Seite und muß trainiert werden. Aufgrund der synergistischen Verkettung von Peroneus-Muskeln und Hüftabduktoren sollte die gesamte kinetische Kette gekräftigt werden (7). Die Kräftigung der Peroneus-Muskulatur und der Hüftabduktoren kann problemlos in das normale Krafttraining integriert werden.

Die Koordinationsübungen sollten vor dem Training durchgeführt werden, da nach dem Training eine Ermüdung der Neurone vorliegt. Ideal wäre das Training auf dem Kreisel täglich zu Hause oder vor dem Wurf- und Krafttraining. Mit der Fastex-Matte werden Koordinationsprobleme erkannt und können gezielt trainiert werden.

Analyse und Verbesserung der Technik können zu einer weiteren Reduktion des Verletzungsrisikos beitragen. Der Trainer oder Physiotherapeut kann durch Videoaufnahmen mögliche Technik-Fehler finden, die ein Supinationstrauma begünstigen. Sommer (10) fand bei Basketballspielern eine nicht axiale Absprungbewegung und eine Inversionshaltung des Fußes bei der Landephase.

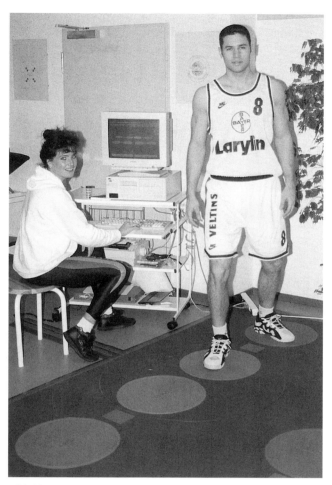

Abbildung 3: Koordinationsmessung auf der Fastex-Matte.

Aufgaben des Mannschaftsarztes

Das Tätigkeitsfeld des Mannschaftsarztes umfaßt alle Bereiche der Medizin. Bei der Prophylaxe von Verletzungen muß er Kenntnisse über Tape-Techniken und Dehnungsübungen besitzen, aber auch Elektrolyte kontrollieren und evtl. substituieren können. Während der Vorbereitung und während des Wettkampfes ist ein guter klinischer Diagnostiker gefragt, um an Ort und Stelle darüber entscheiden zu können, ob ein Spieler mit einer Verletzung noch weiter trainieren oder spielen kann oder ob sofort weitere Abklärung z. B. Röntgen notwendig ist. Über die Verordnung der entsprechenden Therapie hinaus besteht die Tätigkeit des Mannschaftsarztes auch in der Beratung der Spieler und des Trainers bei der Planung der Freizeitgestaltung, der Schlafphasen, von Reiseabläufen und des Tagesplanes. Über die medizinischen Kenntnisse hinaus wird während längerer Maßnahmen ein erhebliches Organisationsvermögen verlangt.

Tabelle 2: Erkrankungen und Verletzungen während der Olympiaqualifikation und der Olympischen Spiele 1992

Internistisch:	n
– Gastroenteritis	10
– Fiebriger Infekt	2
– Migränekopfschmerz	2
– Magenschmerzen	2
Traumatologisch:	
– Schwere Kontusion	6
– Sprunggelenksdistorsion	2
– Augenbrauenplatzwunde	2
– Ansatztendinose	4
– Lumbago	1
– Kniedistorsion	1

Die Erkrankungen und Verletzungen während der Qualifikation zur Olympiade (Tab. 2) zeigen, daß der Mannschaftsarzt nicht nur Traumatologe oder Internist sein sollte. Für alle medizinischen Bereiche sind fundierte Grundkenntnisse zu fordern, da der Mannschaftsarzt nur in Ausnahmefällen auf die Hilfe eines Spezialisten zurückgreifen sollte. Eine breite Ausbildung als Grundlage für die weitere sportmedizinische Spezialisierung ist anzuraten. Entsprechend der zu behandelnden Traumen und chronischen Beschwerden erleichtern fundierte Kenntnisse über den Bewegungsapparat das ärztliche Handeln.

Literatur

1 Bohus, J.: Der Basketballsport. Prakt. Sport – Traumatologie und Sportmedizin 1989; 4:2–6.
2 Cremer, L.: Faszination Basketball. Bremerhaven, Nordwestdeutsche Verlagsgesellschaft, 1991.
3 Hanlon, T.: Trainers debate merits of ankle braces and tape. Coaching Women's Basketball. Champaign 1988; I:26–30.
4 Hess, H. (Hrsg.): Sportverletzungen. München, Luitpoldwerke, 1986, 4. Auflage.
5 Klein, J. et al.: Sportfähigkeit und Ergebnisse nach fibularer Bandruptur des oberen Sprunggelenkes beim Basketball-Leistungssportler. Sportverletzung – Sportschaden 1993; 7:36–40.
6 Klein, J.: Aufgaben des Mannschaftsarztes beim Baketball. TW Sport und Medizin 1995; 7:170–176.
7 Nicholas, J. A., Maino, M.: The relationship of injuries of the leg, foot and ankle to proximal tigh strength in athletes. Foot & Ankle 1987; 7:218–228.
8 Pfeifer, J. P., Gast, W., Pförringer, W.: Traumatologie und Sportschaden im Basketballsport. Sportverletzung – Sportschaden 1992; 6:91–100.
9 Riel, K.-A., Bernett, P.: Sportverletzungen und Überlastungssyndrome im Frauenbasketball. Prakt. Sport-Traumatologie und Sportmedizin 1989; 4:8–13.
10 Sommer, H. M.: Disposition zur Sprunggelenksverletzung beim Basketballspiel. Deutsche Zeitschrift für Sportmedizin 1983; 8:254–257.

Eishockey

C. Huyer und D. Hämel

Eishockey gilt als die härteste Sportart, führt jedoch nicht die verschiedenen Verletzungsstatistiken an.

Es werden Sprintgeschwindigkeiten von über 40 km/h erreicht. Schnelligkeit und Aggressivität, sowie Terrain und Ausrüstung führen zu sportartspezifischen Verletzungsmustern.

Medizinische Probleme

Die hohe Spielgeschwindigkeit erfordert von den Spielern ein ausgeprägtes Maß an Aktions-, Reaktions- und Kraftschnelligkeit mit der Fähigkeit, schnell zwischen Stopp-and-Go-Bewegungen zu wechseln, abrupt abzubremsen, wieder zu beschleunigen und flinke Richtungswechsel und Bogenläufe auszuführen.

Die Aggressivität zeigt sich in der Verletzungshäufigkeit und dem Verletzungsmuster, nimmt mit der Dauer des Spieles zu und ist von der Mentalität junger ehrgeiziger Sportler abhängig.

Nur ein ausgezeichnet trainierter Spieler mit hohen koordinativen Fähigkeiten, der über ein hervorragendes schlittschuhläuferisches Können, eine ausgefeilte Technik im Umgang mit dem Spielgerät (Schläger und Puck), sowie Konzentrationsvermögen und Verständnis für Spieltaktik, aber auch Fairneß besitzt, wird sein und das Verletzungsrisiko von Gegner und Mitspieler minimieren können.

Das hohe motorische Beanspruchungsprofil erfordert von den Eishockeyspielern eine sportartspezifisch ausgerichtete Schnelligkeits- und Kraftausdauer, um diese intensiven zyklischen und azyklischen Bewegungsabläufe durchzuführen und dabei noch Spielwitz aufzubringen und sich auf unterschiedliche Situation einzustellen. Mit nachlassender Kondition und damit Konzentration nimmt die Verletzungshäufigkeit überproportional zu.

Die Eisfläche und die umgebende Bande sind für einen großen Teil der spezifischen Verletzungen verantwortlich, da zum einen sehr hohe Geschwindigkeiten durch extreme Gleittechniken (modernes Powerskaten) beim Kampf um die Hartgummischeibe erreicht werden, es zum anderen aber durch die Bande bei entsprechender Gegnereinwirkung zu hohen Anprallverletzungen kommen kann.

Stock- und Hartgummischeibe können Schlag- oder Stichverletzungen, bzw. Prellungen und Platzwunden, bis hin zu knöchernen Verletzungen, durch den mit höchster Geschwindigkeit aufprallenden Puck hervorrufen.

Neben Trainingszustand, Spielverständnis, bzw. Disziplin des Akteurs, sind es vor allem die Ausrüstung und das richtig angewandte Regelwerk, die das Verletzungsrisiko minimieren können. Durch moderne Ausrüstungstechnik (Kunststoffe, Schlittschuhe, Fortschritte in der Fertigung und damit Qualität) und bessere Schulung der Schiedsrichter (nahezu professionelle Ausbildung, Einführung eines 3. Schiedsrichters), ließen sich die Zunahme in der Athletik, Schnelligkeit und Aggressivität in den letzten Jahren egalisieren.

Verletzungen

Kopf

Die häufigsten Verletzungen ereignen sich im Bereich von Gesicht, Halspartie und Schädel. In der Regel handelt es sich um Platz-, Schnitt- und/oder Rißwunden, ohne knöcherne Beteiligung, die unmittelbar im Eisstadion versorgt werden, und ein Weiterspielen gestatten. Sie gelten als Bagatellverletzungen und gehen häufig in Statistiken nicht ein.

Schwere gedeckte Schädel-Hirntraumen sind, aufgrund der modernen Helme eine Rarität. Leider konnte noch nicht durchgesetzt werden, daß auch von Profis Halbvisiere getragen werden müssen, so daß sich vereinzelte schwere Verletzungen des Gesichtsschädels (Jochbeinfrakturen, Mittelgesichtsfrakturen) und auch der Augen (Orbitabodenverletzungen, Blow-out-Fractures) mit Visusstörungen ereignen.

Diese Verletzungen könnten mit den Gitterhelmen nahezu völlig vermieden werden.

Untere Extremität

Die Verletzungen der unteren Extremität, allen voran die Kapselbandverletzungen des Kniegelenkes, folgen in der Statistik an zweiter Stelle.

Dabei ist die isolierte Ruptur des medialen Seitenbandkomplexes, ausgelöst durch ein Valgustrauma während eines Zweikampfes, die häufigste Verletzung. Nach Diagnosestellung und Ausschluß von Begleitverletzungen (evtl. mittels NMR) heilt die Seitenbandruptur unter konservativer Therapie (Bewegungsorthese) meist folgenlos aus.

Sind die das Gelenk treffenden Kräfte höher, kommt es zu zusätzlichen Kniebinnenverletzungen (Meniskus- und Kreuzbandrupturen).

Diese erfordern eine invasivere Therapie und längere Rekonvaleszenzzeiten. Gerade bei diesen schweren Verletzungen muß auf völlige Wiedererlangung der konditionellen und koordinativen Voraussetzung geachtet werden, um eine erfolgreiche Reintegration in die Mannschaft zu erreichen, und das erneute Verletzungsrisiko zu minimieren.

Patellafrakturen, bei direkten Anpralltraumen gegen die Bande, sind wegen der deutlich verbesserten Schienen eher selten. Häufiger finden sich direkte Kontusionsverletzungen durch Puck oder Stock im Schuhrandbereich bis hin zu Frakturen, die vor allem im Fußwurzel- und Mittelfußbereich zu langen Rekonvaleszenzzeiten führen.

Muskelverletzungen durch direkte Kontusion im Wadenbereich, Zerrungen der Adduktoren durch weite Ausfallschritte betreffen vor allem Torhüter. Die Verletzungen können durch entspechende Trainings- und Dehnungsprogramme verhindert werden.

Weichteilkontusionen sind durch den intensiven Gegnerkontakt häufig, haben jedoch meist keine schädigende Auswirkung.

Obere Extremität

An der oberen Extremität stehen die Verletzungen des Schultereckgelenkes im Vordergrund. Der Sturz auf die Schulter und den gestreckten Arm oder der direkte Anprall an die Bande sind die Unfallmechanismen. Aber auch Schulterluxationen (durch direkten Gegnerkontakt) finden sich in der Verletzungsstatistik. Daraus resultierende posttraumatische rezidivierende Luxationen können eine invasive Therapie und lange Sportpausen bis hin zur Invalidität nach sich ziehen.

Clavikulafrakturen durch Puckkontusionen oder Stockschläge sind durch Schulterprotektoren seltener geworden.

Wenn der Ellbogenschutz verrutscht, kommt es häufig zu traumatischen Bursitiden der Ellbogengelenke.

Kontusionsverletzungen der Unterarme durch Stockschläge am Übergang Ellbogenschutz-Handschuh sind häufig ohne nennenswerte Auswirkungen. Direkte Kontusionen von Puck oder Schläger können Frakturen der Finger und Metacarpalknochen hervorrufen.

Zu Scaphoidfrakturen kommt es durch Checks gegen die Bande, wenn der Spieler versucht, als Schutz die Hände nach vorn zu bringen und es somit zu Hyperextensions- oder Flexionstraumen der Handgelenke kommt.

Rumpf und Wirbelsäule

Verletzungen im Rumpf- und Wirbelsäuenbereich sind im Eishockey selten. Direkte Checks von hinten gegen die Bande, die zu sehr schweren HWS-Kontusionen führen können, werden strikt und unnachgiebig geahndet und bestraft.

Rippenprellungen oder Frakturen entstehen auch durch direkten Kontakt mit dem Gegner oder Kontusionen durch den Puck, sind jedoch selten und heilen meist folgenlos aus.

Weit größere Probleme bereiten muskuläre Dysbalancen der Wirbelsäule, die zum einen durch die ständig unphysiologisch vornübergeneigte Haltung, zum anderen durch die oft vernachlässigte Bauch- und Rückenmuskulatur bedingt sein können.

Prophylaxe

Prophylaktische Maßnahmen ergeben sich aus der Beachtung. Es dürfen nur Spieler zugelassen werden, die in einem einwandfreien Gesundheits- und exzellenten Trainingszustand sind. Dabei sollten Mannschaftsarzt und Trainer unbedingt zusammenarbeiten.

Gerade nach schweren Verletzungen ist es wichtig, den rechten Zeitpunkt des Wiederbeginns aufeinander abzustimmen, um sofortige erneute Verletzungen zu vermeiden.

Eine sorgfältige und ausreichende Saisonvorbereitung, besonders im konditionellen und Kraftbereich bereits in den Nachwuchsmannschaften ist eine gute Verletzungsprophylaxe.

Ein Augenmerk muß dabei auf ein ausreichendes Krafttraining für Bauch- und Rückenmuskulatur gerichtet werden.

Auf einen einwandfreien Zustand der Eisfläche und der Bande ist zu achten. Mängel sollten vom Mannschaftsarzt angesprochen werden.

Es besteht Helmpflicht, leider im Erwachseneneishockey noch keine Visierpflicht. Wir sollten in den Vereinen versuchen, zumindest eine Halbvisierpflicht zu erreichen – auch in den Hobbyligen!

Die Aufgabe des Mannschaftsarztes ist es, auf individuelle Ausrüstungsmängel hinzuweisen. So werden Ellbogenschützer aus Bequemlichkeit oft zu locker angelegt und somit Bursitiden bei Stürzen verursacht.

Viele Spieler durchtrennen die Verbindungslasche zwischen Daumenfach und Kunststoffschale, was bei Puckkontusionen nicht selten zu Frakturen des Daumenendgliedes führt.

Defekte Schutzausrüstung muß ausgetauscht werden, auch wenn dies kostspielig ist. In den letzten Jahren ist auf eine korrekte Ausbildung der Schiedsrichter großer Wert gelegt worden. Die Regeln sind so verändert worden, daß der Schutz der Gesundheit der Spieler über allem steht.

Dies hat zu einer Senkung der Verletzungshäufigkeit beigetragen.

Literatur

1 Bader, R., Engelhardt, M., Jeschke, D.: TW Sport + Medizin 6.6.386–396 (1994).
2 Hartge, S.B., Galm, R.: TW Sport + Medizin 6.6.397–400 (1994).
3 Hayes, D.: An injury profile for hockey. Canadian Journal Application. Sport Sciences 3:61 (1978).
4 Verletzungen beim Eishockey Hipp e.a. Prakt. Sporttraumatologie 4/86 S. 8–12.
5 Hipp, E. e.a.: Ist Eishockey ein gefährlicher Sport? Fortschr. Med. 4:57 (1985).
6 Mang, W.R.: Häufigkeit und Art der Verletzungen beim Eishockey. Fortschr. Med. 4:197 (1977).
7 Sim, F., Simonet, W.: Ice hockey injuries. Am J. Sports Med 15:1.
8 Smasal V., Pförringer, W.: Eishockeyverletzungen. Untersuchungen der höchsten bundesdeutschen Spielklasse. Sportverletzung – Sportschaden 4: 181.

Fußball

R. Biedert

Fußball ist die am meisten praktizierte Sportart der Welt. Nach Schätzungen sind etwa 40 bis 60 Prozent aller Sportverletzungen auf den Fußball zurückzuführen (10, 16, 19, 22, 25–30, 33). Trotzdem liegt der Verletzungsfaktor (Sportverletzte in % pro organisierte Sportler in %) zum Beispiel deutlich hinter Rugby, Basketball oder Eishockey zurück (33).

Becken

Probleme im Bereich der Leiste, des ventralen und dorsalen Beckenringes sowie der Adduktoren gehören mit etwa 25 Prozent aller Verletzungen zu den häufigsten Beschwerdebildern beim Fußballer (10, 14, 20). Die daran beteiligten Strukturen bilden immer eine funktionelle Einheit. Die ätiologischen Ursachen sind häufig multifaktoriell. Es lassen sich akute Traumata (z. B. Zerrungen) von den Fehlbelastungsfolgen (z. B. Insertionstendinosen) unterscheiden (5).

Leistenregion

Weiche Leiste

Die Ursachen liegen in einer ungenügenden Ausbildung der seitlichen Abdominalmuskulatur, insbesondere bei gleichzeitigem Hochstand des M.obliquus internus (5). Die Beschwerden äußern sich durch Schmerzen bei Anstrengungen sowie bei Husten. Palpatorisch können meistens beidseitig auftretende, schmerzhafte Zonen lateral des M.rectus abdominis und proximal des Lig.inguinale gut abgegrenzt werden. Chronische Schmerzen in der gleichen Region können auch durch einen Riß in der Faszie des M.obliquus externus, kombiniert mit einem weiten äußeren Leistenring, auftreten (15).

Iliopsoas-Syndrom

Der Iliopsoas ist der wichtigste Beuger des Oberschenkels und praktisch bei allen typischen Bewegungsmustern des Fußballers integriert. Verletzungen des M.iliopsoas und seiner Sehne werden meist durch eine Zerrung oder ein Hämatom ausgelöst (23). Die belastungsabhängigen Schmerzen treten ein- oder beidseitig auf und lokalisieren sich etwas weiter lateral der weichen Leiste, vermehrt in der Tiefe und oft kombiniert mit Ausstrahlungen nach distal in Richtung des Trochanter minoris. Die antiinflammatorische Therapie (inkl. lokale Injektion) bildet zusammen mit Dehnungsübungen die Behandlung der Wahl.

Ventraler Beckenring

Insertionstendinose des M.rectus abdominis

Bei sehr schmalem Einstrahlungsbereich der Sehne des M.rectus abdominis am Tuberculum pubicum können wegen der repetitiven lokalen Überbelastung chronische Entzündungsreaktionen entstehen (5). Die Therapie besteht anfänglich aus entzündungshemmenden Medikamenten sowie lokalen Infiltrationen, beim Versagen der konservativen Maßnahmen in einer Verbreiterungsplastik des Einstrahlungsgebietes (5).

Symphysen-Syndrom

Scherkräfte auf die Symphyse entstehen beim Fußballer v. a. im Einbeinstand, wenn die Hüftrotation auf dem Standbein blockiert und die Gegenseite in der Hüfte flektiert ist (Abb. 1). Im schlimmsten Fall kann so eine Beckenringlockerung mit Symphysendehiszenz und entsprechenden Kontrakturen in den beckenstabilisierenden Muskeln entstehen. Die exquisite lokale Druckdolenz sowie osteolytische Zonen auf dem Röntgenbild weisen auf die Diagnose (Abb. 2). Bei radiologisch ve-

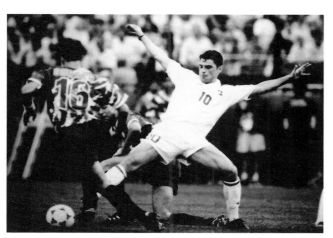

Abbildung 1: Starke Belastung der Symphyse beim Spreizschritt im Einbeinstand und Abduktion des Spielbeines.

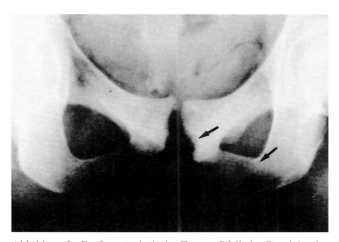

Abbildung 2: Große osteolytische Zonen (Pfeil) im Bereiche der Symphyse und dem Os pubis.

rifizierter Beckenringlockerung empfiehlt sich neben Kräftigung der stabilisierenden Muskulatur das Tragen eines Beckengurtes.

Adduktorensyndrom

Das klassische Beschwerdebild der Leistenschmerzen betrifft die Adduktorenmuskeln mit Schmerzen auf der Oberschenkelinnenseite, am unteren Beckenring, im Versorgungsgebiet des N.obturatorius sowie Ausstrahlungen nach distal. Am häufigsten sind dabei der M.adductor longus sowie der M.gracilis betroffen. Die physiotherapeutische lokale Behandlung ist v. a. zu Schmerzbeginn erfolgreich; im chronischen Zustand hilft oft nur die operative Revision (Muskelsehnenrelease) (5, 18).

Iliosakralgelenk

Analog zur Symphyse können auch Scher- resp. Kompressionskräfte auf das ISG einwirken. Verletzungen entstehen meistens bei blockierter Hüftflexion, wo die einwirkenden Rotationskräfte vermehrt auf das anliegende ISG und die Symphyse verteilt werden (34). Eine besondere Gefährdung besteht bei gleichzeitiger Hyperlordose durch eine Verkürzung der Iliopsoasmuskulatur. Durch gezielte Manualtherapie kann das Gelenk deblockiert werden, worauf meistens spontan auch die Adduktorenprobleme verschwinden.

Muskelverletzungen

Quadriceps und Hamstrings sind beim Fußballspiel die wichtigsten Muskelgruppen. Der Quadriceps spielt eine wichtige Rolle beim Springen und Schießen, während die Hamstrings beim Rennen, beim Abbremsen des Beines nach einem Schuß sowie bei der Kniestabilisierung wirken. Muskelverletzungen entstehen durch äußere Gewalteinwirkung (Kontusion) oder durch lokale Überbeanspruchung. Muskelverletzungen, die in den ersten Minuten des Spieles auftreten, sind meistens auf ungenügende Vorbereitung (Aufwärmen, Stretching) zurückzuführen. Verletzungen gegen Ende der Spieldauer entstehen durch lokale Elektrolytveränderungen, Glykogenmangel sowie Anreicherung von Milchsäure, die zu neurophysiologischen Störungen in der Muskulatur führen (31).

Die Therapie sowie der gesamte Rehabilitationsverlauf werden bestimmt durch die exakte Diagnose. Im Vordergrund steht die Hämatomresorption, die Schmerzbekämpfung sowie die Normalisierung des Muskeltonus. Bei Zerrungen und Muskelfaserrissen wird die verletzte Stelle primär komprimiert und gekühlt. Eine Infiltrationstherapie mit dem Ziel, den Muskeltonus zu senken, wird empfohlen (24). Die Physiotherapie besteht aus Elektrotherapie, Lymphdrainage, Muskeldehntechniken und PNF-Training. Das sportartspezifische Training beginnt bei Schmerzfreiheit.

Sprunggelenk

Das obere Sprunggelenk ist beim Fußball eines der wichtigsten Bewegungszentren mit hohen biomechanischen und propriozeptiven Anforderungen. Etwa 30 Prozent aller Verletzungen im Fußball betreffen den Sprunggelenksbereich, wobei hauptsächlich das obere Sprunggelenk sowie die Achillessehne hervorzuheben sind (3, 15).

Laterale Bandstrukturen

Die Ruptur der lateralen Ligamente ist die häufigste Sportverletzung und meist Folge eines Supinationstraumas. Die ausgedehntesten Verletzungen entstehen bei gleichzeitiger Plantarflexion, da die Bänder in dieser Fußposition biomechanisch schlecht ausgerichtet sind und die bestehende anatomische Schwachstelle dadurch noch anfälliger wird. Diagnostisch entscheidend für eine vermehrte Aufklappbarkeit ist in erster Linie die klinische Untersuchung, da die gehaltenen Aufnahmen oft falsch negative Befunde vortäuschen. Partielle Läsionen werden unter physiotherapeutischer Führung konservativ behandelt. Komplette Kapselbandrupturen werden mit Vorteil operativ versorgt, um dem Gelenk die beim Fußballspiel unbedingt benötigte optimale Stabilität zu gewährleisten. Eine frühfunktionelle, sportartspezifisch ausgerichtete Rehabilitation ermöglicht die Trainingsaufnahme nach spätestens 4 bis 6 Wochen. Tapeverbände sind anfänglich nach konservativer und operativer Therapie bei der Wiederaufnahme des Sportes empfehlenswert.

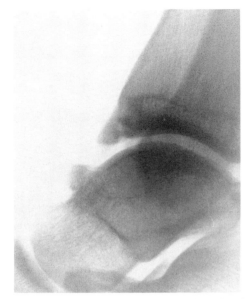

Abbildung 3: Ausgedehnte Osteophyten ventral an der Tibiakante und dem Talus.

Vordere Syndesmose

Die Häufigkeit einer isolierten Verletzung der vorderen Syndesmose liegt bei etwa 5 Prozent aller Sprunggelenksläsionen (11, 17). Sie ist aber eine sportartspezifische, im Fußball prozentual vermehrt feststellbare Verletzung. Von den verschiedenen Verletzungsmustern ist die Pronations-/Eversionsbewegung dominant. Die klinische Untersuchung zur Diagnosestellung ist weit anspruchsvoller als bei den lateralen Kapselbandläsionen. Die Röntgenübersichtsaufnahmen sind häufig normal und machen eine Arthrographie, eine Computertomographie oder eine Magnetresonanzuntersuchung notwendig. Partielle Läsionen werden mehrere Wochen mit einem stabilen Verband und evtl. Stockteilbelastung ruhiggestellt. Bei kompletter isolierter vorderer Syndesmosenruptur ist die Operation angezeigt, wobei die stabile Fixation zwischen Fibula und Tibia (Stellschraube, Haken usw.) entscheidend ist. Ein sportartspezifisches Training ist nicht vor 6 Wochen möglich (9).

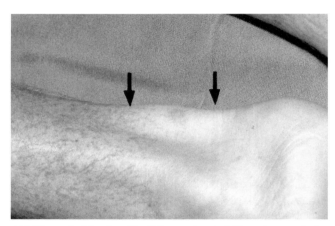

Abbildung 4: Massive Verdickung der Achillessehne und des Paratenons an typischer Stelle (Pfeile) bei chronischer Achillodynie.

Ventrale Strukturen

Chronische Schmerzen und Schwellungen mit Bewegungseinschränkungen (Dorsalflexion) im ventralen Gelenksabschnitt ohne Instabilität sind häufige Symptome im Verlaufe einer langen Fußballkarriere. Verschiedene pathologische Veränderungen können diese Beschwerdebilder verursachen (6): Adhäsionen, Vernarbungen, Osteophyten mit Synovitis, freie Gelenkkörper

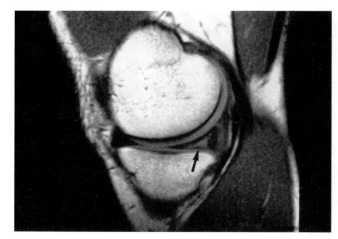

Abbildung 5: Horizontalriß in der degenerativen Zone des Hinterhornes am medialen Meniskus im MRI (Pfeil).

sowie osteochondrale Läsionen (Abb. 3). Beim Versagen der konservativen Maßnahmen ist die operative Revision angezeigt, welche arthroskopisch durchgeführt werden kann (6).

Achillessehne

Die Achillodynie gehört im erweiterten Rahmen ebenfalls zu den Problemen im Sprunggelenksbereich, da der Rückfuß mit der Achillessehne im Bewegungsmuster in enger Relation zum Sprunggelenk steht. So führt z. B. eine chronische laterale Bandinstabilität am oberen Sprunggelenk zu einer vermehrten Varusabkippung des Kalkaneus in der Abstoßphase und dadurch zu einer pathologischen Beanspruchung des Paratenons und der Achillessehne. Auch andere Ursachen (fußstatische Probleme) können die Beschwerden auslösen. Sowohl für das konservative als auch das operative Vorgehen muß eine exakte Indikationsstellung erfolgen, damit nicht nur vorübergehend die Folgeerscheinungen (Paratenonitis, Bursitis, Insertionstendinosen), sondern auch die Ursachen (muskuläres Ungleichgewicht, Haglund-Exostose, übermäßiges Training, Stoffwechselstörungen, Schuhe, Bodenbeschaffenheit) eliminiert werden.

Die Achillodynie äußert sich in der akuten Phase durch eine Verdickung des Paratenons mit Fibrinausscheidung. In der chronischen Phase (Abb. 4) entstehen häufig bleibende Vernarbungen im Paratenon, welche oft mit einer intratendinösen Nekrose der Sehne selbst kombiniert sind. Die konservative Therapie beinhaltet die Elektrotherapie, manuelle Maßnahmen mit Friktionen, Triggerpunktbehandlungen und Dehnungsübungen sowie einem spezifischen Rehabilitationsaufbau. Operativ muß neben der Lösung des Paratenons die Ätiologie (z. B. Exostosen, Instabilitäten) beseitigt werden (7).

Kniegelenk

Das Kniegelenk ist das wichtigste Bewegungszentrum der unteren Extremität und im Fußball durch die Verletzungshäufigkeit von speziellem Interesse. Etwa 25 Prozent aller Läsionen betreffen im Fußball das Kniegelenk (16, 21).

Vorderes Kreuzband

70 Prozent aller Knieverletzungen im Fußball sind Bandläsionen und davon fast zwei Drittel Rupturen des vorderen Kreuzbandes (21). Die Außenrotations-Flexions-Valgisationsbewegung sowie die Innenrotation bei gestrecktem Kniegelenk sind typische Bewegungsmuster, die zu vorderen Kreuzbandrupturen führen. Dies kann durch direkte Krafteinwirkung von einem Mitspieler oder auch als Eigenverletzung indirekt entstehen. Relevante klinische Untersuchungen sind der Lachman (ohne Anschlag nach vorne) sowie Pivot shift-Test (dynamische Subluxation der Tibia). Bei gesicherter Ruptur ist die Therapie beim jugendlichen Fußballer operativ. Der arthroskopisch vorgenommene Ersatz des zerrissenen vorderen Kreuzbandes wird mit einem Transplantat aus dem Lig. patellae, der Quadricepssehne oder Sehnenanteilen der Pes anserinus-Gruppe vorgenommen. Trotz intensiver Rehabilitation ist eine kompetitive Sportaufnahme selten vor 6 Monaten möglich (aus histologischen Erkenntnissen auch nicht sinnvoll).

Seitenband

Verletzungen der medialen Kapselbandstrukturen lokalisieren sich beim Fußball meist auf den postero-medialen Kniequadranten, dem sog. Semimembranosuseck (4). Läsionen der postero-medialen Kapselligamente sind die Basisverletzung der medialen Instabilität und entstehen durch übermäßige Außenrotation bei Flexionsstellung des Kniegelenkes. Dieser Verletzungsmechanismus kann aber auch zu einer Ruptur der ligamentären Verankerung der Menisci führen (Ligamentum menisco-femorale und -tibiale).

Grad I-Läsionen (Zerrungen, partielle Rupturen) werden konservativ versorgt, Grad III-Läsionen (komplette Rupturen) operativ. Ein sportartspezifisches Training kann nach Ablauf von 4 bis 6 Wochen wieder aufgenommen werden, eine vollständige Ausheilung dauert 2 bis 3 Monate.

Meniskus

Meniskusverletzungen, die bis an die Oberfläche reichen (Grad III-Läsionen) können durch verschiedenste Rotationsmechanismen entstehen. Sie sind im Fußball häufig (20% aller Knieverletzungen) (21) und können durch ihre typischen Symptome meistens leicht diagnostiziert werden. Demgegenüber sind die intrasubstantiellen Rupturen (Grad II-Läsionen) wesentlich schwieriger zu erfassen (Abb. 5). Sie entstehen in der Folge von degenerativen Veränderungen durch verminderte Blutzirkulation in den zentralen Anteilen des Meniskus. Unzählige Rotationsbewegungen in belasteter Knieflexion führen zu horizontalen Scherkräften im Meniskus und den linearen, instabilen Läsionen (8). Bei klinisch signifikanten Symptomen erfolgt arthroskopisch eine Teilmeniscectomie oder Meniskusrefixation (8).

Prävention

Verletzungen lassen sich im Fußball nicht vermeiden, ihre Anzahl und der Schweregrad können aber vermindert werden. Präventive Maßnahmen beinhalten eine angepaßte Vorbereitung, korrekte Ernährung und Flüssigkeitszufuhr sowie genügende Erholungszeit (1, 2, 10, 12, 13, 15). Auch Bagatellverletzungen sollten gut ausgeheilt werden, um nicht weitere Verletzungen zu provozieren.

Literatur

1. Albert, M.: Descriptive three year data study of outdoor and indoor professional soccer injuries: Athletic Training 1983; 18:218–220.
2. Andreasen, I. et al.: Soccer injuries among youth. Scand J Med Sci Sports 1991; 3:62–66.
3. Baumgaertel, F., Schnabel, M., Gotzen, L.: Sportverletzungen im Bereich der Knöchelgabel, Op-Journal 1992; 3:51–55.
4. Biedert, R.: Spezielle Verletzungen des Semimembranosuseckes. Schweiz. Ztschr. Sportmed. 1986; 34:87–91.
5. Biedert, R.: Insertionstendinosen im Beckenbereich beim Fußballer. Dtsch. Z. Sportmed. 1987; 38:452–458.
6. Biedert, R.: Anterior ankle pain in sports medicine: Aetiology and indications for arthroscopy. Arch Orthop Trauma Surg 1991; 110:293–297.
7. Biedert, R.: Beschwerden im Achillessehnenbereich. Aetiologien und therapeutische Überlegungen. Unfallchirurg 1991: 94:531–537.
8. Biedert, R.: Intrasubstance meniscal tears. Clinical aspects and the role of MRI. Arch Orthop Trauma Surg 1993; 112:142–147.
9. Biedert, R.: Die arthroskopisch assistierte Behandlung der vorderen Syndesmosenruptur. Arthroskopie. (im Druck)
10. Blaser, K.U., Aeschlimann, A.: Unfallverletzungen beim Fußballsport. Schweiz. Z. Sportmed. 1992; 40:7–11.
11. Boytim, M.J., Fischer, D.A., Neumann, L.: Syndesmotic ankle sprains. Am J Sports Med 1991; 19:294–298.
12. Ekstrand, J. et al.: Incidence of soccer injuries and their relation to training and team success. Am J Sports Med 1983; 11:63–67.
13. Ekstrand, J., Nigg, B.M.: Surface-related injuries in soccer. Sports Medicine 1989; 8:56–62.
14. Franke, K.: Traumatologie des Sportes. Berlin, VEG, 1977.
15. Fried, T., Lloyd, G.J.: An Overview of Common Soccer Injuries. Sports Medicine 1992; 14:269–275.
16. Henke, T., Gläser, H., de Marées, H.: Zur Epidemiologie und Prävention von Verletzungen im Fußball. Dtsch. Z. Sportmed. 1994; 45:450–456.
17. Jaivin, J.S., Ferkel, R.D.: Arthroscopy of the foot and ankle. Clinics in Sports Medicine 1994; 13:761–783.
18. Kapandji, I.A. (Hrsg.): Funktionelle Anatomie der Gelenke. Bd. 2: Untere Extremität. Stuttgart, Enke, 1985.
19. Keller, C.S., Noyes, F.R., Buncher, C.R.: The medical aspects of soccer injury epidemiology. Am J Sports Med 1987; 15:230–237.
20. Kuppig, R., Heisel, J.: Fußballsport: Typische Verletzungsmuster in einer 7-Jahres-Analyse. Dtsch. Z. Sportmed. 1993; 44:244–252.
21. Latella, F. et al.: The epidemiology and mechanismus of soccer injuries. J Sports Traumatol rel res 1992; 14:107–117.
22. Mc Master, W.C., Walter, M.: Injuries in soccer. Am J Sports Med 1978; 6:354–357.
23. Mozes, M. et al.: Iliopsoas injury in soccer players. Brit J Sports Med 1985; 19:168–170.
24. Müller-Wohlfahrt, H.W., Montag, H.J., Kübler, U.: Diagnostik und Therapie von Muskelzerrungen und Muskelfaserrissen. Dtsch. Z. Sportmed. 1992; 43:120–125.
25. Nielsen, A.B., Yale, J.: Epidemiology and traumatology of injuries in soccer. Am J Sports Med 1989; 17:803–807.
26. Nilsson, S., Roaas, A.: Soccer injuries in adolescents. Am J Sports Med 1978; 6:358–361.
27. Pfeil, E.: Verletzungen im Fußballsport. Leipzig, Barth, 1988.
28. Sadat-Ali, M., Sankaran-Kutty, M.: Soccer injuries in Saudi Arabia. Am J Sports Med 1987; 15:500–502.
29. Sandelin, J., Santavirta, S., Kivilnoto, O.: Acute Soccer injuries in Finland in 1980. Brit J Sports Med 1985; 19:30–33.
30. Schmidt-Olsen, S. et al.: Soccer injuries of youth. Brit J Sports Med 1985; 19:161–164.
31. Shephard, R.J.: Meeting carbohydrate and fluid needs in soccer. Can J Sport Sci 1990; 15:165–171.
32. Sullivan, J.A. et al.: Evaluation of injuries in youth soccer. Am J Sports Med 1980; 8:325–327.
33. Steinbrück, K.: Verletzungen und Schäden im Sport. Hospitalis 1989; 8:570–575.
34. Williams, J.G.P. (Hrsg.): Injury in sport. Wolfe, 1980.

Handball

H. Münker, J. Gerlach, T. Henke und H. Gläser

Durch die Umstellung von reinem Großfeldspiel im Freien auf Kleinfeld- und fast ausschließliche Hallensportart haben sich Charakter, Dynamik und auch Verletzungsmuster geändert (Abb. 1). Durch das körperbetonte athletische Spiel und den schnellen Wechsel der Spielsituation (Angriff/Abwehr) mit Sprints, kraftvollem Durchsetzen am Wurfkreis, Sprung- und Fallwürfen werden hohe Anforderungen an Kraft, Schnelligkeit und Ausdauer, aber auch an Konzentrations- und Koordinationsfähigkeit des Sportlers gestellt. Das moderne Handballspiel impliziert durch diese komplexen Anforderungen ein mehr oder minder großes Risiko von Verletzungen und Schäden, das es durch geeignete Maßnahmen zu minimieren gilt.

Epidemiologie

Weltweit sind etwa 13 Millionen Handballer in Vereinen organisiert. Nach Mitgliedern nimmt der Deutsche Handballbund (DHB) den 6. Rang der Spitzenverbände im Deutschen Sportbund ein (15). 70 Prozent der Sportunfälle (bei Männern 80%) treten in den klassischen Ballsportarten Fußball, Handball, Volleyball und Basketball auf (1). Relativ große Untersuchungskollektive liegen den Sportversicherungen der Landessportbünde vor. Es handelt sich dabei um Zahlen der gemeldeten Sportunfälle (die zumindest zu einem Arztbesuch geführt haben), so daß vermeintliche «Bagatellfälle» (nach Hess etwa 80 bis 90% aller Verletzungen) (9) hierbei unberücksichtigt bleiben. Danach ereigneten sich etwa 45 Prozent aller Sportverletzungen beim Fußball mit großem Abstand vor Handball. Werden jedoch Zahlen der aktiven (regelmäßige Teilnahme an Training oder Wettkampf) Mitglieder in den verschiedenen Sportverbänden zugrunde gelegt, zeigen sich ähnliche Relationen in Fußball, Handball und Basketball. Lediglich im Volleyball, wo der direkte Gegnerkontakt in Form von Zweikämpfen nicht zur Spielidee gehört, werden weniger Verletzungen beobachtet (Abb. 2).

Das Verletzungsrisiko wird im Geschlechtsvergleich im Frauenhandball als höher eingeschätzt (3), Lindblad

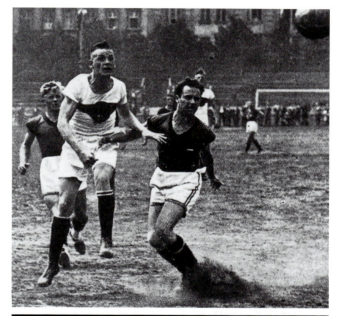

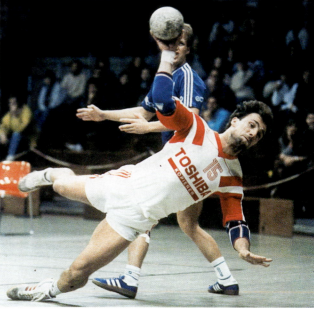

Abbildung 1: Historische Entwicklung vom Großfeld- zum Hallensport.

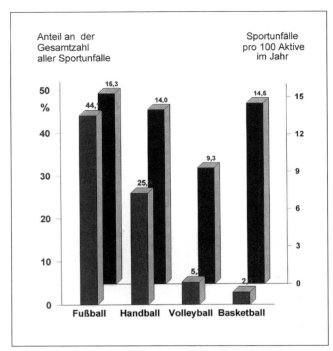

Abbildung 2: Sportunfälle in den klassischen Ballsportarten (1).

(16) fand eine doppelt höhere Verletzungsinzidenz. Grund hierfür ist das höhere Risiko für Kapselbandverletzungen, vor allem an den unteren Extremitäten, durch den schwächeren passiven Halteapparat. Eine Vergleichsstudie Frauen/Männer, welche die Leistungsstärke der Spieler mit berücksichtigte, konnte zwar das häufige Auftreten von Kapselbandverletzungen bestätigen (17), eine klare Bevorzugung der unteren im Vergleich zu den oberen Extremitäten (wie z.B. im Frauenbasketball) (20) ließ sich jedoch nicht nachweisen. Auffällig war allerdings die deutlich niedrigere Verletzungsinzidenz der Damenspitzenmannschaften im Vergleich zu mittel- und unterklassigen Mannschaften.

Die Extremitäten sind bei Verletzungen im Handballsport wie in anderen Sportarten bevorzugte Lokalisation. In der Literatur findet sich ein Anteil von jeweils 40 bis 50 Prozent für obere und untere Extremitäten (4, 13, 15, 17, 19), ohne daß eine Bevorzugung einer Körperseite gefunden werden konnte (3). Auf Kopf und Rumpf entfallen die verbleibenden etwa 10 Prozent der Verletzungen. Neurotraumatologische Verletzungen, wie sie durch die Sturzfolge des deutschen Weltklasse-Handballspielers Joachim Deckarm bekannt wurden, sind mit 0,6 Prozent selten. Meist handelt es sich um oberflächliche Gesichtsverletzungen durch Schlag oder Ball. Gefährdet sind insbesondere die Angreifer im Zweikampf (Schlag), der Torhüter sowie die Abwehrspieler (Ball).

Verletzungen

Kapselbandverletzungen der Finger (vor allem durch Fangfehler in Zweikampfsituationen hervorgerufen) (19) sind häufig. Auch die Schulter ist durch die erheblichen Summationsbelastungen der wurfarmseitigen Schulter (etwa 48000 Wurfbewegungen pro Jahr im Leistungsbereich und eine unzureichende Wettkampfvorbereitung) (12) gefährdet. Sekundärveränderungen wie z.B. Impingementsyndrome mit degenerativen Rotatorenmanschettenveränderungen (8, 10), Omarthrosen und AC-Arthrosen können die Folge sein. An der oberen Extremität sind ferner degenerative Ellenbogenschäden besonders bei Torhütern (25) zu finden (Abb. 3). Fortgesetzte Mikrotraumatisierung durch volarseitigen Ballanprall auf den Unterarm bei extendiertem Ellenbogen sind offenbar auslösende Pathomechanismen.

Eindrucksvoller sind akute Verletzungen. 80 (1) bis 90 Prozent (17) der akuten Verletzungen treten während der Spielsaison bei regulären Spielen oder bei wettkampforientierten Trainingseinheiten auf. Es handelt sich überwiegend um Distorsionen, Sehnen- und Bandrupturen, Kontusionen und Muskelzerrungen (Abb. 4). In etwa 12 Prozent handelt es sich um Frakturen unterschiedlicher Lokalisation, wobei die Finger- und Mittelhandknochen bevorzugt sind (3, 17). Aber auch knöcherne Verletzungen wie Kahnbeinbrüche durch Sturz auf die dorsalflektierte Hand, Unterschenkelfrakturen und Kieferfrakturen (21) werden beobachtet.

Neben der Hand (25%) (1) sind Sprunggelenk (25%) und Kniegelenk (19%) neben Kopfverletzungen (15%) häufigste Verletzungslokalisationen (Abb. 5). Besonders bei der Ruptur des vorderen Kreuzbandes (1 bis 8% bzw. 4%) (22, 17) handelt es sich um eine Handballproblemverletzung, die überwiegend auch ohne gegnerische Einwirkung (z.B. Finten, Verdrehtrauma nach Sprungwurf) entsteht. Neben allgemeinen Ursachen von Sportverletzungen (Abb. 6) sind bei Knie- und Sprunggelenksverletzungen im Handball Ursachen typisch wie eine schlechte Technik in Verbindung mit fehlender Koordination und Kraft, arthromuskuläre Dysbalancen der unteren Extremitäten, Verwendung von ungeeigneten Sportschuhen, die in Kombination mit falsch behandelten Hallenböden zu stark gleiten oder zu stark bremsen und zu kurze Regenerationszeiten nach erschöpfenden Belastungen und Verletzungen.

Die regelwidrige Behinderung des Wurfes (Kreisläufer/Außenposition) mit Griff des Abwehrspielers in den abduzierten und außenrotierten Wurfarm ist als grober Regelverstoß zu betrachten und kann mit Weichteilverletzungen einhergehen. Trotzdem es sich um einen typischen und auch häufigen Verletzungsmechanismus handelt, sind Schulterverletzungen in der Verletzungsstatistik von untergeordneter Bedeutung (1, 17).

Die Verteilung von Verletzungen nach Spielerpositionen wurde von Biener (3) untersucht. Er sieht Torhüter als besonders gefährdet, vor allem durch Torschüsse,

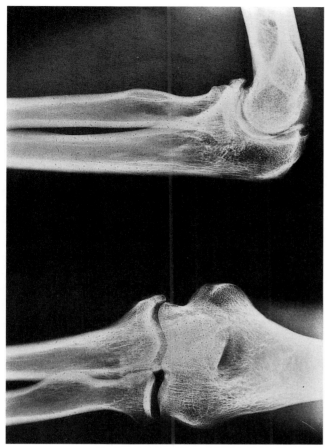

Abbildung 3: Schwere Ellenbogenarthrose bei Handballtorwart.

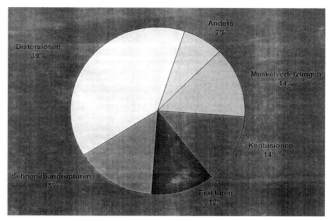

Abbildung 4: Verletzungsarten im Handball (17).

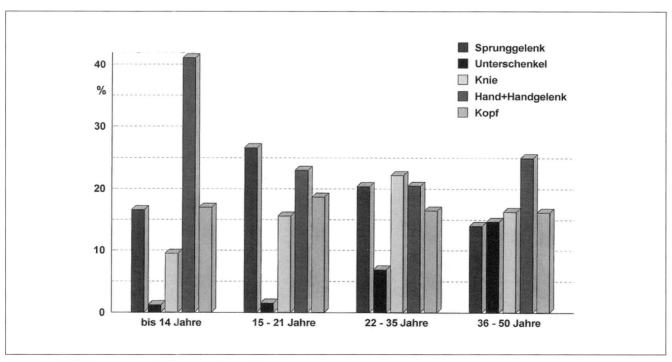

Abbildung 5: Verletzungen nach Körperregionen (1).

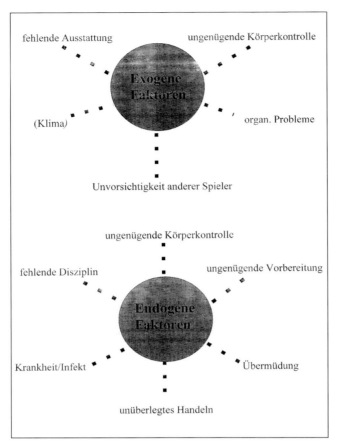

Abbildung 6: Exogene und endogene Faktoren bei Verletzungsentstehung (modif. n. 6).

Boden und Torgehäuse. Aufgrund der wechselnden Spielsituation mit Angriff- und Abwehrarbeit, aber auch aufgrund wechselnder Spielerpositionen während des Spiels und im Rahmen eines Angriffs ist eine positionsspezifische Verletzungszuordnung sicherlich problematisch. Wir konnten eine besondere Verletzungsdisposition und -häufigkeit in Abhängigkeit von der Spielposition wie zuvor auch Jüngst et al. (13) nicht ermitteln.

Prävention

Grundvoraussetzung in der Prävention von Sportverletzungen ist die Ausschaltung von äußeren Verletzungsbedingungen. Eine großzügige Dimensionierung der Spielfeldumrandung zur Vermeidung von Anprallverletzungen (11, 15) muß gefordert werden und sollte bei der Planung neuer Sporthallen unbedingt Berücksichtigung finden. Die Gleiteigenschaften von Hallenböden sowie deren Einbau und Pflege sind zwar einer DIN-Norm unterworfen, durch unsachgemäße Pflege können sich jedoch die Gleiteigenschaften des Bodens verändern. Myklebust et al. (18) konnten zeigen, daß 55 Prozent aller eine vordere Kreuzbandruptur auslösenden Verletzungssituationen auf eine hohe Friktion zwischen Schuh und Boden zurückzuführen sind und z. B. bei schnellen Richtungsänderungen oder Stoppen aus der Bewegung entstehen. Daher ist die Beschaffenheit des Sportschuhes und insbesondere seiner Sohle für die Verletzungsvermeidung wichtig. Die Sohle muß flexibel, dünn und

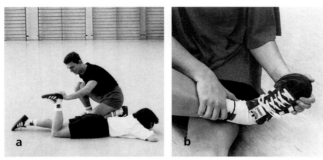

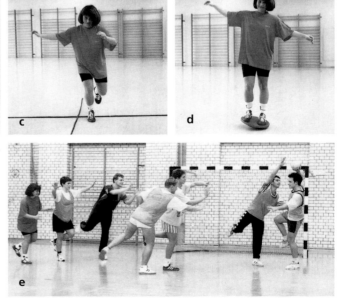

Abbildung 7: Saisonbegleitendes Trainingsprogramm (Beispiele). a, b. Dehnung und Kräftigung. c, d, e. Koordination.

rutsch- bzw. abriebfest sowie frei von Schmutz sein. Es sollten nur geeignete Hallensportschuhe, möglichst spezielle Hallenhandballschuhe, verwendet werden.

Häufigste Fehler, die zu einer Erhöhung des Verletzungsrisikos führen, sind neben unzureichendem Aufwärmtraining zu schnelle Steigerungen der Belastungen nach Trainingspausen oder Erhöhung der Anforderungen mit zu kurzen Erholungsphasen. Dies gilt sowohl für den Aufbau einer Trainingseinheit als auch im Saisonablauf. Hier können Trainer und Übungsleiter durch die Ausgestaltung des Trainingsplanes einschließlich aktiver Erholungsphasen zu einer Minderung des Verletzungsrisikos beitragen. Übermüdung und Überlastung sowie mangelnde Disziplin im eigenen Verhalten in Training und Wettkampf stellen weitere vermeidbare Verletzungsrisiken dar. Im Training sollten Dehnungs- und Kräftigungsübungen sowie die Schulung von koordinativen Fähigkeiten (Abb. 7) berücksichtigt werden. Ein saisonbegleitendes Trainingsprogramm ist notwendig. Ein regelmäßiges Fangtraining und Fallübungen stellen ebenso unverzichtbare Bestandteile der Trainingsplangestaltung dar. Eine durch aktives Training spezifisch auftrainierte Muskulatur ist die beste Gelenkstütze. Bei vorgeschädigten Gelenken und bei besonderen Belastungen, wie sie im Hochleistungssport anzutreffen sind, können Tape-Verbände (z.B. der Finger) bzw. Bandagen neben dem gezielten Training aber eine sinnvolle Ergänzung zur Stabilisierung darstellen. Gelenkschoner für Ellenbogen und Kniegelenke können empfohlen werden. Hilfsmittel wie Orthesen sind dem gesunden Sportler nicht zu empfehlen. Sie vermindern die Trainingsreize für Gelenke, Bänder, Sehnen und ansetzende Muskulatur. Lediglich in der Rehabilitation und zur Erlangung der Wettkampffähigkeit ist der Einsatz von Orthesen für Knie- oder Sprunggelenke unter sorgfältiger Indikationsstellung zweckmäßig.

Zur besseren Prävention ist auch eine intensive Schulung der Schiedsrichter unter Verletzungsgesichtspunkten wünschenswert. Die sportmedizinische Ausbildung der Trainer muß bereits in den Übungsleiterlehrgängen intensiviert werden.

Ist es zu einer Verletzung gekommen, so muß man bei etwa 50 Prozent nicht erstversorgter Verletzungen und nur 5 Prozent ärztlich erstversorgter Verletzungen von Verbesserungsmöglichkeiten im Rahmen der sekundären Prävention ausgehen (Abb. 8). Hier ist die aktive Spieler- und Vereinsbetreuung durch Sportmediziner sinnvoll und für den Hochleistungsbereich unabdingbar erforderlich. Die frühe Diagnose, die geeignete Therapie sowie die intensive Rehabilitation sind so wichtig wie die Prävention.

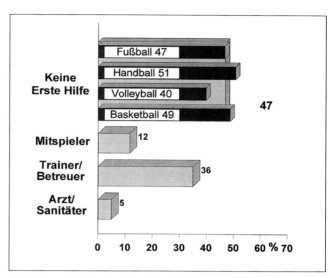

Abbildung 8: Erste Hilfe bei Sportverletzungen (1).

Literatur

1 ARAG Sportversicherung: Sportunfälle im Landessportbund NRW – Zahlen und Fakten Juli 1989 – Dezember 1992, 1989 – Dezember 1992, Eigenverlag.
2 Bachx, F.J., Beijer, H.J., Bol, E., Erich, W.B.: Injuries in high risk persons and high risk sports. Am J Sports Med 19 (1991), 124–130.
3 Biener, K.: Sportunfälle, Epidemiologie und Prävention, Lehre, Forschung und Verhütung. 2. Aufl., Bern, Huber 1992.
4 Dirx, M., Bouter, L.M., de Geus, G.H.: Aetiology of handball injuries – a case control study. Br J Sports Med 26 (1992), 121–124.
5 Engebretsen, L., Grontvedt, T., Bredland, T.: Current principles in the treatment of knee ligament injuries. Tidsskr Nor Laegeforen 113 (1993), 952–954.
6 Franke, K.: Traumatologie des Sports. Stuttgart-New York, Thieme 1986.
7 Fagerli, U.M., Lereim, I., Sahlin, Y.: Injuries in handball players. Tidsskr Nor Laegeforen 110 (1990), 475–478.
8 Gohlke, F., Lippert, M.S., Keck, O.: Instabilität und Impingement an der Schulter des Leistungssportlers mit Überkopfbelastung. Sportverl Sportschaden 7 (1993), 115–121.
9 Hess, H.: Bagatellverletzungen bei Mannschaftsspielern. Sportarzt und Sportmedizin 24 (1973), 277.
10 Jerosch, J., Castro, W.H., Sous, H.U.: Das sekundäre Impingement-Syndrom beim Sportler. Sportverl Sportschaden 4 (1990), 180–184.
11 Jörgensen, U.: Epidemiology of injuries in typical Scandinavian team sports. Br J Sports Med 18 (1984), 59–63.
12 Jörgensen, U.: The epidemiology of injuries in handball. 1st IHF-Congress on Sportsmedicine and Handball, Oslo, 1.–3.12.93.
13 Jüngst, B.K., Keth, R., Stopfkuchen, H., Schranz, D.: Verletzungen im Handballsport – Ergebnisse einer Befragung. MMW Munch Med Wochenschr 125 (1983), 531–533.
14 Lang-Jensen, T.: Acute sports injuries I. A one-year material from a casualty department. Ugeskr Laeg 144 (1982), 3603–3607.

15 Leidinger, A., Gast, W., Pförringer, W.: Traumatologie im Hallenhandballsport. Sportverl Sportsch 4 (1990), 65–68.
16 Lindblad, B.E., Hoy, K., Terkelsen, C.J., Helleland, H.E., Terkelsen, C.J.: Handball injuries – An epidemiologic and socioeconomic study. Am J Sports Med 20 (1992), 441–444.
17 Münker, H., Gerlach, J., Schreiber, U.: Injuries in handball – an epidemiologic and traumatologic study. 1st IHF-Congress on Sportsmedicine and Handball, Oslo, 1.–3.12.93.
18 Myklebust, G., Strand, T., Engebretsen, L., Nilson, S., Hegermann, C., Maehlum, S.: Registration of anterior-cruciate-ligament-injuries in the three upper divisions in norwegian team-handball. 1st IHF-Congress on Sportsmedicine and Handball, Oslo, 1.–3.12.93.
19 Nielsen, A.B., Yde, J.: An epidemiologic and traumatologic study of injuries in handball. Int J Sports Med 9 (1988), 341–344.
20 Riel, K.A., Bernett, P.: Sportverletzungen und Überlastungssyndrome im Frauenbasketball. Prakt. Sporttraumatologie und Sportmedizin 4 (1989), 9–13.
21 Sane, J.: Comparison of maxillofacial and dental injuries in four contact team sports. Am J Sports Med 16 (1988), 647–651.
22 Strand, T., Tvedte, R., Engebretsen, L., Tegnander, A.: Anterior cruciate ligament injuries in handball playing. Tidsskr Nor Laegeforen 110 (1990), 2222–2225.
23 Strauzenberg, Gürtler, Hannemann, Tittel: Sportmedizin. Leipzig, Barth 1990.
24 Steinbrück, K., Stein, W.: Sportverletzungen und ihre Prophylaxe aus orthopädischer Sicht. Z. Krankengymnastik 32 (1980), 317–322.
25 Tyrdal, S.: Elbow problems among norwegian handball players. 1st IHF-Congress on Sportsmedicine and Handball, Oslo, 1.–3.12.93.
26 Vigouroux, R.P., Guillermain, P., Verrando, R.: Neurotraumatologie d'origine sportive. Neurochirurgie 24 (1978), 347–350.

Hockey

W. Koller

Hockey ist international die erfolgreichste Mannschaftssportart Deutschlands. In Deutschland wird Hockey von etwa 60 000 Spielern und Spielerinnen aktiv betrieben.

Neben dem Feldhockey wird in Deutschland auch eine Meisterschaftsrunde im Hallenhockey gespielt. Die Regeln und die Anlage des Spiels sind dabei deutlich unterschiedlich. Deshalb treten hierbei auch andere Verletzungen und Verletzungsursachen auf.

Epidemiologie

Die Verletzungshäufigkeit beim Hockey wird zwischen 1,4 und 2,46 Prozent angegeben.

Damit liegt Hockey deutlich hinter Fußball, Basketball und Handball, aber über der durchschnittlichen Verletzungshäufigkeit im Sport (1,1–1,4 %).

Die Verletzungen entstehen zur Hälfte durch gegnerische Einwirkung. Die andere Hälfte ergibt sich durch örtliche Begebenheiten (Sturz durch Beschaffenheit des Rasens oder der Halle) oder Eigenverschulden (mangelndes Aufwärmen oder unzureichende körperliche Fitneß) (Tab. 1).

In 23 Prozent ist die Läsion auf den Schläger, in 14 Prozent auf den Ball und in 11 Prozent auf Körperkontakt mit dem Gegner zurückzuführen. Torhüter nehmen eine Sonderstellung ein. Sie sind durch den Ball mehr als doppelt so häufig (54%) betroffen. Schlägerverletzungen spielen fast gar keine Rolle. Der Körperkontakt mit dem Gegner gefährdet sie zu 8 Prozent. Verteidiger erleiden zu 19 Prozent und Stürmer zu 5 Prozent durch den Zusammenprall mit dem Gegner Blessuren.

Verletzungen

Die Verletzungsarten (Tab. 2) unterscheiden sich nicht gravierend von anderen Ballsportarten. Verletzungen leichterer Art wie Distorsionen, Kontusionen und vor allem Schürfwunden überwiegen (Tab. 3). Relativ häufig ereignen sich Frakturen, vorwiegend im Finger- und Handbereich.

Die Verletzungen im Bereich der oberen Extremität sind hockeyspezifisch (Tab. 4). Insgesamt ist das Verhältnis der Verletzungen der oberen Extremität zur unteren etwa 1:4.

Kontusionen, Platzwunden und die Frakturen im Finger- und Mittelhandbereich sind meistens Folgen der direkten Einwirkung von Ball oder Schläger. Frakturen im Handbereich treten gehäuft auf, da die Hand den Schläger fest umgreift und deshalb nicht ausweichen kann, wenn sie vom Schläger oder Ball getroffen wird. Mund- und Zahnverletzungen findet man vorwiegend bei Anfängern. Durch die Regeländerungen in den letzten Jahren (hohe Bälle nur als Schlenzbälle und beim Torschuß erlaubt) nahmen diese Verletzungen insgesamt deutlich ab.

Die Verletzungen der unteren Extremität sind dagegen nicht hockeyspezifisch (Tab. 5). Distorsionen des oberen Sprunggelenkes sind wie bei allen Mannschaftssportarten zahlenmäßig die häufigsten. Verletzungen der Kniebänder, insbesondere des vorderen Kreuzbandes, und Meniskusrisse gibt es auch beim Hockey. Sie spielen jedoch im Vergleich zum Fußball nur eine untergeordnete Rolle. Lediglich der Torhüter ist durch die Folgen eines Zusammenpralls mit einem Gegner hinsichtlich der kombinierten Kniebinnentraumen gefährdet.

Traumatisch bedingte Wirbelsäulenverletzungen sind extrem selten. Lediglich Rippenfrakturen und Thoraxprellungen kommen gelegentlich vor.

Fehlbelastungsfolgen

Relativ häufig findet sich ein retropatellares Reiben. Beschwerden im Bereich der Lendenwirbelsäule sind oft kombiniert mit Verkürzungen des Musculus iliopsoas. Viele Aktive klagen über Instabilität in den oberen Sprunggelenken, chronische Verdickungen der Achillessehnen und des Periostes an den medialen Schienbeinkanten.

Athleten und Athletinnen zeigen eine Vielzahl von chronischen Beschwerden (Tab. 6). Dabei ist die untere Extremität am häufigsten betroffen. Es folgen Beschwerden im Bereich der Wirbelsäule.

Tabelle 1: Verletzungsursachen

Gegner		48%
Körper	11%	
Schläger	23%	
Ball	14%	
Andere Ursachen (Platz, Eigenverschulden)		52%

Tabelle 2: Verletzungsarten

Distorsionen	27,0%
Kontusionen	14,0%
Frakturen	14,0%
Bänder/Sehnenverletzungen	7,5%
Muskelverletzungen	6,5%
Meniskusverletzungen	5,0%
Platzwunden	2,1%
Sonstiges	22,9%

Tabelle 3: Schweregrad der Verletzungen

gering	80%
mittelgradig	12%
schwer	8%

Tabelle 4: Verletzungen der oberen Extremität

Frakturen (gesamt 61%)		
	Finger	32%
	Mittelhand	16%
	Unterarm	3%
	Clavicula	10%
Kontusionen		28%
Distorsionen		9%
Luxationen		2%

Tabelle 5: Verletzungen der unteren Extremität

Frakturen	6,0%
Kontusionen	11,5%
Distorsionen	44,0%
Meniskusverletzungen	8,5%
Bänder/Sehnen	12,5%
Muskulatur	10,8%
Sonstiges	3,6%

Tabelle 6: Durch Überlastung hervorgerufene Beschwerden (Mehrfachnennungen möglich)

Obere Extremität gesamt		25,0%
Schulter	11,0%	
Ellenbogen	13,0%	
Hand – Finger	15,0%	
Wirbelsäule gesamt		43,2%
HWS	13,6%	
BWS	2,4%	
LWS	38,5%	
Untere Extremität gesamt		72,2%
Hüfte	7,7%	
Leiste	7,1%	
Knie	53,8%	
Achillessehne	8,9%	
Sprunggelenke	36,0%	
Muskulatur	16,6%	
Sonstiges		4,7%

Chondropathische Beschwerden sowie Insertionstendopathien an der Tuberositas tibiae und am oberen und unteren Patellarand sind häufig anzutreffen, was sich auf die Beugestellung des Kniegelenkes bei den verschiedensten Bewegungsabläufen zurückführen läßt. Degenerative Meniscopathien finden sich überwiegend bei Torleuten. Durch das Einführen der Kunstrasenplätze sind Achillodynien und Periostitiden der Tibiakanten weit verbreitet.

Bei den Rückenschmerzen überwiegen die Probleme im Lumbalbereich mit Verspannungen der Rückenstrecker und Bewegungseinschränkung der unteren LWS. Kombiniert findet sich oft eine Verkürzung des Musculus iliopsoas mit Ventralverkippung des Beckens. Ursache kann zusätzlich ein Überwiegen der Rückenstrecker im Vergleich zur Bauchmuskulatur sein. Dabei zwingt vor allem das Hallenhockey, bei dem nur Schiebe- und Schlenzbälle erlaubt sind, mit seinen Abwehrsituationen den Sportler in eine kyphotische Rumpfhaltung. Akute Hexenschüsse und Ischialgien sind selten und kommen eher in der kalten Jahreszeit vor. Hockey wird als eine rückenfeindliche Sportart dargestellt, prozentual kommt es im Vergleich zu anderen Spielsportarten jedoch nicht zu häufigeren Problemen.

Überlastungssyndrome der oberen Extremität sind insgesamt selten. Schädigungen kommen im Handbereich vor. Schmerzen in den Schultern sieht man vorwiegend bei Torhütern.

Epicondylitiden im Ellbogenbereich findet man eher bei Anfängern. Die Regel, den Ball nur mit der flachen Seite spielen zu dürfen, bringt bei dem Erlernen der Ballführung eine ständig wechselnde Pro- und Supination des Unterarmes bei gleichzeitiger Streckung im Ellenbogengelenk mit sich.

Prophylaxe

Den besten Schutz vor Verletzungen bietet eine konsequente Auslegung des Regelwerkes und das faire Spiel eines jeden Athleten. Die Feldhockeyregeln sind seit geraumer Zeit deutlich verschärft worden. Dies war wegen der Häufigkeit der Kopfverletzungen notwendig. Während eine Untersuchung von Glass im Jahre 1927 noch 39 Prozent solcher Läsionen fand, zeigen die Statistiken heute etwa 5 bis 10 Prozent.

Wichtig für Anfänger ist ein sinnvoll aufgebautes Training. Neben den läuferischen und technischen Qualitäten muß bei Jugendlichen der Rumpf stabilisiert und die Oberschenkelmuskulatur gekräftigt werden. Intensive Aufwärmarbeit und Gymnastik sind obligat. Da in Deutschland sowohl eine Feld- als auch eine Hallenmeisterschaft ausgespielt wird, muß die Trainingsplanung die notwendige Regeneration der Athleten berücksichtigen. Dies ist insbesondere bei Athleten der Nationalmannschaften problematisch. Internationale Veranstaltungen haben in den letzten Jahren zugenommen (Europa- und Weltmeisterschaften einschließlich deren Qualifikationsturniere, Olympische Spiele, Championstrophy usw.). Außerdem ist das Durchschnittsalter der Nationalmannschaften deutlich gesunken, so daß es vor allem im Damenbereich keine Seltenheit ist, daß bereits 16jährige in der A-Nationalmannschaft spielen. Hier sollten sowohl Vereine als auch Verbände zum Schutz vor Überforderungen gegenseitig Vernunft walten lassen.

Die Ausrüstung ist den neuen Gegebenheiten anzupassen. Die Kunstrasenplätze, auf denen international ausnahmslos gespielt wird, haben das Hockeyspiel rasanter und schneller gemacht. Deshalb war es nötig, die Schutzkleidung des Torwartes zu erweitern.

Für Feldspieler sollten Schienbeinschützer, die den Innen- und Außenknöchel bedecken, obligatorisch sein. Durch konsequentes Tragen des Zahnschutzes, der mittlerweile auch mehr «Tragekomfort» besitzt, könnten schwerwiegende Verletzungen vermieden werden.

Die große Zahl der Fingerverletzungen sollte durch gepolsterte Handschuhe oder Bandagen reduziert werden.

Distorsionen im Sprunggelenksbereich sollten nicht bagatellisiert werden. Bänderläsionen in dieser Region werden häufig übersehen oder negiert. Gerade die hohe Zahl von chronischen Instabilitäten des oberen Sprunggelenkes gebietet eine genaue Diagnose und adäquate Therapie mit entsprechender Rehabilitation jeder einzelnen Verletzung. Bei bestehenden Stabilitätsproblemen sollte primär eine muskuläre Kompensation durch Auftrainieren besonders der Peroneusmuskulatur im Vordergrund stehen. Funktionelle Verbände und Braces wirken ergänzend.

Literatur

1 Arnold, A.: Über Hockeyverletzungen. DMW 1931; 2175–2177.
2 Bolhuis, J. H. A.: Dental and facial injuries in international field hockey. Brit J Sports Med 1987; 21:174–177.
3 Dettmer, R., Nordhausen, H.: Verletzungen und Überlastungserscheinungen am Bewegungsapparat bei Hockeyspielern. Dissertation, Düsseldorf, 1981.
4 Glass, E.: Hockeyverletzungsstatistik. DMW 1927; 1907.
5 Hermann, B.: Hallenhockey: Verletzungen und Prävention. Sportverletzung Sportschaden 1991; 85–89.
6 Hess, H.: Sportverletzungen. München, Luitpold-Werke, 1987.
7 Thelen, E.: Hockey. In: Pförringer, W. Rosemeyer, B. (Hrsg.): Sporttraumatologie. Erlangen, Perimed, 1981, S.231–239.

Rugby

G. Schumacher

Rugby ist seit seiner Entstehung im Jahre 1823 einem stetigen Wandel unterworfen. Es wird inzwischen in mehr als 100 Ländern der Erde gespielt (14). Seit 1995 sind 67 Nationen im Weltverband aufgenommen. Im Jahr 2000 wird Rugby wieder als olympische Sportart in Sydney vertreten sein. Zahlreiche Rugby-Modifikationen sind inzwischen entstanden, die sich einmal durch die Regeln und die Zahl der teilnehmenden Spieler, zum andern durch länderspezifische Eigenheiten unterscheiden. Bei den Modifikationen variiert die Anzahl der Spieler zwischen 7 und 15 Teilnehmern auf jeder Seite. Vornehmlich in Australien gibt es Rugbyvariationen mit nicht unerheblich differierenden Regeln. Die Beliebtheit des Rugby-Sports zeigt sich auch durch die Tatsache, daß mittlerweile in Deutschland nicht nur die Jugend diesem Sport mehr Aufmerksamkeit schenkt, sondern auch eine Damenliga existiert. Damit kam es auch zu Änderungen des Regelwerks, die sowohl dem speziell damenhaften Rugby als auch der körperlichen Verfassung Jugendlicher Rechnung trugen. Durch Regelmodifikationen des International Rugby Football Board (IRFB) wurde nicht nur die Attraktivität des Rugby gesteigert, sondern auch die Verletzungsinzidenz verringert (zeitlich begrenzte Sperren zwischen 30 und 60 Tagen für Schlagen und Treten, Sperre auf Lebenszeit für Tätlichkeiten gegen Schieds- oder Linienrichter). Verletzungen durch absichtlichen Regelverstoß unter Mißachtung des Fair-play sind sowohl national als auch international statistisch irrelevant und finden deshalb in der Literatur keine Beachtung.

Epidemiologie

Rubgbyspezifische Verletzungen wurden in Deutschland erstmals 1984 statistisch aufgearbeitet (10). Die Bundesligaspieler der Heidelberger Vereine wurden während des Jahres 1994 erneut über ihre Spiel- und Trainingsverletzungen befragt. Von 67 befragten Bundesligaspitzensportlern konnten 44 an allen 14 Spielen der Bundesligarunde, an 14 Pokalspielen, an diversen Freundschaftsspielen und an den vereinsinternen Trainingseinheiten unverletzt teilnehmen. Jeweils 2 bis 3 Spieler der befragten Bundesligavereine waren zusätzlich verletzungsfrei an Länderspielen beteiligt. Bei 13 Spielern waren Verletzungen aufgetreten, die eine ärztliche Behandlung sowie Trainings- und Spielpausen zwischen 14 und 21 Tagen erforderlich machten. Bei den restlichen 10 Spielern wurden ärztlicherseits Diagnosen gestellt, die entweder konservative Maßnahmen mit einer Behandlungsdauer zwischen 2 und 6 Monaten erforderten oder gar operative Empfehlungen nach sich zogen. Bei den ärztlicherseits als behandlungsbedürftig erachteten insgesamt 23 Verletzungen betrafen 6 den Kopf, 7 Hals- und Lendenwirbelsäule, 3 die Schulter, 3 das Kniegelenk und 4 das Sprunggelenk. 16 (23%) aller Spieler hatten insgesamt 40 (62,6%) der Verletzungen erlitten.

Vergleicht man die Verletzungsstatistik aus dem Jahr 1984 (10) mit der aus dem Jahr 1994, so ist bemerkenswert, daß die Rumpfverletzungen stark zugenommen haben, während die Verletzungen des Kopfes sowie der oberen und unteren Extremität deutlich zurückgegangen sind. Obwohl sich Deutschland bezüglich der Verletzungsinzidenz damit dem internationalen Niveau angenähert hat, liegt es noch immer im verletzungsarmen unteren Drittel (Tab. 1). Vergleicht man die Kampfsportarten Fußball, Handball, Eishockey und Rugby, so nimmt Rugby lediglich bei den Rumpfverletzungen eine Spitzenposition ein (Tab. 2).

Sparks (13) stellte fest, daß sich ein Rugbyspieler während einer Spielzeit von 10 000 Stunden durchschnittlich 197,5 Verletzungen zuzieht.

Medizinische Probleme

Ein Rugbyspiel hat zwei Halbzeiten von jeweils 40 Minuten Dauer. Die beiden Halbzeiten werden durch eine Pause von 10 Minuten unterbrochen, ohne daß das Spielfeld von den Spielern dabei verlassen werden darf.

Während des Spiels entstehen durch «Aus» und «Vorwurf» Spielunterbrechungen, die je nach Spielklasse mehr oder weniger häufig angeordnet werden müs-

Tabelle 1: Rugby-Verletzungsstatistik im internationalen Vergleich

Verletzungslokalisation	Verletzungsarten	Deutschland 1984	Deutschland 1994	Frankreich	Irland	England	Süd-Afrika
Kopf	Fraktur Commotio Platzwunde Prellung	20,0%	13,43%	16,29%	21,50%	30,2%	25%
Rumpf	Fraktur (HWS/BWS/LWS) Rippenfraktur Prellung (Becken/WS)	2,0%	14,92%	15,39%	12,30%	11,8%	–
ob. Extremität	Fraktur Luxation AC-Gelenk-sprengung	26,3%	22,38%	29,38%	31,37%	18,3%	27%
unt. Extremität	Fraktur Kreuzband Seitenband (Knie/OSG) Meniskus	44,0%	34,32%	39,77%	33,84%	39,7%	27%
nicht näher bez.	–	–	–	14,92%	19,00%	2,00%	–	–

Tabelle 2: Verletzungsstatistik im nationalen Vergleich der Mannschaftssportarten

Verletzungslokalisation	Verletzungsarten	Rugby	Fußball	Handball	Eishockey
Kopf	Fraktur Commotio Platzwunde Prellung	13,43%	14,0%	13,45%	33,0%
Rumpf	Fraktur (HWS/BWS/LWS) Rippenfraktur Prellung (Becken/WS)	14,92%		3,67%	8,0%
ob. Extremität	Fraktur Luxation AC-Gelenk-sprengung	22,38%	23,0%	33,99%	21,0%
unt. Extremität	Fraktur Kreuzband Seitenband (Knie/OSG) Meniskus	34,32%	56,0%	48,90%	28,0%
nicht näher bez.	–	14,92%			10,0%*

* Schulter + HWS

sen. Die nach Regelverstößen verhängten Freitritte können jeweils zwischen 10 Sekunden und 179 Sekunden der Gesamtspielzeit in Anspruch nehmen. Summarisch ist mit einer körperlichen Belastung während des Spiels von etwa 2 mal 30 Minuten auszugehen. Dabei legen die Spieler durchschnittlich eine Strecke von 3000 m zurück. Diese Strecke setzt sich aus einer unterschiedlichen Zahl von Sprints mit anaerober-alaktazider Belastung von bis zu 10 Sekunden, Läufen von anaerob-laktazider Belastung bis zu einer Minute und längeren Phasen von aerober Glykolyse (8) zusammen.

Von einem Rugbyspieler wird eine hohe Grundschnelligkeit/Spitzengeschwindigkeit gepaart mit großer Ausdauer verlangt. Gleichzeitig muß er jederzeit Krafteinlagen mit maximaler Anstrengung bewältigen können. Die Summe dieser Eigenschaften wird in keiner anderen Mannschaftssportart vom Spieler verlangt. Um die zahlreichen Zweikämpfe (Abb. 1) verletzungsfrei überstehen zu können, muß sich der Rugbyspieler zweifellos alle geforderten konditionellen Eigenschaften und vielfältige technische Fähigkeiten aneignen. Die Spielposition in Sturm und Hintermannschaft verlangen weit voneinander abweichende Spitzenleistungen.

Die Rugbystrategie hat sich in eine Richtung bewegt, die mehr und mehr Zweikampfsituationen provoziert, woran sich zwei Drittel aller Feldspieler beteiligen, um dem einen Drittel der Spitzentechniker/Sprinter die Möglichkeit zu verschaffen, zu punkten.

Die Auseinandersetzung auf dem Spielfeld breitet sich unweigerlich auf die Tribüne aus und wirkt von dort akzentuiert auf das Spielfeld zurück. Rugbyspieler der großen Rugbynationen sind über diese psychologisch bemerkenswerten Erkenntnisse informiert und lassen sich durch Zuschauer auch kaum emotionalisieren. Die Aggression wird somit in den Grenzen der Regeln und Ordnungen gehalten. Dies dient einer entscheidenden allgemeinen Verletzungsprophylaxe.

Im Rugby ist Wendigkeit und Antrittsstärke, Torpedokick und Torpedopaß über eine möglichst große Distanz gefordert. Die Form des Balles und geringste Luftbewegungen beeinflussen dessen Flugbahn und dessen Flugweite. Die für Fußball, Handball, Basketball und Volleyball oder Tennis berechenbaren Flugkurven treffen für den Rugbyball nicht zu. Noch weniger berechenbar ist der auf dem Rasen rollende Ball, weshalb man zunehmend bemüht ist, den Ball von Hand zu Hand zu reichen. Dies führt wiederum zu häufigeren Gegnerkontakten und Verletzungspotentialen. Rugby zählt zu den wenigen Sportarten, die ausschließlich im Freien gespielt werden. Ein zu weicher oder ein zu harter Rasenuntergrund beeinträchtigt nicht nur das Spiel im gesamten Verlauf, sondern hat Auswirkungen auch auf die Verletzungsinzidenz.

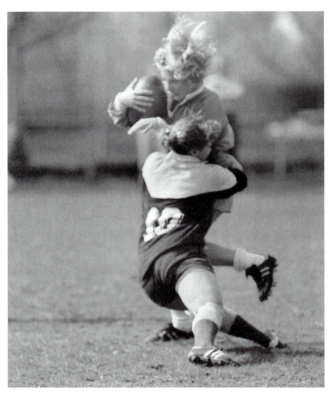

Abbildung 1: Bei diesem sauber ausgeführten Tackling im Damenrugby wird keine Verletzung entstehen können.

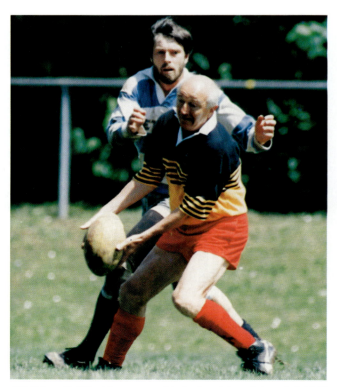

Abbildung 2: Die Altersunterschiede der sich auf dem Spielfeld begegnenden Spieler dürfen keinesfalls zu groß sein. Technisch gutes Spiel und kräftige Muskulatur eines älteren Spielers dürfen selbst bei regelrechtem Angriff eines jüngeren Spielers nicht über die Verletzungsgefahr hinwegtäuschen.

Verletzungsmuster

Die typischen Verletzungsmuster beim Rugby betreffen die Wirbelsäule (11, 12). Alle anderen Verletzungen kommen bei den meisten Mannschaftskampfsportarten in gleicher Weise vor.

Die akuten Verletzungen der Wirbelsäule treten in Abhängigkeit von Alter (Abb. 2), Gewicht und Spielgeschick der einzelnen Spieler auf. Sie stehen häufig im Zusammenhang mit der Zunahme des Engagements und mit dem Auftreten fehlerhafter Spieltechniken gegen Ende der Spielzeit (4). Das Einstürzen des Gedränges oder das «tight scrum» (Abb. 3), das Halten mit steifem Arm, das Halten oberhalb der Schultern, das «spear tackling» und das Ausheben (Abb. 4) kann mehr oder weniger schwere Wirbelsäulenverletzungen herbeiführen. Eine Retrospektivstudie über einen Zeitraum von 30 Jahren ergab, daß 40 Prozent der Halswirbelsäulenverletzungen durch Haltetechniken, 33 Prozent durch offene Gedränge und nur 20 Prozent durch kollabierende Gedränge entstanden sind. Nach Hoskins (4) Meinung werden Schüler und Jugendliche häufiger betroffen. Dies widerspricht allerdings unserer heutigen Kenntnis über die Verletzungsanfälligkeit der Halswirbelsäule mit und ohne Vorschaden bzw. degenerative Veränderungen bei der Beschleunigungsverletzung (15). Walz (15) stellt fest, daß für die biomechanische und integrale Beurteilung der Verletzung der Halswirbelsäule die Vorschädigung, das Alter, der Beruf und die allgemeine Konstitution, das Gefaßtsein auf die Kollision und die Kopfdrehung bei der Kollision eine Rolle spielt.

Die Trikots und Shorts dürfen nur verdeckte Knopfleisten haben. Meist sind die Knöpfe aus flexiblen Materialien wie z. B. Gummi gearbeitet. Stollen an den Rugbyschuhen sind nur aus bestimmten Materialien und in definierter Länge zugelassen. Die Erfahrungen zeigen, daß überknöchelhohe Schuhe dem oberen Sprunggelenk mehr Stabilität bieten und damit den Bandverletzungen vorbeugen können. Schienbeinschützer werden immer häufiger getragen, um die Wucht eines versehentlichen gegnerischen Trittes auf eine größere Fläche zu verteilen und damit seine punktuelle Verletzungspotenz zu minimieren. Zum Schutz der Zähne tragen alle Spieler meist individuell gefertigte Sofortschienen.

Bedeutend sind die Regelmodifikationen, Regelanpassungen und Regeländerungen der vergangenen Jahre, die vornehmlich im Hinblick auf die Vermeidung von Verletzungen vorgenommen wurden. An dieser Stelle müssen die Verdienste von A. T. Scher besonders hervorgehoben werden, der durch genaue Untersuchungen der Wirbelsäule und Rückschlüsse auf die Entstehungsmechanismen von Verletzungen Regeländerungen und Schiedsrichterauflagen bewirkt hat. Obwohl ausgesprochen selten, müssen gelegentliche Schläge und Tritte emotionalisierter Spieler mit Spielverboten geahndet werden. Spieler mit blutenden Wunden werden so lange am Weiterspielen gehindert, als die Wunde nicht ord-

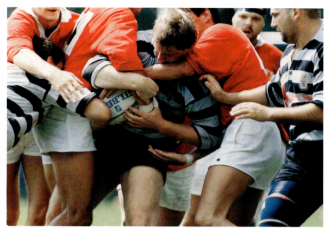

Abbildung 3: Obwohl der Angriff bei diesem offenen Gedränge der Eroberung des Balles dient, kann der um den Hals des Spielers in blau-weiß gelegte Arm des Gegners beim Kollaps des Gedränges zu einer ernsthaften Gefahr für die Halswirbelsäule werden. Droht diese Gefahr, wird der Schiedsrichter sofort unterbrechen.

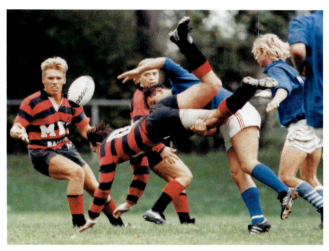

Abbildung 4: Der Grenzbereich zwischen regelrechtem und regelwidrigem Spiel. Das «Ausheben» des Gegners als Verteidigungsmaßnahme kann Folgen für die oberen Extremitäten, die Hals-, Brust- und Lendenwirbelsäule haben. Ein versierter und physisch starker Spieler entgeht einer solchen Attacke durch bewußtes Abrollen des Oberkörpers, nachdem er zuvor einen Teil der kinetischen Energie durch die ausgestreckten Arme gedämpft hat.

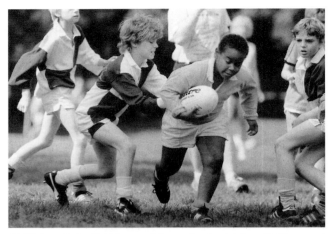

Abbildung 5: Im Schüler- und Jugendrugby ist dem Größen- und Gewichtsunterschied der Spieler ein wesentliches Augenmerk zu schenken, einerseits um die körperlich benachteiligten Spieler vor Verletzungen zu schützen, andererseits um fortwährende Alleingänge körperlich bevorteilter Spieler zu verhindern.

nungsgemäß versorgt und den Betreffenden selbst oder einen Mitspieler gefährden könnte.

Die Ursache vieler Verletzungen liegt am fehlenden Konditionsniveau bzw. am Fehlen technischer Fertigkeiten. Regelmäßige Ausdauer- und Sprinttrainingseinheiten müssen einen Vergleich zur eigenen Leistung und zu den Leistungen der übrigen Mannschaftsmitglieder ermöglichen.

Das Rugbytraining muß die Leistung der anaeroben als auch der aeroben Ausdauer optimieren, um Verletzungschancen zu minimieren.

Verbesserte Tritt- und Paßtechniken schaffen im Rugby große Freiräume und machen die Bewegungen des ovalen Balles berechenbarer. Die damit verbundenen Gegnerkontakte sind kontrollierbarer geworden. Insbesondere im Schüler- und Jugendrugby ist man bemüht, die Forderungen von Hoskins (4) zu realisieren, nämlich nur Spieler vergleichbaren Gewichts und vergleichbarer Größe gegeneinander antreten zu lassen (Abb. 5).

Ein größerer Raum gehört der Verhaltensoptimierung der Spieler, dem Gegner, dem Schieds- und Linienrichter gegenüber und in bezug auf die emotionalisierten Zuschauer. Bei der Konzentration auf das Wesen des Spieles erniedrigt sich die Verletzungsschwelle nachhaltig. Ein mentales Training verbessert nicht nur die angestrebte Leistung, sondern reduziert verletzungsträchtige «Umwelteinflüsse» auf ein vertretbares Maß.

Literatur

1 Dance, J.: Fit for Rugby. London–Manchester, Cohn and Wolfe, 1994.
2 Gadamer, H.-G.: Wahrheit und Methode (Grundzüge einer philosophischen Hermeneutik). Bd. 1, 6. Aufl. Tübingen, Mohr, 1990.
3 Hess, H.: Fußball. In: Pförringer, W., Rosemeyer, B., Bär, H.-W. (Hrsg.): Sport, Trauma und Belastung. Beiträge zur Sportmedizin. Bd. 24. Erlangen, Perimed 1985, S.256–269.
4 Hoskins, T.W.: Prevention of Neck Injuries Playing Rugby Public Health 1987; 101:351–356.
5 Kapandji, J.A.: Funktionelle Anatomie der Gelenke. Bd. 2. Stuttgart, Enke, 1985, S.2–243.
6 Kolb, M.: Eishockey. In: Pförringer, W., Rosemeyer, B., Bär, H.-W. (Hrsg.): Sport, Trauma und Belastung. Beiträge zur Sportmedizin. Bd. 24. Erlangen, Perimed, 1985, S.381–384.
7 Luck, P., Wolff, T.: Ätiologie, Lokalisation, Therapie und Prävention typischer Verletzungen in der Sportspielart Handball. Deutsche Zeitschrift für Sportmed. 1991; 42:432–439.
8 Mättner, U.: Lactat in der Sportmedizin. Mannheim, Boehringer, 1987.
9 Schmidtbleicher, D.: Klassifizierung der Trainingsmethoden im Krafttraining. Lehre der Leichtathletik 1985; 24:25–30.
10 Schumacher, G.: Rugby. In: Pförringer, W., Rosemeyer, B., Bär, H.-W. (Hrsg.): Sport, Trauma und Belastung. Beiträge zur Sportmedizin. Bd. 24. Erlangen, Perimed, 1985, S.292–298.
11 Schumacher, G.: Wie schützt ein Rugbyspieler seine Halswirbelsäule vor Verletzungsfolgen? Deutsches Rugby-Journal 1994; 15:10.
12 Schumacher, G.: Verletzungsgefahr beim Rugby. TW Sport & Medizin 1994; 6:48–52.
13 Sparks, J.P.: Half a million hours of Rugby Football (The Injuries). Brit J Sports Med 1981; 15:30–32.
14 Vanderfield, G.: Rugby. In: Schneider, Kennedy, Plaut (eds.): Sport Injuries (Mechanisms, Prevention and Treatment). Vol. 5. Sydney, Williams and Wilkins 1985, pp.114–128.
15 Walz, F.: Biomechanische Aspekte der Halswirbelsäulenverletzung. Der Orthopäde 1994, 23:262–267.

Wasserball

W. Groher

Die Mannschaftssportart Wasserball ist vielen Laien, aber auch Sportmedizinern unbekannt. Entsprechend ist über sporttraumatologische Probleme, typische Verletzungsmuster und Trainingsaufbau wenig bekannt.

Zur Ausübung dieser Sportart ist ein hohes Maß an Kondition, Wendigkeit im Wasser und Koordination erforderlich. Ähnlich dem Handballspiel wird Wasserball mit der gesamten Mannschaft in Angriff und Verteidigung gespielt. Die konditionellen Voraussetzungen erfordern intensives Training über Jahre hinweg.

Epidemiologische Untersuchungen und Statistiken über die Häufigkeit von Verletzungen und Beschwerden finden sich in der Literatur nur vereinzelt, da Wasserball im Verhältnis zu anderen Ballsportarten von einer kleinen Zahl von Aktiven ausgeübt wird.

Medizinische Probleme

Allgemein medizinische Probleme wie Herz-Kreislauferkrankungen und Stoffwechselstörungen werden selten beobachtet. Häufiger als in Sportarten, die auf dem Lande ausgeübt werden, beobachtet man im Wasserballsport Erkrankungen des Hals-Nasen-Rachenraumes, besonders bei Training und Wettkampf im Sommer infolge ungünstiger Witterungsverhältnisse.

Verletzungen

Im Verhältnis zu anderen Ballsportarten (Handball, Fußball, Basketball oder Volleyball) werden Verletzungen des Haltungs- und Bewegungsapparates seltener beobachtet. Direkteinwirkungen des Gegners können zwar Verletzungen hervorrufen, diese sind aber häufig in ihrem Schweregrad geringer, da das Medium Wasser Schläge und Tritte dämpft. Verletzungen sind durch direkte Einwirkung des Gegenspielers oder durch den Ball möglich.

Am häufigsten kommt es zu Kontusionen, seltener zu Distorsionen. Distorsionen betreffen die Hand, wobei beim Abblocken eines Wurfes auch interdigitale Rißverletzungen vorkommen können. Die Mittel- und Endgelenke sind bevorzugt betroffen, wobei auch knöcherne Strecksehnenausrisse und volare knöcherne Ausrisse, besonders im Bereich der PIP-Gelenke, vorkommen. Distorsionen der Finger- und Handgelenke bedürfen einer ausgiebigen Diagnostik und entsprechender Therapie, da rezidivierende Distorsionen mit Kapselbeteiligung und ev. knöcherner Läsion zu chronischen Dysfunktionen der Langfinger, aber auch des Daumens führen können.

Typische Verletzungen im Wasserballsport entstehen praktisch immer durch Einwirkung des Gegenspielers. Der gesamte Körper kann betroffen sein. Durch direkte Gewalteinwirkungen von Hand, Ellenbogen oder Fuß kommt es im Bereich des Gesichtsschädels (keine Dämpfung durch das Wasser) zu Kontusionen der Nase, des Jochbeines und des gesamten Gesichtsschädels. Frakturen des Gesichtsschädels sind selten, Nasenbein- und Jochbeinfrakturen können aber vorkommen.

Durch direkte Gewalteinwirkung wurden immer wieder Verletzungen des Trommelfells beobachtet, die aber durch in die Kappe integrierte Kunststoffohrenschützer nur noch selten vorkommen. Eine der schmerzhaftesten Verletzungen betrifft die Kontusion des Hodens, häufig hervorgerufen durch einen Tritt des Gegenspielers.

Auch bei kontrolliert kurzgeschnittenen Fingernägeln werden Riß- und Kratzwunden beobachtet. Insbesondere der Rumpf und die oberen Extremitäten sind davon betroffen.

Fehlbelastungsfolgen

Von den durch Überlastung hervorgerufenen Beschwerden ist vornehmlich die Schulterregion betroffen. Nicht nur die Fortbewegung geschieht im wesentlichen mit den oberen Extremitäten, sondern auch der Umgang mit dem Ball. Hier kommt es besonders bei den Spielern, bei denen das muskuläre Gleichgewicht der oberen Extremitäten nicht voll ausgebildet ist, zu Insertionstendopathien der Schulter. Hiervon betroffen sind vorwiegend die Sehnen des Musculus supraspinatus und des Musculus subscapularis, seltener diejenigen des Musculus infraspinatus und Musculus teres minor. Auch werden Tendovaginitiden der langen Bizepssehne und Arthrosen des Schultereckgelenkes beobachtet. Jerosch fand bei einer kernspintomographischen Untersuchung bei allen 11 Spielern der deutschen Wasserball-Olympiamannschaft 1992 deutliche Veränderungen an den Schultergelenken, was aufgrund der hohen Beschleunigungskräfte beim Wurf bei gleichzeitiger Hypermobilität im Schultergelenk nicht verwundert.

Beschwerden als Folge von Überlastungen bestehen auch an der Innenseite des Kniegelenkes, wobei hier sowohl die mediale Kapsel als auch der mediale Meniskus und die Insertionszone der Adduktoren (Pes anserinus) betroffen sind. Diese Beschwerden an der Innenseite des Kniegelenkes sind vergleichbar dem Brustschwimmer-Knie, da im Training die Grätsche in senkrechter Haltung des Körpers sehr intensiv trainiert wird, um die Beinmuskulatur zu kräftigen. Die kräftige Beinmuskulatur mit intensiver Grätsche ist erforderlich, um beim Wurf weit genug aus dem Wasser herauszukommen.

Beschwerden im Bereich der Schulter und der Kniegelenke sind bei Torwarten besonders häufig, da die Wucht des auf das Tor geschossenen Balles Mikrotraumatisierungen der Schultergelenkskapsel und der Insertionszonen bewirkt. Beobachtet wird beim Torsteher gelegentlich auch eine Kontusion der Fossa olecrani, da es bei der Abwehr des Balles zu Überstreckmechanismen des Ellenbogengelenkes kommt.

Prophylaxe

Zur Ausrüstung des Wasserballspielers zählt der Hodenschutz sowie eine Kappe mit Kunststoffohrenschützern. Präventive Maßnahmen zur Verhinderung der Schulter- und Kniegelenksbeschwerden erfolgen in einem systematischen Trainingsaufbau. Der Trainingsaufbau des Jugendlichen hat neben dem intensiven Schwimmtraining auch das muskuläre Training zu berücksichtigen. Es muß ein gezieltes muskuläres Aufbautraining des gesamten Körpers unter besonderer Berücksichtigung der Kraftentwicklung der oberen Extremitäten erfolgen.

In der unmittelbaren Vorbereitung von Training und Spiel ist ein Aufwärm- und Gymnastikprogramm durchzuführen. Das Dehnen soll in axialer Traktion nach unten erfolgen, um die vorderen Kapselanteile zu schonen. Der Musculus subscapularis ist durch isometrische Anspannungsübungen bei anliegendem Oberarm zu kräftigen. Abduktionsübungen mit Gewichten müssen wegen der Impingementgefahr unterbleiben.

Literatur

1 Bettin, D., Voltering, H., Schuhmacher, S.: Der Schulterschmerz bei Wasserballern in einer Analyse von Muskelquerschnitt und funktioneller Instabilität. Dtsch. Zeitschr. für Sportmed. 1992; 43:292–302.
2 Groher, W.: Wasserball. In: Pförringer, W. (Hrsg.): Sport – Trauma und Belastung. Erlangen, Perimed, 1985.
3 Jerosch, J. et al.: Kernspinmorphologische Veränderungen an Schultergelenken von Weltklasse-Wasserballspielern. Sportverletzung – Sportschaden 1993; 7.

5.5 Sportspielarten ohne Gegnerkontakt

Badminton

R. Kluger, K.-H. Kristen und A. Engel

Badminton ist eine der weltweit am meisten gespielten Sportarten. Trotzdem ist das medizinische Interesse an dieser Sportart eingeschränkt und Untersuchungen über Verletzungen und Überlastungssyndrome sind rar. Badminton, im deutschen Sprachgebrauch auch Federball genannt, hat seinen Ursprung im asiatischen Raum. Gespielt wird mit einem 4 bis 5 Gramm schweren Ball, dessen rasanter Flug durch die Federn und deren Luftwiderstand abgebremst wird. Dieses typische Flugverhalten des Balles ist ein entscheidender Faktor für die Charakteristik des Spieles. Der Ball hat sich auch heutzutage nicht verändert und wird weiterhin mit natürlichen Federn gespielt. Für den Freizeitbereich werden «Federbälle» aus Kunststoff verwendet. Die Racquets können aufgrund des geringen Ballgewichtes und der geringen Impacts klein gehalten werden. Heutzutage werden Verbundkunststoffe für den Rahmenbau verwendet. Das Gewicht eines Wettkampfracquets beträgt 90 bis 95 Gramm. Wettkampfmäßig wird auf Kunststoffböden mit hohem Reibungskoeffizienten gespielt. In Kombination mit Sportschuhen mit gut haftender Kunststoffsohle können rasche Richtungswechsel gespielt werden. Im Spiel treten hohe Brems- und Beschleunigungskräfte auf.

Verletzungen und Fehlbelastungsfolgen

Jorgensen (3) befragte die Spieler von 27 randomisiert ausgewählten dänischen Vereinen aller Leistungsklassen. Er fand 74 Prozent durch Fehl- bzw. Überlastung hervorgerufene Beschwerden, 12 Prozent Muskelzerrungen und Risse, 11 Prozent Subluxationen, Sehnen- und Bandverletzungen, 1,5 Prozent Frakturen und 1,5 Prozent andere Verletzungen.

Von allen registrierten Verletzungen und Fehlbelastungsfolgen waren 58 Prozent an der unteren Extremität, 31 Prozent an der oberen Extremität, 10 Prozent am Rücken und 1 Prozent an den Augen aufgetreten.

An der unteren Extremität fanden sich 61 Prozent durch Überlastung hervorgerufene Beschwerden, davon 26 Prozent an Kniegelenken (hauptsächlich retropatellare Schmerzen), 22 Prozent Achillodynie und 17 Prozent am Fuß (Fasciitis plantaris und Tendinitis). Die übrigen Überlastungsbeschwerden betrafen Knöchel 8,5 Prozent, Unterschenkel 11 Prozent, Femur 7,5 Prozent und Leistengegend 7,5 Prozent.

Die schwereren Verletzungen der unteren Extremität betrafen Muskelzerrungen und Risse mit 18 Prozent. Bandverletzungen der unteren Extremität fanden sich in 18 Prozent und betrafen fast zur Hälfte das Sprunggelenk. Frakturen stellten an der unteren Extremität 2,5 Prozent der Verletzungen dar.

An der oberen Extremität waren 98,5 Prozent Überlastungssyndrome, davon 25 Prozent Tennisellenbogen, 59 Prozent Tendinitis, Periostitis und 32 Prozent unspezifische Schmerzen des Oberarmes sowie 27 Prozent Schulterbeschwerden (entspricht 8,3 % der Gesamtzahl). Bänder- und Muskelverletzungen machten 1,5 Prozent aus.

Am Rücken waren 79 Prozent der Beschwerden auf Überlastung zurückzuführen. 16,5 Prozent waren Muskelzerrungen und 4,5 Prozent Bandverletzungen. Am Auge traten Verletzungen mit 1 Prozent (Kontusion) auf (Abb. 1).

Die Zahlen von Hensley (2) beziehen sich retrospektiv auf einen Zeitraum von bis zu 12 Jahren. 231 Badminton-Turnierspieler und Spielerinnen aller Leistungsklassen gaben mittels Fragebogen Auskunft über ihre Verletzungen der letzten Jahre. 80 Prozent einfachen Verletzungen, die keine ärztliche Betreuung erforderten, standen etwa 20 Prozent gegenüber, die Arzt- oder Spitalsbehandlung benötigten.

70 Prozent betrafen die untere Extremität (43 % Sprunggelenk und Fuß, 9 % Kniegelenk, 17 % übriges Bein), 21 Prozent die obere Extremität (2 % Schulter, 9 % Ellenbogen, 4 % Arm, 6 % Hand- und Handgelenk), je 1 Prozent den Rücken, Kopf und Nacken, 4 Prozent die Augen und 4 Prozent die Leistengegend. Blasen, Muskelkrämpfe und Prellungen waren häufige Verletzungen. In der Gruppe der schwereren Verletzungen dominierten Subluxationen und Bandverletzungen mit 43,7 Prozent und Muskelzerrungen und Risse sowie

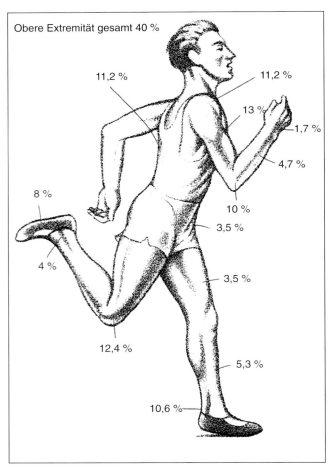

Abbildung 1: Überlastungssyndrome im Badminton (4).

Sehnenverletzungen mit 49 Prozent. Subluxationen und Bandverletzungen betrafen zu 70 Prozent das Sprunggelenk, zu 17 Prozent das Kniegelenk und zu 13 Prozent andere Lokalisationen. Muskelzerrungen oder Risse sowie Sehnenverletzungen betrafen zu 63 Prozent die untere Extremität. Weniger als 3 Prozent der Verletzungen waren Frakturen, Nerven- oder Knorpelverletzungen.

Kroner (5) registrierte während eines Jahres 208 Patienten (136 Männer, 72 Frauen), die zu 75 Prozent Freizeit- und zu 25 Prozent Vereinsspieler waren. 37,8 Prozent der Patienten benötigten eine längere ärztliche Betreuung, bei 62,2 Prozent der Patienten genügte eine einzige Arztkonsultation.

Er fand mit 58 Prozent am häufigsten Band- und Kapselverletzungen. Davon betrafen 66,9 Prozent das Sprunggelenk, 15,7 Prozent das Kniegelenk, 11 Prozent den Fuß, 5,5 Prozent die obere Extremität und 0,8 Prozent den Rücken. An zweiter Stelle folgten Muskelzerrungen oder Risse mit insgesamt 19,8 Prozent. Davon betrafen 55,8 Prozent den Unterschenkel, 20,9 Prozent die obere Extremität, 14 Prozent den Oberschenkel, 4,7 Prozent den Fuß und 4,7 Prozent den Rücken. Am dritthäufigsten waren Sehnenverletzungen (8,8 %), gefolgt von Hautverletzungen mit 5,5 Prozent, Knochenverletzungen mit 5,1 Prozent und Augenverletzungen mit 2,3 Prozent (Abb. 2 und 3).

Verletzungsrisiko

Im Vergleich zu anderen Sportarten besteht beim Badminton ein relativ hohes Verletzungsrisiko während des Trainings (3). In der Untersuchung von Jorgensen hatten Freizeitspieler, bezogen auf 1000 Spielstunden, ein signifikant höheres Risiko sich zu verletzen als Spieler der Leistungsklasse. Spieler der Leistungsklasse hatten häufiger Verletzungen unterhalb des Knieniveaus, während bei Freizeitspielern häufiger Verletzungen von Knie, Leistengegend und oberer Extremität anzutreffen waren. Nach Angaben von Chard und Lachmann (1),

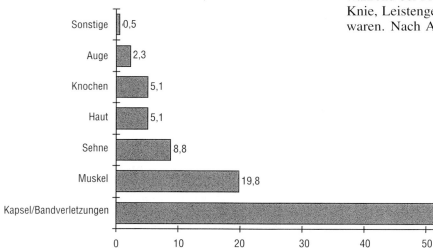

Abbildung 2: Verletzungen im Badminton (5, n = 217).

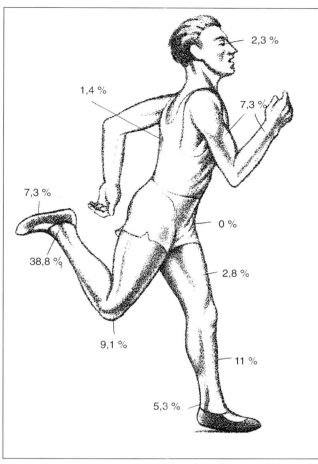

Abbildung 3: Lokalisation der Verletzungen im Badminton (5).

welche 8 Jahre retrospektiv die Verletzungen von Patienten einer Sportambulanz auswerteten, hatten vor allem Anfänger und jene, die unregelmäßig und als Freizeitsportler Badminton spielten, das höchste Verletzungsrisiko.

Kroner (5) fand heraus, daß bei unter 30jährigen Verletzungen der Gelenke und Bänder signifikant häufiger auftreten, Muskelverletzungen wie Zerrungen und Risse häufiger bei den über 30jährigen.

Geschlechtsverteilung

Bei Kroner (5) und Jorgensen (3) waren keine signifikanten Unterschiede im Verletzungsmuster von Männern und Frauen feststellbar. Hensley (2) gibt Unterschiede mit 0,09 Verletzungen pro männlichem Spieler pro Jahr und 0,14 Verletzungen pro weiblicher Spielerin pro Jahr an. Hensley und Paup (2) fanden geschlechtsspezifische Unterschiede in der Verletzungslokalisation (Frauen hatten häufiger Prellungen, während Männer häufiger Muskelkrämpfe angaben).

Verletzungsursachen

Hensley (2) erhebt zu 35 Prozent äußere Ursachen, die einerseits aus Kollisionen mit der Umgebung (3%), mit dem Mitspieler (19%) bzw. durch Kontakt mit Schlägern (7%) oder Federball (6%) entstehen. Jorgensen (4) führt die große Zahl an Knöchel- und Unterschenkelverletzungen auch auf Faktoren wie die hohe Reibung zwischen Bodenbelag und Sportschuh und die Beschaffenheit des Sportschuhes selbst zurück. Wesentliche Konstruktionsmerkmale des Sportschuhs sollten eine ausreichende Stoßdämpfung unter der Ferse, sicherer, anatomisch-paßgenauer Halt des Hinterfußes im Schuh und eine Fersenerhöhung sein. Als intrinsische Verletzungsursache betrachtet Jorgensen (4) unter anderem eine ungenügende Elastizität und Kraft des Musculus triceps surae und der Muskeln der Rotatorenmanschette im Schulterbereich. Schlechtes Schuhwerk und die rasch wechselnden Fußbelastungen mit plötzlichem Bewegungsstop, anschließendem Sprung sowie Rückwärts- und Seitwärtssprüngen (exzentrische Tricepsbelastung usw.) tragen zu den häufigen Achillodynien und patellofemoralen Schmerzsyndromen bei.

Prophylaxe

Kroner (5) sieht für die Gruppe der unter 30jährigen Spieler, bei denen Bandverletzungen relativ überwiegen, die Notwendigkeit, Muskelkoordination und Muskelkräftigung zu trainieren. Ältere Spieler, bei denen Muskelzerrungen und Risse häufiger auftreten, sollten vor dem Spiel ein über 15minütiges Aufwärmprogramm absolvieren. Zur Vermeidung von Augenverletzungen werden Schutzbrillen empfohlen. Anregungen der Verbesserung der Schuhausrüstung bestehen aus einer besseren Stoßdämpfung der Ferse, einer steiferen anatomisch-genauen Paßform des Fersenteiles der Schuhe und einer Anpassung der Reibungswerte von Schuhsohlen und Bodenbelägen (4). Badminton ist eine insgesamt risikoarme Sportart (2,9 Verletzungen/Spieler/1000 Stunden).

Literatur

1 Chard et al.: Raquet sports patterns of injury presenting to a sports injury clinic. Br J Sports Med 1987; 21:2.
2 Hensley, Paup: A survey of badminton Injuries. Brit J Sports Med 1979; 13.
3 Jorgensen, Winge: Epidemiology of Badminton Injuries. Int J Sports Med 1987; 8.
4 Jorgensen, Winge: Injuries in Badminton. Sports medicine 1990; 10.
5 Kroner, K. et al.: Badminton injuries. Br J Sports Med 1990; 124.

Baseball

H.-G. Pieper, M. Braun und C. Radas

Trotz der zunehmenden Beliebtheit von American Football und Basketball ist Baseball noch immer der Nationalsport Nummer 1 in den USA. Für diese Beliebtheit werden mehrere Ursachen genannt (9, 17).

Zum einen hat Baseball in den USA eine sehr lange Tradition. Bereits 1845 hielt Alexander J. Cartwright in einer von den New York Knickerbockers herausgegebenen Broschüre die Spielregeln des Baseball fest, die sich in den vergangenen 150 Jahren vom Prinzip her nur unwesentlich verändert haben (25). Somit konnte sich diese Sportart lange vor Entstehung anderer populärer Sportarten als Nationalsport etablieren.

Zum zweiten betreibt nahezu jeder Amerikaner, meistens schon im Grundschulalter, die dem Baseball verwandte Sportart Softball, da als Grundausstattung lediglich ein Schläger, ein Fanghandschuh sowie entsprechende Bälle notwendig sind.

Des weiteren kommt Baseball der amerikanischen Mentalität deshalb entgegen, da sich alle möglichen Spielleistungen statistisch erfassen und quantifizieren lassen und somit neben den reinen Spielergebnissen unzählige Rekordlisten und Vergleichsstatistiken führen lassen (9, 10).

Weltweit betreiben etwa 210 Millionen aktiv Baseball oder Softball, womit der Baseballsport zu den vier größten Sportarten der Welt gehört (11). 1988 wurde Baseball als olympische Disziplin anerkannt; erstmalig 1992 wurden in Barcelona olympische Medaillen verteilt.

In Deutschland wurde Baseball anläßlich der Olympischen Spiele 1936 in Berlin als Demonstrationssport vorgestellt. In den Jahren nach 1945 betrieben im wesentlichen amerikanische Soldaten ihren Nationalsport zum Zeitvertreib. In den letzten Jahren wurde Baseball auch außerhalb amerikanischer Garnisonen zunehmend populär, so daß die inzwischen gegründeten Vereine je nach Leistungsvermögen von den entsprechenden Bundesligen bis in örtliche Ligen organisiert sind. Die Zahl der aktiven Mitglieder in deutschen Baseball- und Softballvereinen hat in den letzten 10 Jahren etwa um den Faktor 30 zugenommen. Während 1985 ungefähr 700 aktive Mitglieder in 28 Vereinen organisiert waren, wurden in der Saison 1994/95 von 460 Vereinen 20 000 Mitglieder gemeldet (11).

Spielregeln

Baseball ist ein Nicht-Kontaktspiel zwischen zwei gegnerischen Mannschaften von je 9 Spielern, die wechselweise als Schlagmannschaft im Angriff bzw. als Feldmannschaft in der Abwehr versuchen, Punkte durch Läufe zu erzielen bzw. zu verhindern. Es ähnelt in vieler Hinsicht dem in Deutschland bekannteren Schlagballspiel (17).

Das Spielfeld besteht aus einem auf der Spitze stehenden Karo (Diamond) mit einer Seitenlänge von 27,36 m, dem sogenannten Innenfeld (Infield), an dessen Ecken sich die vier Male (Bases) befinden. Das sogenannte Außenfeld (Outfield) liegt hinter dem Innenfeld und wird begrenzt durch die Seitenlinien, die über das erste und dritte Mal hinausgehen und jeweils mindestens 76 m, in der Regel bis 98 m lang sind.

Das Spiel ist in neun Spielabschnitte (Innings) unterteilt, in denen jeweils beide Mannschaften einmal in der Abwehr und einmal im Angriff spielen. Grundsätzlich beginnt die Heim-Mannschaft in der Abwehr. Dabei werden neun Spielerpositionen unterschieden.

Der Pitcher (Werfer) steht in der Mitte des Innenfeldes auf einem um 25 cm erhöhten kleinen Hügel. Seine Aufgabe ist es, den Ball durch ein «Wurffenster» (über der im Boden eingelassenen Home Plate mit 40 cm Durchmesser, zwischen Brust- und Kniehöhe des jeweiligen Schlagmannes) zum Fänger (Catcher) zu werfen, ohne daß der dazwischen stehende Angreifer den geworfenen Ball mit seinem Schläger trifft.

Der Catcher (Fänger) befindet sich im Fangraum (Catcher's Box: 2,44 m × 1,10 m) hinter dem Heimmal (Home Base) an der Spitze des Karos. Er muß den mit unterschiedlichen Trickwürfen geworfenen Ball sicher fangen und ggf. schnellstmöglich zu einem in der Nähe der Male postierten Mitspieler werfen, so daß dieser dort einen Angreifer abschlagen kann.

Vier verteidigende Spieler (Infielder) decken den Innenraum ab, jeweils einer am ersten bis dritten Mal

(First, Second bzw. Third Baseman), zusätzlich ein Zwischenstopper (Short Stop), der gewöhnlich zwischen dem ersten und zweiten Mal postiert ist.

Drei weitere Verteidiger (Outfielder) decken das Außenfeld ab (Left Fielder, Center Fielder, Right Fielder).

Die angreifende Mannschaft beginnt mit einem Batter (Schlagmann), der versucht, den vom Werfer zum Fänger geworfenen Ball mit dem Schläger so zu treffen, daß er möglichst weit fliegt und von den Abwehrspielern nicht gefangen wird, bevor er den Boden berührt hat. Wenn dies gelingt, muß der Schlagmann versuchen, zumindest die erste Base zu erreichen, bevor die verteidigende Mannschaft den Ball dorthin spielt. Bei weiten Schlägen ist es möglich, unter Berührung der ersten Base bis zur zweiten oder sogar zur dritten Base zu gelangen. Wird der Ball über die als hintere Begrenzung des Spielfeldes bestehende Mauer geschlagen, so kann der Schläger nach Berühren der drei äußeren Male wieder das Heimmal erreichen und damit für seine Mannschaft einen Punkt gewinnen (Home Run). Erreicht er eines der anderen Male, so setzt er von dort als Läufer (Runner) das Spiel fort, während der nächste Spieler seiner Mannschaft als Batter (Schlagmann) in Aktion tritt.

Der Batter hat drei Versuche, den durch die Schlagzone geworfenen Ball mit dem Schläger zu treffen. Gelingt dies nicht oder wird der Ball ohne vorherigen Bodenkontakt von einem Abwehrspieler gefangen, so ist der Batter «aus». Trifft jedoch der Werfer viermal das sogenannte «Wurffenster» nicht oder trifft er mit dem Ball den Batter, so darf der Batter einen «Spaziergang» (Walk) zur ersten Base machen. Falls die erste Base durch einen Runner (Läufer) besetzt ist, darf dieser dann automatisch zur zweiten Base vorrücken.

Die Aufgabe des Runners ist es, sich von Base zu Base bis zur Home Base vorzuarbeiten, während der Ball nach einem Schlag des Batters im Spiel ist. Erreicht ein Runner die nächste Base, bevor ein Verteidiger ihn mit dem gefangenen Ball berührt, so ist er an der Base sicher. Berührt jedoch ein Verteidiger mit dem Ball den Runner, so scheidet dieser aus.

Die jeweilige Hälfte eines Spielabschnittes (Inning) endet dann, wenn drei Angreifer ausgeschieden sind. Das Inning wird fortgesetzt in umgekehrter Rollenverteilung, also mit der in der ersten Hälfte verteidigenden Mannschaft als Batter bzw. Runner und der in der ersten Hälfte im Angriff eingesetzten Mannschaft als Abwehr-Team auf dem Platz.

Das gesamte Spiel endet nach neun Abschnitten (Innings) bzw. nach der ersten Hälfte des neunten Innings, wenn nämlich die Heimmannschaft zu diesem Zeitpunkt führt und – da sie ja als Angreifer in der zweiten Hälfte des letzten Innings keine Punkte abgeben – somit nicht mehr verlieren kann. Bei Punktgleichstand wird jeweils um ein Inning verlängert, bis eine Mannschaft gewonnen hat.

Verletzungshäufigkeit und Verletzungsprofil

Baseball gehört zu den weniger verletzungsintensiven Sportarten. Eine 1967 durchgeführte Untersuchung an fünf Millionen Spielern der Little League zeigte eine Inzidenz von Verletzungen, die medizinische Behandlung erforderlich machten, in Höhe von 1,96 Prozent. Dieselbe Häufigkeit ergab eine Untersuchung an 900000 Spielern aus dem Jahre 1976. 40 Prozent dieser Verletzungen betrafen die oberen Extremitäten (5, 22).

In der Betrachtung des Verletzungsprofils ist es wichtig, die einzelnen Spielerpositionen zu unterscheiden, da unterschiedliche Beanspruchungen unterschiedliche Verletzungsmöglichkeiten beinhalten.

Verletzungen und Überlastungsschäden des Pitchers

Ein Pitcher führt pro Spiel im Durchschnitt etwa 120 Würfe mit einer Geschwindigkeit von bis zu 150 km/h durch (3, 5, 23). Schon bei 18jährigen High School-Pitchern wurden Wurfgeschwindigkeiten bis 39,6 m/Sekunde gemessen (6). Diese enormen Kräfte führen häufig zu Überlastungsreaktionen im Schulter- und Ellenbogengelenk. Akute Verletzungen sind seltener, können jedoch aufgrund der extrem hohen kinetischen Energie, die etwa ein Vierfaches der beim Beinschuß freiwerdenden Energie ausmacht (18), bis hin zu Spiralfrakturen im Humerusschaft bei Erwachsenen oder Streßreaktionen der proximalen Epiphysenfuge am Humerus oder der medialen Epikondylenapophyse bei Spielern im Wachstumsalter führen (5, 7).

Überlastungsschäden im Schultergelenk stellen mit 56 Prozent den Hauptanteil aller Fehlbelastungsfolgen im Baseball dar (4). Bei der «Pitcher's Shoulder» handelt es sich nur selten um ein primäres subakromiales Impingement. In der Regel liegt, wie bei ähnlichen Problemen in anderen Wurfsportarten, eine primäre Instabilität des Glenohumeralgelenkes vor, welches zu muskulären Imbalancen und dadurch Überbeanspruchung der Skapula-Stabilisatoren und der Rotatorenmanschette führen kann. Die Reizung der Rotatorenmanschette entsteht sekundär, weil die Muskeln der Manschette durch die Stabilisierung des Humeruskopfes überlastet werden. Zunehmende Instabilität kann zu Abrissen des kapsulo-labralen Komplexes oder zu kapsulärer Laxität führen (2, 12, 19, 20, 21).

Den hohen Beschleunigungskräften beim Wurf ist jedoch nicht nur die Schulter ausgesetzt. In der frühen Beschleunigungsphase werden zuerst die Schulter, dann der Oberarm und der Ellenbogen ruckartig nach vorne gezogen, während Unterarm und Hand zurückbleiben. In dieser Phase des Pitchens wird auf den Ellenbogen ein extremer Valgusstreß ausgeübt mit entsprechender

Überlastung der medialen Ellenbogenmuskulatur (Flexorenursprung), des medialen Kollateralbandes, der medialen Gelenkkapsel und des Gelenkes selbst (24). Beim jugendlichen Pitcher, dessen Wachstumsfugen noch nicht geschlossen sind, kommt es als Folge dieses Valgusstresses häufig zu Streßreaktionen mit Abrutsch des medialen Epicondylus, dem sogenannten «Little League Elbow» (Abb. 1). Im Erwachsenenalter finden sich bei etwa zwei Drittel der professionellen Baseballspieler postero-mediale Osteophyten am Olekranon und in etwa ein Viertel der Fälle Verletzungen des ulnaren Kollateralbandes. Bei etwa 40 Prozent der untersuchten Spieler wurden intraartikuläre freie Gelenkkörper gefunden (1). Als Folge des genannten Valgusstresses mit wiederholten Mikrorissen können Instabilitäten des Ellenbogengelenkes auftreten (16), die zu einer Valgusdeformität führen (24). So werden bei professionellen Pitchern in einer Häufigkeit von 30 Prozent Valgusdeformitäten beschrieben; bei mehr als der Hälfte der untersuchten Pitcher fanden sich Flexionskontrakturen des Ellenbogengelenkes (14).

Verletzungen und Überlastungssyndrome beim Catcher

Durch die räumliche Nähe zum Schlagmann des Angriffsteams ist der Catcher potentiell am meisten verletzungsgefährdet. Obwohl er zur Prophylaxe nicht nur Helm und Gesichtsmaske, sondern Schutzweste, Genitalschutz und Schienbeinschoner trägt, kann er doch gelegentlich durch einen unglücklich geworfenen oder vom Schläger des Schlagmannes abgeprallten Ball (Foul Ball) an ungeschützten Körperstellen getroffen werden.

Der Fänger benötigt von allen Feldspielern die beste Kondition. Er ist nahezu an allen Spielaktionen beteiligt, muß sich dabei in der schweren Schutzkleidung immer wieder aus einer hockenden Position aufrichten und bei entsprechenden Spielsituationen in der Schutzkleidung bis zur ersten Base laufen, um diese abzusichern. Werden die durch das Schwitzen bedingten Flüssigkeitsverluste nicht ausgeglichen, kommt es zu einer Übermüdung und damit zu einer erhöhten Verletzungsanfälligkeit.

Der Fänger muß vor jedem Wurf des Pitchers eine Hockposition einnehmen und sich anschließend daraus wieder aufrichten (bis zu 250 mal pro Spiel). Dadurch werden Patella und Kniestreckapparat erheblich belastet (5).

Verletzungen bei Feldspielern

Verletzungen durch Zusammenstöße von Feldspielern können entstehen, wenn zwei Spieler gleichzeitig versuchen, den geschlagenen Ball zu fangen, und wegen des

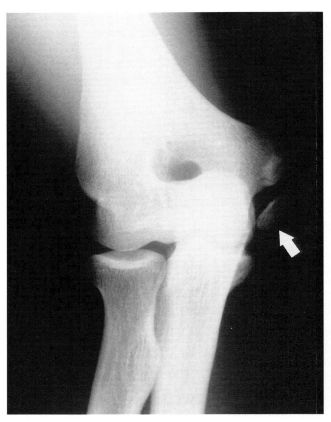

Abbildung 1: «Little league elbow»: Spätzustand nach typischer Streßreaktion mit Abrutsch des medialen Epicondylus durch wiederholten Valgusstreß im Wachstumsalter.

Blicks auf den Ball im Zurücklaufen den Mitspieler oder die hintere Begrenzungswand nicht sehen können.

Direkte Verletzungen des Verteidigers durch den angreifenden Läufer sind dann möglich, wenn der Läufer mit dem Fuß voran in die Base rutscht (Abb. 2).

Gelegentlich kann es zu Abrissen der Fingerstrecksehnen kommen, wenn der Ball das ausgestreckte distale Interphalangialgelenk trifft (8).

Bei Fangversuchen in ungünstiger Position kann es durch ein Vertreten in Unebenheiten des Bodens oder durch die plötzlich unvorbereitet einsetzende Bewegung zu Supinationstraumen der Sprunggelenke oder zu Muskelrissen kommen. Dies betrifft insbesondere die ischiokrurale Muskulatur, wenn ein Outfielder einen flach vom Boden abspringenden Ball fangen will (5).

Verletzungen des Batters

Wird der Batter von dem mit einer Geschwindigkeit von etwa 150 km/Stunde geworfenen Ball getroffen, treten im günstigsten Fall Prellungen und Blutergüsse auf. Es

Baseball 327

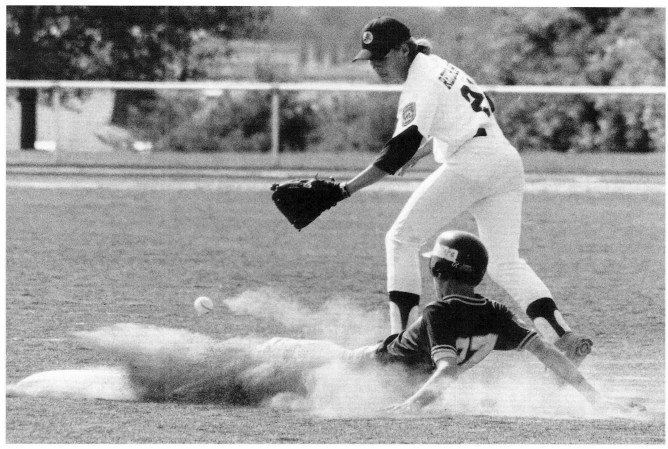

Abbildung 2: Hineinrutschen an die Base mit dem Fuß voran (slide): Verletzungsgefahr für Knie- und Sprunggelenke des Runners und untere Extremitäten des Baseman (Foto Dr. R. Höfel).

kommt jedoch nicht selten vor, daß Frakturen an Hand oder Unterarm entstehen, in Ausnahmefällen sogar Unterkieferfrakturen (13). Um schwere Schädelverletzungen zu verhindern, trägt der Batter einen Helm.

Verletzungen des Runners

Um die Sicherheit der Base vor dem ankommenden Ball zu erreichen, muß der Runner häufig über mehrere Meter des Spielfeldes entweder mit den Füßen voran unter dem verteidigenden Spieler zur Base rutschen (Sliding, Abb. 2) oder mit Armen und Kopf voran zur Base hechten (Diving, Abb. 3), um durch die Gleitbewegung und die kleinere Zielfläche dem Gegenspieler das Abschlagen zu erschweren. Ersteres kann mit oder ohne Gegnerkontakt zu Verletzungen der Sprung- und Kniegelenke führen (15), während beim Diving Verletzungen von Schulter, Nacken und Kopf auftreten oder Trittverletzungen auf die ausgestreckten Hände erfolgen können.

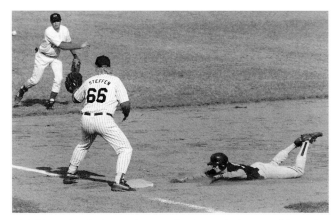

Abbildung 3: Hineinrutschen an die Base mit dem Kopf bzw. den Armen voran (dive): die schnellere, aber auch gefährlichere Art des Gleitens mit Verletzungsgefahr für Kopf und obere Extremitäten (Foto Dr. R. Höfel).

Prophylaxe

Zur Verletzungsprophylaxe dient primär die Schutzkleidung. Neben Genitalschutz und Fanghandschuh, die von allen Feldspielern getragen werden müssen, ist der Fänger zusätzlich durch Helm, Gesichtsmaske, Weste und Schienbeinschützer gesichert. Auch für den Schlagmann besteht Helmpflicht.

Zur besseren Orientierung der Outfielder sind in den meisten Stadien Entfernungsmarkierungen angebracht, damit ein Rennen gegen die Begrenzungswand vermieden werden kann. Zusammenstöße mit Mitspielern können durch Zurufe wenn nicht vermieden, so doch vermindert werden.

Zur Prophylaxe muskulärer Verletzungen sollten auch die Spieler, die nicht in jede Spielaktion miteinbezogen werden, wie z. B. die Outfielder oder der Second bzw. Third Baseman, ihre Muskulatur während des Spiels durch gymnastische Übungen warmhalten.

Der größten Beanspruchung ist der Wurfarm des Pitchers ausgesetzt. Hier ist besonders eine gute muskuläre Führung von Schulter- und Ellenbogengelenk sowie eine entsprechende Koordination notwendig. Technisch saubere Würfe in allen Wurfvarianten sollten immer wieder eingeübt werden. Wichtig ist die Möglichkeit einer ausreichenden Regeneration zwischen den Spielen. Aus diesen Gründen ist die Position des Pitchers in jeder Mannschaft mehrfach besetzt, so daß die Spieler sich abwechseln und auch während des Spiels gegeneinander ausgetauscht werden können.

Insbesondere junge Spieler, deren Wachstum noch nicht abgeschlossen ist, sollten beim Auftreten geringster Beschwerden aus der Belastung herausgenommen werden. Gerade hier ist eine gute Diagnostik notwendig, um Verletzungen und Streßreaktionen im Bereich der Wachstumsfugen zu vermeiden.

Literatur

1. Andrews, J.R., Timmermann, L.A.: Outcome of elbow surgery in professional baseball players. Am J Sports Med 1995; 23:407–413.
2. Andrews, J.R., Timmerman, L.A., Wilk, K.E.: Baseball. In: Pettrone, F.A. (ed.): Athletic Injuries of the Shoulder. New York, McGraw-Hill, 1995, pp.323–341.
3. Atwater, A.E.: Biomechanics of overarm throwing movements and of throwing injuries. Exerc Sport Sci Rev 1979; 7:43–85.
4. Barnes, D.A., Tullos, H.S.: An analysis of 100 symptomatic baseball players. Am J Sports Med 1978; 6:62–67.
5. Collins, H.R., Lund, D.: Baseball injuries. In: Schneider, R.C., Kennedy, J.C., Plant, M.L. (eds.): Sports Injuries. Mechanisms, Prevention, and Treatment. Baltimore–London–Sydney, Williams and Wilkins, 1985, pp.64–78.
6. Cooper, J.M., Glassow, R.B.: Kinesiology. 4th ed. St. Louis, Mosby, 1976.
7. Gainor, B.J. et al.: The throw: Biomechanics and acute injury. Am J Sports Med 1980; 8:114–118.
8. Gordon, J.C.: Baseball. In: Pförringer, W., Rosemeyer, B., Bär, H.-W. (Hrsg): Sport. Trauma und Belastung. Erlangen, Perimed, 1985, S.305–309.
9. Guttmann, A.: Vom Ritual zum Rekord. Das Wesen des modernen Sports. Schorndorf, 1979.
10. Hollander, Z. (ed.): The Complete Handbook of Baseball. New York, 1989.
11. Homerun: Das offizielle Baseball- und Softball-Magazin 1995; 4, Sonderheft März:4.
12. Jobe, F.W., Kvitne, R.S.: Shoulder pain in the overhand or throwing athlete. The relationship of anterior instability and rotator cuff impingement. Orthop Rev 1989; 18:963–975.
13. Johnson, C.: Hard-hitting afternoon. Puckett takes pitch in face; Myers, fan fight. USA Today, 29. Sept. 1995, 4C.
14. King, J.W., Brelsford, H.J., Tullos, H.S.: Analysis of the pitching arm of the professional baseball pitcher. Clin Orthop 1969; 67:116–123.
15. McManama, G.B., Micheli, L.J.: The incidence of sport related epiphyseal injuries in adolescents. Med Sci Sports 1977; 9:57–60.
16. Mirowitz, S.A., London, S.L.: Ulnar collateral ligament injury in baseball pitchers: MR imaging evaluation. Radiology 1992; 185:573–576.
17. Niedlich, D.: Handbuch für Baseball. Aachen, Meyer & Meyer, 1993.
18. Perry, J.: Anatomy and biomechanics of the shoulder in throwing, swimming, gymnastics, and tennis. Clin Sports Med 1983; 2:247–270.
19. Pieper, H.-G.: Supraspinatus-Syndrom des Sportlers? Differenzierte Therapieansätze bei chronischen Schulterschmerzen des Überkopfsportlers. In: Jerosch, J., Steinbeck, J. (Hrsg.): Aktuelle Konzepte der Diagnostik und Therapie des instabilen Schultergelenkes. Aachen, Shaker, 1994, S.178–188.
20. Pieper, H.-G. et al.: Secondary subacromial syndrome in overhead sports caused by instability of the shoulder joint. J Shoulder Elbow Surg 1994; 3, Suppl.:32.
21. Pieper, H.-G., Quack, G., Krahl, H.: Impingement on the rotator cuff in athletes caused by instability of the shoulder joint. Knee Surg, Sports Traumatol, Arthroscopy 1993; 1:97–99.
22. Rowe, C.R., Zarins, B.: Recurrent transient subluxation of the shoulder. J Bone Joint Surg 1981; 63-A:863–872.
23. Sain, J., Andrews, J.R.: Proper pitching techniques. In: Zarins, B., Andrews, J.R., Carson, W.G. (eds.): Injuries to the Throwing Arm. Philadelphia, Saunders, 1985, pp.30–37.
24. Tullos, H.S., King, J.W.: Throwing mechanism in sports. Orthop Clin North Am 1973; 4:709–720.
25. Waggoner, G., Moloney, K., Howard, H.: Baseball by the Rules. New York 1990.

Squash

K. Wilhelm

Squash stammt aus England. Dort wurden 1850 die Regeln aufgestellt. Es ist mit dem mittelalterlichen Pelota verwandt, einem baskischen Kultspiel, das im Freien mit einem mit Kautschuk umwickelten Wollball und einem am Arm befindlichen Fangschläger gespielt wird.

Squash, eigentlich Squash Racket oder Racquets genannt, ist ein Rückschlagspiel, wobei ein tennisschlägerartiges Racket aus mit Kohlefaser oder Fiberglas verstärktem Kunststoff, der mit Kunstseiden bespannt ist, benutzt wird. Geschlagen wird ein Weichgummiball von etwa 30 g Gewicht und 4 cm Durchmesser in einem geschlossenen Raum von einer Größe von 10 m × 5,5 m. Schnelle Antritte und Richtungswechsel verlangen Reaktionsschnelligkeit, Schnellkraft und Kraftausdauer. Die Schlagtechnik und das Bewegen auf engem Raum erfordern zudem eine gute Beweglichkeit, Koordination und Orientierungsfähigkeit. Da Squash sehr anstrengend und schweißtreibend ist, sind die Sportler meist jung, d.h. zwischen dem zweiten und vierten Lebensjahrzehnt. Ältere Spieler sind erheblich gefährdet, da die abrupten Bewegungen und schnellen Drehungen des Körpers den Bandapparat am Schlagarm und der unteren Extremität stark beanspruchen. Auch der Ball, der bis zu 300 km/h erreichen kann, ist geeignet, Verletzungen herbeizuführen.

Squash erfreute sich in den siebziger und achtziger Jahren einer großen, ständig zunehmenden Beliebtheit. In Deutschland wird das Rückschlagspiel mehrheitlich von Freizeitsportlern in kommerziell ausgerichteten Courts ohne Verbandsbindung betrieben.

Verletzungen

Nach einer umfassenden Statistik von Pförringer und Keyl (2), die multizentrisch insgesamt die Ergebnisse von 8000 Squash-Spielern beinhaltet, kommt es bei 3,7 Prozent von 100 Sporttreibenden zu Verletzungen. Im Vordergrund stehen die Kopfverletzungen (Tab. 1). Die Hälfte aller Kopfverletzungen betreffen die Augen. Das direkte Auftreffen des Balles auf den Augapfel und Racketschläge des Gegners können oberflächliche Hornhauterosionen, intrabulbäre Blutungen, ja sogar Netzhautablösungen hervorrufen. Auch Platzwunden und Schürfungen, seltener Nasenbein- und Kieferfrakturen sind möglich.

Tabelle 1: Prozentuale Verteilung der Verletzungen beim Squash (nach 3, n = 336)

Kopf	50,7%
Obere Extremität	21,1%
Untere Extremität	26,5%

Die zweithäufigsten Verletzungen stellen die Rupturen des Bandhalteapparates am Sprunggelenk dar. Der Unfallmechanismus ergibt sich aus einem Umknicken an der Wand-Boden-Kante oder aus dem Lauf heraus. Seltener kommt es zu Stürzen auf die Hand mit Kapselzerrungen und Frakturen an der Hand und im Bereich der Handwurzelknochen. Die Squashspezifischen Verletzungen erfordern nicht selten die Hinzuziehung von Spezialisten (insbesondere bei Augen-, Zahn- und Kieferverletzungen).

Fehlbelastungsfolgen

Durch Überlastung hervorgerufene Beschwerden betreffen bevorzugt die Schulterregion. Neben der Einengung des subacromialen Raumes findet sich die Tendovaginitis der langen Bizepssehne, seltener auch die Subluxation der Sehne aus dem Sulcus bicipitalis.

In der akuten Phase wird mit Eis, Antiphlogistika und ev. mit lokaler Infiltration eines Kortikosteroid/Lokalanästhetikum-Gemisches behandelt. Später steht die Kräftigung der Rotatorenmanschette zur besseren Führung des Humeruskopfes im Vordergrund. Nur in Ausnahmefällen ist die Erweiterung des subakromialen Raumes notwendig.

Auch im Bereich des Ellenbogengelenkes kann es durch ungenügendes Aufwärmen, verkrampftes Halten des Schlägers, falsche Technik oder zu harte Bespannung zur Überlastung der Unterarmextensoren kommen

(Epicondylitis). Die bereits genannten Therapiemöglichkeiten können durch entlastende Stützverbände oder Querfriktionsmassagen erweitert werden.

Pförringer nennt die Peritendinose der Achillessehne als weiteren typischen Überlastungsschaden beim Squash. Die gestörte kalkaneare Führung, der Hohl- und Knickfuß, die eingeschränkte Hüftrotation und eine mechanische Reizung der äußeren Strukturen bei einschnürender Fersenkappe kommen als Ursache in Frage.

Prophylaxe

Es ist empfehlenswert, spezielle Schuhe mit Knöchelschutz, Rückfußstabilisierung und ausreichenden Dämpfungseigenschaften der Fußsohle zu tragen, evtl. auch Kniekappen und sogenannte Squashbrillen, die das Auge schützen und den Blick nicht einschränken. Der Spieler benötigt seine volle Sehfreiheit, da er nicht nur den Ball, sondern auch seinen Gegner ständig im Auge behalten muß.

Ein gezieltes Aufwärmungs- und Dehnungsprogramm vor dem Squash-Spielen kann zahlreiche Verletzungen verhindern bzw. reduzieren.

Eine gute Bodenbeschaffenheit (schwimmender Boden) dämpft die abrupten Start- und Bremsvorgänge und schont damit die Bänder und den Gelenkknorpel. Da die Rückwand einer Squash-Halle verglast ist, muß diese Glasfläche so gebaut sein, daß sie weder bricht noch extrem federt.

Wenn der Squash-Spieler die Regeln des Sports beherrscht und sich eine gute Technik aneignet, kann dieser Sport nicht nur begeistern, sondern auch körperlich aufgrund der Belastung von Herz, Lunge und Kreislauf die individuelle Leistungsfähigkeit steigern.

Literatur

1 Keyl, W., Pförringer, W., Gast, W.: Wie gefährlich ist Squash? Münch. med. Wschr. 1980; 122:1037–1040.
2 Pförringer, W., Keyl, W.: Sportverletzungen bei Squash. Münch. med. Wochenschrift 1978; 120:163.
3 Pförringer, W.: Squash. In: Pförringer, W. (Hrsg.): Sport – Trauma und Belastung. Erlangen, Perimed, 1985.
4 Rosemeyer, B., Pförringer, W., Hinterberger, J.: Sportschuhe: Biomechanische Untersuchung. Münch. med. Wschr. 1979; 121:269–272.

Tennis

H. Krahl, S. Maibaum und M. Braun

Tennis, in der ersten Hälfte dieses Jahrhunderts noch Exklusiv-Sportart der höheren Gesellschaftsschichten, hat sich mittlerweile zum Breiten- und Freizeitsport entwickelt. Seit den Erfolgen von Boris Becker und Stefanie Graf in den achtziger Jahren hat sich die Zahl der aktiven Mitglieder im Deutschen Tennisbund zwischen 1985 und 1994 auf mehr als 2 Millionen nahezu verdoppelt. Damit liegt Tennis hinter Fußball und Turnen an 3. Stelle der im Deutschen Sportbund (DSB) organisierten Sportarten.

Die Spielidee besteht darin, den Ball aus dem eigenen Spielfeld mit dem Schläger über das Netz in das Spielfeld des Gegners bis zum jeweiligen Punktgewinn zu schlagen, wobei der Gewinn eines Matches von der vorgegebenen Anzahl von Spiel- und Satzgewinnen abhängig ist.

Das Tennisspielen fördert die kardio-pulmonale Leistungsfähigkeit, verbessert die Muskelkraft, Konzentrations- und Entschlußfähigkeit. Es verlangt technische und koordinative Fähigkeiten, die sich um so eher erlernen lassen, je früher man mit dem Tennissport beginnt.

Tennis ist eine Intervallsportart mit anaeroben Belastungsspitzen, Schnellkraft- und Schnelligkeitsbelastungen und kurzen Regenerationsphasen (17). Einen kontinuierlichen Trainingszustand vorausgesetzt, eignet es sich als Life-Time-Sportart. Aus orthopädisch-traumatologischer Sicht ist bedeutungsvoll, daß sich Tennis inzwischen zu einer Ganzjahressportart entwickelt hat. Dies führte auch zu einer Erhöhung der absoluten Anzahl von Verletzungen und Fehlbelastungsfolgen.

Das Verletzungsprofil in den einzelnen Leistungsklassen unterscheidet sich grundsätzlich:

Während der Breitensportler, abgesehen vom typischen Tennisellenbogen, in der Regel akute Verletzungen erleidet (Tab. 1), fallen beim Profi eher Überlastungserscheinungen an den besonders exponierten Körperpartien auf.

Beim Berufsspieler ist einer der Hauptfaktoren der übervolle Terminkalender mit Turnieren in allen fünf Kontinenten ohne die erforderlichen Regenerationsphasen. Der Breitensportler überschätzt eher die eigene Kondition und Belastbarkeit, insbesondere im mittleren Lebensalter. Gerade bei Beginn des Tennissports in dieser Lebensphase wird zu wenig Wert auf die Erlernung einer sauberen Technik gelegt.

Tabelle 1: Verletzungen und Fehlbelastungsfolgen bei Tennisspielern im Breitensport (nach 5, n = 225)

Tennisellenbogen	36,3 %
Distorsionen	21,3 %
Muskelverletzungen	14,2 %
offene Wunden	8,4 %
Bänder-/Sehnenschäden	4,9 %
Zahnschäden	0,8 %
sonstige	11,3 %

Tennisellenbogen (Epicondylitis radialis humeri)

10 bis 50 Prozent aller Tennisspieler klagen über Beschwerden im Bereich des radialen Epicondylus (18, 24, 31). Freizeit- und Amateurspieler sind dabei wesentlich häufiger betroffen als professionelle Tennisspieler. Bei Spielern unter 30 Jahren tritt die Erkrankung seltener auf (18, 19).

Die Qualität und Quantität des Rückhandschlags spielt die entscheidende Rolle bei der Entstehung des Tennisellenbogens. Im Extremfall kann auch ein trainierter Turnierspieler durch eine ermüdende Turnierserie (insbesondere auf Sand) eine Überlastungsreaktion am Epicondylus erleiden. Im Regelfall ist jedoch der Freizeitspieler mit unzureichender Technik beim Rückhandschlag betroffen.

Der Tennisellenbogen entsteht bei Auftreten eines Mißverhältnisses zwischen Belastung und Belastbarkeit des sehnigen Ursprungs der Hand- und Fingerstrecker am radialen Epicondylus (10, 20, 30). Diese Region steht beim Ballkontakt in einem Spannungsfeld zwischen aktiver Anspannung und passiver Dehnung, wobei die Bedeutung der Vibration während des Treff-Momentes noch zusätzlich diskutiert werden muß.

Als weitere Einflußfaktoren müssen falsche Griff- und Schlägerhaltung genannt werden.

In der Praxis wird häufig beobachtet, daß der Rückhandschlag in der biomechanisch und ökonomisch wesentlich ungünstigeren Vorhandgriffhaltung ausgeführt wird. Dies führt zu Änderungen der Hebel- und Spannungsverhältnisse und Verstärkung der Vibration (2).

Die Vibrationen fallen um so stärker aus, je weiter der Treffpunkt des Balles vom Optimalpunkt entfernt liegt. Eine festere Griffhaltung und verstärkte Anspannung treten kompensatorisch ein. Die auftretenden Erschütterungen werden dann mit geringerer Dämpfung an die Ursprungssehnen der Muskeln weitergeleitet (11, 12).

Sprunggelenksverletzungen

Sprunggelenksläsionen machen rund 20 Prozent der Verletzungen im Tennis aus. In 90 Prozent aller Fälle ist der laterale Kapselbandapparat (bei Überschreiten des physiologischen Bewegungsspielraumes im oberen Sprunggelenk) betroffen (21, 29). Etwaige Instabilitätsmuster richten sich nach Größe und Richtung der einwirkenden Kraft und dem Ausmaß der Kapselbandläsion.

Die Bodenbeschaffenheit und die individuelle Leistungsfähigkeit (Kondition, Laufverhalten), haben wesentlichen Einfluß auf die Verletzungsentstehung. Die Verletzungen resultieren, wie in vielen anderen Sportarten auch, aus unkontrollierten Supinations-Adduktionskrafteinwirkungen auf den Fuß. Bei Anfängern sind es häufig Bodenunebenheiten oder abstehende Linien sowie umherliegende Bälle, die eine Verletzung begünstigen. Im Profi-Tennis können bestimmte Kunststoffböden unter Tempertureinflüssen «schraubstockähnliche» Auswirkungen auf den Fuß ausüben.

Eine wichtige Prophylaxe stellt die Kräftigung der Fuß- und Wadenmuskulatur durch Barfuß-, Sand- und Rasenlaufen dar. Des weiteren ist dem Boden angepaßtes, geeignetes Schuhwerk zu tragen. Tapeverbände oder Sprunggelenkbandagen können ebenfalls prophylaktisch eingesetzt werden.

Achillodynie

«Achillodynie» ist ein Symptomenkomplex. Meist versteht man darunter eine Paratenonitis der Achillessehne (1, 8, 27). Es kann sich jedoch dahinter auch eine chronische Tendinose oder Insertionstendopathie der Sehne, eine partielle Ruptur oder eine Bursitis subtendinea verbergen.

Beschwerden im Sinne einer Achillodynie haben 5 bis 7 Prozent der Tennisspieler. Achillessehnenrupturen sind dagegen selten (22). Der Rückfuß wird beim Tennis nicht wie beim Laufen oder Weitsprung im Sinne einer Bewegungsstereotypie belastet, sondern es sind entsprechend den Laufanforderungen und der Bodenbeschaffenheit vielfältige Bewegungsmuster, die sich insbesondere auf die Achillessehne auswirken. Aschenplätze mit gleichmäßiger Oberfläche wirken sich günstiger aus als Hartplätze und Teppichböden, da bei letzteren ein Auslaufen der Bälle und entsprechendes «Reinrutschen» in den Ball nicht möglich sind (5).

Schuhwerk mit ungünstiger Dämpfungs-, Stütz- und Führungsfunktion kann einen ungünstigen Einfluß auf die Rückfuß- und damit Achillessehnenbelastung ausüben (26, 27). Konstitutionelle Faktoren in Form von statischen und dynamischen Fußinsuffizienzen, ungünstige Bein- und Beckenstatik sowie Allgemeinerkrankungen und Stoffwechselerkrankungen können eine endogene und exogene Irritation der Achillessehne und seiner Gleitgewebe mit sich bringen. Auch die katabole Wirkung von Injektionen mit Kristallkortikoiden ist nicht zu unterschätzen (13).

Als vorbeugende Maßnahmen sollten vor Training und Wettkampf Aufwärm- und Dehnungsprogramme und nachher aktive und passive Regeneration (Auslaufen, Dehnungsübungen, Bäder) durchgeführt werden. Auf individuell angepaßtes und bodenadäquates Schuhwerk ist zu achten.

Tennisbein

Hierbei handelt es sich um eine Muskelverletzung, die erstmals 1884 beschrieben wurde und die in einer Läsion des medialen Kopfes des Musculus gastrocnemius am Übergang zum sehnigen Anteil besteht (9). Sie macht etwa ein Viertel aller Verletzungen im Tennis aus (5). Rasche Beschleunigungsmanöver (konzentrische Belastung) und abruptes Abbremsen (exzentrische Belastung) kommen im Tennis beim plötzlichen Start, beim Abstoppen, am Ende der Aufschlagbewegung und beim Schmetterball, häufig vor. Bodenunregelmäßigkeiten können sich zusätzlich auswirken (6, 23, 32). Fehlendes Aufwärmen, Ermüdung, schlechte Kondition sowie unausgeheilte Muskelverletzungen sind weitere Risikofaktoren. Ein korrektes Aufwärm- und Dehnungsprogramm vor Training und Wettkampf, angemessene Kleidung bei Kälte und Nässe sowie ein zeitgerechter Einsatz nach vorangegangenen Muskelverletzungen mindert das Verletzungsrisiko.

Tennisschulter

Schulterläsionen bei Tennisspielern sind häufig, auch wenn sich in der Literatur unterschiedliche Angaben finden (16, 25, 31). Die Tennisschulter wird vorwiegend bei Spielern zwischen dem 20. und 30. Lebensjahr gesehen. Es kommt dabei zu einer Überbeanspruchung der subakromialen Strukturen.

Nicht nur die ventrale Kapsel und das Labrum glenoidale, sondern auch die Rotatorenmanschette und die Bicepssehne wird in der räumlichen Enge des akromiokorakoidalen Raumes beansprucht.

Exakte differentialdiagnostische Tests zur Aufdeckung des Schadensmusters (ventrale Instabilität, Läsion der Rotatorenmanschette, der langen Bicepssehne, Bursa subacromialis, Insertionstendinose) sind erforderlich.

Der subakromiale Weichteilmantel wird besonders bei Aufschlag und Schmetterball beansprucht (Abduktion und Außenrotation mit anschließendem Vorführen des gestreckten Armes).

Das Erlernen und Einhalten technisch einwandfreier Bewegungsabläufe, Aufschlag und Schmetterballtraining niemals am Anfang des Trainings, gezielte therapeutische Übungen bei muskulären Imbalancen sowie die Mitberücksichtigung von Form- und Funktionsstörungen der Wirbelsäule (z. B. fixierte Kyphose) wirken prophylaktisch.

Rückenschmerzen

10 bis 50 Prozent aller Tennisspieler geben Schmerzen im Bereich der Wirbelsäule an (14). Diese stehen bei Freizeitspielern nach dem 30. Lebensjahr häufig in Zusammenhang mit schon bestehenden Verschleißerscheinungen wie Osteochondrose, Spondylose und Spondylarthrose der Brust- und Lendenwirbelsäule. Meist sind diese Veränderungen nicht Folge, sondern Ursache der beim Tennisspielen auftretenden Beschwerden. Selbst bei Berufsspielern ist es nicht immer einfach, zwischen Primär- und Sekundärveränderungen zu unterscheiden (23).

Das Tennisspielen erfordert besonders in der Aufschlag- und Überkopf-Situation Hyperextensions-, Torsions- und Lateralflexionsmechanismen. Diese Anforderungen werden von einer gesunden Wirbelsäule toleriert. Ungenügende Vorbereitung, angeborene und erworbene Form- und Funktionsstörungen und fehlerhafte Technik können aber nicht nur zu Funktionsstörungen, sondern auch zu akuten Verletzungen oder degenerativen Veränderungen verschiedener Segmente führen.

Eine Analyse von Verletzungen und Überlastungsreaktionen bei Profi-Tennisspielern zeigte, daß sich die Spieler am häufigsten wegen Rückenschmerzen in medizinische Behandlung begeben mußten. Dabei wurde das Facettensyndrom als Ausdruck einer Überbelastung der kleinen Wirbelgelenke am häufigsten als Ursache der Beschwerden gefunden. Bei etwa der Hälfte der Spieler waren jedoch angeborene oder erworbene Form- und Funktionsstörungen vorhanden, die erst unter der leistungssportlichen Belastung symptomatisch wurden (Tab. 2).

Tabelle 2: Differentialdiagnosen lumbaler Rückenbeschwerden bei Profitennisspielern (nach 14, n = 27)

Facettensyndrom	6
Bandscheibendegeneration	5
Sakroiliakralgelenk	4
Übergangsstörungen	4
Muskelhartspann	3
Spondylolyse	3
Spondylolisthesis	2

Zur Verhinderung von Verletzungen und Überlastungsreaktionen sind Tauglichkeitsuntersuchungen jugendlicher Tennisspieler, die Leistungstennis betreiben wollen, durchzuführen. Dabei ist auf anlagebedingte oder erworbene Aufbaustörungen, akute juvenile Kyphose, bandscheibenbedingte Erkrankungen sowie muskuläre Dys- und Imbalancen zu achten. Freizeitspieler mit Wirbelsäulenbeschwerden sollten möglichst Hartplätze und Teppichböden meiden. Auf ein sorgfältiges Aufwärm- und Dehnungsprogramm ist zu achten. Aufschlag- und Überkopfbewegungen sollten keinesfalls zu Beginn des Trainings geübt werden.

Ausrüstung

Mehr als 80 Prozent aller Tennisschläger bestehen aus Kunststoff. In der Raumfahrttechnik erprobte Materialien erlauben die Herstellung besonders leichter Rackets (etwa 300 g) (28). Die Schlägerköpfe sind unterschiedlich groß, in der Regel liegt die Schlagfläche zwischen 590 cm^2 und 740 cm^2 (midsize – oversize). Unterschiedliche Schlägerkopfformen (Extender, Genesis) und verschiedene Rahmenbreiten machen die Wahl für den Freizeitsportler schwierig. Die Profilrahmen für die Breitensportler betragen zwischen 26 und 32 mm Breite je nach Schlägertyp. Spitzenspieler tendieren mehr zu schmalen Rahmen (etwa 17–26 mm), die aber höhere Anforderungen an die Kraft und Technik stellen. Bei Kindern richtet sich die Schlägergröße nach der Körpergröße.

Eine größere Bespannungshärte (midsize mehr als 25 kp) erfordert eine gute Technik und Treffgenauigkeit, da ansonsten die Belastung zunimmt. Für den Freizeitsportler ist aus diesem Grund in der Regel eine weiche Bespannung zu empfehlen. Unphysiologische Griffstärken führen ebenfalls zur Überbeanspruchung der Armmuskulatur (3, 6, 7). Die unterschiedlichen physikalischen Eigenschaften von Sand, Rasen, Kunstrasen, Asphalt, Teppich sowie die unterschiedlichen Kunststoffe verändern das Sprungverhalten des Balles. Im Vergleich zum Aschenplatz werden die Bälle in der Regel «schneller», was eine verkürzte Reaktions- und Vorbereitungszeit für den Spieler bedeutet. Dadurch wird nicht nur die Bewegungsharmonie, sondern auch die Technik ungünstig beeinflußt, was ebenfalls die Armmuskulatur überlastet.

Die Bälle wiegen zwischen 56,7 und 58,5 g und weisen ein reproduzierbares Sprungverhalten auf (bei Fall aus 254 cm zwischen 135 cm und 147 cm). Tennisbälle mit unterschiedlichem Sprungverhalten verstärken die mechanischen Störfaktoren.

Bei der Auswahl der Schläger sollte darauf geachtet werden, daß diese dem Leistungsvermögen des Spielers entsprechen. Der Anfänger wird eine Schlagflächengröße von 660 cm^2 oder mehr wählen, der Schläger sollte leicht kopflastig sein und die Bespannungshärte 26 bis 27 kp nicht übersteigen. Der Profi wird neben seiner eigenen Spielweise die Bodenbeschaffenheit, Bälle, Höhe des Turnierortes und die Luftfeuchtigkeit bei der Wahl seines Schlägers und der Bespannungshärte berücksichtigen.

Für die Wahl der Griffstärke hat sich das Maß für den Abstand der Handflächenmittellinie zur Spitze des Mittelfingers bewährt (Abb. 1).

Die Bälle sollten gasgefüllt sein und nicht von der Norm für Gewicht und Sprungverhalten abweichen. Abgespielte und durch Regen schwerer gewordene Bälle sollten vermieden werden.

Sportartspezifische medizinische Ausrüstung

Hier ist zwischen der Ausrüstung während eines Tennisturniers am Platz und der Ausrüstung im Arztraum zu unterscheiden. Die Ausrüstung am Platz sollte Material für Erste Hilfe, Verbandsmaterial, Augentropfen, Tapeverbände sowie Antiallergica beinhalten. Im ärztlichen Versorgungsraum sollten Stethoskop, Blutdruckgerät, Taschenlampe, steriles Nahtmaterial, Einwegspritzen und Kanülen, Verweilkanülen, Infusionsbesteck und Infusionslösungen sowie Antiphlogistika, Betäubungsmittel, Analgetika und Antibiotika vorhanden sein.

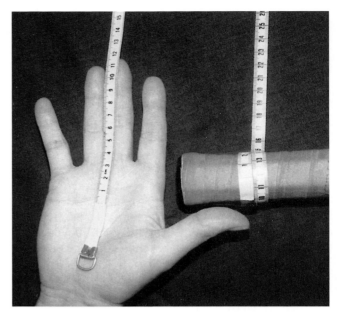

Abbildung 1: Die Griffstärke des Tennisschlägers sollte dem Abstand von der Handflächenmittellinie bis zur Spitze des Mittelfingers entsprechen.

Literatur

1 Achten, B.: Achillodynie. Prakt. Sporttraumatologie und Sportmedizin 1986; 3:52–54.
2 Bernhang, A.M.: Tennis elbow a biomechanical approach. J of sports medicine 1974; 2:235–260.
3 Biehl, G., Schmitt, J.: Zum Problem der Epicondylitis als typischen Tennissportschaden. Dt. Ztsch. f. Sportmedizin 1979; 29:205–210.
4 Biehl, G.: Tennisspezifische Verletzungen und Überlastungsbeschwerden – medizinische Anforderungen an den Tennisschuh. In: Segesser, B., Pförringer, W. (Hrsg): Der Schuh – orthopädische und biomechanische Grundlagen zur Schuhversorgung des Sportlers. Erlangen, Perimed, 1987, 50–55.
5 Biener, K. (Hrsg.): Sportunfälle – Epidemiologie und Prävention, Lehre, Forschung, Verhütung. 2. Aufl. Bern–Göttingen–Toronto, Huber, 1982.
6 Feldmeier, C.H., Bernett, P.: Tennis-Verletzungen, Überlastungsfolgen und Prophylaxe. Prakt. Sport – Traumatol und Sportmed. 1986; 3:3–11.
7 Feldmeier, C.H.: Grundlagen der Sporttraumatologie, München, Zenon, 1988.
8 Franke, K.: Traumatologie des Sports. 3. Aufl. Stuttgart–New York, Thieme, 1986.
9 Fromison, A.: Tennis leg. JAMA 1969; 209:415–417.
10 Henning, E.M., Milani, T.H.: Die Auswirkungen der Haltekraft am Tennisschläger auf die Ballgeschwindigkeit und die Vibrationsbelastungen des Unterarms. Dt. Ztsch. f. Sportmedizin 1995; 3:169–173.
11 Kornexl, E., Maurer, H., Weichselbaumer, H.: Merkmale des Tennisarms und Möglichkeiten zur Prophylaxe (1. Teil). Leibesübungen u. Leibeserziehung 1984; 38:137–143.

12 Kornexl, E., Maurer, H., Weichselbaumer, H.: Merkmale des Tennisarms und Möglichkeiten zur Prophylaxe (2. Teil). Leibesübungen und Leibeserziehung 1984; 38:159–164.
13 Krahl, H., Langhoff, J.: Degenerative Sehnenveränderungen nach lokaler Kortisonanwendung. Z. Orthop. 1071; 109:501.
14 Krahl, H.: Lumbar spine problems of professionell tennis players. In: Krahl, H. et al. (Hrsg.): Tennis: Sports Medicine and Science. Düsseldorf, Rau, 1995, S.120–124.
15 Krahl, H. et al.: Sportverletzungen und Sportschäden der Bänder und Sehnen. Manual der Sporttraumatologie. 1996.
16 Leach, R.E., Lewis, T.: Tennis injuries. In: Schneider, R.C. (ed.): Sports injuries: Mechanisms, Prevention, and Treatment. Baltimore, 1985.
17 Liesen, H.: Bedeutung konditioneller Grundlagen im Tennissport. In: Küsswetter, W., Zachner, J., Sell, S. (Hrsg.): Tennis und Sportmedizin. Stuttgart–New York, Thieme, S.64–73.
18 Nirschl, R.P.: Muscle and tendon Trauma: Tennis elbow. In: Morrey, B.F. (ed.): The elbow and its disorders. Philadelphia, Saunders, 1985.
19 Nirschl, R.P.: Tennis elbow tendinosis. Pathoanatomy and non-operative treatment. In: Krahl, H. et al. (eds.): Tennis: Sports Medicine and Science. Düsseldorf, Rau, 1995, pp.110–114.
20 Peterson, L., Renström, P.: Verletzungen im Sport. Handbuch der Sportverletzungen und Sportschäden für Sportler. Köln, Deutscher Ärzteverlag, 1989, S.169–172.
21 Paulsen, J., Paar, O., Bernett, P.: Tennisspezifische Verletzungen und Schäden an der unteren Extremität. Münch. med. Wschr. 1984; 126:106–108.
22 Pförringer, W., Keyl, W.: Verletzungen bei Rückhandspielen. In: Jäger, M., Keyl, W.C. (Hrsg.): Sportverletzungen in der Praxis – Möglichkeiten und Grenzen der Behandlung. Stuttgart–New York, Thieme, 1982.
23 Pförringer, W., Ullmann, C.H.: Tennis–, Squash–, Badminton–Risiken erkennen, Unfälle vermeiden, Verletzungen heilen. München, Südwest, 1989.
24 Priest, J.D., Gerberich, J.G.: The elbow and Tennis. Part 2. A Study of the players with pain. The physician and sportsmedicine 1980; 8:81–91.
25 Radas, C., Pieper, H.G., Blank, M.: New findings on the anatomy of the coracoacromial ligaments – consequences for the surgical treatment of subacromial pain in tennis. In: Krahl, H. et al. (Hrsg.): Tennis: Sports Medicine and Science. Düsseldorf, Rau, 1995, pp.92–97.
26 Segesser, B.: Ätiologie von reversiblen und irreversiblen Sportschäden. Schweiz. Zeitschrift f. Sportmed. 1983; 31:81–86.
27 Segesser B: Foot injuries in tennis. In: Krahl, H. et al. (Hrsg.): Tennis: Sports Medicine and Science. Düsseldorf, Rau, 1995, pp.157–167.
28 Stiftung Warentest: Test Tennisschläger. Schnelle Leichtgewichte. Test 1993; 6:57–63.
29 Thermann, H.: Ankle injuries in tennis. In: Krahl, H. et al. (Hrsg.): Tennis: Sports Medicine and Science. Düsseldorf, Rau, 1995, pp.151–156.
30 Weber, K.: Tennis–Fitness–Gesundheit, Training, Sportmedizin. München–Wien–Zürich, BLV, 1982.
31 Winge, S., Jorgensen, U., Lassen-Nielsen, A.: Epidemiology of injuries in Danish championships tennis. Int J Sports Med 1989; 17:368–371.
32 Zachner, J.: Tennisspezifische Verletzungen. In: Küsswetter, J., Zacher, J., Sell, S. (Hrsg.): Tennis und Sportmedizin – Sportmedizinisches Kolloquium der Orthopädischen Universitätsklinik Tübingen mit dem Sportinstitut Tübingen 1989. 1. Aufl. NewYork–Stuttgart, Thieme, 1991, S.32–39.

Tischtennis

H. Zschau

Tischtennis ist neben Squash die schnellste Rückschlagsportart und stellt große Anforderungen an Beweglichkeit, Aktions- und Reaktionsschnelligkeit, Schnellkraft, Schnellkraftausdauer, Beschleunigungskraft sowie Konzentrationsfähigkeit und Konzentrationsausdauer. Grundvoraussetzung, um auf oberster Ebene bestehen zu können, ist die Fähigkeit zu antizipieren, d.h., noch nicht vollzogene Aktionen des Gegners, wie z.B. Art der Schlagausführung, Richtung, Rotation des Balles oder Abschätzen der Flugbahn des Balles vorwegzunehmen, um adäquat reagieren zu können. Bei Schmetterschlägen erreicht der Ball Geschwindigkeiten bis zu 200 km/h. Bei Topspinschlägen dreht sich der Ball bis zu 150 mal pro Sekunde! Die dem Spieler verbleibende Reaktionszeit beträgt häufig nur Bruchteile einer Sekunde. Die Gründe, warum Tischtennis trotz der hohen Schnellkraftleistungen im Bereich der oberen und unteren Extremitäten im unteren Drittel der Verletzungsstatistik liegt, sind:

- Fehlen von Überkopfbewegungen, starker Hyperlordosierung der Lendenwirbelsäule mit gleichzeitiger Rotationsbewegung wie beispielsweise im Tennis oder Badminton.
- Durch die geringe Verringerung des Hebelarmes infolge des kleinen Tischtennisschlägers treten geringe Kräfte auf.
- Keine hohen Vibrationsbeanspruchungen der oberen Extremitäten, wie sie bei den Schlägern der übrigen Rackettsportarten auftreten können.
- Trotz der zum Teil monoton erscheinenden zyklischen Bewegungsabläufe im Tischtennis besteht eine hohe Variationsbreite im Bewegungsverhalten (allein über 2000 verschiedene Aufschlagsvarianten).
- Verletzungen durch Gegnerkontakt und das geringe Ballgewicht sind nahezu ausgeschlossen.

Die nachfolgenden Ausführungen bezüglich Verletzungs- und Überlastungsreaktionen betreffen Beobachtungen an Kaderathleten des Deutschen Tischtennisbundes über einen Zeitraum von 8 Jahren.

Verletzungen

An erster Stelle stehen Supinationstraumen im Bereich des oberen Sprunggelenkes bis hin zu komplexen Kapsel-Bandrupturen des fibularen Bandapparates. Am zweithäufigsten treten aufgrund der hohen Schnellkraftleistungen Muskelzerrungen im Schultergürtel, Rumpf und den unteren Extremitäten auf. An dritter Stelle stehen Verletzungen der Finger, der Schlaghand durch Schläge gegen die Tischkante. Dabei treten am häufigsten leichte Prellungen und Schürfungen, aber auch Kontusionen und Frakturen der Finger auf. Einmal kam es zu einer Stirnplatzwunde durch den Schläger eines an der benachbarten Platte agierenden Spielers während des Trainings, siehe Tabelle 1.

Tabelle 1: Verletzungen beim Tischtennis (in der Reihenfolge der Häufigkeit)

1. Überdehnungen und Zerrungen des fibularen Bandapparates oberes Sprunggelenk.
2. Komplexe Kapsel-, Bandrupturen oberes Sprunggelenk.
3. Muskelzerrungen
   Schultergürtel und Rumpf
   - Musculus latissimus dorsi
   - Musculus pectoralis major
   - Musculus trapezius
   - Musculus deltoideus
   - Musculus quadratus lumborum
   - Musculus rectus abdominis
   Untere Extremität
   - Musculi ischiocruralis
   - Musculus gastrognemius
   - Musculus rectus femoris
4. Fingerverletzungen der Schlaghand
   - Prellungen und Schürfwunden
   - Kontusionen
   - Fraktur Mittelphalanx
   - Nagelkranzfraktur
   - Kapselriß proximales Interphalangealgelenk
5. Stirnplatzwunde

Die häufig auftretenden, meist leichten Verletzungen des oberen Sprunggelenkes sind auf die hohe Belastung bei Ausfallschritten, Sprüngen und Seitsteps zurückzuführen (Abb. 1). Hinzu kommt, daß der sehr leichte Tischtennisschuh nur unzureichenden Schutz vor Distorsionen bieten kann. Drei der vier komplexen Kapselbandrupturen dürfen jedoch nicht dem Wettkampfsport Tischtennis angelastet werden: Treten auf einen nicht abgesicherten Defekt im Hallenboden beim Aufwärmtraining, Treten auf ein neben der Platte liegendes Kleidungsstück und ein unglückliches Aufkommen nach einem Jubelsprung. Der hohe Anteil an Muskelzerrungen im Schultergürtel- und Rumpfbereich kann auf die hohen Beschleunigungskräfte bei Schmetter- und Topspinschlägen zurückgeführt werden. Auslösend sind meist Vorhandschmetter- und -topspinschläge mit einer forcierten kombinierten Anteversions-, Innenrotations-, Adduktionsbewegung im Schultergelenk (Abb. 2). Zerrungen im Bereich der unteren Extremitäten treten durch schnelle Streckbewegungen im Hüft- und Kniegelenksbereich auf. Die genannten Fingerverletzungen entstanden alle durch Schlag gegen die Tischkante, wobei die Flugbahn des Balles falsch berechnet wurde.

Fehlbelastungsfolgen

Im Vergleich zu Verletzungen treten Überlastungsreaktionen im Tischtennis häufiger auf (siehe Tab. 2). Insertionstendopathien im Bereich der Kniegelenke, des Schulter-, Ellenbogen- und Handgelenkes der Schlagarmseite sowie der Sprunggelenke und des Fußes sind häufig anzutreffen. Seltener kommt es zu Tendopathien im Hand- und Schultergelenksbereich in Form einer Tendovaginitis. Funktionelle akute Compartmentsyndrome im Unterschenkel und Unterarm traten seltener auf und zwangen nur zu kurzen Trainingspausen.

Bei den Insertionstendopathien traten die Schmerzen nur während und nach Belastung auf, und die Leistungsfähigkeit war nicht wesentlich beeinträchtigt, so daß unter ärztlicher und physiotherapeutischer Behandlung weitertrainiert und -gespielt werden konnte. Zweimal zwang eine Insertionstendopathie des Musculus extensor carpi radialis brevis zu einer vierwöchigen Trainings- und Wettkampfpause. Als Folge einer Überlastung des Handgelenkes trat einmal ein Ganglion an der Dorsalseite des Handgelenkes der Schlagarmseite auf.

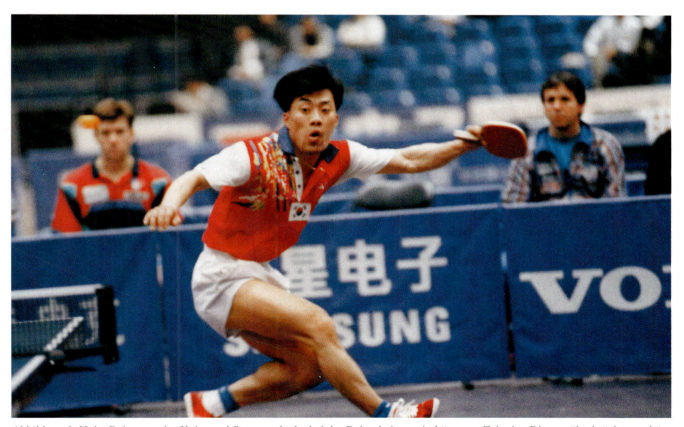

Abbildung 1: Hohe Belastung der Knie- und Sprunggelenke bei der Beinarbeit, um in kürzester Zeit eine Distanz überbrücken zu können und den Körper in eine möglichst ideale Schlagposition zu bringen (Foto M. Schillings).

Tabelle 2: Fehlbelastungsfolgen beim Tischtennis (in der Reihenfolge der Häufigkeit)

1. Kniegelenk	Insertionstendopathien:
	– Lig. patellae unterer Patellapol
	– Distraktionstendopathie
	   Lig. patellae tibial
	   (Morb. Osgood-Schlatter)
	– mediales Retinakulum (Patella)
	– M. rectus femoris
	   (oberer Patellapol)

2. Schultergelenk-/
Schultergürtel
	Insertionstendopathien:
	M. deltoideus, M. levator scapulae,
	  M. supraspinatus
	Mm. rhomboidei, M. pectoralis major,
	  M. latissimus dorsi,
	M. subscapularis, M. infraspinatus
	Tenosynovitis der langen Bizepssehne

3. Ellenbogengelenk	Insertionstendopathien: – M. extensor carpi radialis brevis – M. triceps brachii (Olecranon)

4. Unterarm/
Handgelenk
	Insertionstendopathien:
	M. extensor carpi ulnaris, M. flexor
	  carpi ulnaris
	Gelenkreizung distales
	  Radioulnargelenk
	Tendovaginitis Unterarmreflexoren
	akutes funktionelles Kompartment-
	  syndrom, Extensoren

5. Unterschenkel/Fuß	Insertionstendinose Achillessehne
	akutes funktionelles Kompartment-
	  syndrom Tib. ant. Loge
	Periostitis Tibiae
	Insertionstendinose M. peronaeus
	  brevis
	Bursitis subachillea

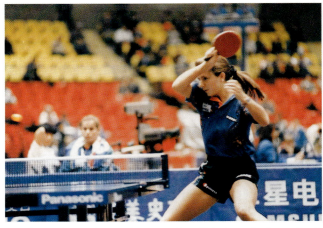

Abbildung 2: Hohe Belastung des Schultergelenkes durch forcierte Anteversions-/Innenrotations-/Adduktionsbewegung beim Vorhandtopspin (Foto M. Schillings).

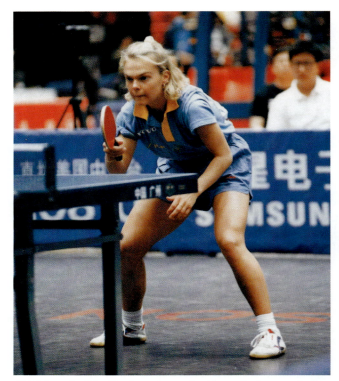

Abbildung 3: Die Tischtennisgrundstellung fördert muskuläre Dysbalancen und damit Überlastungen im Muskel- und Sehnenansatzbereich der Kniegelenke und des Schultergelenks der Schlagarmseite (Foto M. Schillings).

Die Ursache für die Häufung der Überlastungen liegt in der einseitigen Tischtennisgrundstellung mit vermehrter Beugung der Knie- und Hüftgelenke, Kyphosierung der Lendenlordose, vermehrter Brustkyphose und den nach vorne geführten Schultern begründet (Abb. 3). Diese unphysiologische Haltung führt zu muskulären Dysbalancen mit Verkürzung des Musculus gastrocnemius, Musculus iliopsoas der ischiocruralen Muskelgruppe und des Musculus pectoralis major. Bei Bestehen der muskulären Dysbalance kommt es dann insbesondere bei mangelndem Ausgleichstraining ohne gezielte Dehn- und Kräftigungsübungen zu den genannten Überlastungen. Häufig liegen Fußfehlstellungen (Knick-, Senk-Fuß) vor, die eine weitere Disposition zur Überlastung darstellen. Überlastungen des Hand- und Ellenbogengelenkes durch Pro- und Supinationsbewegungen des Unterarmes treten beim europäischen Shake-Hand-Griff seltener auf als bei dem in Asien üblichen Penholder-Griff, bei dem nur eine Seite des Schlägers benutzt wird. Konkav zum Schlagarm fixierte

Tabelle 3: Maßnahmen zur Verletzungsprophylaxe

Sportarzt/Sportphysiotherapeut	*Spieler/Trainer/Betreuer/Psychologe*
– Sporteignungsuntersuchung – regelmäßige sportmedizinische Untersuchungen mit funktioneller Beurteilung des Bewegungsapparates – Erkennen muskulärer Dysbalancen – Verordnen krankengymnastischer Behandlungen mit detaillierten Angaben des Befundes – Erwerben von Kenntnissen in der Analyse von sportartspezifischen Bewegungsabläufen – Weiterentwicklung spezieller Schuhe mit Verbesserung der Schutz-, Führungs- und Dämpfungsfunktion – bei Bedarf stützende/entlastende Verbände/Bandagen	– ausreichendes Aufwärmen, Stretching – gezieltes Ausgleichstraining zur Vermeidung sportartspezifisch bedingter Dysbalancen – sportartspezifisches Krafttraining zur Verbesserung der Schnellkraft, Maximalkraft, Kraftschnelligkeit und insbesondere der Kraftausdauer zur Vermeidung ermüdungsbedingter Koordinationsstörungen – Grundkenntnisse in funktioneller Anatomie – Korrektur fehlerhafter Bewegungsabläufe möglichst im Kindesalter – Schulung der Antizipationsfähigkeiten – genügend Zeit für Regeneration – Verbesserung der Regenerationsfähigkeit – Ausheilen von Verletzungen – Abbau von Wettkampfstreß – Entzerrung des Wettkampfterminplanes

Skoliosen, die in älterer Literatur bei der Beurteilung tischtennisbedingter Fehlbelastungsfolgen beschrieben wurden, entstehen bei entsprechendem Ausgleichstraining der weniger beanspruchten Körperseite im modernen Tischtennis nicht mehr.

Prophylaxe

Die prophylaktischen Maßnahmen zur Vorbeugung von Verletzungen und Fehlbelastungsfolgen könnte die niedrige Verletzungs- und Überlastungsrate im Tischtennissport weiter minimieren (Tab. 3). Besonders wichtig ist dabei eine enge Zusammenarbeit zwischen Spielern, Trainern, Physiotherapeuten und Sportärzten.

Literatur

1 Brüggemann, G.P.: Belastung und Beanspruchung der Haltungs- und Bewegungsorgane beim Sport. In: Wirth, C.J.: Überlastungsschäden im Sport. Stuttgart–New York, Thieme 1993, 1–11.
2 Esser, J.: Konditionstraining im Tischtennis. Studienbegleitende Arbeit zur Erlangung des staatlich geprüften Trainers an der Trainerakademie Köln. Köln 1995.
3 Friedrich, W.: Der Tischtennis-Schuh. In: Tischtennis-Lehre, Aachen 1988, 1, 25–26.
4 Hohenbichler, A.: Sportverletzungen und Überlastungssyndrome im Leistungssport Tischtennis. In: Zulassungsarbeit zur wissenschaftlichen Prüfung für das Lehramt an Gymnasien in Bayern, München 1992.
5 Jerosch, J.: Funktionelles Kompartmentsyndrom der Tibialisanterior-Loge. In: Wirth, C.J.: Überlastungsschäden im Sport. Stuttgart–New York, Thieme 1993, 301–307.
6 Junghanns, H.: Die Wirbelsäule unter den Einflüssen des täglichen Lebens, der Freizeit, des Sports. Stuttgart, 1986, 362–363.
7 Reichelt, A.: Aseptische Knochennekrosen. In: Wirth, C.J.: Überlastungsschäden im Sport. Stuttgart–New York, Thieme 1993, 193–197.
8 Schiefler, B.: Zur Antizipation im Tischtennis und den Möglichkeiten ihrer Beeinflussung. In: Deutscher Tischtennis Sport (dts) 1989.
9 Yan, Guan: Chinese Traditional Medical Therapie in Common Chronic Upper Limb Strain of Table Tennis Players. In: Int. J. of TT-Scienes No. 1. 1992, 91–93.
10 Zschau, H.: Sportverletzungen vermeiden. Sportmedizinische Tips zur Prophylaxe. In: Deutscher Tischtennis Sport (dts) 9, 1994, 28–29.
11 Zschau, H.: Tischtennis – eine klassische Freizeit- und Präventionssportart? In: TW Sport und Medizin 5 (1993), 5, 319–322.

Volleyball

A. Kugler

Volleyball wurde 1895 von W.G. Morgan am YMCA in den USA zur Erholung von Geschäftsleuten entwickelt. Im Laufe der Zeit veränderte sich Volleyball zu einer Wettkampfsportart. 1916 gab es erste offizielle Regeln, 1948/49 erste internationale Meisterschaften, und seit 1964 ist Volleyball olympische Disziplin. Beach-Volleyball war 1996 erstmalig olympische Disziplin. 120 Millionen Aktive betreiben weltweit Volleyball.

Auf zwei Spielhälften (je 9 m mal 9 m groß) sind zwei Mannschaften (je 6 Spieler) je nach Altersklasse und Geschlecht durch ein bis zu 243 cm hohes Netz getrennt. Beim Beach-Volleyball stehen sich zwei Mannschaften mit je 2 Spielern auf Sandboden gegenüber.

Durch die hohen technischen, taktischen und athletischen Ansprüche des Spieles kommt es zur Spezialisierung der Spieler auf einzelne Spielkomponenten wie z.B. Zuspiel, Annahme, Mittelblock oder Rückraumangriff und somit zu unterschiedlichen Belastungsprofilen für die Spieler. Während 90 Minuten Spiel z.B. führt ein Leistungsvolleyballangreifer etwa 150 Sprünge aus, hiervon etwa 70 Prozent für Block und 30 Prozent für Angriff und jährlich insgesamt etwa 40 000 Angriffsschläge mit einer Abschlaghöhe von über 3 m.

Epidemiologie

Mit 6 Prozent der jährlich über 1,1 Millionen Sportunfälle in Deutschland steht Volleyball an vierter Stelle hinter Fußball, Skisport und Handball. Der Verletzungsgipfel ist im Januar. Ein Spieler zieht sich durchschnittlich zwischen 0,22 und 0,53 Verletzungen pro Jahr zu, vornehmlich bei den Netzaktionen Block und Angriff, meist im Spiel, seltener im Training. Jede zehnte Verletzung entsteht beim Aufwärmen. Mittelblockspieler sind von Verletzungen am häufigsten betroffen, gefolgt von Außenangreifern, Diagonalspielern und Zuspielern.

Verletzungen und Fehlbelastungsfolgen

Volleyballspezifische Verletzungen finden sich am oberen Sprunggelenk und an den Fingern, Verletzungen des oberen Sprunggelenks sind Kapsel-Bandverletzungen nach Supinationstraumen beim Landen nach Block oder Angriff auf dem Fuß eines anderen Spielers oder auf dem Ball.

Fingerverletzungen (Kapsel-Bandverletzungen) treten durch Ballkontakt beim Block sowie bei ungeübten Spielern beim oberen Zuspiel auf.

Durch Überlastung hervorgerufene Beschwerden an der Schulter (Bursitiden, Rotatorenmanschettenläsionen und N.Subscapularisneuropathien) sind Folge der häufigen uniformen Bewegungen beim Angriff.

Die Kniegelenküberlastung tritt durch die hohe Sprungbelastung auf.

Die Beschwerden an Schulter und Kniegelenk werden durch muskuläre Dysbalancen begünstigt.

Andere Verletzungen wie Frakturen, Kapsel-Bandverletzungen des Kniegelenkes oder Schulterluxationen treten beim Volleyball nicht häufiger auf als in anderen Sportarten und sind meist Folge eines Zusammenpralls mit anderen Spielern.

Obere Extremität

An der oberen Extremität stehen Finger- und Schulterverletzungen im Vordergrund. Verletzungen im Bereich von Oberarm, Ellbogen, Unterarm, Handgelenk und Mittelhand haben einen Anteil von etwa 2 Prozent an allen Verletzungen.

An der Schulter dominierende Fehlbelastungsfolgen sind vergleichbar mit denen anderer Überkopfsportarten. Betroffen sind vor allem Spieler mit hohem Trainingsumfang, hoher Intensität, kurzen trainingsfreien Intervallen und hoher Wiederholungszahl. Klinisch liegt bei den meisten Angreifern ein Schultertiefstand am Schlagarm vor, im Seitenvergleich meist mit lateralisierter Scapula, verkürzter inferiorer und dorsaler Kapsel und verkürzter dorsaler Muskulatur. Bei Angreifern mit Schulterschmerzen sind diese Befunde ausgeprägter. Nachweisbar ist bei schmerzhaften Schultern meist ein Impingement durch Bursitiden, Instabilitäten oder M.supraspinatusläsionen, sowie eine M.supra- und infraspinatusatrophie bei Affektionen des N.subscapularis. Affektionen dieses Nerves sind bei etwa einem Drittel der Hochleistungsspieler sichtbar.

Neben einer exakten Technikschulung des Angriffschlags und einem gezielten Muskelaufbau der die Scapula fixierenden Muskeln (Mm.trapezius, rhomboidei, serratus anterior, pectoralis minor und levator scapulae) ist zur Prävention und Rehabilitation auch die Beseitigung von muskulären Dysbalancen nötig. Bei Erfolglosigkeit der konservativen Therapien ist bei N.subscapularisneuropathien ein baldiges operatives Vorgehen indiziert.

Fingerverletzungen (30 Prozent aller Verletzungen im Volleyball) treten hauptsächlich beim Block auf. Der Blockspieler versucht durch Spreizen der Finger die Blockfläche zu vergrößern. Der Ball trifft mit Geschwindigkeiten bis 120 km auf Hand bzw. Finger und kann bei schlechter Stabilisierung, ungünstigem Winkel oder schlechter Technik Verletzungen der Hand bzw. Finger verursachen. Hauptsächlich ereignen sich Kapsel-Bandverletzungen der Finger (DI und DIII), Luxationen und Frakturen sind selten. Spieler höherer Ligen sind durch häufigere Netzsituationen und höhere Ballgeschwindigkeiten vermehrt betroffen.

Zur Prävention ist neben dem Tapen einzelner bzw. nebeneinanderliegender Finger eine exakte Blocktechnik zu nennen. Verletzungen bei Angriff oder oberem Zuspiel sind selten und treten fast ausschließlich bei technisch ungeübten Spielern auf. Vereinzelt werden auch Frakturen beobachtet, die jedoch meist durch ein Zusammenprallen mit einem Mitspieler bei der Feldabwehr entstehen.

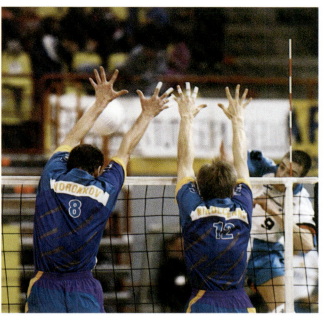

Abbildung 1: Angriff und Doppelblock (Foto C. Kolb).

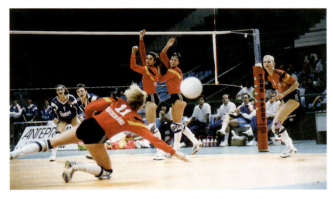

Abbildung 2: Schneller Angriff über die Mittelposition (Foto C. Kolb).

Untere Extremität

Zwischen 20 und 60 Prozent aller Beschwerden betreffen das Kniegelenk. Hiervon sind ein Drittel bis drei Viertel, je nach Spielstärke, als «jumper's knee» zu bezeichnen. Ursächlich hierfür sind die großen Belastungen bei Sprung und Landung von Block oder Angriff (bis 6500 N an der Ferse), die durch mangelhafte Dämpfungsfähigkeit von Sportschuhen bzw. Hallenböden verstärkt werden. Auch die statische Haltung mit gebeugten Kniegelenken in der Abwehr und falsches Krafttraining ist von Einfluß. Kniebinnentraumen wie die Ruptur des vorderen Kreuzbandes sind selten und entstehen meist durch Einfluß eines Mitspielers.

Muskuläre Dysbalancen der Strecker und Beuger am Oberschenkel sind auszugleichen. Zumindest im Training sind weichere Schuhe und weiche Hallenböden zu bevorzugen. Eine Technikschulung, bei der das Kniegelenk beim Absprung etwa 95 Grad und bei der Landung etwa 20 Grad gebeugt wird, wirkt ebenfalls präventiv.

Verletzungen der Sprunggelenke haben einen Verletzungsanteil zwischen 30 und 50 Prozent. Durch Landung auf dem Fuß eines Gegners oder Mitspielers, oder auf dem Ball kommt es zu Supinationstraumen mit Kapsel-Bandverletzungen, seltener zu Frakturen.

Die Prävention und die Rehabilitation von Kapsel-Bandverletzungen muß eine Koordinations-, Technik- und Fallschulung beinhalten, die u.a. seitliche Kraftkomponenten beim Landen vermeidet und eine leichte Außenrotation des Fußes begünstigt. Weiterhin ist ein Krafttraining insbesondere der Peroneusgruppe und eine Dehnung der Wadenmuskulatur zu empfehlen.

Rumpf und Wirbelsäule

Verletzungen im Bereich des Gesichtes, des Rumpfes und der Wirbelsäule ereignen sich selten und gelten nicht als typisch für den Volleyballsport. Obwohl einige Elemente des Volleyballspiels, wie z. B. Sprungaufschlag und Angriff mit einer ausgeprägten Hyperlordosierung und Torsion mit nachfolgend schneller, taschenmesserartiger Flexion des Oberkörpers und axialen Stauchungseffekten bei der Landung einhergehen, wird der Einfluß des Volleyballspiels auf die Wirbelsäule eher positiv gesehen.

Zur allgemeinen Verletzungsprävention ist auf ein ausreichendes Aufwärmen, Dehnungen und Auslaufen sowie auf ein rechtzeitiges Auswechseln der Spieler – vor allem in den unteren und mittleren Leistungsbereichen – zu achten.

Wichtige Regeln für den ärztlichen Betreuer

In jedem Satz sind sechs reguläre Spielerwechsel möglich. Bei einer Verletzung ist zunächst eine Spielunterbrechung von 3 Minuten möglich. Sodann muß der Spieler weiterspielen oder ausgewechselt werden. Falls kein regulärer Spielerwechsel mehr möglich ist, kann ein zusätzlicher, irregulärer Spielerwechsel durchgeführt werden.

Ein Spiel ist bei Temperaturen zwischen 16 °C und 25 °C (international) bzw. bei Temperaturen über 10 °C (national) möglich. Jede Mannschaft kann bei Kälte beantragen, in Trainingsanzügen zu spielen. Die Beleuchtung muß zwischen 1000 und 1500 Lux betragen. Es ist untersagt, Gegenstände zu tragen, die Verletzungen verursachen oder dem Spieler künstlich einen Vorteil bringen. Bei offiziellen internationalen Wettbewerben muß der Arzt vorher bei der FIVB akkreditiert sein.

Ausrüstung für den ärztlichen Betreuer

In der sportmedizinischen Ausrüstung ist neben der «normalen» Ausrüstung wie Eis, Analgetika, Nahtmaterial usw. besonders auf Tape und Staak'sche Fingerschienen hinzuweisen. Beide Hilfsmittel kommen regelmäßig zum Einsatz.

Literatur

1 Bhairo, N. H. et al.: Hand Injuries in Volleyball. Int J Sports Med 1992; 13:351–354.
2 Brandel, C.: Volleyball Weltgeschichte. München, Congress, 1988.
3 Denoth, J.: Hallensportböden – Boden kontra Schuh. In: Segesser, B., Pförringer, W. (Hrsg.): Der Schuh im Sport. Beiträge zur Sportmedizin 311. Erlangen, Perimed, 1987, S.66–70.
4 Deutscher Volleyball-Verband/Schiedsrichter- und Regelkommission: Internationale Volleyball-Spielregeln. 32. Aufl., Schorndorf, Hofmann, 1995.
5 Dübotzky, V., Leistner, M.: Volleyball. In: Ballreich, Kuhlow-Ballreich (Hrsg.): Biomechanik der Sportarten: Bd. 3: Biomechanik der Sportspiele. Teil II. Stuttgart, Enke, 1992, S.72ff.
6 Eggert, S., Holzgraefe, M.: Die Kompressionneuropathie des N. Subscapularis bei Hochleistungsvolleyballern. Sportverletzung – Sportschaden 1993; 7:136–142.
7 Erbach, M., Hawe, W., Bernett, P.: Sportverletzungen und Sportschäden beim Volleyballspiel. Prakt. Sporttraum. Sportmed. 1988; 2:26–34.
8 Feichtner, F.: Verletzungen im Volleyball. Dissertation LMU München, 1996.
9 Feretti, A., Puddu, G., Mariani, P.: Jumper's knee: An epidemiological Study of Volleyball Players. Phys Sportsmed 1984, 12:97–106.
10 Gerberich, S. G., Luhman, S., Finke, C.: Analysis of severe Injuries associated with Volleyball Activities. Phys Sportsmed 1987; 15:75–79.
11 Hell, H., Schönle, C.: Ursachen und Prophylaxe typischer Volleyballverletzungen. Z. Orthop 1985; 123:72–75.
12 Junghanns, H.: Die Wirbelsäule unter den täglichen Einflüssen des täglichen Lebens, der Freizeit, des Sports. Stuttgart, Hippokrates, 1986.
13 Kröger, C., Dürrwächter, H., Wolff, R.: Verletzungen und Überlastungsschäden im Volleyball. Teil I: Empirische Untersuchungsergebnisse; Teil II: Praktische Konsequenzen. Z. Volleyball 1981; 5, Beilage Lehre und Praxis: 57–58, 69–71.
14 Kujala, U. M., Kvist, M., Heinonen, O.: Knee injuries in athletes. Sports Med 1986; 3:447–460.
15 Kujala, U. M. et al.: The Effect of Volleyball Playing on the Knee Extensor Mechanism. Am J Sports Med 1989; 17:766–769.
16 Kugler, A. et al.: Der chronische Schulterschmerz des Volleyballangriffsspielers. Sportverl. Sportschad. 1994, 8:160–165.
17 Moraldo, M., Kirchner, H. G., Deussen, G. A.: Das Volleyballspiel aus orthopädischer Sicht. Dt. Z. f. Sportmed. 1981; 11:286–290.
18 Mitteilung der Bundesanstalt für Arbeitsschutz. Deutsches Ärzteblatt 1995; 92:B–139.
19 Raunest, J., Löhnert, J.: Rezidivierende unterschwellige Traumen durch Volleyballspiel als Ursache der retropatellaren Chondromalazie. Dt. Z. Sportmed. 1984; 6:198–205.
20 Stacoff, A., Kaelin, X., Stuessi, E.: Belastungen im Volleyball bei der Landung nach dem Block. Dt. Z. Sportmed. 1987; 38:458–464.
21 Shafle, M. D. et al.: Injuries in the 1987 National Amateur Volleyball Tournament. Am J Sports Med 1990; 18:624–631.
22 Talsky, D.: Verletzungen und Schäden der Wirbelsäule beim Volleyball. Z. Volleyball 1985; 6, Beilage Lehre und Praxis: 76–78.
23 Watkins, J., Green, B. N.: Volleyball Injuries: A Survey of Injuries of Scottish National League male Players. Br J Sp Med 1992; 26:135–137.
24 Widera, U.: Statistische Untersuchung über die Häufigkeit bestimmter Verletzungen. Z. Volleyball 1984; 5, Beilage Lehre und Praxis:49–53.

5.6 Technisch-akrobatische Sportarten

In den technisch-akrobatischen Sportarten ist die Entwicklung koordinativer Leistungsfaktoren und ihre stabile Abrufbarkeit von leistungsentscheidender Bedeutung. Die Bewegungsprogramme müssen schnell, genau und zuverlässig ausgeführt werden sowie ästhetisch ansprechen. Die Leistungsbewertung unterliegt subjektiven Einflüssen. Für akrobatische Leistungen hat das motorische Gedächtnis einen hohen Stellenwert. Durch psychisch-emotionale Einflüsse sind risikobehaftete Übungsfolgen störbar, scheinbar erlernte sichere Programme werden unter diesen Einflüssen fehlerhaft (z. B. Stürze im Eiskunstlauf). Das allgemein-athletische Leistungsniveau stützt die sportartspezifische Leistungsfähigkeit.

Die zeitliche Abforderung der Leistungen in dieser Sportartengruppe ist sehr unterschiedlich. Am kürzesten dauern Sprünge beim Wasserspringen (1,5 sec). Von der Wettkampfdauer leitet sich der erforderliche Konditionsfaktor ab. Dieser ist beim Wasserspringen deutlich niedriger als beim Eiskunstlauf. In den technisch-kompositorischen Sportarten werden die drei Stoffwechselwege unterschiedlich beansprucht. Im Vordergrund stehen die alaktazide und die laktazide Energiegewinnung. Tritt eine hohe Säuerung auf der Grundlage unzureichender Allgemeinkondition auf, so häufen sich Fehler im Übungsprogramm.

Der Körperbau ist in einigen Sportarten von leistungsbeeinflussender Bedeutung. Die Turnleistung ist von der Beweglichkeit um die eigene Körperachse abhängig. Hochgewachsene Sportler eignen sich nicht für das Turnen. Für ästhetisch ansprechende Übungen sind ausgewogene Körperbauproportionen bei leichteren und kleineren Sportlern vorteilhaft. Mit der Körpermasse von 33 bis 50 kg und 135 bis 152 cm Körperhöhe sind die Turnerinnen die kleinsten Sportlerinnen.

In den akrobatischen Sportarten haben die Sportler eine größere Mobilität. Jedoch ist extreme Hypermobilität nicht vorteilhaft, weil sie Verletzungen begünstigt. Die Belastbarkeit im Training ist abhängig vom biologischen Alter in der Adoleszenz. Hier können Unterschiede bis zu 6 Jahren bis zum kalendarischen Alter auftreten. Retardierte Sportler sind vermindert belastbar und besonders verletzungsanfällig.

Zur Regeneration eignen sich allgemein-athletische und psychisch wenig belastete Sportübungen (z. B. Schwimmen). Verspannungen werden durch die Formen der Sportmassage beseitigt. Werden im Turnen besonders viele Sprünge ausgeführt, so kommt es zur Dehydrierung der Zwischenwirbelscheiben. Als Ausgleich sind Horizontallagerungen in Pausen oder Extensionsübungen der Wirbelsäule wirkungsvoll. Die Aufrechterhaltung des allgemein-athletischen Zustandes hat große Bedeutung für die Belastbarkeit und Vorbeugung muskulärer Dysbalancen.

Eiskunstlauf

R. Johner

Das Eiskunstlaufen hat sich in den letzten 30 Jahren mit dem Bau von zahlreichen Kunsteisbahnen in Städten und Wintersportorten zu einem beliebten und weit verbreiteten Freizeitvergnügen entwickelt. Für die Sporttraumatologie gilt es, zwei Populationen zu unterscheiden. Auf der einen Seite haben wir die Eisläufer, die im Publikumslauf zum Freizeitvergnügen, oft mit gemieteten Schlittschuhen, sich im Eislaufen versuchen oder die Eisbahn als Jugendtreffpunkt benützen. Oft ist die Eislauftechnik rudimentär, der Stiefel weich, das Eisen ohne Schliff, so daß ein richtiges Kantenfahren gar nicht möglich ist. Auf der anderen Seite haben wir die eigentlichen Eiskunstläufer.

Epidemiologie

Studien, die sich speziell mit den im Publikumslauf entstandenen Unfällen befassen (1, 2, 9, 13, 15, 20, 21), zeigen, daß die Unfälle in zwei Drittel der Fälle durch Stürze, ein Fünftel durch Zusammenstöße und der Rest, vor allem bei den männlichen Läufern, durch Anprall an die Bande zustande kommen. Die Hälfte sind unter 20 Jahre alt, die Männer sind dreimal so häufig verletzt wie die Frauen (2).

Bei den Erwachsenen ist der Kopf mit 22 Prozent und bei den Jugendlichen die obere Extremität am häufigsten betroffen. In mehr als der Hälfte der Fälle handelt es sich um Quetschungen, Zerrungen und Verstauchungen, in etwa 20 Prozent entstehen Quetschriß- oder durch die Eisen verursachte Schnittwunden. Frakturen findet man auf Spital-Notfallstationen (13) in bis zu einem Drittel der Fälle (Tab. 1). In der Statistik der SUVA (2), bei der ein Drittel der unselbständig Erwerbstätigen der Schweiz versichert sind, und die auch die in Praxen behandelten Fälle einschließt, sind es 16 Prozent. Die Hälfte bis zwei Drittel dieser Frakturen betrifft den Vorderarm und das Handgelenk, die übrigen verteilen sich auf Knöchel, Schädel, Ellenbogen, Clavicula, selten am Unter- und Oberschenkel sowie am Humerus.

Die zweite Gruppe betrifft die Einskunstläufer im engeren Sinn. Sie kaufen steife, aus doppeltem bis dreifachem Leder gefertigte Stiefel, die dem Sprunggelenk guten Halt geben, schützen die regelmäßig neu geschliffenen Kufen mit Schonern, sobald sie das Eis verlassen, besuchen Eislaufkurse oder nehmen Privatunterricht und laufen regelmäßig auf für das Kunstlaufen reservierten Eisflächen. Sie lernen Sprünge und Pirouetten und sich beim Hinfallen nicht weh zu tun.

Die Gruppe der Eiskunstläufer umfaßt die Hobbyläufer, die einige Stunden pro Woche Eislaufen, mit allen Altersstufen, vom Schulkind bis ins hohe Rentenalter, sowie die Konkurrenzläufer. Sie stehen mehrere Stunden täglich auf dem Eis und zielen auf Höchstleistungen ab. Sie trainieren meist in größeren Clubs oder Eislaufzentren und sind von einem Team umgeben, das neben einem Trainer, Coach, Choreograph und Verbandsfunktionär auch Physiotherapeut und Arzt umfaßt.

Eine breit angelegte Untersuchung (11), die hochleistungsschwimmende, eiskunstlaufende, kunstturnende und musizierende Kinder mit Normalkindern über eine 4-Jahres-Periode verglich, zeigte, daß das intensive Training, die hohe Belastung und Konzentration die physische und psychische Entwicklung der Kinder nicht ungünstig beeinträchtigte. Die Kinder waren im Durchschnitt physisch und psychisch unauffällig. Diese Ergebnisse schließen wie überall im Leben Probleme in Einzelfällen nicht aus.

Gondolph und Mitarbeiter (8) untersuchten 21 Eiskunstläufer und 46 ehemalige Spitzenläufer. Sie wiesen im Verhältnis zur Normalbevölkerung eine wesentlich größere Hüftgelenksbeweglichkeit, insbesondere in der Abduktion, auf. Am Fuß war die Pronation und Dorsalflexion eingeschränkt, was sich mit dem bis zu 5 cm hohen Absatz und dem steifen Stiefel erklären läßt. Bei den Ehemaligen fanden sie im Verhältnis zu den epidemiologischen Daten für die Normalbevölkerung (12) fünfmal häufiger Beschwerden am oberen Sprunggelenk, dreimal häufiger Knie- und 1,5 mal so häufig Rückenbeschwerden. Für die akute Verletzungshäufigkeit errechneten sie mit 5,85 Verletzungen pro Sportler ein im Verhältnis zu anderen Sportarten hohes Verletzungsrisiko. Es betrifft vorwiegend die untere Extremität. Dazu gesellen sich bei den Konkurrenzläufern

Tabelle 1: Verletzungen im Publikumslauf

Autor	Biener (2)	Newton (14)	Hausbrandt (9)	Hidding (10)
Publikationsjahr	1973	1991	1979	1983
Institut	SUVA	Notfallstation	Notfallstation	Notfallstation
n/Periode	2910/5 Jahre	84/3 Monate	238/2 Jahre	100
Frakturen	16%	36%	14%	30%
Arm/Handgelenk	?	47%	70%	67%

Fehlbelastungsfolgen, die etwa gleich häufig wie die Verletzungen vorkommen (3, 7). Zusammen verursachen sie pro Läufer im Durchschnitt eine Trainingsunterbrechung von mehr als einer Woche pro Saison (16, 17, 18). Brock (3) fand bei 62 kanadischen Läufern einen Trainingsausfall von 12 Tagen nach Unfall und 18 Tagen bei Überlastungsschaden. Die aufgeführten Werte entsprechen ungefähr denjenigen der Ballett-Tänzer und der Sportler in der rhythmischen Sportgymnastik, was eigentlich erstaunlich ist, wenn man die hohen Geschwindigkeiten und die Präsenz von bis zu 20 Läufern auf derselben Trainingsfläche berücksichtigt.

Bei der Diagnose und Behandlung der Überlastungsreaktionen ist es wichtig, die Ursache in Zusammenarbeit mit dem Läufer und dem Trainer abzuklären. Oft manifestieren sie sich nach Änderungen im Trainingsablauf, mit einem neuen, noch fehlerhaften Sprung, der 20 bis 100 mal am Tag wiederholt wird oder in neuen Schlittschuhstiefeln. Am häufigsten ist die untere Extremität betroffen, gefolgt von der Lendenwirbelsäule. Am Fuß handelt es sich in erster Linie um Probleme im Zusammenhang mit den Schlittschuhstiefeln, am Knie steht der Streckapparat im Vordergrund und an der Hüfte die Adduktoren.

In der Behandlung sollte eine vollständige Unterbrechung des Trainings vermieden werden. Oft genügt es, die entsprechenden Figuren wegzulassen, sich auf das Lauftraining oder die Pirouetten zu konzentrieren oder zumindest das Trockentraining im vertrauten Rahmen weiterzuführen. Damit können die Fehlbelastungsfolgen ausheilen und zusätzliche psychosomatische Überlagerungen vermieden werden.

Fuß

Eisen und Stiefel haben sich erstaunlicherweise in den letzten 50 Jahren kaum verändert. Alle Versuche, den altbewährten Lederschuh durch neuere Materialien zu ersetzen, haben sich bisher im Wettkampfsport nicht durchzusetzen vermocht. Die Neuerungen beschränken sich auf eine zunehmende Versteifung des Schuhs. Sozusagen parallel mit der Entwicklung der Sprünge gingen die Schuhhersteller vom einfachen zum dreifachen Leder über. Dreifachsprünge verlangen bei der Landung eine hohe Seitenstabilität. Der Schaft mußte dabei aber etwas kürzer gebaut werden, um die aus biomechanischen und ästhetischen Gründen notwendige Dorsal-/Plantarflexion weiterhin zu ermöglichen. Dies hat einen Teil der gewonnenen Stabilität wieder zunichte gemacht. Schuhe mit Gelenken, wie sie im alpinen Skisport üblich sind, könnten diese Ansprüche erfüllen, genügen aber offenbar den feinmotorischen Ansprüchen der heutigen, subtilen Sprungtechnik nicht. So bleibt denn der Konflikt zwischen Stiefel und Fuß weiterhin ein Hauptproblem der ärztlichen Betreuung. Die Knöchel hypertrophieren medial und lateral. Je jünger die Läufer angefangen und je intensiver sie trainiert haben, desto auffälliger ist das Phänomen der Hyperosteogenese, das durch die chronische Reizung in den engen Schlittschuhstiefeln zustande kommt. Weitere typische Stellen sind die dorsomediale Exostose am Metatarsale I-Köpfchen (bei Metatarsus primus varus oder Hallux valgus), an der Basis des Metatarsale V (beim residuellen Pes adductus), am Naviculare und an der Ferse (Gondolph). An diesen Stellen entwickeln sich gelegentlich Reizerscheinungen bis zur akuten Bursitis. Die Eisläufer kennen die Gefahr und sind mit Schaumstoff ausgerüstet, den sie zur Entlastung selbst zu- und ausschneiden, um die schmerzhaften Stellen zu entlasten. Orthopädische Einlagen sind in den hautengen Schlittschuhstiefeln schwierig einzubringen und erhöhen den Druck und die Reibung an anderen Stellen. Wirkungsvoller ist es, wenn der Schuhmacher oder Orthopädietechniker den Schuh an der entsprechenden Stelle ausweitet. In hartnäckigen Fällen empfiehlt sich ein anderes Schuhfabrikat oder Maßschuhe.

Vorfuß

Der dicke, steife Lederschuh schützt den Vorfuß gut vor akuten Verletzungen. Bei Deformitäten kommt es zu den gleichen Problemen, wie wir sie von den engen, spitzen Schuhen der europäischen Bevölkerung kennen.

Bei häufigem harten Landen nach einem schlecht beherrschten Sprung kann es zu einer subakuten oder akuten Sesamoiditis unter dem Großzehenballen kommen. Der Großzehenballen ist geschwollen und druckdolent, das axiale Röntgenbild zeigt oft ein in mehrere Teile zerfallenes Sesambeinchen, von dem man selbst nach Vergleichsaufnahmen mit dem anderen Fuß nicht weiß, ob es sich um eine akute Fraktur, eine Streßfraktur oder eine kongenitale Anomalie handelt. Die Behandlung erfolgt konservativ. Neben den üblichen analgetisch-antiphlogistischen Maßnahmen muß das Training angepaßt werden.

Eine fehlerhafte Technik beim Absprung über die Zacken bei Stecksprüngen (Lutz, Flip, Toelopp) kann eine Kontusion am Grundgelenk des 1. Strahls hervorrufen. Die axiale Belastung beim Einhaken kann sogar zu einer Abrißfraktur des Extensors an der Grundphalanx führen. Eine seitliche gezielte Röntgenaufnahme bestätigt die Diagnose.

Rückfuß

Neben der Sprunggelenksdistorsion handelt es sich um die Periostitiden und Bursititiden an den Knöcheln und am Fersenbein. Davon gilt es, die Sehnenscheidenentzündungen der um die Knochenvorsprünge herum laufenden Sehnen abzugrenzen. In letzterem Fall beschränkt sich der Schmerz auf die Palpation des betroffenen Sehnenfaches und wird durch Bewegen, insbesondere gegen Widerstand, verstärkt. Am lateralen Malleolus muß man zusätzlich an eine Luxation der Peronealsehnen denken, die akut oder subakut, alleine oder in Kombination mit einer lateralen Bandläsion auftreten kann. Bei der Bandläsion spricht ein bis zur dorsalen Kante reichender Druckschmerz für eine akute Ruptur des Sehnenfaches. Die Diagnose wird gesichert, wenn es gelingt, durch maximale Dorsalflexion und Pronation des Fußes gegen Widerstand die Luxation oder Subluxation zu provozieren. Bei der chirurgischen Behandlung muß man unbedingt darauf achten, daß die Hautinzision hinter und unter dem vorspringenden Knöchel verläuft.

Liegt der Schmerz ventral auf dem Fußrücken, handelt es sich meist um eine Reizung eines oder mehrerer der drei Sehnenfächer, durch welche die Extensoren unter dem Retinaculum durchlaufen. Auch der in diesem Gebiet den Extensor hallucis unterkreuzende Nervus peroneus profundus kann betroffen sein und zu einem «Anterior-Tarsaltunnel-Syndrom» (5) führen. Charakteristisch dafür ist das positive Tinnelzeichen lateral der Arteria dorsalis pedis und ev. eine Dys- oder Hypästhesie zwischen der 1. und 2. Zehe. Als Ursache kommen ungenügende Polsterung, zu harte Schnürung oder neue, steife Schuhe in Frage. Eine Reizung im Bereich des oberen Sprunggelenkes durch übermäßige Dorsalflexion und Kompression entsteht nach einmaliger oder wiederholter verpatzter Landung. Der Schmerz liegt tiefer als bei der Tenosynovitis und verstärkt sich bei ruckweiser maximaler Dorsalflexion.

Die schmerzhaften Erscheinungen an der Ferse sind diagnostisch vielfältig. Am häufigsten sind die Entzündungen der Achillessehne und ihrer Scheide. Nach Cramer (5) tritt sie vor allem bei Läufern mit Rückfußvalgus, oft im Zusammenhang mit Tibia vara und Vorfußvarus auf. Auch neue, ungenügend angepaßte Schuhe führen zu diesen leicht chronisch werdenden Entzündungen. Davon abzugrenzen sind die Kontusion des Fersenballens (häufige, harte Landungen können zu einer hartnäckigen Entzündung dieses einzigartig gebauten Polsterkissens führen), die Insertionstendinose der Fascia plantaris (liegt etwas weiter vorne und ist einer Therapie mit einem lokal injizierten Kortikoid zugänglich) und die Streßfraktur des Kalkaneus.

Unterschenkel

Wie bei anderen Lauf- und Sprungsportarten finden sich bei Eiskunstläufern Insertionstendinosen des Tibialis posterior, Streßfrakturen des Schien- und Wadenbeines und Kompartmentsyndrome der Wade.

Knie

Seitenband- und Meniskusverletzungen sowie Patellafrakturen kommen zwar vor, sind aber seltener als Überlastungsreaktionen am Streckapparat. Nachdem die Pflichtfiguren aus den Meisterschaftsprogrammen gestrichen wurden, verbringen die Konkurrenzläufer die meiste Zeit mit dem Training der doppelten und dreifachen Sprünge und Sprungkombinationen. Dieses stundenlange Wiederholen von Absprung und Landung am wachsenden Skelett kann leicht zu Apophysitis des Tuberculum tibiae (Morbus Osgood-Schlatter), zur Tendinose des Ligamentum patellae oder zum jumper's knee (Sinding-Larson) am Ligamentansatz der Kniescheibe führen. Auch Knorpelschmerzen im femoropatellaren Gelenk sind häufig.

Hüften

Akute und chronische Adduktorenprobleme durch Sturz in gespreizter Stellung oder wiederholte maximale Abduktion bei Spreizsprüngen und Pirouetten, Prellungen der Trochantergegend mit Bursitis epi- oder subfascialis und Tendinosen des Tractus iliotibialis sind hier die häufigsten Leiden.

Rücken

Die Lendenwirbelsäule wird beim Eiskunstlaufen axial und auf Rotation beansprucht. Eine hohe axiale Belastung entsteht bei den Hebefiguren und bei den Landungen von Sprüngen, eine schnelle Rotation bis zu 90 Grad ist beim einbeinigen Wechsel von Vor- auf Rückwärtsfahren nötig. Viele Haltungen im Einzel- und Paarlaufen sowie Eistanzen bedingen ebenfalls eine Rotation zwischen Schultern und Becken von nahezu 90 Grad. Dazu kommt oft eine hyperlordotische Haltung, die das

Eiskunstlaufen aus ästhetischen und bei den Eistänzern auch aus technischen Gründen bedingt.

Kopf

Verletzungen kommen bei Paarläuferinnen durch Sturz aus overhead-Hebefiguren und bei Paarläufern beim Abfangen von geworfenen Hebungen (twist-Lifts) durch den abgespreizten Ellbogen der in der Luft rasch drehenden Partnerin zustande. Sie reichen von der Kontusion über die Nasenfraktur bis zur Schädelfraktur und Gehirnerschütterung.

Obere Extremität

Sportarttypische Verletzungen sind selten. Bei den Paarläufern können die häufigen Hebefiguren über Kopfhöhe (overhead-Lifts) zu Überlastungsreaktionen am Schultergürtel, insbesondere der Männer, führen (Brown und McKeag). Im Vordergrund stehen die Rotatorenmanschette und das AC-Gelenk.

Literatur

1. Bernard, A. A. et al.: Ice skating accidents and injuries. Injury 1988; 19:191–192.
2. Biener, K., Muller, P.: Eislaufunfälle – Epidemiologie und Präventation. Fortschr. Med. 1973; 91:185–186.
3. Brock, R. M., Striowski, C. C.: Injuries in elite figure skaters. Physician-and-sportsmedicine-Minneapolis 1986; 14:111–115.
4. Brown, E. W., McKeag, D. B.: Training, experience, and medical history of pairs skaters. Physician-and-sportsmedicine-Minneapolis 1987; 15:100–104, 107, 111–112, 114.
5. Cramer, L. M., McQueen, C. H.: Overuse injuries in figure skating. In: Sasey, M. J. et al. (ed.): Winter sports medicine. Philadelphia, F. A. Davis Co., 1990, pp.254–268.
6. Danowski, R., Berthet, J. C.: Pathologie non traumatique de l'appareil locomoteur en patinage artistique et danse sur glace. Medecine du sport, Paris 1987; 61:191–195.
7. Garrick, G. G.: Characterization of the patient population in a sports medicine facility. Physician-and-sportsmedicine-Minneapolis 1985; 13:73–76.
8. Gondolph-Zink, B., Puhl, W., Heyenbrock, M.: Der Eiskunstläufer im Hochleistungssport. Sportverletzungen – Sportschaden 1989; 3:21–28.
9. Hausbrandt, D., Hollwarth, M., Ritter, G.: Wintersportverletzungen im Kindesalter. Padiatr Padol 1979; 14:83–88.
10. Hidding, J., Herter, T., Dorsic, D.: Eislaufverletzungen. Deutsche Zeitschrift für Sportmedizin 1983; 34:122–126.
11. Kaminski, G., Mayer, R., Ruoff, B. A.: Kinder und Jugendliche im Hochleistungssport. Eine Längsschnittuntersuchung zur Frage eventueller Auswirkungen. Bundesinstitut für Sportwissenschaft, Köln. Schondorf, Hofmann, 1984.
12. Lawrence, L.: Radiologische Zeichen der Arthrose. In: Mathies: Handbuch der inneren Medizin, Rheumatologie A, B, C. Heidelberg, Springer, 1983. Zitiert nach Gondolph.
13. Michel, C., Mandel, C.: Surveillance medicale de jeunes sportifs pratiquant de patinage artistique sur glace. (Medical supervision of young ice-skating athletes.). Medecine du sport, Paris 1985; 59:48–52.
14. Newton, A. J. P.: Ice skating injuries: a survey of cases seen in an accident and emergency department. J R Nav Med Serv 1991; 77:71–74.
15. Pecina, M., Bojanic, I., Dubravcics, S.: Stress fractures in figure skaters. Am J Sports Med 1990; 18:277–279.
16. Radford, P. J., Williamson, D. M., Lowdon, I. M.: The risks of injury in public ice skating. Br J Sports Med 1988; 22:78–80.
17. Smith, A. D., Ludington, R.: Injuries in elite pair skaters and ice dancers. Am J Sports Med 1989; 17:482–488.
18. Smith, A. D., Micheli, L. J.: Injuries in competitive figure skaters. Physician and sportsmedicine 1982; 10:36–42, 44–45, 47.
19. Smith, A. D.: Foot and ankle injuries in figure skaters. Physician and sportsmedicine Chicago III 1990; 18:73–74, 80, 85–86.
20. Weigert, M., Spich, P.: Doppelseitige Handgelenksarthrose beim Eiskunstläufer. Handchir Mikrochir Plast Chir 1984; 16:56–58.
21. Williamson, D. M., Lowdon, I. M.: Ice-skating injuries. Injury 1986; 17:205–207.

Klassischer Ballett-Tanz

M. Goertzen

Wie wichtig die Kenntnis der Anatomie des menschlichen Körpers ist, war bereits den großen Ballett-Meistern des 18. und 19. Jahrhunderts wie Noverre, Taglioni, Beauchamp und Pepita bewußt, deren empirisch gewonnene Lehrsysteme und Regeln des klassischen Balletttanzes das unbedingte Wissen über anatomische Grundregeln für die korrekte technische Durchführung der verschiedenen Positionen und Stellungen des klassischen Ballettanzes verinnerlichte.

Heutzutage steht der klassische Ballettanz nicht mehr nur einer limitierten und auserwählten Gruppe von jungen Menschen mit außergewöhnlichem Talent und guter physischer Kondition offen, sondern spricht einen großen Kreis junger Menschen an, welche sich nicht nur in ihrer Altersstruktur, sondern auch hinsichtlich ihrer Körperstatur und Kraft deutlich unterscheiden.

Die Entwicklung hat aber auch dazu beigetragen, daß in den meisten Schulen in Deutschland bedauerlicherweise keine systematische Auswahl und Beratung der jungen Tänzer bezüglich ihrer anatomisch vorgegebenen Körperstrukturen stattfindet, so daß zu viele Tänzer mit z. B. zu kleinem «en-dehors» oder «demi-plié» eine Tanzausbildung beginnen, in der die Entstehung orthopädischer Probleme vorprogrammiert ist (Tab. 1–2).

Klassisches Ballett stellt an die Tänzer extreme Anforderungen, wobei der Organismus, insbesondere die bradytrophen Gewebe des Haltungs- und Bewegungsapparates der unteren Extremität, oft bis über die Grenzen der physiologisch-mechanischen Belastbarkeit gefordert wird.

In der Regel beginnt die Tanzausbildung mit 6 bis 12 Jahren. Tänzer brauchen dann unter ständiger Aufsicht und Korrektur erfahrener Trainer etwa 2 bis 3 Jahre intensives Training, um die Grundschritte und -stellungen zu erlernen.

Bevor insbesondere bei den Tänzerinnen Spitzentanz erlaubt und vor allem korrekt durchgeführt werden kann, müssen erst die Grundlagen wie Ausdruck, Balance, Koordination und vor allem die Kräftigung bestimmter Muskelgruppen erfolgen.

Ein langsam und systematisch aufgebautes Trainingsprogramm, begleitet durch die Entwicklung der nötigen

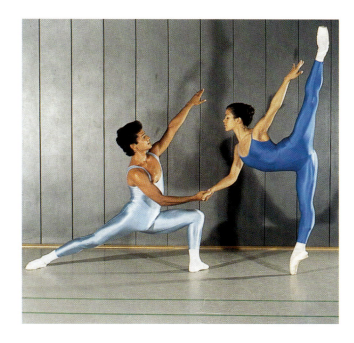

Tabelle 1: Verletzte Körperregionen im Klassischen Ballett

Fuß	42%
Wirbelsäule	19%
Knie	17%
Schulter	5%
Sonstige	16%

Tabelle 2: Häufigste Einzeldiagnosen bei klassischen Ballett-Tänzern

Supinationstrauma OSG	15,8%
Achillodynie	10,7%
Pseudoradikuläres LWS-Syndrom	11,9%
Metatarsalgie	10,2%
Chondropathia patellae	7,9%
Patellaspitzensyndrom	5,7%
Muskelzerrungen	5,7%
Shin Splints	5,2%
Flexor hallucis longus-Tendinitis	2,2%
Pseudoradikuläres HWS-Syndrom	2,2%

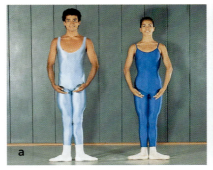 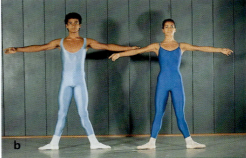 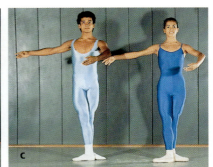
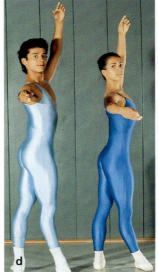 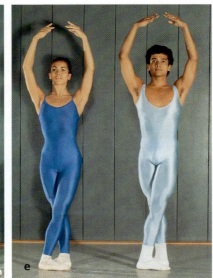

Abbildung 1: a. Position I. b. Position II. c. Position III. d. Position IV. e. Position V.

mentalen Reife und Ausdrucksfähigkeit, ermöglicht es dann später, professionelle Bedingungen mit täglichen Trainingsumfängen von 6 bis 10 Stunden über Jahre hin aufrechtzuerhalten.

Die klassische Ballettechnik basiert auf fünf Positionen der Füße und des Körpers, aus denen alle Schritte und Bewegungen hervorgehen und enden. Diese fünf Grundpositionen benötigen als gemeinsames Charakteristikum eine gegenüber der Normalpopulation exzessiv vergrößerte Außenrotation der Hüfte, in der Ballettsprache «en dehors» genannt (Abb. 1a–e).

Eine gute Ausführung ermöglicht es dem Tänzer, einen schnellen Positionswechsel in jede Richtung bei gleichzeitiger Ausrichtung der gesamten Körpersilhouette in Richtung auf das Publikum durchzuführen. Alle Schritte und Bewegungsformen sind genauestens festgelegt und in der ganzen Welt mit der gleichen französischen Nomenklatur versehen.

Von dem Tänzer werden am Ende seiner Ausbildung ganz bestimmte Anforderungen verlangt:

– Die vollkommene Aufhebung aller physiologischen Wölbungen der Wirbelsäule, d.h. Aufhebung der Brustkyphose und der Lendenlordose, da nur so bei raschen Drehbewegungen um die Körperlängsachse das Gleichgewicht aufrechterhalten werden kann (Abb. 2).
– Eine maximale Ausdrehfähigkeit der Hüftgelenke, im Durchschnitt zwischen 60 und 70 Grad.
– Eine maximale Dorsalflexion im oberen Sprunggelenk. Optimale Werte liegen hier über 40 Grad (Abb. 4).
– Eine maximale Plantarflexion, so daß bei röntgenologischen Untersuchungen in «en-pointé»-Stellung der Unterschenkel und der Talushals eine Achse bilden (Abb. 5).
– Eine Flexion der Großzehe passiv über 90 Grad zur Aufnahme der «semi-pointé»-Stellung (Abb. 6).

Die Hüftaußenrotationsfähigkeit des Tänzers ist für die Tanzausführung von eminenter Bedeutung. Unsere langjährigen Erfahrungen und Untersuchungen von Ballettänzern zeigen eine große Variationsbreite zwischen den Tänzern mit Bewegungsumfängen zwischen 45 und 80 Grad. Frauen weisen mit durchschnittlich 65 Grad eine größere Außenrotation als ihre männlichen Kollegen mit durchschnittlich 59 Grad auf (6).

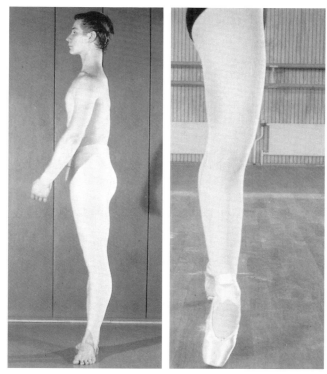

Abbildung 2: Vollkommene Aufhebung aller physiologischen Wölbungen der Wirbelsäule.
Abbildung 3: «Rolling-in» in Spitzenposition.

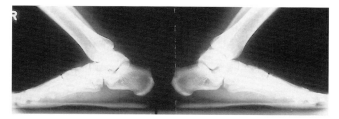

Abbildung 4: Röntgenologische Funktionsaufnahmen beider Sprunggelenke bei maximalem demi-plié.

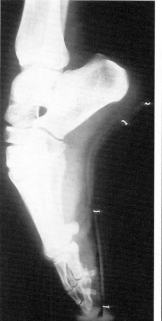 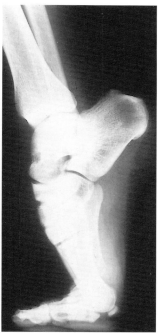

Abbildung 5: Maximale Plantarflexion.
Abbildung 6: Flexion der Großzehe passiv über 90 Grad.

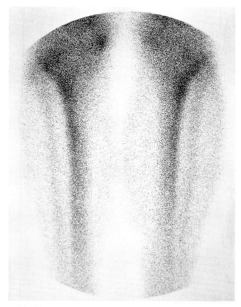

Abbildung 7: Szintigraphische Anreicherung im Bereich beider Tibiae bei chronischem Tibialis-posterior-Syndrom.

Voraussetzung zur Durchführung der verschiedenen Tanzpositionen ist eine Außenrotation des gesamten Beines von 90 Grad. Um diese zu erreichen, ist sowohl eine Hüftaußenrotation von bis zu 70 Grad als auch eine gleichzeitige Außenrotation des Unterschenkels von etwa 5 Grad und zusätzlich noch eine Außenrotation und Verwringung im Bereich der Sprunggelenke und des Vor- und Mittelfußes von über 20 Grad nötig.

Rippstein (17) zeigte, daß die Außenrotationsfähigkeit der Hüftgelenke in erster Linie durch den anatomisch vorgegebenen Antetorsionswinkel des Schenkelhalses bestimmt wird. Dieser kann in seiner Entwicklung nur bis zum 11. Lebensjahr (14) durch ein spezifisches Training verändert werden.

Wie umfangreiche Reihenuntersuchungen von Lanz (11), Hamacher (8) und Reikeras (16) bei gesunden erwachsenen Individuen gezeigt haben, liegt die Größe der Antetorsion des Oberschenkelhalses bei durchschnittlich 12 bis 13 Grad.

Goertzen et al. (5) wiesen insbesondere bei Tänzerinnen mit einem frühen Tanzbeginn deutlich niedrigere Antetorsionswerte von im Mittel 7,6 Grad nach (bei Tänzern durchschnittlich 10,5 Grad).

Durch ein intensives Dehntraining des perikapsulären Bandapparates des Hüftgelenkes und der umgebenen Muskelgruppen, speziell durch «Übungen an der Stange», kann nach dem 12. Lebensjahr nur noch eine geringe Vergrößerung der Hüftaußenrotation erzielt werden. Tänzerinnen mit zu kleinem «en dehors» sind deshalb gezwungen, diese anatomischen Gegebenheiten der Hüfte durch eine vermehrte Rotation des Unterschenkels im Kniegelenk bzw. durch eine überzogene Eversion und Pronation im Fuß, dem sogenannten «Rollingin» in der Ballettsprache, auszugleichen (Abb. 3). Dies führt zu einer erheblichen Mehrbelastung des medialen Kniekompartiments, der Tibiavorderkante, der Achillessehne sowie der Strukturen auf der medialen Seite des Fußes.

Männliche Ballettänzer mit geringem «en dehors» klagen häufiger über Beschwerden im medialen und femoropatellaren Kniekompartiment sowie über eine typische Shin-Splint-Symptomatik.

Infolge der vermehrten Vorfußpronation und -eversion kommt es zu einer Abnahme der Stabilität und zu Störungen des Gleichgewichtes durch eine gleichzeitige Zunahme der Kyphosierung der Lendenwirbelsäule. Dies ist häufig mit einer erhöhten Inzidenz myostatischer Lendenwirbelsäulenbeschwerden assoziiert.

Hüftgelenk

Weniger als 1 Prozent aller Beschwerden von Tänzern betreffen das Hüftgelenk (4).

In der Regel schmerzlos, aber von den meisten Tänzern als beunruhigend empfunden, ist das sog. Hüftschnappen oder Hüftklicken. Die Ursache kann in der Entwicklung eines Unterdruckes und der damit verbundenen Geräuschentwicklung in der Hüftgelenkskapsel während einer Abduktions-Außenrotationsbewegung der Hüfte mit Rückführung des Beines in die I. Position sein.

Weiterhin kann das Geräuschphänomen durch ein Schnappen der Sehne des M.iliopsoas über den Trochanter major bzw. durch eine ruckartige Gleitbewegung der Sehne des M.tensor fasciae latae, speziell bei Sprüngen wie dem Entrechat induziert werden, bei dem der Tänzer während des Sprunges so schnell wie möglich die Beine übereinander kreuzt.

Das dauernde Springen der Sehne über die Knochenvorsprünge kann zu einer mechanischen Reizung mit Ausbildung einer chronischen Entzündung der Sehne oder der oftmals die Knochenvorsprünge abpolsternden Bursa führen.

Eine Tendinitis des M.iliopsoas tritt häufig bei Abduktion und Außenrotationsbewegungen auf, insbesondere bei Developpées.

Der überwiegende Teil der sonstigen Beschwerden resultiert aus Insertionsendopathien im Bereich des Ansatzes der ischiokruralen Muskulatur am Tuber ischiadicum, der Adduktoren am Os pubis sowie am Ursprung des M.rectus femoris an der Crista iliaca anterior inferior.

Kniegelenk

Knieprobleme treten relativ häufig auf. Die dauernden Sprungbelastungen auf federnden Böden induzieren Patellaspitzensyndrome sowie Veränderungen im Sinne einer Chondropathia patellae. Insbesondere moderne Choreographien mit längeren knienden Belastungen verursachen oft typische Hyperpressionserscheinungen der Kniescheibe, aber auch präpatellare Bursitiden.

Besonders die Position V mit starker Außenrotation der Hüftgelenke und der Füße bei gleichzeitiger Stellung des medialen Fußrandes gegen den lateralen Rand des anderen Fußes führt zu exzessiven Belastungen des medialen Kniekompartiments und der medialen Kapselbandstrukturen.

Schwere Verletzungen mit Zerreißung der medialen und zentralen Kniegelenksstrukturen, resultierend aus Drehfeststelltraumata nach Sprüngen oder Stürzen in den Orchestergraben, sind eher seltene Ereignisse.

Unterschenkel

Im Gegensatz zu dem extrem raren Kompartmentsyndrom sind Beschwerden im Bereich der Schienbeinvorderkante im Sinne einer Periostitis bei Tibialis-posterior-Syndrom alltägliche Ereignisse für den Tänzer. Fast alle Tänzer klagten über diese Beschwerden, in typischer Weise besonders nach Aufnahme des Tanztrainings nach der Sommerpause (Abb. 7). 5 Prozent aller untersuchten Tänzer zeigten eine chronische Verlaufsform (59).

Die von verschiedenen Autoren (3, 18, 20) häufig beim klassischen Ballettänzer beschriebenen Tibiastreßfrakturen konnten wir in unserer langjährigen Betreuung klassischer Ballettcompagnien nur selten beobachten.

Fuß

Klassisches Ballett, insbesondere der Spitzentanz, erfordert ein konsequentes Training der Fußmuskulatur, speziell des M.tibialis posterior, der Mm.peronei und der kleinen Zehenstrecker. Durch ein intensives Kraft- und Dehnprogramm wird eine Dorsalflexion um über 40 Grad und eine Plantarflexion von im Mittel 70 Grad erreicht.

Da für den Spitzentanz aber 90 Grad Plantarflexion benötigt werden, muß dieser zusätzliche Bewegungsumfang im Bereich der Fußwurzeln und der Metatarsalia erfolgen.

Aus diesen spezifischen Anforderungen des Balletts mit konsekutiver muskulärer Dysbalance könnte die trainingsbedingte Erhöhung des Fußgewölbes resultieren. 70 Prozent aller Tänzerinnen und 48 Prozent der

Tänzer weisen eine deutliche Erhöhung des Fußgewölbes auf, meist gekoppelt mit einer Hammerzehenbildung (19).

Die von allen Tänzern wegen ästhetischer Gesichtspunkte angestrebte Erhöhung des Fußgewölbes führt jedoch zu einer deutlichen Verschlechterung der Statik und Stabilität des Fußes. Insbesondere wirken auf das Os naviculare, das Cuboid und die Ossa cuneiformia sowie auf die Metatarsalia Kräfte ein, die zu Streßfrakturen führen können.

Biomechanisch gesehen stellen diese Fußwurzelknochen die Schlußsteine des Hohlfußbogens dar. Alle Frakturen des V. Metatarsale waren an der Basis lokalisiert und zeigten das Bild einer Distraktionsfraktur, wahrscheinlich als Resultat der gerade im klassischen Ballett ständigen Belastung durch die Zugwirkung der Peroneus brevis-Sehne beim auf die Spitze gehen und die häufigen Sprünge der Tänzer.

In Analogie zu den Untersuchungen der Arbeitsgruppe von Micheli (12, 13) konnten wir bei 16,2 Prozent der untersuchten Balletttänzer degenerative Veränderungen im Bereich der Lisfrancschen und 24,7 Prozent in der Chopartschen Gelenklinie sowie bei 31,2 Prozent Veränderungen des Talonavikulargelenkes beobachten, in denen ein Teil der Ursachen für die hohe Zahl der Metatarsalgien zu suchen ist.

Szintigraphische Untersuchungen sind deshalb bei Balletttänzern infolge der oft generalisierten Mehranreicherungen der insgesamt überlasteten und oft degenerativ veränderten Fußwurzelknochen differentialdiagnostisch schwer zu interpretieren (Abb. 8).

Unsere Untersuchungen zeigen, daß Tänzerinnen mit einem guten anatomischen Alignement der I.–III. Zehe, d.h. bei geringer Längendifferenz, geringere Vorfußbeschwerden beim Spitzentanz aufwiesen. Die Ursache hierfür ergibt sich aus der größeren Auflagefläche und der damit gleichmäßigeren Druckverteilung.

Da fast alle Sprünge und Tanzpositionen im «demi-plié» beginnen oder enden, scheint hier die Ursache für die deutliche Talusnasenentwicklung und die häufig zu beobachtenden ventralen Tibiakantenausziehungen zu liegen. Ein großes «demi-plié» reduziert die bei den Sprüngen auftretenden Belastungen durch eine Erhöhung der Dämpfungseigenschaften des Fußes.

Beim Spitzentanz in maximaler Plantarflexion kann es zur Einklemmung eines hypertrophierten Os trigonum bzw. der umgebenden Weichteilgewebe zwischen Talus und dem distalen Tibiaende und so zu einem tibiotalaren Impingement kommen (Abb. 9).

Viele Beschwerden, wie Achillodynien und die balletttypische Tendinitis des M.flexor hallucis longus, resultieren aus technischen Fehlern, die aus einer inkorrekten Stellung des Fußes beim Spitzentanz entstehen. Bei zu geringer Hüftgelenksaußenrotation kann es zu einer vermehrten Valgisierung und Medialverlagerung des inneren Fußrandes kommen, um die Position I mit 90-Grad-Stellung beider Füße zu erzielen.

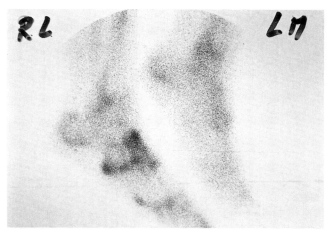

Abbildung 8: Szintigraphische Mehranreicherung der Mittelfußwurzelreihe eines Tänzers.

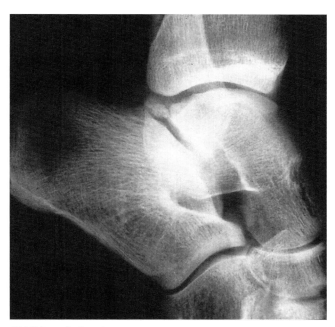

Abbildung 9: Os trigonum.

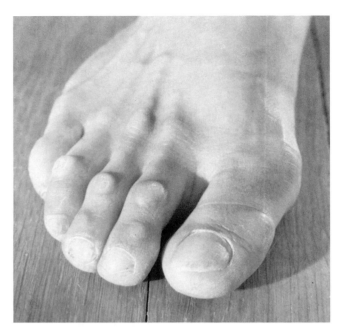

Abbildung 10: Starke Clavi-Entwicklung einer Tänzerin.

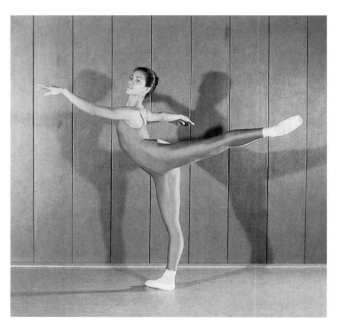

Abbildung 11: Arabesque.

Auch in der «demi-plié»-Stellung kann es zu dem sogenannten «Sickling» kommen. Bei zu geringer Hüftaußenrotation verfällt der Tänzer auch hier in eine Valgusstellung des Fußes. Interessanterweise klagen häufiger hyperflexible Tänzer über Achillessehnenbeschwerden im Vergleich zu den Tänzern mit geringerem «demi-plié».

Ästhetisch unerwünscht und zeitweise schmerzhaft ist die oft starke Clavi-Entwicklung im Bereich der proximalen und distalen Interphalangealgelenke (Abb. 10).

Wirbelsäule und obere Extremität

Hyperflexible Tänzerinnen klagen über akute HWS-Beschwerden, oftmals ausgelöst durch schnelle Bewegungen, wie Pirouetten, bei fehlender muskulärer Stabilisierung.

Inkorrekte Hebetechniken sind vielfach die Ursache für Schulter- und lumbalgiforme Beschwerden bei den männlichen Tänzern.

Positionen, wie die «Arabesque», bei denen eine Hyperextensionsbewegung mit gleichzeitiger Rotation der Wirbelsäule, Beckenkippung und Beinhebung ausgeführt wird, induzieren akute myostatische Beschwerden (Abb. 11).

Ireland und Micheli (10) berichteten über das Auftreten von pedikulären Streßfrakturen bei klassischen Balletttänzern.

In Übereinstimmung mit Howse (9) sahen auch wir dagegen bei Tänzern nur eine geringe Spondylolyse- oder Spondylolisthese-Inzidenz. Die Ursache für diese geringe Inzidenz könnte in der geringen Torsionskomponente bei den durchzuführenden Reklinationsbewegungen als dem Hauptstressor für die Interartikularportion des Wirbels liegen. Ein weiterer Grund vermag in der im klassischen Ballettunterricht vermittelten korrekten Atemtechnik liegen.

Reklinationsbewegungen werden grundsätzlich in Inspiration durchgeführt unter Ausnutzung der pneumatischen Stabilisierung durch das Zwerchfell. Aber auch die Stabilisierung des Rumpfes durch die hervorragend ausgebildete Muskulatur und das geringe Körpergewicht der Tänzer dürften wohl ihren Anteil dazu beitragen.

Degenerativ bedingte Bandscheibenvorfälle gehören ebenfalls zu den Raritäten im klassischen Ballett.

Bei der Analyse der Ballettverletzungen zeigten sich keine geschlechtsspezifischen Differenzen bezüglich der Verletzungsrate. Sie betrug in unserer Untersuchung 2,63 akute Verletzungen pro Tänzer pro Jahr (5). Chronische Beschwerden, insbesondere Insertionstendopathien, wurden in dieser Rate nicht berücksichtigt, da die meisten Tänzer fast nie vollkommen beschwerdefrei sind.

Die Erfahrungen in der Betreuung von klassischen Ballettänzern zeigen, daß die hohe Flexibilität des klassischen Ballettänzers nur insoweit Vorteile gewährt, solange das Gleichgewicht und die Stabilität des Rumpfes und der unteren Extremität kontrolliert werden kann. Die im klassischen Ballett wichtigen Gelenksbewegungsumfänge, wie die Hüftgelenksaußenrotation und die Dorsal- und Plantarflexion des oberen Sprunggelenkes, sind nicht signifikant abhängig von der allgemeinen Flexibilität. Durch ein gezieltes jahrelanges Training können die Tänzer die Bewegungsausmaße nur systematisch bis an die anatomisch präformierten Grenzen erweitern.

Gerade im klassischen Ballett zahlen sich konsequente Technikschulung und die intensive muskuläre Kräftigung durch einen langsamen und systematischen Aufbau der Schüler im Hinblick auf die spätere Verletzungshäufigkeit aus.

Solotänzer weisen trotz des in der Regel höheren Trainingsaufwandes eine um in etwa die Hälfte geringere Verletzungsquote im Vergleich zu den Gruppentänzern auf (6).

Literatur

1 Ambre, T., Nilson, B.E.: Degenerative Changes in the First Metatarso-Phangeal Joint of Ballet-Dancers. Acta Orthop Scand 1978; 49:317–319.
2 Beighton, P., Graham, R., Bird, H.: Ehlers-Danlos-Syndrome: Hypermobility of Joints. Berlin, Springer, 1983.
3 Borrows, H.J.: Fatique Infraction of the Middle of the Tibia in Ballet-Dancers. J Bone Jt Surg 1956; 38-B:83–94.
4 Dunn, B.: Therapy of Dancers. London, Heineman Health Books, 1974.
5 Goertzen, M., Ringelband, R., Schulitz, K.P.: Verletzungen und Überlastungsschäden beim klassischen Ballett. Z. Orthop. 1989; 17:98–107.
6 Goertzen, M.: Verletzungen und Überlastungsschäden im klassischen Ballett. Therapie – Rehabilitation – Prävention. Aachen, Unas, 1994.
7 Garrick, J.G., Gillien, D.M., Whiteside, P.: The Epidemiology of Aerobic Dance Injuries. Am J Sports Med 1986; 14:67–73.
8 Hamacher, P.: Röntgenologische Normalwerte des Hüftgelenkes. CCD-Winkel und AT-Winkel. Orthop. Praxis 1974; 10:23–28.
9 Howse, A.: Orthopaedist Aid Ballet. Clin Orthop Rel 1972, 89:52–63.
10 Ireland, M.L., Micheli, L.C.: Bilateral Stress Fracture of the Lumbar Pedicles in a Ballet Dancer. J Bone Jt Surg 1987; 69-A:140–144.
11 Lanz, F. von, Wachsmuth, W.: Praktische Anatomie. Bd. I/4. 2. Aufl., Berlin, Springer, 1972.
12 Micheli, L., Gillespie, W.J., Waluszek, A.: Physiologic Profiles of Female Professional Ballerinas. Clin Sports Med 1984; 3:199–205.
13 Micheli, L., Sohn, R.S., Solomon, R.: Stress Fractures of the Second Metatarsal Involving Lisfrancs Joint in Ballet Dancers. J Bone Jt Surg 1984; 67-A:1372–1375.
14 Miller, E.H. et al.: A New Consideration in Athletic Injuries – The Classical Ballet Dancer. Clin Orthop 1975; 111:181–191.
15 Quirk, R.: Ballet Injuries – The Australian Experience. Clin Sports Med 1983; 2:507–514.
16 Reikeras, O., Bjerkheim, I., Kolbenstvedt, A.: Anteversion of the Acetabulum and Femoral Neck in Normals and in Patients with Osteoarthritis of the Hip. Acta Orthop Scand 1983; 54:18–23.
17 Rippstein, J.: Zur Bestimmung der Antetorsion des Schenkelhalses mittels zweier Röntgenaufnahmen. Z. Orthop. 1955; 86:345–360.
18 Rovene, G.D. et al.: Musculoskeletal Injuries in the Theatrical Dancer. Am J Sports Med 1983; 11:195–198.
19 Sammarco, G.J.: Diagnosis and Treatment in Dancers. Clin Orthop Rel Res 1984; 187:176–187.
20 Schneider, H.J. et al.: Streß Injuries and Developmental Changes of Lower Extremities in Ballet Dancers. Radiology 1974; 113:627–632.
21 Sutherland, G.W.: Fire on Ice. Am J Sports Med 1976; 4:264–271.
22 Thompson, N. et al.: High School Football Injuries: Evaluation. Am J Sports Med 1987; 12:117–123.

Kunstturnen

H. Lohrer und W. Alt

Der Begriff Turnen schloß zu zeiten des Turnvater Jahn (1778–1852) noch jede Form sportlicher Betätigung (auch Leichtathletik und Spiele) ein und war breitensportorientiert. Mit dem Begriff Geräteturnen wurde bereits eine Spezifizierung vorgenommen. Das Kunstturnen in seiner heutigen Form ist gekennzeichnet durch hohe Spezialisierung und Spitzensportorientierung. Als technisch-kompositorische Sportart werden die motorischen Grundeigenschaften (mit Ausnahme der Ausdauer) in optimaler Relation ausgebildet. Die klassischen Wettkampf- und Trainingsgeräte der Frauen sind Pferdsprung, Stufenbarren, Balken, Boden. Bei den Männern bilden Boden, Pauschen- bzw. Seitpferd, Ringe, Pferdsprung mit – im Gegensatz zu den Frauen – längs stehendem Pferd, Barren und das Reck das olympische Programm. Bei Meisterschaften und bei Olympischen Spielen (Männerturnen seit 1896, Frauenturnen seit 1928) werden Titel an den Einzelgeräten, aber auch im Mehrkampf vergeben. Neben der frei wählbaren Kür hatte besonders bei Mannschaftsmehrkämpfen das einheitlich festgelegte Pflichtprogramm maßgeblichen Anteil an der Gesamtbewertung. Bei Olympischen Spielen werden durch diese Konstellation insgesamt 14 Goldmedaillen vergeben (Leichtathletik 43 Titel). Wegen der vergleichsweise unspektakulären Elemente und des daraus resultierenden niedrigen Interesses der Zuschauer und der Medien wird das Pflichtturnen nach den Olympischen Spielen 1996 in Atlanta gestrichen.

Trotz einer gut entwickelten Kampfrichterausbildung sind nach wie vor subjektiv gefärbte Benotungen häufig.

Breit ausgebildete Athleten, wie Vitaly Scherbo (Weißrußland), der bei den Olympischen Spielen in Barcelona mit sechs Goldmedaillen erfolgreichster Teilnehmer war, beherrschen die Szene. Sowohl von seiten des Reglements, als auch wegen der damit verbundenen erhöhten Verletzungsgefahr ist eine Spezialisierung auf ein bestimmtes Gerät gescheitert. Mehr als andere Sportarten hat sich das Kunstturnen der Frauen und Männer in den vergangenen 20 Jahren entwickelt. Am Reck und am Stufenbarren wurden Flugelemente erst seit 1974 geturnt, als Bernd Jäger seinen berühmten Salto vorstellte. Heute gehören schwierigste artistisch-akrobatische Flugelemente mit gleichzeitiger und mehrfacher Längs- und Breitenachsendrehung zum Standardprogramm bei internationalen Meisterschaften (Abb. 1). 31 Jahre nach dem ersten Doppelsalto am Boden wurde 1987 von Waleri Ljukin (Rußland) der Dreifachsalto international erstmalig gezeigt.

Belastungsprofil

Parallel zu der Entwicklung neuer Techniken mit höherem Schwierigkeitsgrad haben sich die Belastung und die Beanspruchung des Stütz- und Bewegungsapparates der Turner(innen) intensiv erhöht. Beim Ringeturnen beispielsweise müssen die oberen Extremitäten beim Durchschwung eine momentane Zugbelastung von bis zu 11 g kompensieren (12). Am Reck konnten maximale Reaktionskräfte in der Reckstange gemessen werden, die das 6- bis 8fache des Körpergewichtes betragen (13). Landungen am Reck erfolgen nach einem freien Fall des Körpers aus über 4 m Höhe, verbunden mit bis zu drei Breitenachsendrehungen (3fach-Salto) heute regelmäßig. Die dabei auftretenden Bodenreaktionskräfte werden mit 12 bis 15 g angegeben. Sie sind den bei leichtathletischen Sprungdisziplinen (Dreisprung/Weitsprung) auftretenden Impact-Kräften vergleichbar (1). Die Gesamtbelastung durch reaktive Absprünge und Landungen an allen Geräten liegt bei Frauen mit etwa 10 000 Sprüngen/Jahr höher als bei Männern (8500 Sprüngen/Jahr), die mehr Hang- und Stützgeräte turnen. Bei der Analyse und Hochrechnung des gegenwärtigen Trends einerseits (10), und durch Computersimulationen andererseits (8), werden Elemente mit höchstem Schwierigkeitsgrad und Risiko, wie beispielsweise ein vierfacher Salto am Boden, prognostiziert. Fünf Trainingseinheiten pro Woche, die noch anfangs der sechziger Jahre für ein internationales Niveau ausreichten, werden heute bereits im leistungsorientierten Breitensport realisiert. Ab Mitte der siebziger Jahre gehören zwei Trainingseinheiten täglich im Spitzenkunstturnen zum Standard. Damit sind heute 30 Trainingsstunden

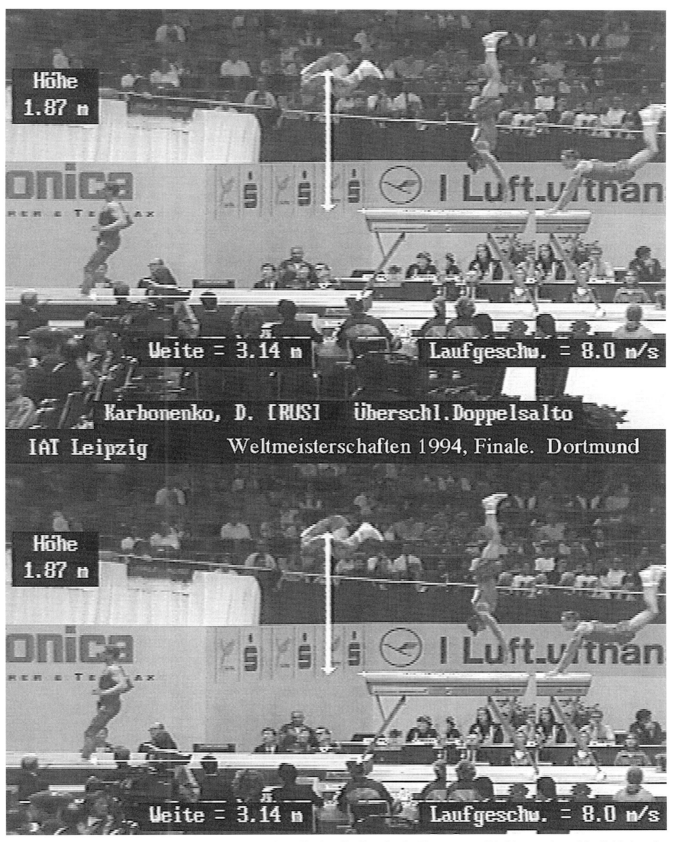

Abbildung 1: Ein hohes akrobatisches Niveau kennzeichnet die aktuelle Situation im Kunstturnen. Die hier gezeigten Möglichkeiten der objektiven biomechanischen Analyse eines Pferdsprunges stehen den Kampfrichtern zur Wertungsfindung allerdings bislang nicht zur Verfügung (mit freundlicher Genehmigung des IAT-Leipzig).

pro Woche die Regel. Das Kunstturnen wird damit zum «Full-time-Job». In den Trainingszentren muß wegen der jüngeren Altersstruktur im Frauenkunstturnen das Training in enger Kooperation mit den Schulen erfolgen. Das Hochleistungsalter liegt bei den Frauen derzeit zwischen dem 14. und 18., bei den Männern zwischen dem 18. und 25. Lebensjahr. Bei der Weltmeisterschaft in Dortmund 1994 waren die Frauen durchschnittlich 17,6, die Männer 22,0 Jahre alt. Zu berücksichtigen ist, daß derzeit international das minimale Startalter bei den Frauen auf 15 Jahre festgelegt ist. Der Deutsche Turner Bund hat die Altersgrenze für seinen Bereich auf 16 Jahre angehoben. Erst ab 1997 wird diese Altersgrenze auch international gelten. Die derzeitige deutsche Männernationalmanschaft ist mit einer Ausnahme in Sportfördergruppen der Bundeswehr verpflichtet und daher in der Lage, professionell zu trainieren.

Anthropometrische Merkmale

Niedrige Körperhöhe und Körpermasse sind im Kunstturnen ein wichtiges Selektionskriterium. Im Vergleich der deutschen Nationalmannschaften mit der Weltspitze (Tab. 1) fällt auf, daß die Männer, die im internationalen Vergleich einen Spitzenplatz einnehmen, sich in dieser Hinsicht nur unwesentlich von konkurrierenden Nationen unterscheiden. Die deutschen Frauen dagegen sind vergleichsweise größer und schwerer als die Weltspitze. Besonders im Frauenkunstturnen bedingte der Trend zur Gewichts- und Größenminimierung eine zunehmende Verringerung des Leistungs- und Wettkampfalters. Turner und besonders Turnerinnen sind nahezu durchgängig körperlich retardiert.

Tabelle 1: Anthropometrische Daten der deutschen Kunstturnnationalmannschaft im Vergleich mit der Weltspitze. Die Werte wurden zu den Kunstturn-Weltmeisterschaften 1994 in Dortmund erhoben

	Deutschland		andere Nationen	
	Männer	Frauen	Männer	Frauen
Jahrgang	69,8	77,1	72,0	77,6
Größe [m]	166,8	159,6	167,0	152,3
Gewicht [kg]	60,4	47,0	62,9	42,4

Geräte

Die Grundformen der Trainings- und Wettkampfgeräte wurden nicht verändert. Material- und strukturtechnische Entwicklungen aber begleiteten bzw. ermöglichten die zunehmende Akrobatisierung. Beim Bodenturnen haben belastungsreduzierende Oberflächen auf elastisch federnden Konstruktionen die nicht dämpfenden, harten Böden abgelöst. Die Trainings- und Wettkampfböden der Frauen und Männer unterscheiden sich in ihrem Dämpfungs- und Federungsverhalten. Alle Trainingszentren sind heute mit stationären Schaumstoffgruben ausgestattet. Vor allem beim Erlernen neuer Elemente (Sprünge und Abgänge) wird dadurch Überlastungen des Stütz- und Bewegungsapparates vorgebeugt. Bandagen (sogenannte Reckriemchen) sind zum Schutz der Haut in der Hohlhand an Reck, Ringen und Stufenbarren gebräuchlich, da es sonst leicht zu Blasenbildungen und Ablösungen der Lederhaut kommt. Daneben sorgen die Reckriemchen mit den eingearbeiteten Röllchen für einen sicheren Griff am Gerät (Hakeneffekt).

Die Füße werden allenfalls beim Bodenturnen und beim Pferdsprung durch engliegende Textilschläppchen geschützt, deren Sohle die Haftungseigenschaften auf der Filzauflage der Böden verbessern kann. Alle anderen Geräte werden barfuß geturnt, um die Propriozeption des Fußes nicht zu behindern. Allenfalls Tape-Verbände werden von den Turnern und Turnerinnen als prophylaktische Versorgung und als Therapiemittel akzeptiert. Zur Erhaltung der sensorischen Eigenschaften wird die Ferse plantar häufig ausgeschnitten.

Wertungsvorschriften

Entscheidende Voraussetzung zur Steuerung der inhaltlich akrobatischen Entwicklung der Sportart, und damit der Belastung, sind die Wertungsvorschriften. Es werden vor allem turnerische Elemente geschult und gezeigt, die auch Punkte bringen.

Technische Anforderungen bedingen bestimmte Verletzungs- und Schädigungsmuster. Eine Verletzungs- und Schadensanalyse muß deshalb die im Untersuchungszeitraum relevanten technischen Besonderheiten und Anforderungen berücksichtigen. Wertungsbedingt ist es derzeit ein absoluter Zwang, Abgänge von den Geräten in den sicheren Stand zu turnen. Schützende, weichere Mattenauflagen sind im Wettkampf verboten oder führen zu Punktabzügen. Wesentliche Schädigungsmuster im Kunstturnen sind Folge dieser Regel, die andererseits auch für den Zuschauer als leicht identifizierbares Merkmal die gezeigten komplexen Leistungen differenzierbar macht.

Verletzungen und Fehlbelastungsfolgen

Die hohen akrobatischen Anforderungen und Belastungsumfänge machen das Kunstturnen potentiell gefährlich. Verletzungen werden dadurch hervorgerufen, daß die individuelle Risikobereitschaft das technische und konditionelle Niveau eines Athleten übersteigt.

Bezüglich der absoluten und relativierten Verletzungshäufigkeit nimmt das Kunstturnen einen Mittelplatz ein. Kampf- und Ballsportarten bergen ein höheres Gefahrenpotential. Das Verletzungsspektrum im Kunstturnen weist einige sportarttypische Besonderheiten auf.

Sprunggelenk und Fuß

Extremitätenverletzungen treffen meist die Füße. Gefürchtet ist der Dorsalextensions-Pronations-Mechanismus, der bei Landungen mit noch nicht abgeschlossener Rückwärtsrotation (sogenanntes Gegenstellen der Füße) häufig auftritt (Abb. 2). Wenn die dabei auftretenden Kräfte muskulär nicht kompensiert werden, läuft das obere Sprunggelenk in eine vordere Endstellung (tibiotalares Impingement), was zu Knorpelschäden verschiedener Schwere führen kann. Vordere Syndesmosenverletzungen bis zur vollständigen Sprengung der tibiofibulären Gabel sind bei fehlender Röntgenmorphologie schwer zu diagnostizieren. Am dorsomedialen oberen Sprunggelenk werden die tiefen Flexorensehnen häufig mitverletzt, da diese versuchen, die entstehende anguläre Öffnung des dorsalen oberen Sprunggelenkes zu antagonisieren.

Verletzungen der lateralen Kapselbandstrukturen am oberen Sprunggelenk sind im Kunstturnen nicht typisch. Das Supinationstrauma entsteht oft nach Landungen und bei Absprüngen an den Kanten schlecht liegender Matten.

Plantare Fersenprellungen treten bei nicht ausrotierten Landungen nach Vorwärtssalti auf. Gefährdet sind vor allem die Frauen am nicht dämpfenden Schwebebalken. Die Verletzung wird oft bagatellisiert, obwohl sie mit einem intensiven belastungsabhängigen Schmerz verbunden ist. Bei noch offenen Epiphysenfugen wird die Apophysitis calcanei aus dem Formenkreis der Osteochondronekrosen meist als «Fersenprellung» fehldiagnostiziert.

Kniegelenk

Kreuzbandrupturen entstehen bei Landungen nach unvollständig ausrotierten Längsachsendrehungen und dann, wenn der Fuß in eine Spalte zwischen zwei Matten eintaucht und dort fixiert war. Dabei können auch Unterschenkel- und kniegelenksnahe Frakturen entstehen.

Das Hyperextensionstrauma des Kniegelenkes tritt turnspezifisch auf, wenn bei einer unvollständigen Vorwärtsrotation (meist Überschlagsalto beim Pferdsprung) der erste Bodenkontakt über die Ferse läuft und die Knie gestreckt sind. Trägheitskräfte des sich nach vorne und unten bewegenden Körpers drücken die Knie passiv in die Überstreckung. Können die dorsalen Kniemuskeln (M. gastrocnemius und ischiokrurale Muskulatur) diese Bewegung nicht bis zu dem bei Kunstturner(innen) häufig noch physiologischen Genu recurvatum bis 15° vollständig abbremsen, so werden die Meniskusvorderhörner zwischen vorderem Tibiakopf und der linea terminalis der femoralen Gelenkflächen wie ein Bremskeil eingeklemmt. Es resultieren Kontusionen der entsprechenden Gelenkknorpelanteile und der Meniskusvorderhörner. Läuft die pathologische Beanspruchung weiter, so werden zusätzlich vordere Kreuzbandschäden induziert.

Bei den meist entstehenden Grad-I-Verletzungen (Kreuzbandzerrung) und subchondralen Spongiosakontusionen (bone bruise) kommt es häufig zu reflektorischen Beugekontrakturen.

Obere Extremität

Die obere Extremität ist durch Stütz-, Hang- und Schwungbelastung beansprucht (Abb. 3). Beim Pferdsprung werden die Handwurzel und die Handgelenke in endgradiger Dorsalextension eingesetzt und kurzzeitigen, hohen reaktiven Stützdrucken (2- bis 3faches Körpergewicht) unterzogen. Bei fehlerhaftem rotatorischen Einsatz können Knorpelschäden und Verletzungen der kleinen intercarpalen Ligamente entstehen. Begünstigend wirkt der häufige, relative Ulnavorschub infolge einer Minusvariante des distalen Radius nach Osteochondrose der distalen Radius-Epiphyse (11). Bandkapselverletzungen und Luxationen der Fingergelenke sind selten und ereignen sich bei fehlerhaften Stützgriffen am Barren und Seitpferd. Ligamentosen der intercarpalen Bänder entstehen häufiger und abhängig von der Intensität des Seitpferdtrainings.

Tabelle 2: Verlaufseinteilung der osteochondrotischen Wirbelsäulenerkrankung nach subjektiven, klinischen und röntgenologischen Kriterien

Stadium	I	II	III
Federungstest	+	+	
Schmerz (bei sportlicher Belastung)		+	
Röntgen		+	+
	Initial latent	aktiv manifest	ausgebrannt

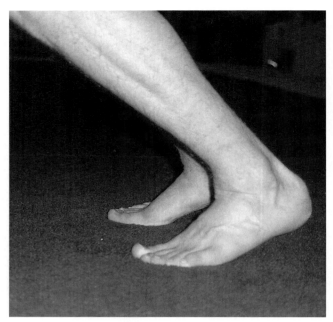

Abbildung 2: Hyperdorsalextension der Füße als kunstturnspezifische Ursache einer isolierten Verletzung der vorderen Syndesmose.

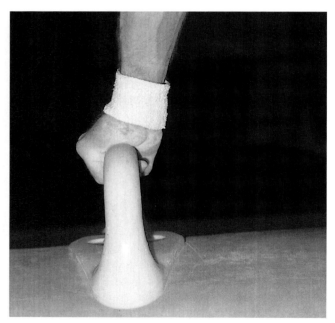

Abbildung 3: Hohe Stützbelastung der Handgelenke bei endgradiger Dorsalextension (Seitpferd).

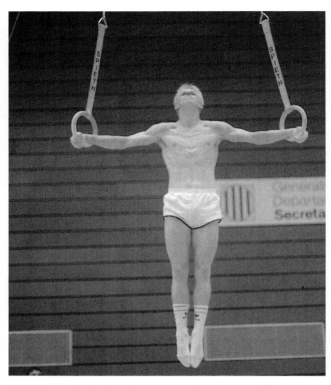

Abbildung 4: Hohe Schulterbeanspruchung an den Ringen.

Der *Ellbogen* ist besonders gefährdet, wenn es nach Flugteilen am Stufenbarren zu Stürzen kommt. Wenn die Turnerinnen versuchen, sich am Boden mit nach unten gestreckten Armen abzufangen, kommt es zu Überstreckbelastungen. Kombiniert mit Varus- oder Valgusstreßsituationen treten Luxationen und Luxationsfrakturen mit Abrissen der medialen und/oder lateralen humeralen Epikondylenapophysen kunstturntypisch, aber selten auf. Nur bei knöchernen Begleitverletzungen und Dislokationen der Apophysen sind diese Verletzungen operationswürdig. In den C- und B-Kadern des DTB haben wir dieses Verletzungsbild in den vergangenen sechs Jahren insgesamt dreimal beobachtet. Eine uneingeschränkte, auch sportlich volle Restitution war in allen diesen Fällen möglich. Die frühfunktionelle Nachbehandlung verhindert das gefürchtete Streckdefizit des Ellenbogens.

Die *Schulter* ist im Frauenkunstturnen weniger gefährdet. Männer sind durch Ringe, Reck, Seitpferd und Barren hohen Schulterbeanspruchungen unterworfen (Abb. 4). Gelegentlich treten Rupturen der langen Bicepssehne bei älteren Kunstturnern auf (Kraftteile an den Ringen). Häufiger finden sich Reizzustände am Schulter- und Schultereckgelenk sowie Ligamentosen der glenohumeralen Bandverbindungen, gelegentlich symptomatische humeroscapulare Knorpelschäden und Labrumläsionen.

Muskelverletzungen spielen im Kunstturnen keine Rolle. Möglicherweise hängt dies mit der guten gymnastischen Ausbildung im Kunstturnen mit hoher Dehnbarkeit und balancierter Entwicklung des Kraftverhaltens der verschiedenen Muskelgruppen zusammen.

Die systemische Belastung der *knöchernen Elemente* des Stütz- und Bewegungsapparates ist hoch. Darüber hinaus wurde im Zusammenhang mit dem verspäteten Auftreten der Menarche bei Kunstturnerinnen vermutet, daß durch die östrogene Minderstimulation des Knochens eine Osteoporose gebahnt werde. Seit 1989 sind im Spitzenbereich des DTB (B- und E-Kader) nur zwei Streßfrakturen (os naviculare pedis, MT III) aufgetreten. Eigene Untersuchungen konnten darüber hinaus belegen, daß bereits der präpubertäre Knochen der Kunstturnerin biopositiv im Sinn der belastungsinduzierten Hypertrophie reagiert. Ehemalige Kunstturnerinnen weisen ebenfalls eine überdurchschnittliche ossäre Mineralisierung auf (Abb. 5).

Osteochondrosen peripherer Apo- und Epiphysen kommen an hoch beanspruchten knöchernen Elementen im Kunstturnen häufig vor. An der unteren Extremität sind dies die Calcaneus-, tuberositas tibiae- und die Apophyse des os ischii, am Arm die Olecranonapo- und die distale Radiusepiphyse (Abb. 6). Ein beanspruchungsassoziiertes Auftreten dieser Störung wird vermutet, ist aber nicht bewiesen (4). Zugbeanspruchungen (Apophysen) und Druck- bzw. Scherkräfte (Epiphysen) rufen röntgenmorphologisch gleichartige Veränderungen hervor. Auch bei Defektheilungen resultiert eine volle sportliche Belastbarkeit nach Ausheilung.

Die Osteochondrosis dissecans wird nur gelegentlich, besonders an der medialen Talusrolle und dem capitulum radii des Humerus (Morbus Panner) gefunden. Die ätiologische Rolle der turnsportlichen Beanspruchung ist ebensowenig gesichert wie eine höhere klinische Manifestation des Krankheitsbildes im Kunstturnen (3).

Wirbelsäule

Frakturen mit Querschnittslähmungen sind bei schweren Stürzen zwar möglich, aber außerordentlich selten.

In den vergangenen Jahrzehnten wurde mehrfach darüber berichtet, daß Spondylolysen und -listhesen im Kunstturnen gehäuft auftreten. In einer Literaturübersicht geben Schierholz und Liebig (16) durchschnittlich 12 Prozent (2,7–32%) Spondylolysen bei Kunstturnerinnen an. Konermann (9) gibt sogar 42 Prozent an. Aktuelle Studien dagegen zeigen, daß die Inzidenz der in der Gesamtbevölkerung (2–7%) entspricht (2). Islebe (5) fand bei Kunstturnerinnen des C- und D-Kaders 3,7 Prozent, bei Kunstturnern 7,1 Prozent. Bei einer eigenen Analyse der jeweiligen deutschen Kunstturnfrauennationalmannschaft seit 1989 konnte keine Spondylolyse/listhese gefunden werden. Die Diskrepanz wird dadurch erklärt, daß früher wenig Zeit auf die Entwicklung einer harmonischen Beweglichkeit der gesamten Wirbelsäule sowie der Schulter- und Hüftgelenke gelegt

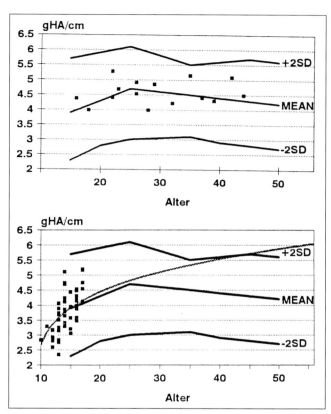

Abbildung 5: Knochendichte der Kaderturnerinnen des DTB im Vergleich zur «Normpopulation».

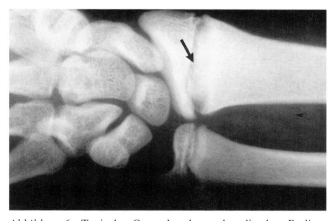

Abbildung 6: Typische Osteochondrose der distalen Radiusepiphyse im Röntgenbild eines 14jährigen Kunstturners. Beginnender Ulnavorschub durch Minderwachstum an der distalen Radiusepiphyse.

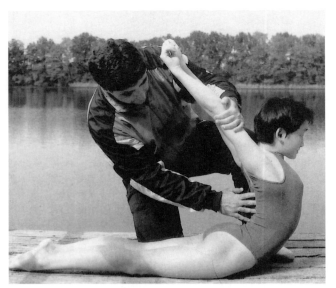

Abbildung 7: Gleichmäßige Verteilung der Gesamtbewegung der Reklination auf die 100 Wirbelsäulengelenke und die Schultern sowie die Hüften schützt den lumbosacralen Übergang vor einer Spondylolyse. Sogenannter Reklinationstest.

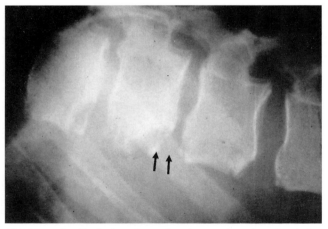

Abbildung 8: Typische Osteochondrosen im dorsolumbalen Übergang eines 16jährigen Kunstturners.

wurde. Die gleichzeitige intensive Schulung der Stabilisierungsfähigkeit der Wirbelsäule bzw. der Bewegungssegmente wurde im Basis- und Grundlagentraining vernachlässigt. Wegen der extensorisch minderbeweglichen unteren Thorakalregion mußte es bei Reklinationsbelastungen zu Hyperlordosen und zu Spitzenbeanspruchungen der lumbosacralen Interartikularportionen mit der Folge der Spondylolyse kommen, da dieser hypermobile Wirbelsäulenanteil übermäßig in die Gesamtbewegung eingebunden war. Heute wird diese Beweglichkeit auf die gesamte Wirbelsäule, die endgradig flektierten Schulter- und die extendierten Hüftgelenke gleichmäßig verteilt (Abb. 7). Die Schulung der notwendigen, hohen Flexibilität und die entsprechende Stabilisierung durch Kräftigung muß früh einsetzen und zu Beginn des spezifischen Leistungstrainings bereits ein hohes Niveau erreichen. Der Vergleich aktueller und älterer Untersuchungen an Wirbelsäulen im Kunstturnen zeigt also den äußerst positiven Aspekt der rückläufigen Spondylolyse-/listheserate trotz erhöhter Trainingsbelastungen.

Andererseits diagnostizieren wir heute immer mehr Osteochondrosen/-chondronekrosen der ventralen Abschnitte der Ringapophysen der Wirbelkörper, gehäuft im dorsolumbalen Übergang. Betroffen sind meist mehrere Bewegungssegmente (Abb. 8). In älteren Untersuchungen ist dieses Krankheitsbild an Wirbelsäulen von Kunstturnerinnen nicht beschrieben. Auch eine aktuelle Analyse ehemaliger Spitzenkunstturnerinnen zeigt keine Hinweise für diesen Sportschaden (2). Die Schwierigkeiten der ätiologisch genauen Zuordnung der Erkrankung spiegelt sich in den verschiedenen diagnostischen Ansätzen wider: enchondrale Dysostose (18), epimetaphysäre enchondrale Dysostose (7), M. Scheuermann (7, 19), juvenile Osteochondrose (3, 16), Apophysenaufbaustörung (14). Ein belastungsassoziiertes Auftreten ist wahrscheinlich. Bisherige Untersucher betonen eine Assoziation zum Sport und vor allem zum Kunstturnen (17, 3, 18, 16).

Ross (15) fand bei 5000 beschwerdefreien Jugendlichen (keine Turner) in nur 31,6 Prozent unauffällige Wirbelsäulenbefunde.

Analog zur Pathogenese der peripheren apophysären Osteochondrosen sehen Simmelbauer (18) und Swärd (19) vor allem in Zugbeanspruchungen (sog. Konterschwünge) ein schädigendes Moment. In Analogie zur peripher epiphysären Entstehung der Osteochondrose (distaler Radius) ist andererseits eine hohe Druck-/Scherbeanspruchung gleichermaßen wahrscheinlich (6).

Möglicherweise ist bei Belastungsreduktion in frühen Phasen eine Restitutio ad integrum möglich. Fortgeschrittene Fälle führen zur Verbreiterung des Sagittaldurchmessers der betroffenen Wirbel und durch mangelhafte Entwicklung der ventralen Wirbelkörperhöhe zu Keilwirbeln. Diese sind verantwortlich für die bei Turnern häufig auftretenden Kyphosen. Sie sind das morphologische Äquivalent des im Volksmund bekannten «Turnerbuckels», dessen Entstehung bislang funktionell durch eine Verkürzung des m. pectoralis major erklärt wurde (20). Wie hoch der Krankheitswert dieser Veränderung nach Abschluß des Wachstums ist, kann derzeit noch nicht beantwortet werden. Mittelfristig kann die volle sportliche Belastung wieder beschwerdefrei erfolgen.

Noch bevor subjektiv Schmerzen auftreten, kann klinisch diagnostisch die Initialphase mit dem sogenannten Federungstest über den Dornfortsätzen des jeweiligen Bewegungssegmentes vermutet werden. Röntgenzeichen finden sich zu diesem Zeitpunkt noch nicht. In einem weiteren Stadium der Erkrankung treten belastungsabhängig Rückenschmerzen auf. Röntgenveränderungen lassen sich dann nachweisen und bleiben auch im ausgebrannten Stadium bei fehlender Klinik bestehen (Defektheilung). In Stadium I und II ist aber auch die volle Ausheilung möglich (Tab. 2). Therapeutisch führen wir so früh als möglich eine Belastungspause über mehrere Wochen oder Monate durch und behandeln intensiv krankengymnastisch. Dabei steht die extensorische Mobilisierung der Brustwirbelsäule und die muskuläre paravertebrale Kräftigung und Stabilisierung des erkrankten Abschnittes im Vordergrund. Wir empfehlen darüber hinaus, möglichst wenig passiv und kyphotisch zu sitzen. Bauchlage mit extensorischer Einstellung der Brustwirbelsäule, die die Wirbelkörpervorderkanten entlastet, wirkt therapeutisch sinnvoll. Wegen der immobilisationsbedingten Gewebsatrophie lehnen wir das Gipsbett ab. Eine Stützorthese nach dem Dreipunkteprinzip ist dagegen besonders bei schweren Formen sinnvoll. Der Verlauf ist mit dem Federungstest leicht kontrollierbar.

Literatur

1 Amadio, A.C., Baumann, W.: Kinetics and Electromyographical Analysis of the Triple Jump, 751–753. In: Brüggemann, G.-P., Rühl, I.K.: Technics in Athletics. Conference Proceedings Vol. 2, Köln 1990.
2 Brüggemann, G.-P.: Belastungen und Risiken im Kunstturnen. Zwischenbericht BISP (1995).
3 Fröhner, G.: Biologisch-physiologische Ursachen von Fehlbelastungsfolgen bei kindlichen und jugendlichen Sportlern. In: Sportärztliche und trainingsmethodische Aspekte der Belastbarkeit im Kunstturnen (Kongreßband): 56–65 (1991).
4 Fröhner, G.: Die Belastbarkeit als zentrale Größe im Nachwuchstraining. Münster, Philippha, 1993.
5 Islebe, V.: Wirbelsäulenveränderungen und -schäden bei Turnern, Turnerinnen und Gymnastinnen des Bundes- und Landeskaders Baden-Württemberg. Magisterarbeit, Eberhard-Karls-Universität Tübingen 1993.
6 Junghanns, H.: Die Wirbelsäule unter den Einflüssen des täglichen Lebens, der Freizeit, des Sports. Die Wirbelsäule in Forschung und Praxis, Bd. 100, Stuttgart 1986.
7 Klümper, A.: Die Belastbarkeit des Knochens aus radiologischer Sicht. In: Cotta, H., Krahl, H., Steinbrück, K. (Hrsg.): Stuttgart/New York 1980, 107–115.
8 Knoll, K.: Zum biomechanischen Wirkungsmechanismus von Flugelementen aus vorbereitenden Bewegungen und Ableitungen für die Technik von Rondat und Flick-Flack am Boden, 115–126. In: Brüggemann, G.-P., Rühl, I.K. (Hrsg.). Biomechanics in Gymnastics, Conference Proceedings, Köln 1992.
9 Konermann, W., Sell, S.: Die Wirbelsäule – Eine Problemzone im Kunstturnhochleistungssport. Sportverletzung – Sportschaden 6 (1992) 156–160.
10 Krug, J.: Entwicklungsaspekte der Trainingssysteme im Kunstturnen und in der Rhythmischen Sportgymnastik. In: IAT (Hrsg.), Information/Dokumentation Sport, Leipzig (1995).
11 Mandelbaum, B.R., Bartolozzi, A.R., Davis, C.A., Teurlings L.L., Bragonier, B.: Wrist pain syndrome in the gymnast. Am J Sports Med 17: 305–317 (1989).
12 Nissinen, M.: Kinematische und dynamische Analyse der Riesenfelge an den Ringen, 73–78. In: Brüggemann, G.-P., Rühl, I.K. (Hrsg.): Biomechanics in Gymnastics, Conference Proceedings, Köln 1992.
13 Oester, S.: Zweckmäßige Technik bei Flugelementen am Reck, 55–72. In: Brüggemann, G.-P., Rühl, I.K. (Hrsg.). Biomechanics in Gymnastics, Conference Proceedings, Köln 1992.
14 Pollähne, W.: Wirbelsäulenuntersuchungen bei 9- bis 11jährigen Sportlern und Frühveränderungen der juvenilen Osteochondrose der Wirbelsäule im Hinblick auf die Sporttauglichkeit im Kinder- und Jugendsport. Med Sport 28: 231–238 (1988).
15 Ross, E.: Ergebnisse einer Röntgenreihenuntersuchung der Wirbelsäule bei 5000 männlichen Jugendlichen. Fortschr. Röntgenstr. 97: 734 (1962).
16 Schierholz, U., Liebig, K.: Spondylolyse bei Kunstturnerinnen. In: Die Belastungstoleranz des Bewegungsapparates; Grundlagenforschung in der Sportmedizin/3. Heidelberger Orthopädie-Symposium 1979, Hrsg. von Horst Cotta, unter Mitw. von Wolfgang H. Stein; Stuttgart–New York, Thieme,1980.
17 Schmidt, H.: Orthopädie im Sport. Leipzig, Barth, 1983.
18 Simmelbauer, B.: Knorpelverknöcherungsstörungen der Wirbelkörper bei jungen Kunstturnern. Kongreßband, FIG Medical/Scientific Symposium, Indianapolis 1991.
19 Swärd, L., Hellström, M., Jacobsson, B., Karlsson, L.: Vertebral ring apoplyris injury in athletes. Am J Sports Med 21: 841–845 (1993).
20 Wegner, U.: Sportverletzungen. Symptome, Ursachen, Therapie. Hannover, Schlütersche Verlagsanstalt, 1993.

Snowboard

K. Dann, K.-H. Kristen und G. Ring

Bereits 1965 entwickelte der Wellenreiter Sherman Poppen den «Snurfer», ein einfaches Snowboard ohne Bindung mit Halteleine am Bug, welches über den Spielzeughandel 100 000fach verkauft wurde. Erst 1975/76 wurde das Snowboard durch Jack Burton und Ex-Skateboardweltmeister Tom Sims in den U.S.A. populär. 1980 kam der Snowboardsport nach Europa und erfreut sich seit dieser Zeit an enormen Zuwachsraten. Weltweit gibt es derzeit 3,7 Millionen SnowboarderInnen. Snowboarden ist mittlerweile zu einem Jugendkult geworden. Der hohe Anteil von Stadtkindern, die teilweise aus der Skaterszene stammen, erklärt die alpine Unerfahrenheit mancher Sportler. Es wechseln aber auch zunehmend erfahrene Skiläufer in das Snowboardlager, um dieses neue Bewegungsgefühl zu erleben.

Die ersten Bretter waren noch ohne Stahlkanten und mit Fußschlaufen aus Gummi gefertigt und daher für die Pisten ungeeignet. Dank zahlreicher Innovationen, aber auch durch die Austragungen von Worldcup-Veranstaltungen seitens der I.S.F. (International Snowboard Federation) (seit 1987/88) mit den Disziplinen Alpin und Freestyle wurde der Sport zunehmend professioneller. In der Saison 96 wurden mehr als 1200 Bretter, etwa 300 unterschiedliche Bindungen und 200 Schuhe angeboten.

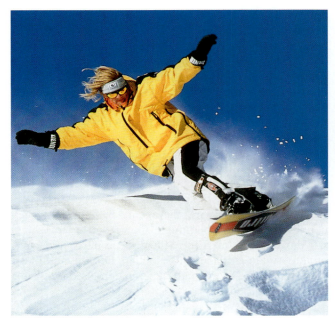

Abbildung 1: Snowboardfahrer.

Fahrtechnik

Beide Beine sind auf einem Board in schräger Position fixiert, der Körper wird nach neuen Schulungserkenntnissen mit neutralem Schulterlevel, d. h. fast 90° zur Fahrtrichtung gedreht, damit eine zentrale Position zur besseren Brettkontrolle eingenommen werden kann. Die Steuerung des Brettes erfolgt aus den Hüften und den unteren Extremitäten im Sinne einer Pendelbewegung, der Oberkörper bleibt in neutraler gemäßigter Vorlage (Abb. 1). Die Bewegung in den Sprunggelenken stellt einen ständigen Wechsel von beschränkter Eversion und Inversion, Plantarflexion und Dorsalextension dar. Zwei Fahrpositionen sind zu unterscheiden: etwa 75 Prozent fahren mit dem linken Bein vorne (Regular), und 25 Prozent fahren mit dem rechten Bein vorne (Goofy).

Verletzungen

Seit 1988 wurden Studien bezüglich Verletzungsmuster und Verletzungshäufigkeiten verglichen mit dem Skisport in unterschiedlichsten Ausführungen publiziert (Tab. 1). Abhängig vom Fahrkönnen und Fahrstil gibt es unterschiedliche Verletzungsmuster, die nicht zuletzt auch vom Material abhängig sind. Speziell beim Anfänger überwiegen die Verletzungen der Handgelenke, Finger und Unterarme beim Abstützen bzw. auf Grund mangelnder Fallschulung. Ungeeignetes Material wie z. B. Skischuhe führen oft unnötigerweise zu Kniegelenksverletzungen, da die Hebelkräfte bei Festhaltebindungen direkt an das Knie freigegeben werden. Massive Schuhdruckprobleme, speziell am hinteren Fuß, werden durch den Fersenhub im Schuh bzw. Sehnendruckprobleme am Rist hervorgerufen.

Tabelle 1: Die häufigsten Snowboard-Verletzungen (2, 1, 4, 6, 7, 11, 3, 13, 9, 10, 12)

Distorsionen	von 32% bis 56,0%
Brüche	von 28% bis 46,0%
Prellungen	von 8% bis 33,3%
Luxationen	von 3% bis 23,5%
Rißquetschungen	von 4% bis 11,0%

Das Durchschnittsalter der SnowboarderInnen liegt bei 20 Jahren, die Verteilung männlich zu weiblich entspricht etwa 70 zu 30 Prozent, wobei die Frauen ständig aufholen. Diese Altersgruppe erklärt die hohe Risikobereitschaft der SportlerInnen. Das Motto vieler Jugendlichen heißt «no risk, no fun».

Aus unserer eigenen Studie (5) aus dem Jahre 1993/94 in Zusammenarbeit mit dem österreichischen Snowboardverband sahen wir in einem Kollektiv von sehr guten SnowboarderInnen folgendes Ergebnis. Nur noch 32 Prozent verletzten sich an den unteren Extremitäten (die Verletzungen am Kniegelenk sind weiterhin rückläufig). Alarmierend hingegen sind die Zunahme der Verletzungen der oberen Extremitäten mit 82 Prozent und speziell im Schulterbereich mit 26 Prozent (Abb. 2).

Verglichen mit einem Normalkollektiv zeigen sich in einer Studie von Campell bei 48,2 Prozent Verletzungen der oberen und bei 33 Prozent der unteren Extremitäten, bei Gorschewsky sind die oberen Extremitäten in 46 Prozent und untere Extremitäten in 42,3 Prozent der Fälle verletzt (4, 7).

In einer aktuellen Arbeit von Oberthaler et al. (9) entfielen 51 Prozent auf die obere Extremität ohne Seitenprävalenz, die unteren Extremitäten waren nur in 30 Prozent betroffen.

Kopfverletzungen schwanken zwischen 5 Prozent (9) und 26 Prozent (5) je nach Könnerstufe bzw. Rennlaufeinsatz. Dabei überwiegen Platzwunden, Schädelprellungen. Selten sieht man Gehirnerschütterungen oder Schädelbrüche.

Rumpfverletzungen schwanken bei den meisten Autoren zwischen 10 und 20 Prozent (4, 7). Dazu zählen in erster Linie Wirbelsäulenprellungen, Becken- und Kreuz-Steißbeinprellungen. Thoraxkontusionen, Wirbel und Rippenbrüche sowie innere Verletzungen sind dagegen selten.

Verletzungen der oberen Extremität werden zwischen 35 und 82 Prozent (10, 4, 7, 14, 5) angegeben. Handgelenksverletzungen stellen in einem nicht selektierten Sportlergut in Absolutzahlen mit bis zu 27 Prozent die am häufigsten verletzte Körperregion dar (50% aller Frakturen). Danach folgen Fingerverletzungen mit 9 Prozent.

Bedenklich ist die Zunahme der Schulterluxationen im Rennlauf, speziell bei sportlich sehr ambitionierten Snowboardern. Die hohe Anzahl an Schulterverletzungen (bis zu 26%) erklärt sich durch Aufprallkräfte, die

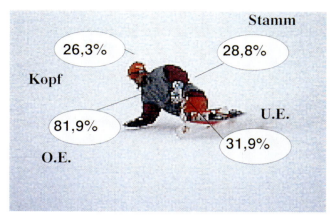

Abbildung 2: Verletzungsmuster bei sehr guten SnowboarderInnen.

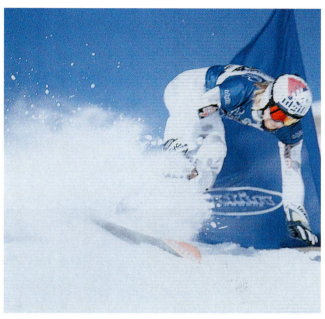

Abbildung 3: Sturz nach vorne über die Schaufel.

bedingt durch die hohe Geschwindigkeit beim Sturz nach vorne über die Schaufel entstehen oder durch das Abduzieren der oberen Extremitäten und dadurch unerwartetem Schneekontakt einen Außenrotations- und Elevationsmechanismus provozieren (Abb. 3).

Verletzungen der unteren Extremität nehmen ab, die Verletzungshäufigkeit in Absolutzahlen schwankt zwischen 30 Prozent und 42 Prozent (4, 9, 7). Erfreulich ist im Gegensatz zum Skilauf die relativ geringe Anzahl von komplexen Knieverletzungen, aber auch die Abnahme der Sprunggelenksläsionen. Dies dürfte bereits auf das verbesserte Schuhwerk zurückzuführen sein. Am Kniegelenk überwiegen die Distorsionen des medialen Seitenbandes. Oberthaler (9) fand in einem Verletztenkollektiv von 437 SnowboarderInnen keine einzige Kreuzbandverletzung. Die Tatsache, daß beide Füße fix mit dem Board verbunden sind, scheint protektiv gegenüber Kniebinnenverletzungen zu wirken. Das vordere Bein, welches höheren Belastungsspitzen ausgesetzt wird, ist in vielen Studien häufiger verletzt (7, 11, 12, 9).

Unterschenkel- und Knöchelverletzungen sind in vielen Arbeiten mit je etwa 10 Prozent gleichmäßig verteilt (7, 9), wobei die Softboots diesen Verletzungen entgegenkommen. Speziell distale Unterschenkelbrüche, wie wir sie noch als Schuhrandbrüche vom Skilauf in Erinnerung haben, sind zu sehen. Die von Janes und Finken (8) beschriebene typische Fraktur des Processus lateralis tali, verursacht durch Hyperdorsalflexion und Inversion bei Verwendung von Softboots, fanden wir in europäischen Studien nicht. Vereinzelt sahen wir Talusfrakturen wie auch Bandverletzungen am Außenknöchel.

Verletzungsursachen

Als Verletzungsursache stand das Freeriden (Freifahren außerhalb des Wettbewerbes) durch Eigenverschulden an erster Stelle. Speziell auf harten präparierten Pisten und Eis ereignen sich die meisten Verletzungen. Im Gegensatz zum Skilauf gibt es im Neu- oder Tiefschnee nur wenige Verletzungen. Eine der Hauptursachen für Anfängerverletzungen stellt die mangelnde Snowboardschulung dar. Die hohen Zuwachsraten, im Schulsport bis zu 200 Prozent, aber auch die ursprüngliche Ablehnung des Sports in traditionellen Skigebieten führten zu einem enormen Defizit an kompetenten Instruktoren. In einigen Studien geben lediglich 10 Prozent der Sportler an, einen Kurs besucht zu haben, Kollisionsverletzungen spielen nur eine untergeordnete Rolle. So gaben 3750 verletzte Skiläufer im Raum Salzburg nur in 5 Fällen (0,13 %) eine Kollision mit Snowboardern an (9).

Verletzungen durch Kollisionen mit Torstangen bei Rennläufern sind sehr häufig. Dies hat seit 1993 zur Entwicklung eigener Snowboardtore mit abgeschrägten Flaggen und kurzen kurveninneren Torstangen geführt (Abb. 4). Kollisionen mit einem Naturhindernis, Pisteneinrichtungen bzw. Lawinenunglücke oder Felsabstürze sind fatal. So berichten Gabl et al. aus Innsbruck (6) über 2 schwere Polytraumen mit Todesfolge und eine HWS-Verletzung mit Querschnittsläsion.

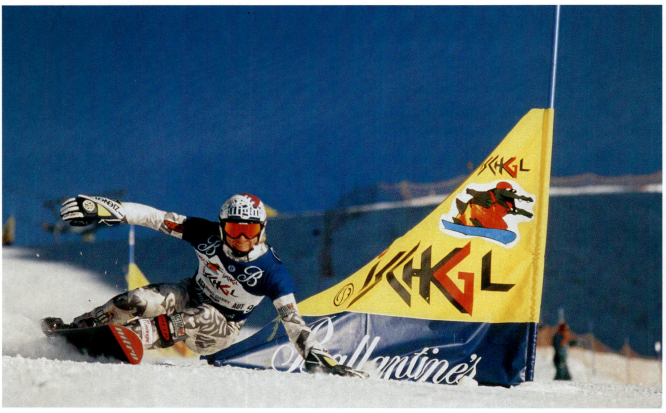

Abbildung 4: Snowboardtor.

Ausrüstung

Im Gegensatz zum Skilauf, wo das Sprunggelenk nur Bewegungen im Sinne eines Scharniergelenkes durchführen soll und durch die Skischuhe dazu gezwungen wird, benötigt man beim Snowboarden das obere und untere Sprunggelenk mit seiner Beweglichkeit in mehreren Ebenen. Skischuhe sind zum Snowboarden ungeeignet und gefährlich, da zwar das Sprunggelenk gut geschützt ist, jedoch enorme Hebelkräfte im Kniegelenk wirken, die zu schweren Verletzungen des Kniegelenkes führen können. Bei den Snowboardschuhen unterscheidet man zwei Schuhtypen:

- Softboots sind aus weichen, flexiblen Materialien wie Leder, Nylon usw. gefertigt (Abb. 5), werden in Kombination mit Schalenbindungen gefahren und sind für Anfänger gut geeignet, da sie mehr Gefühl vermitteln, Ausgleichsbewegungen ermöglichen und über sehr guten Gehkomfort verfügen. Freestyleorientierte Snowboarder bevorzugen diesen Schuhtyp.
- Hardboots werden aus flexiblen Schalen vermehrt als Überlapper- (Abb. 6) oder Deckelkonstruktionen gefertigt und empfehlen sich eher für den fortgeschrittenen Snowboarder, der seine Schwünge bereits exakt über die Kante fährt (Carven) und harte präparierte Pisten bevorzugt. Von der Konstruktion müßten eigentlich der vordere und der hintere Schuh unterschiedlich gebaut sein, da die Anforderungen different sind. Das vordere Bein muß mehr Druckspitzen und Haltekräfte aufnehmen, das hintere mehr Zugkräfte.

Bei Hardboots wird zwar das obere Sprunggelenk besser geschützt, dafür kommt es aber häufiger zu Knieverletzungen (7, 8, 11, 3).

Derzeit gibt es mehrere Bindungssysteme. Nach wie vor herrscht Skepsis bezüglich einer Fehlauslösung bei Sicherheitsbindungen. Diese Bindungen müßten dreidimensional simultan auslösen. In einer amerikanischen Studie von Shealy (12) wird die Notwendigkeit einer Sicherheitsbindung angezweifelt, da die meisten Brüche beim Snowboarden nicht durch Biegekräfte wie beim Skilauf, sondern durch direkten Kontakt (snow impact) in 76,3 Prozent der Fälle auftreten und dies durch eine Auslösebindung nicht verhindert werden kann. Bandläsionen durch Biegemechanismen treten nur in 16,3 Prozent auf. Ein weiterer Punkt sind im Vergleich zum Skilauf die relativ kürzeren Hebelarme von Bordspitze bzw. Bordheck zum jeweiligen Fuß, die bei den heutigen Snowboards (durchschnittliche Länge etwa 1,50 bis 1,60 m) geringere Hebelkräfte aufbauen. Dennoch wären für die Zukunft speziell für Anfänger im Schulungsbereich Sicherheitsbindungen vorstellbar.

Man unterscheidet bei den Festhaltebindungen Plattenbindungen, die mit Hardboots kombiniert gefahren werden und im Handling komfortabler sind, von Schalenbindungen, die mit Softboots gefahren werden. Bei den Schalenbindungen wiederum gibt es die «Hi-backs» mit längerem Schaft, die universell einsetzbar sind. Einen neuen Trend stellen die «Baseless-Bindungen» dar, die keine Grundplatte mehr haben und in Kombination mit extrem niedrigen Soft-Schuhen gefahren werden. Diese wiederum gewähren maximale Bewegungsfreiheit für Trickmanöver in der Halfpipe (ähnlich dem Skateboarden).

Die Fangleine ist enorm wichtig, um einen Verlust des Boards und eine Kollisionsverletzung mit anderen SportlerInnen zu verhindern.

Der häufige Schneekontakt beim Anfänger, aber auch beim Stürzen, erklärt die Notwendigkeit von gut gepolsterten Handschuhen, mit Handgelenksstützen und Fingerprotektoren.

Boards, speziell Anfängerboards sollten, allroundtauglich sein, d.h., eine gemäßigte Taillierung, eine breite etwas hochgezogene Schaufel und ein leicht aufgebogenes Heck bei einer Länge von max. 160 cm besitzen. Zusätzlich sollte das Board auf das Körpergewicht abgestimmt sein. Kinder sollten entsprechend kürzere, aber auch schmälere Bretter verwenden, da sonst die Hebelkräfte zu groß sind.

Verletzungsprophylaxe

Zur Vermeidung von Verletzungen beim Snowboarden sind vor allem beim verletzungsgefährdeten Anfänger folgende Maßnahmen sinnvoll:

- Anfänger sollten nur mit einem Instruktor auf einem flachen Übungshang trainieren.
- Die Schneeverhältnisse sollten griffig, aber weich sein.
- Erst nach dem Erlernen der Driftschwünge ist man pistentauglich.
- Eine Sturzschulung muß im Lehrplan integriert sein.
- Skischuhe sind ungeeignet und erhöhen die Verletzungsgefahr speziell der Kniegelenke. Snowboard-

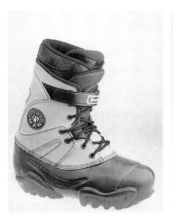 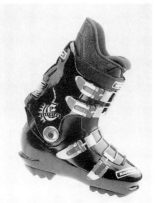

Abbildung 5: Softboot.   *Abbildung 6:* Hardboot.

schuhe, egal welcher Bauart und entsprechender Bindung, sind zu empfehlen. Exakte Anpassung des Innenschuhs ist für den Fußkomfort wichtig.
- Handschuhe mit Handgelenksstützen und Fingerschutz sind unerläßlich.
- Die Stellung am Brett muß vor dem Üben durch Rutschen auf einer glatten Fläche festgelegt werden. Der vordere Fuß entspricht dann dem Standbein (vorderes Bein).
- Körperliche Fitneß ist Voraussetzung, da Snowboarden zu Beginn wesentlich anstrengender als Skilaufen ist.
- Schneekontakte mit den Armen bei hoher Geschwindigkeit sind zu vermeiden.
- Ausgleichstraining für die Wirbelsäule, speziell bei den Profis, ist zu empfehlen.

Literatur

1 Abu-Laban, J.: Snowboardig injuries: an analysis and comparison with alpine skiing injuries. Can Med Assoc J (Canada) 1992; 1:1097.
2 Berghold, F., Seidl, A. M.: Snowboardunfälle in den Alpen. Risikodarstellung, Unfallanalyse und Verletzungsprofil. Prakt. Sport Traumatol. Sportmed. 1992; 1:2.
3 Bladin, C., Giddings, P., Robinson, M.: Australian snowboard injury data base study: a four year prospektive study. Am J Sports Med 1993; 21:701.
4 Campell, L., Skolic, P., Ziegler, W., Matter, P.: Snowboardunfälle. Multizentrische schweizerische Snowboardstudie 1992/93 unter Mitwirkung der bfu. In: Matter, P., Holzach, P., Heim, D. (Hrsg.): 20 Jahre Wintersport und Sicherheit Davos. 1. Aufl., Basel, 1993, S.43–53.
5 Dann, K., Kristen, K.-H., Ring, G.: Snowboarden – Geschichte, Ausrüstung, Verletzungen. TW Sport und Medizin 1995; 7:21.
6 Gabl, M. et al.: Snowboardverletzungen. Sportverletzung – Sportschaden 1991; 5:172.
7 Gorschewsky, O., Goertzen, M., Zollinger, H.: Snowboardverletzungen. Deutsche Zeitschrift für Sportmedizin 1994; 45:109.
8 Janes, P.C., Fincken, G.T.: «Snowboarding Injuries». Skiing Trauma and Safety. American Society for Testing and Materials 1993, 255.
9 Oberthaler, G., Primavesi, C., Niederwieser, B.: Snowboardunfälle 1991–1994 – eine Analyse. In: Sportverletzung – Sportschaden 1995; 9:118.
10 Öttl, G. et al.: Snowboardfahren. Praktische Sport-Traumatologie und Sportmedizin 1994; 1.
11 Pino, E.C., Colville, M.R.: Snowboard injuries. Am J Sports Med (USA) 1989; 17:778.
12 Shealy, E.J.: Snowboard vs. Downhill Skiing Injuries. In: Obert J. et al. (eds.): Skiing trauma and safety: Ninth International Symposium, ASTM STP 1182. Philadelphia, American Society for Testing and Evaluation, 1993, pp.241–254.
13 Soklic, P.: Verletzungen beim Snowboarding. Z. Unfallchir. Versicherungsmed. 1990; 83:219.
14 Zollinger, H., Gorschewsky, O., Cathrein, P.: Verletzungen beim Snowboardsport – eine prospektive Studie. Sportverletzung – Sportschaden 1994; 8:31.

Wasserspringen

W. Groher

Wasserspringen vom Brett (1 m und 3 m) bzw. vom Turm (5, 7,5 und 10 m) zählt zu den technisch-akrobatischen Sportarten. Das Element Wasser kommt erst zum Einsatz, wenn der Sprung quasi beendet ist.

Die auftretenden allgemein medizinischen Probleme betreffen vorwiegend die Erkrankungen des Hals-Nasen-Rachenraumes. Die Ursachen sind zum Teil im ständigen Wechsel zwischen Aufenthalt am Beckenrand und im Wasser zu suchen. Auch Harnwegsinfektionen (Urethritis, Zystitis oder Zystopyelitis) sind als Folgezustände ständig wechselnder Temperaturen und damit ständig wechselnder Unterkühlungen zu erklären.

Verletzungen

Verletzungen können beim Kunst- und Turmspringen durch Abrutschen vom Brett, Tuschieren des Sprungbrettes sowie Aufschlagen auf die Wasseroberfläche entstehen. Auch das häufig durchgeführte Training auf dem Minitrampolin birgt Verletzungsgefahren. Die Verletzungen betreffen hauptsächlich die unteren Extremitäten (Sprunggelenke). Es kommt vorwiegend zu Distorsionen der Sprunggelenke, seltener zu Rupturen des fibulotalaren Bandapparates. Kontusionen des Mittel- und Vorfußes sind seltenere Verletzungen.

Besonders gravierend können Verletzungen sein, die durch Berührung mit Brett oder Turm entstehen. Hierbei kann es zu ausgedehnten Prellungen und Schürfungen, Frakturen im Hand- oder Fußbereich sowie in seltenen Fällen zu Schädelverletzungen und Querschnittslähmungen kommen.

Bei mißglückten Sprüngen und mehr oder weniger planem Auftreffen auf dem Wasser kann es zu stumpfen Bauch- und Thoraxtraumen kommen. Das unkorrekte Eintauchen kann bei nicht geschlossenen Händen zu Verletzungen im Handgelenksbereich (Distorsionen der Hand- und Fingergelenke, auch der Ellenbogen- und Schultergelenke) führen.

Fehlbelastungsfolgen

Wasserspringer auf nationalem und internationalem Niveau absolvieren teilweise über 20000 Sprünge pro Jahr. Bis ein schwieriger Sprung im Wettkampf technisch sauber ausgeführt werden kann, mißlingen im Training viele Sprünge, besonders bei der Eintauchphase. Es entstehen starke Biegungsbelastungen der Wirbelsäule, meistens in Überextension, aber gelegentlich auch im Sinne der Hyperflexion. Springer klagen nach mißglückten Sprüngen meist über tiefsitzende Lendenwirbelsäulenschmerzen. Klinisch läßt sich ein umschriebener Druckschmerz der Dornfortsätze zweier benachbarter Wirbelkörper im Sinne eines kissing-spine-Syndromes auslösen. Die radiologischen Veränderungen der Lendenwirbelsäule zeigen vorzeitige Arthrosen der Wirbelgelenke sowie Arthrosen der Dornfortsatzspitzen.

Bei Wasserspringern mit einer Wettkampfzeit von mehr als 5 Jahren fanden sich in 58 Prozent auffällige Einschränkungen der Inklination und in 44 Prozent Einschränkungen der Reklination.

Bei Wasserspringern, die den Wettkampfsport länger als 5 bis 6 Jahre ausübten, fand sich in Reihenuntersuchungen eine Häufung der Spondylolysen bis zu 25 Prozent bei einer normalen Spondylolyse-Rate der Durchschnittsbevölkerung von 5 bis 6 Prozent. Ätiologisch ist anzunehmen, daß durch die gehäuften Hyperlordosierungen und Rotationsmechanismen eine Irritation der versorgenden Gefäße mit nachfolgender Mangeldurchblutung und hieraus resultierender aseptischer Nekrose vorliegt. Auf den Röntgenaufnahmen sieht man einen typischen scholligen Zerfall des Isthmus bei noch nicht vollständig durchtrennten Strukturen. Aber auch eine mögliche Dysplasie, gestörte Biomechanik, einmaliges Trauma und die Möglichkeit der Streßfraktur durch repetitive Mikrotraumen werden als begünstigende Faktoren diskutiert.

Kräftig ausgebildete Rückenstrecker, ein kräftiger Iliopsoas und gute Bauchmuskulatur sind geeignet, entstehende Instabilitäten bei vorhandener Spondylolyse vollständig zu kompensieren.

Durch intensives Sprungkrafttraining kann es zu Fehlbelastungsfolgen im Bereich der Kniegelenke kommen. Beschwerden im Sinne einer Chondropathia patellae, aber auch Reizerscheinungen am unteren Patellapol (im Sinne einer Insertionstendopathie des Ligamentum patellae) werden gehäuft beobachtet.

Literatur

1 Groher, W.: Rückenschmerzen und röntgenologische Veränderungen bei Wasserspringern. Zeitschrift für Orthopädie und ihre Grenzgebiete 1970, 108:51–61.
2 Groher, W.: Rückenschmerzen bei Kunst- und Turmspringern. Sportarzt und Sportmedizin 1979; 11:261–263.
3 Groher, W.: Ergebnisse der Forschungsvorhaben Spondylolyse-Spondylolisthesis und Myogelosen bei Hochleistungssportlern 1971–1977. Therapiewoche 1980; 30:3186–3188.

5.7 Sonstige Sportarten

Alpiner Skisport

E. O. Münch

Alpines Skifahren zählt zu den beliebtesten Freizeitsportarten. In Deutschland gibt es derzeit etwa 4 Millionen Alpinskifahrer, weltweit wird die Zahl auf etwa 60 Millionen geschätzt.

Trotz umfangreicher und weltweit verfügbarer Skiunfallstatistiken sind exakte Aussagen über Ursache, Schwere und prozentuale Häufigkeit von Verletzungen oft nicht möglich. Die Mehrheit der Sporttreibenden ist vereinsmäßig nicht organisiert und dadurch statistisch oft nur schwer zu erfassen. Auch die Intensität der Sportausübung ist sehr unterschiedlich. Durch die verschiedenen Könnensstufen ergeben sich höchst unterschiedliche Fahrleistungen und -strecken. Häufigkeitsangaben von Verletzungen in bezug auf die Gesamtpopulation der Skifahrer sind also ebenso problematisch wie die auf Fahrstrecken oder Höhenmeter.

Am besten hat sich noch die Angabe von Verletzungen pro tausend sogenannter Skitage bewährt und durchgesetzt. Dieser Bezug hat den Vorteil, daß alle Skifahrer eines Gebietes unabhängig von ihrer Könnensstufe und ihrem Fahrpensum in eine Statistik mit einbezogen werden. Trotz statistischer Unwägbarkeiten läßt sich feststellen, daß das Verletzungsrisiko in den letzten Jahrzehnten weltweit kontinuierlich zurückgegangen ist. Während 1960 noch 7 Verletzungen pro tausend Skitagen registriert wurden, so liegt die Rate heute bei 1,4.

Für die Entstehung einer Skiverletzung wird eine Vielzahl von Ursachen verantwortlich gemacht. Man unterscheidet sie in innere und äußere Faktoren. Bei den äußeren Faktoren und Bedingungen haben sich in den letzten Jahrzehnten wesentliche Veränderungen ergeben. Durch Seilbahnen und Lifte wurden hochalpine Regionen erschlossen, die bis dahin nur einzelnen und extremen Alpinisten zugänglich waren. Durch mechanische und großflächige Pistenpräparierung wurde die Sportausübung zusätzlich erleichtert. Verbesserungen von Ski, Schuh und Bindung hatten einen wesentlichen Einfluß auf die Skitechnik und auch auf das Unfallgeschehen. In keiner anderen Sportart gab es einen so extremen Wandel typischer Verletzungen wie beim alpinen Skifahren. Wenngleich Verletzungen der unteren Extremität noch immer überwiegen, so sind heute fast

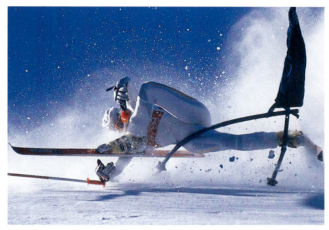

Abbildung 1: Knieverletzung durch Hebelwirkung der Ski.

alle Körperregionen betroffen. Alpines Skifahren erfordert eine ganze Reihe sportlicher Qualitäten (Kraft, Ausdauer, Beweglichkeit und Schnelligkeit). Durch die Komplexität der Bewegungsabläufe mit Sportgeräten an Händen (Stöcke) und Füßen (Ski) in unebenem und ständig wechselndem Gelände mit unterschiedlichen Geschwindigkeiten werden jedoch hohe Anforderungen an Koordination und Gleichgewicht gestellt. Stürze sind unvermeidbar. Eine besondere mechanische Bedingung ergibt sich durch die feste Verbindung von Ski, Schuh und Unterschenkel. Durch die Hebelwirkung der Ski können dabei Kräfte auf den Körper übertragen werden, die nicht selten zu Verletzungen führen (Abb. 1).

Einflüsse und Unfälle

Überprüft man die vielen Skiunfallstatistiken auf die Unfallursachen, so werden neben unterschiedlichen Verletzungsmechanismen auch viele Einflußfaktoren genannt (Tab. 1):

- Alter: Das Verletzungsmuster bei Kindern unterscheidet sich deutlich von dem Erwachsener. Unterschenkelfrakturen sind bei Kindern überproportional häufig.
- Geschlecht: Das Geschlecht hat auf die Gesamtverletzungsrate keinen Einfluß. Männer hatten einen höheren Anteil an Verletzungen der oberen Körperhälfte, Frauen mehr ausrüstungsbezogene Verletzungen an der unteren Extremität.
- Fahrkönnen: Anfänger verletzen sich häufiger als gute Skifahrer.
- Größe und Gewicht: Im Alter von unter 15 Jahren sind leichtere und kleinere Skifahrer häufiger verletzt. Beim Alter über 30 Jahren wird kein Unterschied mehr festgestellt. Der verletzte Durchschnittsskifahrer scheint insgesamt jünger, kleiner und leichter zu sein und hat ein geringeres Fahrkönnen.
- Alkohol: Der immer wieder für Unfälle beim Skifahren angeschuldigte Alkoholkonsum spielt bei allen bisherigen Untersuchungen offensichtlich keine entscheidende Rolle.

Tabelle 1: Mögliche, in Statistiken angegebene Einflüsse auf das Unfallrisiko beim alpinen Skilauf (2)

Zeit:	– Wochentag – Uhrzeit – Zeitdauer bis zur Verletzung, Ermüdung – Jahreszeit
Individuum:	– Alter – Geschlecht – Größe – Gewicht – Tibiakopf – Fahrkönnen – Erfahrung – Skischulunterricht – Training – Beruf – Schlafdauer – Meldebereitschaft von Unfällen – Anzahl der Skitage – Verhalten
Ausrüstung:	– Bindung – Einstellung – Schuhe – Ski – Skistöcke
Umwelt:	– Schneeverhältnisse – Pistenbedingungen – Wetterbedingungen – Lichtverhältnisse

- Skibindung: Durch die Einführung und Verbreiterung der Sicherheitsbindungen kam es zu einem signifikanten Rückgang der Unterschenkel- und Knöchelfrakturen.
- Bindungseinstellung: Untersuchungen der Auslösewerte von verletzten Skifahrern lagen über denen von unverletzten.
- Schuhe: Durch den modernen, hochschaftigen und harten Skischuh wurden Verletzungen des Sprunggelenks drastisch reduziert.
- Ski: Genaue Aussagen über einen Einfluß der Skilänge oder -art auf Unfallhäufigkeit sind aufgrund vorliegender Untersuchung nicht möglich. Durch die Taillierung der Ski ist das Kurvenfahren verbessert und auch sicherer geworden. Allerdings ist durch die Taillierung der Ski beim Geradeausfahren die Gefahr eines «Verkantens» oder «Verschneidens» größer geworden. Die dadurch bedingten Stürze treffen den Rennläufer oft völlig unvorbereitet und führen nicht selten zu schweren Verletzungen. Diese persönliche Beobachtung ist jedoch noch nicht ausreichend belegt und untersucht.
- Umwelteinflüsse: Bei schönem Wetter ereignen sich bei überhöhter Geschwindigkeit bei guter Sicht und stärkerer Skifahrerdichte auf den Pisten überproportional häufig Kollisionsverletzungen. Ebenso erhöhen eisige Pistenverhältnisse die Gefahr von Kollisionsverletzungen (überdurchschnittlich mehr Schulter- und Kopfverletzungen als bei Pulverschnee). Bei Schneefall war das Risiko einer Skiverletzung ebenfalls erhöht.

Verletzungen

Obere Extremität

Aus allen Statistiken geht eine Zunahme der Verletzungen der oberen Extremität hervor. Hinzu kommt eine vermutlich hohe Dunkelziffer, da Verletzungen der oberen Extremität nicht so häufig zu Immobilisation und sofortiger Behandlung am Unfallort führen. Ursache ist meist ein Sturz mit Aufprall auf hartem Untergrund. 40 Prozent der Verletzungen an Oberarm und Schulter sind Frakturen des Humeruskopfes und der Clavicula. Bei 35 Prozent handelt es sich um Schulterluxationen. Auffallend ist eine Häufung bei Männern über 40 Jahren.

Bei Verletzungen des Handgelenkes und der Hand steht die Ruptur des ulnaren Seitenbandes am Daumengrundgelenk, der «Skidaumen», eindeutig im Vordergrund (zweithäufigste Skiverletzung). Ursache ist ein Sturz auf die ausgestreckte Hand, wobei es durch Skistock oder Boden- und Schneekontakt zu einer forcierten radialen Abduktion im Daumengrundgelenk kommt.

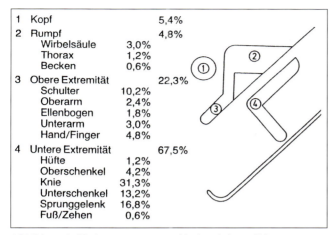

1	Kopf		5,4%
2	Rumpf		4,8%
	Wirbelsäule	3,0%	
	Thorax	1,2%	
	Becken	0,6%	
3	Obere Extremität		22,3%
	Schulter	10,2%	
	Oberarm	2,4%	
	Ellenbogen	1,8%	
	Unterarm	3,0%	
	Hand/Finger	4,8%	
4	Untere Extremität		67,5%
	Hüfte	1,2%	
	Oberschenkel	4,2%	
	Knie	31,3%	
	Unterschenkel	13,2%	
	Sprunggelenk	16,8%	
	Fuß/Zehen	0,6%	

Abbildung 2: Verletzungstopographie im alpinen Skirennsport.

Kopf

Bei 50 Prozent der Kopfverletzungen handelt es sich um Kontusionen, Schnitt- und Schürfwunden. 35 Prozent sind Gehirnerschütterungen, 15 Prozent Frakturen. Insgesamt haben auch diese Verletzungen in den letzten Jahren zugenommen (Häufung in der Altersgruppe zwischen 15 und 25 Jahren).

Rumpf

Rumpfverletzungen machen prozentual den geringsten Anteil aus. Sie ereignen sich meist bei höherer Geschwindigkeit und bestehen überwiegend aus Wirbelkörper- und Beckenfrakturen.

Untere Extremität

Etwa die Hälfte aller Verletzungen an der unteren Extremität betreffen das Kniegelenk. Während die Dunkelziffer bei Frakturen sehr gering ist, muß diese bei Knie-

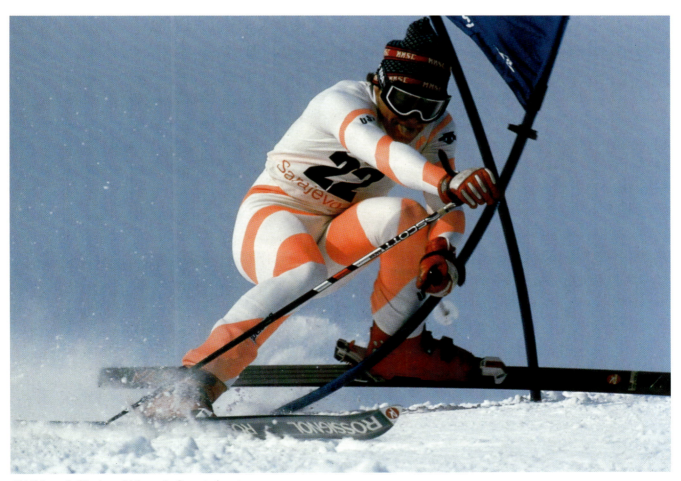

Abbildung 3: Flexions-Valgus-Außenrotationstrauma.

bandverletzungen deutlich höher eingeschätzt werden, da diese oft nicht zur Immobilisation führen. 80 Prozent der Knieverletzungen sind Bandverletzungen. Die meisten Autoren stellen einen erheblichen Anstieg der Knieverletzungen in den letzten Jahren fest. Insbesondere die beim Skifahren häufigen Rupturen des vorderen Kreuzbandes können heute durch verbesserte Untersuchungstechnik, Kernspintomographie und Arthroskopie sicher diagnostiziert werden.

Hauptursache für die Ruptur des vorderen Kreuzbandes ist ein Valgus-Flexions-Außenrotationstrauma (Abb. 3). Andere bekannte Mechanismen sind das Innenrotations-Varustrauma oder ein Hyperextensionstrauma. Ein für den Skisport besonderer Mechanismus wurde von McConkey (5) beschrieben und als «boot-induced acl-Trauma» bezeichnet. Hierunter versteht man eine Situation, bei der ein Rückwärtssturz durch den Skischuh, die Bindung und das Skiende verhindert wird. Der Unterschenkel kann dabei nicht nach hinten ausweichen, obwohl der Körperschwerpunkt bereits deutlich zurückverlagert ist. Durch den Widerstand des Skischuhs (passiv) und den Zug des Quadrizepsmuskels (aktiv) entsteht dann eine Kraftwirkung auf das Kniegelenk im Sinne einer vorderen Schubladenbewegung (Abb. 4). Bei Überschreiten der Reißfestigkeit des vorderen Kreuzbandes kommt es zur Ruptur.

In den verschiedenen Statistiken hatten weibliche Skifahrer ein höheres Verletzungsrisiko als männliche. Unterschenkel-, Sprunggelenk- und Fußverletzung weisen durch die Ausrüstungsverbesserungen einen deutlichen Rückgang der Verletzungshäufigkeit auf. Der in Abbildung 2 dargestellte hohe Anteil an Sprunggelenksverletzungen ist auf den Einschluß von Verletzungen aus dem Konditionstraining zurückzuführen, bei dem die Protektionswirkung des Skischuhs entfällt.

Schweregrad der Verletzungen

Für die Beurteilung des Schweregrades einer Verletzung fehlt bislang eine allgemein anerkannte und standardisierte Einteilung. Einschätzungen wie «leicht», «mittel» oder «schwer» sind unbrauchbar. Betrachtet man die verfügbaren Skiunfallstatistiken hinsichtlich der mittleren Arbeitsausfallzeit nach Verletzung, so ergeben sich für das alpine Skifahren keine schwereren Verletzungen als in anderen Sportarten. Bei Verletzungen mit Invaliditätsfolgen ist das alpine Skifahren allerdings überproportional häufig vertreten. So wurde festgestellt, daß im statistischen Mittel jeder 100. Skiunfall zu einem Dauerschaden führt. Dies beruht hauptsächlich auf den an vorderster Stelle stehenden Knieverletzungen. Allerdings ist es hierbei keinesfalls so, daß eine versicherungsrelevante und anerkannte Teilinvalidität gleichbedeutend mit einem Ende der sportlichen Laufbahn ist. Mit den heutigen, vorwiegend arthroskopischen Operationstechniken, einer frühfunktionellen Rehabilitation und dem Tragen von Kniegelenksorthesen kann das alpine Skifahren auch nach schweren Verletzungen wieder möglich werden (durchschnittlich 6 Monate nach einer Operation). Sogar Höchstleistungen im internationalen Rennsport sind möglich. Etwa 50 bis 80 Prozent der Mitglieder der verschiedenen Nationalmannschaften im alpinen Skisport hatten bereits mindestens eine große Knieoperation.

Im Rennsport ist bei der Schwere der Verletzung ein Zusammenhang zur Geschwindigkeit der einzelnen Disziplinen zu erkennen. So ereignen sich die schwersten Verletzungen in der Abfahrt. Leider hat es in dieser Disziplin auch schon Unfälle mit tödlichem Ausgang gegeben, die jedoch eine extreme Seltenheit darstellen. Es existiert weltweit nicht eine Statistik, die den alpinen Skisport als besonders gefährlich oder überdurchschnittlich verletzungsanfällig ausweist.

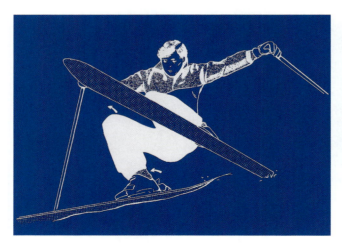
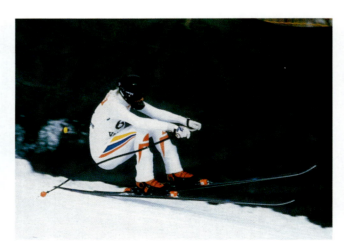

Abbildung 4: «Boot-induced-acl»-Trauma.

Prophylaxe

Wie in fast allen anderen Sportarten ist eine allgemeine gute körperliche Fitneß und sportartspezifische Kondition auch ein wesentlicher Schutz vor Verletzungen. Die häufig praktizierte «Skigymnastik» wenige Wochen vor einem Skiurlaub ist nicht ausreichend. Ein ganzjähriges Training von Ausdauer, Kraft und Beweglichkeit ist zu bevorzugen.

Die Bindungseinstellung muß regelmäßig und mindestens einmal vor der Saison überprüft werden. Auch die Ski bedürfen einer regelmäßigen Pflege von Kanten und Belag. Nur dadurch erhält der Ski seine optimalen Fahreigenschaften und gibt einen sicheren Halt auch auf eisigen Pisten. Die Kleidung muß ausreichend Wärme- und Feuchtigkeitsschutz bieten, freie Beweglichkeit ermöglichen und rutschfest sein.

Eine entscheidende Reduktion des Verletzungsrisikos ist vor allem durch die Fahrweise möglich. Diese ist dem Gelände, den Schnee-, Witterungs- und Sichtverhältnissen und besonders dem individuellen Fahrkönnen anzupassen. Selbstüberschätzung und Ermüdung können fatal sein. Mit einer defensiven und umsichtigen Fahrweise trägt man zur Unfallvermeidung bei und erhöht dadurch die Freude am Skisport.

Literatur

1. Berghold, F., Hauser, W.: Das Verletzungsmuster im alpinen Skilauf. Deutsches Ärzteblatt 86 (1989), Heft 45, 3404–3409.
2. Hauser, W., Gläser, H.: Alpine Skiunfälle und Verletzungen. München: Deutscher Skiverband 1985 (Schriftenreihe der Stiftung Sicherheit im Skisport des Deutschen Skiverbandes, 14. Oktober 1985).
3. Hauser, W., Gläser, H.: Verletzungen beim alpinen Skilauf – Veränderungen und Trends. Deutsche Zeitschrift für Sportmedizin 38 (1987), Nr. 5, 191–198.
4. Johnson, R.J., Ettlinger, C.F., Campbell, M., Pope, H.: Trends in Skiing Injuries. The American Journal of Sports Medicin 1980, (2), 106–113.
5. McConkey, J.P.: Anterior Cruciate Ligament Rupture in Skiing. The American Journal of Sports Medicin 1986, Vol. 14, 2, 160–164.
6. Menke, W.: Biomechanische Analyse des Skisturzes. Stuttgart, Enke, 1985
7. Münch, E.O.: Verletzungen alpiner Skirennläufer. Praktische Sport-Traumatologie und Sportmedizin 4 (1985), 39–42.
8. Schaff, P., Hauser, W.: International Society for Skiing Safety – 10th International World Congress, Kaprun/Zell am See 1993.

Bodybuilding

M. Ritsch

Bodybuilding hat sich in den letzten Jahren zu einer beliebten Fitneß-Sportart entwickelt und weltweit etabliert. In Deutschland existieren etwa 5000 Sportstudios, bzw. Fitneß-Centren, in denen heute etwa 3 Millionen Sportler aller Altersklassen trainieren. Der Internationalen Federation of Bodybuilders (IFBB), die 1946 in den USA gegründet wurde, sind 156 Länder angeschlossen. Der Deutsche Bodybuilding und Fitneß Verband e.V. ist Mitglied der IFBB. Seit 1959 werden Deutsche Meisterschaften durchgeführt, an die sich die Europa- und Weltmeisterschaften anschließen. Ungefähr 1000 Athleten nehmen in Deutschland pro Jahr an den verschiedenen Meisterschaften teil.

Im Unterschied zu anderen Kraftsportarten besteht das Ziel im Bodybuilding nicht im Vollbringen einer physikalisch meßbaren Leistung. Im Bodybuilding wird ein Muskeltraining mit dem Ziel der Ausbildung einer ausgeprägten, aber proportionierten und harmonischen Muskulatur mit möglichst geringem subkutanen Fettgewebe angestrebt (Abb. 1). Gewertet werden 4 verschiedene Runden. Nach dem Line up folgen die Pflichtposen bzw. direkte Vergleiche in den Pflichtposen, danach die Posingkür und das Finale. Bei den Männern wird in vier (–70 kg, –80 kg, –90 kg, >90 kg) und bei den Frauen in drei (– 52 kg, – 57 kg, >57 kg) Gewichtsklassen gewertet. Junioren können bis zum 21. Lebensjahr starten, und die Senioren müssen bei den Frauen über 35 und bei den Männern über 40 Jahre sein. Seit 1993 existiert die Frauen-Fitneßklasse, in der neben der sportlich-athletischen Erscheinung größerer Wert auf die feminine Ausstrahlung gelegt wird (Abb. 2).

Epidemiologie

Bodybuilding gehört zu den verletzungsarmen Sportarten. Tabelle 1 zeigt den prozentualen Anteil der Kraftsportverletzungen an allen Sportverletzungen, der im Mittel zwischen 0,2 Prozent und 2,2 Prozent liegt. Eine Ausnahme bildet die Statistik von Segesser (48), in der ein Anteil von 6 Prozent Fitneß-Verletzungen beschrieben wird. Dieser Wert beinhaltet jedoch nicht nur Body-

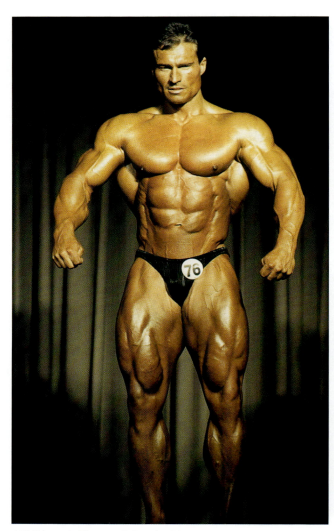

Abbildung 1: Thomas Scheu im Line up.

building-Verletzungen, sondern auch Verletzungen anderer Fitneß-Disziplinen (z. B. Aerobic) und ist dadurch erhöht. Risser et al. (41, 42) geben für das Kraft-Training eine Inzidenz von 0,082 Verletzungen pro Person und Jahr an.

Die häufigsten Sportverletzungen sind Distorsionen, Luxationen, Bänderrisse, Frakturen und Kontusionen (20, 39, 51). Die Häufigkeit von Muskel- und Sehnenverletzungen wird mit etwa 10 Prozent angegeben (39, 51).

Bei der Lokalisation überwiegt die untere vor der oberen Extremität, dem Rumpf und dem Kopf.

Im Gegensatz zu den zahlreichen Verletzungsstatistiken im Gewichtheben, Powerlifting und Krafttraining allgemein existieren im Bodybuilding nur wenige epidemiologische Studien (11, 24, 40).

Im Bodybuilding kommt es nach Klein et al. (24) vielfach zu Zerrungen (27%), Tendopathien (26%) und Schultereckgelenksreizungen (14%). Goertzen et al. (11) geben als häufigste Beschwerden im Bodybuilding die Periarthropathia humeroscapularis (28%), die Chondropathia patellae (16,1%), das Impingement-Syndrom (10%) und die Epicondylitis (7,9%) an. In Tabelle 2 sind die häufigsten Diagnosen eigener Untersuchungen an Bodybuildern im Rahmen einer Kraftsport- und Bodybuilding-Ambulanz, die an der orthopädischen Universitätsklinik Düsseldorf durchgeführt wurde, dargestellt (40).

Bezüglich der Lokalisation berichten Goertzen et al. (11) bei den männlichen Bodybuildern hauptsächlich über Überlastungssyndrome im Bereich der Schulter (44,9%) und des Ellenbogens (28,2%), während bei den weiblichen Bodybuildern die Knie- (40,7%) vor den Schulterbeschwerden (37,1%) dominieren. Die Lokalisation der Verletzungen in unserem Patientengut ist in Abbildung 3 dargestellt (40). Die Beschwerden im Bodybuilding gehen vorwiegend von der Muskulatur sowie den Sehnen und ihrer Insertionen aus. Hervorgerufen werden diese hauptsächlich durch Über- oder Fehlbelastung. Äußere Verletzungsfaktoren spielen dabei kaum eine Rolle.

Verletzungen und Überlastungssyndrome

Schulter

An der Schulter kommen Impingement-Syndrome, AC-Gelenks-Beschwerden und seltener Instabilitäten vor. Jerosch et al. (22) fanden bei sonographischen Untersuchungen der Schulter von Bodybuildern eine durchschnittlich 50prozentige Zunahme des Querschnittes der Supraspinatussehne im Vergleich zu schultergesunden Probanden. Diese Querschnittzunahme prädisponiert durch die Einengung des subakromialen Raumes

Tabelle 1: Prozentualer Anteil der Kraftsportverletzungen an allen Sportverletzungen

- Fitneß   6%   (n = 10004)   Segesser 1990
- Gewichtheben   2,2% (n = 1247)   Kvist 1980
- Schwerathletik 2,1%   Heiss 1971
- Schwerathletik 0,4% (n = 8261)   Pfister 1985
- Gewichtheben   0,2% (n = 15212)   Steinbrück 1992

Tabelle 2: Die häufigsten Diagnosen im Bodybuilding (n = 207) (nach Ritsch 1995)

Diagnose	n	%
Epicondylitis humeri rad./uln.	27	13,0
Chondropathia patellae	21	10,1
Impingement Syndrom	17	8,2
Tricepstendinose	17	8,2
LWS-Syndrom	15	7,2
ACG-Reizung/Arthrose	12	5,8
BWS-Syndrom/Costovertebralsyndrom	9	4,3
Bicepstendinose (distal)	8	3,9
Rhomboidensyndrom	7	3,4
Ligamentum patellae-Syndrom	7	3,4
Spondylolyse, -listhese	7	3,4
Tendinitis bicipitalis	6	2,9
HWS-Syndrom	5	2,4

zwangsläufig zu Impingement-Syndromen. Mit zunehmendem Alter der Athleten werden auch Rupturen der Supraspinatussehne beobachtet. Andere Ursachen sind nach subakromial ragende Osteophyten des ACG und das Instabilitäts-Impingement. Vielfach werden die Impingement-Syndrome durch Übungen wie das Nackendrücken provoziert. Die konservative Therapie besteht aus subakromialen Infiltrationen und einer Trainingsumstellung mit speziellen Übungen für die Außenrotatoren der Schulter. Bei anhaltenden Beschwerden ist die subakromiale Dekompression indiziert.

Die Diagnose einer Schulterinstabilität ist beim Kraftsportler aufgrund der Muskelmasse mitunter schwierig zu stellen. Im Bodybuilding kann es zu – meist vorderen – Instabilitäten kommen. Das Nackendrücken mit der Langhantel hinter dem Kopf, aber auch fliegende Bewegungen auf der Flachbank, bzw. Butterfly, das Latissimus-Ziehen an der Maschine in den Nacken und Überzüge können zu Instabilitäten führen (14, 38). Das Verletzungsrisiko wird schon durch die Ausführung des Schulterdrückens vor dem Kopf gegenüber dem Nackendrücken deutlich gesenkt. Schulterluxationen kommen in der Regel nicht vor. Nur Mafulli u. Mikhail (32) berichten über eine beidseitige Schulterluxation eines Gewichthebers bei Überzügen auf der Flachbank.

Am Akromioklavikulargelenk werden gehäuft akute Reizungen beobachtet. Auch Arthrosen und Osteolysen der distalen Clavicula sind beschrieben (8, 24, 33, 40, 45). In unserem Patientengut fanden sich 5,8 Prozent

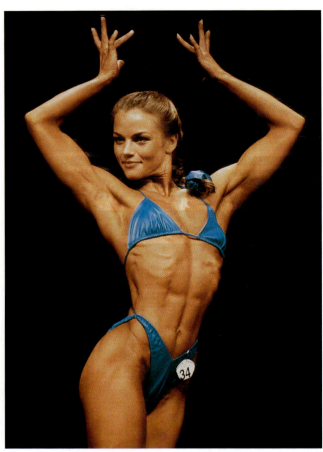

Abbildung 2: Die Deutsche Meisterin in der Frauen-Fitneßklasse 1994, Carmen Jöst.

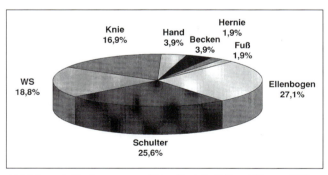

Abbildung 3: Verletzungsprofil im Bodybuilding (59, n = 207).

Beschwerden am ACG, die zumeist auf das klassische Bankdrücken oder die sog. Dips zurückzuführen waren. Die akuten Reizungen des ACG lassen sich durch i. a. Kortisongabe und eine Trainingsumstellung unter Verwendung von Kurzhanteln und die Neigung der Bank um 10 bis 20 Grad nach oben gut therapieren. Die Arthrosen und Osteolysen der distalen Clavicula bedürfen meist einer operativen Therapie.

Ellenbogen

Die Insertionstendopathien am Ellenbogen sind in unserer Untersuchung mit 25,1 Prozent aller Verletzungen die häufigsten Beschwerden im Bodybuilding. Betroffen ist besonders der Ursprung der radialen Extensoren am lateralen Epicondylus, die Tricepssehne und die distale Bicepssehne. Das Tricepsdrücken, besonders mit der geraden Stange an der Maschine, das enge Bankdrücken und das Stirnpressen können zu Überlastungen am Ansatz der Tricepssehne führen. Der Bicepscurl mit der geraden Stange ist in der Mehrzahl der Fälle für die Insertionstendopathie der distalen Bicepssehne und die Epicondylitis humeri radialis verantwortlich. Die gerade Stange und die damit verbundene maximale Supination oder Pronation ist der Hauptauslöser von Ellenbogenproblemen. Sie sollte daher generell nicht benutzt werden. Alternativ kann der Gebrauch einer SZ-Stange oder von Kurzhanteln empfohlen werden. Radiologisch können sich Osteophyten an den Sehneninsertionen befinden, die dann immer wieder zu Beschwerden führen. Therapeutisch lassen sich die besten Erfolge mit der Friktionsmassage in Verbindung mit Ultraschall und Diadynamik erzielen. Auch gezielte lokale Infiltrationen sind hilfreich. Die Infiltration mit Kortison sollten in diesem Bereich jedoch sehr restriktiv gehandhabt werden und niemals direkt in das Sehnengewebe erfolgen. Teilweise sind die Beschwerden besonders am lateralen Epicondylus jedoch so hartnäckig, daß sie trotz intensivster Bemühungen konservativ kaum zu beherrschen sind. Eine unterstützende Pharmakotherapie mit NSAR, Vitamin E-, Bromelain- und Enzympräparaten ist bei allen Formen der Tendopathien sinnvoll.

Handgelenk

Am Handgelenk kommt es immer wieder zu Distorsionen und Tendovaginitiden (4, 31). Diese werden meist durch eine Hyperextension der Handgelenke, besonders beim Bankdrücken oder bei dem im Gewichtheben gebräuchlichen Umsetzen, ausgelöst. Die Therapie liegt vorrangig in der Veränderung der Griffposition, evtl. bringen auch Bandagen Erleichterung. Speziell durch das enge Bankdrücken können auch operationsbedürftige Schädigungen des Discus triangularis provoziert werden.

Wirbelsäule

Die häufigsten Probleme an der Wirbelsäule sind muskuläre Überlastungssyndrome, Zerrungen der Rückenstrecker, lumbale Blockierungen, Blockierungen der Costovertebralgelenke sowie Facettensyndrome. Osteochondrosen, Instabilitäten, Spondylolysen/-listhesen und Bandscheibenvorfälle treten indes nur selten auf (7, 12, 26, 27, 40, 41, 42).

Im Bodybuilding beträgt der Anteil der Rückenbeschwerden 11 bis 18,8 Prozent (11, 24, 40). Wirbelsäulenbeschwerden können durch eine Hyperlordosierung beim Bank-, Nacken- und Schrägbankdrücken sowie bei unkorrekter Ausführung von Übungen wie Kniebeuge und Hyperextension entstehen. Ebenso führen der Twister, der Long Pully, das Rudern in der Vorbeuge sowie am T-Bar ohne Auflage und besonders «good mornings» häufig zu Rückenproblemen. Die aufrechte Haltung der Wirbelsäule mit axialer Belastung ist also Grundvoraussetzung zur Vermeidung von Wirbelsäulenbeschwerden. Jegliches Reklinieren oder Vorneigen der Wirbelsäule sollte vor allem bei wirbelsäulenbelastenden Übungen unbedingt vermieden werden.

Bandscheibenvorfälle sind sehr seltene Ereignisse, und ein kausaler Zusammenhang zum Bodybuilding ist meist nicht gegeben. Ein möglicher Zusammenhang zwischen dem Gebrauch freier Hanteln und dem Risiko eines cervikalen Bandscheibenvorfalles wird beschrieben (37).

Becken

Im Bereich des Beckens finden sich Insertionstendopathien am Tuber ischiadicum, sowie an der Spina iliaca anterior superior und inferior (40). Zerrungen betreffen besonders die Adduktoren und den Beinbiceps (4, 25). Auch ISG-Syndrome können akute Beschwerden auslösen. Therapeutisch haben sich hier gezielte Chirotherapeutische Techniken, wie auch bei den lumbalen - Blockierungen, gut bewährt.

Kniegelenk

Kniegelenksbeschwerden machten in unserem Patientengut 16,9 Prozent aus. Die Chondropathia patellae und die Tendopathien am Unterschenkelstreckapparat sind die häufigsten Diagnosen an der unteren Extremität. Die Tendopathien gliedern sich in die Quadricepsinsertionstendopathie am oberen Patellapol, das Patellaspitzensyndrom und in die häufigere Tendopathie an der Tuberositas tibiae (50). Meniskusschäden sind selten und ein direkter Zusammenhang zum Krafttraining ist meist fraglich.

Bei den weiblichen Athleten treten fast doppelt so viele Kniegelenksbeschwerden wie bei den männlichen Athleten auf (11). Als Ursache wird die häufig praktizierte Kniebeuge gesehen. Die Hackenschmidt-Maschine führt ebenfalls vielfach zu retropatellaren Beschwerden sowie zu Tendopathien. Die Belastung des retropatellaren Gleitlagers scheint dort am höchsten zu sein. Durch die Ab-/Adduktoren-Maschine ohne Knieführung sind Überlastungen der Seitenbänder und Menisci möglich. Therapeutisch wirkt sich bei den meisten Kniegelenksbeschwerden das isolierte Training des M.quadriceps am Beinstrecker und an der Beinpresse mit besonderer Betonung des Vastus medialis oft positiv aus.

Sprunggelenk

Während es im Gewichtheben noch häufiger zu Verletzungen im Bereich der Sprunggelenke und Füße kommt (4), ist dies im Bodybuilding der Bereich mit den geringsten Problemen. Der Grund für Beschwerden sind vielfach falsches Schuhwerk oder vorbestehende Instabilitäten des OSG. Die Füße sind auch durch fallende Gewichte bei ungeschicktem Umgang mit den Hanteln gefährdet.

Muskulatur und Sehnen

Zerrungen sind die häufigsten akuten Verletzungen im Bodybuilding (40). Sie treten besonders am Oberschenkel, an der Brust und im Schulter-Nacken-Arm-Bereich auf (7, 35, 41, 42).

Als Ursache kommen schwere Belastungen ohne vorheriges Aufwärmen und plötzliche oder ruckartige Bewegungen während der Übungen in Betracht. Bei langen Pausen, schlechter Kleidung und Zugluft kann es auch trotz genügendem Aufwärmen zu partiellen Unterkühlungen mit der Gefahr von Zerrungen kommen (4, 21, 24, 40, 43, 50, 52). Ganz entscheidend für die Vermeidung von Zerrungen, wie auch von anderen Muskelverletzungen, ist ein gründliches Aufwärmen und Warmhalten der belasteten Muskulatur. Ebenso wichtig ist ein behutsamer Belastungsaufbau und die korrekte Trainingstechnik. Diagnostisch sollte generell immer eine sonographische Abklärung erfolgen. Je nach Schwere des Befundes ist eine angemessene Trainingspause erforderlich. Therapeutisch empfehlen sich Tape- und Zinkleim-Verbände sowie NSAR (z. B. Diclofenac), Vitamin E-, Bromelain- und Enzym-Präparate.

Im Bereich des Biceps, des Brustmuskels und der Adduktoren kann es beim Muskeltraining zu Teil- oder auch zu kompletten Rupturen der Sehnen oder der Muskulatur kommen. Auch Tricepsrupturen, Muskelabrisse an der Spina iliaca anterior superior und eine Patellarsehnenruptur sind beim Krafttraining beschrieben (2, 5, 49, 53). Wichtig ist die sofortige Kompression und Kühlung, um die Ausbildung eines größeren Hämatoms zu verhindern.

Eine Sehnenruptur sollte beim leistungsorientierten Sportler immer und eine Muskelruptur in Abhängigkeit von der Größe des Defektes operativ versorgt werden. Bei Rupturen empfiehlt sich ferner der Einsatz von Indometacin (z. B. Amuno) zur Prophylaxe ektoper Ossifikationen im Rupturbereich.

Nervenkompressionssyndrome

Über das Auftreten eines belastungsbedingten Karpaltunnelsyndromes (34), eines Entrapment des N.saphenus (10), einer Neuropathie des N.thoracicus longus (46), einem N.ulnaris-Syndrom (9) sowie über eine Neuropathie des N.suprascapularis (1) wird bei Bodybuildern berichtet. Auch in unserer Ambulanz stellte sich ein Bodybuilder mit einem Suprascapularissyndrom vor. Es fand sich eine deutliche Atrophie des M.infraspinatus. Ursächlich war eine Irritation des Nerven im Bereich der Incisura scapulae, die vermutlich durch den starken muskulären Druck beim Nackendrücken ausgelöst wurde.

Frakturen

Frakturen sind sehr seltene Ereignisse im Bodybuilding. Der Mechanismus des Kontrollverlustes über die Hantel in bestimmten Positionen ist für fast alle Frakturen ursächlich (3, 16, 18, 44).

Haut

Die Haut, insbesondere der Handinnenflächen, stellt eine weitere Problemzone dar. Beim Gebrauch der Hanteln kommt es zwangsläufig zur Bildung von Schwielen, die sehr schmerzhaft einreißen und zu Entzündungen führen können. Ebenso sind Schürfungen und Einrisse der Haut möglich. Scott et al. (47) beobachteten ebenfalls palmare Hyperkeratosen, hämorrhagische Läsionen und Lichenifikation der Haut am vorderen Unter- und Oberschenkel. Diese werden durch das Scheuern der Hantel an der Haut ausgelöst. Prophylaktisch empfiehlt sich entsprechende Sport-Bekleidung und die Benutzung von speziellen Handschuhen oder Schaumstoff. Zur Vermeidung dieser Probleme sind daher die Griffe an den meisten Geräten gummiert.

Leiste und Abdomen

Im Bodybuilding kommt es sowohl zu Leistenhernien als auch zu umbilikalen Hernien oder Rektusdiastasen (4, 40). Diese entstehen fast immer im Zusammenhang mit Kniebeugen oder der Beinpresse.

Besonders verletzungsgefährdet sind die Athleten in der Wettkampfvorbereitung. In dieser Phase kommt es gehäuft zu internistischen Problemen wie Krämpfen, Kreislaufdysregulationen, Diarrhöen, Elektrolytveränderungen, Muskelschwäche sowie Rhabdomyolysen. Krämpfe lassen sich durch die orale Substitution von Magnesium und Calcium beheben. Es empfiehlt sich die laborchemische Kontrolle der Elektrolyte, der Leber- und Nierenwerte sowie der Muskelzerfallsenzyme CK und LDH. Insbesondere die zusätzliche Einschränkung der Flüssigkeitszufuhr vor dem Wettkampf zur Erlangung einer besseren «Definition» bzw. «Härte» der Muskulatur birgt die Gefahr einer Rhabdomyolyse (6, 17). Als mögliche Ursache wird eine Hypophosphatämie diskutiert (6). CK-Werte über 1000 U/l sind durchaus keine Seltenheit und sollten immer kontrolliert werden. Das Training muß eingeschränkt und bei ansteigenden Werten ganz eingestellt werden. Eventuell ist eine stationäre diuretische Therapie erforderlich, um eine Nierenschädigung zu verhindern. Im Zusammenhang mit dem Bodybuilding sind CK-Werte bis 135 000 U/l beschrieben (28).

Prophylaxe

Die beste Verletzungsprophylaxe im Bodybuilding ist die korrekte Übungsausführung und die angepaßte Belastung. Vor dem Beginn des Trainings sollte ein intensives Aufwärmen des gesamten Körpers erfolgen. Es reicht daher nicht, sich nur auf dem Fahrrad aufzuwärmen, ohne den Oberkörper zu berücksichtigen. Durch die Pausen zwischen den einzelnen Übungen besteht weiterhin die Gefahr des Auskühlens der bereits aufgewärmten Muskulatur. Dies läßt sich durch adäquate Sportbekleidung und nicht zu lange Pausen zwischen den Sätzen verhindern. Vor dem Training einer anderen Muskelgruppe sollte nochmals ein Aufwärmen der beanspruchten Muskulatur erfolgen. Dehn- und Stretchingübungen, die sich gut in den Pausen zwischen den einzelnen Übungen ausführen lassen, beugen Muskelverkürzungen vor.

Um eine bessere Compliance zu erreichen, ist es notwendig, dem Athleten die zu seiner Verletzung führenden Zusammenhänge und Kausalitäten zu erläutern, die eventuell eine Trainingspause bedingen. Die Anzahl und die Art der Verletzungen ist in hohem Maße von bestimmten Übungen abhängig. Tabelle 3 zeigt einen Überblick über die verletzungsträchtigsten Übungen im Bodybuilding. Generell sind alle Übungen im Grenzbereich des Bewegungsausmaßes eines Gelenkes nachteilig und sollten gemieden werden. Dazu gehören besonders der Bizeps-Curl mit der geraden Stange bei voll supinierten Handgelenken und das Nackendrücken.

Grundsätzlich hat sich auch in der Therapie die Durchführung einer Trainingsumstellung bei Beschwerden immer bewährt. Als Alternativübungen sind besonders die Kurzhanteln zu empfehlen. Der Vorteil liegt in der ständigen Variabilität der Bewegungsabläufe.

Tabelle 3: Verletzungsreiche Übungen

- Nackendrücken
- Bizeps-Curl mit der geraden Stange
- Enges Bankdrücken
- Überzüge
- Good mornings
- Twister
- Long pully
- Rudern vorgebeugt / T-Bar
- Ab-/Adduktorenmaschine
- Kreuzheben
- Kniebeuge

Tabelle 4: Grundsätze zur Prävention von Verletzungen im Bodybuilding

- korrekte Trainingstechnik
- angepaßte Belastung
- funktionelle und risikoarme Trainingsprinzipien
- Aufwärmen vor und Warmhalten beim Training
- entsprechende Ausrüstung
- Betreuung durch qualifizierte Trainer
- schmerzfreies Training
- Umsicht im Umgang mit den Trainingsgeräten
- begleitendes Ausdauer- und Beweglichkeitstraining
- sinnvolle Pausengestaltung während des Trainings
- ausreichende Erholung und Regeneration
- adäquate ärztliche Betreuung

Dysbalancen der Muskulatur prädisponieren ebenfalls zu Verletzungen. Sie sollten frühzeitig erkannt und durch entsprechende Übungen ausgeglichen werden. Fast jeder Bodybuilder hat eine Dysbalance zwischen den Außen- und den stärkeren Innenrotatoren an der Schulter. Dies kann zu Schulterbeschwerden führen und sollte durch ein spezielles Training der Außenrotatoren beispielsweise mit der Kurzhantel in Seitenlage vermieden werden.

Bei den komplexen Übungen wie Kniebeuge, Ausfallschritt oder Kreuzheben ist neben einer exakten neuromuskulären Koordination die suffiziente Stabilisierung des Rumpfes für die korrekte Übungsausführung notwendig. Auch Fortgeschrittene sollten erst vorbereitende Übungen zur Kräftigung der Rumpfmuskulatur durchführen. Die korrekte Selbsteinschätzung ist hier zur Verletzungsprophylaxe ebenfalls unerläßlich.

Die Ausrüstung des Athleten trägt ebenfalls zur Verletzungsprophylaxe bei. Ein guter Schuh mit fester Sohle ist elementarer Bestandteil der Ausrüstung. Der Gebrauch eines Gewichthebergürtels ist bei allen wirbelsäulenbelastenden Übungen zu empfehlen, da die Wirbelsäule durch die Erhöhung des intraabdominellen Druckes von ventral gestützt und stabilisiert wird (30). Ebenso wie durch eine starke Bauchmuskulatur kann die Wirbelsäule bei richtiger Atemtechnik durch eine Art pneumohydrodynamisches Polster stabilisiert werden (50). Bei Problemen im Bereich der Handinnenflächen empfiehlt sich das Tragen von speziellen Handschuhen.

Die optimale muskuläre Entwicklung eines Athleten kann nur durch einen Trainingsprozeß über mehrere Jahre und eine optimale Ernährung erreicht werden. Erfolgt die Entwicklung zu schnell, kommt es zu einem Mißverhältnis zwischen der Belastungsfähigkeit und Belastung von Muskeln, Sehnen, Bändern, Gelenken sowie Knochen und Verletzungen sind die Folge (23). Bei korrekter Übungsausführung und angepaßter Belastung ist im Bodybuilding kaum mit Verletzungen zu rechnen (Tab. 4).

Literatur

1 Agre, J.C. et al.: Suprascapular neuropathy after intensive progressive resistive exercise: case report. Arch Phys Med Rehabil 1987; 68:236–238.
2 Bach, B.R., Warren, R.F., Wickiewicz, T.L.: Triceps rupture. Am J Sports Med 1987; 15:285–289.
3 Bartsokas, T.W., Palin, W.D., Collier, B.D.: An unusual stress fracture site: midhumerus. Phys Sportsmed 1992; 20: 119–122.
4 Beuker, F.K. et al.: Sportartspezifische Verletzungen und Erkrankungen bei Gewichthebern. Med. u. Sport 1966; 6:133–135.
5 Brady, T.A., Cahill, B.R., Bodner, L.M.: Weight training-related injuries in the high school athlete. Am J Sports Med 1982; 10:1–5.
6 Britschgi, F., Zünd, G.: Bodybuilding: Hypokaliämie und Hypophosphatämie. Schweiz. med. Wschr. 1991; 121:1163–1165.
7 Brown, E.W., Kimball, R.G.: Medical history associated with adolescent powerlifting. Pediatrics 1983; 72:636–644.
8 Cahill, B.R.: Osteolysis of the distal part of the clavicle in male athletes. JBJS 1982; 64A:1053–1058.
9 Dangles, C.J., Bilos, Z.J.: Ulnar nerve neuritis in a world champion weight lifter. Am J Sports Med 1980; 8:443.
10 Dumitru, D., Windsor, R.E.: Subartorial entrapment of the saphenous nerve of a competitive female bodybuilder. Phys Sportsmed 1989; 17:116–125.
11 Goertzen, M. et al.: Verletzungen und Überlastungsschäden beim Bodybuilding und Powerlifting. Sportverl. Sportsch. 1989; 3:32–36.
12 Granhead, H., Morelli, B.: Low back pain among retired wrestlers and heavyweight lifters. Am J Sports Med 1988; 16:530–533.
13 Grimby, G.: Orthopädische Aspekte des Krafttrainings. In: Komi, P.V. (Hrsg.): Kraft und Schnellkraft im Sport. Köln, Deutscher Ärzteverlag, 1994, S.333–349.
14 Gross, M.L. et al.: Anterior shoulder instability in weight lifters. Am J Sports Med 1993; 21:599–603.
15 Grosser, M. et al.: Richtig Muskeltraining. 5. Aufl., München, BLV, 1994.
16 Gumbs, V.L. et al.: Bilateral distal radius and ulnar fractures in adolescent weight lifters. Am J Sports Med 1982; 10:375–379.

17 Hageloch, W., Appell, H.J., Weicker, H.: Rhabdomyolyse bei Bodybuildern unter Anabolika-Einnahme. Sportverletzung – Sportschaden 1988; 2:122–125.
18 Hamilton, H.K.: Streß fracture of the diaphysis of the ulna in a body builder. Am J Sports Med 1984; 12:405–406.
19 Heiss, F.: Unfallverhütung beim Sport. Praxis der Leibeserziehung. Band 57. Schorndorf, Hoffmann, 1971.
20 Hess, H.: Sportverletzungen. 3. Aufl., München, Luitpold-Werke, 1983.
21 Jerosch, J., Castro, W.H.M., Jantea, C.: Eine zweizeitige Ruptur der langen Bizepssehne und doppelseitige Ruptur des M. pect. major. Dtsch. Z. Sportmed. 1989; 40:288–291.
22 Jerosch, J., Ritchen, A., Marquart, M.: Sonographische Befunde an Schultergelenken von Bodybuildern. Dtsch. Z. Sportmed. 1989; 40:437–442.
23 Kasprzak, B.A.: Sporttraumatologische Aspekte des Krafttrainings. Dtsch. Z. Sportmed. 1987; 38:404–405.
24 Klein, W., Schulitz, K.-P., Neumann, C.: Orthopädische Probleme beim Bodybuilding. Dtsch. Z. Sportmed. 1979; 30:296–306.
25 König, M., Biener, K.: Sportartspezifische Verletzungen im Gewichtheben. Schweiz. Ztschr. Sportmed. 1990; 38:25–30.
26 Kotani, P.T. et al.: Studies of spondylolysis found among weight lifters. Br J Sports Med 1971; 6:4–7.
27 Kulund, D.N. et al.: Olympic Weight-lifting injuries. Phys Sportmed 1978; 6:111–119.
28 Kuthan, P., Cyran, J., Schmidt, T.: Rhabdomyolyse nach Bodybuilding. Internist 1989; 30:114–116.
29 Kvist, M., Järvinen, M.: Zur Epidemiologie von Sportverletzungen und Fehlbelastungsfolgen. Med. u. Sport 1980; 20:375–378.
30 Lander, J.E., Simonton, R.L., Giacobbe, J.K.F.: The effectiveness of weight-belts during the squat exercise. Med Sci Sports Exerc 1990; 22:117–126.
31 Lewis, D.C., Johnson, S.R.: Spontaneous dislocation of the lunate in a weight lifter. Injury 1990; 21:252–254.
32 Mafulli, N., Mikhail, H.M.T.: Bilateral anterior glenohumeral dislocation in a weightlifter. Injury 1990; 21:254–256.
33 Matthews, L.S., Simonson, B.G., Wolock, B.S.: Osteolysis of the distal clavicle in a female body builder. Am J Sports Med 1993; 21:150–152.
34 Mauer, U.M. et al.: Bodybuilding – Einfluß auf die Nervenleitgeschwindigkeit des N. medianus im Carpaltunnel. Z. Orthop. 1991; 129:319–321.
35 Mazur, L.J., Yetman, R.J., Risser, W.L.: Weight-Training injuries. Sports Med 1993; 16:57–63.
36 Michna, H.: Tendon injuries induced by exercise and anabolic steroids in experimental mice. Int Orthop 1987; 11:157–162.
37 Mundt, D.J. et al.: An epidemiologic study of sports and weight lifting as possible risk factors for herniated lumbar and cervical discs. Am J Sports Med 1993; 21:854–860.
38 Neviaser, T.J.: Weight lifting: Risks and injuries to the shoulder. Clin Sports Med 1991; 10:615–621.
39 Pfister, A., Pförringer, W., Rosemeyer, W.B.: Epidemiologie von Sportverletzungen. Dtsch. Z. Sportmed. 1985; 36:291–294.
40 Ritsch, M.: Verletzungen in den Kraftsportarten Bodybuilding – Powerlifting. Vortrag: 10. Jahreskongreß der GOTS, München, 23.–25.6.1995.
41 Risser, W.L.: Musculoskeletal injuries caused by weight training. Clin Pediatrics 1990; 29:305–310.
42 Risser, W.L., Risser, J.M.H., Preston, D.: Weight-training injuries in adolescents. AJDC 1990; 144:1015–1017.
43 Roi, G.S., Respizzi, S., Dworzak, F.: Partial rupture of the pectoralis major muscle in athletes. Int J Sports Med 1990; 11:85–87.
44 Ryan, J.R., Salciccioli, G.G.: Fractures of the distal radial epiphysis in adolescent weight lifters. Am J Sports Med 1976; 4:26–27.
45 Scavenius, M., Iversen, B.F., Stürup, J.: Resection of the lateral end of the clavicle following osteolysis, with emphasis on non-traumatic osteolysis of the acromial end of the clavicle in athletes. Injury 1987; 18:261–63.
46 Schultz, J.S., Leonard, J.A.: Long thoracic neuropathy from athletic activity. Arch Phys Med Rehabil 1992; 73:87–90.
47 Scott, M.J., Scott, N.I., Scott, L.M.: Dermatologic stigmata in sports: weightlifting. Cutis 1992; 50:141–145.
48 Segesser, B.: Jahresbericht 1990, Rennbahn-Klinik Muttenz, Basel, 1990.
49 Sherman, O.H., Snyder, S.J., Fox, J.M.: Triceps tendon avulsion in a professional body builder. Am J Sports Med 1984, 12:328–329.
50 Steinbrück, K.: Sportmedizinische Probleme bei Gewichthebern. Dtsch. Z. Sportmed. 1977; 28:289–292.
51 Steinbrück, K.: Epidemiologie von Sportverletzungen. In: Steinbrück, K. (Hrsg.): Sportverletzungen und Überlastungsschäden, Wehr, Ciba-Geigy, 1992, S.9–15.
52 Zeman, S.C., Rosenfeld, R.T., Lipscomb, P.R.: Tears of the pectoralis major muscle. Am J Sports Med 1979; 7:343–347.
53 Zernicke, R.F., Garhammer, J., Jobe, F.W.: Human patellartendon rupture. JBJS 1977; 59A:179–183.

Gleitschirm- und Drachenfliegen

M. Krüger-Franke

Der historische Ursprung des Drachen- und Gleitschirmfliegens liegt in der Entwicklung des «Rogallo-Flügels», der 1948 von Francis Melvin Rogallo zum Patent angemeldet wurde und im Auftrag der NASA ursprünglich als Weltraumrückkehrsystem dienen sollte. 1971 startete erstmals ein Drachenflieger in den USA. In Deutschland begann die Entwicklung der Sportart Drachenfliegen 1973. Das Gleitschirmfliegen verbreitete sich erst 1984/1985 in der Alpenregion, zunächst in der Schweiz, Frankreich und Österreich. 1987 wurde das Gleitschirmfliegen auch in Deutschland durch eine Verfügung des Bundesministerium für Verkehr erlaubt. Seit 1973 bzw. 1987 steigt die Zahl der Aktiven in diesen Sportarten stetig an, 1994 waren beim DHV (Deutscher Hängegleiter-Verband e.V.) 10 000 Drachenflieger und 20 000 Gleitschirmsegler sowie 100 offizielle Flugschulen registriert.

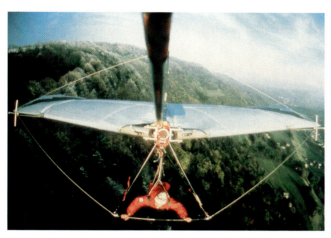

Abbildung 1: Drachenflieger während der Flugphase in der nach vorne liegenden Position («prone position»).

Ausrüstung, Geräte und Technik

Ein zum Drachenfliegen geeignetes Fluggerät ist ein dreieckiger «Flügel» von 5 bis 6 Metern Länge und Breite mit einem Fiberglas- oder Aluminium-Gestänge und einem Segel aus Kunstfaser. Die ursprüngliche Haltung war sitzend, inzwischen ist die liegende, mit dem Gesicht nach unten zeigende Haltung üblich. Das Steuern des Drachens geschieht über einen dreiecksförmigen Bügel, an dem sich der Pilot festhält und der mit verschiedenen Seilen verbunden ist, die das Steuern des Drachens ermöglichen (Abb. 1).

Ein Gleitschirm ist aus einem Ober- und Untersegel aufgebaut, zwischen denen, durch sogenannte Rippen unterteilt, mehrere Luftkammern liegen, die durch den Staudruck stabilisiert werden. Über die beiden Steuerleinen, die unabhängig von den Fangleinen beidseits an der Hinterkante der Segel befestigt sind, kann der Gleitschirm gesteuert werden (Abb. 2).

Zur Ausrüstung sind ein Sturzhelm sowie feste Kleidung und Handschuhe zum Schutz vor Wind und unerwünschten Hautverletzungen bei der Landung erforderlich. Das Schuhwerk ist für den Startvorgang und die Landung von großer Bedeutung, da ein stabiler Schuh die Gefahr von Verletzungen des Sprunggelenkes und Fußes verringert.

Beim Drachenfliegen muß ein Rettungsfallschirm mitgeführt werden. In der Anfangsphase wurden tödliche Abstürze aus großer Höhe beobachtet, die durch die Fallschirmpflicht hätten verhindert werden können.

Die Absolvierung einer Ausbildung (Erlernen der Flugtechnik) und eine Abschlußprüfung ist verpflichtend. Dies muß in dafür geeigneten Schulungseinrichtungen vorgenommen werden und umfaßt nicht nur die Materialkunde und reine Flugtechnik, sondern vor allem die Schulung in Wetterkunde, Aerodynamik, Thermik, Navigation, Luftrechte und Gefahrensicherung.

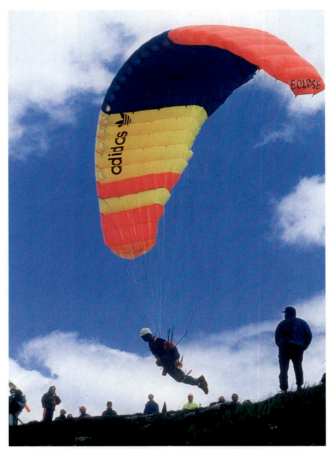

Abbildung 2: Gleitschirmflieger in der Startphase nach Abheben vom Boden mit den gut erkennbaren Luftkammern zwischen den Segeln und der Flugposition.

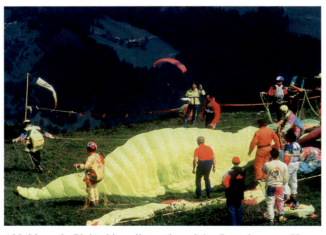

Abbildung 3: Gleitschirmpilot während der Startphase am Hang.

Flugphasen

Die Flugvorgänge können bei beiden Sportarten in wesentliche Phasen unterteilt werden. Der Startvorgang beginnt mit einigen schnellen Schritten von einer Rampe oder geeignetem abschüssigen Gelände bis zum Abheben des Piloten mit Drachen oder Gleitschirm (Abb. 3). Damit beginnt die Flugphase, die im wesentlichen von den thermischen Gegebenheiten, der Erfahrung und dem Können des Piloten und der Wahl der Flugregion und -route bestimmt wird. Am Ende jedes Fluges steht die Landung, die wiederum ganz wesentlich von der Auswahl des Geländes (Ortskenntnis) und Erfahrung des Piloten sowie seinen Fähigkeiten abhängt (Abb. 4).

Verletzungen

Die Verletzungsmuster des Drachenfliegens und Gleitschirmsegelns sind weitgehend übereinstimmend (Tab. 1), sie müssen jedoch nach Flugphasen unterteilt werden, da hier doch wesentliche Unterschiede in der Art und Lokalisation festgestellt werden können. Die Verletzungen während der Startphase sind Verletzungen der unteren Extremität, die durch den Antritt und durch das Laufen auf der abschüssigen Startfläche entstehen können. Hier wurden neben den häufigen Supinationsverletzungen des oberen Sprunggelenkes auch Frakturen sowie Muskelverletzungen bis hin zur Ruptur der Quadrizeps- und Achillessehne beschrieben (6, 10). Die Verletzungen während der Flugphase sind Anpralltraumata oder die gefürchteten Verletzungen an Hochspannungsleitungen mit manchmal tödlichem Ausgang in beiden Flugsportarten (6, 10, 13). In der Landephase überwiegen die Verletzungen der unteren Extremität, insbesondere der Sprunggelenks- und Kniegelenksregion sowie die durch die axiale Stauchung entstehenden Wirbelsäulenverletzungen.

Durch die unterschiedlichen Konstruktionen der beiden Fluggeräte mit einem stabilen Bügel beim Drachenflieger und einer reinen Gurtkonstruktion beim Gleitschirm sind in allen Phasen des Fluges beim Drachenflieger Verletzungen der oberen Extremität beschrieben, die häufig als Oberarmfrakturen durch Anprall gegen den Steuerbügel imponieren (5, 7, 10, 11, 13).

Die Verteilung der Verletzungen auf die einzelnen Regionen zeigt nach den Untersuchungen von Tongue (13) und der GOTS-Sammelstudie von 1991 (7), daß beim Gleitschirmfliegen häufiger Wirbelsäulenverletzungen und Läsionen der unteren Extremität auftreten, während beim Drachenfliegen die Schädelverletzungen und die Läsion der oberen Extremität überwiegen (Tab. 1).

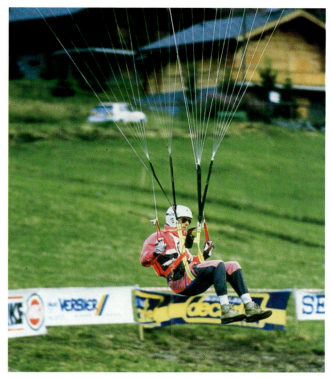

Abbildung 4: Gleitschirmpilot bei der Landung am Zielpunkt in der typischen Landehaltung und bei idealem Landeplatz.

Tabelle 1: Prozentuale Verteilung der Verletzungen beim Drachensegeln und Gleitschirmfliegen nach Körperregionen (nach 7, 13)

	Drachensegeln	Gleitschirmfliegen
Schädel	16	6
Obere Extremität	31	14
Wirbelsäule	17	34
Untere Extremität	23	41
Andere	13	5

Schädel

In der GOTS-Sammelstudie wurde von 16 Schädelverletzungen berichtet, die sich etwa zu gleichen Teilen aus Gehirnerschütterungen und Frakturen bzw. Weichteilverletzungen zusammensetzten (7). In der Zusammenstellung von Tongue (13) wurden 23 Schädelverletzungen beschrieben, wobei hier auch Verletzungen der Zähne und überwiegend Gesichtsverletzungen subsumiert waren.

Obere Extremität

Beim Gleitschirmfliegen sind die Verletzungen der oberen Extremität selten. Es wurden Frakturen und Luxationen an der Hand und am Handgelenk sowie Luxationen des AC-Gelenkes und des Schultergelenkes erfaßt. Beim Drachenfliegen überwiegen Frakturen und Luxationen des Vorderarmes und der Handwurzel sowie der Phalangen.

Wirbelsäule

Bei den Wirbelsäulenverletzungen der Drachenflieger fand Tongue (13) eine Abhängigkeit der Verletzungslokalisation von der Flughaltung. Bei Drachenfliegern in der liegenden Position traten im Falle einer Wirbelsäulenverletzung überwiegend HWS-Traumata auf, während in der sitzenden Position LWS-Verletzungen überwogen. Im Kollektiv von Tongue fanden sich vier Para- und eine Tetraplegie als Folge eines Unfalles beim Drachenfliegen. Insgesamt lagen in 17 Prozent Verletzungen der Wirbelsäule vor. Die GOTS-Sammelstudie für die Gleitschirmflieger ergab 34 Prozent Wirbelsäulenverletzungen, die insbesondere in der LWS lokalisiert waren. Es fanden sich nur in 5 von 96 Fällen Verletzungen der HWS, dagegen 27 Verletzungen der BWS und 64 Verletzungen der LWS. Insgesamt lagen eine tödliche HWK-Luxationsfraktur und 14 Fälle mit neurologischer Beteiligung an BWS und LWS vor. Es handelte sich in 91 der 96 erfaßten Fälle um Frakturen eines oder mehrerer Wirbelkörper (7).

Untere Extremität

An der unteren Extremität zeigt sich bei beiden Sportarten ein Überwiegen der Sprunggelenks- und Rückfußverletzungen. Frakturen sowie Kapselbandverletzungen des oberen Sprunggelenkes und Frakturen des Calcaneus waren die überwiegenden Verletzungsarten, die während der Landephase und selten beim Startvorgang entstanden (1, 3, 8, 9, 12).

Prophylaxe

Der Schwerpunkt der Schutzmaßnahmen muß auf die Schulung der Piloten gelegt werden. Es ist neben den Kenntnissen in der Flugkunde, Aerodynamik und Wetterkunde auch die psychische Eignung des Piloten nicht unbedeutend. Penschuk (11) formulierte es bereits 1980 für den Drachenflugsport, wie es auch für das Gleitschirmfliegen gilt:

> «Für Aufschneider, Angeber und Draufgänger ist der Drachenflugsport denkbar ungeeignet. Diese Sportart verzeiht keine groben Fehler; ein Pilot, der im Augenblick der Gefahr versagt, bezahlt dieses unter Umständen mit seinem Leben oder schweren Verletzungen.»

Die überwiegende Zahl aller Unfälle wird den Faktoren Flugfehler, Konzentrationsmangel, Leichtsinn, Fahrlässigkeit und Fehleinschätzung der Situation zugerechnet, also persönlichen Fehlern jedes einzelnen Piloten. Unter Berücksichtigung der inzwischen geforderten Sicherheitsausrüstung, der technischen Ansprüche an das jeweilige Fluggerät und der Unfallanalysen verlieren beide Sportarten viel von ihrer Gefährlichkeit. Die Schwachstelle ist der Pilot, der seine Vernunft und entsprechende Kenntnisse der sportartspezifischen Gefahren einbringen muß.

Literatur

1. Billing, A., Lob, G., Zeller, T.: Gleitschirmfliegen – das Ikarus-Syndrom. Unfallchirurgie 1990; 16:286–290.
2. Cereghetti, C., Martinoli, S.: Gleitschirmunfall: Epidemiologie und Klinik. Z. Unfallchir. Vers. med. 1990, 83:159–167.
3. Geyer, M., Beyer, M.: Verletzungen beim Gleitschirmfliegen. Unfallchirurgie 1989; 92:346–351.
4. Krauß, U., Mischkowsky, T.: Der schwerwiegende Gleitschirmunfall. Analyse von 122 Fällen. Unfallchirurg 1993; 96:299–304.
5. Krissoff, W.B., Eisenmann, B.: Injuries associated with hang gliding. JAMA 1975; 233:158–160.
6. Krueger, P., Mang, W.: Drachenfliegen. In: Pförringer, W., Rosemeyer, B., Bär, H.-W. (Hrsg.): Sporttraumatologie. Erlangen, Perimed, 1981, S.327–331.
7. Krüger-Franke, M., Pförringer, W.: Verletzungen beim Gleitschirmsegeln. Eine GOTS-Sammelstudie. Sportverletzung – Sportschaden 1991; 5:1–4.
8. Lang, T.H., Dengg, C., Gabl, M.: Der Unfall mit dem «Gleitschirm». Sportverletzung – Sportschaden 1988; 2:115–119.
9. Lautenschlager, S., Karli, U., Matter, P.: Multizentrische Gleitschirm-Unfallstudie 1990. Z. Unfallchir. Vers. med. 1992; 85:90–95.
10. Mang, W.R., Karpf, P.M.: Verletzungen beim Drachenfliegen. Fortschritt. Med. 1977; 95:1575–1579.
11. Penschuk, C.: Verletzungsursachen beim Drachenfliegen. Chirurg 1980; 51:336–340.
12. Reymond, M.A. et al.: Traumatologie bei Gleitschirmunfällen. Untersuchung anhand von 100 Fällen. Chirurg 1988; 59:777–781.
13. Tongue, J.R.: Hang gliding injuries in California. Journal of Trauma 1977; 17:898–902.

Golf

B. Rosemeyer und M. Dingerkus

Der Ballsport Golf entwickelt sich zu einem Breitensport. Die Zahl der Golfplätze nimmt zu und mit ihr die Zahl der Golfspieler. Das Gros der Neueinsteiger steht im mittleren Lebensalter. Es sind Menschen, die in ihrem Beruf erfolgreich sind und Golf jetzt als idealen Ausgleichssport ansetzen. Sie sind gewohnt, erfolgreich zu sein und fordern dies auch von sich in der neu gewählten Sportart.

Daten einer laufenden Golfstudie zeigen, daß das Durchschnittsalter der Golfer sinkt (52 bzw. 42 Jahre), wobei sich die Golfeinsteiger interessanterweise häufig aus Sportarten wie Tennis rekrutieren (Abb. 1).

Golf ist grundsätzlich ein verletzungsarmer Sport. Die meisten Verletzungen treten beim Golfschwung auf.

Beim Golf haben wir es mit drei unterschiedlichen Körperbewegungen zu tun. Dies sind das Gehen auf weichem Boden. Hierbei handelt es sich um einen natürlichen Bewegungsablauf, der in der Regel ohne Probleme ist. Zum zweiten ist es der Golfschwung. Dieser ist ein unnatürlicher und sehr komplexer Bewegungsablauf. Er dauert etwa zwei Sekunden und setzt hohe Koordinationsfähigkeiten voraus. Und zum dritten handelt es sich um das Spiel auf dem Green. Auch hierbei handelt es sich nicht um einen natürlichen Bewegungsablauf. Das Putten ist jedoch weniger problematisch als der Golfschwung.

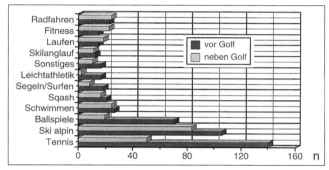

Abbildung 1: Übersicht über die vor und neben dem Golfsport ausgeübten Sportarten (3, n = 217, Mehrfachnennung).

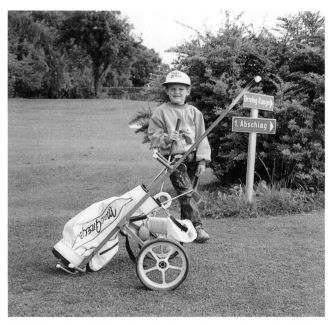

Abbildung 2: Kindgerechte Golfausrüstung: kurze Schläger, angepaßte Griffstärke und Golfwagen.

Probleme beim Sport in freier Natur

Wie bei jeder im Freien betriebenen Sportart ist auch beim Golf die Möglichkeit eines Zeckenbisses verbunden mit der Gefahr einer Infektion mit Lyme-Borreliose gegeben. Die Gesundheitsämter empfehlen deshalb bei regelmäßigem Aufenthalt in Endemiegebieten die vorbeugende Impfung gegen die FSME-Erreger: Bei Verdacht auf eine Infektion sollte der Golfspieler auf alle Fälle noch innerhalb der ersten 4 Tage einen Arzt aufsuchen.

Gerade im Frühjahr bis Sommer sind diejenigen unter den Golfspielern, die eine Überempfindlichkeit gegenüber Pollen von Gräsern, Sträuchern und Bäumen aufweisen, nicht zu beneiden. Bei besonders ungünstiger Konstellation hinsichtlich Pollenflug und Witterung hilft oft nur eine Spielpause.

Um der schädlichen Sonneneinwirkung bei längerem Aufenthalt in heißer, trockener Umgebung vorzubeugen, ist auf ausreichende Flüssigkeitszufuhr zu achten und das Tragen einer – für viele Profigolfspieler schon zum Markenzeichen gewordenen – Kopfbedeckung anzuraten.

Bei aufziehendem Gewitter ist der Spielbetrieb sofort einzustellen, gebührende Distanz zu metallenen Ausrüstungsgegenständen zu halten und Schutz zu suchen (im Freien keine Bäume, Kauerstellung!).

Kindes- und Jugendalter

Kinder können spielerisch mit 6 bis 8 Jahren mit dem Golfspielen beginnen. Die korrekte kindgerechte Ausrüstung (Abb. 2), mit leichten Schlägern und kindgemäßem Griff bei dem noch lockeren Handgelenk, ist wichtig. Zweimal wöchentlich Unterricht von etwa 30 Minuten Dauer sollte in der Regel genügen (Abb. 3).

Hier muß in jedem Lebensalter sehr individuell vorgegangen werden. Keinesfalls dürfen an Kinder die Maßstäbe der Erwachsenen angelegt werden. Zum Betreiben von Ausgleichssportarten, die dem natürlichen Bewegungsdrang der Kinder in diesem Alter entsprechen, muß ausreichend Gelegenheit gegeben werden.

16jährige können sich körperlich schon weitgehend normal belasten. Eine Hyperlordosierung der Lendenwirbelsäule beim Schwung sollte vermieden werden (Abb. 4).

Probleme entstehen durch direkte Verletzungen mit dem Schläger oder dem Ball. Das Bindegewebe der Kinder ist von Natur aus noch locker und festigt sich erst in der Pubertät. Damit ist die Weichteilführung aller Gelenke mangelhaft, und es kann leicht ein Mißverhältnis zwischen Belastung und Belastbarkeit auftreten, mit Schmerzen als Früh- und Gelenkverschleiß als Spätfolge.

Erwachsenenalter

Analysiert man die verschiedenen Abschnitte des Golfschwungs, so ist der Rückschwung relativ unproblematisch. Die meisten Störungen entstehen beim Abschwung mit dem Treffmoment des Balles und dem Durchschwung. An erster Stelle steht beim Rechtshänder die gesamte linke obere Extremität, Schulter, Ellbogen, Handgelenk und Hand sowie die Lendenwirbelsäule. Es treten direkte Verletzungen durch Schläger oder Golfball und Streßfrakturen der Rippen bei Anfängern auf. Da das Alter der Maximalleistung beim Golf etwa

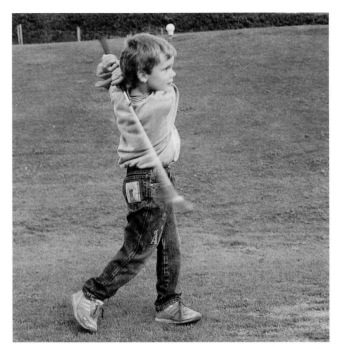

Abbildung 3: Kindgerechter Unterricht: Sechsjähriger beim Training auf der Driving-Range. Spielerisches Hinführen zum korrekten Golfgriff und zum richtigen Bewegungsablauf.

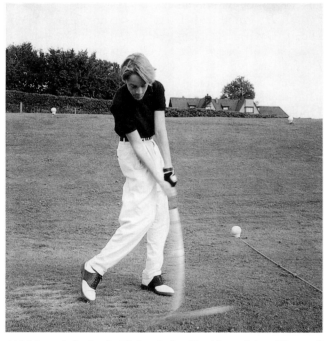

Abbildung 4: Sechzehnjähriger beim Abschlagtraining. Hier muß auf einen korrekten Bewegungsablauf geachtet werden. Zu intensives Training und zu starke Belastungen der einzelnen Wirbelsäulenabschnitte müssen vermieden werden.

bei 31 Jahren liegt, mit leicht abfallender Tendenz, mischen sich die sportartspezifischen Probleme mit beginnenden Verschleißerscheinungen.

Höheres Lebensalter

Viele Menschen beginnen mit dem Golfsport erst in einem Alter, in dem die koordinativen Fähigkeiten bereits nachlassen. Es fällt ihnen schwer, den sehr komplexen Bewegungsablauf des Golfschwunges stabil und reproduzierbar zu erlernen. Im krassen Gegensatz zu dieser funktionellen Tatsache steht ihr Ehrgeiz. Störungen sind vorprogrammiert. Bei Umfragen klagen die Hälfte der Spieler über Verletzungen und Beschwerden beim Golfspielen nach Distorsionen, im Bereich der Lendenwirbelsäule und der Rücken- und Bauchmuskulatur (4).

Internistische Probleme

Die weiten, kraftvollen Schläge erfordern Schnelligkeit und lassen den Blutdruck ansteigen. Bei Vorschädigungen, etwa bei bestehender schlecht therapierbarer Hypertonie, kann dieses kritisch werden. Nach Herzinfarkt kann dagegen Golf gespielt werden. Die Gelassenheit dieses Sports hat positive Aspekte und verbessert die allgemeine und spezielle Belastbarkeit und Leistungsfähigkeit spielerisch.

Verletzungen und Überlastungssyndrome

Die charakteristischen Golfverletzungen und Überlastungssydrome ergeben sich aus der Analyse der Körperbewegungen beim Golfschwung. Beim eher unproblematischen Rückschwung (Abb. 5a) werden die Schultern, die Hüften, die Kniegelenke und die Wirbelsäule rotiert. Beim Rechtshänder wird der linke Daumen abduziert, das rechte Handgelenk radial abduziert und gestreckt. Probleme können an der Lendenwirbelsäule und am Handgelenk entstehen. Der Abschwung mit dem Treffmoment komprimiert das rechte Handgelenk. Das rechte Kniegelenk wird valgisierend belastet. Die Streckmuskulatur des linken Ellenbogengelenkes kontrahiert sich, und die Gelenke des linken Armes sind verletzungsgefährdet. Nach dem Ballkontakt (Abb. 5b) wird im Durchschwung (Abb. 5c) besonders die Lendenwirbelsäule belastet, noch mehr, wenn am Ende des Schwunges eine extreme Hyperextension der Lendenwirbelsäule entsteht. Die Hauptprobleme beim Golfschwung sind mit dieser Schwungphase kombiniert.

Jeder 7. Golfspieler hat schon mindestens eine Verletzung erlitten, etwa 40 Prozent der Golfer leiden unter

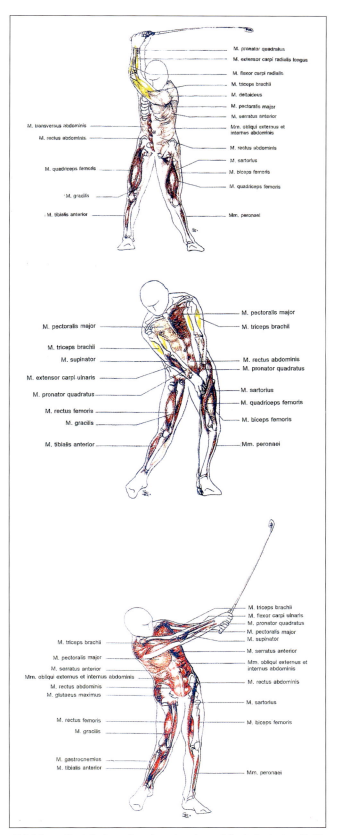

Abbildung 5: Arbeitsweise der einzelnen Muskeln beim Golfschwung in der Aufschwungphase, dem Treffmoment und der Abschwungphase: konzentrisch (hellrot), exzentrisch (dunkelrot) und statisch (gelb).

Überlastungsbeschwerden. Verletzungen betreffen überwiegend die Hand und die Schulter, das Sprunggelenk und die Rippen (Abb. 6). Überlastungen treten am häufigsten an der Lendenwirbelsäule sowie an Schulter und Ellbogen auf (Abb. 7). Bei Verletzungen ist meist das Kapsel-Bandgewebe betroffen (Abb. 8), bei Überlastungen das Muskel-Sehnengewebe (Abb. 9).

Therapie und Prophylaxe

Wenn Verletzungen und durch Überlastung hervorgerufene Beschwerden auftreten, müssen sie sorgfältig diagnostiziert und therapiert werden. Das Schwergewicht der Behandlung liegt auf der Reduzierung der Belastung, der physikalischen Therapie und bei bestimmten Medikamenten. Die volle Belastung sollte erst wieder aufgenommen werden, wenn die Beschwerden abgeklungen sind. Prophylaktische Maßnahmen beginnen mit sorgfältigem Aufwärmen vor dem Spiel.

Neben einer generellen Verbesserung von Kondition und Ausdauer muß besonders die Technik des Golfschwunges korrekt gelernt werden. Zusammen mit dem Golflehrer muß der individuelle Bewegungsablauf verbessert werden. Die visuelle Selbstkontrolle mit Videoanalyse kann unterstützend wirken. Der Golfschwung muß locker und ohne falschen Krafteinsatz ausgeführt werden.

Auch die Ausrüstung spielt für die Prophylaxe eine wichtige Rolle. Schlägerlänge, Schlägerkopfgewicht, Flexibilität der Schlägerschäfte und Griffstärke müssen individuell abgestimmt sein.

Soll Golf erfolgreich ausgeübt werden, so benötigt der Spieler ein Konditionsprogramm über das ganze Jahr. Dehn-/Streckübungen helfen das Bewegungsausmaß der Gelenke zu erhalten.

Obwohl Golf kein Kraftsport ist, ist eine gute muskuläre Führung der Gelenke und besonders der Lendenwirbelsäule wichtig. Um effektiv arbeiten zu können, müssen besonders folgende Muskelgruppen trainiert werden: Erektor trunci, Bauchmuskeln, Glutaen, Quadrizeps und ischiokrurale Muskulatur, Deltoideus, Latissimus dorsi und Handgelenks- und Fingerflexoren.

Literatur

1 Dingerkus, M. L. et al.: (Publikation in Vorbereitung).
2 Grosser, M., Knauss, C.: Energy Golf Training. 1. Aufl., München–Wien–Zürich, BLV, 1995.
3 Wolf, T.: Verletzungen und Beschwerden durch Golf. Sportverletzung Sportschaden 1989; 3:124–127.
4 Green, R. N.: Golf. In: Schneider, R. C., Kennedy, J. C., Plaut, M. L. (eds.): Sports injuries, Mechanisms, Prevention and Treatment. Baltimore–London–Sidney, Williams and Wilkins, 1985.

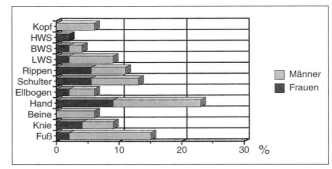

Abbildung 6: Lokalisation von Verletzungen (3, n = 53).

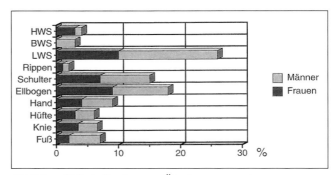

Abbildung 7: Lokalisation von Überlastungssyndromen (3, n = 138).

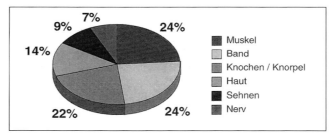

Abbildung 8: Anteil der betroffenenen Gewebestrukturen bei Verletzungen (3, n = 53).

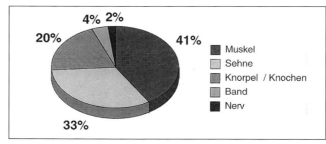

Abbildung 9: Anteil der betroffenenen Gewebestrukturen bei Überlastungssyndromen (3, n = 138).

Motorsport

B. Rosemeyer

Eine der hochtechnisiertesten und kompliziertesten Erfindungen der letzten 150 Jahre war das Auto. Es dauerte danach nicht lange, bis Wettbewerbe stattfanden, so die erste automobile Wettfahrt von Berlin nach Potsdam im Jahre 1893. Das erste Rennen in Le Mans fand 1906 statt; die erste Rallye Monte Carlo 1911 und der erste Grand Prix von Italien 1921. Bis zum vielfältigen Motorsport von heute war dieser immer eng mit der Entwicklung des Automobiles verknüpft.

Der besondere Reiz des Motorsports liegt in der Kombination einer Leistungssportart mit einem hochtechnisierten Instrument und dem immer latent vorhandenen Unfallrisiko. Dieses konnte jedoch in den letzten Jahren erheblich reduziert werden. Die aktuelle Technik hat die Unfälle sowohl im Rennen als auch im Straßenverkehr verändert (von der Lebens- zu einer Extremitäten-Bedrohung).

Der Reiz des Motorsports liegt darin, daß ein Rennfahrer, um konkurrenzfähig zu sein, immer am Limit fahren muß. Ist er langsamer, verliert er seinen Job, ist er schneller, wird es für sein Team teuer und für ihn selbst gefährlich. Ein einziger Aufmerksamkeitsfehler kann fatale Folgen haben. Um immer knapp unter dem Limit zu fahren, muß der Fahrer sein Herz-/Kreislaufsystem, seinen Haltungs- und Bewegungsapparat und sein neurologisches System immer in einem guten Zustand halten (und dieses für die Dauer von kurzen Sprintrennen bis zu 24-Stunden-Rennen).

Beim Motorsport ist die psychische Komponente ebenso wichtig wie die physische. An die koordinativen Fähigkeiten des Fahrers werden hohe Ansprüche gestellt. Analysen haben gezeigt, daß die durchschnittliche Herzfrequenz im Straßenverkehr bei 109 Schlägen pro Minute liegt. Auf einer Runde über die Nordschleife des Nürburgringes in einem Wagen der Deutschen Tourenwagen-Meisterschaft lag die Herzfrequenz in 31 Prozent zwischen 130 und 140 Schlägen pro Minute mit einem Maximum von 180 und Extrem-Frequenzen über 200. Im DTM-Wagen treten Fliehkräfte bis 2,5 G auf, im Formel-1-Rennwagen bis 5 G. Der Federweg eines Formel-1-Wagens beträgt vorne 2 cm, hinten 1 cm. Er ist also extrem hart. Da die Wagen immer flacher wurden, mußte eine halb liegende Position des Fahrers mit möglichem «Submarining» unter dem Beckengurt gewählt werden. Die körperliche Belastung wird dabei besonders durch abrupte Geschwindigkeitsveränderungen gesteigert.

Die Lärmbelastung ist erheblich. Der Lärmpegel liegt bei 100 dB. (Schäden können schon nach mehrstündiger Exposition ab 85 dB auftreten.)

Diese Probleme muß der Sportarzt verstehen, der sich mit dem Motorsport beschäftigt. Daneben muß er in der Lage sein, schwerste und lebensbedrohende Verletzungen schnell und sicher einzuschätzen und die richtigen Entscheidungen zu treffen.

Unfallmöglichkeiten

Unfälle im Autorennsport können von der Konstruktion der Fahrzeuge, der Topographie der Rennstrecke, der gefahrenen Geschwindigkeit und dem Piloten ausgehen. Die Technik entscheidet bei dieser Sportart in einem hohen Prozentsatz auch bei einem möglichen Unfall.

Die Technik ist es auch, die die Leistungsgrenzen immer wieder nach oben verschiebt (trotz laufender Änderungen des Reglements und der Absicht, die Höchst- und Kurvengeschwindigkeiten zu reduzieren). Jede Änderung der Ausschreibung ist für die Techniker eine Herausforderung. Nach den tödlichen Unfällen von 1994 wurden Änderungen verfügt, um die Aerodynamik der Wagen zu entschärfen.

Die Hauptänderungen betreffen eine Verlängerung des Monocoque vor den Füßen des Fahrers (Abb. 1), eine Vergrößerung der Cockpit-Öffnung, eine Verstärkung und Erhöhung der Cockpit-Seiten, um Kopf oder Arm und Schultern besser zu schützen und die Vorschrift von Crash-Tests für die Teams, um vergleichbare Standards zu schaffen.

Feuerunfälle sind selten geworden. Sie kamen überwiegend beim Betanken der Fahrzeuge (Abb. 2) vor. Zur Verhinderung der Vorfälle wurden die Ventile der Anlagen geändert. Die Tanks sind dem Flugzeugbau entnommen und weisen eine große Stabilität auf (Abb. 3).

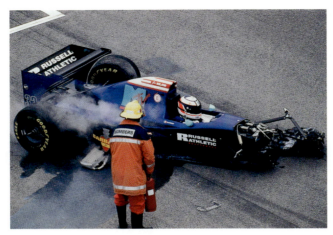

Abbildung 1: Verlängerung des Monocoques nach vorne zum Schutz der Beine des Fahrers. Der Überlebensraum im Monocoque ist sehr sicher. Heutige Formel-Rennen sind mehr extremitäten- als lebensbedrohend. In Verbindung mit den Sicherheitsmaßnahmen der Rennstrecken müssen die Verzögerungskräfte möglichst gering gehalten werden.

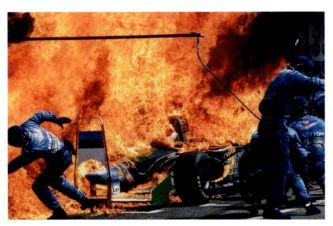

Abbildung 2: Feuerunfall beim Boxenstopp.

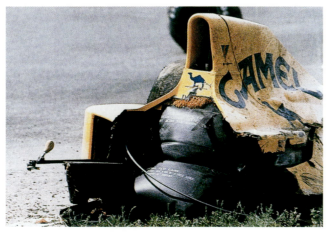

Abbildung 3: Unversehrter Tank nach schwerem Unfall in der Formel 1. Brände sind durch die aus dem Flugzeugbau hergeleiteten Tanks selten geworden.

Motorräder

Die Sicherheitssituation beim Motorrad ist naturgemäß schlechter, da nur wenige Schutzelemente in das Fahrzeug eingebaut werden können (Abb. 4). Das Verletzungsmuster entspricht dem im Straßenverkehr, die Verletzungsrate ist jedoch höher.

Moto Cross und All Terrain-Vehikels

Bei dieser Sportart ist die Verletzungsgefahr wesentlich höher als im Straßenverkehr (10,7 % gegen 4,6 %). Viele der verletzten Fahrer sind sehr jung. Überschläge sind die häufigste Verletzungsursache. Es resultieren Kopf-, Rückenmark- und Extremitätenverletzungen (verstärkt durch fehlende Schutzvorrichtungen). Aus Amerika werden jährlich über 600 Todesfälle bei dieser Sportart gemeldet.

Sportartspezifische Probleme

Hektik, Streß, Lärm und Hitze prägen das Umfeld, in dem die Rennfahrer Höchstleistungen vollbringen müssen. Nicht zu unterschätzen sind auch die ständigen Pressekontakte (Interviews, Präsentationen usw.) bis kurz vor dem Rennen. Dieses lenkt den Rennfahrer von seiner eigentlichen Tätigkeit ab, die ja seine volle Konzentration erfordert.

Probleme bestehen orthopädisch, internistisch, neurologisch und psychisch. Der Kopf, der Hals und die Beine sind am meisten gefährdet. Die anderen Verletzungen beim Motorsport ähneln denen im Straßenverkehr.

Die ungünstige Sitzposition, die sich mehr nach baulichen Vorgaben des Rennwagens richtet als nach orthopädischen Forderungen, hat in Kombination mit der praktisch fehlenden Federung des Rennwagens starke Scherbelastungen der Wirbelsäule zur Folge. Überlastungsbeschwerden bei Rennfahrern sind die Folge.

Therapie und Prophylaxe

Bei jedem größeren Rennen muß ein provisorisches Hospital eingerichtet werden. Erfahrene Hilfskräfte müssen zur Verfügung stehen (Abb. 5a und 5b), Streckenposten müssen mit Rettungsausrüstung versehen sein und mit dieser auch umgehen können. Kommunikationsmöglichkeiten müssen um die ganze Strecke bestehen. Für schwere Unfälle muß ein Katastrophenplan ausgearbeitet werden.

Die ONS (Oberste nationale Sportkommission für den Automobilsport) hat eine Rettungsstaffel ins Leben gerufen, die dafür garantiert, daß bei einem Unfall in kürzester Zeit kompetente Hilfskräfte aller Bereiche zum Einsatz kommen.

Die ONS stellt einen Gesundheitspaß aus. Dieser entspricht einer Rennfahrertauglichkeits-Untersuchung. Er muß alljährlich erneuert werden. Die hierfür erforderliche Untersuchung umfaßt klinisch den internistischen und orthopädischen Bereich, daneben Ruhe- und Belastungs-EKG, große Laboruntersuchung sowie Seh- und Hör-Tests.

Im Hinblick auf Unfälle müssen drei Punkte berücksichtigt werden, nämlich die Verhinderung des Unfalles überhaupt, die Verhinderung, daß bei einem Unfall Verletzungen auftreten (zumindest Reduktion der Gefahr) und die Verhinderung, daß schon erlittene Verletzungen durch falsche Behandlung verstärkt werden.

Durch die genaue jährliche Untersuchung müssen die Risikofaktoren von Rennfahrern festgestellt werden. Dabei ist besonders auf Erkrankungen wie Diabetes, Epilepsie, kardio-vaskuläre Erkrankungen, psychiatrische Störungen, Abusus von Medikamenten, neurologische Störungen, Störungen am Haltungs- und Bewegungsapparat und Defekte der Augen mit Störung des räumlichen Sehens oder der hell/dunkel- Adaptation zu achten. Das EKG ist genau zu bewerten. Ein Streßtest sollte vorgenommen werden.

Die allgemeine Fitneß und die sportartspezifische Fitneß muß verbessert werden. Trainiert wird überwiegend die Ausdauer mit speziell abgestimmten Kraftkomponenten. Das mentale Training, Entspannungstechniken und Konzentrationsübungen über einen längeren Zeitraum gehören ebenfalls wesentlich zu den Vorbereitungen. Der Sinn dieser Maßnahmen wird den Rennfahrern in Einzelgesprächen und Gruppenvorträgen erläutert. Auf eine entsprechende Ernährung (kohlenhydratreich, fettarm, eiweißreich) wird geachtet. Getränke mit hohem Mineral- und Spurenelementgehalt sind notwendig. Wichtig ist es, daß die Rennfahrer schon vor dem Rennen wissen und lernen, wie, wieviel und warum sie ausreichend trinken müssen.

Vor, während und nach dem Rennen wird der Rennfahrer intensiv ärztlich, psychologisch sowie physiotherapeutisch betreut. Dieses ist besonders wichtig, wenn, wie bei der DTM, das Rennen in zwei Läufen mit einer kurzen Pause stattfindet. Hier muß eine rasche Erholung und Abkühlung erfolgen, um das zweite Rennen mit voller Konzentration angehen zu können. Kleinere Probleme mit oft großer Wirkung müssen dort schnell behandelt werden wie z.B. Blasen an Händen und Füßen sowie muskuläre Beschwerden, meist an den Füßen (durch die Schläge des ABS-Systems stark belastet) sowie im Schulter/Nacken-Bereich.

Viele Änderungen an den Rennwagen dienen dazu, die Spitzen- und Kurvengeschwindigkeiten zu reduzieren. Der DTM-Fahrer ist in seinem computerberechneten Käfig gut geschützt, der Formel-I-Fahrer in seinem Monocoque. Der Motorrad-Rennfahrer kann auf diesen

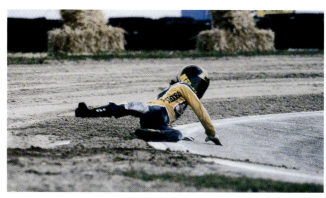

Abbildung 4: Motorradfahrer können bei Unfällen nicht auf Schutzelemente des Fahrzeugs zurückgreifen. Für sie sind Sturzräume und funktionelle Kleidung wichtig.

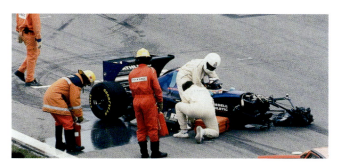

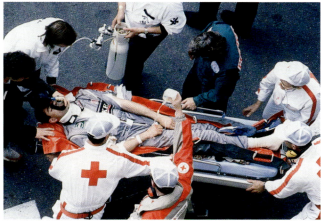

Abbildung 5: Nach einem Unfall muß ein geschultes Team von Ärzten und Helfern sofort am Unfallort sein, um zu verhindern, daß erlittene Verletzungen durch falsche Behandlung verschlimmert werden.

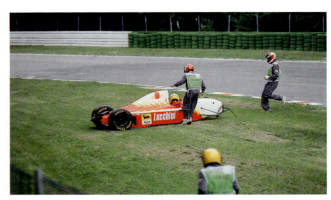

Abbildung 6: Leitplanken, Kiesbetten und Auslaufzonen vermindern das Risiko von schweren Unfällen.

direkten Schutz nicht zurückgreifen. Er ist für seinen Schutz auf seine Ausrüstung und auf die Auslegung der Rennstrecke angewiesen.

Durch Computersimulation wird berechnet, wieviel Sturzraum und Kiesbett am Rande der Strecke nötig ist, um die Aufprallgeschwindigkeit so weit zu reduzieren, daß ein eventueller Unfall überlebbar ist (Abb. 6). Ein Kiesbett ist besser als Reifenstapel und Fangzäune, die in ihrer Wirkung manchmal unvorhersehbar sein können. Der Aufprallwinkel auf Abweisstrukturen muß möglichst klein gehalten werden, um die Verzögerungsbelastungen auf den Fahrer zu vermindern.

Zukünftige Entwicklungen

Alle Komponenten, die Unfälle vermindern, werden auch in Zukunft weiterentwickelt. Personen mit Risikofaktoren werden für den Beruf des Rennfahrers nicht zugelassen. Die allgemeine und die sportartspezifische Fitneß wird nach ausgeklügelten Methoden weiter verbessert. Die Konstruktion der Wagen wird sicherer mit einer Verbesserung der Sitzhaltung, Verstärkung der Ventilation, Reduzierung der Bedienkräfte. Zerstörungssichere Tanks sind heute schon im Einsatz. Der Fahrer wird immer mehr in das Cockpit eingeschlossen. Neue Dämmstoffe zwischen Helm und Cockpitwand werden entwickelt, wie etwa Schäume (Confor-CF-42-Schaum) und Polster mit Keramikkügelchen als Inhalt. Mit Airbags wird auch in der Formel 1 experimentiert. Teleskopartig stauchbare Lenksäulen werden entwickelt. Die Sitze werden speziell ausgeschäumt. Sie können auf einer Schiene energieverzehrend einige Zentimeter nachgeben. Lenkräder, die sich bei bestimmter Zugbelastung von der Lenksäule trennen, sind in der Entwicklung. Die Vorstellung der Verantwortlichen geht dahin, daß der Sitz den Fahrer wie einen Anzug umgeben soll und die Wirbelsäule stabilisiert. Der Fahrer könnte dann bei einem Unfall zusammen mit dem Sitz aus dem Auto gehoben werden.

Auch neue Leitplanken sind in der Entwicklung. Bei einer Auffangvorrichtung, die «Airfence» genannt wird, ist die erste Lage weich, die zweite und dritte zunehmend härter.

Rennfahren ist risikoreich und wird es bleiben. Die Leistung wird – wie in anderen Sportarten – weiter ansteigen, die Technik wird aufwendiger und der Konkurrenzdruck größer. Früher war die Sicherheit des Fahrers sekundär, heute wird sie zunehmend wichtiger. Ein Restrisiko wird jedoch bleiben, da die Geschwindigkeiten sehr hoch sind und die Belastung der Fahrer damit direkt gekoppelt ist. Unfälle mit katastrophalen Folgen müssen vermieden werden und die Rennen müssen für Fahrer und Zuschauer sicherer gemacht werden, ohne daß sie an Spannung verlieren. Wenn ein Unfall passiert, muß sichergestellt werden, daß der Fahrer durch ein geschultes Team optimal versorgt wird. Zu diesem Team müssen zunehmend interessierte Sportärzte gehören, die ihre Erfahrung zur Sicherheit der Fahrer einsetzen.

Literatur

1 Chapmann, M.A., Oni, J.: Motor racing Accidents at Brands Hatch 1988/89. British Journal of Sports-Medicine, 1991; 25:121.
2 Crippen, D., Olvey, S., Edwards, S.: Acute Medical Care for Championship Auto Racing. Ann Emergency Medicine 1985, 14:249.
3 Green, R.N.: Auto Racing. In: Schneider, R.C., Kennedy, J.C., Plant, M.L. (eds.): Sports Injuries, Mechanisms, Prevention and Treatment. Baltimore–London–Sidney, Williams and Wilkins, 1985.
4 Scheidt, S.: Die psycho-physischen Belastungen des Autofahrers im Straßenverkehr und im Rennsport und die sich hieraus ergebenden präventiven und trainingswissenschaftlichen Konsequenzen. Diplomarbeit Deutsche Sporthochschule Köln, 1993.
5 Schmitt, M.: Persönliche Mitteilungen, 1995.
6 Trammell, T.R., Olvey, S.E., Reed, D.B.: Championship Car-Racing, Accidents and Injuries. Physician and Sports Medicine, Minneapolis 1986; 14:114.
7 Vasilakis, A. et al.: All Terrain Vehicles (ATVs). A recreation gamble. American Surgery 1989; 55:141.

Reiten

W. Heipertz

Die Besonderheit dieser Sportart besteht in der Partnerschaft von Reiter und Pferd; sie bestimmt weitgehend das Unfallgeschehen. Reiten verlangt nicht nur Beherrschung der Technik, sondern auch Einstellung auf die Verhaltensweise der Pferde, die trotz ihrer über Jahrtausende reichenden Nutzung und Erziehung durch Menschen ihre Eigenschaft als Fluchttiere bewahrt haben. Das Reitpferd ist mehr als ein «lebendiges Sportgerät» und kennt emotionale Reaktionen; sein Gewicht und seine Schnelligkeit können den Reiter gefährden und erklären den relativ hohen Anteil an schweren Verletzungen.

Epidemiologie

Die Unfallhäufigkeit liegt beim Reitsport im mittleren Bereich – je nach Statistik an 8. bis 11. Stelle unter den Sportarten. Abweichungen erklären sich aus Schwierigkeiten der Erfassung von Reitunfällen; das Zahlenmaterial von Versicherungen, Vereinen und Kliniken stellt jeweils eine Auswahl dar. Es wird mit über 2 Millionen Reitern in Deutschland gerechnet; über 600 000 sind in der Reiterlichen Vereinigung (FN) organisiert. Die Zahl der Pferde wird in Deutschland auf 531 000 geschätzt.

In Versicherungsstatistiken wird die Häufigkeit von Reitunfällen mit jährlich 20 000 bis 33 000 angegeben; von ihnen ereignete sich ein großer Teil nicht beim Reiten, sondern beim Umgang mit dem Pferd (nach Literaturangaben 35% bis 60%). Sie sind meistens durch Unachtsamkeit oder Unkenntnis bedingt, wobei sich große Unterschiede zwischen einzelnen Reitställen ergeben (3). Auvinet ermittelte 54 Unfälle in 98 000 Reitstunden (2).

Weitaus die meisten Stürze mit oder vom Pferd sind folgenlos; eine Erhebung bei erfahrenen Reitern ergab bei 463 überstandenen Stürzen 3 behandlungsbedürftige Verletzungen. Aus einer umfassenden Statistik der beim Reiten und bei der Versorgung des Pferdes erlittenen Verletzungen geht bei Wertung nach dem ISS («injury severely score») hervor, daß es sich zu 86 Prozent um leichtere mit den Schweregraden 1 bis 3 handelte (das

Tabelle 1: Verletzungen im Reitsport

	Reiten	Voltigieren
Kopf	4,4%	2,5%
Wirbelsäule/Rumpf	21,5%	11,0%
Obere Extremität	43,0%	14,0%
Becken	8,1%	72,0%
Untere Extremität	23,0%	

schließt «einfache Frakturen» ein), zu 11 Prozent um Schweregrad 4 bis 6 und zu 3 Prozent darüber.

Nach groben Schätzungen kommt es zu einem Unfall auf tausend Ritte. Reiter, die nach eigener Angabe ihr Pferd gut kennen, sind häufiger betroffen. Ihre Aufmerksamkeit läßt mit der Zeit nach. Über die Hälfte der Unfälle sind nicht dem Pferd anzulasten und bei größerer Sorgfalt vermeidbar.

Jeder dritte Reitunfall führt zu einer knöchernen Verletzung. Die Rekonvaleszenz benötigte bei 40 Prozent der verletzten Reiter 1 bis 6 Monate, in 10 Prozent verblieben Dauerschäden. Von jährlich etwa 1000 Querschnittslähmungen entfielen je 5 Prozent auf Unfälle beim Baden und beim Sport, von diesen wiederum jeder vierte auf den Reitsport.

Überlastungssyndrome

Reiten führt nicht zu typischen durch Überlastung hervorgerufenen Beschwerden. Die auf den Reiter, insbesondere seine Wirbelsäule, einwirkenden Kräfte übersteigen nicht eine physiologische Beanspruchung im mittleren Bereich. Die Ausgangsstellung des Spreizsitzes führt zu einer Beckenstellung, die sich auf die Haltung sowie die Reflex- und Tonusregulation der Muskulatur günstig auswirkt. Die vom Pferderücken ausgehenden Bewegungsimpulse, die auch therapeutisch genutzt werden, bestehen in dreidimensionalen Schwingungen, die durch Vibrations- und Biegebelastung mit gangarttypischen Frequenzen und Beschleunigungsmustern wirken (7, 8). Der ständige Wechsel von axialer Belastung und Entlastung ist für den Stoffwechsel des Zwischenwirbelgewebes förderlich.

Schädigende Einflüsse resultieren aus methodischen Fehlern insbesondere in der Ausbildung von Anfängern (unkoordinierte Bewegungsausführung mit unangemessenem Kraftaufwand, der zu Verspannungen führt) und beim Leistungssportler durch zu hohe Reizstärke und -dichte oder Einseitigkeit der Belastung. Das kann, bei vorbestehenden Wirbelsäulen- und Gelenkveränderungen, zu Problemen führen.

Von 115 Reitern im Alter von 20 bis 79 Jahren mit mindestens 10jähriger Reitertätigkeit gaben fast die Hälfte Wirbelsäulenbeschwerden an (Tab. 1). Ein grundsätzliches Reitverbot ist auch bei rezidivierenden oder chronischen Wirbelsäulenbeschwerden meist unbegründet. Es ist die Einschätzung und Bestimmung einer der Beeinträchtigung angemessenen Belastung erforderlich, was schon durch entsprechende Wahl des Pferdes und des Sitzes sowie durch zeitliche Begrenzung gelingt.

Als «Reiterkrankheiten» werden Bursitis praepatellaris und Myositis ossificans der Adduktorenmuskeln («Reiterknochen») bezeichnet. Auch Kniebeschwerden, die auf Sehnenansatztendinosen oder Chondropathia patellae zurückgehen, werden beobachtet. Hier kann sich Druck auf die Kniescheibe durch zu starke Spannung der Reithose bei – für den Geländeritt – kurzgeschnallten Bügeln auswirken. Hautreizungen und -geschwüre über den Sitzbeinen («Durchgerittensein»), zählen zu den überlieferten Reiterkrankheiten, die im Breitensport von untergeordneter Bedeutung sind.

Verletzungen

Die mit knöcherner Verletzung einhergehenden Reitunfälle betreffen mit 40 Prozent bis 50 Prozent die oberen Gliedmaßen einschließlich Schultergürtel. Die Hälfte sind Unterarmbrüche. Die Ursache dafür ist ein ungünstiges Auftreffen beim Sturz mit vorgestreckten Händen bzw. Armen. 20 Prozent der Verletzungen betreffen die unteren Gliedmaßen, je 10 Prozent Schädel und Wirbelsäule, 2 Prozent bis 3 Prozent das Becken. Die Gesichts-/Schädelverletzungen kommen vor allem durch Hufschlag zustande, Wirbelbrüche durch Sturz auf das Gesäß und Beckenbrüche durch das nachstürzende Pferd.

Ein Drittel der Stürze erfolgt im Gelände, zwei Drittel auf Außenplätzen und im Gelände, großenteils in der schnellen Gangart Galopp. Die hierbei wirksam werdenden hohen Beschleunigungskräfte erklären den großen Anteil ernster Verletzungen. Gerade hier ist die Schreckreaktion des Pferdes eine häufige Ursache. Der Springsport ist mit 10 Prozent an den Reitunfällen beteiligt. Für Verletzungen beim Springen war in 30 Prozent eine Kollision mit dem Hindernis verantwortlich, häufiger noch plötzliches Stoppen und Abdrehen des Pferdes vor dem Hindernis – nicht zuletzt Folge einer inadäquaten Vorbereitung.

Meistens folgenlos bleibt ein Sturz vom Pferd mit freier Flugbahn und Landung im Abrollen. Dabei ist es wichtig, daß der Reiter sich vom Pferd trennt, so daß beide ungehindert ausrollen. Auftreffen mit dem Schädel kann zu Schädel- und Halswirbelsäulenverletzungen führen; Stürze nach vorn, über den Kopf des Pferdes, eher zu Verletzungen der oberen Gliedmaßen, des Kopfes und der Halswirbelsäule; Stürze zur Seite oder nach hinten mehr zur Verletzung der unteren Gliedmaßen, der Brust- und Lendenwirbelsäule. Stürze mit dem Pferd oder unter das Pferd gelten als Hauptursache von Beckenbrüchen und Verletzungen der inneren Organe.

Der Voltigiersport ist eine gute Möglichkeit, Kinder und Jugendliche an das Pferd heranzuführen; er enthält vor allem gymnastische und turnerische Elemente. Eine andere Einschätzung erfordert das Voltigieren als Leistungssport, mit Beanspruchungen ähnlich der Wettkampfgymnastik und dem Kunstturnen sowie der Gefährdung durch Stürze aus der Höhe und unglückliches Aufkommen beim Sprung vom Pferd auf den unebenen Hallenboden.

Beim Voltigieren führt der Abgang vom Pferd zu einem typischen Unfallmechanismus; die je nach Gangart des Pferdes bewegte Übungsplattform – der Pferderücken (Abb. 1) –, die nicht zu vermeidende Unebenheit des Bodens der Reithalle und die häufig angestrebte Landung im Stand führen zu Fehlbelastungen der Beingelenke beim Aufkommen. Bei den im Leistungssport erreichten Höhen von über 3 m sind vor allem die unteren Gliedmaßen bei Stürzen gefährdet. Bandverletzungen und Frakturen im Bereich der Knöchelgabel sowie Band- und Binnenschäden der Kniegelenke stehen bei den Voltigierunfällen im Vordergrund (7, 8, 11).

Bei Bandscheibenerkrankungen mit akuten oder subakuten Symptomen, insbesondere neurologischem Befund, auch bei stärker ausgeprägten Skoliosen (über 30° nach Cobb) sowie bei Wirbelgleiten mit Instabilität muß vom Reitsport abgeraten werden. Auch bei M. Scheuermann im akuten oder subakuten Stadium, bei entzündlichen Prozessen, Tumoren, allen akuten Schmerzsyndromen sowie bei M. Bechterew (wegen versteifter Wirbelsäulenabschnitte) und Osteoporose (wegen erhöhter Gefahren beim Sturz) ist Reitverbot angebracht. Demgegenüber sind degenerative Veränderungen an Wirbelsäule und Gelenken kein Grund, den Sport aufzugeben.

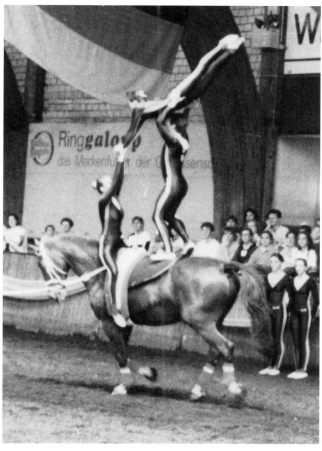

Abbildung 1: Spitzensport Voltigieren. Erkennbar die Ausgleichsbewegung des aus dem Gleichgewicht kommenden Untermannes.

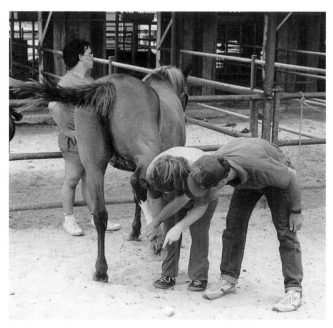

Abbildung 2: Anleitung bei der Versorgung des Pferdes.

Prophylaxe

Da die meisten Verletzungen beim Umgang mit Pferden auf Unachtsamkeit und Unkenntnis beruhen, müssen alle Reitanfänger über die Eigenschaften des Pferdes, die Größe der freiwerdenden Kräfte und die erforderlichen Vorsichtsmaßnahmen unterrichtet werden. Etwa die Hälfte aller Unfälle betrifft die Altersgruppe unter 21 Jahren – bei jugendlichen Reitern fehlt (ähnlich wie im Straßenverkehr mit hohen Geschwindigkeiten) das Risikobewußtsein.

Höhere Anforderungen in der Ausbildung der Reitlehrer, regelmäßige Fortbildung (FN, Berufsgenossenschaft) und Kennzeichnung der Reitanlagen schaffen die Voraussetzungen für sorgfältigere Schulung in den Reitställen. Durch Beachtung bewährter Regeln und verantwortungsvolle Ausübung des Reitsports läßt sich auch bei weiterer Verbreitung dieser Sportart das Unfallrisiko senken.

Je geringer die Erfahrung des Reiters, um so besser sollte sein Pferd ausgebildet sein. Ältere Pferde sind seltener an Unfällen beteiligt! Die Häufung von Unfällen bei Reitern mittleren Alters ist u. a. durch Überschätzung der eigenen Fähigkeiten begründet.

Von besonderer Bedeutung ist die korrekte Sportkleidung. Zur Ausrüstung gehört ein gut sitzender und schützender Helm. – Verletzungen des Kopfes sind Haupttodesursache im Reitsport! – Stiefel sollten sich leicht aus den Bügeln lösen können, wenn nicht ein Spezialbügel mit Auslösevorrichtung vorgezogen wird. Der Sattel muß gut sitzen und fest genug angezogen sein, damit er nicht verrutscht. Äußerst wichtig ist die Pflege der Ledermaterialien und die Kontrolle auf Reißfestigkeit.

Das Ausreiten sollte möglichst nur in Gesellschaft erfolgen! Beim Reiten in der Gruppe muß jeder auf ausreichenden Abstand zu den anderen Pferden achten – das ist besonders bei der Jagd erforderlich.

Grundsätzlich nähert man sich einem Pferd von vornseitlich, weil dessen Sehvermögen nach hinten oder direkt nach vorn eingeschränkt ist, und spricht es dabei ruhig an. Bei der Versorgung des Pferdes sollte man so stehen, daß man nicht vom Huf getroffen wird und das Pferd so halten bzw. führen, daß man den Führstrick notfalls loslassen kann – keinesfalls Strick oder Zügel um Hand oder Finger wickeln! In allen diesen Dingen bedarf es der Unterweisung des Anfängers und der Aufmerksamkeit des Fortgeschrittenen (Abb. 2).

In der Reithalle und auf dem Reitplatz sollte mit Rücksicht auf die Schreckhaftigkeit des Pferdes Ruhe herrschen. Auf gefährdende Übungen und spektakuläre Abgänge sollte in den Voltigiergruppen verzichtet werden, statt dessen ist das Abrollen zu schulen.

Besonders wichtig in der Prophylaxe von Verletzungen ist die Fitneß des Reiters. Dazu zählt auch eine gute psychische Verfassung und der Verzicht auf Alkoholgenuß. Der Reiter muß Ruhe bewahren, die Situation überblicken und in der Lage sein, sich durchzusetzen. Das Vertrauen zwischen dem Reiter und seinem Pferd darf nicht erschüttert werden.

Eine gezielte Prävention der Reitunfälle ist durch eine gesundheitsfördernde Methodik des Reitsports möglich, die das Aufwärmen, Lockern, Dehnen, Beweglichmachen und Kräftigen im Rahmen der Reitausübung und darüber hinaus Ausgleichsgymnastik und Ergänzungssport berücksichtigt. Neben körperlicher und geistiger Fitneß, charakterlicher Eignung, gutem Ausbildungsstand und adäquatem Pferd ist die Bereitschaft und Fähigkeit des Reiters zur situationsgerechten Reaktion von entscheidender Bedeutung.

Die für den ärztlichen Betreuer relevanten sportartspezifischen Regeln sind in der LPO (Leistungs-Prüfungs-Ordnung der Deutschen Reiterlichen Vereinigung) enthalten; sie schreiben für jede Veranstaltung eine namentlich bekanntzugebende verantwortliche Leitung und die ständige Anwesenheit eines ihrer Mitglieder vor. Abweichend von anderen Sportwettkämpfen wird bei pferdesportlichen Wettkämpfen («Pferdeleistungsprüfungen») die Leistungsfähigkeit von Pferdesportlern und Pferden gemessen.

Der Veranstalter hat für die Dauer des Turniers die Anwesenheit eines Sanitätsdienstes und eine Transportmöglichkeit für verletzte Pferde sicherzustellen sowie die schnelle Einsatzbereitschaft eines Arztes und eines Tierarztes. Deren Anwesenheit wird bei Turnieren mit höheren Anforderungen (Kategorie A) und bei allen Geländeprüfungen (Reiten und Fahren) verlangt, darüber hinaus die Bereitstellung eines Unfallrettungswagens. Für die Aufrechterhaltung der Ordnung auf dem Vorbereitungsplatz wird ein Richter eingeteilt.

Die Praxis hat gezeigt, daß es der Turnierarzt nicht versäumen darf, Anlagen und Gelände vor Prüfungsbeginn zu besichtigen und insbesondere die Zufahrtsmöglichkeiten zu den Hindernissen zu erkunden. Die obligatorische Verfassungsprüfung der Pferde gestattet deren Ausschluß bei mangelnder Eignung. Der Turnierarzt sollte die Wettkampfregeln kennen und sich an Ort und Stelle mit dem Hilfspersonal bekannt machen.

Literatur

1 Arndt, K.H.: Sportmedizinische Betreuung bei Sportveranstaltungen. Leipzig, Barth, 1986.
2 Auvinet, B.: Horseback riding injuries. Symposium British Horse Soc. London, 1992 (in Druck).
3 Dittmer, H.: Reitsport. In: Pförringer, W., Rosemeyer, B., Bär, H.-W. (Hrsg.): Sporttraumatologie. Erlangen, Perimed, 1981.
4 Giebel, G. et al.: Pferdesportverletzungen. In: Report Dt. Reiterl. Vereinigung (FN). 1992, 49–51.
5 Heipertz, W.: Stoppt den Reitunfall! Reiten und Fahren 1982; 1:16–19.
6 Heipertz, W.: Gesundheitswert und Gefahren des Reitens. TW Sport und Medizin 1991; 3, 4, 275–282.
7 Heipertz-Hengst, C.: Horseriders Spine during Exercise. In: Physiology and Pathophysiology of Exercise Tolerance. Symposium Ulm, 1994.
8 Heipertz-Hengst, C.: Ist Reiten gesund? – Reitsport und Fitneß. Freizeit im Sattel 1994; 12.
9 Hördegen, K.M.: Wirbelsäule und Reiten. Schweiz. med. Wschr. 1975; 105:668–675.
10 Silver, J.R., Lloyd Parry, J.M.: Hazzards of Horse – Riding Br J Sp Med 1991; 25:105–110.
11 Zannier, A.: Sportverletzungen und Sportschäden beim Voltigieren. Inauguraldissertation.

Schießen

F. Lauterbach und H. Kratzer

Im Sportschießen werden zahlreiche Disziplinen mit unterschiedlichen Waffen, Munitionsarten und Wettbewerben zusammengefaßt. In fast allen Disziplinen gibt es Damen- und Herrenkonkurrenzen. Als Beispiel sei das Gewehrschießen mit Wettkämpfen in den Waffenarten Luftgewehr, Kleinkalibergewehr, Großkalibergewehr und Vorderladerschießen angeführt. Voraussetzung für ein erfolgreiches Abschneiden bei Wettkämpfen sind neben der Perfektion der Beherrschung des Sportgerätes («der Waffe») und den Wettkampfregeln eine hohe psychophysische Belastbarkeit. Dies erfordert neben einem gezielten Spezialtraining ein allgemein athletisches Aufbau- und Ausgleichstraining zur Erzielung der spezifischen Kraftfähigkeit und die Ausprägung der Grundlagenausdauerfähigkeit.

Traumatologische Krankheitsbilder sind vorrangig dann zu beobachten, wenn ungenügende muskuläre Voraussetzungen am Achsenorgan und an den Gelenken bestehen. Sportartspezifisch wird die Wirbelsäule bei muskulären Dysbalancen überlastet. Die Muskelfunktionsstörungen bedingen biomechanisch ungünstige Belastungskräfte, vor allem an der Wirbelsäule. Obwohl die Skoliose keinen Sportschaden darstellt, sei darauf hingewiesen, daß intensives Training besonders bei Gewehrschützen im jugendlichen Alter zur Progredienz der Skoliose beitragen kann.

Verletzungen und Fehlbelastungsfolgen

Durch muskuläre Dysbalancen hervorgerufen kommt es bei Pistolenschützen an der oberen Extremität gehäuft zur Epicondylitis humeri radialis, Tendinose der langen Bicepssehne, Tendinosen der Supraspinatussehne sowie Myogelosen im dorsalen Anteil des Deltamuskels. Distorsionen mit und ohne Kapselbandverletzungen im Bereich der Fingergelenke finden sich ausschließlich im Rahmen des Ausgleichssports (z. B. Volleyball).

An der unteren Extremität ereignen sich Distorsionen mit und ohne Kapselbandbeteiligung am Knie und Sprunggelenk ausschließlich durch Ausgleichssport (Fußball). Bei Wurfscheibenschützen kann es durch Überlastung zur Chondropathie am medialen Femurcondylus und im Femoropatellargelenk kommen. Der Wurfscheibenschütze muß bei leicht gebeugtem Kniegelenk eine Drehbewegung bei festgestelltem Unterschenkel und Fuß ausführen. Der Rückstoß der Waffe (bis über 80 kp) muß andererseits vom Körper aufgenommen und zur Standfläche hin abgeleitet werden. Durch die abgeleitete Impulsenergie kann durch wiederholte Mikrotraumen die Chondropathie gefördert werden.

Prophylaxe

Für alle prophylaktischen Bemühungen ist eine fehlerfreie Technik der einzelnen Disziplinen entscheidend. Im weitesten Sinne sollten die Kriterien des Gelenkschutzes beachtet werden (Wärmeschutz usw.). Der Ausgleich von muskulären Dysbalancen an der Wirbelsäule und den großen Gelenken ist Grundlage aller therapeutischen Bemühungen in Verbindung mit passiven physiotherapeutischen Behandlungen sowie manueller Therapie.

Bei der medikamentösen Therapie ist die internationale Dopingliste zu berücksichtigen (cave Betablocker). Lokalanästhetika sollten sehr zurückhaltend angewendet werden, da schon bei geringer Dosis die taktilkinästhetischen und proprirorezeptiven Sensoren am Abzugsfinger negativ beeinflußt werden. Dies macht sich durch eine systemische Wirkung auch in weit entfernten Körperregionen bemerkbar.

Bei der sportärztlichen Betreuung von Sportschützen sind die aktuellen Wettkampfregeln mit dem Verbot stabilisierender Verbände, Tapen von Gelenken zur Stabilisierung des Anschlages sowie das Tragen eines Korsetts zu beachten.

Durch die Verwendung von Hörschutzmitteln läßt sich eine Hörschädigung vermeiden. In einzelnen Disziplinen werden Spitzenschallpegel von über 140 (dB (AI)) gemessen. Ohne Hörschutzmittel werden ein-

Tabelle 1: Inventar leistungsbestimmender Regulationsvoraussetzungen (Sportschießen)

Antriebsregulation	Ausführungsregulation	Zustandsregulation
• Leistungsmotivation • volitive Eigenschaften	• Reaktionsfähigkeit • sensomotorische Koordinationsfähigkeit • optische Diskriminationsfähigkeit • taktil-kinästhetische Sensibilität • Konzentrationsfähigkeit • optische Auffassungsgeschwindigkeit • Interferenzneigung	• Selbstregulationskompetenz (Fähigkeit zur Steuerung des Erregungsniveaus) • emotionale Stabilität

oder doppelseitige Hochtonsenken zwischen 4000 und 6000 Hz eintreten. Von einer möglichen Schädigung sind nicht nur die Schützen, sondern auch Trainer und Schiedsrichter betroffen.

Die Eignung für spezielle Disziplinen ergibt sich in dieser Sportart nicht aus anatomischen Voraussetzungen, sondern aus der Dominanz psychischer und sensomotorischer Leistungsvoraussetzungen. Der Sportarzt wird mit Problemen konfrontiert, die einer psychologischen Intervention bzw. entsprechender Ratschläge und Hinweise bedürfen. Die Fähigkeit des Sportarztes kann nur erfolgreich sein, wenn er die leistungsbestimmenden Eigenschaften für das Sportschießen, deren Beeinflußbarkeit und mögliche Interventions- und Trainingsmöglichkeiten kennt.

Auf der Basis von langjährigen Untersuchungen wurde ein Inventar leistungsbestimmender psychischer Komponenten ermittelt, welches die Grundlage für nahezu alle in der Sportpraxis zu bearbeitenden Bereiche (u. a. Eignung, Training, Belastungsgestaltung, Zustandsoptimierung) bildet. Das vorliegende Inventar (Tab. 1) verdeutlicht gleichzeitig die Eingriffsmöglichkeiten für den Sportarzt:

- Beeinflussung der Antriebsregulation: Hier geht es vor allem um Probleme der Zielsetzung und -programmierung sowie die Beeinflussung aktueller Motivationskomponenten (z. B. Hilfe bei der Formulierung wirksamer Selbstinstruktionen, Selbstbekräftigungen oder Selbstargumentationen).
- Optimierung kognitiver und sensomotorischer Leistungsvoraussetzungen: Die Aufgabe besteht vor allem in der Konzipierung von Aktivierungsprogrammen, die sich deutlich von denen anderer Sportarten unterscheiden, kommt es doch darauf an, insbesondere die informationsaufnehmenden und -verarbeitenden Prozesse anforderungsgemäß zu aktivieren. Dabei sind besonders die individuellen Besonderheiten der gegenseitigen Beeinflussung physischer und psychischer Komponenten zu berücksichtigen.
- Optimierung des psychischen Zustands: Der aktuell psychophysische Zustand des Sportlers in der Bewährungssituation bestimmt letztlich, inwieweit bereits erreichte Trainingsleistungen im Wettkampf umgesetzt werden können. Leitkriterium ist der sogenannte Aktivierungsgrad, der die Gesamterregung kennzeichnet. Jede sportliche Tätigkeit erfordert einen bestimmten (optimalen) Aktivierungsgrad. Im Sportschießen, das sich durch eine hohe Komplexität der Informationsaufnahme und -verarbeitung sowie extreme Genauigkeitsanforderungen auszeichnet, ist schon eine geringe Auslenkung des Erregungsniveaus leistungsbeeinflussend (Abb. 1). Demzufolge spielt die Ausprägung eines optimalen psychischen Zustands eine entscheidende Rolle. Sowohl ein zu hoher als auch ein zu niedriger Aktivierungsgrad führen zu Leistungsbeeinträchtigungen.

Der Sportler erwartet und benötigt neben der Unterstützung durch den Trainer häufig auch die des Sportarztes, insbesondere dann, wenn kein Psychologe zum Betreuungsteam gehört. Das wiederum setzt voraus, daß der betreuende Arzt über entsprechende Kenntnisse (und auch das Können) auf dem Gebiet der Beeinflussung des aktuell-psychischen Zustandes verfügt. Zu denken wäre hier in erster Linie an einfach zu vermittelnde Techniken, wie z. B. spezielle Atemübungen, mentale Übungen und den richtigen Einsatz von Selbstinstruktionen.

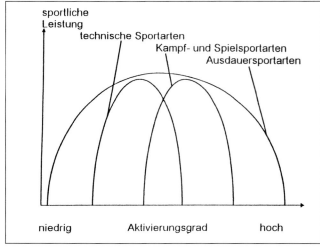

Abbildung 1: Zusammenhang zwischen Aktivierungsgrad (Erregungsniveau) und sportlicher Leistung für ausgewählte Sportartengruppen (idealisiert).

Segeln

C. Schönle

Epidemiologie

Eine große Anzahl der nautischen Unfallberichte, angefangen von den «Irrfahrten des Odysseus» bis hin zu den Abhandlungen der Seeberufsgenossenschaft, enthalten eine Fülle detaillierter Beschreibungen. Hierbei stellten die beweglichen Teile eines Bootes, umschlagende Segel oder Bäume, losgelöste Taue, unvertäute Schiffsladung, eine große Gefahr für die Besatzung dar. Die Energie derartiger Bootsteile, die durch Schwankungen des Schiffes, Sturm oder andere Ursachen außer Kontrolle geraten konnten, entlud sich bei Unfällen oft in schweren Verletzungen. Aber auch eine kleine Schädelprellung mit kurzer Bewußtlosigkeit konnte tödlich sein, wenn die Betroffenen über Bord gingen und ertranken (18, 21). Auch heute noch ist das Ertrinken die häufigste Todesursache (59,3 % aller maritimen Todesfälle) auf polnischen Fischerbooten, Handels- und Kriegsschiffen (8).

Beim Segelsport wird die Belastung des Körpers und das Auftreten von Verletzungen durch die Bootsklasse, Witterungseinflüsse und Gegebenheiten des Segelreviers beeinflußt. Die Deutsche Gesellschaft zur Rettung Schiffbrüchiger (DGzRS) mußte seit ihrer Gründung (1861) über 50000 Menschen aus Seenot im Küsten- oder Hochseebereich retten, wobei allerdings nur 35 Prozent aller Unfälle Wasser- und Freizeitsportler betreffen (9). Über einzelne Todesfälle beim Hochsee-Segeln wurde in der Presse berichtet (2, 3, 4, 6). Das Segeln auf Binnenseen ist ebenfalls nicht immer ungefährlich (1, 5, 12, 20): Am Bodensee registrierte die Polizei zwischen 68 und 147 Segelbootunfälle pro Jahr (20).

Lokale Revierbesonderheiten können lebensbedrohlich werden: Tod durch Starkstromverletzungen erlitten Segler bei Kontakt des Bootsmastes mit einer Hochspannungsleitung (14). In Stehrevieren lassen sich gekenterte Boote ohne die Hilfe eines anderen Bootes nicht aufrichten, weil sich die Mastspitze in den Grund einbohrt. Die gekenterten Segler, die im Wasser stehen, können bei Sturm ertrinken.

In den Jahren 1984–1987 wurden 68 in der orthopädischen und chirurgischen Klinik Lubinus (Kiel) behandlungsbedürftige Verletzungen beim Segeln registriert, untersucht und versorgt. Das durchschnittliche Alter der verletzten Segler betrug 32,7 Jahre. Männer verletzten sich 3,3 mal häufiger als die weiblichen Wassersportler. Die meisten Sporttraumen ereigneten sich auf der Ostsee; wenige Unfälle waren an der Nordsee, auf Binnenseen oder am Mittelmeer zu verzeichnen. Zwei Drittel der Unfälle verteilten sich annähernd gleichmäßig auf die Monate Juni, Juli und August, nur ein Drittel ereignete sich im Frühjahr oder Herbst. Die Verletzten waren zum großen Teil Freizeitsportler, der Anteil der Regattafahrer (17,6 %) und Berufssportler (Sportstudenten, Surflehrer) war deutlich geringer. Das Verhältnis der in die Unfälle verwickelten Jollen und Dickschiffe betrug annähernd 2:1, die Zweirumpfboote waren nur in 5 Fällen beteiligt.

Eine Aufstellung über 1301 Sportunfälle, die 1985 in der Lubinus Klinik behandelt worden waren, zeigte, daß Segeln nur mit 2,2 Prozent an den Gesamtverletzungen beteiligt war.

1993 und 1994 wurden während der Kieler-Woche-Regatta weitere 63 Verletzungen, die beim Segeln entstanden waren, registriert. Auf dieser Gesamtzahl von 131 Segel-Verletzungen basieren die folgenden Aussagen.

Bei den Unfallursachen war zu erkennen, daß erfahrene Regattasegler mit zunehmender Windstärke (5 Bft. und mehr) häufiger verletzt wurden – diese Tendenz ließ sich bei den Freizeitseglern nicht erkennen. Verletzungsträchtige Kenterungen waren bei den Regattaseglern mehr als doppelt so häufig wie bei den Hobbysportlern. Bei höheren Windstärken kentern viele der Boote bei Regatten, werden jedoch durch die Bootsbesatzung schnell wieder aufgerichtet. Verletzungen durch Zusammenstöße von Segelbooten traten ausnahmslos bei Regatten auf. Bei höheren Windstärken ist während der Kieler Woche, bei 1500 aktiven Regattateilnehmern, täglich mit mindestens 2 bis 3 Kopfverletzungen und mit 5 bis 6 Fingerverletzungen zu rechnen.

5. Sportartspezifische Traumatologie

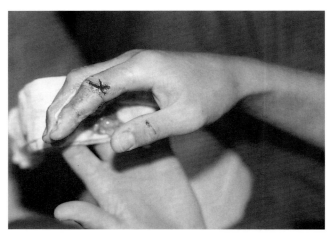

Abbildung 1: Typische Segelverletzung: kreuzförmige Rißwunde am Zeigefinger eines 21jährigen Regattaseglers, die beim Bergen der Fock entstand (Wellenhöhe 1,5–2 m).

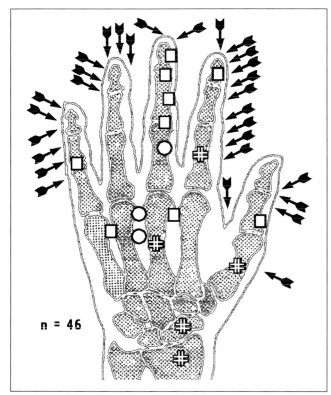

Abbildung 2: Lokalisation von 46 Segelverletzungen an der Hand. Vorwiegend der radiale Rand des Zeigefingers ist betroffen, bei Regattaseglern zusätzlich auch die Fingerkuppen 3 und 4. Pfeil = offene Wunde; Viereck = Kontusion oder Distorsion; Kreuz = Fraktur; Punkt = Verbrennung.

Tabelle 1: Lokalisation von 131 Segelverletzungen

	Distorsion	Ruptur	Fraktur	Luxation	offene Wunde	Kontusion	Meniskusläsion	Andere	Gesamt
Kopf	1		3		17	6		1	28
Hals	1								1
Thorax	1		3		1	3			8
Wirbelsäule			1			1		5	7
Schulter	1			1				1	3
Arm					1	2			3
Hand	1		5		29	8		3	46
Knie	3	2		1		3	3		12
Bein					2	7		1	10
Sprunggelenk	2	3	3						8
Fuß			1		2	1			4
Gesamt	10	6	15	2	52	31	3	11	131

Verletzungen und deren Ursachen

Beim Segeln treten vorwiegend offene Wunden (39,7 % aller Verletzungen) und Kontusionen (23,7 %) auf. Sehr hoch ist der Anteil der Frakturen mit 9,9 Prozent (Tab. 1). In der Rubrik «Sonstige» sind vorwiegend Verbrennungen der Finger und des Unterschenkels festgehalten. Ein Vergleich der betroffenen Körperteile läßt beim Segeln die deutliche Gefährdung der Hände und Finger (35,1 % aller Verletzungen) erkennen (Abb. 1–2). Der Kopf ist ebenfalls verletzungsanfällig (21,4 %). Am Knie (9,2 %) verteilen sich die Traumafolgen auf Distorsionen, Bandrupturen, Kontusionen, Meniskusläsionen und eine Patellaluxation.

19 Segler wurden durch einen Schlag vom Großbaum (14,5 % aller Unfallursachen) verletzt, wobei fast immer der Kopf betroffen war (vgl. Abb. 5). Alle Unfälle bei den Hobbyseglern (8 Personen) ereigneten sich in fast identischer Weise während eines Manövers, wenn der Großbaum auf die andere Seite schiftete.

Kopfverletzungen wurden bei den 11 betroffenen Regattaseglern zum Teil durch den Großbaum, zum anderen Teil durch Kenterungen, Bootskollisionen, Sturz auf Steg, Kontusion am Cockpit verursacht (Abb. 3).

11,5 Prozent aller 15 Unfälle traten durch Stolpern oder Ausrutschen auf dem Bootsdeck auf. Ein Ölfleck, Tauwerk, Beleg-Klemmen oder die starke Krängung des Bootes bei rauher See waren die Ursache für Frakturen der Rippen, des Hand- und Sprunggelenkes, für Bandrupturen und Meniskusverletzungen an der unteren Extremität. Die Fixierung eines Beines unter einem Ausreitbrett führte bei Wellenschlag und gleichzeitiger Drehung des Oberkörpers zu einem Meniskusriß.

Unfälle bei Kenterungen (10,7 %) entstanden alle auf schnellen Booten (Hobie Cat, 5o5, 470, FD usw.). Bei den Freizeitseglern läßt die Schwere der 4 Verletzungen (Rippenprellungen und -frakturen sowie eine traumatische Schulterluxation) (Abb. 4) vermuten, daß hier ein Gefahrenschwerpunkt bei Untrainierten liegt.

Bei Regattaseglern verliefen die häufigeren Kenterungen (10 Unfälle) glimpflich. Neben einer Rippenfraktur mußten sonst nur zwei kleine Kopfplatzwunden und mehrere Fingerrißwunden, die typischerweise an Lenzklappen, dem Schwert oder der Pinne entstanden waren, behandelt werden.

Unfälle beim An-/Von-Bord-Gehen treten zu 8,4 Prozent auf. Beim Verlassen des Bootes (in einem Fall auch beim An-Bord-Springen) traten 11 Verletzungen auf. Ein typischer, immer wiederkehrender Unfallhergang ist der Sprung vom Boot auf den Anlegesteg oder umgekehrt (= 8 Unfälle, siehe weiße Pfeile in Abbildung 5). Bei drei Seglern endeten solche Landgänge mit Verletzungen und einem Sturz ins Wasser.

Die Unfälle an Land betrugen 6,8 Prozent. 9 Unfälle ereigneten sich beim Boots-Transport auf dem Trailer vom/zum Wasser sowie beim Auf- oder Abtakeln des Bootes, wobei das Einsetzen oder Herausnehmen des Mastes die Hauptunfallursache darstellte. Auch eine Stichverletzung durch einen spitzen Windmesser mußte behandelt werden.

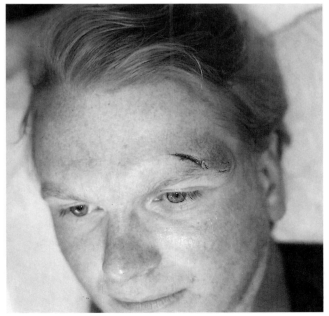

Abbildung 3: Kopfverletzung eines 29jährigen Regattaseglers, der beim Von-Bord-Gehen auf dem Steg ausgerutscht und gegen eine Rohrleitung geprallt war.

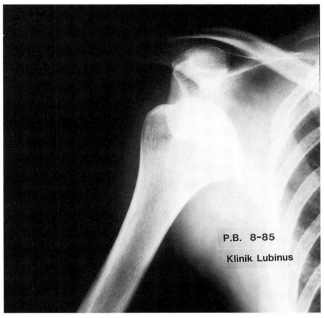

Abbildung 4: Traumatische Schulterluxation eines 25jährigen Jollenseglers, der im Trapez durchgekentert war. Beim Versuch des Wiedereinstiegs in das Boot bemerkte er die Verrenkung.

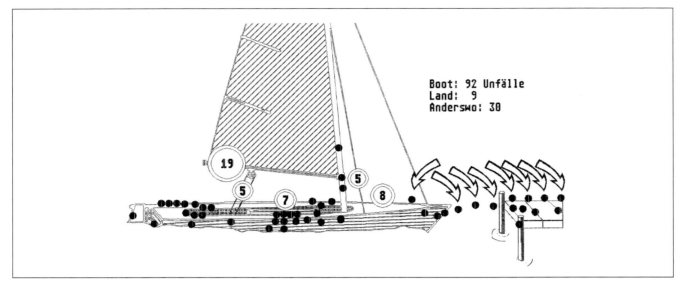

Abbildung 5: Unfallorte (schwarze Punkte). Die Pfeile kennzeichnen die verletzungsträchtigen Versuche, auf den Steg oder auf das Boot zu springen. Drei der verletzten Segler fielen dabei ins Wasser. Die Unfallschwerpunkte sind mit einem Kreis markiert, die Zahl gibt die Anzahl der Unfälle an.

Durch Leinen und Schoten ereigneten sich 6,8 Prozent der Unfälle. An der Großschot verletzten sich 8 Segelsportler, wobei sie sich an dieser Leine oder an der Rolle, die Finger einklemmten bzw. beim schnellen Durchrauschen verbrannten. Die Leinen und Schoten, aber auch scharfe Kanten, Schäkel und andere Teile eines Segelbootes stellen eine Gefährdung für die Hände dar: Üblicherweise wird die Großschot mehrmals um die Hand gewickelt, um besser festhalten zu können. Bei einer unbeabsichtigten Halse oder einer Kenterung wird die Hand dann mitgerissen.

Weitere 7 Verletzungen traten bei An- und Ablegemanövern auf (5,3%), insbesondere wenn die Segler versuchten, die Bordwand durch Zwischenhalten der Hände oder Füße vor einer Kollision mit einer anderen Yacht oder einem Poller zu bewahren.

Am Schwertkasten verletzten sich 7 Segler (5,3%). In drei Fällen entstanden Fingerdefektwunden und -frakturen beim Herablassen eines Jollen-Ballast-Schwertes, weil das schwere Teil rasant im Schwertkasten herunterklappte und die Stoppbolzen zu Quetschungen führten (Abb. 6). Diese drei Verletzungen entstanden alle im gleichen Bootstyp bei Segelanfängern.

Der Zusammenstoß mit einem anderen Boot, an denen zum Teil schwere Schäden wie Mastbruch u. a. auftraten, führte bei 5 Seglern zu Verletzungen (3,8%). Dabei waren ausschließlich Regattafahrer betroffen.

Es wurden 5 (3,8%) akute Lumbalgien bzw. Bandscheibenvorfälle mit Nervenausfällen am Bein registriert, die durch spezifische Belastungen (Hochziehen eines Großsegels, Bücken, Ziehen eines Hundes aus dem Wasser) plötzlich ausgelöst wurden. Die betroffenen Segler waren zwischen 30 und 42 Jahren alt. Hier war nur ein Regattafahrer betroffen.

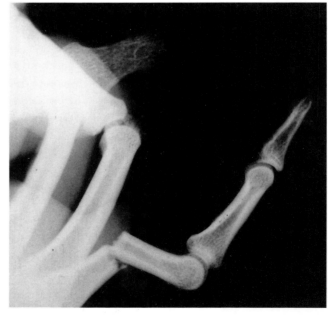

Abbildung 6: Fraktur des 2. Fingers bei einem Sportstudenten, die beim Herablassen eines Ballastschwertes entstand.

Sonstige Unfälle fanden sich in 30 Fällen. Einige Verletzungen traten bei Manövern (vorwiegend Wende), beim Setzen/Einholen des Spinnakers, bei Kollision des Vorschoters mit dem Steuermann oder bei Materialdefekten (Mastbruch) auf. Verbrennungen durch Spiritus oder heißes Wasser beim Kochen in der Kajüte, Kontusionen an den Wanten und andere Unfälle ließen keine spezifische Unfallgefährdung erkennen. Der in Gesichtshöhe angebrachte Trapezhaken auf dem Hobie Cat verursachte eine Prellung der Unterlippe und eine Zahnfraktur.

Prophylaxe

Die Verletzungsrate beim Segeln ist im Vergleich zu anderen Sportarten niedrig. Allerdings erhöht sich beim Segeln nach Eintritt der Körperschädigung die Gefahr, wenn die Selbstrettung oder die Bergung bei Sturm, Kälte oder schlechter Sicht erschwert wird (7, 10). Dadurch können «unkomplizierte» Sportverletzungen lebensgefährlich werden. Ein regelmäßiges Rettungs- und Notfalltraining (17) ist deshalb für alle Bootsbesatzungen zu empfehlen.

Einen wichtigen Beitrag zur Verletzungsprophylaxe bildet die Gymnastik. Die kalt-nassen Bedingungen bei Segeltouren verstärken muskuläre Verspannungen und erhöhen die Verletzungsanfälligkeit. Die Verbesserung der Flexibilität bringt auf Jollen entscheidende Vorteile: bei den oft notwendigen Verdrehungen in den Gelenken und in der Wirbelsäule ist die Elastizität des Kapselbandapparates ein Schutz vor Verletzungen.

Zur Vermeidung der sehr häufigen Kopfverletzungen könnte man den Seglern das Tragen eines Schutzhelmes empfehlen. In den Richtlinien der Seeberufsgenossenschaft (18) wird das Tragen eines Schutzhelmes für Arbeiten auf Fracht- und Fischereifahrzeugen gefordert. Tatsächlich hat der Schutzhelm vielen Seeleuten das Leben gerettet, insbesondere bei Unfällen in schwerem Seegang. Die Konstruktion eines Segelhelmes muß bestimmte Voraussetzungen erfüllen: Es darf kein Vollvisierhelm sein, um einen «Goldfischglaseffekt» beim Sturz ins Wasser zu verhindern (7). Der Helm sollte leicht, schwimmfähig und evtl. mit einem Sonnenschutz versehen sein. Das volle Gesichtsfeld und das Gehör dürfen nicht gemindert werden. Der Helm darf nicht zu hoch sein, um das «Durchtauchen» des Kopfes unter dem Großbaum zu ermöglichen (19).

Bei starkem Seegang ist die Sicherung der Personen an Deck durch Anleinen erforderlich (sog. Lifebelts). Herumliegendes Tauwerk muß ordentlich aufgerollt oder verstaut werden (z. B. in Stofftaschen), rutschige Teile auf dem Bootsdeck sollten mit speziellen Haftmatten beklebt werden.

Prokop et al. (13) beschrieben häufige Verbrennungen der Handflächen und sogar die Entwicklung von Hohlhandphlegmone beim Durchrauschen der «Scho-

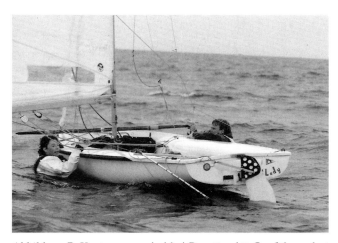

Abbildung 7: Kenterungen sind bei Regatten häufig, führen dort aber nur zu leichten Verletzungen. Bei Hobby-Seglern scheinen Kenterungen schwerere Körperschäden hervorzurufen.

ten» während des Segelns. Betrachtet man die sehr häufigen Fingerverletzungen beim Segeln (35,1 % der Gesamtunfälle), so drängt sich die Frage nach Segelhandschuhen auf. Die Seeberufsgenossenschaft schreibt das Tragen von Handschuhen beim Umgang mit Leinen auf Schiffen vor.

Ein Springen vom oder auf das Boot sollte wegen der Unfallgefährdung unterbleiben. Beim Anlegen sollte das Boot nicht mit dem Bug, sondern mit dem Heck am Steg festgemacht werden, weil das Absteigen über das breite Heck bequemer ist.

Vorsicht ist beim Herablassen eines Ballastschwertes, das ein beträchtliches Eigengewicht hat und mitunter fallbeilartig herunterklappt, geboten. Kenterungen sind selten, aber nicht immer zu vermeiden (Abb. 7). Der Segler sollte daher alle scharfen Teile an den Wanten und am Mast, auf die er beim Kippen des Bootes fallen könnte, mit Schaumstoff o. ä. polstern. Gerade die scharfkantigen Teile eines Segelbootes führen auch zu Schnittverletzungen der Hände, weshalb die Regattafahrer derartige Gefahrenpunkte mit Tape-Band umwickeln.

Es ist notwendig, ein Segelboot nach medizinischen und ergonomischen Richtlinien zu konstruieren. Beispielsweise kann eine Curry-Klemme in der äußeren Form nicht scharfkantig, sondern eiförmig gestaltet werden.

Das Tragen einer ohnmachtssicheren Rettungsweste ist bei jedem Wind und Wetter obligatorisch. Die Rettungsweste muß funktionsfähig und dem Körpergewicht angepaßt sein; eine Plastik-Kopfabdeckung mit seitlichen Luftschlitzen ist für Hochseesegler empfehlenswert (7), da Schiffbrüchige durch Weißwasser und fliegende Gischt ertrinken können. Reflexstreifen, Seenotsignale und ggf. auch eine Kälteschutzkleidung sollten an der Weste befestigt sein.

Literatur

1. Anonym: Während einer Wettfahrt gekentert – Tod durch Kälteschock. In: Yacht 10 (1980), 10–12
2. Anonym: Tod in der Brandung. Yacht 21 (1986), 36–39
3. Anonym: Sturmwarnung an der Küste. In: Yacht 15 (1987), 9
4. Anonym: Dramatischer Bootsausflug. In: Segelsport 10 (1990), 29–30
5. Anonym: Bodensee-Orkan. In: Segelsport 9/10 (1992), 32
6. Brown, J.: Riesenwellen. In: Yacht 20 (1990), 118–122
7. Heinig, D.: Workshop II – Technische Vorbereitung auf den Seenotfall. In: Koch, Kohfahl (Hrsg.): Unterkühlung im Seenotfall, 2 Symposium der Gesellschaft zur Rettung Schiffbrüchiger. Cuxhaven 1982.
8. De Walden, K. J., Dolmierski, R.: Analysis of fatal accidents among sailing crews on the basis of materials from the marine chamber in the light of psychoprophylaxis. In: Bull. Inst. Mar. Med. Gdansk 21 (1970), 117–126
9. Jedlich, A.: Im Wettlauf mit dem blanken Hans. In: Segelsport 2 (1990), 8–13
10. Matzek, M., Naujok, M., Rehder, A., Kiesel, H. G.: Der Fehltritt. In: Yacht 16 (1987), 86–91
11. Moynahan, B.: Hochsee-Segeln. In: GEO 2 (1980), 70–90
12. Muth, M.: Tod im Gewitter. In: Segelsport 9 (1990), 24–25
13. Prokop, L., Jelinek, R., Suckert, R.: Sportschäden. Stuttgart–NY, Fischer, 1980
14. Ranner, G., Dirnhofer, R., Roll, P.: Ein spektakulärer Segelunfall. Ein Beitrag zum Problem kombinierter/konkurrierender Todesursachen bei Starkstromverletzungen. In: Archiv für Kriminologie 173 (1984), 142–150.
15. Scheele: Eine typische Kopfverletzung bei der Marine. In: Münchener Med. Wochenschrift 49 (1918), 1384–1385
16. Schoberth, H.: Sportmedizin. Fischer, 1977, 283–284
17. Schönle, Ch.: Nautisch-medizinisches Training für Seenotfälle. In: Notfallmedizin 2 (1992), 75–79
18. See-Berufsgenossenschaft: Bericht 1980 Unfallverhütung, Schiffssicherheit, Gesundheitsdienst. Druckerei Hermann Lange, Hamburg, Ost-Weststr. 45
19. Shimizu, A.: Mündliche Mitteilung bei der Sitzung der Medical Comm. der IYRU, London, November 1994
20. Wessels, H.: Wenn das Badewasser kocht. In: Yacht 5 (1970), 89–92
21. Winker, H.: Segeln und Segelsurfen aus traumatologischer Sicht. In: Dtsche. Z. Sportmed. 6 (1979), 198–200
22. Zimmermann, R., Brendler, R.: Segeln mit Behinderten. In: Rehabilitation 22 (1983), 166–168

Sportklettern

T. Hochholzer und R. Krause

Das Bild des Bergsteigens war viele Jahre lang durch Begehungen großer Touren in Fels und Eis in unseren Alpen oder im Himalaja geprägt. Als oberes Limit der Schwierigkeit wurde der VI. Grad angesehen, wie beispielsweise Touren in der Nordwand der Großen Zinne. Über Yosemite in Kalifornien entwickelte sich das Sportklettern und «freeclimbing», wobei «freeclimbing» nicht das Klettern ohne Seil, sondern das Klettern nur mit natürlichen Mitteln bedeutet. Haken werden also nur zum Sichern und nicht zur Fortbewegung verwendet, Strickleitern oder Schlingen dürfen nicht benützt werden. Das Ziel sind kurze, sehr schwierige Routen in Klettergärten und an Kunstwänden. Die Kletterschwierigkeiten wurden ständig erhöht, so daß zur Zeit am XI. Schwierigkeitsgrad geklettert wird. Seit 1991 werden Welt- und Europameisterschaften an Kunstwänden in der Halle ausgerichtet. Es gibt unterschiedliche Wettkampfarten – das Schwierigkeitsklettern und das Schnellklettern.

Verletzungen und Überlastungssyndrome

Bei Untersuchungen an 215 Sportkletterern ergaben sich 75 Verletzungen und 164 Überlastungssyndrome. Beinahe 95 Prozent aller Beschwerden betrafen die obere Extremität, davon die Finger mit 57 Prozent. Bei den Überlastungssyndromen stehen Schwellungen der Fingermittel- und Endgelenke im Vordergrund. Im Gegensatz zum klassischen Bergsteigen, bei dem durch Stürze häufig Fersen- oder Sprungbeinbrüche in die Kliniken kamen, sind Brüche außer Kahnbeinfrakturen selten zu sehen. Stürze kommen in den meist sehr gut mit Bohrhaken abgesicherten Routen selten, und dann nur aus Leichtsinn oder Versagen vor. Die Verletzungen konzentrieren sich auf die Weichteile der Finger, und zwar auf die funktionelle Einheit Beugesehne-Sehnenscheide-Ringband (Abb. 1).

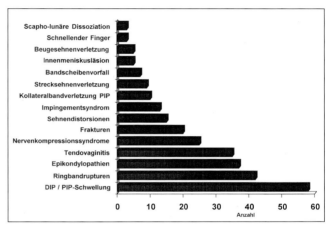

Abbildung 1: Häufigste Verletzungen und Überlastungssyndrome bei 215 Sportkletterern.

Ringbandverletzungen

Die häufigen Verletzungen im Bereich der Ringbänder sind durch die speziellen Belastungen im Training und beim Klettern erklärbar. In schwersten Kletterrouten können Griffe am Felsen nicht mehr mit der gesamten Hand fixiert werden, einzelne Finger müssen aufgestellt werden (Abb. 2). Statisch und dynamisch wird ein Großteil des Körpergewichts durch die Kraft in den Fingern gehalten und bewegt. Die maximale Spannung der Beugesehnen beim Halten der Griffe, bringt das A2-Ringband an der Grundphalanx der Finger unter starken Zug (Abb. 3). Weiterer Streß, etwa das Abrutschen der Beine, läßt das Ringband als Umlenkpunkt der Beugesehnen zerreißen. Klinisch findet sich neben einer Schwellung und eventuellen Hämatomverfärbung ein Druckschmerz. Die Funktion der Beugesehnen, der Mm. interossei und lumbricales, die jedoch selten betroffen sind, müssen in ihrer Funktion überprüft werden. Sonographisch und im MRT läßt sich die Abhebung der Beugesehne von der Grundphalanx gut darstellen (Abb. 4). Die Verletzung hat auch nur für den

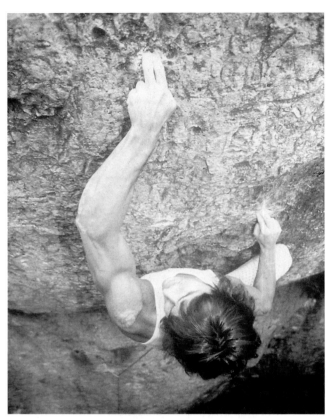

Abbildung 2: In schwersten Touren (Wolfgang Güllich in Action directe, XI-) können oft nur mehr einzelne Finger zum Halten eingesetzt werden. Die Stellung belastet PIP-Gelenk sowie Ringband und Beugesehne enorm.

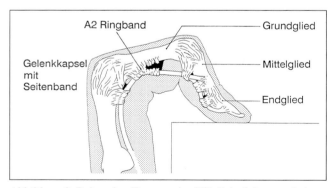

Abbildung 3: Bei starker Beugung im PIP-Gelenk kann es bei zusätzlichem Streß zur Verletzung des A2-Ringbandes kommen, hier ein Beispiel des «Fingeraufstellens» an einer kleinen Leiste. Bei derartigen Situationen kommt es häufig zu Verletzungen der Ringbänder.

Sportkletterer, der bei großen Schwierigkeiten am Fels diesen Verstärkungszügel der Beugesehnenscheide dringend benötigt, eine relevante klinische Bedeutung. Die Erfahrung zeigt, daß es ohne Ruhigstellung des Fingers in Funktionsstellung für drei Wochen zu langandauernden belastungsabhängigen Schmerzen im Finger kommt, die die Sportausübung bis zu einem Jahr unmöglich macht.

Tendovaginitiden der Langfinger

Reibungskräfte zwischen Beugesehne und Sehnenscheide bei übermäßiger Belastung der Finger führen zur Tendovaginitis. Druckschmerz wird meist im Bereich der Grundphalanx angegeben, inspektorisch zeigt sich eine Schwellung des Fingers. Isolierte Tendovaginitiden der Langfinger lassen sich gut sonographisch darstellen (Abb. 5). Therapeutisch kann neben lokalen und systemischen antiphlogistischen Maßnahmen eine Injektion eines hochverdünnten wasserlöslichen Kortikoides Linderung bringen.

Fingergelenkschwellungen

Die häufigsten Beschwerden werden von den Kletterern in den Fingergelenken angegeben. In erster Linie sind davon die PIP-Gelenke, weniger häufig die DIP-Gelenke betroffen. Morgendliche Fingersteifigkeit und ein feinmotorisches Bewegungsdefizit sind erste Symptome, die jedoch die wenigsten Kletterer zu einer Sportpause veranlassen. Kapselschwellungen, Druck- und Bewegungsschmerz und manchmal sogar Instabilitäten der Fingergelenke finden sich in chronischen Fällen. Während kurzfristige Fingerschwellungen eine restitutio ad integrum erwarten lassen, werden bei langjährigen Kletterern starke, irreversible Verdickungen der Fingergelenke gesehen. Neben adaptiven Veränderungen mit einer Hypertrophie der Seitenbänder zeigte sich in der MRT, daß chronische Gelenksergüsse und Synoviten mitverantwortlich sind. Dazu findet man radiologisch oft Verbreiterungen der Gelenkflächen mit kleinen knöchernen Ausziehungen im gelenknahen Bereich. Ursache ist auch hier das für das Gelenk unphysiologische Aufstellen der Finger (Hyperflexion im PIP-, Hyperextension im DIP-Gelenk). Pathophysiologisch dürfte es bei diesen endgradigen Gelenkstellungen unter Krafteinwirkung zu Mikrotraumatisierungen des Knorpels kommen. Über rezidivierende Gelenkergüsse reagiert dann die Synovia mit einer Verdickung und Schwellung. Bei jungen Kletterern sind Gelenkschwellungen oft sehr schmerzhaft. Die Gelenkkapsel ist mit kleinen Nervenendigungen gut versorgt, bei Druckzunahme signalisiert sie dies als dumpfen Schmerz. Neben Entlastung und Wärmetherapie haben sich Handknetmassen (Therapiekitt) bewährt.

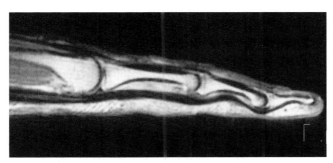

Abbildung 4: Sagittales, T2-gewichtetes Bild des IV. Fingers: Der verbreiterte Raum zwischen Beugesehne und Grundphalanx weist auf eine A2-Ringbandruptur hin. Normalerweise werden die Beugesehnen von den Ringbändern direkt am Knochen fixiert.

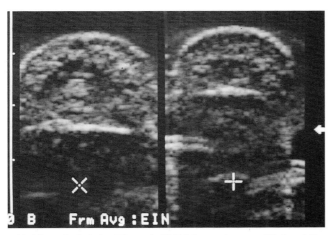

Abbildung 5: Axiales Ultraschallbild des rechten und linken Mittelfingers. Links echoarmer Saum um die Beugesehne als Hinweis für die Flüssigkeitsansammlung – Tendosynovitis. Rechts zum Vergleich ein normales Bild eines Fingers.

Nervenkompressionssyndrome

Kompressionssyndrome einzelner Nerven sind in der Sportmedizin, ausgenommen der sog. Radfahrerlähmung des N.ulnaris, ein eher seltenes Krankheitsbild. Durch forcierte Hyperflexion und -extension im Handgelenk beim Klettern kann es zu belastungsabhängigen Symptomen eines Karpaltunnelsyndroms mit nächtlichen Handschmerzen und Taubheitsgefühl kommen. Bedingt sind diese Beschwerden durch eine Tenosynovitis im Karpalkanal. Wir konnten auch bei langjährigen Kletterern lange distale Muskelbäuche der Beuger, die bis in den Karpalkanal reichen, in der MRT nachweisen. Dies kann bei extremen sportlichen Belastungen mitverantwortlich für die Symptome einer Brachialgia paraesthetika nocturna sein. Selten ist therapeutisch die Spaltung des Lig. carpi transversum nötig. Die Beschwerden bilden sich meist durch kurzfristige Ruhigstellung und Umstellen der Klettertechnik sowie Dehnungen der Flexoren mit einer Verbesserung der Dorsalflexion zurück.

Im Zusammenhang mit der radialen Epicondylopathie ist auch an das seltene Supinatorsyndrom zu denken. Wir fanden bei einer Neurolyse des Ramus profundus intraoperativ eine ausgeprägte Fibrose des Arcus Frohse.

Knöcherne Streßreaktionen

Langjähriges Klettern in hohen Schwierigkeitsgraden bedingt Veränderungen an Muskeln, Sehnen und Knochen. Bei einer Reihe von Kletterern, die länger als fünf Jahre ihren Sport ausübten, konnte eine Verdickung der Kortikalis zu ungunsten des spongiösen Markraumes gefunden werden. Die subchondralen Knochenbezirke an den Gelenkabschnitten wiesen vermehrte Kalksalzeinlagerungen auf. Auch die Ansätze der Superficialis- und Profundussehne an Mittel- und Endphalanx sind meist deutlich nachweisbar. In der MRT konnten neben den schon beschriebenen Kollateralbandverdickungen an den PIP-Gelenken eine Hypertrophie der Mm. lumbricales um bis zu 30 Prozent festgestellt werden.

Neben diesen «positiven Streßreaktionen» auf die spezielle Belastung der Hand beim Sportklettern können bei einem kleineren Teil der Kletterer Randosteophyten an den hochbelasteten PIP- und DIP-Gelenken gesehen werden.

In den letzten zwei Jahren mußten vermehrt jugendliche Kletterer mit PIP-Gelenkbeschwerden behandelt werden. In vier Fällen stellten sich Epiphysenverletzungen an der proximalen Wachstumsfuge der Mittelphalanx heraus. Ungewöhnlich war, daß kein Hyperextensionsmechanismus oder anderweitiges Trauma bei diesen Wachstumsfugenlösungen anamnestisch zu erfahren war. Es muß an eine Mikroverletzung des Knorpels in der Wachstumszone gedacht werden, die dann zur teilweisen Ablösung der Fuge führte (Abb. 6). Alle Kletterer benützten bereits das Aufstellen der Finger für kleine Griffe, was wahrscheinlich Ursache dieser Epiphysenverletzung darstellt.

Wirbelsäulenbeschwerden

Lediglich ein Kletterer mußte wegen einer BWK-12-Fraktur, die er sich bei einem Sturz zugezogen hatte, mit einem Gipskorsett behandelt werden. Deutlich zugenommen hat jedoch die Anzahl der Kletterer, die wegen bandscheibenbedingter Beschwerden behandelt werden mußten. Unter den 215 Sportlern befanden sich immerhin vier, die an einem Bandscheibenprolaps L4/5 operiert wurden, zwei konnten nach konservativer Therapie ihren Sport wieder ausüben. Ob in erster Linie funktionelle Fehlbelastungen (Pektoralisverkürzung – vermehr-

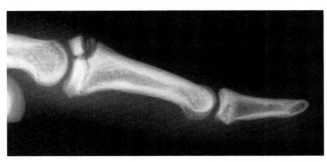

Abbildung 6: Epiphysenverletzung am Mittelglied eines 15jährigen Sportkletterers. Kein Trauma erinnerlich.

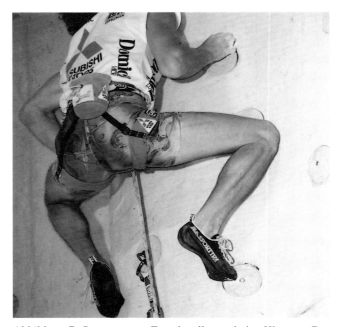

Abbildung 7: Sogenannte «Froschstellung» beim Klettern. Der Innenmeniskushinterhornanteil wird dabei maximal komprimiert.

te BWS-Kyphose und LWS-Lordose) oder häufige Stürze ins Seil diesen Verschleiß ausübten, läßt sich schwer abschätzen. Seit neuestem werden im Training vermehrt stabilisierende Übungen der Bauch- und Rückenmuskulatur mit eingebaut.

Innenmeniskusverletzungen

Endgradige Flexionsstellungen des Kniegelenks unter maximalem Druck komprimieren den Innenmeniskus – hier insbesondere den Hinterhornanteil – und führen zu relativ häufigen Korbhenkel- oder Innenmeniskushinterhornrissen beim Sportklettern (Abb. 7). Dies zeigt, daß Klettern nicht nur eine reine Kraftarbeit der Finger und Hände beinhaltet, sondern auch eine spezielle Beintechnik benötigt. Eine Verbesserung der Technik, eine gut ausgeprägte knienahe stabilisierende Muskulatur und das Vermeiden endgradiger Gelenkstellungen verringert das Verletzungsrisiko.

Prophylaxe

Zählte man früher Bergsteiger nicht gerade zu den Leistungssportlern, so führen derzeit die Spitzenkletterer ein Maximalkraft- und Kraftausdauertraining durch, das an Umfang und Intensität mit dem anderer Sportarten vergleichbar ist. Im täglichen Training zum Teil mit zusätzlichen Gewichten und an schmalen Fingerleisten versuchen die Sportkletterer, den Faktor «Fingerkraft» zu verbessern. Wenig Wert wird jedoch oft auf andere sportmotorische Fähigkeiten wie Dehnfähigkeit oder Flexibilität gelegt. Muskuläre Dysbalancen und Überlastungsschäden sind die zwangsläufige Folge.

Das Problem der häufig auftretenden Verletzungen und Überlastungssyndrome beruhte bei den Sportkletterern anfangs auch in der Unkenntnis der Belastbarkeit der anatomischen Strukturen. Infolgedessen wurden zur Verbesserung der sportmotorischen Eigenschaften zum Teil übergroße Belastungen gewählt: Gewichtsbelastungen (Gewichtswesten beim Klettern) oder das sog. dynamisch-plyometrische Training (Hineinspringen auf Leisten und Fixieren der Leiste mit den Fingern) führten zu zahlreichen Verletzungen und sind ausnahmsweise nur austrainiertesten Spitzenathleten vorbehalten. Zusätzlich werden nun zum Training und Aufwärmen auch von den meisten Kletterern spezielle Stretchübungen für die Finger und Flexoren durchgeführt, was die Verletzungsanfälligkeit deutlich reduzierte.

In den letzten Jahren zeigte es sich, daß das Durchschnittsalter der Kletterer, die diesen Sport als Hochleistungssport ausüben, immer niedriger wird. Auch wurden schon für Jugendliche internationale Wettkämpfe eingeführt im Gegensatz zu anderen Sportarten, wo man versucht, Jugendliche aus dem Hochleistungstraining so weit wie möglich herauszuhalten. Damit werden auch die Belastungen der Jugendlichen im Training zu hoch gegriffen, und zu früh wird mit einem Maximalkrafttraining begonnen, dem oft ein allgemeines vorzubereitendes Krafttraining fehlt. Es muß in der Trainingsgestaltung auf eine langsame Steigerung in der Entwicklung von Maximalkraft und Kraftausdauer bei Jugendlichen hingewirkt werden, die dem Alter und der Leistungsfähigkeit der Kletterer individuell angepaßt ist (Grundlagen-, Aufbau- und Leistungstraining). Die Ausbildung von Trainern, die speziell auf Jugendliche eingehen, ist ein Schritt in die richtige Richtung.

Die passiven Strukturen des Bewegungsapparates wie auch die Sehnen zeigen eine nur langsame Adaption und benötigen Jahre, um sich an diese maximalen Belastungen anzupassen. Noch nicht ausreichend beantwortet werden kann die Frage, ob Kletterer mit frühzeitiger Arthrose in ihren Fingergelenken rechnen müssen. Dies ist wahrscheinlich von vielen Faktoren wie Verletzungshäufigkeit, Mikrotraumatisierungen und Art und Weise der Belastung abhängig. Eine wichtige Rolle spielt sicherlich die Veranlagung: Kletterer mit schlechten Hebelverhältnissen – lange dünne Finger, zarte Gelenke oder Hypermobilitäten – haben ungünstige sportartspezifische Voraussetzungen. Interessanterweise findet man im Röntgenbild eines der besten deutschen Sportkletterers überhaupt keine negativen Veränderungen am Knochen, während bei teilweise noch jungen Sportlern bereits erste Streßreaktionen radiologisch zu erkennen sind.

Insgesamt gesehen hat sich nach anfänglichen Unkenntnissen des trainingsmethodischen Aspektes bei vielen Kletterern ein wachsendes Bewußtsein für eine vernünftige Art der Sportausübung durchgesetzt. Neuerdings wird diese attraktive Sportart auch im Schulsport mit Erfolg und als therapeutisches Klettern im Reha-Bereich eingesetzt.

Literatur

1 Bannister, P., Foster, P.: Upper limb injuries associated with rock climbing. Brit J Sports Med 1986; 20:55.
2 Bollen, S. R.: Soft tissue injury in extreme rock climbers. Brit J Sports Med 1988; 22:145–147.
3 Burtscher, M., Jenny, E.: Häufigste trainingsbedingte Beschwerden und Verletzungen bei Sportkletterern. Prakt. Sporttraumatologie und Sportmedizin 1987; 2:15–21.
4 Clarke, C.: Injuries in Sportclimbers. London, UIAA-Mountain-Medicin Data Centre, 1984.
5 Heuk, A., Hochholzer, T., Keinath, C.: Die MRT von Hand und Handgelenk bei Sportkletterern. Radiologie 1992; 32:248–254.
6 Hochholzer, T., Heuk, A.: Verletzungen und Überlastungssyndrome bei Sportkletterern im MRT. Kongreßband des Deutschen Sportärztekongresses in München, 1990.
7 Hochholzer, T., Eisenhut, A.: Sportklettern – Verletzungen, Prophylaxe, Training. München, Lochner, 1992.
8 Krause, R., Reif, G., Feldmeier, C.: Überlastungssyndrome und Verletzungen der Hand und des Unterarms beim Sporklettern. Prakt. Sporttraumatologie und Sportmedizin 1987; 2:10–11.

Sporttauchen

H.-H. Trouillier

Die Zuwachsrate im Sporttauchen betrug in den letzten 5 Jahren in Europa 15 bis 20 Prozent. Die Zahl der Sporttaucher wird in Deutschland auf 1 bis 2 Millionen geschätzt. Oft ist diese Sportart an Fernreisen gekoppelt. Die Zahl der tödlich verlaufenden Unfälle pro Jahr beträgt in Deutschland zwei bis vier. Zum Tauchsport gehören das Scuba Diving (Self Contained Underwater Breathing Apparate), das Schnorcheln und das Apnoe-Tauchen.

Der Tauchunfall

Es existieren nur wenige verläßliche Daten über Tauchunfälle (5). Viele Bagatell-Unfälle werden von den aktiven Tauchern nicht ernst genommen, selbst behandelt oder verschwiegen, um nicht tauchuntauglich zu werden. Apnoe-Tauchen führt in erster Linie zu Überlastungsbeschwerden, z.B. an den Kollateralbändern der Knie- und Sprunggelenke, wie sie bei falscher Flossentechnik entstehen. Mögliche Bradykardiereaktionen beim Apnoe-Tauchen durch Barorezeptoren und Temperaturrezeptoren im Gesicht sind selten. Diese autonomen Bahnen vermitteln über den Parasympathikus eine Erniedrigung der Herzfrequenz. Ebenfalls kreislaufbelastend sind Hyperventilationen. Selten kommt es zu Sauerstoffintoxikationen oder Kohlenmonoxidvergiftungen. Bei den Scuba-Tauchern gibt es eine hohe Anzahl von Minimaltraumen (Nasenbluten, Zahnschmerzen bei Karies, Hyposphagma bei Halbgesichtsmasken ohne Druckausgleichsmöglichkeit).

Das Barotrauma

Das Barotrauma entsteht durch Druckunterschiede zwischen Umgebung und luftgefüllten Körperhöhlen des Tauchers. Schwerwiegend ist die Trommelfell-Ruptur im Mittelohr. Schleimhautschwellungen wie bei Erkältungskrankheiten schränken den Druckausgleich in der Tuba eustachii ein und können ein Reißen des Trommelfells provozieren. Ein sofortiges Tauchverbot ist auszusprechen und symptomatisch mit Sekretolytika und Rhinologika zu behandeln. Das vernarbte Trommelfell sollte otologisch abgeklärt werden, um sicher zu gehen, daß keine instabile Narbe entstanden ist, die bei geringem Druckausgleich wieder reißt.

Das Barotrauma des Innenohres als häufigstes Barotrauma mit bleibendem Schaden kann sich als Folge nach Mittelohrschädigung entwickeln. Hier kann es z.B. bis zur Ruptur des runden Fensters kommen und massiven Vertigo und Tinnitus auslösen.

Ein nicht zu unterschätzendes Barotrauma ist die Überblähung der Lunge beim Notaufstieg ohne Atemluftabfluß. Nach dem Ertrinken ist dies die häufigste Todesursache. Durch die Überblähung kommt es zur Alveolarmembran-Ruptur, die je nach Lokalisation zum subkutanen oder Mediastinalemphysem oder zur arteriellen Luftembolie führt. Es kann zur cerebralen Luftembolie mit allen Symptomen eines cerebralen Krampfanfalles kommen. Eine koronare Luftembolie (2) kann die Symptome eines Herzinfarktes vortäuschen. Die sofortige Dekompressionsbehandlung in einer Deko-Kammer ist notwendig. Zur Erstversorgung gehört die Linksseitenlage, damit sich im rechten Vorhof Gasblasen sammeln können. Die hochdosierte Kortisongabe im Notfall wird diskutiert.

Auch ein Pneumothorax bei Ruptur nahe der viszeralen Pleura ist möglich. Ein Spannungspneumothorax ist sofort durch Punktion, ggf. Thoraxdrainage, zu entlasten.

Das inverse Barotrauma des Magen-Darm-Traktes entsteht extrem selten, ist aber um so gefürchteter. Es entsteht, wenn beim Notaufstieg in Panik inhaliert wird und es zu einer Magenruptur, meist an der kleinen Kurvatur, kommt. Bei dem sich daraus entwickelnden akuten Abdomen muß sofort abdominalchirurgisch interveniert werden.

Die Caissonkrankheit

Barotraumen, die unter Dekompressionsunfall oder Caisson-Krankheit zusammengefaßt werden, sind in zwei Gruppen, abhängig vom Schweretyp, aufgeteilt (Tab. 1). Durch eine rasche Abnahme des Außendrucks perlt Stickstoff im Blut und Gewebe aus. Die Löslichkeit von Sauerstoff und Stickstoff ist in Wasser proportional ihrem Druck. Bei 1 bar lösen sich in 1 Liter Wasser 49,1 ml reiner Sauerstoff und 23,2 ml reiner Stickstoff. In größeren Tiefen bei niedrigen Temperaturen löst sich insbesondere Stickstoff ideal im Fettgewebe, aber auch im Blut. Folgt nach Abschluß des Tauchganges eine Druckentlastung und Temperaturerhöhung, so entweicht das vorher gelöste Gas aus der physikalischen Lösung (6, 7). Fett hat einen hohen Löslichkeitskoeffizienten, Blut und Muskel vergleichsweise einen geringen Löslichkeitskoeffizienten. Leicht perlt Stickstoffgas im Fettgewebe aus, bereitet den Tauchern aber selten Beschwerden. Am häufigsten findet man bei Tauchern Beschwerden am Stütz- und Bewegungsapparat. Gelenkbeschwerden werden als «Bends» bezeichnet. Es kann bei ausgeprägtem Befund bis zu Knochennekrosen kommen (Abb. 1). Drei Viertel der Fälle sind im Schaft langer Röhrenknochen lokalisiert, der Rest in Gelenknähe. Es handelt sich um Mikroembolisationen des Knochenmarks durch Stickstoffblasen und Sludge-Phänomenen in den terminalen Kapillaren. Bei einem Aufenthalt unter 4 Stunden in einer Tiefe von weniger als 30 Meter (< 4 bar) sollten keine Osteonekrosen auftreten. Bei Berufstauchern muß mit einer Inzidenz von Osteonekrosen bis zu 6,2 Prozent gerechnet werden. Am häufigsten sind Schultergelenke, Hüft- und Kniegelenke betroffen (2, 3).

Hautjucken, die sogenannten Hautflöhe, sind eine leichte Form der Caissonkrankheit. Wichtig ist, daß man nach langen Tauchgängen, bei denen man in Kompressionszeiten kommt, systematisch dekomprimiert wird. Die Dekompressionstabellen wurden mittlerweile durch Tauchcomputer abgelöst, die zuverlässig die Verweildauer in der entsprechenden Tiefe zur Dekompression angeben. Sollte eine suffiziente Behandlung in einer Tauchkammer / Dekompressionskammer nicht möglich sein, bleibt immer noch die Möglichkeit, so-

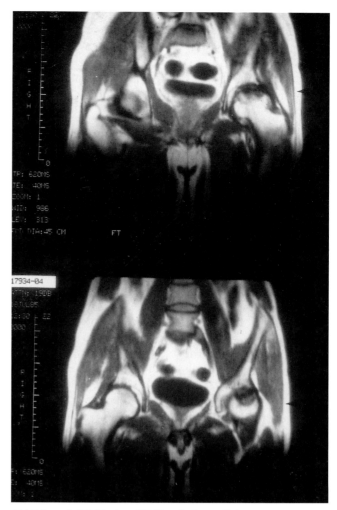

Abbildung 1: NMR einer Hüftkopfnekrose links.

weit es der Zustand des Tauchers erlaubt, durch einen erneuten Tauchgang zu dekomprimieren.

Schwere Fälle werden bei Befall des Zentralnervensystems beobachtet. Am häufigsten sind hier Schäden im Rückenmark. Die entstehenden Ausfälle gleichen einer traumatischen Rückenmarksschädigung. Im ungünstigsten Fall kann es bis zur kompletten Querschnittslähmung kommen (1). Darüber hinaus wurde festgestellt, daß bei Tauchern, im Vergleich zu Nichttauchern, dreimal häufiger Bandscheibenvorfälle im Bereich der Halswirbelsäule und vermehrt hyperintensive subkortikale Läsionen der weißen Hirnsubstanz im Sinne von fokalen Läsionen im NMR auftreten (9).

Tabelle 1: Gruppen der Dekompressionsunfälle

Typ I	– Bewegungsapparat – Symptome der Haut – Symptome im Lymphsystem – Allgemeinsymptome
Typ II	– Kreislaufsystem / Lunge – Nervensystem – Innenohr

Die Unterkühlung

Die Unterkühlung ist ein Grund, daß der Erstickungstod in der Statistik ganz oben steht. Bei Männern unter 34 Lebensjahren und Frauen unter 20 Jahren nimmt der Ertrinkungstod in Deutschland den zweithäufigsten Platz ein. Herzrhythmusstörungen, Krämpfe, Lähmungserscheinungen und Laryngospasmus sind Symptome der Unterkühlung. Bei einem aus der Tiefe geborgenen Taucher sollte man grundsätzlich eine Unterkühlung annehmen. Eine Unterkühlung von < 25 Grad C bedeutet, daß der verunfallte Taucher mindestens 30 Minuten reanimiert werden muß.

Verletzungen unter Wasser

Verletzungen an Felsen, Wrackteilen oder ähnlichem kommen häufiger vor. Meerestiere wie die Würfelqualle können mit ihren Gifteinwirkungen brennende Schmerzen und sogar Lähmungserscheinungen bis zum Atemstillstand auslösen. Biß- und Stichverletzungen mit möglichen Begleitinfektionen wie bei Verletzungen vom Seeigel werden ebenfalls gesehen. Der Ferntourismus macht solche Verletzungen auch für den behandelnden Arzt in Deutschland zum Problem.

Prophylaxe

Das ständige Training und damit die Beherrschung von Gefahrensituationen ist die beste Voraussetzung, Tauchunfällen vorzubeugen. Die Übungen mit den Tauchpartnern, Wechselatmung, Notaufstieg, Tarrierübungen sollten ständig wiederholt werden. Der größere Anteil der Sporttaucher übt den Sport überwiegend in den Ferien in Übersee aus. Hier ist der Sportmediziner als Berater gefragt. Grundsätzlich wird empfohlen, ein Oberflächenintervall von wenigstens 12 Stunden vor dem Abflug einzuhalten. Das ist auch der Zeitraum, in dem möglicherweise Symptome eines Dekompressionsunfalles auftreten können. Allerdings kann die Entsättigung von Stickstoffblasen im Gewebe bis zu 20 Stunden dauern. Die beste Prophylaxe neben einer guten Ausbildung sind eine sorgfältige Planung jedes Tauchganges, keine Tauchgänge allein (4, 8).

Kontraindikationen

Für einen Berufs- und Sporttaucher ist die kardiopulmonale Leistungsfähigkeit für die Tauglichkeit ausschlaggebend. Als absolute Kontraindikationen für das Sporttauchen zählen Übergewicht >30 Prozent nach Broca, Schwangerschaft, Glaukom, offene Trommelfellperforation, Morbus Ménière, Emphysembullae, schweres Asthma bronchiale, anamnestisch Spontanpneumothorax, Herzvitien, schwere Refluxerkrankungen, Bauchwandhernien, Zystennieren, habituelle Gelenkluxationen besonders der Schultergelenke, schizophrene Psychosen und Neurosen, Phobien, Suchtkrankheiten, Epilepsie, TIA, Myasthenia gravis, Leukämie und Hämophilie (1). (Die Anamnese ist sorgfältig körperlich und apparative Untersuchungen mit Lungenfunktion und EKG durchzuführen).

Ärztliche Betreuung

Entschließt man sich als Sportmediziner Taucher zu betreuen, Tauglichkeitsuntersuchungen durchzuführen und ggf. auch im Notfall tätig zu werden, muß zwischen der ärztlichen Tätigkeit bei einer Dekompressionskammer oder als Mediziner am Ort unterschieden werden. In der Qualifikation gibt es mittlerweile die Unterscheidung in Tauchmedizin und Tauch- und Überdruckmedizin, welche die Erlaubnis zur Leitung einer Deko-Kammer beinhaltet. Grundsätzlich ist gefordert, daß neben der Approbation und der Durchführung anerkannter Kurse zur Tauchmedizin (Adressen siehe unten) auch die Fachkunde Rettungsdienst und eine Tauchausbildung vorliegt.

Tauchtauglichkeit und Ausrüstung

Vor der Ausbildung zum Sporttaucher und auch als erfahrener Taucher sollte man in regelmäßigen Abständen (alle zwei Jahre) Tauchtauglichkeits-Prüfungen durchführen lassen. Hierzu wurde von der GTÜM e.V. (Gesellschaft für Tauch- und Überdruckmedizin) ein standardisierter Untersuchungsbogen erarbeitet, der als Grundlage dienen soll. Untersuchungsbögen zur Tauchtauglichkeit können beim GTÜM-Sekretariat Frankfurt / Main bestellt werden. Die Ausrüstung des Tauchers sollte grundsätzlich jährlich überholt werden, bei den Tauchflaschen muß die übliche TÜV-Überprüfung durchgeführt werden.

Zur Ausrüstung des Arztes zählt in erster Linie ein Standard-Notfall-Koffer mit Sauerstoff-Flasche, Infusionslösungen und Plasma-Expandern. Unbedingt muß die aktuelle Liste von Deko-Kammern mit einer gesicherten 24-Stunden-Bereitschaft und Hubschrauber-Landeplatz mitgeführt werden. Die zentrale Notfall-Nummer für Tauchunfälle in Deutschland ist das Schiffahrtsmedizinische Institut der Marine, Telefon ++ 49 / 431 / 54090.

Adressen

Geschäftsstelle der GTÜM e.V., Dunantring 58, 65936 Frankfurt/Main

Zentrum für Tauch- und Überdruckmedizin, Große Allee 3, 34454 Arolsen

Literatur

1. Almeling, M., Böhm, F.: MedicDive, Script 1 zum Kursus der Tauch- und Überdruckmedizin. Zentrum für Tauch- und Überdruckmedizin. Arolsen, 1995.
2. Almeling, M., Böhm, F., Welslau, W.: MedicDive, Script 2 zum Kursus der Tauch- und Überdruckmedizin. Arolsen, 1995.
3. Benett, P.B., Elliott, D.H.: The Physiology and Medicine of Diving. London–Philadelphia, Saunders, 1991.
4. Dittmer, H.: Tauchsport. In: Pförringer, W., Rosemeyer, B., Bär, H.-W. (Hrsg.): Sporttraumatologie. Beiträge zur Sportmedizin. Bd. 15. Erlangen, Perimed, 1981, 169–173.
5. Hahn, M.: Tauchstatistik VDST. Vortrag auf der Tauchmedizinischen Fortbildung des BDST. Essen, 1993.
6. Holzapfel, R.B.: Praxis der Tauchmedizin. 2. Aufl. Stuttgart–New York, Thieme, 1993, 18–19.
7. Klages, F., Wannagaat, U.: Allgemeine Chemie (Chemie 1). Frankfurt, Fischer, 1974, 176–177.
8. Lippmann, J., Bugg, S.: Handbuch für Tauchunfälle. Berlin–Heidelberg–New York, Springer, 1989.
9. Reul, J. et al.: Central nervous system lesions and cervical disc herniations in amateur divers. Lancet 1995; 345:1403–1405.
10. Riefenstahl, L.: Korallengärten. München, DTV, 1982.

Behindertensport

M. Huonker und M. Zimmer

Behindertensport umfaßt alle sportlichen Betätigungen für Behinderte verschiedener Art und Ausprägung. Damit beinhaltet Behindertensport fast alle in diesem Manual besprochenen Sportarten, mit dem Zusatz, daß der Sport von Menschen betrieben wird, die eine dauerhafte Funktionseinschränkung aufweisen.

Eine Behinderung ist der Oberbegriff für eine Schädigung, eine Funktionseinschränkung und die daraus folgende Beeinträchtigung im seelischen, geistigen und/oder körperlichen Bereich, die dauerhaft, zumindest 6 Monate, bestehen soll.

Die Spanne reicht von der Lernbehinderung bis zur geistigen Behinderung, von der Sinnesbehinderung, Gehörlosigkeit und Sehschädigung bis zur Cerebralparese, von der Dysmelie über Amputation bis zur Querschnittlähmung, von der generalisierten Nervenerkrankung bis zur progredienten Muskelerkrankung, und nicht zuletzt über den großen Bereich der sogenannten «neuen Behinderungen», den erworbenen, chronischen Erkrankungen.

In der Tabelle 1 sind sicher nicht alle Behinderungen erfaßt, die eine Sportausübung ermöglichen. Unter Beachtung gewisser Regeln kann für jede Behinderung eine geeignete sportliche Aktivität gefunden werden.

Der Deutsche-Behinderten-Sportverband (DBS) ist als Fachverband für Rehabilitations- und Behindertensport des DSB der größte Anbieter (über 220000 Mitglieder in über 2500 Vereinen) und auch zuständig für den Wettkampfsport auf nationaler und internationaler Ebene.

Ziel ist es, Sport als Mittel zur Rehabilitation Behinderter und chronisch Kranker einzusetzen. Als Rehabilitationssport beginnt der Sport bereits in der stationären Phase der Rehabilitation. Der allgemeine Behindertensport, inklusive des ambulanten Rehasportes, stellt das Bindeglied zum Alltagsleben dar. Er findet meist in Gruppen und auf Vereinsebene statt und ist im Rahmen der Gesamtvereinbarung für jeweils 6 Monate rezeptierbar.

Bei vielen Behinderungen ist die Rehabilitation eine lebenslange Aufgabe. Die Erhaltung des rehabilitierten Zustandes gehört deshalb ebenso zur Rehabilitation wie der Behindertenleistungssport, der nicht nur als Vorbildfunktion, sondern vor allem als Erhaltung der erreichten Rehabilitation und auch als Rehabilitation im psychosozialen Bereich einen wichtigen Beitrag leistet. Hier werden individuelle Höchstleistungen erbracht wie z. B. die Paralympischen Spiele, die jeweils wenige Wochen im Anschluß an die Olympischen Spiele am gleichen Austragungsort stattfinden, eindrucksvoll beweisen (z. B. Weltrekord Hochsprung der Oberschenkelamputierten 1980: 1,96 m).

Medizinische Probleme

Der im Behindertensport tätige Sportmediziner muß eingehende Kenntnisse über die jeweilige Behinderung, deren Komplikationen und deren Auswirkung auf den Sport haben. Neben den allgemeinen Regeln der Sportart spielen die behindertenspezifischen Regeln und die Klassifizierungsverfahren eine wichtige Rolle.

Im Behindertensport gibt es neben den behinderungsangepaßten Bewegungsformen und Sportspielen im wesentlichen drei Gruppen von Sportarten im Wettkampfbereich. Entweder sind die Durchführung und Regeln von den Nichtbehinderten übernommen, z. B. Leichtathletik, Schwimmen, oder die Ausübung wird für Behinderungen durch Regelanpassung möglich, z. B. Rollstuhltennis (zweimal aufspringen), Sitzvolleyball, oder aber es entstehen vollkommen neue Sportarten, z. B. Goalball (Torball für Blinde mit Glocke im Ball), Rollstuhlslalom.

Manche der Sportarten werden integrativ, d. h. mit Nichtbehinderten im Wettkampf, betrieben, z. B. Rollstuhltanz oder Tandemradfahren für Blinde.

Die Frage nach den sportartspezifischen medizinischen Problemen ist im Behindertensport nur zu beantworten, indem die entsprechenden Erkenntnisse des Nichtbehindertensportes zugrunde gelegt werden. Es gibt zwar keine wissenschaftlichen Beweise, aber einige Studien und die Erfahrung der Verbandsärzte des DBS in den jeweiligen Sportarten zeigen, daß die behinderungsspezifischen medizinischen Probleme sich überla-

Tabelle 1: Beispielhafte Auflistung von Diagnosen unter der Überschrift der vier großen Behinderungsgruppen

mentale Behinderung	Sinnesbehinderung	motorische Behinderung	chronische Erkrankung
Lernbehinderung	Sehschädigung	Amputation	Asthma
Down-Syndrom	Blindheit	Dysmelie	KHK
Cerebralparese			Cerebralparese
geistige Behinderung	Gehörlosigkeit	Poliomyelitis	Osteoporose
	Querschnitt	Querschnitt	Krebserkrankung
			Multiple Sklerose
			Z.n. Transplantation
			M. Bechterew

gern, aber der Charakter der Sportart erhalten bleibt. So verlagert sich z. B. beim Rollstuhlbasketball der Gipfel in der Häufigkeitsverteilung der Verletzungen von der unteren Extremität, wie zu erwarten, auf die obere, aber die spielerpositionstypische Verteilung bleibt erhalten.

In einer Studie der Erkrankungen bei den Paralympics in Barcelona 1992 zeigte sich, daß die Häufigkeit, mit der die Extremitäten betroffen sind, behinderungsabhängig ist.

Querschnittlähmung (Para-, Tetraplegie)

Eine der klassischen Behinderungen, die auch medienwirksam zur Verbreitung des Behindertenleistungssports beigetragen hat, ist die Querschnittlähmung mit den trophischen und vegetativen Störungen, dem Sensibilitätsverlust und den Lähmungen. Das Ausmaß der Ausfälle hängt von der Läsionshöhe der nervösen Bahnen ab (Tetraplegie bei Halsmarkschädigung [höher Th1] mit Funktionsverlust an allen 4 Extremitäten). Tiefer liegende Schädigungen führen zur Paraplegie (untere Extremitäten). Bei nicht vollständiger Läsion des Rückenmarkes kommt es zum Bild der inkompletten Querschnittlähmung (Para-, Tetraparese), die die verschiedensten, auch asymmetrischen Ausfallsmuster zeigen kann.

Ist das Alphamotoneuron (Vorderhorn- bzw. Vorderwurzelverletzung) geschädigt, folgt zwangsläufig die schlaffe Lähmung. Liegt die Rückmarkläsion so hoch, daß darunter noch Reflexkreise erhalten sind, kommt es häufig zu unkontrollierten Muskelkontraktionen (Reflexynergien), dem sogenannten Spasmus. Bei dieser Läsionshöhe (neurologisch oberhalb Th 11) kann sich im Gegensatz zur «autonomen Blase» auch eine Reflexblase ausbilden.

Die teils extraspinale Kontrolle des vegetativen Nervensystems führt auch hier zu Ungleichgewichten. Auf Grund fehlender inhibitorischer Kontrolle entsprechender afferenter Impulse kann eine unkontrollierte Vasokonstriktion mit der Folge krisenhafter Blutdruckanstiege auftreten. Diese als autonome Dysreflexie bezeichnete Symptomatik geht mit vasomotorischen Kopfschmerzen und trophischen Störungen einher.

Die drei wesentlichen Komplikationen der Querschnittlähmung, die Infektionen des Urogentialtraktes, die Druckgeschwüre und die Kontrakturen, begrenzten noch zur Zeit des Zweiten Weltkrieges die Lebenserwartung der Patienten auf wenige Jahre. Der Sport, initiiert durch Sir Ludwig Guttmann, hat zusammen mit einer verstärkten Pflege die Lebenserwartung der Betroffenen auf fast normale Werte verlängert.

Cerebralparese

Durch Sauerstoffmangel oder andere Schädigung des Gehirns perinatal oder zu einem späteren Zeitpunkt kommt es zu Störungen der cerebralen Funktionen, die unterschiedlichste Ausfallsmuster nach sich ziehen. Das Spektrum reicht von der einfachen Lernbehinderung bis zum apallischen Syndrom, von der minimalen cerebralen Dysfunktion bis zur spastischen Tetraparese. Im Behindertensport sind motorische, geistige und mehrfache Behinderungsformen vertreten. Sportler mit spastischer Hemiparese sind die typischen Vertreter der Cerebralparetiker. Die spastische Kontraktion als Ausdruck des gestörten Gleichgewichtes zwischen Bahnung und Hemmung ist eine der wesentlichen Funktionsstörungen. Aber auch die Athetose ist ein klassisches Beispiel für diese hauptsächlich durch die Koordinationsstörung auffällige Erkrankung.

Da die Schädigung immer individuell verschieden ist, tritt diese Behinderung nie in gleicher Ausprägung auf. Kenntnis und Bewertung der Spastik sind für den betreuenden Sportarzt ebenso von Nöten wie die Erfahrung mit Physiotherapie und Psychologie, um diese Behinderten mit dem Ziel der optimalen Rehabilitation zu führen.

Amputationen, Dysmelien und periphere Paresen

Hierunter sind alle Funktionsausfälle an den Extremitäten zusammengefaßt. Prothesen, Orthesen und andere Hilfsmittel sollen die Funktionsverluste ausgleichen und werden auch im Sport eingesetzt. Der Einfluß auf die motorische Leistungsfähigkeit ist vielfältig. Muskuläre Dysbalance, Haltungsasymmetrien, Gangstörungen, Atrophien und Osteoporose bei mangelnder Druckbelastung des Knochen sind stichpunktartig wichtige Themen der klinischen Problematik. Ersatzfunktionen und Trickbewegungen spielen bei der sportlichen Betätigung ein wichtige Rolle.

Sehgeschädigte und Blinde

Bei diesen Behinderungsformen liegen in der Regel keine motorischen Störungen vor. Die sportärztliche Betreuung unterscheidet sich hier am wenigsten von der der Nichtbehinderten. Vertrauen, speziell in Begleitläufer und Betreuer, steht dafür bei den Betroffenen im Vordergrund.

Geistig Behinderte

Der Wert einer sportlichen Betätigung für diese Gruppe ist unbestritten. Eine Teilnahme am Leistungssport ist diskussionswürdig. Die Entwicklung ist derzeit in vollem Gang. Wo sie hinführen wird, ist heute noch nicht abzusehen. Für den Sportarzt liegen die Probleme im Bereich der Compliance, der Psychologie und weniger im motorischen Bereich. Erst durch die auftretenden Mehrfachbehinderungen kommt hier häufig eine motorische Problematik hinzu.

Verletzungsmuster

Sowohl bei den Paralympischen Spielen 1992 in Barcelona wie bei den Winterparalympics 1994 in Lillehammer wurden die Erkrankungen der deutschen Athleten dokumentiert und ausgewertet. Eine gesicherte statistische Aussage kann nur in begrenztem Rahmen erfolgen, da trotz 314 Erkrankungsfällen bei 16 Sportarten und einer Vielzahl unterschiedlicher Behinderungen bei den Sommerspielen keine ausreichende Fallzahl in den einzelnen Gruppen zustande kam.

Bei den Winterparalympics 1992 und 1994 ergaben sich bei insgesamt 75 Erkrankungsfällen 37 (49%) orthopädisch-traumatologische Fälle (Abb. 1).

Von 314 dokumentierten Erkrankungsfällen 1992 in Barcelona waren 212 (68%) orthopädisch-traumatologisch (Abb. 2).

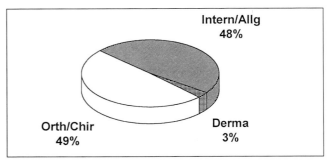

Abbildung 1: Prozentuale Häufigkeit der Erkrankungen der Mitglieder der deutschen Nationalmannschaft bei den Winterparalympics in Lillehammer (1994) und in Tignes/Albertville (1992), nach medizinischen Fachrichtungen getrennt (N=75).

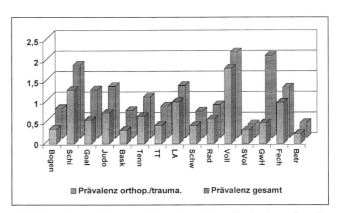

Abbildung 2: Periodenprävalenz für orthopädische bzw. für alle Erkrankungen der deutschen Sportler bei den Sommerparalympics in Barcelona 1992, ermittelt für alle vertretenen Sportarten (N= 314).

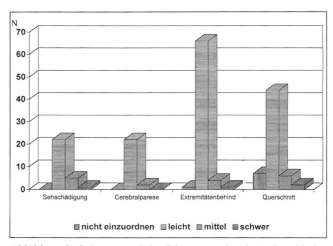

Abbildung 3: Schweregrad der Diagnosen der deutschen Nationalmannschaft der Behinderten bei den Paralympics 1992 in Barcelona (N= 314 Erkrankungen), aufgeschlüsselt nach Behinderungsgruppen.

Davon waren nur 2,2 Prozent schwer, d. h. in der Größenordnung einer Bandruptur oder Fraktur. Die mittelschweren Erkrankungen (z. B. Blockierungen, Verspannungen) hatten zwar kurze Trainingspausen zur Folge. Es bestand aber keine diagnostizierbare morphologische Läsion. 84,9 Prozent leichte Fälle führten weder zu Trainingsbeeinträchtigung noch zu Wettkampfausfall (Abb. 3).

Die restlichen 4,4 Prozent der Erkrankungsfälle waren nachträglich bei der Auswertung nicht mehr einzuordnen oder psychosomatischer Genese.

Querschnittlähmung

Die Übernahme der gesamten Fortbewegung durch die obere Extremität hat unphysiologische Belastungen der Arme zur Folge. Eine Schlüsselrolle nimmt das Schultergelenk ein. Aber auch die Fingergelenke sind bevorzugt betroffen. Spondylodesen, Instabilitäten und Skoliosen sind an vertebragenen Beschwerden im noch funktionsfähigen Bereich der Wirbelsäule oft beteiligt.

Die in der Anfangszeit des Behindertensportes häufige Blasenbildung im Hautbereich tritt mit zunehmender Erfahrung der Athleten und entsprechender Prophylaxe heute seltener auf. In sensibilitäts- und trophikgestörten Hautarealen sind Haut und Unterhautfettgewebe für Druckulcera und thermische Schädigungen prädestiniert. Durch schlechte Sitzanpassung unterstützte, langdauernde Drucksteigerungen verursachen Hypoxie mit Ulcusfolge. Die durch Reibung des Rades am Rahmen entstehende Wärme kann Verbrennungen verursachen.

Eine Entgleisung der systemischen Temperaturregulation kann in Richtung Hypo- wie Hyperthermie auftreten, da die Steuerung von Vasokonstriktion und Schweißsekretion in den gelähmten Körperteilen versagt.

Cerebralparese

Die chronische Erhöhung des Muskeltonus und die spastische Kokontraktion sind die Ursache für Überlastungssyndrome in der betroffenen Bewegungseinheit. Tendopathien und kontrakturbedingte Beschwerden sind oft leistungslimierend. Durch die Koordinationsstörung steigt die Sturz- und Verletzungsgefahr.

Amputationen, Dysmelien und periphere Paresen

Die verbesserte Prothesentechnik vermindert die Sturz- und damit die Verletzungsgefahr. Zusätzlich werden durch den ordnungsgemäßen Einsatz einer Prothese an den unteren Extremitäten asymmetrische Belastungen und in Folge die Überlastungssyndrome verringert. Die Schnittstelle zwischen Prothese oder Orthese und Mensch ist eine der Besonderheiten dieser Behindertengruppe. Einseitigkeit und Fehlbelastung durch Trickbewegungen ist ein wichtiges Thema in der Betreuung.

Prophylaxe

Behinderte sind in ihrer Funktion eingeschränkt. Ein wichtiges Ziel ist es, diese Einschränkung nicht noch größer werden zu lassen.

Neben den sportartspezifischen Risiken spielen Komplikationen, Verlauf und Prognose der Behinderung die entscheidende Rolle.

Die Technologie des Sportgerätes nimmt im Behindertensport eine neue Dimension an. Rollstuhl, Prothese, Orthese und andere Hilfsmittel wie z. B. tongesteuerte Zielgeräte für die blinden Biathlonschützen beeinflussen die Leistungsfähigkeit der Athleten entscheidend. Auch hier werden, abhängig vom Tätigkeitsfeld des betreuenden Arztes, Erfahrung und Wissen erwartet.

Im allgemeinen Behindertensport ist halbjährlich die Sporttauglichkeit durch den Hausarzt festzustellen. Im Leistungssport, d. h. Mitglied im Nationalkader, erfolgt die sogenannte Gesundheitsuntersuchung in einem anerkannten Olympiastützpunkt.

Die Leistungsdiagnostik wird in den Ausdauersportarten von einzelnen Zentren durchgeführt, die sich auf bestimmte Sportarten und auch Behinderungsarten spezialisiert haben. Für die Untersuchung von Rollstuhlfahrern ist ein spezielles Rollstuhlergometer Voraussetzung.

Rollstuhlfahrer

Obwohl der Querschnittgelähmte in der primären Rehabilitation Prophylaxe erlernt hat, müssen die Sportler im Eifer des Wettkampfes ständig an ihre Gefährdung durch oben beschriebene Komplikationen erinnert werden. Die Übungsleiter und die Trainer sollen durch den Arzt geführt und weitergebildet werden. Die Übungsstunde, die Sportstätten (z. B. rollstuhlgerechte, hygienische Toiletten), die Bewegungsabläufe und sogar die Regeln müssen an die Behinderungen im Sinne der Vermeidung von Komplikationen angepaßt werden.

Die Rollstuhlanpassung mit individueller Sitzpolsterung hat herausragende Bedeutung für die Vermeidung von Druckulcera. Hitzeschäden durch Reibungswärme am Rollstuhl oder Erfrierungen im Skischlitten sind aufgrund der aufgehobenen Temperaturempfindung gefährlicher als beim nichtbehinderten Sportler und können durch einfache Maßnahmen verhindert werden. Blasenbildung wird durch Tragen von speziellen Handschuhen oder Tapen heute praktisch vollständig vermieden.

Die Hygiene im Urogenitalbereich muß gewährleistet sein, um gefährliche Infektionen zu vermeiden. Der Arzt muß dafür sorgen, daß die Sportstätten und der Trainingsbetrieb dies zulassen.

Stürze aus dem Rollstuhl (Abb. 4) sind nicht nur für die obere Extremität gefährlich, sondern auch für das osteoporotische Femur.

Cerebralparese

Da eine ungeeignete Sportart oder die unsachgemäße Ausübung eines Sportes die Bewegungsstörung verschlechtern kann, ist eine regelmäßige Überprüfung der Spastik im Leistungssport sinnvoll. Kontinuierliche, geführte Bewegungen vermindern die Spastik. Die weichen, wiederkehrenden Bewegungen (Radfahren oder Langlaufen) haben einen unumstrittenen Nutzen für das Einschleifen physiologischer Bewegungsmuster. Zielgerichtete Bewegungen mit abruptem Abstoppen können dagegen die Spastik verstärken und benötigen eine spezielle Vorbereitung zur Vermeidung von Verletzungen und Überlastungssyndromen. Trotz dieser Problematik wird Fußball von Cerebralparetikern auf internationaler Ebene betrieben.

Amputationen, Dysmelien und periphere Paresen

Die kontinuierliche Beurteilung des Bewegungs- und Haltungsapparates durch den orthopädisch erfahrenen Kollegen ist für diese Behinderungsgruppe von großer Wichtigkeit. Probleme in der Stumpfanpassung und Überlastung induzierende Trickbewegungen und Asymmetrien müssen frühzeitig erkannt und therapiert werden.

Für eine bestimmte Amputation muß die Eignung der jeweiligen Sportart zusammen mit psychologischen, sozialen und auch räumlichen Gesichtspunkten beurteilt werden.

Die Beratung im Rahmen der Prothesenversorgung erfordert spezifische Kenntnisse, Erfahrung und eine gute Zusammenarbeit mit der Orthopädietechnik.

Sehgeschädigte und Blinde

In dieser Gruppe muß durch den Arzt geprüft werden, ob die äußeren Bedingungen, z.B. die Sportstätten, eine gefahrlose Ausübung des Sportes zulassen. Der Verlust der visuellen Wahrnehmung erhöht die Gefahr von Verletzungen. Die beste Prophylaxe dafür sind gut ausgebildete und engagierte Betreuer und Begleitläufer (Abb. 5).

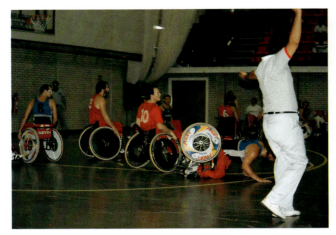

Abbildung 4: Rollstuhlbasketball ist die verbreitetste Sportart für Rollstuhlfahrer. Die oft spektakulär aussehenden Stürze aus dem Rollstuhl verlaufen meist glimpflich.

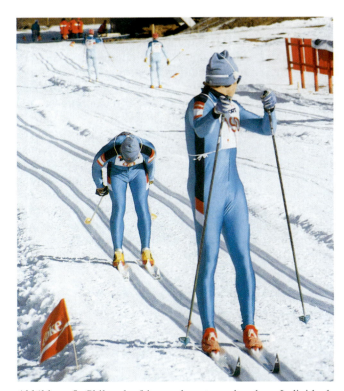

Abbildung 5: Skilanglauf kann als naturverbundene Individualsportart auch von Behinderten betrieben werden. Die Harmonie mit dem Begleitläufer ist für den blinden Athleten von grundlegender Bedeutung.

Geistig Behinderte

In diesem Bereich liegen noch kaum Erfahrungen mit der Sportmedizin im herkömmlichen Sinne vor, da der Sport meistens Spielcharakter hat und derzeit der Leistungsgedanke nicht im Vordergrund steht.

Sportartspezifische Regeln

Die aus medizinischer Sicht relevanten Regeln umfassen nicht nur die prophylaktischen Anteile, sondern betreffen auch die sogenannte Klassifizierung. Sie dient der Einstufung der Behinderung in Klassen, die dann einen fairen und ausgeglichenen Wettkampf ermöglichen sollen. Geschichtlich erfolgte die Klassifizierung zuerst nach anatomischen Kriterien. Heute werden Funktionen beurteilt und dann mit den in der jeweiligen Sportart benötigten Funktionen in eine Relation gesetzt. Diese funktionelle Klassifizierung ist zwangsläufig zumindest an den Grenzlinien nicht unproblematisch.

Am Beispiel des Schwimmens wird die Problematik besonders deutlich, da verschiedenste Behinderungen in ein und derselben Klasse starten (Abb. 6).

Die Entwicklung der Klassifizierung ist in vielen Sportarten noch nicht abgeschlossen bzw. wird ständig im Fluß bleiben. Medizinischer Sachverstand kann oft hilfreich sein, um die Verbindung zwischen Schädigung und Funktionsstörung herzustellen. Die Mitarbeit des Arztes ist aber nicht immer erwünscht. Wichtig ist die Akzeptanz der Sportler für dieses unpopuläre Verfahren.

Ausrüstung

Über die übliche Ausstattung des Arztkoffers hinaus werden behinderungsspezifische Medikamente und Hilfsmittel benötigt, z.B. Einmalkatheter bei Blasenstörungen. Für Trainingslager und Wettkämpfe ist es sinnvoll und wichtig, daß der Athlet seine persönlichen Medikamente, auf die er eingestellt ist, und seine Hilfsmittel eigenverantwortlich mitbringt. Wer nicht eine Apotheke mitführen will, muß seine Schützlinge ent-

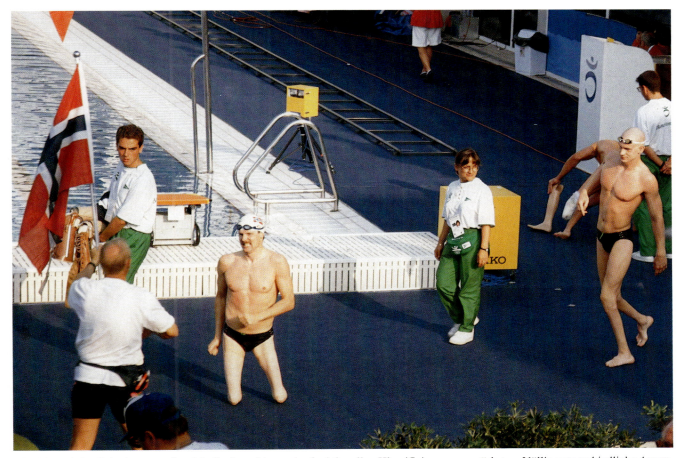

Abbildung 6: Im Schwimmen zeigt sich die Auswirkung der funktionellen Klassifizierung am stärksten. Völlig unterschiedliche Amputationen und Dysmelien starten bei vergleichbarem Leistungsniveau in einer Klasse.

sprechend erziehen. In diesem Zusammenhang sei der Hinweis gestattet, daß im Behindertensport die gleichen Antidopingregeln gelten wie im Nichtbehindertensport. Ausnahmen wären in den Fällen möglich, in denen ein Medikament behinderungsbedingt von Nöten und nicht ersetzbar ist. Diese Medikamente müssen vor dem Wettkampf angezeigt werden.

Literatur

1. Aguilera, E.J. et al.: Exposure hypothermia and the winter sports SCI participant. J Am Paraplegia Soc 1987; 10:14–17.
2. Armstrong, L.E. et al.: Local cooling in wheelchair athletes during exercise-heat stress. Med Sci Sports Exerc 1995; 27:211–216.
3. Ascher, G.: Die ärztliche Betreuung sporttreibender Behinderter. In: Huonker, M.: Kongreßbericht zum 1. Int Symposium «Sport als Hilfe für den Behinderten». Dtsch. Z. Sportmed. 1990; 41:214–216.
4. Biedermann, L.: Technische Hilfen für den sporttreibenden Behinderten. Moderne Technologie für Sportprothesen. In: Huonker, M.: Kongreßbericht zum 1. Int Symposium «Sport als Hilfe für den Behinderten». Dtsch. Z. Sportmed. 1990; 41:214–216.
5. Burnham, R.S. et al.: Shoulder pain in wheelchair athletes. The role of muscle imbalance. Am J Sports Med 1993; 21:238–242.
6. Clark, M.W.: Competitive sports for the disabled. Am J Sports Med 1980; 8:366–369.
7. Curtis, K.A. et al.: Health, vocational, and functional status in spinal cord injured athletes and nonathletes. Arch Phys Med Rehabil 1986; 67:862–865.
8. Greitemann, B.: Vergleich verschiedener Rollstuhltypen. In: Huonker, M.: Kongreßbericht zum 1. Int Symposium «Sport als Hilfe für den Behinderten». Dtsch. Z. Sportmed. 1990; 41:214–216.
9. Jackson, R.W.: Sport for the Spinal Paralysed Person. Paraplegics 1987; 25:301–304.
10. Kaiser, R. et al.: Temperaturregulation bei Querschnittgelähmten unter Kältebedingungen. In: Huonker, M.: Kongreßbericht zum 1. Int Symposium «Sport als Hilfe für den Behinderten». Dtsch. Z. Sportmed. 1994, 45: 361–363.
11. Kaiser, W.: Rückwirkungen des Sportes von Amputierten auf den Bewegungsapparat. In: Huonker, M.: Kongreßbericht zum 1. Int Symposium «Sport als Hilfe für den Behinderten». Dtsch Z Sportmed 1994; 45:361–363.
12. Kellner, H.: Betreuung von Behinderten. MMW 1982; 124:105–107.
13. Kosel, H.: Leistungssport Behinderter. Motive – Meinungen – Fakten. Rehabilitation 1993; 32:241–249.
14. Marten, G.: Ärztliche Aspekte beim Sport mit Behinderung der unteren Extremität. Therapiewoche 1978, 28:5299–5305.
15. Naftchi, N.E.: Alterations of neurodocine functions in spinal cord injury. PEP 1985; 6, Suppl 1:85–94.
16. Reynolds, J. et al.: Paralympics – Barcelona 1992. Br J Sports Med 1994; 28:14–17.
17. Schäfer, R.S., Proffer, D.S.: Sports Medicine for Wheelchair Athletes. Am Fam Physicians 1989; 39:239–245.
18. Shepard, R.J.: Sports medicine and wheelchairs athlete. Sports Med 1988; 5:226–247.
19. Schiltenwolf, M., Carstens, C., Paeslackk, V.: Sport im Rollstuhl – ein Überblick. Dtsch. Z. Sportmed. 1988; 39:454–458.
20. Schmid, A. et al.: Leistungsphysiologische Diagnostik und Wettkampfbetreuung der Nationalmannschaften Ski Nordisch und Alpin der Behinderten bei den Paralympics in Lillehammer (1994) und Tignes/Albertville (1992). Dtsch. Z. Sportmed. 1994; 45:465–468.
21. Stewart, M.J.: The handicapped in sports. Clin Sports med 1983; 2:183–190.
22. Stöhr, H.: Verletzungen und Überlastungssyndrome im Rollstuhlbasketball und Rollstuhltennis. Dissertation, Technische Universität München, 1993.
23. Stotts, K.M.: Health maintenance: paraplegic athletes and nonathletes. Arch phys Rehabil 1986; 67:109–114.
24. Taylor, D., Williams, T.: Sports injuries in athletes with disabilities: Wheelchair racing. Paraplegia 1995; 33:296–299.
25. Trop, C.S., Benett, J.C.: Autonomic Dysreflexia and its urological implications: A review. J of Urologie 1991; 146:1461–1469.
26. Zimmer, M.: Ein neues Konzept für die sportmedizinische Betreuung. Behindertensport 1989; 3:58–59.
27. Zimmer, M.: Auswertung der Verletzungen bei den Paralympics 1992 in Barcelona. Workshop des Bundesinstitutes für Sportwissenschaft: Leistungssport der Behinderten. Duderstadt, 25.8.1995.

6. Begleitmaßnahmen

Ernährung

G. Neumann

Die Ernährung ist neben dem Bewegungsmangel in den Industrieländern das zentrale Problem. Sie trägt entscheidend zur Übergewichtigkeit bei und ist ein hauptsächlicher Risikofaktor für die koronare Herzkrankheit und weitere gesundheitliche Störungen (z.B. Osteoporose). Die vielfältigen Ernährungsweisen der Menschen sind noch längst nicht nach ihrem Sinn oder Unsinn untersucht. Erfahrungsübermittlung dominiert noch. Die Ernährungsgewohnheiten der Menschen sind nur sehr langsam veränderbar. Die Empfehlung zur Einhaltung von gesundheitsfördernden Ernährungsformen bedeutet nicht die Aufgabe von persönlichen Freiheitsgraden in der Ernährungsgestaltung bzw. deren Einschränkung. Die Ernährung wird von Glauben, Philosophie und Mythos stark beeinflußt. Auch im Sport haben alternative Ernährungsweisen Eingang gefunden. Diese sind der Vegetarismus in seinen einzelnen Formen, die Vollwerternährung, die Leistungsdiät u.a. Der Vorteil der fleischlosen Ernährung ist zweifelsohne die erhöhte Kohlenhydrataufnahme. Die Nachteile sind aber die Unterversorgung mit hochwertigen Aminosäuren bzw. Proteinen sowie Vitaminen und Mineralstoffen. Im leistungsorientierten Sport hat das Wissen über die Energiezufuhr (Kalorien) oder das Verhältnis der Grundnährstoffe (Kohlenhydrate, Proteine und Fette) vordergründige Bedeutung. Entscheidender ist die Sicherung einer hohen Nährstoffdichte und die ausreichende Zufuhr von essentiellen Wirkstoffen. Eine qualitativ hochwertige Ernährung ist zur Sicherung der Anpassung in hochbeanspruchten Muskel-, Bänder- und Knochenstrukturen notwendig. Wichtiges Prinzip der sportgerechten Ernährung ist das Vermeiden der Unterversorgung z.B. mit Mineralien (Eisen, Kalzium, Jod, Magnesium, Zink und Selen) sowie mit Vitaminen (Vitamin-B-Komplex, Vitamin E und D). Im Leistungssport, vor allem im Hochleistungsbereich, ist bei Belastungen von über 20 Stunden/Woche neben der bilanzierten Ernährung die Zufuhr weiterer Wirkstoffe vorteilhaft. Das ist insofern plausibel, als durch die wöchentliche Trainingsbelastung, die zu einem Strukturabbau und Strukturumbau im Muskel führt, ein Schweißverlust von 15 bis 30 l eintritt. Daraus erklärt sich das auf physiologischem Wege entstandene Mineralstoffdefizit, das durch selektive renale Elimination (z.B. Magnesium) noch verstärkt wird.

Risikogruppen

Das Betreiben bestimmter Sportarten oder Ausführen von Berufen zwingt, von Normvorstellungen in der Ernährung abzuweichen (Tab. 1). Hierzu gehören das Halten einer niedrigen Körpermasse (Turnerinnen, Tänzerinnen, Eiskunstläuferinnen), das gezielte Muskelwachstum im Bodybuilding, die energetische Sicherung extremer Langzeitausdauerbelastungen sowie das wiederholte Vermindern der Körpermasse in den Gewichtsklassensportarten. Eine weitere Risikogruppe im Sport ist die vegetarische Ernährung. Hier kommt es obligat, falls nicht gezielt substituiert wird, zu Defiziten bestimmter Mineralien (z.B. Eisen, Zink oder Magnesium) sowie Vitamine (z.B. Vitamin B_{12}).

Energieaufnahme zur Leistungssicherung

Die Energieaufnahme ist abhängig von der Höhe der wöchentlichen Trainingsbelastung. Werden die Einflüsse der Körpermasse auf die erforderliche Kalorienzufuhr nicht berücksichtigt, dann sind im Freizeitsport, bei einem wöchentlichen Belastungsumfang von 4 bis 8 Stunden, die gewohnten Ernährungsweisen und der Energiegehalt der Ernährung kaum zu verändern. Dieses moderate ausdauerorientierte Training hat den Vorteil, daß wöchentlich etwa 4000 kcal durch die Belastung

Tabelle 1: Risikogruppen in der Energieaufnahme im Leistungssport

Vorteile für Sportart	Sportart	Diätanforderungen
Niedrige Körpermasse (nur 3–5% Körperfett)	Turnen, Rhythmische Sportgymnastik, Eiskunstlauf, Ballett	Sicherung Mindestenergieaufnahme, besonders hochwertige Proteine
Niedriger Fettgehalt in Haut, Muskelmasse	Bodybuilding	Fettarme und proteinreiche Ernährung ($\approx$ 3 g/kg Körpermasse Proteinaufnahme)
Relativ niedrige Körpermasse und Fettanteil (8–12% Körperfett)	Langzeitausdauersportarten (Lauf, Rad, Triathlon)	Hohe Energieaufnahme, besonders Kohlenhydrate zur Sicherung der Trainingsbelastung von 20–40 h/Woche
Schnelle Massenabnahme, Wettkampf in niedriger Gewichtsklasse angestrebt	Gewichtsklassensportarten (Ringen, Boxen, Judo)	Drastische Umstellungen von Energieaufnahme und Dehydratation innerhalb von Stunden (bis 30 mal/Jahr)

aufgebraucht werden. Damit bewegt sich der Freizeitsportler im präventiv wirksamen Bereich. Bei einem Energiemehrverbrauch von 4000 kcal/Woche wird das Risiko im Auftreten eines Herzinfarktes um 50 Prozent vermindert (7). Durch dieses Belastungsmaß, welches z.B. etwa 50 km Laufen/Woche entspricht, wird ein Übergewicht vermieden.

Im Leistungssport erhöht sich pro Trainingsstunde der Energieverbrauch um 500 bis 1200 kcal. Daher ist es verständlich, wenn Spitzenathleten bis zu 7000 kcal/Tag aufnehmen. Im Einzelfall, wie z.B. bei der Tour de France, können es noch mehr sein (8). Die bilanzierte Ernährung ist abhängig vom Inhalt (Ziel) des Trainings. Die Entwicklung der Fähigkeiten Ausdauer, Kraft oder Schnelligkeit erfordert eine unterschiedliche Ernährungsgestaltung. Im Durchschnitt wird im Leistungssport, fast unabhängig von der Sportart, in der Woche 20 Stunden trainiert (Abb. 1). Damit muß die Bilanzierung der einzelnen Bestandteile der Ernährung qualitativ und quantitativ verändert werden. Steigerungen der Trainingsbelastung auf 35 bis 45 Stunden/Woche, die in Ausdauersportarten die Regel sind, erfordern eine weitere Erhöhung der Energieaufnahme und zur Sicherung der Belastbarkeit eine gezielte Supplementierung mit erlaubten Wirkstoffen.

Kohlenhydrate

Die Kohlenhydrate sind das zentrale Energiesubstrat beim sportlichen Training. Die körpereigenen Glycogenspeicher sichern intensive muskuläre Beanspruchungen von 90 bis 120 min ab. Das setzt voraus, daß durch regelmäßiges Training der verfügbare Speicher von 300 g auf 500 g in Muskulatur und Leber vergrößert wurde. Ein Glycogenmangel während der Belastung führt zur Hypoglykämie, die sich durch plötzlichen Leistungsabbruch oder deutlicher Verminderung der Geschwindigkeit bei der Fortbewegung äußert. Um diesen Regulationszustand zu vermeiden, der besonders beim Marathonlauf vorkommt, muß während der Belastung regelmäßig Energie in Form der Kohlenhydrate aufgenommen werden. Die Kohlenhydrataufnahme während der Belastung hilft, eine zeitlich längere Leistung (Geschwindigkeit) zu sichern. Durch Aufnahme von 35 bis 45 g Kohlenhydraten (Glucose, Saccharose, Maltose) pro Belastungsstunde steigt die Blutglucosekonzentration um 0,5 bis 1,0 mmol/l oder 9 bis 18 mg/dl an. Die Belastungsdauer im Bereich der aeroben Schwelle bei 2 mmol/l Lactat wird durch regelmäßige Kohlenhydrataufnahme während der Belastung mit Sicherheit um 20 Prozent verlängert (4).

Die während der Belastung aufgenommenen Kohlenhydrate sollten in ihrer Konzentration 8 Prozent nicht überschreiten. Bis zu dieser Konzentration wird die Flüssigkeits- und Kohlenhydratresorption nicht beeinflußt (2). Mehrfachgebundene Zucker haben den Vorteil des langsameren Anflutens und der längeren Wirkung. Hingegen ist die Glukose das Kohlenhydrat für den energetischen Notfall während der Belastung. Die aufgenommene Glukose ist bereits nach 7 min in erhöhter Konzentration im Blut nachweisbar. Während Langzeitbelastungen, d.h. sportlichen Leistungen über 90 min Dauer, ist es notwendig, Kohlenhydrate aufzunehmen. Das Unterlassen der Energieaufnahme hat Nachteile für den Sportler. Diese sind die Gefahr der Hypoglykämie («Hungerast»), der Ankurbelung der Gluconeogenese (wobei auch Aminosäuren verstoffwechselt werden) und der längeren Regeneration infolge hoher Glykogendepletion. Die Fortführung der Belastung bei dosierter Aufnahme von Kohlenhydraten unterdrückt den Fettstoffwechsel unwesentlich, so daß sich dieser auch adaptieren kann.

Eine Gegenregulation durch Insulin findet durch die Glukoseaufnahme während der Belastung Trainierter nicht statt. Nach Belastungen über 30 min Dauer ist der Insulinspiegel signifikant erniedrigt und erreicht auch bei Kohlenhydrataufnahme nicht mehr den Ausgangswert. Damit weicht die Regulation des Insulins bei Ausdauertrainierten von den Erfahrungen in der Klinik bei

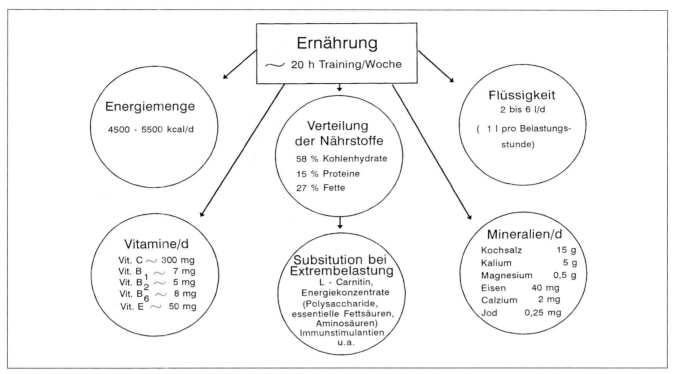

Abbildung 1: Schematische Darstellung der Nährstoffbilanz im Leistungstraining mit einer wöchentlichen Belastung von 20 Stunden.

bettlägerigen und untrainierten Personen deutlich ab. Die Auffassung, während einer Langzeitbelastung nur zu trinken und keine weitere Nahrung aufzunehmen, ist für den Sportler nicht von Vorteil und mindert die Leistungsfähigkeit.

Proteine

Die Proteine (Eiweiße) sind unentbehrliche Nährstoffe und sind neben ihren vielfältigen funktionellen und strukturellen Aufgaben für den Muskel auch begrenzte Energielieferanten. Der Proteinkatabolismus erfolgt nur im energetischen Notfall. Die von der Deutschen Gesellschaft für Ernährung (DGE) ausgesprochene Empfehlung für den Normalbürger, täglich nur 0,8 bis 1,2 g/kg Körpermasse Proteine aufzunehmen, ist für den leistungssportlich Trainierenden zu niedrig. Im Leistungstraining empfiehlt sich eine Proteinaufnahme im Durchschnitt von 1,5 bis 2,5 g/kg Körpermasse. Diese Menge wird beeinflußt von Belastungsumfang, Sportart, Trainingsalter und Geschlecht. Vegetarier haben beim Leistungstraining Nachteile, weil in der Ernährung biologisch hochwertige Proteine des Fleisches fehlen und sie nicht regelmäßig sichern können, Pflanzenproteine mit hoher biologischer Wertigkeit aufzunehmen.

Der funktionelle Aminosäurenpool ist mit insgesamt 110 g begrenzt. Während eines Marathonlaufs werden z.B. bereits 30 bis 40 g Aminosäuren zusätzlich für die Glukoneogenese aus diesem Pool abgebaut.

Für die Glukoneogenese werden bei Kohlenhydratmangel hauptsächlich die verzweigtkettigen Aminosäuren (Valin, Leucin und Isoleucin) sowie Alanin und Glutamin verstoffwechselt. Bei Langzeitbelastungen können bis zu 10 Prozent der Energie aus Aminosäuren gewonnen werden. Das veranlaßte dazu, bereits während langer und sehr anstrengender Ausdauerbelastungen verzweigtkettige Aminosäuren aufzunehmen (1).

Fette

Neben den Kohlenhydraten sind die freien Fettsäuren (FFS) die hauptsächlichen Energieträger für die Muskulatur in Ruhe und bei längeren Belastungen. Der angenommene Nachteil der FFS gegenüber der Glukose bezüglich der Geschwindigkeit der ATP-Resynthese ist nicht mehr voll haltbar. Die hierzu durchgeführten grundlegenden Versuche vor über 20 Jahren erfolgten bei Personen, die nur ihren Kohlenhydratstoffwechsel trainiert hatten, nicht aber den Fettstoffwechsel.

Ein Kennzeichen des Fettstoffwechsels ist, daß Sportler und besonders Ausdauersportler ihre Fettspeicher gegenüber den Untrainierten vermindert haben. Die Fettspeicher betragen bei Sportlern nur 4 bis 12 kg, sie sind damit deutlich niedriger als die von Untrainier-

Tabelle 2: Flüssigkeitsverlust und Leistungsfähigkeit im Sport

Abnahme vom Ausgangsgewicht	Massenverlust von 70 kg	Leistungsfähigkeit und Symptome
1 %	0,7 kg*	volle Leistung, Durstgefühl
2 %	1,4 kg	Halten der Leistung bei großer Anstrengung
3 %	2,1 kg	Leistungsabfall ~ 5 %, große Müdigkeit
4 %	2,8 kg	Leistungsabfall ~ 10 %, einzelne Abbrüche
5 %	3,5 kg	Leistungsabfall ~ 15 %, Erschöpfung, hohe Abbruchfrequenz
6 %	4,2 kg	Leistungsabfall ~ 20 %, Muskelkrämpfe, Störungen der Bewegungskoordination
10 %	7,0 kg	Leistungsabbruch, Reduzierung Nierendurchblutung und Urinproduktion auf 50 %, Desorientierung, Koordinationsstörung, Somnolenz
15 %	10,5 kg	Bewußtlosigkeit, Lebensgefahr, Tod möglich

* Etwa 85 Prozent der Massenabnahme sind Flüssigkeitsverluste

ten. Trotzdem sind die Fettspeicher beim Sportler noch so reichlich angelegt, daß aus 8 kg Fett theoretisch 74 400 kcal Energie geliefert werden könnte, um damit beispielsweise 25 Marathonläufe zu bestreiten. Sportliche Langzeitbelastungen oder Extremausdauerleistungen sind nur mit Hilfe des trainierten Fettstoffwechsels möglich. Der Fettstoffwechsel wird durch glykogendepletierende Langzeitbelastungen niedriger Intensität trainiert. Das Fettstoffwechseltraining ist allerdings für viele Sportarten nicht vordergründig notwendig. Das Fettstoffwechseltraining beginnt bei Belastungen über 2 Stunden Dauer. Diese lange Trainingszeit ist erforderlich, weil die Glykogenspeicher weitgehend depletiert sein müssen, bevor es dominant zur Einbeziehung der FFS in den Energiestoffwechsel kommt. In der Ernährung ist der Energieanteil der Fette auf 25 bis 35 Prozent zu begrenzen. Die Fettaufnahme steht jedoch in keinem Zusammenhang mit dem Umsatz während der Belastung. Hierfür ist allein das Aktivitätsniveau der fettverwertenden Enzyme (z. B. Lipoproteinlipase), die durch Ausdauertraining erhöht wird, verantwortlich (3).

Flüssigkeitsaufnahme

Die Flüssigkeitsaufnahme im Sport hat zentrale Bedeutung, weil von ihr Thermoregulation, Herz-Kreislauffunktion, Stoffwechsel und Regeneration entscheidend abhängen. Die Fehlvorstellung, während längerer Belastung (z. B. Marathonlauf) nichts zu trinken, dürfte als überwunden angesehen werden. Die Dehydratation nimmt beim Sport verschiedene Ausmaße an (Tab. 2). Mit Sicherheit beeinflußt zu starke Dehydratation die sportliche Leistungsfähigkeit. Für das Vorbeugung von Hitzeschädigungen ist die Trinkprophylaxe, d. h. die regelmäßige und reichliche Flüssigkeitsaufnahme während der Belastung, wesentlich. Darauf müssen

Tabelle 3: Einflußfaktoren auf die Resorption von Flüssigkeiten und Nährstoffe während Ausdauerbelastungen

1. Flüssigkeitsmenge
   (optimal 100–150 ml/Portion)
2. Energiegehalt
   (zu bevorzugen 5–10%ige Kohlenhydratlösungen)
3. Osmolalität
   (isoton sind ≈ 300 mosml/l, Flüssigkeiten mit höherer Osmolalität mit Wasser verdünnen)
4. Belastungsintensität
   (Belastungen mit über 75 % der $VO_{2\,max}$ vermindern Verdauung; nicht Flüssigkeitsaufnahme)
5. Belastungsstreß
   (psychophysischer Streß und Angst vermindern Verdauung)
6. Dehydratation
   (Verdauung verlangsamt)

auch erfahrene Sportler von ihren Begleitpersonen ständig aufmerksam gemacht werden. Die Dehydratation ist bei längeren Belastungen nicht zu umgehen, weil die Flüssigkeitsresorption niedriger ist als die Schweißbildungsrate. Die Schweißbildung beträgt bei Ausdauerbelastungen 1 bis 1,5 l/h. Sie kann aber bei Hitzebelastungen auf über 2 l/h erhöht sein. Als Kompensationsmaßnahme für den Flüssigkeitsverlust sind Elektrolytgetränke geeignet. Die Industrie bietet inzwischen zahlreiche Varianten an. Die ursprünglich in den USA propagierte Aufnahme von nur Wasser während Belastungen sollte unterlassen werden. Südafrikanische Forscher konnten das Phänomen der «Wasservergiftung» im Sport belegen, das zu einer zusätzlichen Salzverarmung mit ernsten Regulationsstörungen führt (5). Hyponatriämie ist bei sportlichen Belastungen selten und wurde nur bei extremen Ausdauerwettkämpfen unter Hitze (z. B.

Tabelle 4: Physiologische Wirkungen und Dosierung von Vitaminen im Leistungssport

Vitamine (wasserlösliche)	Wirkung	Dosierung pro Tag
B_1 (Thiamin)	Aerober Energiestoffwechsel, Herz- und Nervenfunktion	6–10 mg
B_2 (Riboflavin)	Anaerober und aerober Energiestoffwechsel	6–12 mg
B_6 (Pyridoxin)	Proteinstoffwechsel, Antioxydans	6–15 mg
Niacin	Energiestoffwechsel, Biosynthesen	20–40 mg
Pantothensäure	Aerober Energiestoffwechsel, Antioxydans	4–7 mg
Biotin	Fettsäurensynthese, Gluconeogenese, T- und B-Zellen vermittelte Immunität	50–100 µg
Folsäure	Zellbildung, DNA-Synthese, Immunsystem, Blutgerinnung	200–400 µg
B_{12} (Cobalamin)	Zellbildung, DNA-Synthese, L-Carnitinsynthese (Fettsäurenoxidation), Immunsystem	2–6 µg
C (Ascorbinsäure)	Antioxydans, Infektabwehr im Immunsystem, L-Carnitinsynthese	300–500 mg
A (Retinol)	Zelldifferenzierung, Proteinsynthese, Schleimhautfunktion	4–5 mg
Beta-Karotin (Vorstufe Vit. A)	Antioxydans	2–4 mg
E (Alpha-Tocopherol)	Antioxydans, Schutz der Polyensäure vor Peroxydation	20–200 mg
D (Calciferol)	Knochenaufbau	5–10 µg
K (Phyllochinon)	Blutgerinnung, Knochenstoffwechsel	60–80 µg

Hawaii-Triathlon bei 30 °C) nachgewiesen. Auf die ausreichende Aufnahme von Elektrolytgetränken ist besonders beim Hitzetraining und beim Höhentraining zu achten. Die Resorption von Flüssigkeiten und Kohlenhydratlösungen wird von zahlreichen Faktoren beeinflußt (Tab. 3).

Vitamine

Vitamine sind für den Organismus essentielle Wirkstoffe, die ständig zugeführt werden müssen. Vitamine sind weder Baumaterial noch Energielieferanten. Sie entfalten ihre Wirkung über Coenzyme oder als hormonähnliche Stoffe. Der empfohlene Vitaminbedarf für den Normalbürger durch die DGE ist nicht repräsentativ für den muskulär hochbelasteten Sportler, diese haben einen höheren Vitaminbedarf (Tab. 4). Die Gründe für den erhöhten Vitaminbedarf von Sportlern sind der höhere Energieumsatz und die größere Ausscheidung über den Schweiß. In der Sportpraxis ist die Supplementation von Vitaminen üblich. Die hochdosierte Aufnahme bestimmter Vitamine führt nicht zur Leistungssteigerung. Sie ist aber zur Sicherung der funktionellen und zellulären Integrität bei hohen Beanspruchungen erforderlich. Die Anpassungsprozesse verlaufen nur bei ausreichender Vitaminversorgung reibungslos ab. Da exakte Angaben über den individuellen Vitaminbedarf ausstehen, wird sich wohl die Praxis der teilweise reichlichen Vitaminaufnahme halten. Für den Leistungsport sind die Vitamine mit antioxydativer Wirkung zu bevorzugen (Vit. C, Vit. E., Beta-Carotin). Der erhöhte Energiedurchsatz und die ständige Beanspruchung des aeroben Stoffwechsels auf hohem Niveau erfordern die erhöhte Zufuhr von B-Vitaminen. Für den Ablauf des Proteinstoffwechsels hat das Vitamin B_6 eine Schlüsselstellung.

Mineralstoffe

Mineralstoffe sind als anorganische Substanzen zur Aufrechterhaltung des Lebens notwendig. Die Mineralien sind sowohl Stützsubstanzen (Knochen, Zähne) als auch Substanzen für wesentliche physiologische Funktionen (osmotischer Druck, Nervenimpulsübertragung, Auslösung der Muskelkontraktion, Aufrechterhaltung der Enzymaktivität u.a.). Die erhöhte Nahrungsaufnahme durch den Sportler sichert nicht automatisch den Mineralstoffbedarf ab. Dieser ist gebunden an eine hohe Nährstoffdichte, d.h. von Lebensmitteln mit hohem Gehalt an Mikronährstoffen. Fast-food-Ernährung hat eine geringere Nährstoffdichte als Vollwertkost. Nicht alle Mineralstoffe sind für den Sporttreibenden von Bedeutung. Mangelsituationen treten bei Magnesium, Zink, Eisen, Kalium und Kalzium ein. Das ist Folge der erhöhten Ausscheidung über den Schweiß und Urin oder unzureichender Zufuhr.

Der Magnesiumbedarf des Sportlers ist erhöht. Er

benötigt Magnesium zur Energiebereitstellung, Energieübertragung, Signalübertragung bei der Muskelfunktion, Muskelentspannung, Durchblutung und Hormonwirkung. Unmittelbar sind Proteinsynthese, Aufrechterhaltung der zellulären Immunfunktion und muskuläre Regeneration von der ausreichenden Verfügbarkeit des Magnesiums abhängig. Magnesium geht nicht nur über den Schweiß verloren (1 l Schweiß bedeutet den Verlust von 25 mg Magnesium), sondern im noch stärkeren Ausmaß nach der Belastung über den Urin. Allein nach einem Marathonlauf werden über den normalen Verlust hinaus, der 140 mg/Tag beträgt, über den Urin in der ersten Woche nach dem Wettkampf 2,5 g Magnesium ausgeschieden. Deshalb ist die Empfehlung für Sporttreibende, täglich 300 bis 500 mg Magnesium aufzunehmen, real.

Der Zinkbedarf ist bei Sporttreibenden erhöht und wird in der Regel mit der Mischernährung abgedeckt. Die metabol nutzbare Zinkmenge ist zu 90 Prozent in den Erythrozyten eingelagert. Durch die mechanische Traumatisierung der Erythrozyten erfolgt eine erhöhte Freisetzung. Zink wird ähnlich wie Magnesium und Eisen verstärkt ausgeschieden. Bei schlechter Leistungsfähigkeit wird mehr Zink ausgeschieden.

Eisen ist das Mineral, dessen Mangel bei Sporttreibenden, besonders Frauen, lange bekannt ist. Die Hauptursache des Eisendefizits ist die mechanische Zerstörung der Erythrozyten an den Kontaktflächen mit dem Sportgerät oder in den Fußsohlen. Das Haptoglobin kann das freie Eisen nicht vollständig binden, so daß es renal ausgeschieden wird. Weitere Verluste treten durch Menstruation, Ausscheidung über Schweiß und kleine intestinale Blutungen ein. Für die Kontrolle der Eisenversorgung ist die Bestimmung der Ferritins von diagnostischer Bedeutung.

Der Sporttreibende benötigt zum Glykogenaufbau ausreichend Kalium. In 200 g Glykogen sind fast 3 g Kalium gespeichert. Viele Kohlenhydrate enthalten wenig Kalium, so daß auf deren Auswahl bezüglich des Kaliumgehalts zu achten ist (Kartoffeln, Bananen und Vollkorngetreideprodukte sind neben Obstsäften kaliumreich).

Bei Sporttreibenden ist der Kalziumbedarf durch die größere Energieaufnahme erhöht. Das Kalzium wird bei proteinreicher Ernährung verstärkt renal ausgeschieden; die Abgabe über den Schweiß ist eine weitere Verlustquelle. Der Verzehr kalziumarmer Nahrungsmittel oder die geringe Aufnahme kalziumreicher (z.B. wenig Milch) kann den Kalziummangel zusätzlich begünstigen. In Verbindung mit unzureichender Zufuhr, Amenorrhoe und hoher Trainingsbelastung leiden besonders junge Sportlerinnen an den Folgen einer Kalziumunterversorgung. Die Bilanzstörungen äußern sich oft im Auftreten von «Streßfrakturen». Spätfolgen sind Abnahme der Knochendichte und die Entwicklung der Osteoporose. Leistungssportler sollten täglich 900 bis 1200 mg Kalzium aufnehmen.

Tabelle 5: Mineralien im Sport

Mineral	Tagesbedarf		Minimale toxische Dosis
	Untrainierte*	Sportler	
Kochsalz	8 g	15 g	>100 g
Kalium	2,5 g	5 g	12 g
Calcium	1,0 g	2 g	12 g
Phosphor	1,2 g	2,5 g	12 g
Magnesium	0,4 g	0,6 g	6 g
Eisen	18 mg	40 mg	>100 mg
Zink	15 mg	25 mg	500 mg
Kupfer	2 mg	4 mg	100 mg
Fluor	2 mg	4 mg	20 mg
Jod	0,15 mg	0,25 mg	2 g
Selen	70 µg	100 µg	1 mg
Chrom	100 µg	200 µg	2 mg

* Empfehlungen von RDA (1989) und DGE (1991)

Die Mineralstoffbilanz im Leistungssport ist durch die Aufnahme bestimmter Spurenelemente zu sichern. Hierzu zählen besonders Chrom, Kobalt, Kupfer, Mangan, Selen und Jod. Bei den Antioxydantien hat Selen eine zentrale Bedeutung (Tab. 5).

Literatur

1 Blomstrand, E. et al.: Administration of branched-chain amino acids during sustained exercise-effects on performance and on plasma concentration of some amino acids. Eur J Appl Physiol Occup Physiol 1991; 63:83–88.
2 Brouns, F.: Die Ernährungsbedürfnisse von Sportlern. Berlin, Springer, 1993.
3 Lithell, H. et al.: Increase of lipoprotein – lipase activity in skeletal muscle during heavy exercise. Relation to epinephrin excretion. Metabolism 1981; 30:1130–1135.
4 Neumann, G., Pöhlandt, R.: Einfluß von Kohlenhydratgaben während Ergometerausdauerleistung auf die Fahrzeit. Schriftenreihe zur angewandten Trainingswissenschaft. Leipzig, IAT, 1995; 1:7–26.
5 Noakes, T.: Fluid Replacement during Exercise. In: Holloszy, J.O. (ed.): Exercise and Sport Sciences Reviews. Vol. 21. Baltimore, Williams and Wilkins, 1993, pp.297–330.
6 Paffenbarger, R.S. jr.: Die Rolle der körperlichen Aktivität in der primären und sekundären Prävention der koronaren Herzkrankheit. In: Weidemann, H., Samek, L. (Hrsg.): Bewegungstherapie in der Kardiologie. Darmstadt, Steinkopff, 1982.
7 Saris, W.H.M. et al.: Study on food uptake and energy expenditure during extreme sustained exercise: the Tour de France. Int J Sports Med 1989; 10:25–31.

Kryo-, Wärme- und Elektrotherapie

O. Knüsel

Die meisten Methoden der physikalischen Medizin, seien sie aktiv oder passiv, beruhen auf Empirie. Erst seit wenigen Jahren wird versucht, ihre Wirksamkeit durch kontrollierte Studien besser zu dokumentieren. Eine große Anzahl von Therapieformen macht es jedoch fast unmöglich, Placebo-Methoden von biologisch wirksamen zu differenzieren. Dabei wäre eine subjektive Beurteilung der Wirksamkeit leicht möglich.

Es steht eine große Palette von passiven physikalischen Maßnahmen zur Verfügung. Vielfach dienen passive Therapieformen zur Vorbereitung der aktiven Bewegungstherapie. Es gibt jedoch auch Affektionen, deren Symptome mit passiven Maßnahmen allein zum Verschwinden gebracht werden können. Verschiedene passive Maßnahmen haben ähnliche Wirkungen. Die Auswahl der Methoden ist abhängig von der Wirkungsart, dem technischen Können der Durchführung, dem Vorhandensein eines Apparates, praktischen Aspekten wie Selbst- oder Heimbehandlung und den Kosten.

Probleme des Bewegungsapparates sind auf Störungen folgender Einzelfaktoren – oder von Kombinationen aus diesen – zurückzuführen, nämlich Beweglichkeit, Koordination, Kraft, Ausdauer, Entspannung, Eigenverantwortung, Schmerz und Entzündung (Tab. 1).

Kryotherapie

Die Kryo- oder Kältetherapie ist eine alte Therapiemethode, die bereits in der Antike zum Wärmeentzug angewandt wurde. In den Schriften von Hippokrates, Celsus und Galen finden sich Angaben über kalte Getränke zur Fieberbekämpfung. Seneca beschreibt die Behandlung von Stenokardien durch Essen von Schnee. Vor allem Verletzungsarten, die einen brennenden Schmerz als Hauptsymptom auslösen, sind bereits in der spätrömischen Zeit mit Kälte behandelt worden. 1649 empfahl Hermann von der Heyden Patienten mit Arthritis erstmals das Baden der betroffenen Gelenke in sehr

Tabelle 1: Praktische Anwendung der passiven physikalischen Maßnahmen

Zu beeinflussender Faktor	Therapieform
Schmerz	
– akut	Kälte
– subakut	milde Wärme, Elektrotherapie, Schallwellen
Entzündung	
– akut	Kälte
– subakut	milde Wärme, Elektrotherapie, Schallwellen
Kraftausdauer	Elektromyostimulation
Entspannung	Wärme, klassische Massage, Elektrotherapie

kaltem Wasser. In der Traumatologie fand die Kryotherapie vor allem in der Kriegschirurgie ihre Anhänger. Mitte des 18. Jahrhunderts wurden Amputationen unter Eisimmersionen durchgeführt. Mitte des 19. Jahrhunderts wurden Methoden zum Wärmeentzug auf dem Wege der Verdunstung eingeführt, und gegen Ende des 19. Jahrhunderts konnte künstlich erzeugtes Eis kommerziell vermarktet und damit auch in der Therapie eingesetzt werden.

Unter Kryotherapie wird heute die lokale oder systemische Kälteapplikation zu therapeutischen Zwecken verstanden. So erzeugen Eisapplikationen, kalte Wickel oder Packungen, kalte Güsse und Bäder lokal einen Wärmeentzug und haben damit primär eine Kühlung von Haut und Unterhautgewebe zur Folge. Es sind mehrere physiologische Wirkungsweisen der Kryotherapie bekannt (Tab. 2–3).

Bei Kälteanwendungen an der Haut kommt es, wahrscheinlich gesteuert über Axon- und spinale Reflexe, zu

434 6. Begleitmaßnahmen

Tabelle 2: Angriffspunkte der Kryotherapie

- Direkte Temperatureinwirkung auf die Gefäße
- Bildung lokaler vasoaktiver Stoffe
- Lokale Reflexe aus den Hautnervenenden
- Spinale und höhere Reflexion aus den Hautrezeptoren
- Wirkung der Bluttemperatur auf den Hypothalamus

Tabelle 3: Wirkungen örtlicher Kryotherapie im lebenden Gewebe

Stoffwechselsenkung

Konstriktion der Arteriolen mit
- verminderter Zufuhr von Sauerstoff, Nährstoffen, korpuskulären Elementen usw.
- vermindertem Abstrom von Stoffwechselprodukten, Wärme

Schmerzstillung

Muskeldetonisierung

Verlangsamung von Muskelaktion und Nervenleitgeschwindigkeit

Hemmung der Phagozytose

Tabelle 5: Kontraindikationen einer lokalen Kältetherapie

Vaskulitis

Raynaud-Syndrom und bekannte Durchblutungsstörungen

Nieren- und Blasenaffektionen

schwere Herz-Kreislauf-Krankheiten

schwere, mit erhöhter Kälteempfindlichkeit verbundene Erkrankungen:
- Kälteagglutininkrankheit
- Kryoglobulinämie
- paroxysmale Kältehämoglobinurie
- Kälteurtikaria

Tabelle 4: Applikationsformen der Kryotherapie

	Besonderheiten	Technisches
Eiswasserbäder	• nur kurzes repetives Eintauchen • cave Raynaud-Syndrom	• Eiswürfel in Wasser • ideal für Indikationen an Händen und Füßen
tiefgekühlte Luft oder Stickstoff	• an aufwendige Apparatur und regelmäßigen Service (Stickstoff) gebunden	• nur wenige Minuten • in kreisenden Bewegungen
Eistücher	• Prinzip der Gefrierpunkterniedrigung	• Tiefkühlung von salzwassergetränktem Tuch • Wickel bleibt relativ gut verformbar trotz Tiefkühltemperatur
Eispackungen	• gute Temperaturleitung in Folge	• zerkleinertes Kühlschrankeis in Tuch • relativ gut verformbar
Eistupfung	• Anwendung lokal begrenzt • cave Raynaud-Syndrom	• z.B. Eisklotz am Holzstiel (Joghurtbecher)
Eis/Kaltwasserwickel	• kurzdauernder Wärmeentzug	• häufiger Wechsel erforderlich, ideal für Gelenke, verformbar
Kältespray	• cave lokale Erfrierungen	• begrenzte kurzdauernde Oberflächenwirkung
Gel-Beutel	• sehr unterschiedliches Handling • cave Direktkontakt Plastik-Haut • wiederverwendbar	• Vorkühlung 2–3 h im Tiefkühler/-fach • je nach Fabrikat Wirkungsdauer und Verformbarkeit
Kälte-Therapiekissen lang	• sehr lange Wirkungsdauer	• dank Paraffin gut anmodellierbar
Sofort-Eisbeutel	• kurzer Einmaleffekt von geringer Intensität • Einsatz überall möglich	• «endogene Kälte» durch Mischung zweier chemischer Substanzen
Kältekammer	• vorläufig sehr aufwendig	• Schutz vor Augen, Ohren, Nase • cave Schwitzen

einer Kontraktion der lokalen oberflächlichen Blutgefäße, die aber nach wenigen Minuten, noch während der Anwendungsdauer, von einer Dilatation abgelöst wird. Diese sogenannte Kältedilatation mit ihrer Durchblutungsanämie stellt eine Schutzfunktion dar, um das Gewebe vor einer Kältenekrose zu bewahren. Während der Phase der Vasokonstriktion sind Durchblutung und Lymphproduktion eingeschränkt. Damit wird der Entwicklung und Zunahme von posttraumatischen Blutungen und Ödemen vorgebeugt.

Die Kryotherapie wurde im Verlauf der letzten Jahrzehnte zur wichtigsten passiven physikalischen Therapieform in der Sportmedizin. Entsprechend wurden verschiedene Applikationsformen entwickelt, die jedoch ihre Besonderheiten besitzen (Tab. 4).

Wie jede Therapieform besitzt auch die Kryotherapie Kontraindikationen, deren Abklärung vor Anwendung der Kältetherapie notwendig ist (Tab. 5).

Tabelle 6: Erwünschte und nicht erwünschte Wirkungen der lokalen Wärmeanwendungen

Elastizitätszunahme des Bindegewebes
Reduktion von Muskelspasmen
Verbesserung der lokalen und entfernten Durchblutung
Schmerzlinderung
Resorption entzündlich bedingter Exsudate und Infiltrate
Verstärkung von Ödemen
Verstärkung von Blutungen
Verstärkung von Entzündungszuständen
Belastung für Herz und Kreislauf

Tabelle 7: Anwendungsformen der Wärmeapplikation

Wärme-Hydrotherapie: Bäder, Wickel, Güsse, Duschen
Wärme-Pelcide: Moor, Para-Fango
Kommerzielle Wärmeträger, die zum Teil auch gekühlt der Kryotherapie zur Anwendung kommen
Warmluft und Dampf
Infrarotbestrahlung, Rotlicht
Ultraschall
Hochfrequenztherapie: Kurz-, Dezimeter- und Mikrowellen
Sauna

Wärmetherapie

Örtliche Wärmeanwendungen wirken hauptsächlich durch Zufuhr von thermischer Energie schmerzlindernd, hyerämisierend, muskelentspannend und antiphlogistisch (bei chronischen Entzündungen).

Die Wärme kann lokal (z. B. Hotpack) oder systemisch (z. B. Sauna) zugeführt werden. Die Wärmeübertragung erfolgt oberflächlich als Konduktion oder Konvektion, in der Tiefe des Gewebes durch Konversion mittels Energieumwandlung im Körper.

Verschiedene Wirkungen konnten nachgewiesen werden, die je nach Indikation erwünscht oder nicht erwünscht sein können (Tab. 6). Die unerwünschten Wirkungen entsprechen auch meistens den Kontraindikationen. Allgemein gilt: Je akuter der Zustand, desto weniger Wärme.

Zur Wärmeapplikation stehen verschiedene Anwendungsformen zur Verfügung (Tab. 7).

Elektrotherapie

Der elektrische Strom ist durch die Potentialdifferenz (Spannung) und ihren zeitlichen Wechsel charakterisiert. Der Stromfluß kann in eine Richtung gehen oder alternieren. Die Impulse können in ihrer Frequenz (Hz), Amplitude, Form und Dauer variieren. Die Wirkung hängt von der Art des Stromes und der Gewebestruktur ab.

Die in Tabelle 8 dargestellten Stromformen und -verfahren werden meist in einer sinnvollen Kombination mit der krankengymnastischen Übungsbehandlung angewandt. Ihr Einsatz gehört in die Hände des erfahrenen Sport-Physiotherapeuten. Es ist stets abzuwägen, ob die Elektrotherapie vor oder nach der Übungsbehandlung effektiver ist. So ist der Wärmeeffekt meist vor, der analgetische Effekt während und nachher sinnvoll.

Literatur

1 Knüsel, O.: Lokale Kryotherapie. Der informierte Arzt 1990; 16:1665–1668.
2 Knüsel, O.: Kryotherapie, Wärmetherapie und Elektrotherapie. TW Sport und Medizin 1995; 7:228–233.
3 Müller, W., Schilling, F., Schmidt, K. L.: Rheumatherapie in der Praxis. Basel, Eular, 1989.
4 Vischer, T. L. (Hrsg.): Grundriß der physikalischen Therapie und Rehabilitation. Basel–Boston–Berlin, Birkhäuser, 1993.

Tabelle 8: Einleitung der Elektrotherapie und deren Wirkungen

1. Niederfrequenztherapie: 0 bis etwa 100 Hz (1 kHz)

- Galvanischer Strom:
  - stabile Galvanisation: Hypalgesie, Hyperämie, Erregbarkeitszunahme des Nerv-Muskel-Systems
  - galvanische Teil- und Vollbäder (2- und 4-Zellenbad, Stangerbad): Hypalgesie und Hyperämie
  - Iontophorese: Transport exogen zugeführter Substanzen in oder durch die intakte Haut mit Hilfe galvanischen Stromes, dabei Hyperämie/Hypalgesie sowie pharmakologischer Effekt.

- Reizstromtherapie: Auslösung von Muskelkontraktionen mit gleichzeitigen intensiven analgetischen und hyperämisierenden Eigenschaften
  - diadynamische Ströme (Bernardsche Ströme): 50 und 100 Hz sowie Mischungen
  - Ultrareizstrom nach Träbert
  - Ströme zur transkutanen elektrischen Nervenstimulation (TENS)

2. Mittelfrequenztherapie: 100000 Hz bis 100 kHz

- Interferenzstromtherapie (Nemecsche Ströme): Durchflutung mit zwei mittelfrequenten Wechselströmen in zwei Stromkreisen, die sich in ihrer Frequenz nur geringfügig voneinander unterscheiden. Durch Interferenz entsteht in der Tiefe eine Modulation mit niedriger Frequenz (Differenzfrequenz) mit Hyperämie, Analgesie und detonisierenden Wirkungen

- Mittelfrequente Wechselstromtherapie (Wymoton)
  Mittels Durchflutung eines Wechselstromes von 11 kHz kommt es zu einer schmerzlosen Muskelkontraktion, infolge von Kombination mit einem niederfrequenten Wechselstrom von 250 Hz zur Schmerzstillung

3. Hochfrequenztherapie: 500 kHz bis 5000 MHz

- Kurzwellen: Wellenlänge 11,06 m

- Dezimeterwellen: Wellenlänge 0,69 m

- Mikrowellen: Wellenlänge 0,125 m
  Sie stellt eine Wärmetherapie dar

Reizstromtherapie

W. Jenrich

Durch die in den letzten Jahren erfolgte Computerisierung der Reizstromgeräte ist einerseits den Sicherheitsaspekten besser entsprochen worden, andererseits ist die Zahl der verschiedenen Reizstromanwendungen gestiegen.

Nur durch die Kenntnis der wirkungsphysiologischen Grundlagen ist es möglich, einen praktikablen Weg durch die Fülle technischer Angebote zur erfolgreichen Therapie zu finden. Für die Behandlung am Bewegungsapparat sind vor allem die Aspekte der Schmerzlinderung und der Muskelstimulation wesentlich.

Schmerzbehandlung

Aus der physiologischen Grundlagenforschung ist die Frequenzabhängigkeit der Stimulation der verschiedenen Nervenfasern bekannt. Die Stimulation der A-Beta-Fasern wird mit Frequenzen von 50 bis 100 Hz durchgeführt. Diese leiten das Tast- und Vibrationsempfinden. Die Schmerzminderung erfolgt auf segmentaler, spinaler Ebene. Die A-Delta-Fasern und die C-Fasern können mit Frequenzen von 2 bis 4 Hz und höheren Intensitäten stimuliert werden. Sie leiten Schmerz-, Temperatur- und Druckempfindungen. Der schmerztherapeutische Effekt beruht auf der Anregung supraspinaler antinozeptiver Systeme und auf einer Aktivierung endogener Opioidpeptide (8).

In der Klinik hat sich die Frequenzeinteilung nach Kloth (11) besonders bewährt. Bei akuten Schmerzen werden Frequenzen von 50 bis 100 Hz eingesetzt, bei chronischen Schmerzen von 1 bis 5 (bis 10) Hz.

Akute Schmerzen

Für die Behandlung bei akuten Schmerzen verwendet man biphasische Impulse um 100 Hz. Nach den Untersuchungen von Karnes (10) werden bei Einsatz dieser Frequenzen durch Histamin erweiterte Gefäße verengt und damit pathologische Schwellungen beseitigt. Das entspricht der klinischen Erfahrung einer effektiven abschwellenden Wirkung. Sollen reflektorische Polarisationseffekte durch Veränderungen des Elektrolytmilieus mitgenutzt werden, so wählt man eine Impulsbreite von 0,3 bis 1,0 ms.

Die schmerztherapeutische Wirkung bei Anwendung dieser Impulsbreite ist größer als beim Einsatz von Stromimpulsen mit weniger als 0,3 ms Impulsbreite.

Zur Verringerung eines Gewöhnungseffektes werden die Impulse mittels eines Frequenzdurchlaufs, einer Randomisierung durch einen Zufallsgenerator, als Gruppenanwendung oder als Schwellstrom variiert.

Die Wirksamkeit bei Anwendung der biphasischen Impulse ist im Regelfall an beiden Polen gleich groß. Wirksamkeitsunterschiede ergeben sich bei unterschiedlich großen Elektroden. Unter der kleineren Elektrode ist die größere Stromdichte und damit ein intensiverer Effekt zu erzielen. Dafür ist unter der kleineren Elektrode eine geringere Tiefenwirkung zu verzeichnen.

Die Stromausbreitung erfolgt im Körper in Richtung des geringsten elektrischen Widerstandes und dadurch zumeist entlang der oberflächlichen Blut- und Lymphgefäße. Das entspricht der Elektrodenanordnung einer Längsdurchflutung. Wird eine tiefergehende Wirkung gewünscht, so ist die Querdurchflutung vorzuziehen.

Bei oberflächlichen Schmerzarealen können sich die Elektroden distal, proximal, bds. des Areals, auf dem Areal und im Gebiet der Nervenwurzel befinden (3).

Zum Erzielen einer Tiefenwirkung empfiehlt sich die Verwendung größerer Elektroden, einer Querdurchströmung und zweier Ausgangskanäle mit zusammen 4 Elektroden.

Bei Impulsbreiten über 0,3 ms und insbesondere bei monopolaren Impulsformen sind gut durchleuchtete Elektrodenunterlagen zu verwenden.

Die Intensität sollte sensibel deutlich schwellig, motorisch jedoch noch unterschwellig sein. Die Behandlungszeiten liegen zwischen 10 und 30 min.

Eine Alternative zu den biphasischen Impulsen stellen Folgen von monophasischen, breiten Impulsen wie z. B. die diadynamischen Ströme dar. Die diadynamischen Ströme sind Sinushalbwellen von 100 Hz (Stromsorte DF) und 50 Hz (CP: Wechsel von 1 sec 50 Hz und 1 sec 100 Hz) mit einer Impulsbasis von 10 ms Dauer. In älteren Geräten wird zusätzlich noch eine galvanische Basis appliziert.

Auch ohne die galvanische Basis bewirkt die lange Stromflußdauer von 10 ms eine ausgeprägte Ionenverschiebung und Veränderung des Elektrolytmilieus. Diese Polarisation führt zu einer Reizung freier Nervenendigungen und zu entsprechenden reflektorischen Wirkungen.

Die Polarisation ist um so größer, je größer die Elektrodenfläche ist und je länger die Anwendung dauert. Wesentlich ist daher die Verwendung großer Elektroden mit entsprechenden Elektrodenunterlagen. Wird bei der Anwendung die Zeitdauer von 20 min überschritten, sollten die Unterlagen bei abgeschalteter Intensität nachgefeuchtet werden. Bei modernen Geräten mit cc-Schaltung, d. h. mit konstantem Ausgangsstrom, kann sich die Stromdichte an einzelnen Stellen der Elektrodenunterlage durch das Austrocknen erhöhen, und damit können elektrolytische Verätzungen entstehen.

Die Intensität sollte beim diadynamischen Strom niemals motorisch schwellig erfolgen. Zum Erzielen von Kontraktionen sind grundsätzlich andere Stromformen zu verwenden.

Die Plazierung der Elektroden erfolgt analog der von biphasischen Impulsen.

Wenn die diadynamischen Ströme nicht vertragen werden, kann die Galvanisation als mildeste Stromform zur Anwendung kommen. Es werden große Elektroden mit gut durchleuchteten Elektrodenunterlagen verwendet. Die Stromstärke des Gleichstroms darf nicht mehr als 0,1 mA/cm² der Elektrodenfläche der kleineren Elektrode betragen. Subjektiv sollte nur ein leichtes Kribbeln zu spüren sein. Eine Wirkungsverstärkung kann durch die gleichzeitige Anwendung von transkutan wirksamen Antirheumatika bei der Gleichstromiontophorese erreicht werden.

Chronische Schmerzen

Bei chronischen Schmerzen werden niedrige Frequenzen von < 10 Hz eingesetzt. Wirksam sind Impulsfolgen von Einzelimpulsen oder Impulsgruppen.

Nach Scudds (12) kann mit Impulsen von 4 Hz im Gegensatz zu Frequenzen von 100 Hz eine deutliche Hauterwärmung erzeugt werden.

Meist werden die niedrigfrequenten Impulse als «Burst»-Strom abgegeben, d. h. als Impulsgruppen von 2 bis 4 Hz mit einer Trägerfrequenz von 100 Hz. Es kommen hierbei die niedrige Gruppenfrequenz und die hohe Trägerfrequenz kombiniert zur Wirkung. Angewandt werden die Impulse meist deutlich motorisch schwellig. Die Kontraktionen erfolgen sowohl für tonische als auch für phasische Muskelfasern unterhalb der Tetanusschwelle und müssen deshalb nicht unterbrochen, sondern können als Folge appliziert werden. Als Stromform werden biphasische Impulse verwendet. Die Anlage der Elektroden erfolgt analog.

Sind die Schmerzen muskulär bedingt und mit Verspannungen kombiniert, so kann der Schwellstrom effektiv eingesetzt werden.

Muskelstimulation

Die Myostimulation ist die zweite große Anwendungsgruppe der Therapie mit Impulsfolgen. Eine kontinuierliche Anwendung der Impulsfolge würde den Muskeltonus erhöhen, die Durchblutung im Muskel vermindern und eventuell zum Muskelkrampf führen. Deshalb werden die Folgen abrupt als Gruppe oder kontinuierlich als Schwellung unterbrochen.

Wird der Schwellstrom mit geringer Intensität appliziert (motorisch gerade eben schwellig), so eignet er sich hervorragend bei Verspannungen und verspannungsbedingten Beschwerden. Bei mittlerer und starker Intensität ist er zur Aktivierung bei Muskelschwächen einsetzbar. Seine Indikationen sind Willküraktivierungsschwäche nach Ruhigstellung und bei Fehlbewegungen, Muskelschwäche bei pathologischen Gelenkafferenzen und nach Ruhigstellung sowie Muskelverspannungen bei statischen und segmentalen Störungen.

Die zur Muskelstimulation eingesetzten Reizströme werden in biphasische Impulsströme und Mittelfrequenzströme eingeteilt.

Biphasische Impulsströme zur Muskelstimulation haben eine Impulsdauer von <0,3 ms. Da bei dieser kurzen Impulsdauer die Polarisation im Gewebe minimal ist, können die Elektroden ohne Unterlage mittels Elektrodengel unmittelbar auf der Haut befestigt werden. Die biphasischen Impulse sind nulliniensymmetrisch, d. h., nicht, daß beide Phasen die gleiche Form, sondern denselben Flächeninhalt haben.

Nach der Form können die biphasischen Impulse eingeteilt werden in asymmetrische, symmetrische und sequentielle Impulse.

Asymmetrische haben eine hohe positive und eine niedrige negative Phase, symmetrische haben gleich große positive und negative Phasen und entsprechen in der Wirkung einer doppelten Amplitude.

Bei den sequentiellen Impulsen ist die negative Phase gegenüber der positiven verzögert, was sich wirkungsmäßig als doppelte Frequenz ausdrückt.

Besonders schmale biphasische Impulse sind die Hochvoltimpulse mit einer Breite von 10 bis 50 µs. Entsprechend dieser extrem kurzen Impulsbreite wird dazu eine hohe Stromstärke oder bei constant-voltage-Geräten eine hohe Spannung benötigt. Um diesen hohen

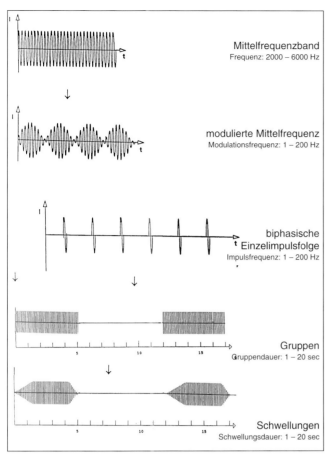

Abbildung 1: Biphasische und mittelfrequente Ströme.

Spannungsbedarf etwas zu vermindern, werden oft Doppelimpulse eingesetzt. Wirkungsmäßig besteht kein Unterschied zu den normalen biphasischen Impulsen.

Die Mittelfrequenzströme bewirken eine summative, lokale, nicht fortgeleitete Depolarisierung der Muskelfasern. Diese Eigenschaft ist besonders ausgeprägt bei Anwendung des Stromes als lange Schwellung (Wymoton-Geräte).

Die Mittelfrequenzströme besitzen als Trägerfrequenz einen Sinusstrom zwischen 2000 und 10000 Hz, am häufigsten 4000 Hz.

Meistens werden die Mittelfrequenzströme niederfrequent (1–100–[200] Hz) moduliert.

Die Modulation kann endogen als Interferenzstrom und exogen als amplitudenmodulierter Mittelfrequenzstrom erfolgen.

Die endogene Modulation entsteht im Körper durch Kreuzen zweier mittelfrequenter, jedoch frequenzdifferenter Ströme. Entsprechend der Frequenzdifferenz bilden sich Interferenzen im Körper aus. Diese Schwebungen entstehen zwischen den vier im Rechteck angeordneten Elektroden. Um das auszugleichen, kann man die Interferenzen durch Amplitudenschwankungen auch im Kreis rotieren lassen (Vektortechnik).

Die Wirkung des Interferenzstromes reicht tiefer, allerdings versehen mit dem Nachteil der schwierigen Lokalisierbarkeit des Feldes.

Bei amplitudenmodulierten Mittelfrequenzströmen geschieht die Modulation im Gerät selbst.

Der Strom ist besser lokalisierbar, die Tiefenwirkung ist je nach Applikationslage der Elektroden meist geringer.

Behandlung von Muskelatrophien

Bei Muskelatrophien können sowohl biphasische Ströme als auch Mittelfrequenzströme angewandt werden. Bei schwersten Atrophien werden geringe Frequenzen (unter 10 Hz) eingesetzt. Bis 6 Hz können die Ströme als Folgen verwendet werden, ab 8 Hz ist die Stromfolge zu unterbrechen (14). Zweckmäßig geschieht die Unterbrechung in Form von Schwellungen oder Gruppen. Gruppen stellen sich subjektiv dem Patienten härter dar (plötzlicher Kontraktionsbeginn), zur Schulung der Schnellkraft sind sie besser geeignet.

Nach De Vahl (6) setzt man bei schweren Atrophien Frequenzen von 3 bis 10 Hz, bei mittleren Atrophien 10 bis 30 Hz und bei leichten Atrophien 30 bis 50 Hz ein.

Die Schwellungsdauer wird von anfangs 5 sec auf 15 sec erhöht, die Pause von 25 bis 50 sec auf 10 bis 30 sec herabgesetzt und die Behandlungszeit von 5 auf 20 min verlängert.

Für die Erhöhung der Ausdauerleistung, z. B. der Rückenmuskulatur, werden Frequenzen zwischen 25

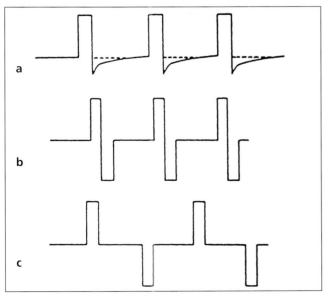

Abbildung 2: Biphasische Impulse. a. asymmetrische, b. symmetrische, c. sequentielle.

und 35 Hz eingesetzt, die Schwellungsdauer von 5 sec auf 30 sec gesteigert und die Pause von 15 sec auf 5 sec verkürzt. So konnten Faghri et al. (9) mit ähnlichen Parametern die Subluxation infolge Schwäche, d. h. mangelhafter Haltearbeit, des M.deltoideus nach Schlaganfall wesentlich vermindern.

Durch die elektrische Stimulation allein kann kein Bewegungsmuster verbessert werden, nur eine eventuell vorliegende Einschränkung der Gelenkbeweglichkeit wird durch die Stimulation geringer. Setzt man jedoch gleichzeitig ein Feedback ein (wie z.B. das Automove-Gerät), so sind auch Verbesserungen des Bewegungsmusters zu erreichen (2).

Nach Alon (1) liegen die motorische und die sensible Stimulation bei einer Impulsbreite von <0,5 ms deutlich und von <0,1 ms erheblich unter der Schwelle einer schmerzhaften Stimulation.

Bis zum Zweieinhalbfachen der motorischen Schwelle verläuft der Kraftanstieg des M.quadriceps femoris parallel zum Stromstärkeanstieg (4). So liegt allgemein zwischen motorischem Minimum und Maximum eine Spanne von 150 Prozent, bezogen auf das motorische Minimum von 100 Prozent,

Bis 30 Hz Stimulationsfrequenz steigt die Muskelkraft deutlich an, von 30 bis 60 Hz ist nur noch ein leichter frequenzbezogener Kraftanstieg festzustellen (6).

Nach Solomonow (13) kommt es bei Reizfrequenzen ab 45 Hz zur deutlichen und ab 50 Hz zur ausgeprägten muskulären Ermüdung.

Die Ermüdung ist auch von der Pausenzeit abhängig. So fanden Benton et al. (4) am N.peronaeus bei einer fünffachen Pausenzeit fast keine, jedoch bei gleich langer Pausenzeit eine Ermüdung nach 1 bis 1,5 min.

Bei der elektrischen Stimulation werden im Gegensatz zum natürlichen Erregungsprozeß alle Muskelfasern synchron erregt. Eine Ausnahme stellt die langsame Schwellung der Mittelfrequenz dar (Wymoton-Verfahren).

Die Reizschwelle des motorischen Nervs liegt deutlich niedriger als die des Muskels (5).

Die Stimulation mit niederfrequenten, biphasischen Impulsen wirkt primär über den motorischen Nerv und ist zur Verbesserung der neuromuskulären Bahnung einzusetzen, die Mittelfrequenzstimulation mehr zur Vergrößerung der muskulären Ausdauer. Nach Untersuchungen von Eldred und Solomonow (7) erreichen die tonischen Muskelfasern ihren vollständigen Tetanus schon ab 10 Hz und haben ihr Stimulationsmaximum in dem breiten Frequenzbereich von 40 bis 200 Hz. Die phasischen Muskelfasern dagegen erreichen den vollständigen Tetanus ab 30 Hz und haben ein eng begrenztes Stimulationsmaximum von 50 bis 60 Hz.

Die Mittelfrequenzimpulse stimulieren stärker die tonischen und die biphasischen Niederfrequenzimpulse stärker die phasischen Muskelfasern und den motorischen Nerv.

So kann zur gezielten Stimulation der tonischen Muskelfasern und der muskulären Ausdauer ein mittelfrequenter Schwellstrom von 25 Hz mit einer Schwelldauer von 7 bis 20 sec, mit einer Pause von 7 bis 3 sec und langsamem Schwellanstieg bei einer Behandlungszeit von 10 bis 30 min verwendet werden.

Zur Stimulation der phasischen Muskelfasern und der neuromuskulären Bahnung sind niederfrequente, biphasische Schwellströme von 45 Hz mit einer Schwelldauer von 3 bis 5 sec, mit einer Pause von 15 bis 10 sec und steilem Schwellanstieg bei einer Behandlungszeit von 5 bis 15 min anzuwenden.

Dieser differenzierte Einsatz der Reizströme erlaubt es, gezielt die Möglichkeiten der modernen Gerätetechnik zur effektiven Therapie, Rehabilitation und Prävention von Funktionsstörungen am Bewegungsapparat zu nutzen und als begleitende Anwendungen den Therapieprozeß optimal zu ergänzen.

Literatur

1 Alon, G.: Principles of Electrical Stimulation. In: Nelson, R. M., Currier, P. D. (eds.): Clinical Electrotherapy. Norwalk, Appleton and Lange, 1991.
2 Baker, L. L.: Clinical Uses of Neuromuscular Electrical Stimulation. In: Nelson, R. M., Currier, P. D. (eds.): Clinical Electrotherapy. Norwalk, Appleton and Lange, 1991.
3 Barr, I.O.: Transcutaneous Electrical Nerve Stimulation for Pain Management. In: Nelson, R. M., Currier, P. D. (eds.): Clinical Electrotherapy. Norwalk, Appleton and Lange, 1991.
4 Benton, L. A. et al.: Funktionelle Elektrostimulation. Darmstadt, Steinkopff, 1983.
5 Cummings, J.P.: Electrical Stimulation of Healthy Muscle and Tissue Repair. In: Nelson, R. M., Currier, P. D. (eds.): Clinical Electrotherapy. Norwalk, Appleton and Lange, 1991.
6 De Vahl, L.: Neuromuscular Electrical Stimulation (NMES) in Rehabilitation. In: Gersh, M. R. (ed.): Electrotherapy in Rehabilitation. Philadelphia, Davis, 1992.
7 Eldred, E., Solomonow, M.: Effects of High-Frequency (500–1 Hz), Indirect Stimulation on Slow and Fast Muscle Relevant to Orthotic Applications. J Electromyogr Kinesiol 1992; 2:150–159.
8 Eriksson, M. B. E., Sjölund, B. A.: Transkutane Nervenstimulation. 3. Aufl., Heidelberg, Fischer, 1989.
9 Faghri, P. D. et al.: The Effects of Functional Electrical Stimuation on Shoulder Subluxation, Arm Function Recovery and Shoulder Pain in Hemiplegic Stroke Patients. Arch Phys Med Rehabil 1994; 75:73–79.
10 Karnes, J. L. et al.: High-Voltage Pulsed Current: Its Influence on Diameters of Histamine-Dilated Afteroles in Hamster Cheek Pouches. Arch Phys Med Rehabil 1995; 76:381–386.
11 Kloth, L. C.: Electrotherapeutic Alternatives for the Treatment of Pain. In: Gersh, M. R. (ed.): Electrotherapy in Rehabilitation. Philadelphia, Davis, 1992.
12 Scudds, R. J. et. al.: The Effects of Transcutaneous Electrical Nerve Stimulation on Skin Temperature in Asymptomatic Subjects. Physical Therapy 1995; 75:621–628.
13 Solomonow, M.: Restoration of movement by electrical stimulation. A contemporary view of the basic problems. Orthopedics 1984; 7:245–250.
14 Vossius, G.: Der Einsatz der Funktionellen Elektrostimulation in der klinischen Rehabilitation. Med. Orth. Tech. 1990; 110:244–250.

Physiotherapie

J. Freiwald und M. Engelhardt

Verletzte Sportler wollen schnell wieder fit werden. Dem standen, zumindest in früheren Jahren, die zu kurzen Behandlungszeiträume (20 bis 30 Minuten) und eine mangelnde Geräteausstattung in der physiotherapeutischen Praxis gegenüber.

In den letzten Jahren haben sich jedoch Entwicklungen vollzogen. Das betrifft sowohl die Therapien, den Geräteeinsatz (Diagnostik und Therapie) als auch neue, interdisziplinäre Formen der therapeutischen Zusammenarbeit.

Von besonderem Interesse für die Rehabilitation des Sportlers ist die konzeptionelle Integration des Sportwissenschaftlers in das therapeutische Team und die engere Einbindung des Arztes in den posttraumatischen bzw. -operativen Rehabilitationsprozeß. In Deutschland wird diese Entwicklung mit dem Entstehen ambulanter Rehabilitationszentren deutlich.

Die Rehabilitation des Leistungssportlers wird heute von einem Team qualifizierter Therapeuten (Arzt, Physiotherapeut und Sportlehrer) geleistet. Sie verfügen über eine moderne Geräteausstattung und die Möglichkeit, den Patienten täglich mehrere Stunden zu therapieren.

Funktionsdiagnostik

In der modernen Physiotherapie gewinnt die apparative, präzise Erfassung von Funktionen der menschlichen Motorik zur Planung und Durchführung rehabilitativer Therapien eine immer größere Bedeutung. Diese Tendenz gilt insbesondere für die Sportmedizin, in der die Erfassung von funktionellen Kenngrößen (Ausdauer, Kraft, Koordination, Beweglichkeit) Tradition hat. Gefordert sind sowohl technische Kenntnisse als auch die Fähigkeit, die mit Unterstützung moderner Geräte erhobenen Daten auf der Basis fundierter biomechanischer und physiologischer Kenntnisse zu interpretieren und in therapeutische Konzeptionen umzusetzen.

Durch geeignete Geräte wird die Überprüfung der Effizienz der therapeutischen Verfahren ermöglicht und eine zunehmende Objektivierung physiotherapeutischer Techniken geleistet. In den Fällen, in denen bisher wissenschaftlich-technische Methoden zur Effizienzüberprüfung eingesetzt wurden, sind die Ergebnisse teilweise ermutigend, teilweise enttäuschend. Es hat sich gezeigt, daß viele physiotherapeutische Techniken einer wissenschaftlichen Überprüfung nicht standhalten. Speziell Methoden, die auf «neurophysiologischer Basis» funktionieren sollen, sind in ihrer Wirksamkeit nicht immer nachzuvollziehen (vgl. Conradi und Brenke 1993, Klemme 1995, Odaka 1992). Unter dem Aspekt einer zunehmend geforderten Qualitätssicherung ist in Zukunft eine verstärkte wissenschaftliche Begleitung physiotherapeutischer Behandlungsmethoden wünschenswert.

Geräteeinsatz

Während viele Physiotherapeuten anfangs den Geräteeinsatz in der Therapie ablehnten, haben sich mittlerweile geeignete Geräte etabliert. Sie werden sowohl in der Diagnostik als auch zur Entwicklung der Ausdauer-, Kraft- oder koordinativen Fähigkeiten eingesetzt. In den Zentren, die eine erweiterte physiotherapeutische Therapie (EAP) anbieten, sind sie von den Kostenträgern zur Abrechnungsfähigkeit sogar zwingend vorgeschrieben.

Beispiel: Erfassung der Kraftfähigkeiten

Im ärztlichen und im physiotherapeutischen Bereich werden Kraftwerte meist manuell erfaßt. Der weitverbreitetste Krafttest ist der Janda-Test. Gegen Handwiderstand werden die manuell vom Untersucher erhobe-

Tabelle 1: Grundstufen der Kraft. Manuelle Krafttestung (aus Janda 1994, 9). Problematisch ist einerseits die Semiobjektivität einer solchen Vorgehensweise, andererseits die mangelnde Abstufbarkeit der Kraftwerte beim Gesunden (Krafttestung aus Janda 1994, 9)

Stufe 0	Null (zero) drückt aus, daß beim Bewegungsversuch nicht die geringste Muskelkontraktion erkennbar wird.
Stufe 1	T (trace, Spur einer Anspannung) drückt aus, daß nur noch etwa 10 Prozent der Muskelkraft erhalten sind. Bei der Untersuchung spannt sich der Muskel noch an, aber seine Kraft reicht nicht mehr aus, den zu testenden Körperteil zu bewegen.
Stufe 2	P (poor, sehr schwach) entspricht annähernd 25 Prozent der normalen Muskelkraft. Der Muskel kann zwar eine Bewegung im vollen möglichen Ausmaß ausführen, vermag es aber nicht, einen so geringen Widerstand zu überwinden, wie ihn das Eigengewicht des getesteten Körperteils darstellt. Daher muß der Patient so gelagert werden, daß bei der Bewegung die Gravitation weitgehend ausgeschaltet wird.
Stufe 3	F (fair, schwach) entspricht ungefähr 50 Prozent der normalen Muskelkraft. Diese Bewertung hat ein Muskel dann, wenn er imstande ist, eine Bewegung im vollen Ausmaß mit Überwindung der Schwerkraft, also gegen das Eigengewicht des getesteten Körperteils, auszuführen. Dabei leistet der Untersuchende keinen zusätzlichen Widerstand.
Stufe 4	G (good, gut) entspricht etwa 75 Prozent der normalen Muskelleistung. Das bedeutet, daß der getestete Muskel die Bewegung in vollem möglichem Ausmaß schafft und imstande ist, einen mittelgroßen äußeren Widerstand zu überwinden.
Stufe 5	N (normal) entspricht einem normal kräftigen Muskel bzw. einem Muskel mit sehr guter Funktion, der bei vollkommener Bewegungsfreiheit imstande ist, einen beträchtlichen äußeren Widerstand zu überwinden. Stufe 5 entspricht praktisch 100 Prozent der Norm. Allerdings bedeutet das nicht, daß der Muskel in allen Funktionen (z. B. Ermüdbarkeit) normal ist.

nen Kräfte in eine Skala von 0 bis 5 eingeteilt. Beim Athleten stößt dieser Test wegen der mangelnden Abstufbarkeit (beim Gesunden Stufe 4/5) und der Abhängigkeit vom Untersucher an seine Grenzen, wobei diese Defizite den Erfindern bekannt sind (vgl. Janda 1994, Tab. 1 und Abb. 1).

Ein weiteres Defizit solcher Tests besteht darin, daß Kraftfähigkeiten nur ganz allgemein erfaßt werden. Es kann keine Differenzierung in Faktoren bzw. Dimensionen der Kraft geleistet werden (z. B. Maximalkraft, Schnellkraft, Kraftausdauer, Reaktivkraft im Dehnungs-Verkürzungszyklus, u. a.). Um diese Faktoren näher zu bestimmen, ist eine präzise, apparativ gestützte Kraftdiagnostik unverzichtbar.

Deutlich wird die Notwendigkeit der präzisen Erfassung der Kraftfähigkeiten bei der Erfassung der Bodenkontaktzeiten bei Sprüngen im Dehnungs-Verkürzungszyklus. Die Bodenkontaktzeiten der verletzten Extremität sind deutlich verlängert. Um die vollständige Leistungsfähigkeit des Sportlers wieder herzustellen, müssen mit den Augen nicht wahrnehmbare Defizite gemessen und durch geeignete Trainingsformen behoben werden (Abb. 2).

Beispiel: Erfassung des Muskeltonus

Ärzte und Physiotherapeuten palpieren den ruhenden, völlig entspannten Muskel und beschreiben den Muskel als normal, hoch- oder niedertonig. Während Neurologen den Muskeltonus als den Widerstand beschreiben, der einem passiven Durchbewegen der untersuchten Gelenk-Muskeleinheit entgegengesetzt wird, wird der «Tonus» der Muskulatur im physiotherapeutischen Bereich vielfach als verstärkte Spannung, als eine erhöhte elektrische Aktivität im Ruhezustand interpretiert. Diese

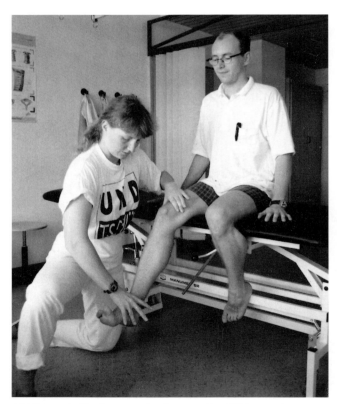

Abbildung 1: Krafttestung durch manuellen Widerstand.

verstärkte Spannung (Tonus) führe u.a. zu Einschränkungen der Beweglichkeit. Um diese verstärkte Spannung, den «muskulären Tonus» herabzusetzen und die Beweglichkeit zu verbessern, werden in der physiotherapeutischen Praxis u.a. spezielle Dehnungstechniken zur Detonisierung der Muskulatur eingesetzt.

Das Ergebnis einer manuellen Palpation des «muskulären Tonus» kann nur in die Irre führen, denn es gibt keinen sich selbst generierenden Muskeltonus, wie man im schwerkraftfreien Feld oder bei der korrekten intraoperativen Lagerung leicht nachweisen kann (Birbaumer und Schmidt 1990, Frisch 1989). Eine manuelle Palpation des «muskulären Tonus» ist äußerst störanfällig, denn die Zusammensetzung der Muskulatur mit Glucose- und Fetteinlagerungen, ödematösen Veränderungen, Myogelosen und Hartspann, fibrösen Umstrukturierungen u.a. haben ebenso Einfluß auf das Palpationsergebnis wie die Zusammensetzung der Haut, des Unterhautgewebes und weitere Faktoren (Smolenski et al. 1996). Untersuchungen von Wiemann (1994) und Klee (1994) und eigene Untersuchungen (Freiwald et al. 1995) zeigen, daß z.B. der Widerstand gegen eine Dehnungsbelastung der Muskulatur fast unabhängig von der entwickelnden elektrischen Aktivität (Reflextonus) der Muskulatur ist und beim Gesunden sehr stark von den mechanischen Gewebeeigenschaften bestimmt ist (vgl. Abb. 4). Unter den vorgenannten Gesichtspunkten erscheinen physiotherapeutische Techniken fragwürdig, die in erster Linie eine Senkung des elektromyographisch meßbaren Tonus der Muskulatur bewirken sollen.

Der elektromyographisch meßbare muskuläre Tonus ist immer von informativen Prozessen abhängig, z.B. von der aktiven Einnahme einer bestimmten Haltung wie z.B. bei der Bildschirmarbeit. Die (Zwangs-)Haltung kann dabei pathogenetischen Wert haben und sich in einer höheren, anforderungsspezifischen elektrischen Aktivität der Muskulatur äußern; ähnliche Effekte sind bei akut-traumatischen und bei chronisch-degenerativen Veränderungen meßbar.

Deutlich werden die Probleme der manuellen Palpation des «Muskeltonus» dann, wenn bei neurologischen Untersuchungen mittels Nadel-EMG bei korrekter entlastender Lagerung beim Gesunden kein Ruhetonus feststellbar ist. Wenn trotzdem einzelne Entladungen (Faszikulationen) meßbar sind, deuten sie auf eine neurogene oder myogene Erkrankung hin (Stöhr und Bluthardt 1993, Mummenthaler und Schliack 1993).

Reflektorische Muskelverhärtungen können Störungen im zugehörigen Gelenk- bzw. Wirbelsäulensegment als Ursache haben (Frisch 1989); abgeschwächte elektromuskuläre Aktivitäten können u.a. auf atrophe Muskulatur als auch auf eine schädigungsbedingte neurogene Hemmung hinweisen.

Um neuro-muskuläre Veränderungen, z.B. eine veränderte Aktivität der Muskulatur unter Ruhe- und Belastungsbedingungen, zu erfassen, sind elektromyographi-

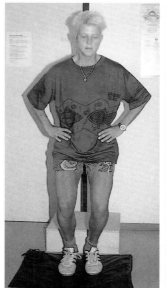
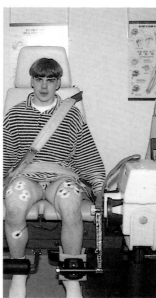

Abbildung 2: Erfassung der Bodenkontaktzeiten durch eine Bodenkontaktplatte. Die geschädigte Extremität hat deutlich verlängerte Bodenkontaktzeiten.

Abbildung 3: Kombinierte Messung von Drehmomenten (Isokinetik, Isometrie) und EMG-Ableitungen.

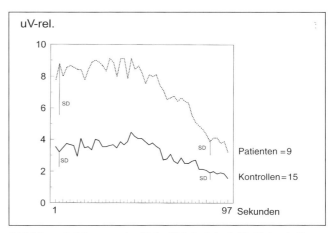

Abbildung 4: Messung der Dehnfähigkeit (vgl. 7). Bei gehaltener Dehnung der ischiocruralen Muskulatur bis in den schmerzhaften, individuell maximal tolerierbaren Bereich hinein spannt der M. bizeps femoris bei gesunden Personen nur mit etwa 4 Prozent seiner maximalen Aktivität gegen die Dehnungsrichtung (untere Linie) während er bei am Kniegelenk verletzten Patienten mit 8 Prozent bis 9 Prozent der individuell maximalen elektrischen Aktivität gegenspannt (obere Linie).

444   6. Begleitmaßnahmen

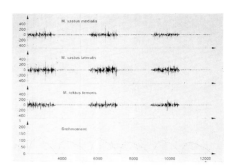 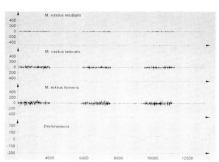

Abbildung 5: Kombinierte Messung der Drehmomente (Isokinetik) und der elektromyographischen Aktivität der Kniegelenkstrecker bei einer schweren Kniegelenkschädigung (ausgeprägte mediale Gonarthrose, med. Meniskusresektion, v. Kreuzbandversorgung). Auf der linken Seite (a) ist die Ableitung der nicht betroffenen, auf der rechten Seite (b) die Ableitung der betroffenen Extremität der Patientin abgebildet. Es zeigt sich die typische und für die Schädigung spezifische Minderung der Dichte und Amplitude der EMG Ableitung, wobei primär die eingelenkigen Kniegelenkmuskeln betroffen sind.

sche Ableitungen sehr gut geeignet. Auch prä- und posttraumatische Veränderungen der neuromuskulären Ansteuerung können erfasst und darauf fußend geeignete Therapieformen ausgewählt werden (vgl. Abb. 3–5).

Beispiel: Gehen und Laufen

Technisch-apparative Messungen sind immer dann dringend notwendig, wenn die Sinnesleistung des Patienten bzw. Therapeuten nicht ausreicht, den Funktionszustand präzise zu beurteilen, wie das u. a. auch bei komplexen und schnellen Bewegungen der Fall ist.

Aus vielen Versuchen ist bekannt, daß das menschliche Auge und die Verarbeitung der Sinneseindrücke nicht ausreicht, um den menschlichen Gang alleine durch Beobachtung zu analysieren – vom schnellen Lauf ganz zu schweigen!

Bei der Analyse von Laufbewegungen kann sich der Arzt und Therapeut z. B. durch Laufbänder mit gekoppelten Videoaufnahmen helfen, die bei hoher Aufnahmefrequenz eine genauere Analyse der Laufbewegungen als das menschliche Auge leisten. Die Laufbänder und Videoaufnahmen können mit EMG und/oder mit Kraftaufnehmern gekoppelt werden (vgl. Abb. 6). Für verletzte bzw. geschädigte arthronale Systeme sind beim Gang Veränderungen der Gelenkwinkel typisch. Der Gang wird steifer, die Bodenreaktionskräfte der betroffenen Seite sind geringer und in ihrem typischen Muster verändert (vgl. Abb. 7). Auch die EMG-Muster verändern sich, die intermuskuläre Koordination zeigt Abweichungen von der gesunden Seite bzw. den Daten von Normvergleichsgruppen. Die meßbaren Veränderungen sind nicht immer eklatant; um die vollständige Rehabilitation zu gewährleisten, müssen sie jedoch präzise erfaßt werden.

Unsere Untersuchungen von Geh- und Laufbewegungen zeigen, daß die meßbaren Veränderungen nicht bei jedem Schritt auf reflexhafter Basis stattfinden, sondern in den zentralen Ansteuerungen programmiert sind, was

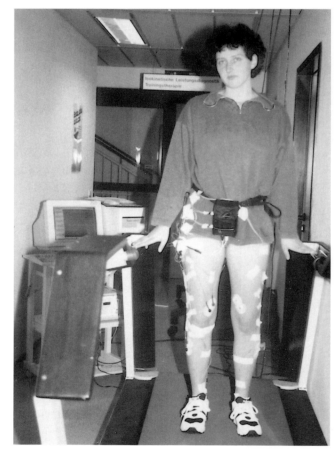

Abbildung 6: Durch eine differenzierte Laufbandanalyse, mit der ausgewählte biomechanische Parameter parallel erfaßt werden können, sind konkrete Aussagen zu individuellen Defiziten und zur therapeutischen Intervention möglich.

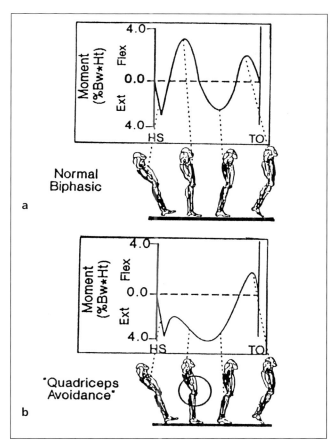

Abbildung 7: a. Bei gesunden Probanden ist die Bodenkontaktkraft zweigipflig. Der erste Gipfel stellt den Fersenkontakt-, der zweite Gipfel das Verlassen des Vorfußes vom Boden dar. b. Bei am Kreuzband verletzten Patienten sind die Bodenreaktionskräfte verändert. Der erste Gipfel ist deutlich reduziert, was mit dem Unbehagen des Patienten übereinstimmt, bergab und treppab zu laufen bzw. aus dem Lauf mit der betroffenen Extremität abzubremsen (1).

Einfluß auf die physiotherapeutische Interventionsstrategie hat. Eine apparativ gestützte Funktionsdiagnostik kann bei gezieltem Einsatz nicht nur die Qualität der Diagnostik, sondern auch die Qualität der Therapie verbessern helfen.

Beispiel: Subjektive und objektive Übungswirkungen

Die Abbildung 8 zeigt, wie sehr sich z. B. die subjektive Einschätzung der Wirkrichtung einer therapeutischen Übung von den mit EMG objektivierten Befunden unterscheidet. Mit der Analyse der elektromyographischen Aktivitäten der Muskulatur ist eine Differenzierung in angenommene und tatsächliche neuro-muskuläre Aktivierungen während gezielter Bewegungen möglich.

Physiotherapie bei vorderer Kreuzbandverletzung

Am Beispiel der Nachbehandlung nach vorderer Kreuzbandverletzung wird die notwendige Zusammenarbeit der in der Therapie tätigen Berufsgruppen und der angepaßte Einsatz von geeignetem technischen Gerät deutlich.

In dem Nachbehandlungsschema (7.–12. Woche) sind in der zweiten Spalte von links die möglichen Testungen dargestellt, die zum größeren Teil eine apparative Unterstützung erfordern (vgl. Tab. 2). Auf der Basis der Testergebnisse und des klinischen Befunds wird die Therapie gesteuert.

Die physiotherapeutischen Inhalte werden vom Physiotherapeuten angewendet, die trainingstherapeutischen Inhalte vom speziell ausgebildeten Sportwissenschaftler.

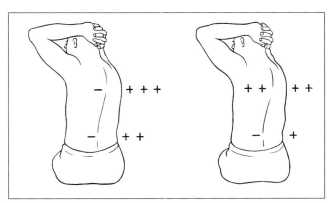

Abbildung 8: Die Abbildung zeigt auf der linken Seite die angenommene Aktivität der Rückenmuskulatur bei einer Linksdrehung des Rumpfes und auf der rechten Seite die tatsächlich gemessene Aktivierung der Rückenstreckmuskulatur. Gut ist die Differenz zwischen persönlich-subjektiver und objektiv-tatsächlicher Übungswirkung zu erkennen. Befragt wurden vierzig amerikanische Physiotherapeuten (aus Basmajian und DeLuca 1985).

Tabelle 2: Vor- und Nachbehandlungsschema bei vorderer Kreuzbandplastik mit dem mittleren Patellasehnendrittel – Postoperativ 7. bis 12. Woche (5)

Bewegung	Belastungs-Tests	Physiotherapie (Auswahl, bedarfs- und belastbarkeitsorientierter Einsatz)	Ziele	Trainingstherapie (Auswahl, bedarfs- und belastbarkeitsorientierter Einsatz)	Ziele
frei	Vollbelastung Bei Bedarf Orthesenversorgung Tests • Janda Testungen (Kraft/Beweglichkeit) • Kraft (Drehmoment) Messung in geschlossenen System (mit EMG) • Manuelle Testungen (Joint-play, Roll-Gleitverhalten, Patella-Gleiten) • EMG (Innervation, Übungseffizienzüberprüfung) • EMS-Stimulation N. femoralis (Inhibitionsmessung) • H-Reflex Messung • Umfangsmessung • Zweiwaagentest • Gezielte Palpation (Status, u.a. Schmerzen, Sensorik, Triggerpunkte) • Verhaltensüberprüfung	Volle Belastung, volle Streckung, Beugung zunehmend über 120°, vielseitige Beanspruchung des neuromotorischen Systems, Förderung der motorischen Selbstwahrnehmung (Kinästhetik, Dynamik), Dämpfung der Schmerzafferenzen und der hemmenden Afferenzen (Erguß, Schwellung), Beratung bzgl. ergänzender Übungen und Maßnahmen, die in Eigenregie durchgeführt werden können (schriftliches Handout) Passive Maßnahmen nach Bedarf Elektro (diverse), passive und aktive Dehnungen (PNF-Dehnungen), Dekontraktion von Muskelketten, Funktionsmassage, Kälte/Wärme, (Narbenbehandlung), bei höheren Belastungen eventuell Tapen bzw. Kniesehnenbandage, vielfältiges «Afferenzangebot» Aktive Maßnahmen Aufrichtung BWS, Isometrie, weitere Maßnahmen nach Bedarf, vgl. Trainingstherapie		Erhalt und Verbesserung der grundmotorischen Fertigkeiten, Stoffwechselaktivierung (Ausschüttung anaboler Hormone), «(Re-)Programmierung» von Bewegungsprogrammen in Alltag und Sport, unter Beibehaltung der Inhalte Erweiterung des Umfangs, der Übungsvielfalt und der Intensität, beim Sportler zunehmend Schnelligkeit/Schnellkraft unter Teilbelastung entwickeln, Analyse und Beratung über Verhaltensmodifikationen (Schon- und Kompensationsmechanismen, Vermeidungsstrategien) Passive Maßnahmen Pädagogische Einflußmaßnahme zur Verbesserung der Compliance mit den rehab. Maßnahmen, Förderung einer optimistischen Grundstimmung, Vertrauensbildung in die eigene Leistungsfähigkeit, Vermittlung von Gruppenerlebnissen, Beratung über ergänzende Heimtrainingsübungen (schriftliches Handout) Aktive Maßnahmen *Ausdauer* Fahrrad, Stepper (Oberkörperergometer), Laufband (langsames Laufen mit Steigung >5° bis 10°), Schwimmen (Kraulen), Gymnastik bzw. KG im Wasser *Beweglichkeit* Sportmotorische Dehnungsformen, statische und intermittierende Dehnungsformen in sicheren Ausgangs- und Endstellungen, bes. die zur Kontraktur neigenden Muskeln dehnen (Prävention) *Schnelligkeit* Übungen unter Teilbelastungen (Sprungspinne), explosive isometrische Anspannungen in gering belastenden Ausgangsstellungen mit/ohne EMS (FT-Erhalt) *Kraft* Stepper, Beinpresse, Kniedips mit leicht nach vorn geneigtem Oberkörper, Beincurl für Beuger, bei Belastbarkeit (Patella, Roll-Gleitverhalten, u.a.), Beincurler mit proximalem Pad zwischen 90° und 45°, EMS zur Erhaltung und Entwicklung der FT-Fasern in funktionellen Positionen (komb. Willkürkontraktionen), Schwimmen (Kraulen), m.E. Aqua-Jogging, Matten, Gymnastik bzw. KG im Wasser, erste exzentrische Trainingsformen, Ganzkörpertraining unter Einsatz aller Geräte (Rumpfstabilisierung, Konditionierung) *Koordination* Vielfältiges «Afferenzangebot», diverse instabile Unterstützungsflächen (u.a. Therapiekreisel, Matten, Trampolin, Fastex, Posturomed, Harramed, u.a.), Laufband – langsam-kontrolliertes Gehen/Laufen mit Steigung >5° bis 10° und optischem sowie verbalem Feedback), vielfältige Bewegungsaufgaben (Parcours)

Literatur

1 Andriacchi, T.P., Birac, D.: Functional testing in the Anterior Cruciate Ligament Deficient Knee. Clin. Orthop. Rel. Res. 288 (1993) 40–47.
2 Basmajian, J.V., DeLuca, C.J.: Muscles Alive. Their Functions Revealed by Electromyography. Baltimore 1985.
3 Birbaumer, N., Schmidt, R.F.: Biologische Psychologie. Berlin 1990.
4 Conradi, E., Brenke, R. (Hrsg.): Bewegungstherapie. Berlin 1993.
5 Freiwald, J., Engelhardt, M., Kopp, P.: Erweiterte ambulante Physiotherapie. TW Sport und Medizin 7, 2 (1995) 94–102.
6 Freiwald, J., Engelhardt, M., Reuter, I.: Die Messung der Muskulatur mittels isokinetischer und kombiniert elektromyographischer Meßstationen. In: Zichner, L., Engelhardt, M., Freiwald, J.: Die Muskulatur. Sensibles, integratives und meßbares Organ. Wehr 1994 (69–98).
7 Freiwald, J., Wiemann, K., Schmidtbleicher, D., Adam, O.: Dehnungen von Normalkollektiven und Patienten. Frankfurt 1995, unveröffentlicht.
8 Frisch, H.: Programmierte Untersuchung des Bewegungsapparates. Berlin 1989.
9 Janda, V.: Manuelle Muskelfunktionsdiagnostik. Berlin 1994.
10 Klee, A.: Haltung, muskuläre Balance und Training. Frankfurt 1994.
11 Klee, A.: Zur Theorie der muskulären Balance. In: Zichner, L., Engelhardt, M., Freiwald, J.: Die Muskulatur. Sensibles, integratives und meßbares Organ. Wehr 1994 (197–205).
12 Klemme, B.: Effizienzüberprüfung krankengymnastischer Techniken am Beispiel der vorderen Kreuzbandruptur. Inaugural-Dissertation, Bielefeld 1994.
13 Knüsel, O.: Das Gangmuster von Patienten mit Hüftarthrose. Ganganalytische Untersuchungen vor und nach einer Rehabilitation. Wehr 1995 (im Druck).
14 Mummenthaler, M., Schliack, H. (Hrsg.): Läsion peripherer Nerven. Diagnostik und Therapie, Stuttgart 1993.
15 Odaka, B.: Evaluation of specific physiotherapeutic techniques: A review. In: Mauritz, K.H., Hörnberg, V. (Eds.): Neurologische Rehabilitation 2 (1992) 232–237.
16 Smolenski, U., Schreiber, U., Richter, N., Müller-Hipper, R., Ditze, G., Schubert, J.: Praktikabilität einer computergestützten Myotonometrie. Phys. Rehab. Kur Med. 6 (1996) 33–40.
17 Stöhr, M., Bluthardt, M.: Atlas der klinischen Elektromyographie und Neurographie, 3. Aufl. Kohlhammer 1993.
18 Wiemann, K.: Muskeldehnung und Stretching. In: Zichner, L., Engelhardt, M., Freiwald, J.: Die Muskulatur. Sensibles, integratives und meßbares Organ. Wehr 1994 (211–230).
19 Zichner, L., Engelhardt, M., Freiwald, J.: Die Muskulatur. Sensibles, integratives und meßbares Organ. Wehr 1994.

Stretching

J. Freiwald und M. Engelhardt

Seit Jahren sind Dehnungsübungen selbstverständlicher Bestandteil des sportlichen Trainings und der therapeutischen Intervention. In den letzten Jahren wurde die Bedeutung des Beweglichkeitstrainings in Sport und Medizin durch Veröffentlichungen in den Vordergrund gerückt.

Von Dehnungen werden folgende Effekte erwartet (10, 11, 15, 16):

- die Verletzungsgefahr soll gemindert,
- die sportliche Leistungsfähigkeit soll gesteigert,
- die Regeneration soll beschleunigt und
- die Beweglichkeit soll erhalten bzw. verbessert werden.

Messung der Beweglichkeit im Sport

Im Sport wird die Beweglichkeit durch die komplexe Erfassung des maximalen Bewegungsmaßes in einem oder mehreren Gelenksystemen gemessen.

Zur Verbesserung der Beweglichkeit werden im Sport überwiegend komplexe Dehnungen durchgeführt.

Messung der Beweglichkeit in der Therapie

In der Medizin erfolgt die Erfassung der Beweglichkeit entsprechend der medizinischen bzw. therapeutischen Ausbildung und dem behandelten Patientengut differenzierter:

- die Beweglichkeit wird komplex erfaßt
- die arthronal und segmental zugeordnete Muskulatur wird palpiert
- gestörte Gelenksysteme werden auf ihr Roll-Gleitverhalten untersucht
- das Gelenkspiel (joint-play) und der «Anschlag» werden subtil erfaßt
- Ursachen für eingeschränkte Beweglichkeit werden in Abhängigkeit von der vorliegenden Schädigung in Erwägung gezogen (Schmerz, neuro-muskuläre Erkrankungen, Blockierungen, u.a., vgl. Tab. 1).

In der Therapie werden neben den aus dem sportlichen Bereich bekannten komplexen Dehnungen spezielle Techniken wie z.B. weichteil- und gelenkmobilisierende Techniken, Gelenkmanipulationen und andere Behandlungsformen eingesetzt (11).

Normbereiche der Beweglichkeit im Sport

In der Praxis stellt sich die Einordnung von Beweglichkeitswerten von Sportlern in normative Bereiche als äußerst problematisch dar. Für die Beweglichkeit sind beim Gesunden vier Faktoren von primärer Bedeutung:

- anlagebedingte Faktoren: hypo- oder hypermobiler Typus
- Geschlecht: Frauen sind u.a. aufgrund hormoneller Einflüsse beweglicher als Männer.
- Alter: Mit zunehmendem Alter nimmt die Beweglichkeit ab. Beim älteren Menschen wird zunehmend Bindegewebe in die Muskulatur eingelagert, die Elastizität der Bindegewebe nimmt durch die verminderte Fähigkeit, Wasser zu binden, ab und die Gelenke verändern sich (z.B. Arthroseentwicklung).
- sportartspezifische Trainingseinflüsse: In manchen Sportarten sind hohe Beweglichkeitswerte grundlegende Leistungsvoraussetzung und werden im Training spezifisch entwickelt (Ballett, Kunstturnen, Sportgymnastik, Kampfsport, u.a.).

Tabelle 1: Beurteilung der Beweglichkeit im Hüftgelenk (in Anlehnung an 8). Bei der Beurteilung der Beweglichkeitswerte ist zu beachten, daß bei der Beweglichkeit in einem Gelenk die kompensatorischen Möglichkeiten in anderen Gelenken berücksichtigt werden müssen: So kann eine vermehrte Beweglichkeit der Wirbelsäule eine eingeschränkte Beweglichkeit im Hüftgelenk kompensieren, z. B. beim ‹Schuhe zubinden›. Die Kategorisierung ist von großem Vorteil, z. B. um die Alltagstauglichkeit nach künstlichem Hüftgelenkersatz zu beurteilen (4)

Minimalnorm Flex/Ext. etwa 100-0-0 IR/AR etwa 20-0-25 Abd./Add. etwa 20-0-15	Wichtige alltägliche Verrichtungen ohne wesentliche Einschränkungen. Treppenlaufen, vom Stuhl aufstehen, Schuhe binden, Toilette selbständig durchführbar, Verkehrsmittel benutzen.
Majoritätsnorm Flex/Ext. etwa 120-0-5 IR/AR etwa 30-0-40 Abd./Add. etwa 30-0-20	Alle alltägliche Verrichtungen ohne Einschränkungen.
Optimalnorm Flex/Ext. etwa 140-0-10 IR/AR etwa 40-0-45 Abd./Add. etwa 40-0-30	Erhöhte Beweglichkeit ohne Instabilitätskennzeichen.
Spezialnorm Flex/Ext. etwa >140-0-10 IR/AR etwa >40-0-45 Abd./Add. etwa >40-0-30	Hochgradige Ausprägung der Beweglichkeit in einzelnen oder allen Gelenksystemen mit/ohne Instabilitätskennzeichen.

Tabelle 2: Faktoren von Beweglichkeitseinschränkungen. Widersprüchliche Untersuchungsergebnisse sind mit Fragezeichen versehen (4)

Neurophysiologische Faktoren der Beweglichkeitseinschränkung (Auswahl)

- Mechanische Irritationen der Nozizeptoren der Muskeln, der Gelenkkapsel, der Knochen(haut), der Gefäße und Strukturen des Gelenkbinnenraumes im endgradigen Bewegungsbereich
- Chemische Aktivierung der synovialen und periartikulären Nozizeptoren durch Entzündungsreaktionen
- Ischäme Situationen (Blutsperre, Rückflußstörungen, Durchblutungsstörungen)
- Lymphstauungen
- Versorgungsstörungen durch (schmerzbedingte, psychovegetativ bedingte) Gefäßkonstriktion, u. a.
- Direkte Nervenkompression (periartikuläre Schwellungen, Knochenproliferationen, u. a.)
- Reaktiver Schmerz (Dysregulation des afferent-efferenten motorischen und sympathischen Systems)
- Gesteigerter nozizeptiver Input: Hypertonus der Muskulatur, Gamma-Aktivierung
- Neurogene Gelenkimmobilisation durch eine gleichzeitige Aktivierung von Agonisten und Antagonisten
- Psychosomatische Überlagerung von Schmerz- und Muskel(hyper)tonus
- Inaktivität bzw. Immobilisation

Beweglichkeitseinschränkungen – Muskuläre Faktoren

- Verkürzungen der Muskulatur (?), Sarkomerverkürzung (?), Sarkomerverlust
- Gleitstörungen (Verklebungen)
- Verdickung der Bindegewebe, Ödeme
- Vermehrte Einlagerungen von Bindegewebe in die Muskulatur (Immobilisation, Alterseinfluß)
- Massenhemmungen (z.B. Adipositas, Muskelmassenhemmung durch Bodybuilding, u.a.)
- Intramuskuläre Volumenänderungen durch vegetative Einflüsse

Beweglichkeitseinschränkungen – Bindegewebige und knöcherne, mechanische Faktoren

- Anlagebedingte, knöcherne Vorgaben
- Erworbene knöcherne, osteophysäre Ausziehungen, Randzackenbildung, ‹Einschleifen› von Gelenken, u. a.
- Narbenbildung (Haut, subkutanes (Binde-)Gewebe, Kapsel, Bänder, Sehnen, sonstige Strukturen)
- Einklemmungen von Menisken, Band- und Kapselstrukturen, periartikuläre Gewebe
- Verklebungen (H-Brückenbildung, Cross-Links, Lipidbrücken)

Beweglichkeitseinschränkungen – Sonstige Ursachen

- Intra- und interindividuelle pathologische, pathogenetische Faktoren
- Nichtgebrauch des vorhandenen Bewegungsmaßes (ROM)
- Schädigung durch extremen Gebrauch

Unter Berücksichtigung der Faktoren, die beim Gesunden die Beweglichkeit beeinflussen, wird deutlich, daß es unmöglich ist, allgemein verbindliche Normwerte der Beweglichkeit zu erstellen.

Normbereiche der Beweglichkeit in der Therapie

Im klinisch-therapeutischen Bereich kommen neben Alter, Geschlecht, Alltags- und Sportbelastung Faktoren der vorliegenden Erkrankung bzw. der erlittenen Verletzung und deren (operativen) Versorgung hinzu.

Wir haben für Patienten, die einen künstlichen Ersatz des Hüftgelenkes erhalten, und für Sportler Normwerte (hier am Beispiel der Hüftgelenksbeweglichkeit) aufgestellt. Die Einteilung hat Schwächen, da sie Alter und Geschlecht nicht berücksichtigt; trotzdem ist die Kategorisierung eine große Hilfe. Wir unterscheiden in die Kategorien der Minimal-, Majoritäts-, Optimal- und Spezialnorm (in Anlehnung an 8, vgl. Tab. 1).

Faktoren der Beweglichkeit

Für Trainer und Therapeuten ist die Kenntnis, daß nur in wenigen Gelenken die maximale Reichweite muskulär begrenzt wird, von Bedeutung. Bei Einschränkungen der Beweglichkeit werden die Bewegung limitierende Faktoren unterschieden, die einzeln oder in Kombination wirksam werden. Bei Einschränkungen der Beweglichkeit kann man neurophysiologische, mechanische, biochemische, metabolische und sonstige Ursachen unterscheiden (vgl. Tab. 2).

Bei eingeschränkter Beweglichkeit wird häufig auch von muskulärer Verkürzung gesprochen. Echte strukturelle Muskelverkürzungen sind jedoch nur dann feststellbar, wenn der Sportler bzw. der Patient für einen längeren Zeitraum in verkürzter Position eingegipst wurde. Nach Ende der Ruhigstellung ist dieser Prozeß schnell umkehrbar. Das gleiche gilt auch für die Verlängerung der Muskulatur!

Von Verkürzungen sind in erster Linie die parallel- und serienelastischen kollagenen Elemente der Muskulatur, das kräfteübertragende Konnektivgewebe (z. B. Sehnengewebe) und gelenkstabilisierende Strukturen betroffen (Bänder, Kapsel, u. a., vgl. Tab. 2).

Während des Dehnens werden die kollagenen Fibrillenstrukturen in die Länge gezogen, wobei sie sich straffen («spannen»). Hier sind vor allem die Fibrillen des inneren Strukturgitters der Muskelfaser für die Erzeugung der Ruhespannung (kein muskulärer Tonus im Sinne elektrischer Aktivierung!) verantwortlich (vgl. Abb. 1). Erst in extremen Dehnungsbereichen liefern auch die Faserhüllen einen Beitrag zur Ruhespannung. Besonders die bindegewebigen Anteile Titin und Nebulin scheinen für den passiven Dehnungswiderstand von großer Bedeutung zu sein (2). Neben den Widerständen der kollagenen Muskelbestandteile sind auch spezielle intrinsische, molekulare Eigenschaften der Muskelfasern von Bedeutung (7).

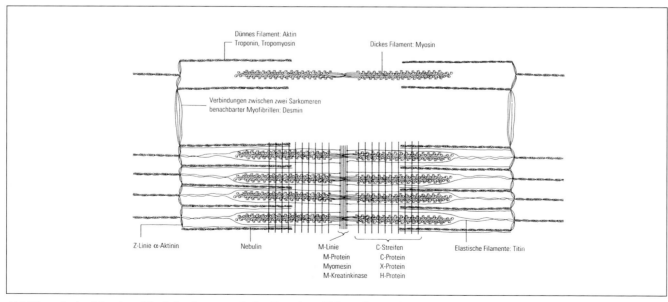

Abbildung 1: Ansicht eines Muskelsarkomers mit den Proteinen Titin und Nebulin (2).

Zur Verkürzung und zur Abschwächung tendierende Muskeln

In der Literatur (11, 13) wird von tonischen, langsam zuckenden Muskeln (ST-Fasern), die in erster Linie zur Verkürzung neigen und phasischen Muskeln mit einem hohen Anteil an schnellzuckenden Fasern (FT-Fasern), die eher schnellkräftige Eigenschaften haben und zur Abschwächung neigen, gesprochen.

Aus funktioneller Sicht kann jedoch für keinen Muskel eine eindeutige Zuordnung in eine haltende bzw. bewegende Funktion geleistet werden. Beispielsweise werden die Bauchmuskeln in der Literatur als zur Abschwächung neigend beschrieben. Diese Muskelgruppe ist bei etwa 25 Prozent der Menschen, bei denen das Kräftelot des Oberkörpers in der sagittalen Ebene hinter dem Becken liegt, jedoch eine haltungsgarantierende (tonische?) Muskelgruppe (1, 9, 10).

Bei genauer Betrachtung ergeben sich weitere Widersprüche.

– Im klinischen Bereich finden wir «Verkürzungen» der Bauchmuskulatur bei älteren Menschen mit kyphosierenden Wirbelsäulenerkrankungen.
– Muskelbiopsien zeigen, daß tonische Muskeln, die eher eine Tendenz zur «Verkürzung» haben, über einen hohen Anteil an schnellzuckenden Fasern (phasisch, FT) und phasische Muskeln über einen hohen Anteil an langsam zuckenden Fasern (tonisch, ST) verfügen. Dabei gibt es anlage- und/oder durch spezielles Training bedingt bei jedem Menschen große Varianzen der Faserverteilungen, die ferner von der Lokalisation der Entnahmestelle des Gewebes abhängen (12, vgl. Tab. 3).

Als Beispiel sei der zweigelenkige Hüftbeuger und Kniegelenkstrecker genannt (M. rektus femoris). Den Trainern und Therapeuten ist aus der Praxis die Tendenz der Hüftbeuger zur «Verkürzung» bekannt. Die Faserzusammensetzung des M. rectus femoris ist jedoch von einem hohen Anteil an FT-Fasern geprägt. Er ist einer der schnellkräftigsten Muskeln des Menschen und müßte, ganz im Gegensatz zu den Alltagserfahrungen und den theoretischen Aussagen, eher abschwächen als verkürzen.

Bei Einschränkungen der Beweglichkeit müssen daher neben muskulären auch weitere Faktoren in Betracht gezogen werden (vgl. Tab. 2).

Dehnungen beim gesunden und beim verletzten Sportler

Die Behauptung, daß die Muskulatur gegen einen Dehnungsreiz aktiv anspannt (Auslösung von Muskelreflexen) hat dazu geführt, in Sport und Therapie in erster Linie statische Dehnungsformen einzusetzen.

Eigene EMG-Untersuchungen haben wie Untersuchungen von Wiemann (1991) gezeigt, daß die ischiokrurale (oberschenkelrückseitige) Muskulatur bei Dehnungsübungen nur mit geringer Aktivität gegenspannt. Das Ausmaß des Gegenspannens ist fast unabhängig davon, ob die Dehnung statisch oder dynamisch ausgeführt wird. Das Gegenspannen ist interindividuell unterschiedlich und von bisher nicht vollständig bekannten personenbedingten Faktoren und der betriebenen Sportart abhängig.

Die bisherigen Dehnungserfahrungen des Sportlers, Alter, Geschlecht, mögliche Vorschädigungen der Ge-

Tabelle 3: Anteile an ST- und FT-Fasern in ausgewählten Muskeln mit verschiedener Lokalisation der Entnahmestelle, erhoben an sechs Leichen (12)

	Mean % type I fibres	Mean % type II fibres	With 95% conficence the true mean % will lie between			
			for type I fibres		for type II fibres	
Rectus femoris lat. head surface	29,5%	70,5%	22,0%	37,0%	63,0%	78,0%
Rectus femoris lat. head deep	42,0%	58,0%	35,6%	48,5%	51,5%	64,4%
Rectus femoris medial head	42,8%	57,2%	34,1%	51,5%	48,5%	65,9%
Vastus lateralis surface	37,8%	67,3%	19,6%	45,8%	52,1%	72,3%
Vastus lateralis deep	46,9%	53,1%	37,5%	56,2%	43,8%	62,5%
Vastus medialis surface	43,7%	56,3%	36,4%	51,1%	48,9%	63,6%
Vastus medialis deep	61,5%	38,5%	51,5%	71,5%	28,5%	48,5%

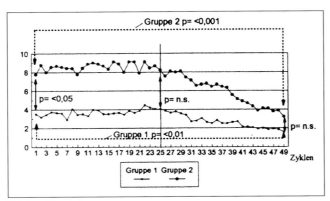

Abbildung 2: Dehnungskurven von Gesunden und von am Kniegelenk verletzten Patienten. Normalisierte, elektrische Aktivität des M. biceps femoris während gehaltener Dehnung (Hüftbeugung bei gestrecktem Kniegelenk) mit einer Gesamtdauer von 97 Sekunden. Die Zyklen 1–25 sind mit je 200 ms aufgelöst (0 – 5 Sek.), die Zyklen 26–49 mit 4000 ms (5–97 Sekunden). Gruppe 1 = Kontrollgruppe (n = 16), Gruppe 2 = Patientengruppe (N = 9). Deutlich ist die verstärkte elektrische Aktivität (aktives Gegenspannen) der am Kniegelenk verletzten Personen zu erkennen.

lenke und die betriebene Sportart sind von Bedeutung. Erfahrungsgemäß haben Fußballspieler größere Probleme, dem Dehnen nachzugeben, als z. B. Kampfsportler, die trotz der Dynamik ihrer Sportart aufgrund der vielen Dehnungen und der speziellen Kampftechniken gelernt haben, während der Dehnungen die Muskulatur «locker» zu lassen.

Verletzte oder an Gelenken erkrankte Personen (z. B. Rheuma, Arthrose) zeigen deutlich veränderte Dehnungskurven. Ist beispielsweise das Kniegelenk verletzt, spannt die oberschenkelrückseitige Muskulatur früher gegen die Dehnungsrichtung an (Schutzfunktion). Sie verhindert ein Dehnen in den schmerz- bzw. schadhaften Bereich hinein und schont das in Ausheilung befindliche Gewebe (vgl. Abb. 2).

Dehnungstechniken im Sport

Dehnungen werden gerne im Rahmen des Auf- und Abwärmens durchgeführt. Sie eignen sich jedoch nicht als alleiniger Inhalt zum Aufwärmen. Dehnungen sollte ein allgemeines Aufwärmen vorangestellt sein, das jedoch nicht ermüdet oder so intensiv ist, daß verstärkt Laktat gebildet wird.

Im Sport können in aktive und passive Dehnungstechniken unterschieden werden. In der Therapie kommen spezielle Dehnungsverfahren hinzu.

Aktive Dehnungsarten

Anspannen – Entspannen – Dehnen: Der Sportler/Patient spannt unmittelbar vor dem Dehnen den zu dehnenden Muskel isometrisch für etwa (2 bis 10 [bis 30 Sekunden]) an; folgend entspannt er den Muskel für 2 bis 3 Sekunden völlig und dehnt ihn abschließend. Die Endstellung (Spannungsgefühl) soll für etwa 10 bis 30 Sekunden (60 Sekunden) gehalten werden.

Aktiv dynamische Dehnungsübungen: Der Sportler/Patient führt mehrfach federnde Bewegungen durch. Die federnden Bewegungen werden im schmerzfreien Bereich mit geringer Dehnungsgeschwindigkeit absolviert.

Aktiv statische Dehnungsübungen: Der Sportler/Patient führt die Dehnung in die Endstellung; dort wird aktiv gehalten. Bei dieser Technik können dem Halten in der Endposition drei bis vier schwingende Bewegungen vorangestellt werden.

Passive Dehnungsarten

Passiv-dynamische Dehnungsübungen: Der Sportler/Patient tastet sich durch ein rhythmisches, intermittierendes Dehnen an die Beweglichkeitsgrenze heran. Die Bewegung wird durch einen Partner oder durch ein geeignetes Gerät unterstützt

Passiv-statische Dehnungsübungen (1): Der Sportler/Patient hält die maximale Dehnstellung für einige Sekunden bei

Passiv-statische Dehnungsübungen (2): Der Sportler/Patient hält die maximale Dehnstellung für längere Zeit (>60 Sekunden) bei (Dauerdehnung)

Intermittierende, passive Dehnungsübungen: Der Sportler/Patient wechselt ständig die Dehnungs- und Entdehnungsstellung der Muskulatur.

Stretching

Die Stretchingtechniken sind weitgehend mit den passiven Dehnungsformen identisch.

Passives, leichtes Stretchen: Der Sportler/Patient versucht die Endstellung für etwa 10 bis 30 Sekunden zu halten. Die Endstellung orientiert sich am individuellen Spannungsgefühl des Sportlers/Patienten.

Passiv-statisches Stretchen: Der Sportler/Patient hält die maximale Dehnstellung für längere Zeit bei. Sollen Reize in erster Linie auf das Bindegewebe wirken, dann sollten sie besonders «sanft» gewählt werden und länger als 60 Sekunden auf Muskulatur und Bindegewebe einwirken.

Dehnen vor und nach Training, Wettkampf und bei Verletzungen

Dehnungen müssen im Abgleich mit der künftigen bzw. im Zusammenhang mit der absolvierten Belastung geplant werden. Für den Dehnungserfolg ist der Ermüdungszustand, die metabolische (Laktatbildung) und die strukturelle Situation (z. B. Mikrotraumen durch vorangegangene Belastungen) von Bedeutung. Dehnungen haben keinen Einfluß auf das Entstehen bzw. Verhindern von Laktat in der Muskulatur oder auf die Ausprägung von Muskelkater.

Dehnen vor und nach Ausdauerbeanspruchungen

Vor und nach Ausdauerbeanspruchung sind keine speziellen Dehnungen notwendig. Zur Vorbereitung genügen Bewegungen der Sportart, z. B. vor dem Laufen ein lockeres «Einlaufen». Obwohl zur Leistungsverbesserung nicht notwendig, kann Dehnen vor Training und Wettkämpfen eingesetzt werden. Besonders geeignet ist dabei die Kombination von statischen Stretching-Übungen und AED-Methoden. Die AED-Methoden sollten dabei direkt vor Beginn der Ausdauersportart eingesetzt werden. Viele Ausdauersportler berichten, daß sie nach Dehnungen einen besseren Laufstil haben und sich «leichter» fühlen.

Ist die Leistung von einer guten Technik und großen Bewegungsreichweiten abhängig, sollte die leistungsbestimmende Muskulatur gezielt gedehnt werden (Bsp. Schwimmen: Schulter-, Rumpf-, Hüft- und Sprunggelenkmuskulatur).

Dehnen vor und nach schnell- und maximalkräftigen Belastungen

Dehnungen haben sich vor schnell- und maximalkräftigen Trainings- und Wettkampfinhalten gut bewährt. Auf die richtige Reihung der Inhalte ist zu achten. Vor dem Dehnen sollte zuerst ein allgemeines Aufwärmen stattfinden.

Besonders die aktiven Dehnungsarten haben sich vor schnell- und maximalkräftigen Inhalten bewährt. Werden gehaltene Techniken eingesetzt, darf die Haltedauer etwa 10 Sekunden nicht überschreiten und nicht mehr als drei bis vier Dehnungen durchgeführt werden (plastische Verformung des Bindegewebes!). Ansonsten besteht die Gefahr, daß der Sportler an Leistungsfähigkeit verliert, wie Hennig und Podzielny (1994) anhand der Abnahme der Vertikalsprungleistung nach Stretching zeigen konnten (6, Abb. 3). Um eine optimale Leistungsfähigkeit zu erzielen, sollten umfangreiche Dehnungen nicht direkt vor schnell- und maximalkräftigen Anforderungen durchgeführt werden. An das Dehnen sollten sich wieder kräftigende, tonisierende Übungen anschließen.

Dehnen vor und nach Kraftausdauertraining

Direkt vor und nach Kraftausdauerübungen ist Dehnen nicht sinnvoll. Vorher nicht, da kraftausdauernde Beanspruchungen vom gelenküberziehenden Knorpel und den kraftübertragenden Strukturen (Sehnen) gut vorbereitet sein müssen. Längere Dehnungen wirken durch punktuell- statischen Druck eher negativ. Günstiger ist ein intermittierendes Aufwärmen mit wenigen und wechselnden Dehnungsreizen.

Nach kraftausdauernden Beanspruchungen müssen Nährstoffe ungehindert antransportiert und Abfallstoffe (Zwischen- und Endprodukte) aus der Muskulatur abtransportiert werden. Durch intensive Dehnungen wird durch die mechanische Kompression der Muskulatur die notwendige Durchblutung und damit der Stoffan- und Abtransport behindert.

Durch die Säure, die durch Kraftausdauertraining gebildet wird und die starke Aktivierung der Psyche ist das Muskelspindelsystem (Y-Motoneuronensystem) besonders aktiv; die Muskulatur auf «kurz» gestellt (Muskelspindel als Längenkontrollsystem). Nach der sportlichen Beanspruchung sollte zunächst geduscht bzw. gebadet (Entmüdungsbecken), der Flüssigkeitsverlust inkl. Mineral- und Vitaminverlust gezielt ausgeglichen und erst später gedehnt werden (3).

Zu diesem Zeitpunkt sollen keine AED-Methoden mehr durchgeführt werden, da je nach Durchführung durch die dem Dehnen vorangehende isometrische Anspannung neues Laktat gebildet werden kann. Passive Dehnungsformen sind zu bevorzugen.

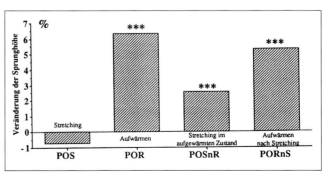

Abbildung 3: Auswirkungen von Vorbereitungsübungen auf die maximale Vertikalsprunghöhe (6). Erkennbar wird der leistungsnegative Einfluß von (gehaltenen) Dehnungsübungen vor schnellkräftiger Belastung.

Dehnen nach Verletzungen

Für das Dehnen nach Verletzungen gibt es keine allgemeinverbindlichen Empfehlungen. Für den therapeutischen Bereich sind spezielle Techniken entwickelt worden (u. a. manuelle Therapie).

Beim verletzten/erkrankten Sportler haben sich die statischen Dehnungsformen bewährt. Bei Immobilisation kommt es zu einer verstärkten Einlagerung von Bindegewebe in die Muskulatur; bei chronisch verkürzter Muskellänge nimmt die Zahl der in Serie geschalteten Sarkomere ab (vgl. Abb. 4).

Bei den Dehnübungen nach Verletzungen sollte die Haltedauer lang sein, «sanft» durchgeführt werden und sich am Schmerz orientieren. Sollen Anpassungen im Bereich der Bindegewebe erzielt werden, muß die Dehnungsdauer deutlich verlängert werden (> 60 Sekunden) und das Dehnen täglich stattfinden (vgl. Abb. 4).

Effektivität der Dehnungstechniken

Die überwiegende Zahl internationaler Studien zeigt, auf das Merkmal der Beweglichkeitsverbesserung bezogen, eine Überlegenheit der dynamischen Dehnungsgegenüber den statischen Dehnungsmethoden (17).

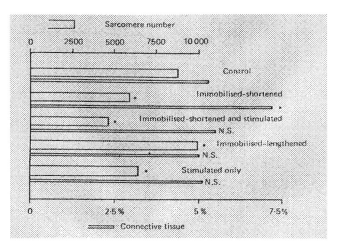

Abbildung 4: Effekt von Stretchingmaßnahmen auf die Anzahl der in Serie geschalteten Sarkomere bei Immobilisation in verkürzter Position und verlängerter Gelenkposition (16).

Literatur

1 Asmussen, E., Klausen, K.: Form and function of the erect human spine. In: Clin. Orthop. (1962) 25, 55–63.
2 Billeter, R., Hoppeler, H.: Biologische Grundlagen der Muskelkontraktion. In: Komi, P. V. (Hrsg.): Kraft und Schnellkraft im Sport. Köln, Deutscher Ärzteverlag, (1994) 51–73.
3 Freiwald, J.: Aufwärmen Fußball. Reinbek, Rowohlt, 1994.
4 Freiwald, J., Engelhardt, M.: Beweglichkeit und ihre Einschränkungen. Vor Training und Therapie Faktoren genau analysieren. TW Sport + Medizin 6, 5 (1994) 327–336.
5 Goldspink, G.: Zelluläre und molekulare Aspekte der Trainingsadaptation des Skelettmuskels. In: Komi, P.V. (Hrsg.): Kraft und Schnellkraft im Sport. Köln, Deutscher Ärzteverlag, (1994) 213–231
6 Hennig, E., Podzielny, S.: Die Auswirkungen von Dehn- und Aufwärmübungen auf die Vertikalsprungleistung. Deutsche Zeitschrift für Sportmedizin 45, 6 (1994) 253–260.
7 Hutton, R. S.: Neuromuskuläre Grundlagen des Stretchings. In: Komi, P.V. (Hrsg.): Kraft und Schnellkraft im Sport. Köln, Deutscher Ärzteverlag, (1994) 41–50.
8 Israel, S.: Bewegungsinduzierte körperliche Idealnormen als Grundlage hoher Gesundheitsstabilität. Theorie und Praxis der Körperkultur 39, 1 (1990) 5–15.
9 Klausen, K.: The Form and Function of the Loaded Human Spine. In: Acta Physiol. Scand. 65 (1965) 176–190.
10 Klee, A.: Haltung, muskuläre Balance und Training. Beiträge zur Sportwissenschaft Bd. 20. Frankfurt, Deutsch, 1994.
11 Janda, V.: Manuelle Muskelfunktionsdiagnostik. 3. Auflage Berlin, Ullstein, 1994.
12 Johnson, M.A., Polgar, J., Weightman, D., Appleton, D.: Data on the Distribution of Fibre Types in Thirty-six Human Muscles. An Autopsy Study. Journal of the neurological Sciences, 18 (1973) 111–129.
13 Spring, H.: Muskelfunktionsdiagnostik nach Janda. Ergebnisse einer Untersuchung an Skirennfahrern. Schweiz. Zeitschr. Sportmedizin 29 (1981) 143–146.
14 Wiemann, K.: Stretching. Grundlagen, Möglichkeiten, Grenzen. Sportunterricht, Schorndorf, 42 (1993) 91–105.
15 Wiemann, K.: Beeinflussung muskulärer Parameter durch ein zehnwöchiges Dehnungstraining. Sportwissenschaft 3 (1991) 295–306.
16 Williams, P. E., Catanese, T., Lucey, E. G., Goldspink, G.: The importance of stretch and contractile activity in the prevention of connective tissue accumulation in muscle. J. Anat. 158 (1988) 109–144.
17 Wydra, G.: Muskeldehnung – aktueller Stand der Forschung. Deutsche Zeitschrift für Sportmedizin 44, 3 (1993) 104–111.

Das Medikament in der Traumatologie

P. Jenoure

Die pharmazeutische Therapie im Rahmen der Sporttraumatologie unterscheidet sich nicht wesentlich von der pharmazeutischen Therapie in der allgemeinen Traumatologie. Bei der Verordnung der Medikamente müssen die Dopingregeln – eine Exklusivität des Sportes – sorgfältig in Betracht gezogen werden.

Verwendete Medikamente

Die Medikamente in der Sporttraumatologie sind nicht so entscheidend wie in anderen Sektoren der Medizin. Zur Unterstützung und als Zusatz anderer Therapieformen benutzen wir Medikamente der Klassen Analgetika, nicht steroidale antientzündliche Medikamente, Muskelrelaxantien und steroidale antientzündliche Medikamente.

Die Anwendung der Medikamente muß rationell und mit Kenntnis der durch den Sport herbeigeführten Verletzungen durchgeführt werden.

Die schmerzstillenden Mittel (Analgetika) spielen eine dominante Rolle, da der Schmerz in dem Teufelskreis der durch den Sport verursachten Verletzungen von zentraler Bedeutung ist. Im allgemeinen ist die Verabreichung von weniger starken Schmerzmitteln (z. B. Paracetamol), begleitet von anderen, nicht pharmakologischen Maßnahmen (Eis, Hochlagerung, Elektrotherapie) ausreichend. Sollte es dennoch nötig sein, daß man zu stärkeren Mitteln greifen muß (Dextropropoxiphen, Kodein, Morphium, usw.), sollte man die Dopingregeln bedenken.

Die entzündungshemmenden, nicht steroidalen Mittel sind die am häufigsten benutzten Medikamente in der Sporttraumatologie. Bei der Benutzung von entzündungshemmenden Mitteln sollte man daran denken, daß die Entzündung eine Verteidigung und eine Schutzform des Organismus ist (erster Schritt im Prozeß der Geweberegeneration). Dieser Mechanismus kann allerdings auch überborden (Erhöhung des Gewebedruckes, Mikrodurchblutungsstörungen, Probleme in der Narbenbildung usw.). Der hauptsächliche Wirkungsmechanismus der entzündungshemmenden Mittel beruht auf der Hemmung der Cyclooxygenase, eines Enzymes, das Prostaglandin produziert. Die nicht unwichtigen Nebeneffekte müssen aber in Betracht gezogen werden. Im normalen Rahmen der Sporttraumatologie (junger, gesunder Patient, kurze Anwendungsdauer) bringt die Anwendung dieser Produkte jedoch kaum Probleme.

Durch die sportliche Aktivität kommt es häufig primär oder sekundär zur Muskelverspannung. Deshalb scheint es logisch, Muskelrelaxantien zu verwenden. Die Nützlichkeit dieser Produkte ist allerdings durch die häufig sedative Wirkung in Frage gestellt.

Das Cortison ist das am häufigsten verwendete Medikament in der Sporttraumatologie. Niemand kann die große Wirksamkeit dieses Produktes bestreiten. Die Verwendung von Kortikosteroiden in der Sportmedizin, vor allem bei lokalen Injektionen, ist gerechtfertigt, vorausgesetzt, daß gewisse Regeln befolgt werden. An einem schmerzhaften Punkt wird nicht injiziert, um den Sportler die unmittelbare Wiederaufnahme seiner sportlichen Aktivitäten zu ermöglichen, die ja für die Verletzung verantwortlich ist. Die Verminderung der Symptomatologie soll eine wirksame, komfortable Rehabilitation ermöglichen, um ein Ungleichgewicht zwischen Belastung und Belastungstoleranz, das jede Überlastung kennzeichnet, zu kompensieren. So verstanden und mit Bedacht angewandt, ist die Verwendung von Kortikosteroiden bei Injektionen gerechtfertigt. Ein Melden der Injektionen gemäß den Dopingregeln ist vor den Wettkämpfen verpflichtend. Neben diesen vier Medikamentengruppen bleibt noch eine Anzahl Medikamente, die in der Behandlung von verletzten Sportlern ihre Anwendung finden: anti-ödematöse Mittel, Knorpelaufbauprodukte, Mittel, die die Blutzirkulation beeinflussen (Mikrozirkulation, arterielle oder venöse Durchblutung), Produkte, die die Ausscheidung von schädlichen metabolischen Überresten fördern (Harnsäure) und Präparate mit Vitaminen, Mineralsalzen und Spurenelementen bei Muskelkrämpfen.

Wege der Anwendung

Die Art der Anwendung der in der Sporttraumatologie verwendeten Medikamente ist konventionell (oral, intravenös, intramuskulär, lokale Injektion, percutan).

Die Behandlung von schmerzhaften Problemen, vor allem der Extremitäten, durch Einreiben der Haut nahm schon in der Antike und im Mittelalter einen wichtigen Platz in den therapeutischen Möglichkeiten der Ärzte (Pflaster auf pflanzlicher Basis oder aus kühlender Erde) ein. Später, als die professionelle Herstellung von Medikamenten aufkam, wurden verschiedene Präparate wie z. B. Salben, Einreibemittel, Extrakte, Lösungen usw. entwickelt. Obwohl die Kenntnisse über ihre Anwendung und ihre Wirkungsart hauptsächlich auf Empirie beruhen, haben sie große Dienste geleistet und tun dies auch heute noch. Die Kenntnisse über das Eindringen der Substanz in die Haut, die Passage ins Blut und der Konzentrationen im Inneren der Organe haben große Fortschritte gemacht. Dies hat es ermöglicht, daß zahlreiche wirksame Mittel entwickelt wurden, die nicht nur auf psychologischer Basis wirken. Diese Art der aktiven Anwendung ist ohne schwerwiegende Nebenwirkungen. Da die Psychologie bei der Behandlung von Sportlern, vor allem von Spitzensportlern, ein sehr wichtiges Element darstellt, hat die Behandlungsform der lokalen Injektion eine sehr günstige Wirkung.

Dopingregeln

Für Nichtspezialisten scheinen die Regeln, die versuchen, den Sport von Medikamentenmißbrauch freizuhalten, sehr kompliziert. Dies um so mehr, da sich diese Regeln sehr häufig weiterentwickeln und sich den neuen Umständen anpassen. Selbst ein erfahrener Arzt muß diese Dokumente häufig konsultieren, um seine Sportler nicht zu gefährden.

Wenn man die verschiedenen Kategorien von Medikamenten, die einen logischen Platz in der Behandlung von Sportlern einnehmen, die unter Nachwirkungen von akuten oder chronischen Sportverletzungen leiden, aufmerksam betrachtet und sie mit der Liste der verbotenen Medikamente vergleicht, kann man beobachten, daß im Prinzip nur die Analgetika eine mögliche Gefahrenquelle darstellen. Es ist Vorsicht angebracht, da die Athleten jederzeit zu unangekündigten Dopingkontrollen aufgeboten werden können. Vor vielen Kombi-Präparaten, die ganz harmlos scheinen, und in der alltäglichen Praxis häufig verabreicht werden, ist zu warnen.

Tatsächlich erwähnt das Reglement nur die Lokalanästhetika und die Kortikosteroide bei der Lokalinfiltration oder der intraartikulären Injektion. Es handelt sich um Mittel, die in der Sporttraumatologie häufig angewendet werden. Diese zwei Kategorien von Substanzen sind einigen Einschränkungen unterworfen, und ihre Anwendung ist erlaubt, sofern sie medizinisch gerechtfertigt ist. Der Athlet muß allerdings den Wettkampfarzt vor dem Wettkampf orientieren und er muß ein Arztzeugnis mitbringen, das bestätigt, daß er solche Injektionen erhalten hat.

Schlußfolgerung

Bei der Behandlung eines Sportlers spielt das Medikament keine größere und keine kleinere Rolle als bei der Behandlung irgendeines anderen Patienten. Das Phänomen des Dopings hat allerdings auf diesen Aspekt der Behandlung eines Sportlers einen sehr emotionalen Schleier geworfen. Man muß deshalb bei der pharmazeutischen Behandlung eines Sportlers eine noch größere Genauigkeit und mehr menschliches Engagement einbringen, damit der Sportler, wie alle anderen auch, vom unbestrittenen Fortschritt der Pharmakologie profitieren kann, ohne daß er andererseits unheilvolle Konsequenzen tragen muß, die durch sein spezielles Umfeld bestimmt werden. Dieser Anspruch, der an den Arzt gestellt wird, ist eine intellektuelle und interessante Herausforderung.

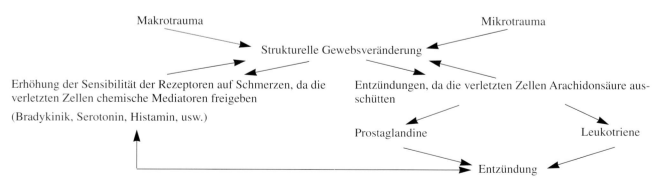

Abbildung 1: Schematische Darstellung der Entstehung eines «Teufelskreises» von Schmerzen und Entzündung auf Grund einer bei der sportlichen Aktivität zugezogenen Verletzung.

Funktionelle Verbände, Tapes, Bandagen

P. D. Asmussen

Leitgedanke der auf den neuesten Erkenntnissen über die Stoffwechselsituation im Gewebe basierenden funktionellen Therapie ist es, Immobilisationsschäden an den Stütz- und Bewegungsorganen dadurch zu vermeiden, daß die Ruhigstellung nur so kurz wie unbedingt nötig durchgeführt wird, die funktionelle Belastung dagegen aber so früh und so intensiv wie möglich erlaubt wird (Abb. 1).

Materialien

Gelenke können durch verschiedene orthopädische Hilfsmittel wie z. B. Bandagen, Orthesen und spezielle Verbände graduell stabilisiert und dadurch geschützt werden, wobei sich auch ihr Bewegungsumfang gezielt einschränken läßt. Ein bewährtes Verfahren der funktionellen Therapie sind die funktionellen Verbände, die nach dem verwendeten Material auch als Tapeverbände bezeichnet werden. Sie werden stets mit einer physiologischen Verbandtechnik angelegt.

In erster Linie wird das «Taping» mit unelastischen Klebebinden ausgeführt, die häufig mit anderen Materialien, beispielsweise mit elastischen Klebebinden und Polstermaterial, kombiniert werden. Ihren höchsten Wirkungsgrad haben Tapeverbände, wenn sie direkt auf die Haut geklebt werden. Empfindliche Haut kann einen entsprechenden Schutz in Form eines Unterzuges erforderlich machen.

Aufgaben des funktionellen Verbandes

Der funktionelle Verband schützt

Der Verband schützt eine Funktionseinheit oder deren Segmente vor einer Retraumatisierung oder als prophylaktischer Verband vor einem Trauma, wenn dafür eine Prädisposition vorliegt, z. B. bei vorgeschädigten oder insuffizienten Kapsel-Band-Strukturen.

Der funktionelle Verband stützt und entlastet passiv und aktiv

Der Verband beeinflußt die Funktionseinheit rein mechanisch durch seine feste äußere Hülle und bietet so passiven Schutz. Die Ausprägung dieses Schutzes wird im wesentlichen durch die Auswahl und die Menge des Materials (starr, elastisch, klebend, kohäsiv, nicht klebend usw.) und die Art des Verbandes (z. B. Zugrichtung der Zügel, Verbandtechnik) bestimmt (Abb. 2).

Die aktive Stabilität und damit auch ein aktiver Schutz der Strukturen wird durch die Reaktion des Organismus auf den Verband erreicht, und zwar durch die Kontraktion bestimmter Muskelgruppen sowie durch die Änderung des Bewegungsablaufes. Ausgelöst werden die aktive Stabilität und Schutzwirkung in erster Linie durch die Zug-, Druck- und Schmerzreize, die der fest mit der Haut verklebte Verband auf die Mechanorezeptoren und Nozizeptoren ausübt. Auch eine Beeinflussung der neuromuskulären Reaktion über die Pro-

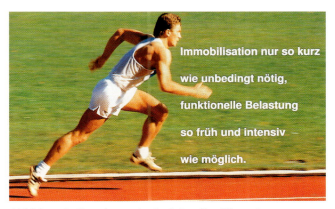

Abbildung 1: Grundsätze der funktionellen Therapie.

458   6. Begleitmaßnahmen

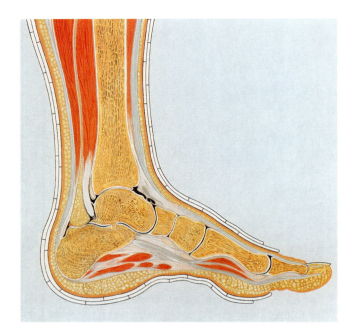

Abbildung 2: Passive Wirkung eines funktionellen Verbandes, gezeigt am Sagittalschnitt durch Fuß und Unterschenkel mit einem Verband aus Leukotape®. Der direkt auf der Haut angelegte klebende Verband aus unelastischem Tape bildet eine feste äußere Hülle und schützt und unterstützt so passiv die geschädigten Strukturen des Bewegungsapparates. Darüber hinaus beeinflußt der feste, unnachgiebige Verband die Mikro- und Makrozirkulation. Indem er ein Widerlager für die sich kontrahierende Muskulatur bildet, unterstützt der Verband die Wirkung der Muskelpumpe. Auf diese Weise verbessern sich der venöse und lymphatische Abfluß, so daß Hämatome und Ödeme schneller resorbiert werden.

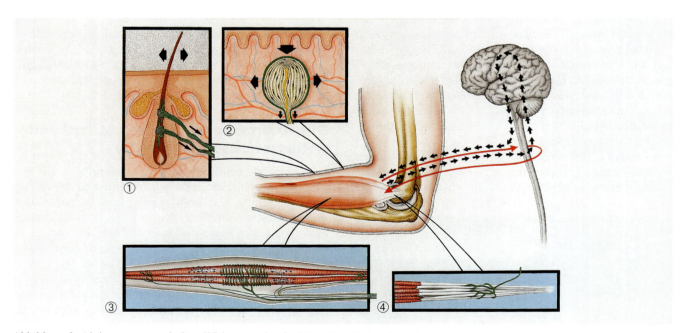

Abbildung 3: Aktive, neuromuskuläre Wirkungen des funktionellen Verbandes, die über verschiedene Rezeptoren vermittelt werden: ① Die mit dem Verband verklebten Haare wirken gleichermaßen als Hebel und übermitteln jede Bewegung auf das die Haarfollikel umgebende ausgedehnte Nervengeflecht, das diesen Reiz weiterleitet. ② Die Schmerz-, Zug- und Druckrezeptoren der Haut nehmen die durch den Verband ausgeübten Reize auf und leiten sie weiter. Propriozeptoren, vor allem die Muskel- ③ und Sehnenspindeln ④, sprechen als sensible Endorgane auf die durch den funktionellen Verband verursachte Zustandsänderung an. Je nach Art des Reizes wird dann über den Kortex bzw. die spinale Ebene, d.h. die Reaktionsschleife über das Rückenmark (roter Pfeil im Bild), die Gegenregulation gesteuert.

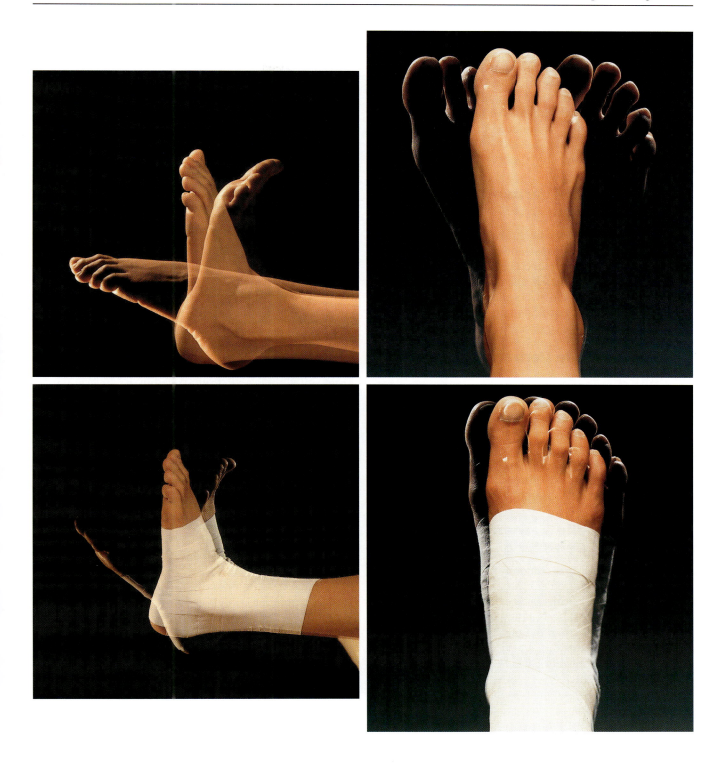

Abbildung 4: Der funktionelle Verband entlastet selektiv und führt Bewegungen. Die obere Bildreihe zeigt in der Phasenaufnahme die normale Beweglichkeit der Sprunggelenke. Links: Dorsalextension und Plantarflexion, rechts: Supination und Pronation.
Bei einem Supinationstrauma wird durch den klassischen Sprunggelenkverband aus unelastischem Tape die Beweglichkeit gezielt eingeschränkt. Links: Die für den normalen Gehvorgang wichtige Dorsalextension und Plantarflexion sind nur unwesentlich reduziert. Rechts: Die Seitenbeweglichkeit (Supination und Pronation) ist dagegen stark eingeschränkt – die Bewegung, die den Schaden ausgelöst hat, ist gezielt gesperrt.

priozeptoren der vom Verband umschlossenen Muskeln und Sehnen ist anzunehmen (Abb. 3).

Eine automatisierte Veränderung des Bewegungsmusters, die sich in einer übertriebenen Schonhaltung manifestiert, wird durch den funktionellen Verband und begleitende Therapiemaßnahmen, vor allem eine entsprechende Physiotherapie, verhindert. Eine schnellere Rehabilitation und damit eine Minimierung des Trainingsverlustes sind die Folge.

Der funktionelle Verband stützt und entlastet selektiv

Von den übrigen Verbandtechniken, bei denen in der Regel eine ganze Funktionseinheit umwickelt oder total ruhiggestellt wird, unterscheidet sich der funktionelle Verband, indem hier gezielt nur die verletzten Strukturen ruhiggestellt werden, während alle anderen Funktionen soweit wie möglich erhalten bleiben.

Der funktionelle Verband führt Bewegungen

Durch spezifische funktionelle Verbände lassen sich die Bewegungsrichtungen von Gelenken gezielt bestimmen und/oder der Bewegungsspielraum entsprechend einschränken. Ziel ist, nur die Bewegung, die das Trauma ausgelöst hat oder die zu einer Retraumatisierung führen kann, zu sperren, während die nicht betroffenen Strukturen möglichst unbeeinträchtigt bleiben (Abb. 4).

Der funktionelle Verband erlaubt die funktionelle Belastung

Die Bewegung als Voraussetzung für eine gute Trophik aller Gewebe wird durch den funktionellen Verband ermöglicht. Dies ist insbesondere für die bradytrophen Strukturen von Kapseln, Bändern, Sehnen und den gefäßlosen Knorpel von Bedeutung. Das therapeutisch erforderliche Belastungstraining im schmerzfreien Bewegungsraum kann frühzeitig wieder aufgenommen werden, so daß Spätschäden vermieden oder deutlich reduziert werden. Damit sind die besten Voraussetzungen für eine schnelle Heilung geschaffen, ohne daß die Nachteile der totalen Immobilisation auftreten können. Die Heilungs- und Rehabilitationszeiten werden deutlich verkürzt und so die Therapiekosten gesenkt.

Auch bei der Mobilität, die durch den funktionellen Verband erreicht werden kann, muß die Funktion der verletzten Struktur im Vordergrund stehen. Übertriebene Pronation oder Supination können zu einer unerwünschten Veränderung des Bewegungsmusters mit allen ihren negativen Folgen führen. (vgl. Abb. 4).

Das Resultat einer indikationsgerechten, subtil ausgeführten Verbandtechnik ist maximale Stabilität bei gezielter funktioneller Mobilität.

Indikationen und Kontraindikationen für funktionelle Verbände

Funktionelle Verbände können durch die Auswahl der geeigneten Materialien sowie eine entsprechende Verbandtechnik exakt den therapeutischen Erfordernissen, dem Heilungsverlauf, den individuellen anatomischen Gegebenheiten und der persönlichen Situation angepaßt werden. Sie sind für die Therapie und Rehabilitation sowie die Prophylaxe von Verletzungen am Bewegungsapparat geeignet.

Funktionelle Verbände können praktisch an allen Gelenken und in allen Körperregionen angelegt werden. Einen Überblick über die Indikationen und Kontraindikationen gibt Tabelle 2.

Praktisches Vorgehen

Tapeverbände bestehen aus verschiedenen Elementen, die in unterschiedlicher Weise miteinander kombiniert werden. Sog. Hauptsegmente sind (Abb. 5):

– **1. Ankerstreifen:** Ankerstreifen aus unelastischem Tape dienen der Verankerung der Zügel. Sie werden daher als erstes Element angelegt, und zwar immer ohne Zug.
– **2. Basistouren:** Basistouren aus elastischen Pflasterbinden werden mit dosiertem Zug als Grundverband angelegt, wenn zusätzlich eine Kompressionswirkung erzielt werden soll.
– **3. Zügel:** Zügel sind die tragenden Elemente des funktionellen Verbandes, denn sie bestimmen aufgrund ihres Materials (elastische oder unelastische Pflasterbinden), ihres Verlaufs, ihrer Anzahl und der Art der Zügelung die Funktion des Verbandes. Sie entlasten Muskeln, Bänder und andere Gelenkanteile und führen Bewegungen.
– **4. Fixierstreifen:** Mit Fixierstreifen aus unelastischem Tape werden die teilweise unter Zug stehenden Zügel Lage für Lage auf den Ankerstreifen befestigt, so daß sie ihre Position beibehalten. Fixierstreifen werden meist semizirkulär angelegt und verlaufen in der Regel quer zu den Zügeln.
– **5. Verschalungsstreifen:** Durch Verschalungsstreifen aus elastischen oder unelastischen Pflasterbinden wird der Verband geschlossen. Durch sie bekommen die Zügel untereinander einen festen Halt, und der Verband erhält eine feste, geschlossene Hülle.

Beim Anlegen jedes Tapeverbandes müssen einige wichtige Grundregeln beachtet werden:
• Die exakte, klare Diagnose und die eindeutige Festlegung des Behandlungsziels sind die selbstverständli-

che Grundvoraussetzung für einen Tapeverband. **Bei unklarer Diagnose niemals tapen!**
- Die Bestimmung und Fixierung der Gelenkposition erfolgt auf Basis der Funktionsstellung des Gelenkes sowie der Schmerzsituation. Die vorgegebene Gelenkposition darf während des Tapens nicht verändert werden.
- Nach dem Anlegen muß der Verband unter aktiver Belastung, z.B. durch Gehen, auf seine Festigkeit und Funktion hin überprüft und ggf. korrigiert werden.

Um Fehler beim Anlegen von Tape-Verbänden, besonders aus unelastischem Tape (Leukotape®), zu vermeiden, sollte man folgendes beachten:

Das Tape sollte immer in einer bestimmten Reihenfolge angelegt werden (die 5 «A» beim Tapen), nämlich:

1. Abmessen: Tape in der Länge, die etwa der geplanten Tour entspricht, von der Rolle abziehen. Dabei die Tape-Rolle locker in die Hand nehmen. Nicht mit dem Daumen auf die Rolle drücken.

2. Ansetzen: Tape zum Verarbeiten gespannt halten, geeigneten Ansatzpunkt aussuchen, z.B. für einen U-Zügel am Sprunggelenk die plantare Seite der Ferse. Am Körper die benötigte exakte Länge feststellen.

3. Abreißen: Tape nicht direkt am Verband abreißen, sondern vor dem Anlegen.

4. Anlegen: Tape entsprechend der geplanten Tour anlegen. Dabei keinesfalls eine nicht physiologische Verlaufsrichtung erzwingen.

5. Anmodellieren: Durch leichten Druck das Tape anmodellieren. So wird der innige Kontakt mit der Haut bzw. der darunterliegenden Tour und damit eine gute Verklebung sowie der sichere Sitz des Verbandes erreicht.

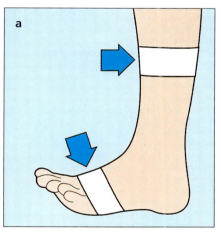
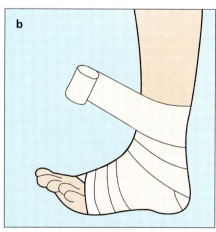
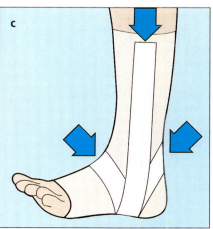
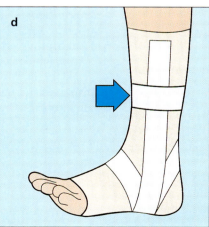
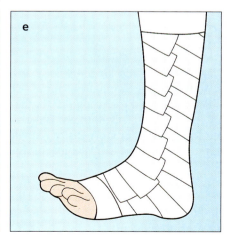

Abbildung 5: Hauptsegmente eines Tapeverbandes. a) Ankerstreifen, b) Basistouren, c) Zügel, d) Fixierstreifen, e) Verschalungsstreifen.

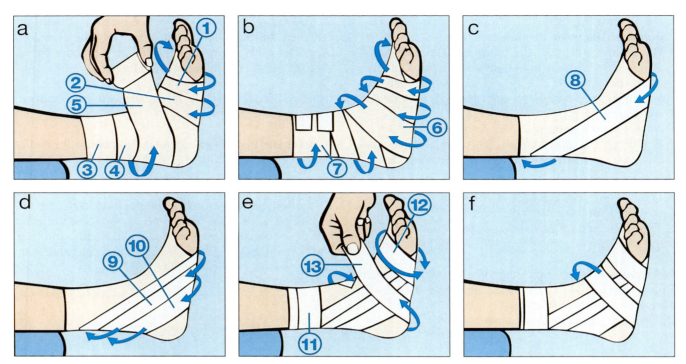

Abbildung 6: Beispiel eines einfachen funktionellen Verbands am Sprunggelenk.
a) Der Fuß wird mit der elastischen Klebebinde vom Fußaußenrand her in Pfeilrichtung kornährenförmig umwickelt (1–5).
b) Tour 6 umfaßt mit starkem Zug den Fußaußenrand, läuft über die beiden malleolaren Spitzen und endet als Tour 7 distal des oberen Sprunggelenkes. Die Fixierung erfolgt mit 2 Leukotape®-Streifen. Cave: Nicht zu fest anziehen, auf mögliche Verfärbung der Zehen achten!
c) Der laterale Verstärkungszügel aus Leukotape® zieht in Pfeilrichtung von der dorsalen Kleinzehenseite über den lateralen Malleolus auf die mediale Unterschenkelseite. Dabei ist eine übertriebene Provokation der Pronation zu vermeiden.
d) Analog zu Zügel 8 verlaufen die Zügel 9 und 10 in dieselbe Richtung, nur zur Ferse hin versetzt.
e) Die Streifen 11 und 12 fixieren die Zügelenden proximal und distal. Streifen 13 umfaßt in Pfeilrichtung das obere Sprunggelenk und sichert die drei lateralen Zügel.
f) Streifen 13 wird zirkulär kurz überlappend geschlossen.

Beispiel: Einfacher funktioneller Verband am Sprunggelenk (Abb. 6)

Dieser einfach und kostengünstig anzulegende Verband ist indiziert bei Supinationstrauma (Inversionstrauma), Überdehnung und Zerrung der fibularen Bandstrukturen sowie der Kapsel. Komplette Bandrupturen, knöcherne Bandausrisse, Gelenkfrakturen sowie massive, ausgedehnte Hämatome sind Kontraindikationen für diesen Verband.

Als Material benötigt man 1 elastische Klebebinde (Acrylastic® oder Tricoplast®), 8 cm breit, 2,5 m lang, Leukotape®, 3,75 cm breit, 1 bis 1,5 m lang, und Leukospray® Sprühkleber.

Der Fuß wird in Funktionsstellung versorgt. Diese sollte vom Patienten unverändert und möglichst unverkrampft eingehalten werden. Die Haut muß sauber und trocken sein. Ein dünn aufgesprühter Klebefilm aus Leukospray verbessert die Haftung zwischen Haut und Pflasterbinde.

Nach etwa 5 Minuten wird die Gehbelastung überprüft. Der Verband kann bis zu 14 Tage liegen, wenn er am 2. und 8. Tag kontrolliert wird.

Tabelle 1: Für funktionelle Verbände empfohlene Materialien

	Produkt	Elastizität	Klebe- bzw. Hafteigenschaften	Farbe	Abmessungen Breite cm	Länge m
Tapes / Klebebinden	Leukotape®	unelastisch	stark klebend	weiß	2,0; 3,75; 5,0 cm	10 m
	Leukotape® color	unelastisch	stark klebend	blau rot gelb	3,75 cm	10 m
	Elastoplast®	längselastisch etwa 60 %	stark klebend	hautfarben	6; 8; 10 cm	2,5 m
	Acrylastic®	längselastisch etwa 60 %	hautschonende Klebkraft	hautfarben	6; 8; 10 cm	2,5 m
	Tricoplast®	längselastisch etwa 60 % querelastisch etwa 30 %	hautschonende Klebkraft	hautfarben	6; 8; 10 cm	2,5 m
Unterzugmaterial	Gazofix®	längselastisch	kohäsiv	hautfarben	4; 6; 8; 10; 12 cm	4; 20 m
	Gazofix® color	längselastisch	kohäsiv	blau gelb grün pink	6; 8 cm	20 m
	Fixomull® stretch	querelastisch	starke hautschonende Klebkraft	weiß	5; 10; 15; 20; 30 cm	10; 20 m
Polster-material	Artifoam®	unelastisch textilkaschiert	nicht klebender Latexschaum	weiß	30 cm	20 cm
Sprüh-kleber	Leukospray®	hautfreundlicher Sprühkleber	stark klebend	leicht bläulich	Sprayflasche mit 200 ml / 264 g	

Tabelle 2: Indikationen und Kontraindikationen für funktionelle Verbände

Indikationen

Posttraumatisch

- *Muskulatur*
  Überdehnungen, Zerrungen, Quetschungen, Faserriß, Bündelriß, Entzündung, partielle Einrisse, Faszienriß.

- *Bänder und Kapseln*
  Überdehnungen, Zerrungen, Quetschungen, Einrisse, isolierte Rupturen.

- *Sehnen sowie Sehnenscheiden bzw. Sehnengleitgewebe*
  Zerrungen, Entzündungen (Tendovaginitis), Sehnenansatzreizungen (Tendoperiostitis, Insertionstendopathie), Bursitis.

- *Knochen*
  Fissuren, Reizungen und Entzündungen der Knochenhaut (Periostitis), bestimmte Frakturen ohne Dislokation (an Hand und Fuß).

- *Knorpel*
  Leichte Defekte.

- Reponierte Subluxationen und Luxationen, Nachbehandlung nach konservativen, immobilisierenden Maßnahmen.

Postoperativ

- Ersatz bzw. Verkürzung der Dauer der totalen Immobilisation, z. B. nach Gelenkoperationen.

- Therapie und Nachbehandlung nach totaler Immobilisation nach bestimmten Operationen am Bewegungsapparat.

- Frühfunktionelle Nachbehandlung von z. B. Gelenkoperationen, ggf. in Kombination mit geeigneten Braces.

Degenerative Prozesse

- Insuffizienter Kapsel-Band-Apparat.

- Atrophische Muskulatur.

- Beginnende Arthrosen.

- Permanente Überlastungsreize an Muskulatur, Sehnen, Bändern, Knorpeln und Kapselstrukturen.

- Statische Veränderung, speziell am Fuß (Spreizfuß, Senkfuß).

- Überlastungsschäden am Bewegungsapparat.

Kontraindikationen

- *Muskulatur*
  Komplette Muskelruptur, Muskelteilruptur, massive Muskelquetschung, ausgedehnte Muskelentzündung, große Muskelhämatome, Muskelverletzungen mit arterieller Blutung, ausgedehnte Faszienrisse, entzündlicher Rheumatismus, Kompartment-Syndrom.

- *Bänder, Kapseln, Sehnen*
  Komplette Kapsel-Bandrupturen, isolierte Bandrupturen, knöcherne Bandausrisse, Sehnenrupturen, Sehnenausrisse, nicht reponierte Luxationen, Subluxationen, Gicht.

- *Knochen*
  Frakturen (mit Dislokation auch an Hand und Fuß), ausgedehnte Knochenhautfissuren, Ermüdungsfrakturen, Knochennekrosen, knöcherne Bandausrisse.

- *Knorpel*
  Massive Knorpeldefekte, Knorpelfraktur, Arthritis, fortgeschrittene Arthrose.

- *Allgemeine Kontraindikationen*
  Ausgedehnte Hämatome am Muskel und an Gelenken, großflächige Hautverletzungen, allergische Hautaffektionen, alle nicht diagnostisch abgeklärten Erkrankungen und Verletzungen.

Die hier aufgeführten Kontraindikationen sind nicht absolut. Bei bestimmten Lokalisationen und in entsprechenden Situationen können auch einige komplette Muskel- bzw. Bandrupturen mit Erfolg durch funktionelle Verbände versorgt werden.

Sportschuhe

B. Segesser

Neben dem Auto dürfte der Sportschuh das am besten beforschte Fortbewegungsmittel sein. Verbesserungen sind oft abhängig von Entwicklungen im Material- und Fertigungsbereich, Fortschritte werden nicht selten erst durch Analyse von Fehlern und Irrtümern möglich – im Laufschuhsektor zum Glück mit reversiblen und meist reparablen Folgen. Das Anforderungsprofil an einen guten Sportschuh hat sich gewandelt. Ursprünglich wurde gefordert, ein guter Sportschuh müsse den Fuß wie eine zweite Haut umfassen, ihn vor Außeneinflüssen schützen und die sportartspezifische Leistung unterstützen. Es zeigte sich bald, daß Komfort (d. h. Dämpfung, Paßform usw.) und Leistung (d. h. optimale Kraftübertragung auf den Boden) sich teilweise ausschließen. Die Forderung nach der zweiten Haut steht im Konflikt mit der Forderung nach Schutz. Je nach Stand der Forschung wurden Teillösungen werbewirksam umgesetzt und überbewertet.

Die Feststellung, daß der Schuh der einzige Korrekturfaktor zwischen Übergewicht und Asphalt ist, wurde lange Zeit zum Leitmotiv der Sportschuhforschung. Dämpfung war angesagt, der arme kranke Fuß mußte gebettet und die auftreffenden Kräfte bei der Landung absorbiert werden. Daß das Fersenfettpolster und der Gelenkknorpel die einzigen passiven Dämpfungselemente des Bewegungsapparats sind, kam dieser werbewirksamen Idee entgegen. Mit mehr oder weniger kompressiblen Materialien werden zwar die Belastungsspitzen in der Landephase absorbiert oder auf eine größere Fläche verteilt; mit Dämpfung handelt man sich aber auch eine Destabilisierung der Ferse und der Fersenkappe am Schuh ein. Deshalb mußte zwischen Fersenkappe und Dämpfungssohle eine stabilisierende Fersenklammer eingebaut werden, die ihrerseits wieder den Schuh versteifte. So wurde sowohl durch weiche Materialien wie auch durch die Versteifung der Sohle im Rückfußbereich die durch den Schuh induzierte initiale Pronationsbewegung verstärkt. Das Ausmaß der Pronation und die Pronationsgeschwindigkeit hängen im wesentlichen nicht nur von der Suffizienz des Fußes ab, sondern kommen durch Sohlengeometrie und entsprechende Hebelwirkungen der Sohle auf die Ferse zustande. Die Kontrolle der durch den Schuh induzierten Pronationsbewegung geschah zunächst durch eine mediale Stütze, die zurückversetzt unter das Sustentaculum tali die beste Wirkung zeigte. Durch eine Verdichtung des Sohlenmaterials unter dem Sustentaculum ließen sich die Wirkung dieser Stütze verbessern und gleichzeitig propriozeptive Mechanismen der muskulären Fußkontrolle provozieren. Nicht selten zeigte sich jedoch, daß die verwendeten Materialien in diesem Bereich zwar verschieden angefärbt waren, jedoch dieselbe Shore-Härte aufwiesen und somit funktionell unwirksam waren. Ein guter Teil der Überlastungsbeschwerden des Läufers an der Achillessehne, an der medialen Schienbeinkante und im medialen und ventralen Anteil des Kniegelenks sind abhängig vom Ausmaß und der Geschwindigkeit der Pronationsbewegung. Es ist wirkungsvoller, die durch den Schuh induzierte Pronationsbewegung (Tab. 1) durch Änderung der Sohlengeometrie im Rückfußbereich zu korrigieren, als sie allein durch eine mediale Abstützung auf Höhe des Sustentaculum tali aufzufangen.

Eine mediale Abstützung allein führt zu einem lateralen Vorfußschub mit Abstoß in Supination. Die Leistenform, eine zu starre Sohle oder falsch angelegte Flexionszonen sowie eine zu große Reibung zwischen Sohle und Boden können den Fuß in eine Abstoßbewegung in Pronation oder Supination zwingen. Unter dem Schlagwort «Führen» wurde durch Materialerhöhung oder -verdichtung versucht, die Abrollbewegung von den äußeren Strahlen weg wiederum über die medialen Strahlen zu führen. Auch der extreme Supinationsläufer weist bewegungsspezifische Beschwerden von der Überlastung des Flexor digitorum bis zur Überlastung der lateralen ligamentären und muskulären Zuggurtungsmechanismen des Beines auf.

Aus der Lösung von Teilproblemen entwickelte sich die Konstruktionsphilosophie des «Dämpfen – Stützen –

Führen». Der gute Sportschuh sollte durch konstruktive Maßnahmen die natürliche Fußbewegung unterstützen und führen. Die Beurteilung und Analyse der Forschungsergebnisse erfolgte vornehmlich zweidimensional von der Seite (Stoßdämpfer, Abstoßhebel) oder von hinten (Valgusbewegung des Kalkaneus, Winkelveränderung zwischen Unterschenkel und Schuh). Dies führte dazu, daß Schuhe konstruiert wurden, die durch Einbau der verschiedenen Elemente zwar dämpften, stützten und führten, dem Fuß aber gleichzeitig ein Bewegungsverhalten aufzwangen, oder aber der Fuß machte im Schuh eine Eigenbewegung, die einer Bewegungsunterstützung des Fußes durch den Schuh zuwiderläuft.

Die daraus folgende heutige Forderung lautet, daß der Schuh zwar die natürliche Bewegung unterstützen soll, aber gleichzeitig keine Fehlbewegungen zwischen Schuh und Fuß provozieren darf. Der Schuh muß so wenig wie möglich als Hebel wirken.

Dreidimensionale Bewegungsbeurteilung – Torsion

Durch ein vertieftes Verständnis der funktionellen Anatomie des Fußes, durch Fortschritte der biomechanischen Messung (Messung der Kräfte zwischen Schuh und Fuß) und durch mehrgelenkige biomechanische Computermodelle ließen sich für die weitere Sportschuhkonstruktion wichtige Feststellungen machen:

- Das obere und untere Sprunggelenk funktionieren synchronisiert.
- Die Pronationsbewegung ist eine dreidimensionale Bewegung in der Fußlängsachse, die über das obere Sprunggelenk eine Rotationsbewegung im Unterschenkel bewirkt.
- Das Ausmaß der Bewegungen ist nicht abhängig allein vom Ausmaß der einzelnen Bewegungssegmente, sondern im wesentlichen auch von der Suffizienz und dem Ermüdungszustand der stabilisierenden Muskulatur.
- Vorfuß und Rückfuß entkoppeln sich funktionell bei sportarttypischen Bewegungen (z. B. seitwärts, bei Landungen usw.). Diese Entkoppelung zwischen Rückfuß und Vorfuß wird durch einen starren Schuh unterdrückt, der im Vorfuß oder Rückfuß als Hebel wirken muß, so daß der Fuß durch Eigenbewegung im Schuh auf diese aufgezwungenen Hebel reagiert.

Als Konsequenz für die Sportschuhkonstruktion ergibt sich daraus, daß die Bewegung des Fußes durch den Schuh unterstützt, aber gleichzeitig kontrolliert werden muß. Nicht jeder Fuß hat ein natürliches Bewegungsverhalten, so daß beispielsweise der völlig insuffiziente Knick-Senkfuß oder rigide Hohlfuß mehr Bewegungsunterstützung durch den Schuh benötigt als der durchschnittliche Fuß. Die Forderung der kontrollierten Bewegungsfreigabe müßte auch an den Straßenschuh gestellt werden. Beim Sportschuh ist durch die konstruktive Entkoppelung zwischen Rückfuß und Vorfuß eine neue Dimension in dieser Richtung eröffnet worden. Wie bei allen bisherigen Innovationen im Sportschuhbau werden auch hier weitere materialtechnische und konstruktionsbezogene Lösungsansätze zu erwarten sein.

Das Problem der Reibung

Die Toleranz der beschriebenen Bewegungen ist beeinflußt durch die Wahl von Sportschuh und Sportterrain. So konnte Nigg nachweisen, daß Tennisspieler auf bestimmten Kunststoffböden häufiger Überlastungssymptome aufwiesen (Bodenreaktionskräfte) (Abb. 1). Auf blockierenden Kunststoffböden und Teppich erfolgt kein Kraftabbau durch seitliches Rutschen (Tiegermann/Stüssi). Durch die Blockierung des Schuhs auf dem Boden bewegt sich der Fuß im Schuh, was sich in der Abnützung der Innensohle nachweisen läßt.

Die Haftreibung, die eine mehr oder weniger intensive Blockierung des Schuhs auf dem Boden bewirkt, spielt eine entscheidende Rolle (Abb. 2). Denoth konnte nachweisen, daß verschiedene Sohlentypen auf verschiedenen Kunststoffböden unterschiedlich reagieren. Je nach Schuhtyp und Bodenwahl erfolgt eine mehr oder weniger ausgeprägte Blockierung der Translation und Rotation. Die Translationsbewegung (seitliches Rutschen) ist nur in reduziertem Umfang erwünscht, da sie die Trittsicherheit beeinträchtigt. Andererseits führt eine Blockierung dieser Bewegung zum Übertreten des Fußes über den Hebel des Schuhs. Demgegenüber führt eine Blockierung der Rotationsbewegungen zwangsläufig zu einer Bewegung des Fußes im Schuh.

Tabelle 1: Für die Schuhkonstruktion wichtige Merkmale von Pronation und Torsion

Pronation	muskulär kontrollierte Verschraubungsbewegung zwischen Talus und Calcaneus, Spannung des Lig. Plantae und subtalarer Bandstrukturen
Torsion	funktionelle Entkoppelung zwischen Rückfuß und Vorfuß, dadurch optimaler Bodenkontakt in jeder Stellung des Unterschenkels

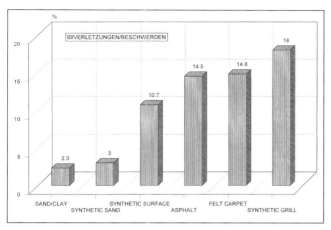

Abbildung 1: Häufigkeit von Fehlbelastungsfolgen auf verschiedenen Tennisbelägen (45).

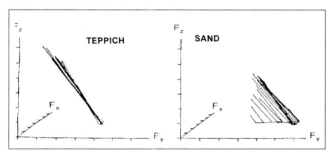

Abbildung 2: Bodenreaktionskräfte nach Seitwärtsbewegung auf Teppich und Sand (66).

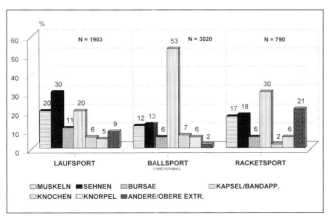

Abbildung 3: Gewebeverteilung von Verletzungen und Fehlbelastungsfolgen bei verschiedenen Sportarten (Statistik Rennbahn Muttenz 1991).

Verletzungsmuster und Belastbarkeit des Gewebes

Die Analyse der sportarttypischen Verletzungs- und Überlastungsmuster geben uns Hinweise, welche Gewebe durch Zug-, Druck- und Scherkräfte belastet werden. Verschiedenste Faktoren sind dafür verantwortlich, insbesondere die individuelle Belastbarkeit des Gewebes und die qualitative und quantitative Belastungsintensität. Der Sportschuh ist dabei nur einer von mehreren Möglichkeiten, sportarttypische Belastungsmuster zu akzentuieren oder zu korrigieren.

Der Bodenkontakt des Fußes bei der Landung bewirkt eine mehr oder weniger große Krafteinwirkung. Hohe Stoßkräfte und/oder Stoßbelastungen stehen nachweislich im Zusammenhang mit Knorpeldegenerationen, Ermüdungsfrakturen, Schienbeinschmerzen (shin splints), Achillessehnenproblemen und hämatologischen Veränderungen im Sinne einer mechanischen Hämolyse. Die Ergebnisse einer prospektiven Studie zeigten eine Zunahme von Überlastungsbeschwerden bei Soldaten mit geringer Stoßdämpfung durch das Fersenfettpolster. Prospektive Studien, welche den Zusammenhang zwischen äußeren und/oder inneren Stoßkräften und der Ätiologie von Sportverletzungen analysieren, sind allerdings nicht bekannt.

Die großen Sammelstatistiken von Sportverletzungen lassen eine Aufschlüsselung nach diesen Faktoren ebenso wenig zu wie unsere eigene Statistik von 10 496 Diagnosen im Zeitraum von 1981 bis 1990. Spätschäden wie Arthrosen, Bandlaxitäten oder Spontanrupturen von Sehnen werden oft nicht mehr mit früherer sportlicher Aktivität in Zusammenhang gebracht und bleiben somit unberücksichtigt. Unsere Analyse beschränkt sich somit auf Läsionen, die während der Sportaktivität aufgetreten sind.

Der geringe Anteil an akuten oder chronischen Läsionen an Knochen und Knorpel lassen die Vermutung zu, daß die Druckbeanspruchung und somit die Dämpfung eine kleinere Rolle spielt als die Beanspruchung durch Zug- und Scherkräfte und damit die Bewegungskontrolle (Abb. 3).

Laufsportarten

Verschiedene Autoren haben auf die Zusammenhänge zwischen Shin Splints, Achillodynien, Insertionstendinosen und Bursitiden an Knie und Fuß und dem Ausmaß und Geschwindigkeit der initialen und totalen Pronation hingewiesen. Durch die teilweise durch den Schuh induzierte Pronation wird der Calcaneus in eine Valgusbewegung gehebelt, die ihrerseits eine Rotation des Fußes um die Längsachse bewirkt. Diese wird durch die Vorspannung der die Pronation kontrollierenden

Muskulatur (Tibialis posterior, Flexor digitorum usw.) mehr oder weniger – je nach Ermüdungszustand der Muskulatur – aufgefangen.

Die Zugkräfte, die durch diese Zwangsbewegung auf die vorgespannte Muskulatur wirken, können zu den typischen Insertionstendinosen an der medialen Schienbeinkante führen. In einer früheren Untersuchung konnten wir zeigen, daß der Knick-Senkfuß nicht zwangsläufig ein Überpronierer ist und daß auch «gesunde» Füße Insertionstendinosen aufweisen. Die akzentuierte Bewegung des unteren Sprunggelenks stört die Führung des Calcaneus und bewirkt eine asymmetrische Zugspannung auf die Achillessehne, deren Überlastung auf intratendinöse Spannungsunterschiede bis hin zu vornehmlich medial lokalisierten Teilrupturen zurückzuführen sind.

Die Verbindung zwischen Talus und Unterschenkel kann in Abhängigkeit von der Suffizienz des Bandapparats eine vermehrte Innenrotation des Unterschenkels und damit asymmetrische Zugbeanspruchungen des Lig.patellae und Scherkräfte im Bereich des Patellaknorpels auslösen. Obschon deutlich seltener als bei Ballsportarten ist auch die Supinationsverletzung des Kapsel-Bandapparats der Sprunggelenke nicht zu vernachlässigen. Die Trittsicherheit beim Auftreffen des Fußes ist abhängig von der Bodenoberfläche, aber auch von der propriozeptiven Steuerung der Muskulatur, die bei zu ausgeprägt dämpfenden Materialien gestört werden kann.

Für die Konstruktion des Laufschuhs ergibt sich, daß hauptsächlich Zugbeanspruchungen kontrolliert werden müssen. Die Hebel, die auf die natürliche Fußbewegung einwirken, sind zu minimalisieren. Es genügt nicht, die induzierte Pronation wieder aufzufangen (beispielsweise durch eine mediale Abstützung). Das Ausmaß der Pronation ist durch weitere konstruktive Maßnahmen wie Fersengeometrie usw. zu reduzieren. Die funktionelle Entkoppelung zwischen Rückfuß und Vorfuß sollte ebenso berücksichtigt werden wie die Abrollunterstützung bis zum Abstoß. Dies erfordert eine Flexionszone im Vorfuß, die den anatomischen Bewegungsmöglichkeiten entspricht und die eine Rotation unter dem Vorfuß teilweise freigibt.

Ballsportarten

Die zusätzlichen Seitwärtsbewegungen und Sprünge führen zur Belastung der lateralen Gewebestrukturen, von denen der fibuläre Bandapparat am schwächsten ist. Das Abkippen über den äußeren Schuhrand erfolgt entweder im Fußwurzelbereich oder im Vorfuß und führt zur Zerreißung des fibulotalaren und/oder des fibulokalkanearen Bandes oder zusätzlicher Strukturen der Helpap'schen Supinationslinie. Da die Muskulatur mit einer Latenz von etwa 40 Millisekunden auf den Distor-

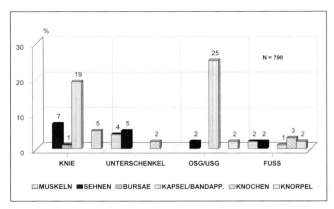

Abbildung 4: Lokalisation und Gewebeverteilung bei Ballsportarten (Handball, Volleyball, Basketball) (Statistik Rennbahn Muttenz 1991).

sionsmechanismus reagiert, reicht die Schutzfunktion der Peronealmuskulatur oft nicht aus, die Zerreißung zu verhindern. Das Tragen von hochschaftigen Schuhen senkt die Distorsionshäufigkeit nur unwesentlich.

Für die Konstruktion von Schuhen für Ballsportarten ist vor allem die Supinationskontrolle zu verbessern. Zu ausgeprägte Dämpfung stört die Trittsicherheit. Dies bedingt einerseits eine Reduktion des Supinationshebels des Schuhs und seiner blockierenden Eigenschaften mit Sohlen mit unterschiedlichen Adhäsionszonen, andererseits eine bessere Konstruktion des Schafts als Bandage zum Schutz der fibulären Bänder.

Racketsportarten

Deutlich öfter als in anderen Sportarten finden sich Myogelosen und Insertionstendinosen der Peronealmuskulatur. Achillessehnenbeschwerden deuten darauf hin, daß die Führung des Calcaneus nicht nur für Pronations-, sondern auch für Supinationsbewegungen gelten muß. Zudem ist gerade bei Racketsportarten die Entkoppelung zwischen Vor- und Rückfuß bedeutungsvoll, da ein guter Teil der Bewegungen auf dem Vorfuß erfolgen, die bei starrer Sohle dem Rückfuß ein unphysiologisches Bewegungsverhalten aufzwingen.

Für die Konstruktion von Sportschuhen für Racketsportarten gelten die Kriterien, die sowohl für den Laufschuh und den Ballsportschuh formuliert wurden. Dabei ist die Schuhwahl den Bodenverhältnissen anzupassen. Besonders muß auf ein dem Boden adäquates Sohlenprofil mit geringer Gleitreibung geachtet werden (5).

Der Fuß des Sportlers

Bei der Wahl des richtigen Sportschuhs ist das funktionelle Verhalten des Fußes zu berücksichtigen. Die statische Analyse des Fußes erlaubt keine Aussage über sein dynamisches Verhalten. Verschiedenste momentane oder permanente Veränderungen am Bewegungsapparat beeinflussen zusätzlich das Gangverhalten (Tab. 2). Ein Knick-Senkfuß führt nicht zwangsweise zur Überpronation, wogegen ein Hohlfuß eher zu einem Supinationsverhalten führt. Der Fuß verändert unter Belastung seine Länge und Breite. Nur 30 Prozent der Menschen weisen eine seitengleiche Fußlänge auf, bei den anderen 70 Prozent variiert die Fußlänge um eine halbe bis eine ganze Schuhnummer. Unter Belastung nimmt die Fußlänge bereits physiologischerweise um eine halbe bis um eine Schuhgröße zu, wobei die Belastungslängenzunahme nicht symmetrisch zu erfolgen braucht. Das gleiche gilt für die Querwölbung des Fußes, wobei die Fußbreite beim Mann physiologischerweise größer ist als bei der Frau. Die Fußbreite ist bei 60 Prozent der Bevölkerung ungleich und nimmt auch ungleich unter Belastung zu, wobei diese Breitenzunahme 1 cm und mehr betragen kann. Das Fußvolumen nimmt durch venöse Stauung und Wärme im Laufe des Tages und bei Beanspruchung um etwa 5 bis 10 Prozent zu.

Fußformen in Nordamerika stimmen nicht mit denjenigen der Asiaten überein. Daraus ergibt sich, daß die Sportschuhkonstruktion dieser Varietät der Fußform Rechnung tragen müßte.

Schwieriger ist die Beurteilung der dynamischen Fußfunktion. Der Schuhverkäufer ist auf Angaben des Sportlers bezüglich seines Laufstils, seines Abrollverhaltens als Pronierer oder Supinierer angewiesen, wobei der gebrauchte Schuh eine Entscheidungshilfe bieten kann. Zusätzlich benötigt der Verkäufer Erfahrung und Unterstützung von seiten des Herstellers. Dazu sind Kriterien zu schaffen, die die Zuordnung des Läufertyps zum entsprechenden Schuh möglich machen und eine fußgerechte Schuhversorgung erlauben. Mit der vordergründigen Laufanalyse auf einem Laufband ist dies nicht möglich, wie entsprechende Untersuchungen gezeigt haben. Der Schrittablauf auf dem Laufband entspricht nicht dem natürlichen Laufverhalten im Gelände. Der Bewegungsablauf ändert sich in Abhängigkeit von Laufbandgeschwindigkeit und Eigenfrequenz des Laufbandes, so daß ein Supinationsläufer zu einem Laufbandüberpronierer werden kann.

Eine orthopädisch und biomechanisch sinnvolle Beurteilung ergibt sich nur durch Einbezug von statischen und dynamischen Kriterien der Fußfunktion. Ob dies ohne großen technischen und wissenschaftlichen Aufwand je möglich sein wird, ist fraglich. Aus diesem Grund ist es am sinnvollsten, Sportschuhe zu konstruieren, die geeignet sind, ein möglichst großes Sportlerkollektiv zu erfassen.

Bildgebende Verfahren in der Sportschuhforschung

Die Zuordnung der Bauelemente des Sportschuhs zur anatomischen Struktur kann den Einbezug von bildgebenden Verfahren erfordern. Wegen der unterschiedlichen Materialdichte wurden anfänglich Bauteile wie Fersenkappe usw. mit Bleistreifen markiert, später ließ sich durch Einfärben der Elemente mit Bleioxyd eine bessere Darstellbarkeit erzielen. Sie ermöglicht die richtige Plazierung der Dämpfungselemente, der Stützzonen zum Auffangen der Pronation und die richtige Zuordnung der Entkoppelung zwischen Rückfuß und Vorfuß im Bereich der Fußwurzel. Die dreidimensionale Computertomographie eröffnet neue Wege der anatomischen Darstellung des Fußes im Schuh, die auch neue Wege zum Einbezug des Obermaterials in die Schuhkonstruktion erlaubt, nachdem lange Zeit der Sohlenaufbau das wichtigste Element der Bewegungsunterstützung war (Abb. 5).

Leistungsbeeinflussung durch den Sportschuh

Der menschliche Fuß hat durch die Vorspannung des Lig.plantae und der Bänder unter dem Sustentaculum tali sowie der Achillessehne ein energiespeicherndes elastisches System, das allerdings zu einem guten Teil durch die dämpfenden Eigenschaften des Sportschuhs verlorengeht. Es wäre wünschenswert, daß diese Energie dem Fuß zurückgegeben wird. Diese Idealvorstellung scheitert aber an dem Material. Dämpfung heißt zwangsweise Energieverlust, da die Eigenfrequenz der

Tabelle 2: Störungen des Gangverhaltens

Störungen des Bewegungsablaufes durch:

– eingeschränkte Hüftrotation
  Epiphyseolyse/Coxarthrose
  Psoasverkürzung

– Achsenfehlstellungen   X-Bein/O-Bein
– ligamentäre Insuffizienzen   Fibulärer Bandapparat

– Vorfußprobleme
  Hallux rigidus
  Unguis incarnatus usw.

470 6. Begleitmaßnahmen

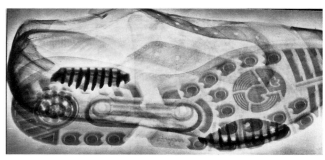

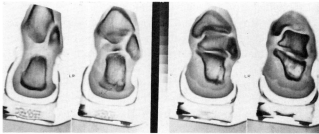

Abbildung 5: Computertomographische Darstellung der Bauelemente des Schuhs.

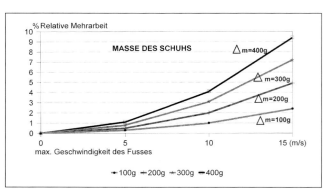

Abbildung 6: Berechnete Beeinflussung der Fußarbeit durch die Schuhmaße (nach Nigg).

Tabelle 3: Anforderungskatalog an einen guten Sportschuh

Unterstützung der Fußfunktion
kontrollierte Bewegungsfreigabe
keine Hebelwirkung
Reduktion hoher Krafteinwirkungen durch konstruktive Maßnahmen

Tabelle 4: Sportschuhkonstruktion – Supinationskontrolle

Sohle:
Fersengeometrie   medial abgerundet

Sohlenmaterial
  medial weich im Rückfußbereich
  Supinationskontrolle

Leistenform   Entkoppelung Vorfuß–Rückfuß
Obermaterial
Schafthöhe   halbhoher Schaft (Midsize)

Fersenkappe
  lateraler Widerstand
  medial nicht starr

Sohleneinlage
  mediale Abstützung
  laterale Materialverdichtung

Schuh darf nicht als Hebel wirken!

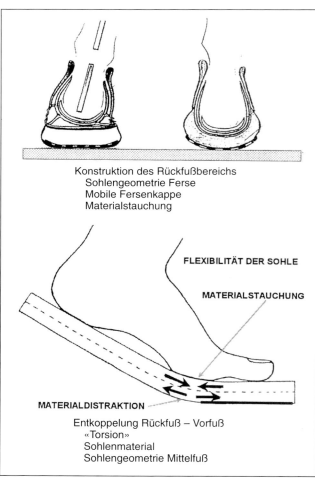

Abbildung 7: Sportschuhkonstruktion – Beinflussung des Hebels des Schuhs.

verwendeten Materialien keine zeitgerechte Energierückgabe ermöglicht.

Stabilisierende Eigenschaften eines Sportschuhs erhöhen sein Schuhgewicht. Der Mehraufwand an Energie (Abb. 6) wird durch eine Reduktion der Muskelaktivität dank der Stabilisierungselemente wettgemacht. Messungen der Sauerstoffaufnahme zeigten, daß weder Schuhe mit Energierückgabe noch Schuhe mit Dämpfungselementen oder mit gezielter Freigabe von Bewegungsexkursionen einen wesentlichen energiesparenden Effekt haben. Die maximale Sauerstoffaufnahme wird bei gleicher Leistungsvorgabe durch keines der Systeme signifikant gesenkt.

Eine Zukunftsperspektive dürfte der Einbezug der propriozeptiven Reflexmechanismen am Fuß zur Sicherstellung einer genügenden Vorspannung der funktionellen Energierückführungselemente des Fußes sein. Die funktionelle Qualität des Fußes läßt sich langfristig nur durch eine gezielte Verbesserung der muskulären Fußfunktion erreichen, weshalb der Sportler der Fußgymnastik mehr Bedeutung zumessen muß.

Zukunftsperspektiven

Der ideale Sportschuh für alle sportart-spezifischen Bewegungen wird nicht zu finden sein. Wesentliche Fortschritte wurden aber in den letzten Jahren erzielt. Ziel der weiteren Forschung muß es sein, durch konstruktive und materialtechnische Veränderungen Schuhe zu finden, die möglichst wenig als Hebel wirken und die den Fuß in seinem natürlichen Bewegungsverhalten bestmöglich sportspezifisch unterstützen (Abb. 7).

Literatur

1 Andreasson, G., Peterson, L.: Effects of shoe and surface characteristics on lower limb injuries in sports. In: Int. J. Sports Biomech. 2 (1986), 202–209.
2 Akeson, W.H., Frank, C.B., Amiel, D., Woo, S.L.-Y. (1985): Ligament biology and biomechanics. In: Symposium on Sports Medicine, The Knee, Finerman, G. (ed.). St. Louis, Mosby 1985, 111–151.
3 Bahisen, H.A.: The etiology of running injuries. Unpublished Thesis 1988 (Univ. of Calgary).
4 Basler, A. (1929): Das Gehen. Canton.
5 Bates, B.T., Osternig, L.R., Mason, B.R., James, S.L.: Functional varability of the lower extremity during the support phase of running. In: Med. Sci. Sports Exerc. 11 (1979), 328–331.
6 Biener, K., Caluori, P.: Tennissportunfälle. In: Med. Klinik. 72 (1977), 754–757.
7 Bojsen-Möller, F.: Normale und pathologische Anatomie des Vorfusses. In: Orthopäde 11 (1982), 148 ff.
8 Bresler, B., Frankel, J.P.: The forces and moments in the leg during level walking. In: ASME Transactions 72 (1950), 27–36.
9 Brody, D.M.: Techniques in the evaluation and treatment of the injured runner. In: Orthop. Clin. North Am. 13 (1982), 541–558.
10 Carlet, M.: Essai experimental sur la locomotion de l'homme. Annales des Sci. Naturelles (1872).
11 Catlin, M.E., Dressendorfer R.H.: Effect of shoe weight on the energy cost of running. In: Med. Sci. Sports Exerc. 11 (1979), 80.
12 Cavanagh, P.R.: The Running Shoe Book. Anderson World, Inc 1980 (Mountain View, CA)
13 Cavanagh, P.R., ed.: Biomechanics of Distance Running. Champaign, I.L.: Cavanagh, P.R. 1990. (Human kinetics Publishers).
14 Clement, D.B., Taunton, J.E., Wiley, J.P., Smart, G.W., McNicol, K.L.: Investigation of metabolic efficiency in runners with and without corrective orthotic devices. In: Int. J. Sports Med. 2 (1982), 14–15.
15 Clement, D.B., Taunton, J.E., Smart, G.W., McNicol, K.L.: A survey of overuse running injuries. In: Physician Sportsmed. 9 (1981), 47–58.
16 Debrunner, H.U. (1985): Biomechanik des Fußes. Bücherei des Orthopäden Band 49. Stuttgart, Enke.
17 Denoth, J.: Materialeigenschaften. In: Sportplatzbeläge, Nigg, B.M., Denoth, J. (ed.): Zürich, Juris 1980, 54–67.
18 Eifiman, H.: A cinematic study of the distribution of pressure in the human foot. Anat. Rec. 59 (1934), 481–490.
19 Elifman, H.: The forces excerted by the ground in walking. In: Arbeitsphys. 10 (1938), 485– 491.
20 Engsberg, J.R., Andrews, J.G.: Kinematic analysis of the talocalcaneal/talocrural joint during running support. Med.Sci.Sports Exerc. 19 (1987), 275–284.
21 Falsetti, H.L., Burke, E.R., Feld, R., Frederick, E.C.: Hematological variations after endurance running with hard and soft soled running shoes. In: Physican Sportsmed. 8 (1983), 118–127.
22 Fischer, O.: Der Gang des Menschen. Abhandlungen der Saechsischen Ges. der Wissenschaft. Leipzig 1895–1904.
23 Frederick, E.C., Howley E.T., Powers S.K.: Lower Oxygen cost while running on air cushion type shoe. In: Med.Sci.Sport Exerc. 12 (1989), 81–82.
24 Hamilton, J.J., Ziemer, L.K.: Functional anatomy of the human foot and ancle. In: AAOS Symposium «The Foot and Ankle». Johnson, K.A. (ed.). St. Louis, Mosby (1983), 1–14.
25 Hamilton, W.C. (1984): Anatomy. In: Hamilton, W.C. (ed.): Traumatic disorders of the ankle. New York, Springer 1984, 1–12.
26 Hargens, A.R., Akeson, W.H.: Streß effects on tissue nutrition and viability. In: Hargens, A.R. (ed.): Tissue Nutrition and Viability. New York, Springer 1986, 1–24.
27 Hargens, A.R., Akeson, W.H., Garfin, S.R., Gelberman, R.H., Gershuni, D.H.: Compartment syndromes. In: Denton, J. (ed.): Practice of Surgery. Philadelphia, Lippincott 1984, 1–18.
28 Hayes, J., Smith, L., Sanpietro, F. (1983): The effect of orthotics on the aerobic demands of running. Med. Sci. Sport Exerc. 15, 169.
29 Inman, V.T.: The joints of the ankle. Baltimore, Williams and Wilkins 1976.
30 Jacobs, S.L., Berson, B.L. (1986): Injuries to runners: a study of entrants to a 10 000 meter race. In: Am. J. Sports Med. 14 1986, 151–155.

31 James, S.L., Bates, B.T., Osternig, L.R.: lnjuries to runners. In: Am. J. Sports Med. 6 1978, 40–50.
32 Joergensen, U.: Achillodynia and loss of heel pad shock absorbency. In: Am. J. Sports Med. 13 1985, 128–133.
33 Joergensen, U., Hansen, C.P.: The significance of heel pad shock absorbency for the development of overuse injuries. Unpublished thesis 1989. (University Linkoping).
34 Kuhlund, D.N., McCue, F.C., Rockwell, D.A., Gieck, J.H.: Tennis injuries: prevention and treatment. In: Am. J. Sports Med. 7 1979, 249–253.
35 Lachmann, S.: Soft tissue injuries. In: Sport 1988. London, Blackwell.
36 Luethi, S., Frederick, E.C., Hawes, M.R., Nigg, B.M.: lnfluence of shoe construction on lower extremity kinematics and load during lateral movements in tennis. In: lnt. J. Sports Biomech. 2 (1986), 156–165.
37 Mann, R.A., Hagy, J.: Running, Jogging and Walking: a comparative electromyographic and biomechanical study. In: Bateman J., Trott A. (ed.): The Foot and the Ancle. New York, Thieme 1980.
38 Manter, J.T.: Movements of the subtalar and transverse tarsal joints. Anat. Rec.80 (1941), 397–409.
39 Marey, E.J.: Movement. New York: Arno 1972 (Originalpublikation 1895).
40 Marti, B., Vader, J.P., Minder, E.C., Abelin, T.: On the epidemiology of running injuries; the 1984 Bern Grand Prix Study. Am. J. Sports Med. 16 (1988), 285–294.
41 McMahon, T.A., Green, P.R.: Influence of track compliance on running. J. Biomech. 12 (1979), 893–904.
42 Muybridge, E.: Animal locomotion. Vol.1–11. Philadelphia: University of Pennsylvania 1887.
43 Nigg, B.M. (ed.): Biomechanics of Running Shoes. Champaign, Human Kinetics Publishers 1986.
44 Nigg, B.M., Ebene, G., Frei, D., Segesser, B.: Biomechanische Analyse von Fußinsuffizienzen. Med. Orthop. Tech. 6 (1977),178–180.
45 Nigg, B.M., Denoth, J.: Sportplatzbeläge. Zürich, Juris 1980.
46 Nigg, B.M., Bahlsen, A.H., Denoth, J., Luethi, S.M., Stacoff, A.: Factors influencing kinetic and kinematic variables in running. In: Nigg, B.M. (ed.): Biomechanics of Running Shoes. Champaign, Human Kinetics Publishers 1986.
47 Nigg, B.M., Bobbert, M.: On the potential of various approaches inload analysis to reduce the frequency of sports injuries. J.Biomech. 23 (Suppl.1) (1990), 2–12.
48 Nigg, B.M., Segesser, B.: The influence of playing surfaces on the load on the locomotor System and on Football and Tennis injuries. Am.J.Sports Med.5 1988, 375–385.
49 Paul, J.P.: Bioengineering studies on forces transmitted by joints. In: Kennedy, R.M. (ed.): Engineering Analysis. Biomechanics and Related Bioengineering Topics. Oxford: Pergamon 1965, 369–380.
50 Radin, E.L., Parker, H.G., Pugh, G.V., Steinberg, R.S., Paul, I.L., Rose, R.M.: Response of joints to impact loading. J. Biomech. 6 (1973), 51–57.
51 Radin, E.L., Orr, R.B., Kelman, J.L., Paul, I.L., Rose, R.M.: Effect of prolonged walking on concrete on the knees of sheep. J. Biomech. 15 (1982), 487–492.
52 Radin, E.L., King, H.Y., Riegger, C., Kish, V.L., O'Connor, J.J.: Relationship between lower limb dynamics and knee joint pain. In: J.Orthop.Res. 9 (1991), 398–405.
53 Robbins, S.E., Gouw, O.J. (1990): Athletic footwear and chronic overloading. A brief review. In: Int. J. Sports Med. 9 (1990), 76–85.
54 Robbins, S.E., Gouw, O.J.: Athletic footwear: unsafe due to perpetual illusions. In: Med. Sci. Sports Exerc. 23 (1991), 217–224.
55 Sarrafian, S.K.: Functional characteristics of the foot and plantar aponeurosis under tibiotalar loading. In: Foot Ancle 8 (1987), 4–18.
56 Segesser, B., Ruepp, R., Nigg, B.M.: Indikation, Technik und Fehlermöglichkeiten einer Sportschuhkorrektur. Orthop. Praxis 11 (1978), 834–837.
57 Segesser, B., Nigg, B.M. (1980): Insertionstendinosen am Schienbein, Achillodynie und Ueberlastungsfolgen am Fuß – Aetiologie, Biomechanik, Therapeutische Möglichkeiten. Orthopaede 9, 207–214.
58 Segesser, B., Pförringer W., ed.: Der Schuh im Sport. Erlangen, Perimed 1987.
59 Segesser, B., Stacoff, A.: The role of podiatry in Sport. In: Ljundquist, A., Peltokallio, P., Tikkanen, H. (ed.): Sports Medicine in track and field athletics. Lentikanta, O.Y., Kouvala 1985, pp. 45–55.
60 Segesser, B., Stacoff, A., Nigg, B.M.: Die Belastbarkeit der Sprunggelenke aus biomechanisch-klinischer Sicht. In: Med. u. Sport 23 (1983), 9–13.
61 Segesser, B., Stüssi, E., Stacoff, A., Kaelin, X., Ackermann, R.: Torsion – ein neues Konzept im Sportschuhbau. In: Sportverletzung – Sportschaden 3 (1989), 167–182.
62 Stacoff, A., Denoth, J., Kaelin, X., Stüssi, E.: Running injuries and shoe construction: some possible relationships. In: Int. J. Sports Biomech. 4 (1988), 342–357.
63 Stacoff, A., Kaelin, X., Stuess, E., Segesser, B.: The torsion of the foot in running. In: Int. J. Biomech. 5 (1989), 375–389.
64 Steindler, A.: Kinesiology of the human body. Springfield, Charles C. Thomas 1977 (Erstausgabe 1955).
65 Stüssi, E.: Biomechanik im Sport. In: Schweiz. Rundsch. Med. (PRAXIS) 78 (1989), 299–307.
66 Stüssi, E., Stacoff, A., Tiegermann, V. (1987): Schnelle Seitwärtsbewegungen im Tennis. In: Segesser, B., Pförringer, W. (ed.): Der Schuh im Sport. Erlangen, Perimed 1987, 56–64.
67 Subotnick, S.I.: Orthotic foot control and the overuse syndrome. In: Physician Sportsmed. 3 (1975), 75–79.
68 Unold, E: Erschütterungsmessungen beim Gehen und Laufen auf verschiedenen Unterlagen und mit verschiedenem Schuhwerk. In: Jugend und Sport, 8 (1974), 282–292.
69 Warren, B.L., Jones, C.J.: Predicting plantarfasciitis in runners. In: Med. Sci. Sports Med. 19 (1987), 71–73.

Orthesen

H. Lohrer, W. Alt und A. Gollhofer

Bereits Andry (1) hat 1744 die funktionelle Therapie des kapselbandverletzten Fußes propagiert. Eine Stabilisierung und Kompression wurde danach und bis in die fünfziger Jahre unseres Jahrhunderts hinein mit nicht elastischen oder elastischen Binden durchgeführt. Die sich daran anschließende Ära der konsequenten Immobilisation durch Fuß- und Unterschenkelgipsverbände hat besonders im deutschen Sprachraum bis vor 15 Jahren angehalten.

Nicht der ärztlichen Dynamik, sondern dem Druck durch Patienten aus dem Leistungssport, die mehrmonatige Sportpausen wegen Kapselbandverletzungen des oberen Sprunggelenkes nicht mehr tolerieren wollten, ist es zu verdanken, daß mittlerweile die funktionelle Therapie immobilisierende Behandlungsformen zunehmend ablöst.

Im deutschen Sprachraum führte Spring (48), der damalige Arzt der Schweizer Fußballnationalmannschaft 1981 den adimed STABIL-Stützschuh zur funktionellen Nachbehandlung operierter lateraler Kapselbandverletzungen des oberen Sprunggelenkes ein. Im anglo-amerikanischen Bereich hatte Stover (49) eine luftgepolsterte Orthese für derartige Verletzungen eingesetzt. Heute dominiert die funktionelle Therapie des bandverletzten Sprunggelenkes bei weitem, was die ständig wachsende Zahl weiterer Produkte für diesen Indikationsbereich belegt.

Biomechanische Grundlagen

Erst nachdem die ersten äußeren Stabilisierungshilfen im klinischen Gebrauch waren, wurde ein Konzept erarbeitet, welches ihren Einsatz rechtfertigte. Auf der Basis experimenteller Daten zum Bandspannungsverhalten unbelasteter Leichensprunggelenke von Wirth (53) forderte Segesser 1984 (44), daß eine funktionelle Sprunggelenksorthese jegliche Supination des Fußes verhindern und die Dorsal-/Plantarbeweglichkeit auf 10/0/20°, das heißt in einen quasi isometrischen Bereich hinein, limitieren soll. Mit einer anderen experimentellen Anordnung kam Renstrøm 1988 (40) zu dem Ergebnis, daß die Plantarflexion sogar bis 40° freigegeben werden kann.

Wir konnten mit experimentellen Untersuchungen (29) an chronisch instabilen Sprunggelenken erstmals zeigen, daß die lateralen Kapselbandstrukturen des belasteten oberen Sprunggelenkes bei einer invertorischen Stellung der Ferse bis zu 30° nicht auf Zug beansprucht werden (Abb. 1).

Damit können die Grenzwerte der Bewegung, die eine Sprunggelenksorthese während der Bandheilungsphase zulassen darf, weiter gefaßt werden (Tab. 1).

Da der Gewichtsbelastung wegen des knöchernen Gelenkschlusses eine wesentliche Bedeutung zukommt, muß auf die Gelenkstabilisierung in unbelasteten Phasen, z. B. nachts, besonders geachtet werden.

Die Überlegenheit funktioneller Beanspruchung auf heilende ligamentäre Strukturen im Vergleich zur Immobilisation wurde von mehreren Autoren nachgewiesen (6, 54). WOO (54) konnte experimentell am ligamentum collaterale mediale des Versuchstieres eindeutig nachweisen, daß die Bandnarbe nach funktioneller Behandlung stabiler und dicker ist.

Äußere Stabilisierungshilfen

Wir unterscheiden für das (obere) Sprunggelenk vier Gruppen (Tab. 2). Sie unterscheiden sich sowohl in material- und herstellungstechnisch-konstruktiver Hinsicht, als auch bezüglich ihres Indikationsspektrums. Die Entscheidung zur Versorgung mit einer bestimmten äußeren Stabilisierungshilfe ist leicht möglich, wenn das individuelle Verletzungsmuster einerseits und die speziellen Eigenschaften (Vor- und Nachteile) eines Hilfsmittels bekannt sind (Tab. 3) und optimal aufeinander abgestimmt werden.

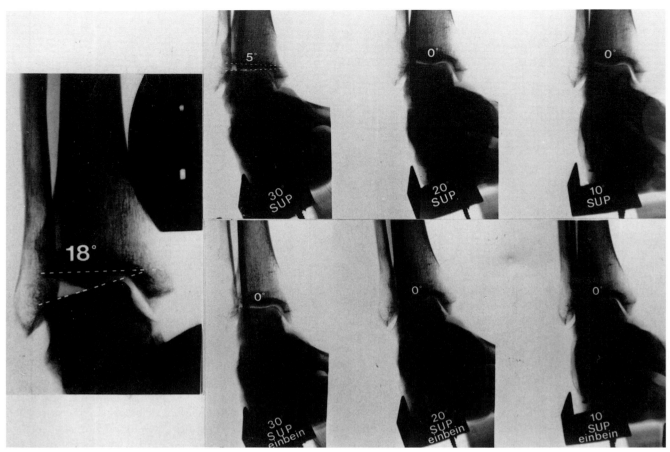

Abbildung 1: Bei chronisch instabilen lateralen oberen Spunggelenken (durchschnittliche Taluskippung im Scheuba-Gerät = 17°) können in der funktionell belasteten Position (aufrechter Stand) auf der schiefen Ebene bis 30° kaum tibiotalare Öffnungen röntgenologisch nachgewiesen werden. Obere Reihe: beidbeiniger Stand = Belastung mit halbem Körpergewicht. Untere Reihe: einbeiniger Stand = Belastung mit vollem Körpergewicht. Zunehmende Gewichtsbelastung verbessert den knöchernen Gelenkschluß.

Tabelle 1: Bewegungsgrenzen zur Sicherung der Bandheilung am oberen Sprunggelenk (Isometriebedingung)

	Dorsalextension	Plantarflexion	Inversion
unbelasteter Fuß			
Segesser (44)	10°	20°	0°
Renstrøm (40)	10°	40°	0°
belasteter Fuß			
eigene Untersuchungen (29)	20°	40°	30°

Tabelle 2: Äußere Stabilisierungshilfen für die Sprunggelenke (in Anlehnung an das aktuelle Hilfsmittelverzeichnis, Bundesanzeiger, 10.07.1995)

A) Stabilschuhe oder Stabilisationsschuhe

- adipromed Stabil® (Orthotech)
- (Künzli®-Schuh) (Künzli/Schweiz)

B) Innenschuhorthesen (oder Stabilisierungsbandagen)

- Aircast®-Sprunggelenkschiene (Aircast)
- Ligafix®-Sprunggelenksorthese (Hefele)
- Safety®-Fußgelenksstütze (Brunner)
- Arthrofix®-Sprunggelenksorthese (Sportflex)
- Vario®-Sprunggelenk-Manschette (Thanner)
- MHH®-Knöchelschiene (Berkemann)
- Talocrur®-Sprunggelenk-Manschette (Berkemann)
- Fuß-Mirkos® (Warncke)
- Malleoloc®-Sprunggelenkorthese (Bauerfeind)

C) Bandagen (Kompressionsbandagen)

- Malleotrain® (Bauerfeind)

D) Tape

- Leukotape® (Beiersdorf)

Tabelle 3: Zusammenfassende Darstellung der Stärken und Schwächen äußerer Stabilisierungshilfen für das Sprunggelenk

	+	–
Stabilschuh	– gleichmäßige, zirkuläre Gelenkkompression (Drainageeffekt) – seitengleiches Gangbild (bei paarweiser Versorgung) – keine Irritation von OP-Narben – individuelle Adaption • einlagenfähig • schuhtechnisch zurichtbar (Fußfehlformen, Beinlängenausgleich) – Indikationsvielfalt • laterales OSG • mediales OSG • Mittelfuß • Vorfuß – Konzept • Stabilschuh • Kartonschiene (Nachtversorgung) • Gymnastikprogramm	– Sohle nicht für jeden Untergrund geeignet – Kostenübernahme nur für Einzelschuhversorgung – Reintegration und Prophylaxe im Sport – Nachtversorgung (Gips- oder mitgelieferte Kartonschiene)
Innenschuh-orthesen	– meist leicht applizierbar	– Funktion erst mit Schuh (→ Nachtversorgung?) – Stauung, Ödeme, «Fensterödeme» – Friktion zwischen rigiden Teilen und Haut (Blasenbildung) – Ekzeme, Schweißbildung (da 24 Stunden zu tragen) – Druck auf OP-Narben – unterschiedliche mechanische Stabilisierungseigenschaften
Bandagen	– gute Paßform (→ sporttauglich)	– allenfalls für Kapselbandläsionen Grad 1 keine wissenschaftlichen Daten • mechanische Stabilsierung • Propriozeption
Tape	– niedriges Volumen – hohe Funktionalität (→ sporttauglich) – Prophylaxe – Qualität des Verbandes erfahrungsabhängig – meist Partner zum Tapen erforderlich	– nicht wiederverwendbar – oft Hautprobleme – häufiger Verbandswechsel

Stabilschuhe

Der Stabilschuh leitete im deutschen Sprachraum die Ära der funktionellen Therapie des bandverletzten Sprunggelenkes ein (48). Derzeit ist bereits ihre dritte Generation im klinischen Einsatz. Die konstruktiven Prinzipien, auf denen ihr Behandlungseffekt basiert, sind unverändert, die Stabilisierungseigenschaften wurden verbessert. Wichtigstes Merkmal sind die medial und lateral in den hohen Schaft des Schuhes eingearbeiteten Kunststoffstäbe, die fest mit einer kräftigen Fersenkappe verklebt sind. Anstelle der anfangs rigiden Sohlenkonstruktion ist jetzt eine dosierte Torsion des Fußes möglich, damit die nicht verletzten Vor-, Mittel- und Fußwurzelgelenke in ihrer natürlichen Funktion belassen werden. Das weiche Polstermaterial im Inneren des gesamten Schuhes übt eine gleichmäßige Kompression auf den ganzen Fuß aus. Der Ein- und Ausstieg wird durch die weit vorgezogene Derby-Schnittschnürung erleichtert. Für die Nachtversorgung kann neben dem Stabilschuh selbst eine Unterschenkelgips- oder Kunststofflagerungsschiene oder die mittlerweile dem Schuh beiliegende Schiene aus Karton verwendet werden.

Innenschuhorthesen

27 Innenschuhorthesen von 20 verschiedenen Herstellern sind im aktuellen Hilfsmittelverzeichnis (vgl. Tab. 2) aufgelistet. Trotz dieser Produktvielfalt sind ihre Bauprinzipien grundsätzlich ähnlich. In der herstellungstechnischen Umsetzung erreicht die Qualität neu auf den Markt drängender Produkte häufig nicht die hohen Standards bereits eingeführter Produkte.

Das gemeinsame konstruktive Merkmal sind lateral der distalen Fibula anliegende und bis zum seitlichen Fußrand reichende Kunststoffschienen. Die mediale Gegenlagerung erfolgt entweder mit identischen oder ähnlichen Schienenkonstruktionen, meist aus Kunststoff oder durch bestimmte Bandagenzügelungen. Die plantare Verbindung stellt meist ein flexibler textiler Zügel her. Gelegentlich werden auch fest mit der lateralen Schiene verbundene, plantare Konstruktionen angeboten. Nur einzelne dieser Orthesen greifen bis zum Mittelfuß an und stabilisieren damit neben dem oberen Sprunggelenk und dem Subtalargelenk auch die ventralen Fußwurzelgelenke. Der Schaftschluß erfolgt durch Schnürung oder Klettelemente. Die Innenmaterialien und damit die Adaptation am Fuß und am Unterschenkel sind produktabhängig. Alle Innenschuhorthesen sind nach Angaben ihrer Hersteller über einem Konfektionsstrumpf oder -socken zu tragen, um Kontaktekzeme oder Allergien zu vermeiden.

Als Prototyp der Innenschuhorthesen ist der Aircast-Brace® zu nennen, der im angloamerikanischen Sprachbereich die erste funktionelle Orthese (49) war und über den im Gegensatz zu fast allen anderen Innenschuhorthesen mittlerweile zahlreiche wissenschaftliche Daten (13, 14, 16, 23, 41, 43, 47) vorliegen.

Sprunggelenksbandagen

Während das Hilfsmittelverzeichnis der Spitzenverbände der Krankenkassen den Begriff Bandagen auch für die Innenschuhorthesen («Stabilisierungsbandagen») verwendet, verstehen wir unter einer Bandage eine aus flexiblem, elastischem oder unelastischem Material gefertigte, zirkulär das Gelenk umgreifende und wiederverwendbare Versorgungsmöglichkeit. Der wesentliche Effekt einer Bandage besteht in der Kompression des Gelenkes. Daraus ergibt sich eine abschwellende, ödemreduzierende Wirkung. Die Kompression kann punktuell oder flächig in bestimmten Regionen, beispielsweise perimalleolär durch viskoelastische Pelottierungen verbessert werden. Nur Kompressionsbandagen mit Pelotten sind im Hilfsmittelverzeichnis aufgeführt und rezeptfähig. Eine relevante mechanisch-stabilisierende Wirkung liegt nicht vor. Eine Verbesserung der funktionellen Sprunggelenksstabilisation aufgrund propriozeptiver Aktivierungseffekte durch den Druck oder durch Friktionseffekte der Bandage ist bislang nicht nachgewiesen, wird aber vermutet, weshalb eine Subsumierung unter den Begriff der äußeren Stabilisierungshilfe noch zu rechtfertigen ist.

Zur alleinigen funktionellen Behandlung schwerer kapsulär-ligamentärer oberer Sprunggelenksverletzungen sind die Sprunggelenksbandagen nicht geeignet. Sie können aber die sportspezifische Reintegration erleichtern und wirken besonders günstig bei einer verbliebenen Schwellneigung des Gelenkes.

Tapeverband

Als Weiterentwicklung der seit dem Mittelalter bei Distorsionsverletzungen gebräuchlichen Leinentücher (1) und später unelastischer und elastischer Binden, wurde 1892 durch Paul Beiersdorf der Tapeverband entwickelt. Es handelt sich dabei um eine unelastische Zellwolle, welche einseitig mit Zinkoxid-Kautschuk-Harz-Kleber beschichtet und als fortlaufende Pflasterrolle angeboten wird. Darüber hinaus werden Klebebinden eingesetzt, die quer- oder quer- und längselastisch sind.

Der wesentliche Nachteil des Tapeverbandes besteht darin, daß er nicht wiederverwendbar ist. Eine individuelle Anpassung der Rigidität des Verbandes an die aktuellen, individuellen Erfordernisse seines Trägers ist leicht möglich, so daß er besonders im Leistungssport bisher in prophylaktischer und therapeutischer Hinsicht (sportartspezifische Reintegration) allen anderen Versorgungsmöglichkeiten am Sprunggelenk überlegen ist. Zwischen therapeutisch geforderter Stabilität und unter dem Aspekt der Leistungsmaximierung, das heißt, der im Sport gewünschten Mobilitäts- bzw. Flexibilitätsfreigabe läßt sich mit Tape eine optimierte Relation individuell finden.

Allein für die Betreuung der Kunstturnnationalmannschaft (zehn Athleten) benötigen wir pro Jahr etwa 10 000 m Tape.

Für längerfristige therapeutische Applikationen kann der Tapeverband nicht empfohlen werden, da Hautirritationen und -unverträglichkeiten vorkommen.

Als Standardtechnik zur Versorgung des Sprunggelenkes hat sich im angloamerikanischen Bereich der Gibneyverband (15, 52) durchgesetzt, während bei uns meist der «fast-Gips» nach Montag (34) zum Einsatz kommt.

Vorteilhafte Eigenschaften des Tapes sind sein geringer Raumbedarf, seine gleichmäßige Adaption und seine Unabhängigkeit von weiteren Systemen. Ein Tapeverband kann daher auch im engsten Spezialschuh (z.B. Sprintschuh) problemlos getragen werden. Für Sportarten, die barfuß ausgeübt werden (Judo, Kunstturnen, Schwimmen), stellt er darüber hinaus die einzige Versorgungsmöglichkeit dar. Der physiologische plantare propriozeptive Input wird durch anlagetechnische Variationen, beispielsweise durch zirkuläres Ausschneiden über dem Tuber calcanei, gesichert.

Spezifische Probleme

Im Vergleich zur immobilisierenden Behandlungsform am Fuß und Sprunggelenk mit Gips sind alle funktionellen Versorgungen nahezu «nebenwirkungsfrei» (Tab. 3). Die bei Gipsimmobilisation heute durchgängig empfohlene low-dose-Antikoagulation ist bei funktioneller Behandlung, sofern belastet wird, nicht erforderlich (22, 24, 26). Auch beim kapsuloligamentär operierten Patienten ist der Übergang zur funktionellen Nachbehandlung nach 2 bis 3 Tagen möglich.

Die Verpflichtung zur Kostenübernahme für eine äußere Stabilisierungshilfe machen die Kostenträger davon abhängig, daß die immobilisierende Anbehandlungsphase nicht mehr als 10 Tage betragen hat. Beim Stabilschuh erstreckt sich die Leistungspflicht der Krankenversicherer «...lediglich auf die Versorgung des verletzten Fußes» (Bundesanzeiger, 10.07.1995).

Eine paarweise Versorgung ist andererseits deshalb sinnvoll, um ein symmetrisches Gangbild während der mehrwöchigen Behandlung zu gewährleisten. Darüber hinaus besteht beim Tragen zweier Schuhe mit unterschiedlicher Sohlenkonstruktion, -härte und -gleiteigenschaften erhöhte Verletzungsgefahr, z.B. durch asymmetrisches Rutschen oder Blockieren der Schuhe. Die besonders bei den ersten Produktreihen immer wieder kritisierte Möglichkeit zu hoher plantarflektorischer und supinatorischer Einstellung des Fußes beim Ein- und Ausstieg sind heute durch weit vorgezogene Öffnungen

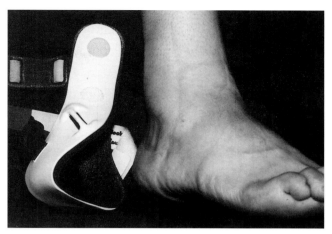

Abbildung 2: Stauungsödem, induziert durch zu eng anliegende Orthesenzügel und -laschen.

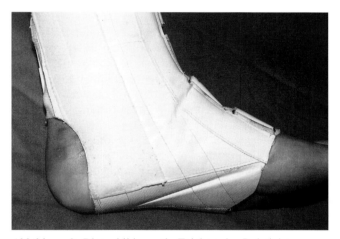

Abbildung 3: Blasenbildung als Zeichen der Relativbewegung zwischen der Orthese und dem Fuß. Begünstigend wirkt darüber hinaus das ungünstige (schweißbildende) Fußklima unter der Kunststofforthese.

und Schnürungen des Schuhes nicht mehr als problematisch anzusehen. Die Nachtversorgung sollte aus hygienischen Gründen nicht mit dem tagsüber getragenen Schuh erfolgen. Bisher mußte deshalb zusätzlich ein kurzer L- oder U-förmiger Schienenverband aus Gips oder Kunststoff gefertigt werden, der nur dann zusätzliche Kosten verursachte, wenn er nicht bereits für die Initialphase (1–2 Tage nach Trauma oder Operation) ohnehin gefertigt wurde.

Die *Innenschuhorthesen* können produktabhängig mehr oder weniger häufig ödematöse Stauungen, besonders am frisch verletzten oder frisch operierten Fuß, erzeugen (Abb. 2). Ursache sind die höheren Anpreßdrucke der Schienen- und Bandagenteile, die den lymphatischen Abstrom behindern.

Bei epimalleolären Hautschnitten ist eine Reihe dieser Orthesen wegen ihres lokalen Druckes auf die Narben nicht geeignet. Je rigider die Orthesen gebaut sind, und je fester der plantare Steg gefertigt und mit den Seitenteilen verbunden ist, desto mehr muß es beim Gehen oder Laufen zu ungünstigen Relativbewegungen zwischen Haut und Orthese kommen. Druckstellen und Blasen sind die Folge (Abb. 3). Werden Orthesen in festen Lederschuhen getragen, so bedingt der mediale und laterale Raumbedarf der seitlichen Schienen einen ventralisierenden Zug auf die Fersenkappe des Schuhes, die den dorsalen Calcaneus in Höhe des achillären Ansatzes irritieren kann (Friktion).

Alle Orthesen sollten über einem Baumwollstrumpf getragen werden, da Kontaktekzeme bei Applikation direkt auf der Haut häufig im Zusammenhang mit der verstärkten Schweißbildung auftreten.

In einem Langzeittest über 4 Wochen haben trotz sachgemäßer Anwendungstechnik 11 von 12 Probanden, die eine Orthese Tag und Nacht konsequent getragen haben, ein Kontaktekzem entwickelt.

Zur Nachtversorgung empfehlen alle Hersteller die Orthese jeweils zu belassen und den Schuh auszuziehen. Die Stabilisierung durch Orthesen im Experiment wurde nur durch Untersuchungen des funktionellen Systems Orthese-Schuh belegt. Ob die stabilisierenden Ortheseneffekte in den sensibleren, unbelasteten Phasen ohne Schuh ausreichend sind, wurde bislang noch nicht geprüft.

Bezüglich der *Bandagen* sind schlüssige wissenschaftliche Untersuchungen zum Stabilisierungsverhalten bisher nicht durchgeführt worden. Auch ihre möglicherweise günstigen neurophysiologischen propriozeptiven Eigenschaften sind bislang nur hypothetisch (2).

Durch den unmittelbaren Kontakt zur Haut sind bei *Tapeverbänden* gelegentlich allergische oder ekzematöse Veränderungen zu beobachten. Die Tatsache, daß der Schweiß die Struktur des Materials nur schwer durchdringen kann, begünstigt diese Nebenwirkung. Mechanische Irritationen der Haut und Epilationen beim Abreißen des Verbandes treten vor allem dann auf, wenn gegen die Wuchsrichtung der Haare gezogen wird. Die Verwendung von adhäsivem Spray verbessert die Klebkraft des Verbandes und reduziert die beschriebenen Effekte. Haftende, nicht klebende Unterzugsbinden (undertape) verringern die mechanischen Stabilisierungseigenschaften. Immer wieder (4, 7, 10, 27, 28, 32, 35, 38) wurde darauf hingewiesen, daß der Tapeverband bereits nach kurzer sportlicher Beanspruchung wesentlich an Stabilität verliert. In einer eigenen Studie (unpubliziert), in der wir erstmalig das im deutschen Sprachraum gebräuchliche Material prüften, fanden sich im Gegensatz dazu wesentlich geringere Stabilitätsverluste. Diese könnten durch das steifere Material mit höherer Klebekraft bedingt sein. Darüber hinaus scheint das von uns getestete Material bei längerer Tragedauer sich nicht weiter zu lockern, sondern unerwarteterweise sogar wieder etwas zu festigen.

Die Applikation von Tape und/oder elastischen Klebebinden auf hautfreundlichen Unterzugsmaterialien (sogenannte Undertapes) bedingt in jedem Fall einen Stabilitätsverlust, ist aber dann erforderlich, wenn der Verband über einen Tag lang getragen werden sollte. Als maximale Tragedauer empfehlen wir 3 bis 4 Tage.

Belastungsabhängig ist ein Rückgang der Stabilität des Verbandes nachgewiesen, dessen Ausmaß abhängig ist vom verwendeten Material (Hersteller), von der Anlagetechnik und von der Qualität des Tapers.

Experimentelle Befunde

Grundsätzlich zu unterscheiden sind die mechanischen und die neurophysiologischen Eigenschaften einer äußeren Stabilisierungshilfe.

Mit bisher vorliegenden experimentellen Ansätzen wurden vorwiegend mechanische Ortheseneffekte geprüft (Abb. 4). Neben Leichenexperimenten (45) wurden Prüfungen an Kunststoffmodellen (4), Patienten mit und ohne Narkose und an Probanden vorgenommen (10, 13, 14, 27, 28, 32, 35, 38, 44, 52). Neben aktiven und passiven Beweglichkeitsprüfungen («Range of Motion Tests») wurden gehaltene Röntgenaufnahmen gefertigt, die die Resistenz der Orthese gegen eine supinierende oder invertierende Kraft im Scheubagerät (3, 8) oder handgehalten prüften. Die Ergebnisse dieser Untersuchungen weisen hohe Streuungen auf (42, 43). Nachteilig war in allen Fällen, daß jeweils unbelastete Sprunggelenke getestet wurden. Für die Stabilschuhe kann eine Verbesserung der mechanischen Qualität festgestellt werden. Die derzeit vertriebene dritte Stabilschuhgeneration erreicht Stabilisierungswerte wie die besten Innenorthesen. Die Innenschuhorthesen sind nicht durchgängig als günstig zu bezeichnen. Tapeverbände zeigen eine Abhängigkeit vom Material, der Tragedauer, der (sportlichen) Belastung und von den technischen Fertigkeiten des Anwenders.

Propriozeptiv aktivierende Effekte wurden den äußeren Stabilisierungshilfen immer wieder (2), vor allem von ihren Herstellern unterstellt. Erst in jüngster Zeit sind auch propriozeptiv-neuromuskuläre Testdesigns angegeben worden, die ebenfalls unterschiedliche Ergebnisse nachweisen (17, 20, 42).

Der eigene Untersuchungsansatz (43) prüft die äußere Stabilisierungshilfe in komplexen mechanischen und polysynaptischen Reflexuntersuchungen. Dabei verwenden wir heute eine mehrdimensionale Umknicktestplattform, belasten mit dem Körpergewicht und leiten parallel dazu das EMG verschiedener, am Sprunggelenk relevanter Muskeln ab.

Neurophysiologisch konnten wir erstmalig zeigen, daß die Höhe der polysynaptischen Reflexantwort nicht direkt mit der Winkelgeschwindigkeit beim supinatorischen Umknicken zusammenhängt (42). Offenbar erhöhen bestimmte propriozeptive Eigenschaften bei einigen Orthesen die muskuläre, supinatorische Antwort.

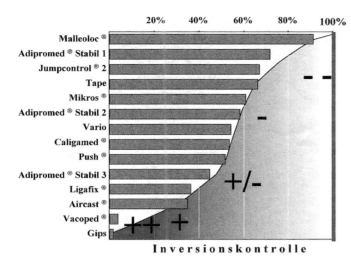

Abbildung 4: Mechanisches Stabilisierungsverhalten (Inversionskontrolle) verschiedener Hilfsmittel am Sprunggelenk. Maximaler Achillessehnenwinkel während eines simulierten Umknicktraumas (Testreiz = 30° Inversion und 15° Plantarflexion), normiert auf die Umknicksituation ohne Orthese (100%).

Klinische Studien

Therapie

Nur einzelne der mittlerweile zahlreichen äußeren Stabilisierungshilfen haben ihren therapeutischen Nutzen auch im klinischen Test nachgewiesen. Mehrere prospektive Studien mit dieser Fragestellung sind bisher erschienen (9, 19, 21, 23, 41, 47, 56). Grasmück (12) hat erstmals zwei verschiedene funktionelle äußere Stabilisierungskonzepte (Stabilschuh und Aircast) prospektiv vergleichend geprüft. Im Behandlungsergebnis lassen sich dabei statistisch relevante Unterschiede nicht sichern. Größere retrospektive Analysen mit gutem Resultat liegen ebenfalls für den Stabilschuh (31, 48) und für die Aircast Orthese (16) vor. Häufig wurde ein Vergleich mit der Gipsimmobilisation durchgeführt (31, 36, 39). Unter mechanischen und funktionellen Gesichtspunkten wurde der Gipsverband durchgängig als schlechter beurteilt. Besonders wegen des erhöhten Thromboserisikos ist er heute zur Behandlung ligamentärer Verletzungen der Sprunggelenke obsolet (22, 24, 26).

Mehrere Autoren (25) haben versucht, unter funktionellen Gesichtspunkten klinische Scores zu entwickeln, mit denen der Gesamtzustand der Sprunggelenke bei Nachuntersuchungen bewertet werden kann. Als wesentliche Faktoren sind dabei jeweils die Beweglichkeit, der Schwellungszustand bzw. die Schwellneigung, ein Spontan- oder belastungsabhängiger Schmerz und die erreichte mechanische Stabilität des Gelenkes berücksichtigt. Trotz unterschiedlicher Gewichtung dieser Komponenten sind statistisch relevante Unterschiede zwischen verschiedenen Behandlungs- (operativ-konservativ) und funktionellen Nachbehandlungsmethoden bisher nicht nachgewiesen.

Prävention

Im Vergleich zu therapeutisch wirksamen sollen präventive Hilfsmittel am Sprunggelenk bei geringeren Stabilisierungswerten die Bewegung des Fußes möglichst wenig einschränken, um die sportliche Leistungsfähigkeit nicht zu behindern.

Große prospektive Studien, die den prophylaktischen Wert des Tapeverbandes und der Aircast Orthese im Sport klar dokumentieren, wurden von Garrick (11), Sitler (46) und Surve (50) vorgelegt. Vor allem chronisch instabile Sprunggelenke profitieren danach von der funktionell-externen Sicherung.

Bezüglich der Beeinflussung der sportlichen Leistungsfähigkeit durch äußere Stabilisierungshilfen sind für das Sprunggelenk widersprüchliche Angaben gemacht worden. Pienkowski (37) konnte für drei verschiedene Innenschuhorthesen keine statistisch relevante Beeinträchtigung der komplexen sportlichen Leistung finden.

Burks (5), Greene und Wight (13), Juvenal (18) und Mayhew (33) dagegen berichten über reduzierte vertikale Sprunghöhen und Sprintleistungen nach Anlage von Innenschuhorthesen.

Ausblick

Neben den mechanischen wurden den Sprunggelenkhilfsmitteln immer wieder propriozeptiv stimulierende Effekte unterstellt (2, 17). Aktuelle eigene Untersuchungen zeigen, daß diese propriozeptiv aktivierenden Eigenschaften tatsächlich existieren. Der Wert einer bestimmten äußeren Stabilisierungshilfe am Sprunggelenk sollte dann durch ihre klar objektivierbaren mechanischen und neurophysiologisch-propriozeptiven Eigenschaften bestimmbar und vergleichbar werden. Eine Zuordnung bereits am Markt befindlicher, aber auch neu eingeführter äußerer Stabilisierungshilfen für das Sprunggelenk zu bestimmten Indikationen wäre dadurch möglich. Die funktionelle Therapie und Prophylaxe wäre so optimierbar.

Weitere Indikationen für äußere Stabilisierungshilfen

Neben dem therapeutischen und prophylaktischen Wert bezüglich der Kapselbandverletzungen am lateralen oberen Sprunggelenk sind in seltenen Fällen weitere therapeutische – sinnvolle Versorgungsmöglichkeiten gegeben. Besonders der Stabilschuh eignet sich diesbezüglich gut, da er für die orthopädieschuhtechnische Zurichtung konzipiert ist.

Wir setzen den Stabilschuh ab dem zweiten Tag nach operativer Versorgung der *Bursitis subachillae* ein, wobei zunächst eine Fersenerhöhung durch zwei vorgefertigte keilförmige Korkpaßteile mit jeweils 0,5 cm Höhe mit Tape verklebt und in den Stabilschuh eingelegt werden. Die Rücknahme der Fersenerhöhung ist dann analog zum Rehabilitationsverlauf problemlos und sukzessive möglich (30).

Die mit großem Werbeaufwand angebotenen und leider auch im Sport weit verbreiteten viskoelastischen Fersenkissen sind auch zur Fersenerhöhung ungeeignet.

Bei operativ versorgten *Peronealsehnenluxationen* muß zur frühfunktionellen Rehabilitation eine Einlagenversorgung im Stabilschuh mit betonter Stützung der medialen Längswölbung erfolgen, um eine Pronation zu antagonisieren.

Isolierte *Verletzungen des Deltabandes* sind biomechanisch grundsätzlich anders zu bewerten als Schädigungen des fibularen Kapselbandapparates. Pronatorische Bewegungen bei der Belastung des Fußes führen zu einem vermehrten Zug am Innenband, so daß wir erst nach 10 Tagen mit der funktionellen Nachbehandlung beginnen und dabei für drei Wochen eine bewußt überkorrigierende mediale Gelenkstütze in die Einlage einarbeiten und das System mit dem Stabilschuh absichern (Abb. 5).

Beinlängenausgleiche über 2 cm im Sport sind am halbhohen Sportschuh wegen der höheren Gefahr der supinatorischen Traumatisierung kontraindiziert. Der Stabilschuh bietet in diesen Fällen die notwendige zusätzliche Gelenkstabilisierung.

Arthrosen (eventuell auch Arthrodesen) der Sprunggelenke, wie wir sie im Freizeitsport gelegentlich finden, werden durch die komprimierenden und bewegungslimitierenden Stabilschuheigenschaften vor allem dann günstig beeinflußt, wenn zusätzlich Abrollhilfen in die Sohle und eine bettende Einlage in den Schuh eingearbeitet werden.

Günstig für die funktionelle Therapie mit Orthesen, die rigide mediale und laterale Stabilisatoren als konstruktives Hauptmerkmal haben (Aircast, Stabilschuh), sind die nicht ganz seltenen Epiphyseolysen der distalen Fibula (Salter I) beim kindlichen Supinationstrauma. Relative Indikationen für die genannten Hilfsmittel sehen wir bei Streßfrakturen am Fuß (Calcaneus, os naviculare pedis, Metatarsalia), bei Innen- und Außenknöchelfrakturen (Typ Weber A) und bei bestimmten Zehenfrakturen.

Funktionelle Nachbehandlung der Achillessehnenruptur

Im deutschen Sprachraum wurde 1990 von ZWIPP (55) der adipromed-Variostabil®-Stützschuh zur funktionellen Therapie operierter, aber auch konservativ behandelter Achillessehnenrupturen eingeführt. Während wir beim sportlich aktiven Patienten trotz der vorgelegten prospektiv-randomisierten Studie (51) mehr zur Achillessehnennaht raten, besteht heute an der Überlegenheit der funktionellen, gegenüber der immobilisierenden Therapie analog zum Sprunggelenk, keinerlei Zweifel. Als wesentliche konstruktive Merkmale besitzt der einem Boxerstiefel vergleichbare, hochschaftige Therapieschuh (Abb. 6) eine rigide ventrale Lasche und seitlich stützende Stäbchen medial und lateral. Eine variable Absatzerhöhung ist durch eingelegte Keile im Schuh oder durch Fersenerhöhung an der Sohle des Stiefels möglich. Mit dieser modularen Konstruktion kann die Achillessehne entsprechend ihrem aktuellen Zustand sukzessive belastet werden (51).

Als weiteres orthetisches Hifsmittel zur Behandlung der Achillessehnenruptur ist der wiederverwendbare Vacoped® anzuführen, der allerdings nicht im aktuellen Hilfsmittelverzeichnis genannt ist.

Nachteile bezüglich der therapeutischen Sicherheit sind besonders bei geringer Compliance des Patienten in Ruhephasen (Nachtversorgung) und bei der Hygiene (Duschen, Baden) zu befürchten.

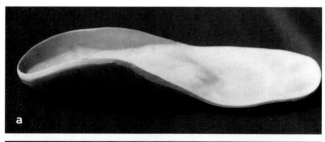
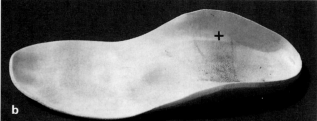

Abbildung 5: Bewußt überkorrigierende mediale (subtalare) Gelenkstütze (+) der Sportschuheinlage in der frühfunktionellen Therapie einer operativ versorgten Deltabandruptur. Mediale (a) und laterale (b) Ansicht.

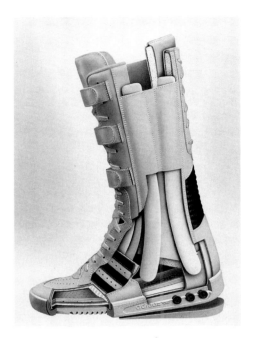

Abbildung 6: Der Variomed®-Stabilschuh zur funktionellen Behandlung und Nachbehandlung von Achillessehnenrupturen. Schematische Darstellung der Funktionselemente.

Literatur

1. Andry, N.: Orthopädie, oder die Kunst, bei den Kindern die Ungestaltheit des Leibes zu verhüten und zu verbessern. In: Wessinghage, D. (Hrsg.), Stuttgart 1987, 1744.
2. Blandfort, R., Hess, H., Lippay, F.: Die Malleotrain-Bandage im klinischen Großversuch. Sportverl Sportschad, 5:42–44, 1991.
3. Bruns, J., Rosenbach, B., Kars, J.: Ätiopathogenetische Aspekte des der medialen Osteochondrosis dissecans tali. Sportverl Sportschad, 6:43–49, 1992.
4. Bunch, R.P., Bednarski, K., Holland, D., Macinanti, R.: Ankle joint support: A comparison of reusable lace-on braces with tapping and wrapping. The Physician and Sportsmedicine, Vol. 13, No. 5:59–62, 1985.
5. Burks, R.T., Morgan, J.: Anatomy of the lateral ankle ligaments. Am J Sports Med, Vol. 22, No. 1:72–77, 1994.
6. Dahners, L.E., Torke, M.D., Gilbert, J.A., Lester, D.E.: The effect of motion on collagen synthesis and fiber orientation during ligament healing. 35th Annual Meeting, Orthopedic Research Society, 1989, Las Vegas, Nevada, S. 299 (Abstract).
7. De Lacerda, F.G.: Effect of underwrap conditions on the supportive effectiveness of ankle strapping with tape. Am J Sports Med, Vol. 18:77–81, 1978.
8. Eggert, A., Grüber, J.: Experimentelle Untersuchungen zur stabilisierend-frühfunktionellen Nachbehandlung operativ versorgter Außenknöchelbänder. Unfallchirurg, Nr. 89: 312–315, 1986.
9. Eiff, M.P., Smith, A.T., Smith, G.E.: Early mobilization versus immobilization in the treatment of lateral ankle sprains. Am J Sports Med, Vol. 22, No. 1:83–88, 1994.
10. Fumich, R.M., Ellison, A.E., Guerin, G.J., Grace, P.D.: The measured effect of taping on combined foot and ankle motion before and after exercise. Am J Sports Med, Vol. 9, No. 3: 165–170, 1981.
11. Garrick, J.G.: The frequency of injury, mechanism of injury, and epidemiology of ankle sprains. Am J Sports Med, Vol. 5, No. 6:241–242, 1977.
12. Grasmück, J., Lohrer, H., Alt, W.: Behandlung und Nachbehandlung der Kapselbandverletzung am oberen Sprunggelenk. Sportorthopädie–Sporttraumatologie 12:10–15, 1996.
13. Greene, T.A., Wight, C.R.: A comparative support evaluation of three ankle orthoses before, during, and after exercise. The J. of Orthopaedic a. Sports Physical Therapy, No. 11: 453–466, 1990.
14. Gross, M.T., Bradshaw, M.K., Ventry, L.C., Weller, K.H.: Comparison of support provided by ankle taping and semirigid orthosis. J Orthop Sports Phys Therap, 9:33–39, 1987.
15. Hughes, L.Y., Stetts, D.M.: A comparison of ankle taping and a semirigid support. The Physician and Sportsmedicine, Vol. 11, No. 4:99–103, 1983.
16. Jakob, R.P., Raemy, H., Steffen, R., Wetz, B.: Zur funktionellen Behandlung des frischen Außenbänderrisses mit der Aircast-Schiene. Orthopäde, Nr. 15:434–440.
17. Jerosch, J., Bischof, M.: Der Einfluß der Propriozeptivität auf die funktionelle Stabilität des oberen Sprunggelenkes unter besonderer Berücksichtigung von Stabilisierungshilfen. Sportverl Sportschad, 8:111–121, 1994.
18. Juvenal, J.P.: The Effects of Ankle Taping. Athletic Training, 10:146–149, 1972.
19. Kannus, P., Renström, P.: Treatment for Acute Tears of the Lateral Ligaments of the Ankle. J Bone Joint Surg, Vol. 73-A, No. 2:305–312, 1991.
20. Kimura, I.F., Nawoczenski, D.A., Epler, M., Owen, M.G.: Effect of the airstirrup in controlling ankle inversion stress. J. ov Orthop. and Sports Physical Therapy:190–193, 1987.
21. Klein, J., Höher, J., Szafaczyk, C., Tiling, Th.: Sportfähigkeit und Ergebnisse nach fibulärer Bandruptur des oberen Sprunggelenkes beim Basketball-Leistungssportler. Sportverl Sportschad, 7, Sonderheft 1:36–40, 1993.
22. Kock, H.J., Schmitt-Neuburg, K.P., Hanke, J., Rudolfsky, G., Hirche, H., I 290: Thromboprophylaxis with low-molecular-weight heparin in outpatients with plastercast immobilisation of the leg. The Lancet: Vol. 34b, No. 8973,459–461, 1995.
23. Konradsen, M.D., Holmer, P., Sondergaard, L.: Frühfunktionelle Behandlung frischer Außenbandrupturen III. Grades am oberen Sprunggelenk. Foot Ankle 12:69–73, 1991.
24. Korkala, O., Rusanen, M., Jokipii, P., Kytömaa, J., Avikainen, V.: A prospective study of the treatment of severe tears of the lateral ligament of the ankle. Int Orthopedics (SICOT) 11:13–17.
25. Krämer, K.-L., Maichl, F.-P.: Scores, Bewertungsschemata und Klassifikation in Orthopädie und Traumatologie. Stuttgart–New York: Thieme 1993.
26. Kujath, P., I 289: Die ambulante Thromboseprophylaxe. Deutsches Ärzteblatt – Ärztliche Mitteilungen: 92, 2003–2006, 1995.
27. Larsen, E.: Taping the ankle for chronic instability. Act Orthop Scan, No. 55:551–553, 1994.
28. Laughman, R.K., Carr, T.A., Chao, E.Y., Youdas, J.W., Sim, F.H.: Three-dimensional kinematics of the taped ankle before and after exercise. Am J Sports Med, Vol. 8, No. 6:425–431, 1980.

29 Lohrer, H., Scheuffelen, Ch., Gollhofer, A., Alt, W.: Der Bewegungsablauf und die Beanspruchung des Sprunggelenkes unter dynamischer Belastung. In: A. Verdonk, M. Wiek (Hrsg.), Biokinetika '94, Tagungsband: 111–120, 1994.

30 Lohrer, H.: Die Achillodynie – Eine Übersicht. Sportorthopädie – Sporttraumatologie 12.1:36–42, 1996.

31 Lohrer, H.: Mittelfristige Ergebnisse operativ versorgter lateraler Kapselbandrupturen am oberen Sprunggelenk – ein Vergleich immobilisierender und funktioneller Nachbehandlung. Orthopädische Praxis, 10/90:675–679, 1990.

32 Malina, R. M., Plagenz, L. B., Rarick, G. L.: Effect of exercise upon the measurable supporting strength of cloth and tape ankle wraps. The Research Quaterly, Vol. 34, No. 2:158–164, 1962.

33 Mayhew, J. L.: Effects of Ankle Taping on Motor Performance. Athletic Training, 7:10–11, 1972.

34 Montag, H. J., Asmussen, P. D.: Taping Seminar. Perimedspitta Medizinische Verlagsgesellschaft, Balingen: 1993.

35 Myburgh, K. H., Vaughan, Ch. L., Isaacs, S. K.: The effects of ankle guards and taping on joint motion before, during, and after a squash match. Am J Sports Med, Vol. 12, No. 6: 441–446, 1984.

36 Pässler, H. H., Berger, R., März, S.: Gips oder Spezialschuh zur Nachbehandlung operierter frischer fibularer Bandläsionen. Sonderdruck aus 4/86:1–6, 1986.

37 Pienkowski, D., McMorrow, M., Shapiro, R., Caborn, D. N., Stayto, J.: The Effect of Ankle Stabilizers on Athletic Performance. Am J Sports Med, Vol. 23, No. 6:757–762, 1995.

38 Rarick, G. L., Bigley, G., Karst, R., Malina, R. M.: The measurable support of the ankle joint by conventional methods of taping. J Bone Joint Surg, Vol. 44-A, No. 6:1183–1190, 1962.

39 Regis, D., Montanari, M., Magnan, B., Spagnol, S., Bragantini, A.: Dynamic Orthopaedic Brace in the Treatment of Ankle Sprains. Foot Ankle International, Vol. 16, No. 7:422–426, 1995.

40 Renström, P., Wertz, M., Incavo, S., Pope, M., Ostgaard, H. C., Arms, S., Haugh, L.: Strain in the lateral ligaments of the ankle. Foot Ankle, Vol. 9, No. 2:59–63, 1988.

41 Röder, W., Hennes, R.: Unfallchirurg 1994.

42 Scheuffelen, C., Rapp, W., Gollhofer, A., Lohrer, H.: Orthetic devices in functional treatment of ankle sprain – stabilizing effects during real movements. In: Int J Sports Med 14: 140–149, 1993.

43 Scheuffelen, C., Gollhofer, A., Lohrer, H.: Neuartige funktionelle Untersuchungen zum Stabilisierungsverhalten von Sprunggelenksorthesen. In: Sportverletzung – Sportschaden 7: 30–36, 1993.

44 Segesser, B., Jenoure, P., Feinstein, R., Vogt-Sartori, S.: Wirkung äußerer Stabilisationshilfen (Tape/Bandage/Stabilschuh) bei fibulärer Distorsion. Orthopädie-Schuhtechnik, 7/86:1–24, 1986.

45 Shapiro, M. S., Kabo, J. M., Mitchell, P. W., Loren, G., Tsenter, M.: Ankle sprain prophylaxis: An analysis of the stabilizing effects of braces and tape. Am J Sports Med, Vol. 22, No. 1:78–82, 1994.

46 Sitler, M., Ryan, J., Wheeler, B., McBride, J., Arciero, R., Anderson, J., Horodyski, MaryBeth: The efficacy of a semirigid ankle stabilizer to reduce acute ankle injuries in basketball. Am J Sports Med, Vol. 22, No. 4:454–461, 1994.

47 Sommer, H. M., Schreiber, R. (1993): Sportverletzung – Sportschaden.

48 Spring, R., Hardegger, F. (1981): Die frische Ruptur der fibulotalaren Bänder. Operative Therapie und gipsfreie Nachbehandlung mit Spezialschuh. Helv. Chir. Acta 48, 709–712, 1981.

49 Stover, C. N.: Air stirrup management of ankle injuries in the athlete. Am J Sports Med, Vol. 8, No. 5:360–365, 1980.

50 Surve, I., Schwellnus, M. P., Noakes, T., Lombard, C.: A fivefold reduction in the incidence of recurrent ankle sprains in soccer players using the sport-stirrup orthosis. Am J Sports Med, Vol. 22, No. 5:601–605, 1994.

51 Therman, H.: Die funktionelle Behandlung der frischen Achillessehnenruptur. Berlin–Heidelberg, Springer 1996.

52 Wilkerson, Gary B.: Comparative biomechanical effects of the standard method of ankle taping and a taping method designed to enhance subtalar stability. Am J Sports Med, Vol. 19, No. 6:588–595, 1991.

53 Wirth, C. J., Küsswetter, W., Jäger, M.: Biomechanik und Pathomechanik des oberen Sprunggelenkes. Hefte Unfallheilkd. 131:10–22, 1978.

54 Woo, S. L.-Y.: Die Heilung des medialen Seitenbandes. Sportverl Sportschad 7, Sonderheft 1: 3–16, 1993.

55 Zwipp, H., Thermann, H., Südkamp, N., Tscherne, H., Milbradt, H., Reimer, P., Heintz, P.: Ein innovatives Konzept zur primärfunktionellen Behandlung der Achillessehnenruptur. Sportverletzung – Sportschaden 4:1–64, 1990.

56 Zwipp, H., Tscherne, H., Hoffmann, R., Thermann, H.: Riß der Knöchelbänder: Operative oder konservative Behandlung. Deutsches Ärzteblatt, Heft 42:2019–2022, 1988.

Sportbekleidung

F. Beuker

In der Antike wurden sportliche Übungen und Wettkämpfe, begünstigt durch die mediterranen klimatischen Bedingungen, nackt oder leicht bekleidet durchgeführt. Der Sport der Gegenwart ist durch Sportbekleidung gekennzeichnet, die nicht nur schützen, sondern auch die Leistung fördern und sogar modischen Ansprüchen genügen soll.

Immer differenziertere Beanspruchungsformen und Vorschriften führten zur Entwicklung spezieller Kleidungsstücke nicht nur für Training und Wettkampf, sondern auch für verschiedene klimatische Situationen, Körpergrößen und -gewichte, Lebensalter und Geschlechter. Der Weg vom knielangen Tennisspielrock bis zu hautengen, windschlüpfrigen Trikots oder schwer gepolsterter Kampfkleidung war weit.

Industrie und Handel haben sich der Sportbekleidung angenommen; sie produzieren und vertreiben Sinnvolles und Sinnloses. Physiologen, Chemiker, Techniker und Designer wählen aus einer Vielfalt von Materialien und bewirken durch differenzierte Technologien Erstaunliches: «Die Sportbekleidung nach Wunsch und Maß.»

Anforderungen

Sportbekleidung muß zweckmäßig, haltbar, leicht zu reinigen, stabil und wirtschaftlich sein sowie eine bestimmte Schutzwirkung bieten (3). Die Sportbekleidung soll ferner eine situationsgemäße Thermoregulation variabel zulassen, Schutz gegen Strahlungs-, Luft- und Feuchtigkeitspenetration von außen bieten (Sonne, Wind, Regen, Nebel), Feuchtigkeitsabgabe von innen nach außen ermöglichen und damit schnelle Hauttrocknung fördern, leicht und elastisch sein, Reißfestigkeit und Schmutzresistenz aufweisen, ferner Abriebfestigkeit und sportartabhängig aerodynamische und stoßdämpfende Eigenschaften besitzen.

Sportbekleidung dient weiterhin dem Unfallschutz (z.B. grelle Farben) und der Traditionspflege (z.B. Dressurreiter, Fechter, Tennisspieler, Segler).

Der Anforderungskatalog an die Sportbekleidung reduziert sich in den jeweiligen Sportarten und Leistungsklassen auf die sportartspezifischen Besonderheiten. Dabei ist zu beachten, daß die Eigenschaften der einzelnen Kleidungsstücke nicht immer synergistisch wirken. Oberbekleidung und Unterwäsche können sich gegenseitig in ihrer Wirkung aufheben.

Umgekehrt läßt sich durchaus eine Potenzierung von gewünschten Eigenschaften durch Kombination gleichsinnig wirksamer textiler Systeme erreichen, die vom einzelnen Kleidungsstück, z.B. aufgrund zu geringer Materialmenge oder einschieniger Eigenschaften, nicht erbracht werden kann (Wintersport- und Regenbekleidung).

Thermoregulation

Der homoisotherme menschliche Organismus versucht, unter jeder Umweltsituation eine konstante Körperkerntemperatur von etwa 37 °C aufrechtzuerhalten.

Je nach der Außentemperatur können die Grenzbereiche des Körpers (Haut), deren Oberflächentemperatur zwischen 20 und 30 °C liegt (Abb. 1), mit Luftschichten innerhalb und außerhalb der Kleidung kontaminieren, deren Temperaturen höher oder tiefer liegen. Entsprechend kommt es durch Konvektion zum Ausgleich zwischen den Temperaturzonen durch hautseitige Wärmeabgabe oder Wärmeaufnahme. Vor allem bei Außentemperaturen über +32 °C bewirkt die einfache Konvektion die Übertragung der Wärme auf die meist kühlere Haut und über den Außenkreislauf die Weiterleitung in das Körperinnere. Bei längerer Dauer leitet sich hieraus die Überwärmung ab, der der Körper durch Verdunstung von Schweiß begegnet. Dabei wird die Wärme der Hautoberfläche benutzt, um sezernierten Schweiß zu verdunsten. Die entstehende «Verdunstungskälte» wirkt kompensatorisch nach innen und der Wärmeentwicklung entgegen.

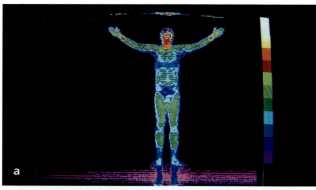
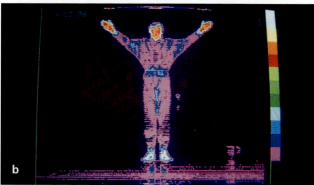

Abbildung 1: Temperaturzonen am Körper: a. unbekleidet, b. bekleidet (Thermogramme mit Infrarot-Kamera Phillips +20° bis –30° C).

Ausreichende Körperflüssigkeit und ein intakter Kreislauf sind Voraussetzungen für die Funktionsgüte dieses Systems.

Der Körper erzeugt selbst bei körperlicher Aktivität erhebliche Wärmeüberschüsse, da nur 10 bis 25 Prozent der aus dem Stoffwechsel gewonnenen Energie in reale mechanische Arbeitsleistung umgesetzt werden. Die Restenergie von 75 bis 90 Prozent heizt den Körper auf und muß zur Stabilisation der Körperkerntemperatur nach außen abgeführt werden, wenn eine zentrale Überwärmung vermieden werden soll. Die Regulierung erfolgt über Konvektion nach außen bzw. Erzeugung kompensatorischer Kälte durch vermehrte Schweißverdunstung.

Sportler vertragen das Ansteigen der Körperkerntemperatur wesentlich besser, da sie im Verlauf des Trainings lernen, sowohl die Wärmeableitung als auch die metabolischen Prozesse schneller zu adaptieren.

Bei Trainierten verringert eine gesteuerte adäquate Aufwärmung die Verletzungsgefahr (4) sowie das Auftreten von Herz-Rhythmus-Störungen (1).

Gut trainierte Sportler können zwar weit höhere Kerntemperaturen als untrainierte tolerieren, erliegen aber ebenso bei Überschreitung der Körperkerntemperatur von 40 °C der Wärmehyperpyrexie, d. h. Hitzschlag oder Erschöpfung – nicht selten begleitet von der Symptomatik der durch die erhöhte Schweißsekretion bedingten Mineralverarmung.

Die Stabilisierung der Kerntemperatur über Wärmekonvektion von der Haut in die Luft bzw. die bei der Schweißverdunstung entstehende Verdunstungskälte auf der Haut ist nur möglich, wenn zwischen Haut und Umfeld ungehinderte Austauschwege bestehen. Ideale Verhältnisse bestehen bei unbedeckter Haut. Hermetisch abschließende, wasserdampfundurchlässige Bekleidung (z. B. Ölhaut) behindert die Austauschprozesse so, daß selbst bei relativ geringer Wärmeerzeugung ein artefizieller Wärme- und Feuchtestau mit leistungsmindernden Folgen entstehen kann.

Bei einem Anstieg der Körperkerntemperatur auf 41 °C kann nur etwa 1 MJ Wärme im Körper selbst gespeichert werden; jeder Liter verdunsteten Schweißes leitet 2,43 MJ ab.

Schweißproduktion und Schweißabgabe an die Außenluft sind damit wesentliche Stellgrößen für die Wärmeregulation und das Wohlbefinden.

Die Schweißproduktion ist von der Flüssigkeitszufuhr und der relativen Luftfeuchte ebenso wie von der Anzahl der Schweißdrüsen pro cm^2 abhängig. Dabei ist die Schweißdrüsenverteilung bei Europäern dichter als bei Asiaten.

Der Schweißanfall kann je nach Intensität und in Abhängigkeit vom Gesamtkörperareal zwischen 1 bis 2 l/Std. betragen. Bei Wintersportlern wurde z. B. unter Ski-Overalls eine Schweißproduktion von 10 g/cm^2/Std. gemessen, unabhängig vom Geschlecht (Tab. 1). Erwartungsgemäß war aufgrund der größeren Körperhöhe und Körperoberfläche der absolute Schweißanfall mit einem Durchschnittswert von 1,8 l/Std. bei Männern höher als bei den kleineren Frauen mit etwa 1,2 l/Std. Die auf die individuelle Hautoberfläche bezogenen relativen Werte betrugen durchschnittlich nur 10,3 und 9,7 g/cm^2/Std. für die Männer- bzw. Frauengruppe; sie zeigten damit ein nahezu identisches Verhalten.

Bei Langzeitausdauerbelastungen (Straßenrennen, Marathonlauf u. ä.) kann der Schweißverlust 6 bis 8 l/Wettkampf betragen. Dieses Flüssigkeitsvolumen steht als ergiebiges Wärmekonvektionsmedium einerseits und zur Erzeugung von Verdunstungskälte zur Verfügung (15–20 MJ nach Streckenlänge).

Die Aufsaug- bzw. Penetrationsfähigkeit der Sportbekleidung (Tab. 2) gegenüber Feuchte und Wasserdampf beeinflußt nicht nur entscheidend die Vorgänge der Thermoregulation, sondern auch die Optimierung des gesamten Hautmikroklimas.

Naturgemäß bedarf der Wärmehaushalt bei Langzeitausdauerbelastungen vor allem des Nachschubs durch entsprechend mineralisierte Getränke, da aus dem Vorrat des Körpers allein die für die Thermoregulation benötigten großen Schweißmengen auf Dauer nicht sezerniert werden können, ohne Dehydratation und Demineralisierung mit ihrer teilweise foudroyanten klinischen Symptomatik zu provozieren und vor allem die Hämatokritwerte erheblich negativ zu verändern.

Tabelle 1: Schweißverlust bei alpinem (1200–1500 m) Skisport (8 h / die).

	Frauen (n = 56)		Männer (n = 61)	
	x	s	x	s
Körperoberfläche KO	1,65 m²	0,06	1,93 m²	0,11
Absoluter Gewichtsverlust	1,0 kg	0,2	1,3 kg	0,3
Gewichtsverlust / cm² KO	6,06 g		6,73 g	
Bekleidete KO (= 87%)	1,43 m²	0,06	1,68 m²	0,09
Rumpf = 43 Prozent der KO	0,71 m²	0,03	0,83 m²	0,06
Gewichtsverlust / cm² Rumpf bei Belastung mit 70 Prozent	14,08 g/cm² / 7 h 9,85		15,66 g/cm² / 7 h 10,96	
Hypothetische Schweißproduktion / cm² Rumpf bei Belastung mit 70 Prozent	14,08 g/cm² / 7 h 7,42		7,67	

Tabelle 2: Absolute Feuchtigkeitsretention in unterschiedlichen Anzugs- und Wäschetypen unter skiläuferischer Belastung im Hochgebirge (n = 10 Männer)

Anzug	Unterwäsche			
	Chemiefaser		Baumwolle	
	Hose	Hemd	Hose	Hemd
mit Membrane	0,9 g	3,8 g	4,8 g	4,0 g
ohne Membrane	0,6 g	6,3 g	3,6 g	7,4 g

Tabelle 3: Chemiefaser-Kurzzeichen (Die Chemiefaserindustrie in der BRD, Frankfurt/M. 1993)

Synthetische Polymere	
– Elastan	EL
– Polyacryl	PAN
– Polyamid	PA
– Polyester	PES
– Polyethylen	PE
– Polypropylen	PP
– Polyvinylalkohol	PVAL
– Polyvinylchlorid	CLF
– Polyvinylidenchlorid	CLF

nach DIN 60001, Teil 3 und 4

Bei unzureichender Flüssigkeitszufuhr kommt es nicht nur zur Reduktion der Schweißproduktion verbunden mit zentralem Wärmestau sondern vor allem zur Umlenkung des verringerten Flüssigkeitsvolumens aus den peripheren in die zentralen Körperbereiche. Damit entfällt die Vorbedingung für die Aktivierung der Schweißdrüsen und die Möglichkeit, durch periphere Verdunstungskälte auf die zentrale Überwärmung Einfluß zu nehmen.

Zusammensetzung und Konstruktion

Für die Herstellung von Sportbekleidung werden je nach Anforderungen und Preisniveau u. a. folgende Materialien und Materialformen verwandt: Natürliche Fasern (Baumwolle, tierische Wolle, Leinen, Seide), Chemiefasern (Nylon, Polyester, Polyacryl, Polyvinyl, Viskose, Azetatseide), Folien und Membranen (Polyurethan), Beschichtungen (Polyurethan), Vliese, Futter und Polsterstoffe (Polyurethan, Viskose).

Versponnene und unversponnene Grundmaterialien werden mit Hilfe verschiedener Technologien zu Geweben, Gewirken bzw. Folien verarbeitet, die isoliert jeweils spezifische Regelgüten aufweisen.

Die bei der Herstellung eines Kleidungsstücks verwendeten Materialien sind aus dem «Textilbadge» ersichtlich, das an der Innennaht der Kleidungsstücke befestigt ist (Tab. 3).

Aus der Art der verwendeten Materialien läßt sich auf die Eigenschaften des fertigen Produkts schließen.

Früher wurde Wert darauf gelegt, Sportkleidung nur aus Naturstoffen herzustellen. Aufgrund größerer Zweckmäßigkeit und besserer Trageeigenschaften hat sich inzwischen die Verwendung von Chemiefasern in vielen Sportarten mit besonders hohem Schweißanteil

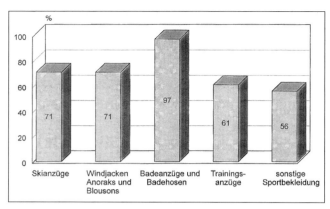

Abbildung 2: Chemiefaseranteil in der Sportbekleidung (Die Chemiefaserindustrie in der BRD, Frankfurt/M. 1989).

nahezu obligat durchgesetzt. Dabei werden sowohl reine Chemiefaserprodukte (Radfahrtrikots, Unterwäsche, Anoraks) als auch Fasergemische verwandt, bei denen die teureren Chemiefasern aus Kostengründen mit billigeren Naturprodukten (Baumwolle) verschnitten werden, wenn sich deren Eigenschaften nicht antagonistisch verhalten (Abb. 2).

Die Überlegenheit der Chemiefaserprodukte unter funktionellen Aspekten hat verschiedene Gründe.

Die Fasern quellen nicht; die Porengröße (Maschen) bei Geweben und Gewirken bleibt selbst bei totaler Durchfeuchtung und raschem Trocknen stabil. Damit werden die ungehinderte Wasserdampf- und Schweißpenetration konstant ermöglicht und das Trockenheitsgefühl auf der Haut erhalten.

Der fehlende Quelleffekt verhindert Wasserretention im und unter dem Material; die Trocknung erfolgt rascher.

Die Kleidungsstücke sind leichter und vollständiger bereits bei +30 °C zu reinigen, sie unterliegen keiner Schrumpfung nach Wasch- und Trocknungsprozessen und sie sind verschleißresistenter und farbstabil.

Über Struktur-Geweben und Gewirken werden zur Funktionsverbesserung der Oberflächen (Feuchtigkeitspenetration bzw. Windabweisung) Laminate bzw. Folien als penetrationsfähige Zwischenschichten oder Oberflächen verwandt. Laminate (z. B. Gore-Tex) weisen porenartige Schlitze auf, die zwar Wasserdampf entweichen, Regentropfen aber nicht eindringen lassen; Folien dagegen (z. B. Sympatex) sind für Wasserdampf in molekularer Form direkt penetrationsfähig, während sie das ungleich größere Molekülkonglomerat eines «Wassertropfens» abweisen. Diese Eigenschaften von modernen Gewebsbeschichtungen bzw. semipermeablen Folien bewirken deren außerordentlich hohe Regelgüte bezüglich Schweißpenetration von innen, Wasser- und Winddichte von außen (Abb. 3).

Auswahl

Der Stabilisation eines konstanten Haut-Mikroklimas und der Unterstützung der Thermoregulation dienen vornehmlich folgende Konstruktionsaspekte, die bei der Auswahl effektiver Sportbekleidung durch den Verbraucher berücksichtigt werden sollten:

- Materialeigenschaften (Faserqualität, Gewicht, Reißgüte, Wasserdampfpenetration, Farbechtheit usw.);
- ein- bzw. Mehrschichtigkeit der Kleidung (Potenzierung der Regelgüte der Einzelmaterialien durch Summation unterschiedlicher Eigenschaften);
- Sportartspezifische Schnittmuster und Oberflächengestaltung;
- Nahtdichte;
- Zusatzeinrichtungen (Dehnzonen, Ventilationsöffnungen, Polster, Verschlüsse);
- Unfallschutz (Reißverschlüsse, Metallteile).

Textiltechnische Varianten der einzelnen Fasern bzw. Materialien können eine sehr differenzierte Ausformung der Eigenschaften eines Kleidungsstücks bei gleicher chemischer Grundzusammensetzung bewirken.

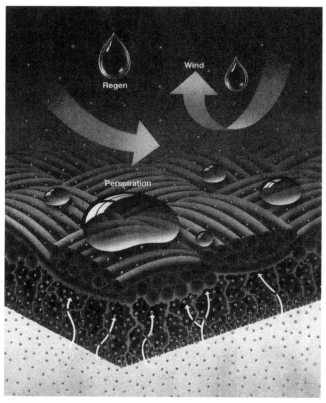

Abbildung 3: Wasserdampfdurchlässigkeit bzw. Wind- und Wasserabwehr bei Zwei-Schicht-Material für funktionelle Sportbekleidung (Torray Industries, Osaka 1991).

So sind z. B. die für Chemiefaserinnenflächen bisweilen beklagten mechanischen Hautirritationen durch Abstandhalter an den Fasern zu verhindern.

Bei 2flächigen Geweben kann der starke Saugeffekt einer innenliegenden Chemiefaserschicht mit dem taktil angenehmer empfundenen Effekt einer außen liegenden Baumwollfläche zusammen wirken. Bei der Funktion des Systems muß allerdings die Flüssigkeitsspeicherung in der Außenschicht in Kauf genommen werden. Die Innenschicht zieht zwar die Feuchte schnell von der Haut ab; bei Stürzen kann aber die feuchtespeichernde Außenschicht Wasserflecken auf dem Boden verursachen, die Rutschgefahr provozieren.

Mode und Funktion

Sportbekleidung ist heute stärker durch die Aspekte des High-Tech als durch aktuelle Modetrends, wie sie für den Après-Ski obligat sind, geprägt. Dennoch ergeben sich oft durch flächenmäßig umfangreiche werbende Logos oder modische Accessoires negative Einflüsse auf die geplante Effizienz einer textilen Konstruktion und Einschränkungen der von ihr beabsichtigten hautsensorischen und thermoregulatorischen Wirkung. Auf weitflächige wasserdampfundurchlässige Beschichtungen (Silikon) oder das Schmelzen (Chintzen) der Oberfläche sollte daher weitestgehend verzichtet werden. Eine Denaturierung der Textiloberfläche von mehr als 20 Prozent mit Wasserdampf-undurchlässigen Farbaufdrucken ist bereits erheblich funktionsmindernd.

Aus gleichem Grunde sind wasserundurchlässige Kleidungsstücke (Regen- und Segelbekleidung) nur dann zu verantworten, wenn unter ihnen penetrationsfreundliche Unterwäsche (Polyester) oder zwischenspeichernde Sweater (Wolle/Polyacryl) getragen werden.

Für den Wintersport wurde das sogenannte Zwiebelschalensystem entwickelt, das aus durchlässiger Polyesterunterwäsche mit hohem Wasserdampf-Penetrationsgrad, einem dünnen Wollsweater (auch Polyacryl) mit relativ hohem Feuchtigkeitsspeicher- bzw. Penetrationsgrad als Zwischenschicht und einer feuchtigkeits- und windresistenten Außenhaut (Anorak/Overall) besteht (Tab. 4).

Bei einem Gewicht von 1800 g für eine Abfahrtsgesamtbekleidung dieser Art (ohne Schuhe) war es möglich, bei –10 °C im hochalpinen Bereich nicht nur die Körpertemperatur unter mäßiger skiläuferischer Belastung über 10 Std. konstant, sondern auch die Haut trocken zu halten. Aus modernen Chemiefasern (PES) bestehende, außerordentlich leichte und dünne Vliese als Anorakfutter bewirkten nicht nur eine intensive Wärmedämmwirkung, sondern beschränkten gleichzeitig das Volumen der Bekleidung, dem Schönheitsideal Schlankheit und der Beweglichkeit zusätzlich Rechnung tragend.

Reinigung und Hygiene

Kleidungsstücke aus Chemiefasern sind leichter waschbar als Naturfaserprodukte, da die Adhäsion von Körperfett- und Schmutz durch übliche Waschmittel leichter und unter niedrigeren Waschtemperaturen (30 °C) aufgehoben werden kann und weniger stabil ist als die intensive Schmutzkontamination bei Naturfasern.

Die den Chemiefasern häufig nachgesagte Verstärkung des Körpergeruchs unterbleibt völlig bei entsprechender Pflege und regelmäßigem Wechsel der Kleidung.

Im Gegensatz zur Chemiefaser lassen sich alle Naturfasern sehr viel schwerer reinigen, schrumpfen unter Erwärmungsprozessen, verkalken und verlieren Ansehn-

Tabelle 4: Zwiebelschalenmodell für mehrschichtige feuchtetransportierende Sportbekleidung

Schichtlage	Kleidungsart	Material	Funktion
Hautnah	Unterwäsche (Ganz-, Teiltrikot)	PES	H_2O-aufsaugend und penetrierend
Zwischenschicht	Sweater Innenfutter	– Acryl / Wolle – PES-Vließ – Folien (Sympatex)	H_2O-aufsaugend zwischenspeichernd penetrierend
Hautfern	Anorak Regenkleidung	– Nylon – Folien – Beschichtungen (Goretex)	Regen- und windabweisend H_2O-Dampf penetrierend

lichkeit und Behaglichkeit. Naturfasern nehmen ferner mit ihren Fettadhäsionen verstärkt Bakterien und Pilze auf, die unter Waschbehandlung bei 60 °C nicht sicher abgetötet werden können.

Aus ähnlichem Grund sind auch Sportsocken aus Acrylfasern bzw. Mischprodukte aus Wolle und Acryl den 100 Prozent-Baumwollsocken vorzuziehen. Die gefürchtete Blasenbildung bei Verwendung neuer Sportsocken unterbleibt. Wahrscheinlich ist sie ohnehin weniger durch die Reibungseffekte des ungewaschenen Materials begründet, als durch die Appretur der Wollsocke, die beim Chemiefaser-Produkt nicht vorgenommen wird.

Literatur

1 Barnard R.J. et al.: Ischemic response to sudden strenuous exercise in healthy men. Circulation 1973; 48:936.
2 Barron G.: Physikal. Chemie. Wien, 1979.
3 Jones H.: In Biener (Hrsg.): Sporthygiene. Bern, Huber 1987.
4 Shephard R.J.: Altitude training camps. Br J Sports Med 1974; 8:38.

Autorenverzeichnis

Dr. M. Engelhardt, Orthopädische Universitätsklinik, Marienburgstraße 2, D-60528 Frankfurt am Main

PD Dr. B. Hintermann, Orthopädische Universitätsklinik, Kantonsspital, CH-4031 Basel

Prof. Dr. B. Segesser, Rennbahnklinik, St. Jakobs-Straße 106, CH-4132 Muttenz

Dr. W. Alt, Sportmedizinisches Institut, Otto-Fleck-Schneise 10, D-60528 Frankfurt am Main

Dr. P. D. Asmussen, Beiersdorf AG, 7512 Medizinische Fortbildung, Unnastraße 48, D-20245 Hamburg

Dr. A. Baltzer, Orthopädische Klinik und Poliklinik, Heinrich-Heine-Universität, Moorenstraße 5, D-40225 Düsseldorf

Prof. Dr. F. Beuker, Heinrich-Heine-Universität, Institut für Sportwissenschaft, Abteilung Sportmedizin, Universitätsstraße 1, D-40225 Düsseldorf

Dr. R. Biedert, Sporttraumatologie, Sportwissenschaftliches Institut der Eidgenössischen Sportschule, CH-2532 Magglingen

M. Braun, Klinik für Orthopädie und Orthopädische Chirurgie, Alfried-Krupp-Krankenhaus, Alfried-Krupp-Straße 21, D-45131 Essen

Dr. T. Clerici, Abteilung für Chirurgie/Orthopädie, Spital Davos, CH-7270 Davos

Dr. K. Dann, Unfallchirurgische Abteilung, Wilhelminenspital, Montleartstraße 37, A-1160 Wien

Dr. M. Dingerkus, Klinik für Orthopädie und Sportorthopädie, Technische Universität München, Ismaninger Straße 22, D-81675 München

Dr. B. Dörr, Talstraße 6, D-66589 Merchweiler

Prof. Dr. H. Eberspächer, Universität Heidelberg, Institut für Sport und Sportwissenschaft, Im Neuenheimer Feld 710, D-69120 Heidelberg

Prof. Dr. A. Engel, Orthopädische Abteilung, SMZ - Ost Donauspital, Langobardenstraße 122, A-1220 Wien

Dr. J. Freiwald, Orthopädische Universitätsklinik, Marienburgstraße 2, D-60528 Frankfurt am Main

PD Dr. T. Gasser, Urologische Klinik, Departement Chirurgie, Kantonsspital Basel, Spitalstraße 21, CH-4031 Basel

Dr. H. Gaulrapp, Orthopädische Poliklinik der Universität München, Pettenkoferstraße 8a, D-80336 München

Dr. J. Gerlach, Goethestraße 30, D-35390 Gießen

H. Gläser, ARAG Vers. AG, Yorckstraße 21, D-40464 Düsseldorf

PD Dr. M. Goertzen, Orthopädische Klinik und Poliklinik, Heinrich-Heine-Universität, Moorenstraße 5, D-40225 Düsseldorf

Prof. Dr. A. Gollhofer, Institut für Sportwissenschaft, Allmandring 28, D-70569 Stuttgart

Prim. Prof. Dr. R. Graf, Ärztlicher Leiter, LKH Stolzalpe-Orthopädie 1, A-8852 Stolzalpe

Dr. K.-H. Graff, Orthopäde, Im Teelbruch 130, D-45219 Essen-Kettwig

Prof. Dr. W. Groher, Paracelsus Osterberg-Klinik, Dr. Heinrich-Jasper-Straße 4, D-37581 Bad Gandersheim

PD Dr. P. Habermeyer, Sportklinik Stuttgart, Taubenheimstraße 8, D-70372 Stuttgart

Dr. A. Halbsguth, Radiologische Gemeinschaftspraxis, Mainzer Landstraße 191, D-60327 Frankfurt am Main

Dr. D. Hämel, Simsseeklinik, Postfach 247, D-83093 Bad Endorf

Prof. Dr. W. Heipertz, Mozartstraße 18, D-65779 Kelkheim/Taunus

Dipl. Psych. H.-D. Hermann, Institut für Sport und Sportwissenschaft, Universität Heidelberg, Im Neuenheimer Feld 710, D-69120 Heidelberg

Dr. F. Hoch, Chirurgische Klinik, Caritaskrankenhaus, Wachbacher Straße 52, D-97980 Bad Mergentheim

Dr. T. Hochholzer, Orthopädische Klinik des Klinikums Passau, Bischof-Piligrim-Straße 1, D-94032 Passau

Dr. P. Holzach, Abteilung für Chirurgie/Orthopädie, Spital Davos, CH-7270 Davos

Dr. H. Hörterer, Klinik St. Hubertus, Sonnenfeldweg 29, D-83707 Bad Wiessee

Dr. W. Hubmann, Orthopädische Abteilung, Kreiskrankenhaus Rheinfelden, Am Vogelsang 4, D-79618 Rheinfelden

Dr. M. Huonker, Rehabilitative Präventive Sportmedizin, Medizinische Universitätsklinik, Hugstetter Straße 55, D-79106 Freiburg

Dr. C. Huyer, Goethestraße 9, D-87616 Marktoberdorf

S. Jägemann, Osterwaldstraße 44, D-80805 München

Dr. V. Jägemann, Untere Hauptstraße 1, D-85354 Freising

Dr. P. Jenoure, Praxisklinik Rennbahn, St. Jakobstraße 106, CH-4132 Muttenz

Dr. W. Jenrich, Abteilung für Physiotherapie, Klinikum Ernst von Bergmann, Charlottenstraße 72, D-14467 Potsdam

Dr. R. Johner, VIDY MED, Centre medico-chirurgical, Rte de Chavannes 11, CH-1007 Lausanne

Dr. J. Klein, Kölner Straße 120, D-51379 Leverkusen

Dr. R. Kluger, Orthopädische Abteilung, SMZ - Ost Donauspital, Langobardenstraße 122, A-1220 Wien

Dr. O. Knüsel, Rheuma- und Rehabilitationsklinik Valens, CH-7317 Valens

Dr. W. Koller, Orthopädische Praxis, Werinherstraße 3, D-81541 München

Prof. Dr. H. Krahl, Klinik für Orthopädie und Orthopädische Chirurgie, Alfried-Krupp-Krankenhaus, Alfried-Krupp-Straße 21, D-45131 Essen

Dr. H. Kratzer, Kurpark-Klinik, Esplanade 9, D-36444 Bad Liebenstein

Dr. R. Krause, Orthopädische Klinik des Klinikums Passau, Bischof-Piligrim-Straße 1, D-94032 Passau

Dr. K.-H. Kristen, Orthopädische Abteilung, SMZ - Ost Donauspital, Langobardenstraße 122, A-1220 Wien

Dr. M. Krüger-Franke, Staatliche Orthopädische Klinik der Ludwig-Maximilians-Universität, Harlachingerstraße 51, D-81547 München

Dr. A. Kugler, Staatliche Orthopädische Klinik der Ludwig-Maximilians-Universität, Harlachinger Straße 51, D-81547 München

Dr. H. P. Kutschera, Universitätsklinik für Orthopädie, Allgemeines Krankenhaus, Währinger Gürtel 18-20, A-1090 Wien

Dr. F. Lauterbach, Kurpark-Klinik, Esplanade 9, D-36444 Bad Liebenstein

Dr. K. Lehmann, Urologische Klinik, Departement Chirurgie, Kantonsspital Basel, Spitalstraße 21, CH-4031 Basel

Dr. M. Lehmann, Sportklinik Stuttgart, Taubenheimstraße 8, D-70372 Stuttgart

Dr. W. Lemme, Hauptstraße 76, D-12159 Berlin

Dr. T. Leonhard, Orthopädische Universitätsklinik, Marienburgstraße 2, D-60528 Frankfurt am Main

Dr. H. Lohrer, Sportmedizinisches Institut, Otto-Fleck-Schneise 10, D-60528 Frankfurt am Main

Dr. S. Maibaum, Klinik für Orthopädie und Orthopädische Chirurgie, Alfried-Krupp-Krankenhaus, Alfried-Krupp-Straße 21, D-45131 Essen

Dr. J. Mitternacht, TÜV Product Service, Ridler Straße 31, D-80339 München

S. Mortier, Eschenweg 5, CH-8200 Schaffhausen

Dr. E. O. Münch, Friedastraße 17, D-81479 München

Dr. H. Münker, Orthopädische Klinik der Hohenfeld-Kliniken, Hohenfeldstraße 12-14, D-65516 Bad Camberg

Dr. T. Murrisch, Klinik St. Hubertus, Sonnenfeldweg 29, D-83707 Bad Wiessee

Prof. Dr. G. Neumann, Institut für Angewandte Trainingswissenschaft, Marschnerstraße 29, D-04109 Leipzig

Dr. H.-G. Pieper, Klinik für Orthopädie und Orthopädische Chirurgie, Alfried-Krupp-Krankenhaus, Alfried-Krupp-Straße 21, D-45131 Essen

Dr. G. Quack, Klinik für Orthopädie und Orthopädische Chirurgie, Alfried-Krupp-Krankenhaus, Alfried-Krupp-Straße 21, D-45117 Essen

Dr. C. Radas, Klinik für Orthopädie und Orthopädische Chirurgie, Alfried-Krupp-Krankenhaus, Alfried-Krupp-Straße 21, D-45131 Essen

Dr. E. Reifschneider, Orthopäde, Gartenstraße 3, D-58579 Schalksmühle

Dr. I. Reuter, Rohrstraße 13, D-63075 Offenbach

G. Ring, Snowboardprofi, Mitglied des World-Pro-Teams, 19561 Mammoth Dr. Bend, USA-Oregon 97702

Dr. M. Ritsch, Verbandsarzt NRW-BBKV, Klinik und Poliklinik für allgemeine Orthopädie, Westfälische Wilhelms-Universität, D-48129 Münster

Prof. Dr. B. Rosemeyer, Staatliche Orthopädische Klinik, Harlachingerstraße 51, D-81547 München

Dr. C. Ryf, Abteilung für Chirurgie/Orthopädie, Spital Davos, CH-7270 Davos

Dr. P. Schaff, TÜV Product Service, Ridler Straße 31, D-80339 München

Dr. C. Schlegel, Klinik für HNO, Hals- und Gesichtschirurgie, Kantonsspital Luzern, CH-6000 Luzern 16

Dr. D. Schnell, Otto Willach Straße 2, D-53809 Ruppichteroth

Dr. C. Schönle, Orthopädische Rehaklinik Lindenplatz, Sportmedizinische Abteilung, Weslarner Straße 29, D-59505 Bad Sassendorf

Prof. Dr. G. Schumacher, Kreiskrankenhaus Bergstraße, Abteilung für Orthopädie, Viernheimer Straße 2, D-64646 Heppenheim

Dr. P. Soklic, Abteilung für Chirurgie/Orthopädie, Spital Davos, CH-7270 Davos

Dr. K. Steinbach, Orthopädie, Klinik Hochwald, D-66707 Weiskirchen/Saar

Prof. Dr. K. Steinbrück, Sportklinik Stuttgart, Taubenheimstraße 8, D-70372 Stuttgart

Dr. H. H. Trouillier, Staatliche Orthopädische Klinik der LMU München, Harlachingerstraße 51, D-81547 München

Dr. C. Tschauner, LKH Stolzalpe-Orthopädie 1, A-8852 Stolzalpe

Dr. N. Vollmann, Klinik St. Hubertus, Sonnenfeldweg 29, D-83707 Bad Wiessee

Univ. Doz. Dr. R. Weinstabl, Universitätsklinik für Unfallchirurgie, Währinger Gürtel 18-20, A-1090 Wien

Dr. S. Wentz, Orthopädische Universitäts- und Poliklinik Friedrichsheim, Marienburgstraße 2, D-60528 Frankfurt am Main

Prof. Dr. K. Wilhelm, Handchirurgische Abteilung, Universität München, Pettenkofer Straße 8a, D-80336 München

Prof. Dr. L. Zichner, Orthopädische Universitäts- und Poliklinik Friedrichsheim, Marienburgstraße 2, D-60528 Frankfurt am Main

Dr. M. Zimmer, Rheumaklinik Tegernsee, Seestraße 80, D-83684 Tegernsee

Dr. H. Zschau, Tomesa Fachklinik, Riedstraße 18, D-36361 Bad Salzschlirf